Kohlhammer

Münchner Reihe Palliative Care

Palliativmedizin – Palliativpflege – Hospizarbeit
Band 3

Schriftleitung

Prof. Dr. med. Gian Domenico Borasio (federführend)
Prof. Dr. med. Monika Führer (federführend)
Prof. Dr. med. Dr. phil. Ralf Jox (federführend)
Prof. Dr. rer. biol. hum. Maria Wasner (federführend)

PD Dr. med. Johanna Anneser
Prof. Dr. rer. biol. hum. Dipl.-Psych. Martin Fegg
Prof. Dr. med. Stefan Lorenzl
Dipl. Soz.-Päd. Dipl. Theol. Josef Raischl
Prof. Dr. phil. Dipl.-Psych. Bernd Reuschenbach
Prof. Dr. theol. Traugott Roser

Die Publikationen in der Münchner Reihe Palliative Care verfolgen das Ziel einer verbesserten Versorgung und Begleitung schwerstkranker und sterbender Menschen und ihrer Angehörigen. Dem Palliative Care-Prinzip der Multiprofessionalität entsprechend widmen sich die Einzelbände unterschiedlichen Themenkomplexen und Handlungsfeldern aus den Bereichen Palliativmedizin, Palliativpflege und Hospizarbeit. Dazu dienen Beiträge aus medizinischer, pflegerischer, psychosozialer und seelsorglicher sowie aus rechts- und gesellschaftswissenschaftlicher Perspektive. Die Reihe richtet sich an alle an diesen Fragestellungen Interessierten, insbesondere im Gesundheitswesen oder in der ehrenamtlichen Arbeit Tätigen.

Traugott Roser

Spiritual Care

Der Beitrag von Seelsorge zum Gesundheitswesen

2., aktualisierte und erweiterte Auflage

Verlag W. Kohlhammer

Diese Publikation wurde unterstützt durch einen Zuschuss der Evangelisch-Lutherischen Kirche in Bayern (ELKB).

2. Auflage 2017

Print:
ISBN 978-3-17-021439-2

E-Book-Formate:
pdf: ISBN 978-3-17-033203-4
epub: ISBN 978-3-17-033204-1
mobi: ISBN 978-3-17-033205-8

Inhalt

Geleitwort zur ersten Auflage

Eberhard Schockenhoff

Die meisten Menschen wissen aus eigener Erfahrung, was Kranksein bedeutet. Wer einmal ernsthaft erkrankt war und die Gesundheit erst nach einem langwierigen Heilungsprozess wiedererlangte, den begleitet die Erinnerung daran für den Rest seines Lebens wie eine Mahnung an die Endlichkeit des Daseins. Erst recht zwingt das Wissen, unheilbar erkrankt zu sein, zur Auseinandersetzung mit dem eigenen Sterbenmüssen und dem näher rückenden Tod. In unterschiedlicher Intensität bedeutet jede Form der Krankheit einen Einbruch in unsere tägliche Existenz. In leichteren Fällen reißt sie uns nur für kurze Zeit aus unserem gewohnten Lebensrhythmus heraus; handelt es sich dagegen um eine schwere Erkrankung, so geht mit ihr immereine tiefgreifende und andauernde Veränderung unseres privaten und sozialen Lebenszusammenhangs einher. Dies gilt besonders für demenzkranke Menschen, die im Verlauf ihrer Erkrankung nicht nur ihre körperliche Autonomie und Selbstständigkeit verlieren, sondern durch einen fortschreitenden Gedächtnisschwund zumindest aus der Perspektive der anderen ihr Ichgefühl und das Vertrautsein mit sich selbst einbüßen.

Das naturwissenschaftliche Paradigma des medizinischen Denkens, das in einer Erkrankung nichts anderes als eine Fehlleistung der Maschine Mensch sieht und infolgedessen die angestrebte Heilung als die Reparatur eines vorübergehenden Defektes versteht, sieht vom biographischen Selbsterleben des kranken Menschen und von seiner sozialen Wahrnehmung durch andere ab. Ein derartiger therapeutischer Ansatz, dem die moderne Medizin unleugbar viele ihrer großen Durchbrüche und Erfolge verdankt, bedarf daher der Ergänzung durch ein ganzheitliches Verständnis von Gesundheit und Krankheit. Vor allem schwere und langwierige Erkrankungen können nicht nur als kurzfristige Störung begriffen werden, die schnellstmöglich medizinisch behoben werden soll, damit der Betroffene in seinen alten Lebenszusammenhang zurückkehren kann. Vielmehr ist eine schwere Erkrankung eine Wandlungskrise, die zu einem Weiterleben unter veränderten Bedingungen nötigt. Gerade unheilbare Erkrankungen, die Dank der medizinischen Behandlungsfortschritte noch ein langes Leben mit der Krankheit erzwingen, führen den Kranken und seine Angehörigen in eine Grenzsituation, die beide zusammen zu bestehen haben, um ihr Leben unter einem neuen Vorzeichen führen zu können.

Die vorliegende Arbeit von Traugott Roser zeigt, dass die Begleitung von Menschen in krankheitsbedingten Krisensituationen des Lebens neben der medizinischen und psychologischen Seite eine geistliche Tiefendimension aufweist. Weil jede Krankheit in Form von Schmerz, Leid und Ungewissheit über die Zukunft mit den Vorboten des Todes konfrontiert, ängstigt sie die Menschen – religiöse ebenso wie scheinbar areligiöse, gläubige nicht anders als ungläubige Menschen. In dem Dreischritt von Wahrnehmung, Reflexion und Gestaltung dieser Herausforderung wird das Konzept einer spirituellen Begleitung des kranken Menschen vorgestellt, die seinen Ängste nicht ausweicht, sondern seiner Krisenerfahrung standhält. Spiritual care wird als ein notwendiger Bestandteil der palliative care, des leidmindernden Auftrags der Medizin und als innere Dimension einer integralen Zuwendung zum kranken Menschen gesehen. Zugleich umfasst der Auftrag der spiritual care aber auch Beratung und Begleitung der Angehörigen, die angesichts der wachsenden medizinisch-technischen Möglichkeiten am Lebensanfang und Lebensende zu bislang ungewohnten ethischen Entscheidungen aufgefordert sind.

Die Ausführungen von Roser überzeugen vor allem deshalb, weil sie Krankenhausseelsorge nicht nur als kirchliches Dienstleistungsangebot neben anderen im Interaktionsfeld des Krankenhausgeschehens, sondern als ein mit personaler Glaubwürdigkeit vorgetragenes Lebenszeugnis sehen, das für den kranken Menschen und die von seiner Krankheit betroffenen Angehörigen Hilfestellung zur Bewältigung bedrohlicher Krisensituationen geben kann. Zwischen notwendiger Distanz und verlässlicher Zuwendung mag eine kompetente Krankenhausseelsorge gemäß dem Programm des spiritual care im Krankenhausalltag eine mitunter unbequeme Mahnerin sein, die an die Aufgaben erinnert, die durch die bestmögliche medizinische Versorgung des Kranken noch nicht abgegolten sind. Solche unbequemen Unterbrechungen und Einreden schärfen jedoch auf notwendigeWeise den Blick dafür, dass jedes ärztliche, pflegerische und organisatorische Handeln im Krankenhaus ein gemeinsames Ziel haben sollte: dem kranken Menschen beizustehen und ihn in der vor ihm liegenden Wegstrecke seines Lebens zu stärken.

Freiburg i. Br., Ostern 2007   Eberhard Schockenhoff

Geleitwort

Andreas Kruse

Die vorliegende Schrift versteht sich als ein Beitrag zu Spiritual Care, wobei diese im Sinne der »Organisation gemeinsamer Sorge um die individuelle Teilnahme und Teilhabe an einem als sinnvoll erfahrenen Leben« verstanden wird. Mit diesem Verständnis weist das sehr wertvolle, theoretisch-konzeptionell und empirisch gleichermaßen fundierte, anschaulich geschriebene und praktisch hochrelevante Buch Verwandtschaft mit dem aktuell vielerorts diskutierten Konzept der »sorgenden Gemeinschaft« (caring community) auf. Auch diese versteht sich ja als Zusammenschluss mehrerer (bürgerschaftlich engagierter und/oder hauptamtlich tätiger) Personen, die im Sinne der geteilten Verantwortung unterschiedliche Aufgaben übernehmen und in dieser Kooperation ein hohes Maß an Kreativität entfalten können. Wichtig ist dabei die Organisation dieser sorgenden Gemeinschaft, übertragen auf das vorliegende Buch: die Organisation von Spiritual Care (als bedeutender Komponente von Palliative Care). Dabei ordnet der Autor, der Praktische Theologie und Palliative Care an der Universität Münster lehrt und auf beiden Gebieten umfassend publiziert, der Seelsorge eine tragende Rolle bei der Organisation spiritueller Begleitung zu. Und diese große Bedeutung zeigt er in sehr überzeugender Weise auf – wie er auch die Perspektivenvielfalt, die die Kooperation zwischen mehreren Personen und Berufsgruppen eignet, sehr lebendig und berührend in das Zentrum seiner Schrift treten lässt.

Es ist eine weitere Stärke des Buches, dass sich dieses mit Spiritual Care in sehr unterschiedlichen Kontexten befasst, am Anfang des Lebens, am Ende des Lebens, vor und nach einer Transplantation, im Verlaufe einer neurodegenerativen Erkrankung. Auch wenn in sehr überzeugender Weise die unterschiedlichsten Akteure zu Wort kommen – dies leistet das Buch in ausgezeichneter Weise –, so gilt doch der Praktischen Theologie die größte Aufmerksamkeit.

Praktische Theologie begreift der Autor – und dieses Verständnis verdankt sich sicherlich auch seiner umfangreichen praktischen Erfahrung (und nicht nur der wissenschaftlichen Reflexion) – als »eine Theorie, die auf Praxis zielt«, wobei sich Praxis ausdrücklich nicht auf kirchliche Handlungsfelder beschränken lässt. Den Ausgangspunkt (im Sinne von »Wahrnehmungskunst«) dieser Schrift bilden Filme, Fallberichte aus verschiedenen Perspektiven, autobiografische Erlebnisse etc., die im Kontext praktischer Theologie gedeutet (»Reflexionskunst«) und mit Blick auf bestehende Handlungsoptionen (»Gestaltungskunst«) hinterfragt werden. Dem Leser erschließen sich so neue (theologische) Perspektiven, zum Beispiel werden Fragen nach Autonomie, Würde, Teilhabe gestellt und tiefgreifend reflektiert.

Das Buch bildet einen bedeutenden Beitrag zur »Spiritual Care«, aber auch zur Palliative Care, Dementia Care und End-of-Life Care. Es ist auch aufgrund der vielen Fallbeispiele und der sehr gekonnt ausgewählten und gedeuteten wörtlichen Zitate aus den verschiedensten Personen- und Berufsgruppen sehr gut lesbar. Es nimmt Bezug auf zahlreiche Theorien und Befunde, die für Spiritual Care von unmittelbarer Relevanz sind. Es lässt in jedem Kapitel einen Autor durchscheinen, der von dem Wunsch nach theoretischer und empirischer Durchdringung, zugleich nach ethischer Fundierung aller Aussagen bestimmt ist – und der diesen Wunsch eindrucksvoll zu verwirklichen, umzusetzen vermag.

Das Buch möge weite Verbreitung finden, auf großes Interesse stoßen und lebendige Diskussionen auslösen.

Heidelberg, im Februar 2017
Prof. Dr. Dr. h.c. Andreas Kruse

Widmung und Vorwort zur zweiten Auflage

Spiritual Care ist ein Organisationsbegriff.

Das ist vielleicht die wichtigste Erweiterung des Ansatzes, den ich mit diesem Buch seit seiner Erstveröffentlichung 2007 vertrete. Genauer:

Spiritual Care ist die Organisation gemeinsamer Sorge um die individuelle Teilnahme und Teilhabe an einem als sinnvoll erfahrenen Leben im umfassenden Verständnis.

Im Zentrum steht das Gegenüber, das im Kontext des Gesundheitswesens mit lebensbedrohlichen Situationen konfrontiert ist, sei es als Patientin oder Patient, als An- und Zugehöriger oder als begleitende und betreuende Person. Der Seelsorge, so wie sie hier verstanden wird, kommt bei der Organisation spiritueller Begleitung im vielschichtigen und dynamischen Miteinander unterschiedlicher beteiligter Personen und Berufsgruppen eine tragende Rolle zu. Weshalb dies so ist, ist Gegenstand der Überlegungen, die eine grundlegende Überarbeitung der ersten Auflage von »Spiritual Care. Ethische, organisationale und spirituelle Aspekte der Krankenhausseelsorge« (2007) notwendig machten. Dies kommt im geänderten Untertitel zum Ausdruck: Es geht um den Beitrag, den Seelsorgerinnen und Seelsorger in unterschiedlichen Bereichen des Gesundheitswesens leisten.

Nicht alle Teile wurden grundlegend überarbeitet. An den Stellen, bei denen für die Theorie von Seelsorge und Spiritual Care nichts grundlegend neu zu formulieren war, wurde die ursprüngliche Fassung von 2007 lediglich sprachlich überarbeitet und nur hier und da mit Verweisen auf aktuelle Literatur ergänzt.

Die Diskussion sowohl zum Ansatz von Spiritual Care insgesamt als auch in einzelnen Kontexten hat sich in den letzten zehn Jahren erfreulich entwickelt. Dem musste entsprochen werden durch eine gründliche Neubearbeitung folgender Kapitel:

- In der theoretischen Grundlegung (► Teil A) wurden die Ausführungen zu Wahrnehmungskunst als multiperspektivischer Empirie-Arbeit neu konzipiert. Die methodologischen Überlegungen zu Forschung, Theorieentwicklung und Lehre zu Seelsorge und Spiritual Care (► Kap. A 3.1) reflektieren den erheblichen Zuwachs an Literatur zu Methodik in der internationalen Diskussion. Insbesondere in der Frage des Arbeitens mit Fallbericht und Verbatim, über die in Europa ein spannender Diskurs stattfindet, sind Neuerungen zu finden. Das Kapitel ist auch als Beitrag zur Forschungsmethodik in Spiritual Care gedacht. Ergänzt und aktualisiert wurde Teil A 4, um die eigene Position und ihre Motivation offenzulegen.

- Spiritual Care wird im Umfeld von Schwangerschaft, Geburt und Neonatologie (► Teil B) angesichts der rasanten medizinisch-technischen Entwicklungen bei gleichbleibenden Zahlen perinatalen Sterbens immer wichtiger. Mittlerweile gibt es ausgezeichnete nationale und internationale Untersuchungen zum Erleben von Müttern, Vätern, Kindern und Geschwisterkindern bei Gefährdung perinatalen Lebens. Auch wenn Seelsorgerinnen und Seelsorger hier Schweres aushalten helfen und eine wichtige Stütze für therapeutische Teams sind, geht Spiritual Care nicht im seelsorglichen Handeln auf, sondern verlangt nach Klärungen für theologisch verantwortete Angebote, etwa einer Taufe stillgeborener Kinder. Ein großer Teil der Überarbeitung dieses Kapitels besteht in einer breit angelegten Begründung für ein solches Angebot, das sowohl empirische Forschung umfasst als auch eine Darstellung der Bedeutung von Seelsorge in der Kommunikation des Evangeliums. Das Kapitel enthält deshalb ein Formular für die Taufe eines stillgeborenen Kindes.
- Komplett neu ist ein weiterer Materialteil (► Teil C) zum Beitrag von Seelsorge im Kontext der Transplantationsmedizin. Spiritual Care will auch im Kontext forschungsintensiver Hochleistungsmedizin organisiert sein. Gerade in den technisch-funktional und nach klaren Regeln geordneten Abläufen der Transplantationsmedizin wirkt eine Seelsorgeperson fremd und unverzichtbar zugleich. In diesem Kapitel wird vielleicht am verständlichsten, welche Dynamik die Rolle des Andersseins von Seelsorge mit sich bringt und wie dies zur Stabilisierung der medizinischen Abläufe beiträgt.
- Teil D zur Seelsorge im Kontext von Demenzerkrankungen ist nur geringfügig überarbeitet worden, da die zentrale Argumentation zum theologischen Verständnis von Person gleichgeblieben ist und sich auch in neuester Literatur wiederfindet. Sie ist Fundament seelsorglicher Zuwendung und Gestaltung subjektzentrierter Angebote in Gemeinde- und Einrichtungsseelsorge. Kleinere Überarbeitungen berücksichtigen die geänderte Gesetzeslage und die Entwicklung prozessorientierter Vorsorgeplanung.
- Umfangreich sind die Neuerungen im programmatischen Schlussteil E zu christlicher Seelsorge zwischen systemischer Integration und Distanznahme. Da sich seit 2007 die gesundheitswissenschaftlichen, praktisch-theologischen und poimenischen Diskurse zu Spiritual Care in erstaunlichem Tempo beschleunigt haben, galt es nicht nur, auf die Diskussion innerhalb der Seelsorgetheorie einzugehen, sondern auf Aspekte aufmerksam zu machen, die meines Erachtens zu wenig Berücksichtigung finden. Die zentralen Begriffe Gesundheit, Well-being, Lebensqualität und insbesondere Spiritualität verdienen mehr Beachtung in interdisziplinärer Perspektive. Das parakletische Verständnis von Seelsorge (► Kap. E 2) wurde ergänzt um eine eschatologisch orientierte Beschreibung von Seelsorge als Lebenssättigung, die insbesondere zu einer Wiederentdeckung der sakramentalen Praxis des Krankenabendmahls als Beitrag christlich bestimmter Spiritualität am Ort von Krankheit und Sterben einlädt. Damit ist gegenüber der ersten Auflage die Bedeutung präsentischen Verharrens und rituellen Handelns aufgewertet, ohne die ethische Funktion von Seelsorge im Gesundheitswesen zu schmälern.

- Den Abschluss bildet eine grundlegende Beschreibung des Beitrags von Seelsorge zu Spiritual Care als Organisationskultur (▶ Kap. E 3). Bemerkungen zur Heterotopie nach Michel Foucault werden durch raumsoziologische Erwägungen vertieft. Der Beitrag von Seelsorge besteht in einer raumtransformierenden Wirkung an den Orten klinischer und pflegender Einrichtungen. Eine prozessorientierte Integration von Seelsorge in die Organisation von Spiritual Care führt zu Transformationen mit nachhaltiger Wirkung. Diese Beschreibung bietet die Chance, schlichte Entgegenstellungen von Seelsorge oder Spiritual Care oder eine vereinfachende Auflösung von Seelsorge in Spiritual Care zu überwinden und damit Diskurse möglich zu machen. Die Chancen, die sich aus Geschichte und Entwicklung kirchlicher Seelsorgeangebote im deutschen Sprachraum für eine gemeinsame Sorgekultur ergeben, sind erheblich, bedürfen aber des vergleichenden Gesprächs mit Ansätzen in anderen europäischen Ländern, nicht nur den Niederlanden.
- Ein knappes Fazit (▶ Kap. E 4) fasst den Ansatz thesenartig zusammen.

Die Arbeit an der Neuauflage von Spiritual Care hat einen längeren Zeitraum in Anspruch genommen, als sich die Partner beim Kohlhammer Verlag erhofft hatten. Herrn Dr. Ruprecht Poensgen und Frau Dr. Annegret Boll sei für ihre Geduld herzlich gedankt, vor allem für die Ermutigung zu einer grundlegenden Überarbeitung. Frau Daniela Bach und Herrn Dominik Rose danke ich für die umsichtige und hilfreiche Lektorierung. Die Themen des Buches sind Ergebnis zahlreicher Diskussionen und Begegnungen mit den Kolleginnen und Kollegen, die in der Krankenhaus- und Altenheimseelsorge tätig sind und sich für seelsorgliche Angebote in ihren Kirchengemeinden einsetzen. In Fortbildungen und Konferenzen, Seminaren und Ausschüssen bin ich zahlreichen katholischen, evangelischen und muslimischen Seelsorgerinnen und Seelsorgern begegnet, denen ich viel zu verdanken habe und für die dieses Buch letztendlich geschrieben ist. Besonderer Dank gilt den Kolleginnen und Kollegen im Ausschuss »Seelsorge und Beratung« der Evangelischen Kirche von Westfalen, der Ständigen Konferenz für Seelsorge beim Rat der EKD, der Sektion Seelsorge der Deutschen Gesellschaft für Palliativmedizin, der Internationalen Gesellschaft für Gesundheit und Spiritualität (IGGS) und dem Netzwerk Existenzielle Kommunikation und Spiritualität (NEKS).

Den Fachkolleginnen und -kollegen der Praktischen Theologie, Pastoraltheologie und Spiritual Care sowie anderer diakonischer und theologischer Bereiche bin ich dankbar für Positionen, Klärungen, Herausforderungen und freundschaftliche Unterstützung. Besonders danken möchte ich Thomas Hagen, Eckhard Frick, Bernhard Barnikol-Oettler, Sebastian Borck, Friederike Rüter, Margret Ehni, Antje Röse, Kerstin Lammer, Ingo Habenicht, Ralph Charbonnier, Johanna Haberer, Stefan Stiegler, Markus Rückert, Eberhard Hauschildt, Isolde Karle, Doris Nauer, Michael Klessmann, Birgit und Andreas Heller, Constantin Klein, Christian Zwingmann, Simon Peng-Keller, Arndt Büssing, Ralph Kunz, Christoph Müller, Richard Riess, Ulrike Wagner-Rau und – in Münster – Annina Ligniez, Reinhard Feiter und Christian Grethlein. Mit manchen durfte ich unmittelbar zusammenarbeiten, mit anderen habe ich über Texte oder bei

Gesprächen streiten dürfen. In jedem Fall habe ich gelernt, neue Impulse erhalten und Ermutigung erfahren. Mannigfaltige Impulse kommen von Kolleginnen und Kollegen in der europäischen Nachbarschaft (vor allem im European Network of Health Care Chaplaincy). Der Theoriediskurs zu evangelischer Seelsorge kann durch das Gespräch über nationale und konfessionelle Grenzen hinweg nur gewinnen.

Durch die Arbeit an der Stiftungsprofessur für Spiritual Care in München, die an der medizinischen Fakultät der Ludwig Maximilians Universität angesiedelt ist, hatte ich das Privileg unmittelbarer Zusammenarbeit mit Expertinnen und Experten aus Medizin, Pflege und therapeutischen Fächern. Claudia Bausewein, Gian Domenico Borasio, Martin Fegg, Monika Führer, Ralf J. Jox, Stefan Lorenzl, Georg Marckmann, Andreas Schulze, Andrea Winkler und Maria Wasner stehen stellvertretend für viele Gesprächspartner. Mit ihnen konnte ich konkrete Projekte auf den Weg bringen, deren Ergebnisse in dieses Buch eingeflossen sind. Die unmittelbaren Mitarbeiterinnen und Mitarbeiter an der Spiritual Care Professur, meine Doktorandinnen und Doktoranden Stephanie Clemm, Michael Petery und Margit Gratz, sowie Piret Paal, Benjamin Bettenbrock und Stefanie Hloucal haben spannende Projekte entwickelt und abgeschlossen. Ertragreiche Kontakte in Kanada, Frankreich und der Schweiz haben neue Horizonte methodischer und thematischer Art ermöglicht: Dank an S. Robin Cohen und Christopher McKinnon in Montreal, Gustave Hentz in Straßburg und stellvertretend für die vielen Partner in der Schweiz: Udo Rauchfleisch, René Hefti, Martina Holder-Franz, Karin Kaspers-Elekes und Karin Tschanz. Die Gespräche mit Frauen und Männern aus Medizin und Pflege haben auch nach dem Wechsel an die Westfälische Wilhelms Universität Münster nicht aufgehört; durch Hartmut Schmidt, das Ehepaar Anna und Otmar Schober, Meike Schwermann, Philipp Lenz, Ulrike Hofmeister, Florian Schneider und Michael Fischer habe ich Einblicke in die spezifischen Strukturen Westfalens erhalten, die zu neuen Projekten für Spiritual Care führen. In der Deutschen Gesellschaft für Palliativmedizin findet ein intensiver Gedankenaustausch statt, der immer wieder politische Resonanz erzeugt. Danke deshalb vor allem an Friedemann Nauck, Christoph Ostgathe, Manfred Gaspar, Martina Kern, Monika Müller und den Mitgliedern der Sektion Seelsorge, stellvertretend an Johannes Albrecht und Norbert Kuhn-Flammensfeld. Über zehn Jahre lang durfte ich mit Frank Erbguth, Christoph Meier und Frank Kittelberger das Medizin-Theologie Symposium der Evangelischen Akademie Tutzing leiten und dabei beeindruckende Einblicke in ganz unterschiedliche Fragestellungen finden. Nicht zuletzt verdanke ich viel den Begegnungen mit Ehrenamtlichen und Leitenden in Hospizvereinen in Deutschland und Österreich. Sie sind häufig die ersten, die spirituelle Bedürfnisse bei kranken Menschen wahrnehmen und sich um die Organisation von Spiritual Care bemühen. Sie handeln aus einer tief spirituellen Haltung heraus, von der sie in beeindruckender Weise erzählen.

Um die vielfältigen Begegnungen und Erfahrungen mit Literatur und Forschung zu verbinden, bedurfte es ausreichend Zeit am Schreibtisch. Die WWU Münster und die Fakultät für Evangelische Theologie haben mir durch ein Forschungsfreisemester ermöglicht, tatsächlich zum Schreiben zu kommen.

Den unmittelbaren Prozess des Schreibens begleitet haben meine Mitarbeiterinnen am Lehrstuhl für Praktische Theologie: Annina Ligniez, Margit Gratz, Anika Prüßing und Nele Kaiser haben nicht nur Zitate und verwendete Literatur auf Richtigkeit geprüft, auf die Verwendung gendergerechter Sprache geachtet und ein Register angelegt, sondern unermüdlich inhaltlich kritische Rückmeldung gegeben. Vor allem in der Schlussphase haben Frau Dr. Ligniez, Anika Prüßing und Nele Kaiser dafür gesorgt, dass das Manuskript rechtzeitig fertig wurde. Für alle Mühe schulde ich ihnen großen Dank. Claudia Rüdiger hat das Manuskript Korrektur gelesen und ein Literaturverzeichnis erstellt. Sie und die Studierenden in Vorlesung und Hauptseminar Seelsorge und im Seelsorgepraktikum (Dank an Pfarrerin Antje Röse für das gemeinsame Konzept!) stellen Fragen, geben Anregungen und zeigen ihre Begeisterung für Seelsorge in Schule, Krankenhaus, Altenheim und Gemeinde. Begeisterung und Mut für Seelsorge zu entwickeln, trotz aller Herausforderungen durch Sparzwänge, ist die Intention dieses Buches.

Mein Mann Daniel Roser-Lüthi ertrug während der Abfassung dieses Buches nicht nur nervöse Phasen ohne Aussicht auf Urlaub und endlose Gesprächsrunden zu Spiritual Care, sondern regte immer wieder selbst durch eigene Erfahrungen als Pfleger und Trauerbegleiter an. Meine eigene Spiritualität lebt auch aus dem Segen unserer Beziehung.

Spiritual Care ist ein Organisationsbegriff. Dabei versteht Seelsorge sich in Organisationen nicht von selbst. Sie findet sich nicht einfach vor, sondern verdankt sich dem Engagement Leitender, dem Verständnis von Mitarbeitenden, der Gesprächsbereitschaft von Betreuten und dem Charisma der Seelsorgenden selbst. Durch meine Tätigkeit in der Augustinum Gruppe konnte ich konkret beobachten, auf welche Weise Seelsorge Menschen dient und sie stärkt, das Gespräch mit ihnen sucht, neu eingestellte Mitarbeitende fortbildet, Kollegialität in unterschiedlichen Teams pflegt, sich auf ethisch fordernde Situationen einlässt, Krisen bewältigen hilft, Gottesdienste hält, die ganz nach den Bedürfnissen der Gemeinde (hochaltrigen Menschen mit intellektuellem Anspruch und Menschen mit fortgeschrittener Demenz) und ihrer Gestimmtheit ausgerichtet sind, und zugleich Seelsorge zu einer Leitungsaufgabe eines bundesweit tätigen Unternehmens macht. Über den Beitrag theologisch qualifizierter Seelsorge zu multiprofessionell organisierter Spiritual Care im Gesundheitswesen konnte ich im Augustinum vieles lernen. Deshalb widme ich dieses Buch der Pfarrerin am Augustinum, meiner Kollegin und Freundin Irene Silbermann. Sie lebt Seelsorge, wie ich sie verstehe. In ihren eigenen Worten:

»Seelsorge heißt für uns: Mitleben, mitarbeiten – zusammen mit denen, die hier leben und arbeiten. Dies versuchen wir nach Kräften.«

Münster im Januar 2017   Traugott Roser

A   Einleitung – Wahrnehmung, Reflexion und Gestaltung von Praxis

Im Frühjahr 2005 erhielt der amerikanische Filmregisseur und Schauspieler Clint Eastwood die begehrteste Auszeichnung der Filmbranche, den Oscar, für sein Box-Drama »Million Dollar Baby«[1]. Eastwood erntete mit seinem Film nicht nur begeisterte Kritiken und ein millionenfaches weltweites Publikum, sondern heftige Kritik durch Behindertenverbände und (überwiegend katholische) Kirchenvertreter. Gegenstand der Kritik war, dass das Drama mit der aktiven Tötung auf Verlangen der Hauptfigur des Films, der Boxerin Maggie (H. Swank), durch ihren Trainer und Vaterersatz Frankie (C. Eastwood) endete. In einer Besprechung in der Frankfurter Allgemeinen Zeitung vom 20. März 2005 schrieb Filmkritiker Peter Körte ausführlich über den sich am Film entzündenden Streit über Recht und Unrecht aktiver Sterbehilfe:

»Der Film wird in Geiselhaft genommen, um den je eigenen Interessen ein größeres Forum zu verschaffen, und die Trittbrettfahrer, die ihn instrumentalisieren, sind dieselben, die auch noch nie begreifen wollten, daß Autor und Erzähler eines Romans nicht ein und dieselbe Person sind. Weil sie das Kino insgeheim verachten, überschätzen und unterschätzen sie es zugleich. Sie glauben, ein Film könne wie ein Gesetzbuch normative Handlungsanweisungen geben, und sie können sich einfach nicht vorstellen, daß ein Publikum die moralischen Ambivalenzen aushält, welche ein Film zeigt.«[2]

Konservative Interessenverbände hätten den Film als ›linkes Schmähstück‹ und ›Vendetta gegen Behinderte‹ bezeichnet, weil er davon erzähle, wie die junge Boxerin durch eine Verletzung in einem unfairen Kampf querschnittsge-

---

1 Million Dollar Baby, USA 2004, 137 Min., Lakeshore Entertainment/Malpaso Productions, Regie und Musik: Clint Eastwood, Buch: F.X. Toole, Paul Haggis, Darsteller: Hilary Swank, Clint Eastwood, Morgan Freeman.
2 PETER KÖRTE, Mit der Faust mitten ins Herz, in: FAZ, 20. März 2005, 27. Vgl. differenziert zur katholischen Rezeption des Films in Deutschland: MATTHIAS GANTER, Zwischen Leben und Tod. Sterben und Tod in aktuellen Spielfilmen – Einleitung (http://www3.erzbistum-koeln.de/export/sites/erzbistum/medien/zentrale/_galerien/download/Ster-ben_und_Tod_im_Film_-_Einleitung.pdf, Zugriff am 28.09.2005).

21

lähmt, bettlägrig und pflegebedürftig wird und ihr Leben nicht mehr als lebenswert empfindet. Verlassen von ihrer Familie lebt Maggie in einem Pflegeheim, in dem sie lediglich vom Trainer und dem Erzähler (M. Freeman) besucht wird. Während Maggie in der ersten Hälfte des Films als psychisch wie physisch unnachgiebig harte Kämpferin inszeniert ist, bleibt ihr in der zweiten Hälfte nur noch die Willenskraft, um ihren Sterbewunsch gegen den väterlichen Freund durchzusetzen.

Der Film lädt auch deshalb zu kontroversen Diskussionen ein, weil er den Entscheidungsprozess des Trainers – als letztem verbliebenen Angehörigen – explizit in einen religiösen, römisch-katholischen Kontext einfügt. Frankie besucht täglich die Messe, »führt mit dem handfesten Pater seine eigenwilligen theologischen Dialoge – und schlägt sich dabei auf eine Weise mit Fragen von Schuld und Sühne herum, von denen der Katechismus nichts weiß«[3]. Er erörtert sein Vorhaben ausführlich mit dem Priester, findet jedoch bei ihm weder Verständnis noch einen brauchbaren Rat. Schließlich begeht er, wissend um die Problematik seiner Handlung, den strafbaren Akt, der auf diese Weise jeglicher romantisierenden Darstellung entbehrt. Religion kommt damit sowohl in ihrer individuellen Ausprägung als religiöse (und intellektuell reflektierte) Praxis des Subjekts Frankie als auch in ihrer institutionellen Ausprägung, repräsentiert in der Feier der Messe und den pastoralen Gesprächen zwischen Seelsorger und Gesprächspartner, vor. Der katholische Filmkritiker Matthias Ganter kann dem Ende kein positives Fazit abgewinnen:

»Dennoch: Bei aller Nuancierung wird ›Million Dollar Baby‹ bei den meisten Zuschauern den Eindruck erwecken, der Film werte diese Tat – allen moralischen Vorbehalten zum Trotz – positiv.«[4]

Clint Eastwoods Film ist eines der seltenen Beispiele einer differenzierten Darstellung eines medizinethischen Konflikts im Massenmedium Film. Die Differenziertheit der Argumentation, der narrativen Strukturen und Strategien, der düsteren filmischen Darstellung und nicht zuletzt der Einbeziehung der individuellen und institutionellen Formen der Christentumspraxis eröffnet einen weiten Horizont für die Diskussion über den Sinn der aktiven Beendigung des Lebens. Wie konzentrische Kreise legen sich im Film – wie in seiner Rezeption – Deutungsmuster um die beabsichtigte und schließlich durchgeführte Handlung. Vom rechtlichen Rahmen des Verbots der Handlung, über den therapeutischen Kontext von vergeblichen medizinischen Heilungsversuchen und (in diesem Fall mangelhafter) Pflege, der finanziellen und sozialen Situation der Patientin, ihrem Wunsch nach Selbstbestimmung bis hin zur religiösen Deutung von Begleitung und aktiver Sterbehilfe. Nicht zuletzt setzt sich der Film kritisch mit der kirchlichen Seelsorgepraxis in einer Konfliktsituation auseinander. Der Film eignet sich dadurch als Ausgangspunkt einer praktisch-theologischen Betrachtung von Seelsorge und ihrer gesellschaftlichen Funktion im Kontext medizinethischer Konfliktsituationen, in durch Krankheit und Verlust ausgelösten Krisensituationen.

---

3 P. KÖRTE, Mit der Faust 2005.
4 M. GANTER, Zwischen Leben und Tod 2005.

Diesen Fragen gilt die vorliegende Arbeit. Sie wendet sich dabei als praktisch-theologische Arbeit vor allem an in seelsorglicher Praxis stehende Theologinnen und Theologen, die – wie der Pater im Film – von durch eine Krankheit oder einen Konflikt Betroffenen als Gesprächspartner zu Rate gezogen werden oder sich in einem beruflichen Umfeld bewegen, in dem diese Situationen zur alltäglichen Lebenswelt gehören. Die Arbeit versucht ein Verständnis von Praktischer Theologie für theologische Praktikerinnen und Praktiker zu beschreiben, das sich als Berufswissen und theologische Kompetenz versteht – in Ergänzung zu den pastoralpsychologischen und humanwissenschaftlichen Kompetenzen.[5]

Zu diesem Zweck lehnt sich die vorliegende Arbeit bei der Entwicklung ihrer Methodik an den grundlegenden Entwurf einer Fundamental-Praktischen Theologie des nordamerikanischen Theologen Don S. Browning an und entwickelt von da aus ein Verständnis von Praktischer Theologie als Deutekunst, die als zirkuläre Denkbewegung durch drei Schritte – Wahrnehmungskunst, Reflexionskunst, Gestaltungskunst – enzyklopädisch eingeordnet und an Praxis in doppelter Weise wahrnehmend und gestaltend interessiert ist. Im Materialteil der Arbeit wird diese Schrittfolge im Zusammenhang mit medizinethisch und therapeutisch problematischen Kontexten – am Anfang sowie am Ende des Lebens und in der Hochleistungsmedizin – konkretisiert. Dabei werden insbesondere die Bedeutung medizinethischer Fragestellungen für Seelsorge wie auch die organisationale Verortung von Seelsorge in Einrichtungen des Gesundheitswesens hervorgehoben. Diese Fragestellungen werden im dritten und abschließenden Teil der Arbeit diskutiert im Zusammenhang mit der Frage, ob christliche Seelsorge unter dem Begriff ›Spiritual Care‹ zu einem integralen Bestandteil moderner Medizin wird. Dieser Begriff, dem vor allem in der Palliativmedizin (und v. a. im angloamerikanischen Sprachraum) konstitutive Bedeutung für einen ganzheitlichen Ansatz zukommt, stellt an das Verständnis kirchlicher Seelsorge eine grundsätzliche Anfrage: Entspricht diese Zuordnung von Seelsorge zu Spiritual Care den Aufgaben seelsorglicher Begleitung und Beratung, wie sie in maßgeblichen Seelsorgetheorien der Gegenwart beschrieben werden?

---

5 Mitarbeiterinnen und Mitarbeiter in der Seelsorge müssen ihre Kompetenz durch Absolvieren einer standardisierten Aus- und Fortbildung nachweisen, bevor sie zum Dienst beauftragt werden können. In ihren Leitlinien für die Krankenhausseelsorge schreibt die Evangelische Kirche in Deutschland die Regeln für die Zulassung von professionellen Seelsorgerinnen und Seelsorgern fest: »In der evangelischen Kirche werden in der Regel ordinierte Pfarrerinnen und Pfarrer mit entsprechender Zusatzqualifikation in die Krankenhausseelsorge berufen. [...] Daneben gibt es auch die Berufung von Diakoninnen und Diakonen sowie gemeindepädagogischen Mitarbeiterinnen und Mitarbeitern mit besonderer Zusatzqualifikation in die Krankenhausseelsorge. [...] Auf der Basis eines theologischen, religions- und/oder sozialpädagogischen Hochschulstudiums und einer entsprechenden zweiten, mehr praktisch ausgerichteten Ausbildungsphase erlangen hauptamtliche Seelsorgerinnen und Seelsorger spezifische Kenntnisse, Fähigkeiten und Haltungen, die durch eine pastoralpsychologisch-humanwissenschaftliche Zusatzqualifikation vertieft werden.« EVANGELISCHE KIRCHE IN DEUTSCHLAND (Hg.), Die Kraft zum Menschsein stärken. Leitlinien für die evangelische Krankenhausseelsorge. Eine Orientierungshilfe, Hannover 2004, 21f. Zur Berücksichtigung dieser Standards bei Stellenbesetzungen vgl. ebd., 33.

Die Lehre von der Seelsorge gehört klassischerweise zur Praktischen Theologie. Sie lehrt nicht im Sinn der Anwendbarkeit erlernbare Techniken; als Teilbereich der Praktischen Theologie bezeichnet sie zunächst ganz allgemein und formal bestimmt die theologische »Beschäftigung mit den Lebensäußerungen der Kirche und den Tätigkeiten ihrer Funktionsträger«[6] insbesondere in dem als Seelsorge bestimmten Handlungsfeld. Sie lehrt ein kritisches Verständnis von christlicher Praxis im Zusammenhang pastoralen und kirchlichen Handelns und kirchlicher Lehre in Bezug auf das Ganze der Theologie und auf humanwissenschaftliche Fächer sowie im Zusammenhang mit anderen Weisen zwischenmenschlichen Hilfehandelns und deren wissenschaftlicher Reflexion.[7] Innerhalb der Seelsorgelehre spiegelt sich das komplexe Verständnis von Praktischer Theologie wider, das seinen Ausdruck in zahlreichen Bestimmungsversuchen gefunden hat, die sowohl den Praxisbegriff der Praktischen Theologie und ihren Bezug zur Praxis problematisieren als auch die Fragen nach dem Subjekt des Handelns und nach der Methode von Beschreibung und Reflexion diskutieren. Seelsorgelehre ist in dieser Komplexität als Teil Praktischer Theologie zu verstehen und von daher zu bestimmen.

In beeindruckender Weise greift der Entwurf einer Fundamental-Praktischen Theologie diese Komplexität auf und macht sie zur Grundlage Praktischer Theologie im Horizont des Ganzen der wissenschaftlichen Theologie.

---

6 DIETRICH RÖSSLER, Grundprobleme der Praktischen Theologie, in: FRIEDRICH WINTZER (Hg.), Praktische Theologie, Neukirchen-Vluyn 1990³, 1–10, 1.
7 Vgl. die einleitenden Ausführungen von JÜRGEN ZIEMER, Seelsorgelehre. Eine Einführung für Studium und Praxis, Göttingen 2000, bes. 17.

1 Zwischen Deskription und Strategie – Die Fundamental-Praktische Theologie Don Brownings

Der an der Divinity School der University of Chicago lehrende Theologe Don S. Browning hat in seinem zentralen Werk »A Fundamental Practical Theology«[8] einen Ansatz entwickelt, der die aktuell dominierenden Bezugsweisen zur Praxis in der Praktischen Theologie – Wahrnehmungs- und Handlungsorientierung – differenziert im Ganzen der Theologie verortet: als gleichermaßen notwendige Weisen praktisch-theologischen Arbeitens. Browning ordnet die Momente einer ›deskriptiven‹ und einer ›strategischen‹ praktischen Theologie in einem ›Praxis-Theorie-Praxis-Modell‹ im Sinne einer korrelativen Hermeneutik an:

> »The view I propose goes from practice to theory and back to practice. Or more accurately, it goes from present theory-laden practice to a retrieval of normative theory-laden practice to the creation of more critically held theory-laden practices.«[9]

Browning entwickelt seinen hermeneutischen Ansatz in Anlehnung an Hans-Georg Gadamer:

> »When Gadamer's hermeneutic circle is applied to theology, it turns all of theology into practical theology (what I have called a ›fundamental practical theology‹). In turn, it makes what we generally call practical theology – religious education, pastoral care, liturgics, etc. – into the culmination or last step of theology.«[10]

Der in »A Fundamental Practical Theology« vorgestellte Ansatz wurde von Browning im Blick auf die Praxis von Kirchengemeinden als gemeinschaftlicher Subjekte[11] entwickelt; sein Anspruch geht jedoch weit über die Gemeindeebene

---

8 DON S. BROWNING, A Fundamental Practical Theology: Descriptive and Strategic Proposals, Minneapolis 1991 (paperback 1996). Browning ist einer der vier Herausgeber der vierten Auflage der RGG. Vgl. auch DON S. BROWNING, Auf dem Wege zu einer Fundamentalen und Strategischen Praktischen Theologie, in: KARL-ERNST NIPKOW, DIETRICH RÖSSLER, FRIEDRICH SCHWEITZER (Hg.), Praktische Theologie und Kultur der Gegenwart. Ein internationaler Dialog, Gütersloh 1991, 21–42; DON BROWNING, Hermeneutik als Grundlage und Aufgabe praktisch-theologischer Ethik, in: WILHEM GRÄB, GERHARD RAU, HEINZ SCHMIDT, JOHANNES A. VAN DER VEN (Hg.), Christentum und Spätmoderne. Ein internationaler Diskurs über Praktische Theologie und Ethik, Stuttgart/Berlin/Köln 2000, 53–68; sowie DON S. BROWNING, The Relation of Practical Theology to Theological Ethics, in: MICHAEL WELKER, FRIEDRICH SCHWEITZER (Hg.), Reconsidering the Boundaries Between Theological Disciplines. Zur Neubestimmung der Grenzen zwischen den theologischen Disziplinen, Münster 2005, 161–174.
9 D. BROWNING, Fundamental Practical Theology 1991, 7.
10 D. BROWNING, Relation 2005, 164.
11 Die Nähe zur Kommunitarismus-Diskussion in den Vereinigten Staaten von Amerika ist offensichtlich.

hinaus. Browning versteht seinen Ansatz als öffentliche Theologie. Insbesondere der im US-amerikanischen gesellschaftlichen Diskurs heftig umstrittene Gegenstandsbereich ›Familie‹ bietet für Browning den Angelpunkt seines theoretischen Bemühens, den hermeneutischen Zirkel zwischen Beschreiben, Verstehen, Deuten und Handeln mehrfach abzuschreiten.[12]

Der Praxisbegriff Brownings orientiert sich am neueren amerikanischen Pragmatismus und an praktischer Philosophie. Browning hofft, durch den Anschluss an praktische Philosophie eine enge und zirkuläre Verbindung zwischen historischem Denken, Hermeneutik und Ethik zu leisten: »[O]ur present concerns shape the way we interpret the past. The reverse is also true. Solving our present ethical problems involves appropriating and reconstructing the past.«[13] Die Grundidee des Pragmatismus, »die Bedeutung einer theoretischen Überzeugung durch die Beziehung auf praktische Folgen und Handlungen aufzuklären«[14], greift Browning auf, um alle Theologie in einem fundamentalen Sinn als praktische Theologie zu bezeichnen. Es geht Browning dabei um eine Abkehr von einem herkömmlichen Verständnis von Praktischer Theologie als Anwendungsdisziplin, die lediglich die Erkenntnisse der historischen und systematischen Fächer in pastorales und kirchliches Handeln zu applizieren habe. Vielmehr steht die Frage nach der Anwendung schon am Anfang des Verstehensprozesses, da Praxisprobleme Verständnisfragen erst generieren oder aber ein Verständnisinteresse vorbestimmen: »Application to practice is not an act that follows understanding. It guides the interpretive process from the beginning, often in subtle, overlooked ways.«[15] Die Praxis ist darum für die Entwicklung theoretischen Denkens nicht nur unverzichtbar, sondern wirkt sich bereits durch die Vorannahme praktischer Konsequenzen auf Theoriebildung aus.

Browning verknüpft seine praktisch-theologische Rezeption des amerikanischen Pragmatismus mit der Hermeneutik Hans-Georg Gadamers, um zu einer grundsätzlich für die Geistes- und die Naturwissenschaften geltenden Vorstellung einer dialektischen Denkbewegung zu gelangen: »from traditions of theory-laden practice to theory and back to new theory-laden practices«[16]. Gadamer habe darauf hingewiesen, dass Verstehen einem Dialog gleiche, in dem Vorannahmen und Vorverständnisse nicht zum Zweck einer unerreichbaren Objektivität beiseitegelassen werden sollten, sondern für den Verstehensprozess konstruktiv zu nutzen sind.

Im Bemühen, seine Gadamer-Lektüre und die Rezeption praktischer Philosophie für Theologie fruchtbar zu machen, setzt sich Browning eingehend mit David Tracys Arbeit »Blessed Rage for Order: The New Pluralism in Theology«[17]

---

12 DON BROWNING, BONNIE MILLER-MCLEMORE, PAMELA COUTURE, BERNIE LYON, ROBERT FRANKLIN, From Culture Wars to Common Ground: Religion and the American Family Debate, Louisville 1997.

13 D. BROWNING, Fundamental Practical Theology 1991, 35.

14 HELMUT PAPE, Art. Pragmatismus II. Philosophisch, in: RGG⁴ Bd. 6, Tübingen 2003, Sp. 1548–1550, 1548.

15 D. BROWNING, Fundamental Practical Theology 1991, 39.

16 A. a. O., 40.

(1975) auseinander. Tracy entwickelt darin in fünf Thesen ein »revisionist model for contemporary theology«, das einer fundamentalen empirischen Wende der Theologie gleichkommt. Die zwei Hauptquellen christlicher Theologie sind Tracy zufolge die überlieferten christlichen Texte und »allgemeine menschliche Erfahrung und Sprache«[18]. Tracy fordert damit für die gesamte Theologie ein, was in der Praktischen Theologie seit den Anfängen der Pastoralpsychologie in den Vereinigten Staaten von Amerika zu den bestimmenden Faktoren wurde: die reflektierte Applikation theologischer Erkenntnisse, wie sie durch Richard Clarke Cabot vertreten wurde, und die Zugangsweise zum Studium der Theologie durch das eingehende empirische Interesse am »living human document«, das Anton Theophilus Boisen in den 1920er Jahren maßgeblich entwickelte.[19] Anton Boisens Konzept einer theologischen Ausbildung im klinischen Kontext war begründet in der Erwartung, dass die Erfahrungen im Krankenhaus statt einer Bestätigung theologischen Denkens zu einer Herausforderung von und intensiviertem Erkenntnisinteresse an theologischen Lehren führen würden:

> »The theological training of the future will be a continuous affair, with the parish as the laboratory, and the person in difficulty as the main concern, and the seminary as the clearing house of information and supervisor of method. The attention will be shifted from the past to the present; from books to the raw material of life.«[20]

Das empirische Interesse Boisens galt der Fruchtbarmachung unmittelbarer Erfahrung. Mit Boisen beginnt die anhaltende empirische Orientierung der Praktischen Theologie in Nordamerika.[21]

---

17 DAVID TRACY, Blessed Rage for Order: The New Pluralism in Theology, Chicago/London 1975 (= San Francisco 1988). Vgl. dazu auch FRIEDRICH SCHWEITZER, Praktische Theologie in Nordamerika, in: CHRISTIAN GRETHLEIN, MICHAEL MEYER-BLANCK, Geschichte der Praktischen Theologie. Dargestellt anhand ihrer Klassiker, Leipzig 2000, 565–595, 52f.

18 D. TRACY, Blessed Rage 1975, 43ff. »Common Human Experience and Language«.

19 Zur Geschichte der Klinischen Seelsorgeausbildung in Nordamerika vgl.: CHARLES E. HALL, Head and Heart. The Story of the Clinical Pastoral Education Movement, Decatur: Journal of Pastoral Care Publications 1992, 6–13. Die Ursprünge der amerikanischen Seelsorgebewegung liegen in der Bemühung um ein grundsätzliches Verständnis von Praktischer Theologie und Theologie insgesamt. Dem versucht die vorliegende Arbeit dadurch zu entsprechen, dass auch hier die Auseinandersetzung mit seelsorglicher Praxis im Kontext des Gesundheitswesens zu einer grundsätzlichen Bestimmung von Praktischer Theologie führt.

20 ANTON T. BOISEN, The Challenge to Our Seminaries, in: The Journal of Pastoral Care, 5.1 (1951), 11–12, zitiert nach C. HALL, Head and Heart 1992, 10.

21 Differenziert einen Einfluss der Klinischen Seelsorgeausbildung auf die Praktische Theologie in den USA: DIETRICH STOLLBERG, Therapeutische Seelsorge. Die amerikanische Seelsorgebewegung – Darstellung und Kritik. Mit einer Dokumentation, München 1969, 38–59. Dietrich Stollberg und Joachim Scharfenberg (JOACHIM SCHARFENBERG, Seelsorge als Gespräch. Zur Theorie und Praxis der seelsorgerlichen Gesprächsführung, Göttingen 1991⁵) haben sich eingehend mit der nordamerikanischen Seelsorgebewegung befasst und auf je eigene Weise die deutsche Seelsorgebewegung initiiert. Stollberg prägt 1969 den Begriff ›therapeutische Seelsorge‹: In der Absicht einer dezidiert theologischen Bestimmung von Seelsorge beschreibt er die ›spezielle Seelsorge‹ als Psychotherapieverfahren im kirchlichen Kontext, ›allgemeine Seelsorge‹ als Therapie. Zur Darstellung des speziellen Propriums kirchlicher Seelsorge

David Tracy greift das empirische Interesse an ›Erfahrung‹ auf, bestimmt jedoch das Verhältnis zwischen den Polen Vergangenheit und Gegenwart, Literaturstudium und Erfahrungsorientierung neu: Die Ergebnisse des kritischen Studiums beider Quellen, so Tracy, müssen auf dem Wege einer »kritischen Korrelation« zueinander in Beziehung gesetzt werden. Dabei müsse von einem Konzept Abschied genommen werden, demzufolge die christlichen Texte abschließende Antworten auf die Fragen liefern, die sich aus der Situation ergeben. Stattdessen müssten, um beiden Quellen gerecht zu werden, jeweils die zentralen Fragen und die Antworten erhoben, verglichen und kontrastiert werden. Zur Erhebung der Fragen und Antworten der »allgemeinen menschlichen Erfahrung und Sprache« rät Tracy zu einer hermeneutischen Phänomenologie der religiösen Dimension des Alltags und der wissenschaftlichen Sprach- und Erfahrungswelt. Ebenso müssen auch die christlichen Überlieferungen historisch-kritisch und in hermeneutischem Interesse untersucht werden. Leitfrage dabei ist: »What is the mode-of-being-in-the-world *referred to* by the text«[22]. Abschließend müssen die in ein kritisch-korrelatives Verhältnis gesetzten Ergebnisse der Wahrheitsfrage in einem metaphysischen Sinn ausgesetzt werden.[23]

Nach dieser Grundlegung weist Tracy im Schlusskapitel von »Blessed Rage for Order« der Disziplin der Praktischen Theologie einen eigenen Ort im Kanon der Disziplinen zu: Während die Fundamentaltheologie wie die Systematische Theologie sich mit der Konstruktion der gegenwärtigen Bedeutung und Wahrheit christlicher Tradition befassen und die historischen Disziplinen an der Rekonstruktion vergangener Bedeutungszusammenhänge im Blick auf ihre Gegenwartsrelevanz arbeiten, gilt die Aufgabe der Praktischen Theologie dem auf den Schwesterdisziplinen fußenden Entwurf möglicher künftiger Bedeutungszusammenhänge und Wahrheitsansprüche:

---

verweist er explizit auf die Motive des Seelsorgers als Unterschied zur außerkirchlichen Therapie: Seelsorge geschieht aus Glauben und auf Glauben hin. Im Gespräch erlangt der Glaube durch seelsorgerliche Haltung und Verhalten verbal und nonverbal Bedeutung. Spezielle Seelsorge will den als ›Klienten‹ bezeichneten Gesprächspartner als angenommenen Sünder mit psychotherapeutischen Mitteln zu einer realistischen Selbst- und Fremdeinschätzung führen. Stollberg schließt sich in seiner Seelsorgetheorie dem induktiven Theologieverständnis der amerikanischen Seelsorgebewegung an, das dem Erfahrungsbezug gegenüber dogmatischer Begriffsbestimmung Vorrang einräumt. Vgl. auch DIETRICH STOLLBERG, Wenn Gott menschlich wäre ... Auf dem Weg zu einer seelsorglichen Theologie, Stuttgart 1978; DORIS NAUER, Seelsorgekonzepte im Widerstreit. Ein Kompendium, Stuttgart/Berlin/Köln 2001, 142f.

22 D. TRACY, Blessed Rage 1975, 52.

23 Tracy fasst zusammen: »[T]here are two sources for theology (common human experience and language, and Christian texts); those two sources are to be investigated by a hermeneutic phenomenology of the religious dimension in common human experience and language and by historical and hermeneutical investigations of the meanings referred to by Christian texts; the results of these investigations should be correlated to determine their significant similarities and differences and their truth-value. The kind of correlation needed depends, of course, primarily upon the nature of the phenomena manifested in the prior investigation of the two sources« (Blessed Rage 1975, 53).

»Just as the historical theologian's principal aim is an adequately reconstructed *historia* and the fundamental and systematic theologian's principal attempts are to formulate an appropriately constructed contemporary *theoria*, so the practical theologian's task becomes the rigorous investigation of the possibilities of *praxis* which a reconstructed *historia* and a newly constructed *theoria* may allow.«[24]

Der Begriff der »Praxis« hat dabei durch und durch normative Funktion, wie Tracy in Anlehnung an die theologische Rezeption Hegelianischer und Marxistischer Theorien formuliert:

»Such *praxis*, of course, is not to be identified with practice. Rather *praxis* is correctly understood as the critical relationship between theory and practice whereby each is dialectically influenced and transformed by the other.«[25]

Die kritische Korrelation von gegenwärtiger allgemein menschlicher Situation und Sprache und der christlichen Überlieferung entspricht einer dialektischen Verhältnisbestimmung, deren Ziel eine Transformation, eine ›Aufhebung‹ der Praxis ist; sie bedarf zudem einer interdisziplinären Bezugnahme auf die Gesellschaftswissenschaften:

»A practical theology in interdisciplinary conversation with empirical sociologists and economists, and informed by critical social theory would find its *praxis* grounded in, yet authentically be a major and new stage of development upon, the *theoria* of a newly constructed revisionist fundamental and systematic theology and an ever-freshly retrieved historical theology.«[26]

Diesem Konzept entspricht sowohl ein Verständnis von Praktischer Theologie als empirisch-kritischer Handlungswissenschaft[27] als auch als Orientierungswissenschaft. Tracy ordnet die Praktische Theologie deutlich der Theoriebildung in den historischen und den systematischen Disziplinen unter; deren konstruktive Einsichten bilden den Maßstab der projizierten Praxis durch die Praktische Theologie. Über ein »historisch-systematisch[] orientierungswissenschaftliche[s] Fachverständnis[]«[28] hinaus hat Praktische Theologie ein projektives Interesse. Sie reflektiert bestehende Praxis durch empirisch-kritische Analyse unter Zuhil-

---

24 D. TRACY, Blessed Rage 1975, 240.
25 A. a. O., 243.
26 A. a. O., 248.
27 In Deutschland hat sich seit der zweiten Hälfte der 1960er Jahre die Praktische Theologie weitgehend als ›Handlungswissenschaft‹ entwickelt, in Distanznahme zu der lang anhaltenden dogmatischen Ausrichtung der Praktischen Theologie nach 1945, jedoch mit einem zunehmend wissenschaftstheoretisch orientierten Interesse an volkskirchlicher Praxis. Vgl. dazu ROLF ZERFASS, Praktische Theologie als Handlungswissenschaft, in: DERS., FERDINAND KLOSTERMANN (Hg.), Praktische Theologie heute, München/Mainz 1974, 164–177; CHRISTIAN GRETHLEIN, MICHAEL MEYER-BLANCK, Geschichte der Praktischen Theologie im Überblick. Eine Einführung, in: CHRISTIAN GRETHLEIN, MICHAEL MEYER-BLANCK (Hg.), Geschichte der Praktischen Theologie. Dargestellt anhand ihrer Klassiker, Leipzig 2000, 1–65, 50. Diese mit der ›empirischen Wendung‹ verbundene Entwicklung nahm ihren Ausgangspunkt in der Religionspädagogik: KLAUS WEGENAST, Die empirische Wendung in der Religionspädagogik, in: Ev Erz 20 (1968), 111–125.
28 BERND SCHRÖDER, In welcher Absicht nimmt die Praktische Theologie auf Praxis Bezug? Überlegungen zur Aufgabenbestimmung einer theologischen Disziplin, in: ZThK 98 (2001), 101–130, 113.

fenahme sozialwissenschaftlicher Methoden und sucht nach Möglichkeiten neuer Praxis, deren Kriterien den vorgeordneten theologischen Schwesterdisziplinen entstammen.[29]

In seinem 1981 erschienenen Werk »The Analogical Imagination«[30] präzisiert Tracy seinen Praxisbegriff im Blick auf die Praktische Theologie und macht dabei betont aufmerksam auf die kritische Funktion Praktischer Theologie für die Theoriebildung in den anderen theologischen Disziplinen:

> »*Practical* theologies [...] will assume praxis as the proper criterion for the meaning and truth of theology, praxis here understood generically as practice informed by and informing, often transforming, all prior theory in relationship to the legitimate and self-involving concerns of a particular cultural, political, social or pastoral need bearing genuine religious import.«[31]

Auch hier bleiben wahrnehmungs- und handlungswissenschaftliches Interesse miteinander verknüpft:

> »*Practical* theologies will ordinarily analyze some radical situation of ethical-religious import in some philosophical, social-scientific, culturally analytic or religiously prophetic manner. They will either assume or argue that this situation is *the* (or at least *a*) major situation demanding theological involvement, commitment and transformation.«[32]

Auf diesem Weg kommt Tracy 1983 zu einer Definition kritisch-korrelativer Praktischer Theologie: »Practical theology is the mutually critical correlation of the interpreted theory and praxis of the Christian faith with the interpreted theory and praxis of the contemporary situation.«[33]

David Tracy steht am Beginn der »neuen Praktischen Theologie« in Nordamerika, deren Methodendiskurs vor allem der Hermeneutik gilt, die »als ›praktische‹ und ›theologische‹ Hermeneutik keineswegs auf Texte beschränkt sein soll, sondern die sich auf die heutige Situation bezieht.«[34]

Don Browning übernimmt von Tracy den kritisch-korrelativen Ansatz, weil er das Interesse an Erfahrung und Situation mit einem hermeneutischen Zugang zu den überlieferten Quellen des Christentums verbindet. Zudem entspricht dieser Ansatz Browning zufolge den Herausforderungen der Gegenwart: Menschen in modernen pluralistischen Gesellschaften leben in Zusammenhängen, die durch divergierende und heterogene Traditionen kultureller und religiöser Art geprägt sind. In ihrem Handeln und Verhalten sehen sich Menschen unter-

---

29 Der Praxisbegriff wurde in der deutschsprachigen Praktischen Theologie insbesondere durch Gert Otto in einer neuartigen perspektivischen Zugangsweise unter Rückgriff auf die Bezugswissenschaften problematisiert. Vgl. GERT OTTO, Grundlegung der Praktischen Theologie, München 1986; vgl. außerdem GERT OTTO, Handlungsfelder der Praktischen Theologie, München 1988.
30 DAVID TRACY, The Analogical Imagination: Christian Theology and the Culture of Pluralism, New York 1981 (= 2000).
31 A. a. O., 57.
32 A. a. O., 58.
33 DAVID TRACY, Foundations of Practical Theology, in: DON BROWNING (Hg.), Practical Theology, San Francisco 1983, 61–82, 76, zitiert nach: D. BROWNING, Fundamental Practical Theology 1991, 47.
34 F. SCHWEITZER, Praktische Theologie in Nordamerika 2000, 585.

schiedlichen Rationalitäten und unterschiedlichen Ansprüchen gegenüber, sodass es zu konkurrierenden Handlungsoptionen kommen kann: »The conflict
between contending theory-laden practices means that their questions emerge
out of the conflict between the Christian and non-Christian aspects of their li-
ves.«[35] Die christlichen Texte und Überlieferungen leisten dabei einen Beitrag
zur Handlungsorientierung, allerdings nicht exklusiv; andere Beiträge kommen
aus anderen lebensweltlich relevanten Bereichen und Rationalitäten. Zwischen
der christlichen Tradition und den Einsichten und Deutungsmustern anderer
Herkunft soll es zu einer Korrelation kommen. Browning begreift Praktische
Theologie deshalb auch nicht als Theorie ausschließlich oder primär kirchlicher
Praxis, sondern als »öffentliche Praktische Theologie«:

> »Es geht [...] darum, die Reichweite der Praktischen Theologie in ihrem umfassendsten
> Kontext zu lokalisieren, nämlich im Dienst an der Welt. Das heißt im wesentlichen zu
> behaupten, daß eine vollkommen kritische, korrelative Praktische Theologie notwendi-
> gerweise öffentliche Praktische Theologie ist [...], bemüht, die Praktiken religiöser und
> nicht-religiöser Gruppen in ihrem Einfluß auf das öffentliche oder gemeinsame Wohl
> zu analysieren und kritisch zu betrachten.«[36]

Insbesondere geht Browning mit Tracy konform im Unterfangen, aus beiden
Quellen – der Situation und der Tradition – Fragen und Antworten zu gewinnen und diese in einen kritischen Dialog (unter Maßgabe der Wahrheitsfrage)
miteinander zu bringen:

> »Christian theology becomes a critical dialogue between the implicit questions and
> explicit answers of the Christian classics and the explicit questions and implicit ans-
> wers of contemporary cultural experiences and practices.«[37]

Don Browning verbindet seine Rezeption Tracys allerdings mit der Kritik, dass
die von Tracy vorgeschlagene und aufeinander aufbauende und damit hierarchi-
sche Anordnung der theologischen Disziplinen dem anspruchsvollen Programm
nicht ganz entspreche. Indem Tracy mit Fundamentaltheologie und systematischer Theologie beginne und diese auf Fragen der kognitiven Verifikation fokussiere, erwecke er den Eindruck, »that one must begin theological reflection by
establishing the cognitive and metaphysical grounds for judging the relative ade-
quacy of religious statements about God«[38]; dabei werde der Praktischen Theologie nur eine nachgeordnete Rolle zuteil. Durch die Bezeichnung seines eigenen
Ansatzes als Fundamental-Praktischer Theologie macht Browning die Gleichge-
wichtung der Quellen theologischen Denkens deutlich, die in kritischer Korrelation aufeinander bezogen werden. Der Praktischen Theologie komme eine rah-
mende Stellung im Ganzen der Theologie zu: Die Arbeit der historischen wie
systematischen Disziplinen der Theologie sei Teil eines hermeneutischen Zirkels,
der seinen Ausgang in konkreten Situationen nehme und auch wieder dorthin
führe:

35 D. BROWNING, Fundamental Practical Theology 1991, 45.
36 D. BROWNING, Hermeneutik 2000, 54f.
37 D. BROWNING, Fundamental Practical Theology 1991, 46.
38 Ebd.

»But notice, these more systematic and critical moments are located within the middle of a practical hermeneutical circle that begins and ends with questions coming from concrete situations. Or, to say it differently, these more systematic theological moments are surrounded and focused by the questions of a fundamental practical theology.«[39]

Das von Browning dabei verwendete Verständnis von Praxis bezieht sich sowohl auf gegenwärtig übliche Praktiken, als auch auf eine durch Schrift und Tradition normativ verstandene Praxis und schließlich im Sinne einer *verbesserten* Praxis, die sich bewusster und theologisch reflektierter Gestaltung verdankt. Durch ein vierstufiges Modell einer Fundamental-Praktischen Theologie weist Browning diesen unterschiedlichen Formen von Praxis im Zusammenhang der Theoriebildung jeweils unterschiedliche Orte zu. Dies gelingt durch die Einführung der Begriffe Empirie und Strategie als Beginn und Abschluss theologischer Denkbewegungen oder »Momente«[40] (»Submovements«[41]): »descriptive theology«, »historical theology«, »systematic theology«, »strategic practical theology«.

Deskriptive Theologie beschreibt gegenwärtige theoriegeprägte Praktiken im Sinne einer ›Horizont-Analyse‹: »it attempts to analyze the horizon of cultural and religious meanings that surround our religious and secular practices«[42]. Diese Analyse ist zu verstehen als ein interdisziplinäres Gespräch mit den Kulturwissenschaften, insbesondere der Psychologie, Ethnologie, Soziologie sowie den Erziehungswissenschaften. Das Interesse an religiösen Prägungen und Praktiken ist dabei keineswegs allein der Theologie vorbehalten. Vielmehr kommen die Human- und Sozialwissenschaften nicht ohne religiöse Fragestellungen aus: »The human sciences fade at their edges into religious perspectives. Insofar as they function within the Western tradition, they may fade at their edges into some sort of Jewish and Christian perspective.«[43] Auch in diesem Sinne ist Praktische Theologie öffentliche Theologie, die über den Horizont kirchlicher Praxis hinaus Geltungsansprüche erheben kann und muss. Die leitenden Fragen dabei sind: »Was tun wir eigentlich in einem bestimmten Bereich unseres Handelns? Welche Gründe, Ideale und Symbole gebrauchen wir, um zu deuten, was wir tun? Woher kommen für uns Autorität und Legitimation dessen, was wir tun?«[44]

Browning strebt eine möglichst dichte Beschreibung der Situationen[45] an und unterscheidet zu diesem Zweck fünf Ebenen praktischer Vernunft oder moralischen Denkens, auf denen sich das Gespräch zwischen Theologie und den Human- und Sozialwissenschaften vollziehen soll:

---

39 D. BROWNING, Relation 2005, 167.
40 F. SCHWEITZER, Praktische Theologie in Nordamerika 2000, 588.
41 D. BROWNING, Fundamental Practical Theology 1991, 8.
42 D. BROWNING, Fundamental Practical Theology 1991, 47.
43 A. a. O., 92.
44 A. a. O., 48f. Übersetzung durch F. SCHWEITZER, Praktische Theologie in Nordamerika 2000, 589.
45 »Descriptive theology aims for a thick description of situations« (D. BROWNING, Fundamental Practical Theology 1991, 94).

»1) eine visionäre Ebene, die im allgemeinen durch Erzählungen und Metaphern über den Charakter des grundlegenden Kontextes von Erfahrungen vermittelt wird; 2) eine verpflichtende Ebene, die durch ein implizites oder explizites moralisches Prinzip eher moralischer Art bestimmt ist; 3) Annahmen über fundamentale Gesetzmäßigkeiten menschlicher Neigungen und Bedürfnisse; 4) Annahmen über überall vorhandene soziale und ökologische Muster, die diese Neigungen und Bedürfnisse lenken und zügeln; und schließlich 5) eine Ebene der konkreten Handlungsweisen und Regeln, in die Informationen von allen vorangegangenen Dimensionen einfließen.«[46]

Durch die Unterscheidung dieser fünf Dimensionen rekonstruiert Browning im Anschluss an Habermas Intuitionen und Vorverständnisse in ihrer Relevanz für praktisches Handeln und damit verknüpfte Fragen und Probleme. Vor allem an diesem Punkt seiner Theorie wird deutlich, dass Browning theologische Ethik und Praktische Theologie in einem grundlegenden Sinn zu einem gemeinsamen Forschungsunternehmen zusammenbringen möchte, einer ›hermeneutisch konzipierten praktisch-theologischen Ethik‹[47]. Für Brownings Unterfangen sind die Dimensionen nützlich, weil sie die Beschreibung praktischer Handlungen erleichtern, eine kritische Reflexion der den Handlungen zugrundeliegenden Normen und Strategien und eine präzise Situationsanalyse ermöglichen. Für die Beschreibung von Handlungen sind diese Ebenen in rückwärtiger Abfolge geeignet, als Beschreibung von 1) konkreten Praktiken nach Regelhaftigkeit, Rollenverteilung und Kommunikationsmustern, 2) den Motivationen durch Neigungen und Bedürfnisse, 3) den sozial-systemischen und umweltbedingten Rahmenbedingungen, 4) den normativen Prinzipien und Pflichten, sowie 5) den grundlegenden Visionen, Erzählungen und Metaphern. Die so erzielte ›dichte Beschreibung‹ führt damit von unreflektiertem konventionellem praktischem Denken zu einem kritischen praktischen Denken, bei dem die jeweiligen Vorverständnisse benannt, reflektiert und auf ihre Validität hin geprüft werden.

Die dichte Beschreibung der gegenwärtigen Praxis kann auf diese Weise zur Grundlage von Reflexion der anderen theologischen Disziplinen gemacht werden. Dabei kommen sowohl historische Aspekte zur Geltung, die auf gegenwärtige Praxis in normativer Weise einwirken, als auch systematisch-theologische Aspekte, deren Ort vor allem in den handlungsleitenden Visionen und Metaphern zu finden ist. Dem gelten der zweite und der dritte Teil von Brownings Gesamtkonzept.

Die *Historische Theologie* übernimmt bei Browning ihre Aufgabenstellung aus der Beschreibung der gegenwärtigen Situation und ihrer Praktiken. Sie besteht darin, diese aus der Perspektive der normativen Texte und Traditionen des Christentums zu beurteilen, die ihrerseits in der Praxis bereits wirksam geworden sind. In einer doppelten Denk- und Suchbewegung wird einerseits die Wirkungsgeschichte der historischen Texte und Ereignisse bis zur aktuellen Situation beleuchtet, zum anderen werden gegenwärtiges Handeln und Problemsituationen mit normativen Texten der Christentumsgeschichte konfrontiert. Die historischen Disziplinen, die exegetischen Fächer, die Kirchen- und

---

46 D. BROWNING, Hermeneutik 2000, 58. Vgl. auch D. BROWNING, Relation 2005, 168.
47 Vgl. D. BROWNING, Hermeneutik 2000, 59. Vgl. DERS., Fundamental Practical Theology 1991, 105–109.

Dogmengeschichte werden damit zu einem Teil der praktischen Hermeneutik. Was dies konkret bedeutet, führt Browning im Zusammenhang der nordamerikanischen Debatte um ein zeitgemäßes Verständnis von Familie aus:

> »We carried our initial practical questions each step of the way as we moved back into history to understand, and sometimes to criticize, the key monuments, texts, and events that shaped Western and, finally, American ideas and ideals about family.«[48]

Die Untersuchung der historischen Quellen folgt den Methoden, die in den exegetischen Fächern sowie in der Kirchengeschichte gebräuchlich sind, unter besonderer Berücksichtigung der sozialgeschichtlichen und kontextuellen Fragestellungen. Im Blick auf die hermeneutischen Aspekte der Textinterpretation partizipieren die biblischen Fächer an den hermeneutischen Diskursen über die Gestaltung, Bedeutung, Repräsentation und Aneignung von Texten, wie sie in der Philosophie, in den Literaturwissenschaften und in den Geschichtswissenschaften geführt werden.

Textinterpretation findet immer im Kontext einer Interpretationsgemeinschaft statt, sowohl auf der Ebene gemeindlicher Praxis als auch im akademischen Umfeld theologischer Wissenschaft und Ausbildung. Auf gemeindlicher Ebene werden etwa, wie Browning in seinem Grundlagenwerk aufzeigt, ausgehend von aktuellen Fragestellungen wie dem Umgang mit Flüchtlingen und Asylbewerbern, ausgewählte biblische Texte zu Rate gezogen, in ihrem historischen Kontext interpretiert und auf ihre Gegenwartsrelevanz hin befragt. Vom akademischen Kontext verlangt Browning im Anschluss an den Pragmatismus nicht weniger Praxisbezug, dafür jedoch einen höheren Grad an methodischer Reflexion und tiefer greifender thematischer Auseinandersetzung:

> »If North American tradition were taken seriously, historical theology would be seen as a communally oriented interpretive process emerging from the questions of contemporary communities of praxis. This would be its character in the theological academy and, less systematically, in congregations.«[49]

Im Rahmen der fünf Dimensionen dichter Beschreibung von Praxis sieht Browning die Relevanz historischer Theologie insbesondere im Zusammenhang von normativen Prinzipien und Pflichten sowie grundlegenden Visionen. Auch in diesem Zusammenhang bleibt also das theologisch-ethische Interesse für Browning maßgeblich. Dieses Interesse bleibt auch in der Aufgabenbestimmung der Systematischen Theologie vorherrschend:

Die Hauptaufgabe der *Systematischen Theologie* sieht Browning in einer Horizontverschmelzung zwischen den Visionen, die einerseits in gegenwärtigen Praktiken und andererseits in den normativen christlichen Schriften implizit vorhanden sind. Systematische Theologie bemüht sich darum, die großen Fragen gegenwärtiger Handlungen und die in ihnen latent vorhandenen Visionen herauszustellen und in systematischer Weise mit den zentralen Fragen und Themen der christlichen Zeugnisse in ein Verhältnis zu bringen.[50]

---

48 D. BROWNING, Relation 2005, 166.
49 D. BROWNING, Fundamental Practical Theology 1991, 51.
50 Vgl. ebd.

»Zwei fundamentale Fragen leiten die Systematische Theologie. Die erste heißt: Welcher neue Sinnhorizont entsteht in der Verschmelzung, wenn Fragen, die aus der gegenwärtigen Praxis kommen, an die zentralen christlichen Zeugnisse herangetragen werden? Die zweite lautet: Welche Gründe können vorgebracht werden, um die Geltungsansprüche des neuen Sinnhorizonts zu stützen, der aus der Verschmelzung von Gegenwart und Vergangenheit entsteht? Diese letzte Frage weist hin auf die zusätzliche Pflicht der Systematischen Theologie, in den theologischen Prozeß eine kritische und philosophische Komponente einzuführen.«[51]

Browning macht die von ihm geforderte Hinwendung zur Systematischen Theologie deutlich an einem Vergleich zwischen drei nordamerikanischen Kirchengemeinden unterschiedlicher Denomination. Alle drei befassen sich auf je eigene Weise mit Modernisierungsprozessen; sowohl in ihren Reaktionen als auch in ihren Deutungen dieser Prozesse verhalten sie sich sehr verschieden. An diesem Punkt ist es Aufgabe Systematischer Theologie, die allen drei Gemeinden gemeinsamen Problemstellungen zu identifizieren und die christliche Tradition auf zentrale Lehren und Themen hin zu befragen, die Hinweise auf einen Umgang mit den aktuellen Problemstellungen geben können. Auch hier wird im Gefolge des nordamerikanischen Pragmatismus Systematische Theologie primär unter einem Praxisbezug verstanden, ohne dabei ein simples Applikationsmodell zu vertreten.

Der vierte Schritt seiner Fundamental-Praktischen Theologie – *Strategische Praktische Theologie* – führt Browning erneut zurück auf die Ebene praktischen Handelns vor allem von kirchlichen Funktions- und Amtsträgern sowie theologischen Laien. Am Ort konkreter Praxis müssen sie komplexe und folgenreiche Urteile fällen und Entscheidungen treffen. Vier Grundfragen sind dabei bestimmend:

»Erstens: Wie verstehen wir diese konkrete Situation, in der wir handeln müssen? Zweitens: Was sollte in dieser konkreten Situation unsere Praxis sein? Drittens: Welche Methoden, Strategien und Darstellungsweisen sollten wir in dieser Situation gebrauchen? Und viertens: Wie verteidigen wir kritisch die Normen unserer Praxis in dieser konkreten Situation?«[52]

Strategische Praktische Theologie führt die Abstraktionsbemühungen durch ›dichte‹ Beschreibung der Situation und kritisch-korrelative Beurteilung durch Historische und Systematische Theologie zurück in die Konkretion einer bestimmten Situation und Handlungsweise. Durch ihr Handeln und Verhalten in bestimmten Situationen bringen christliche und kirchliche Akteure normative Ansprüche zum Ausdruck; in einer pluralistischen Gesellschaft müssen sie in der Lage sein, diese gegenüber anderen Ansprüchen zu legitimieren. Gerade an diesem Punkt sprengt Praktische Theologie nach Browning den Rahmen einer technisch verstandenen Anwendungswissenschaft. Das in den Anfängen der Praktischen Theologie geprägte Bild aufgreifend und zugleich weiterführend formuliert Browning:

»Strategic practical theology is indeed the crown, as Schleiermacher said, of theology. But strategic practical theology is no longer the application to practice of the theoreti-

51 Übersetzung von F. Schweitzer, Praktische Theologie Nordamerika 2000, 589.
52 Zitiert ebd.

cal yield of biblical, historical, and systematic theology as it was in the old Protestant quadrivium. Concern with questions of practice and application, as Gadamer has argued, is present in theology from the beginning. Strategic practical theology is the culmination of an inquiry that has been practical throughout.«[53]

Statt jedoch als Endpunkt einer Denkbewegung zu fungieren, bildet die Strategische Praktische Theologie lediglich einen Punkt, an dem der hermeneutische Zirkel von vorn beginnt; denn die Praktiken, die aus der Strategie hervorgehen, werden auf neue Fragestellungen stoßen.»Within the flux and turns of history, our present practices seem secure only for a period before they meet a new crisis that poses new questions that take us through the hermeneutic circle again.«[54]

Brownings wissenschaftstheoretisch begründeter Entwurf verbindet die berechtigten Anliegen der Praktischen Theologie als Wahrnehmungswissenschaft mit denen einer Handlungswissenschaft und wagt im letzten Schritt, sich als theoretisch reflektierte und normative Anwendungswissenschaft zu rekonstruieren. Auf spezifische Weise sucht er eine explizit methodische Lösung des Theorie-Praxis-Problems durch eine enzyklopädisch orientierte Aufgliederung des Gesamten der Theologie in Empirische, Historische, Systematische/Ethische und Strategische Theologie. Der Praktischen Theologie kommen dabei in unterschiedlicher Abstufung die Bereiche der Empirie und der Strategie zu. Letzten Endes geht es Browning um eine Transformation *kirchlicher* Praxis, um eine Verbesserung der Instrumente kirchlichen (insbesondere auch pastoralen) Handelns in der Hoffnung auf ihre Angemessenheit gegenüber der Situation, d. h. den Bedürfnissen des religiösen Subjekts, als auch ihrer Angemessenheit gegenüber der Lehrbildung und der Geschichte der Kirche.

Für den nordamerikanischen, durch den Pragmatismus geprägten Kontext liegt es womöglich nahe, eine solchermaßen enge Beziehung zwischen akademischer Wissenschaft und gemeinschaftlicher Praxis zu behaupten. Einflussreich hat sich Brownings Ansatz vor allem in der Diskussion um die theologische Ausbildung erwiesen; die Wirkungen blieben nicht auf die Disziplin der Praktischen Theologie beschränkt, sondern sind mit der Frage nach dem Verhältnis von Theorie und Praxis in der Theologie insgesamt verbunden.[55] Für den deutschen Sprachraum kann Brownings Modell nicht ohne Weiteres übernommen werden, da sich sowohl die theologische Ausbildung hierzulande markant von nordamerikanischen Konzepten unterscheidet als auch Situation und Praxis kirchlichen Handelns gänzlich verschieden sind. Dies wird allein schon daran ersichtlich, dass der Ausgangspunkt der Empirie Brownings das Leben dreier Gemeinden ist, die sowohl unterschiedlichen Denominationen zugehören als auch durch ihre soziale Struktur (v. a. in ethnischer und ökonomischer Hinsicht) differieren, in sich selbst aber homogene Gebilde sind. Dies unterscheidet sich deutlich von der volkskirchlichen Situation in Deutschland;[56] folglich be-

---

53 D. BROWNING, Fundamental Practical Theology 1991, 57.
54 D. BROWNING, Fundamental Practical Theology 1991, 58.
55 Vgl. F. SCHWEITZER, Praktische Theologie Nordamerika 2000, 585ff.
56 Vgl. zur Situation in Deutschland: WOLFGANG HUBER, Kirche in der Zeitenwende. Gesellschaftlicher Wandel und Erneuerung der Kirche, Gütersloh 1998; KARL-FRITZ

fassen sich empirisch angelegte praktisch-theologische Entwürfe hierzulande mit anderen Phänomenen und Fragestellungen, etwa den empirischen Bedingungen der Christentumspraxis, die unter Zuhilfenahme der Bezugswissenschaften (etwa Soziologie oder Psychologie) untersucht und in den einzelnen Subdisziplinen verhandelt werden. In der Seelsorgetheorie etwa führt dies dazu, dass der Theologie selbst zwar der Bezug auf den kirchlichen Kontext der Seelsorge zukommt, die Frage nach den Methoden der Seelsorge jedoch vor allem im Gespräch mit den vielfältigen psychotherapeutischen Methoden geführt wird. Dem entspricht auch die Entwicklung seit Gründung der Deutschen Gesellschaft für Pastoralpsychologie e. V. (DGfP) als ein ökumenisch ausgerichteter Berufsverband.[57] Die Aufteilung der DGfP in fünf Fachsektionen zeigt, dass auch hier die primären Gesprächspartner in den Humanwissenschaften gesucht und gefunden werden: Tiefenpsychologie, Klinische Seelsorgeausbildung, Gruppe – Organisation – System, Personzentrierte Psychotherapie und Seelsorge, Gestaltseelsorge und Psychodrama in der Pastoralarbeit.[58]

An dieser Stelle soll nicht der Versuch unternommen werden, ein enzyklopädisch orientiertes Konzept Praktischer Theologie im Anschluss an Don S. Brownings Fundamental-Praktische Theologie zu entwerfen. Es geht vielmehr darum aufzuzeigen, dass die *Denkbewegung* Brownings, die gegenseitige Bezugnahme zwischen Theorie und Praxis, Situation und Tradition in einem beständigen hermeneutischen Zirkel, anschlussfähig ist für die Situation protestantischen kirchlichen Seelsorgehandelns im Kontext des modernen Gesundheitswesens. Insbesondere stellt das prozessuale und hermeneutische Vorgehen Brownings theologischen Praktikern ein Modell vor, das auf der Ebene kontextuell und situationsgebundener Praxis vermittelt zwischen der Wahrnehmung eigenen und fremden Handelns sowie von im beruflichen Kontext beobachtbaren Phänomenen und einer kritischen Überprüfung zum Zweck der Modifikation eigenen Handelns.

DAIBER, Zur Sozialgestalt der Gemeinden, in: PETER C. BLOTH, u. a. (Hg.), Handbuch der Praktischen Theologie, Bd. 3, Gütersloh 1986, 210–229; JOACHIM MATTHES, Unbestimmtheit: Ein konstitutives Merkmal der Volkskirche? Anmerkungen zu einem Thema der Diskussion um die EKD-Mitgliedschaftsstudien 1972 und 1982, in: ders. (Hg.), Kirchenmitgliedschaft im Wandel, Gütersloh 1991², 149–162; EBERHARD WINKLER, Gemeinde zwischen Volkskirche und Diaspora. Einführung in die praktisch-theologische Kybernetik, Neukirchen-Vluyn 1998.

57 Vgl. MICHAEL KLESSMANN, Pastoralpsychologie. Ein Lehrbuch, Neukirchen-Vluyn 2004, 644ff.
58 Diese Entwicklung fand freilich nicht nur Anerkennung: Dietrich Rössler kritisiert etwa, dass mit der beinahe exklusiven Orientierung an den psychologischen Methoden seelsorgerlichen Handelns diesen ein übergroßes Gewicht zugestanden wurde, das die Frage nach dem Inhalt zu verdrängen drohe. Grundsätzlicher noch erkennt Rössler darin ein »Problem der Professionalisierung. Verträgt sich mit einem sachgemäßen Verständnis der evangelischen Seelsorge die Vorstellung, daß die Ausbildung und die Kompetenz, die man für das evangelische Pfarramt fordert, als unzureichend angesehen werden für die Aufgaben der Seelsorge?« (DIETRICH RÖSSLER, Grundriß der Praktischen Theologie, Berlin et.al. 1994², 202.) Kritik wurde von vielen Seiten und in unterschiedlichem Interesse geäußert.

2 Phänomenologie, Hermeneutik und Pragmatik – Der Ansatz Wolf-Eckart Failings und Hans-Günter Heimbrocks

Dem Ansatz Don Brownings soll im Folgenden ein Ansatz aus der deutschsprachigen praktisch-theologischen Diskussion an die Seite gestellt werden, der in einigen Aspekten vergleichbar ist, für das weitere Nachdenken im Rahmen der vorliegenden Arbeit jedoch einige weiterführende Impulse bringt.

Die an der Universität Frankfurt/Main tätigen Theologen Wolf-Eckart Failing und Hans-Günter Heimbrock haben 1998 gemeinsam einen Band vorgelegt, der die in Deutschland maßgeblich diskutierte Frage nach einem Verständnis von Praktischer Theologie zwischen Handlungstheorie und Wahrnehmungstheorie aufgreift und in eigenständiger Weise fortführt: als Verhältnisbestimmung von »Phänomenologie, Hermeneutik und Pragmatik, also de[s] wechselseitige[n] Zusammenhang[s] von Wahrnehmen, Verstehen und Gestalten«[59].

Die Ausgangsfrage von Heimbrock und Failing lautet: »Wie muß eine Praktische Theologie beschaffen sein, die theoretisch wie theologisch im Blick auf Phänomene der Lebenswelt sprachfähig ist und Veränderungen von Religion in der Lebenswelt wahrnehmen und deuten kann?«[60] Sie nehmen in phänomenologisch akzentuierter Herangehensweise ihren Ausgangspunkt beim religiösen Subjekt »unter weitgehender Absehung von institutionalisierter Religion und gefügten kirchlichen Handlungsfiguren«, jedoch unter »Nachzeichnung der Konstitutionsprozesse von Subjektivität«: Intersubjektivität, Leiblichkeit und »kosmologische[r] Einbezogenheit«.

Anders also als Browning stellt nicht die kirchlich-gemeindliche Praxis den primären Gegenstand der Wahrnehmung dar, sondern das (religiöse) Subjekt. Failing und Heimbrock greifen dabei auf den Lebensbegriff zurück als einer Verschränkung phänomenologischer Entwürfe mit biblischen und christologischen Motiven. Der Lebensbegriff richtet sich einerseits auf den Ort des Lebens, den »Alltag« in seiner »religiösen Grundierung«[61]:

---

59 Wolf-Eckart Failing, Hans-Günter Heimbrock, Gelebte Religion wahrnehmen. Lebenswelt – Alltagskultur – Religionspraxis, Stuttgart 1998, besonders der Schlussteil »Ausblick. Von der Handlungstheorie zur Wahrnehmungstheorie und zurück«, 275–294, 282. Vgl. zum Ansatz die Hinweise von Christian Grethlein, Praktische Theologie. Zweite Auflage, Berlin/Boston 2016, 86–88.
60 W.-E. Failing, H.-G. Heimbrock, Gelebte Religion 1998, 275. Dort auch die folgenden Zitate.
61 A. a. O., 276 in Anlehnung an Hermann Timm.

»Indem wir den Fokus auf Leben richten und das Interesse auf Transzendierungsprozesse im Alltag konzentrieren, verfolgen wir konsequenterweise als leitende Fragerichtung der Praktischen Theologie diejenige nach der *gelebten Religion*.«[62]

Die ›Handlungsfelder‹ der Praktischen Theologie werden zum Gegenstand der Wahrnehmung als institutionalisierte Praxis in ihrer Relevanz für die individuelle Praxis gelebten Glaubens.[63]

Über die Ansätze der als Handlungswissenschaft entworfenen Praktischen Theologie hinaus geht es um eine »integrale Wahrnehmung christlicher Lebenspraxis im Kontext nicht nur der Kirche, sondern von Gesellschaft, Kultur und Alltag«.[64] Wie auch bei Albrecht Grözinger[65] steht die Vielgestaltigkeit von Lebenswelten und damit der fragwürdig gewordene Begriff von ›Wirklichkeit‹ am Ausgangspunkt: Die Vielzahl von Phänomenen soll als solche in den Blick kommen, ohne sie auf normierbare Regelhaftigkeit zu reduzieren. Damit werden die »Brüche und Umbrüche im Wirklichkeitsverständnis moderner Menschen« zum Gegenstand theologischer Reflexion. Zu ihrer Erhebung bemüht sich Praktische Theologie phänomenologisch um alltagskulturelle Phänomene, um Phänomene am Rande des Alltäglichen und um einen »spezifischen Wahrnehmungsmodus auf Wirklichkeit«[66]. Gerade durch die Wahrnehmung des Alltags als alltäglicher Kultur wird die Verwobenheit von »Ästhetik und Ethik in kulturell geprägten Lebensstilen oder auch Gestalten« offensichtlich und als Frage an Praktische Theologie »unausweichlich«[67].

---

62 Ebd.
63 Failing und Heimbrock attestieren eine Abnahme einheitlicher und erkennbarer Institutionspraxis und gleichzeitige Professionalisierung.
64 HANS-GÜNTER HEIMBROCK, Wahr-Nehmen der Gestalten von Religion. Ansatzpunkte, Interessen und Umrisse einer Praktischen Theologie auf phänomenologischer Basis, in: GEORG LÄMMLIN, STEFAN SCHOLPP (Hg.), Praktische Theologie in Selbstdarstellungen, Tübingen 2001, 219–237, 224.
65 ALBRECHT GRÖZINGER, Praktische Theologie und Ästhetik. Ein Beitrag zur Grundlegung der praktischen Theologie, München 1987, 134; DERS., Differenz-Erfahrung. Seelsorge in der multikulturellen Gesellschaft. Ein Essay, Waltorp 1994 (Wechsel-Wirkungen Bd. 11). DERS., Die Kirche – ist sie noch zu retten? Anstiftungen für das Christentum in postmoderner Gesellschaft, Gütersloh 1998, bes. 111ff.
66 HANS-GÜNTER HEIMBROCK, Welches Interesse hat Theologie an der Wirklichkeit? Von der Handlungstheorie zur Wahrnehmungswissenschaft, in: DERS., W.-E. FAILING, Gelebte Religion wahrnehmen. Lebenswelt – Alltagskultur – Religionspraxis, Stuttgart Berlin Köln 1998, 11–36, 32, 29. Wahrnehmung der Wirklichkeit heißt für Heimbrock im Blick auf die Seelsorge denn auch vor allem die Wahrnehmung der kulturellen Kontexte seelsorgerlicher Praxis sowie eine »Schärfung poimenischer Wahrnehmungsfähigkeit« (Vgl. HANS-GÜNTER HEIMBROCK, Heilung als Re-Konstruktion von Wirklichkeit. Kulturelle Aspekte eines Problems moderner Seelsorgelehre, in: DERS., W.-E. FAILING, Gelebte Religion wahrnehmen. Lebenswelt – Alltagskultur – Religionspraxis, Stuttgart Berlin Köln 1998, 256–274, 273). Heimbrock sieht in der Hermeneutik den Schlüssel für die Zukunft der Seelsorge: »In zukünftiger Seelsorge dürfte es deshalb neben methodischen Fragen der Gesprächsführung und über diese hinaus von Bedeutung sein, wie individuelle Lebensgeschichte erfahrungsnah mit der Heilsgeschichte Gottes und insbesondere auch mit den biblischen Heilungsgeschichten verbunden werden kann« (274).
67 W.-E. FAILING, H.-G. HEIMBROCK, Ausblick 1998, 280.

Damit ist die Wahrnehmung von Wirklichkeit das zentrale Thema der Praktischen Theologie: als Rekonstruktion von Wirklichkeit und Suche nach Entsprechungen zwischen Phänomenologie und theologischen Lehrtraditionen.

»Die Praktische Theologie nimmt Einsichten in den rekonstruierbaren Gehalt traditioneller kirchlicher Praxis auf, bezieht neue oder erneuerte Formen von Religiosität ein und verknüpft sie mit neuen theologischen Versuchen durch Aufnahme von Schöpfungstheologie und Pneumatologie oder durch Rückanschluß an theologische Denkweisen wie Weisheit oder Mystik.«[68]

Die kulturtheoretische Wahrnehmung geschieht bei Heimbrock im Kontext von Seelsorge beispielsweise als Auseinandersetzung mit den Wirklichkeitskonstruktionen säkularer Konzepte von Krankheit und Gesundheit und, in Konkurrenz dazu, magischen und evangelikalen Heilungsvorstellungen als den im Kontext des Gesundheitswesens maßgeblich begegnenden Sinnkontexten und Wirklichkeitsbildern.

Wie bei Browning im Zusammenhang des Verständnisses Praktischer Theologie als öffentlicher Theologie enthält auch dieser Entwurf ein »kritisch-aufklärerische[s] Moment«[69]. Damit kommt zum Aspekt der Wahrnehmung eine Handlungsorientierung hinzu, etwa Aufnahme des ›biblischen Wirklichkeitssinns‹ als Eröffnung eines »Möglichkeitssinns«[70]:

»Wenn somit für phänomenologisch orientierte Praktische Theologie gilt, daß Wahrnehmung als rezeptive und zugleich schöpferisch-produktive Kraft zu begreifen ist, der auch Kritikfähigkeit nicht abgesprochen werden kann, dann bleibt theologisch die Frage, inwiefern beides in einer responsorischen Grundqualität menschlichen Erkennens fundiert ist.«[71]

Gegenstand der Praktischen Theologie ist damit über die individuell gelebte Religion und ihre Konstitutionsbedingungen hinaus die »religiöse Praxis als kritisch bestimmte und konstruktiv praktizierte Teilhabe an der Kultur«[72].

Dies führt zu grundlegenden philosophischen und fundamentaltheologischen Erwägungen und – wie bei Browning – einer »Entschränkung der theologischen Disziplinen«[73], wobei der Praktischen Theologie »eine prinzipielle und heuristische Funktion« zukomme.

Wie Browning greifen auch Failing und Heimbrock auf Habermas' methodologische Ausführungen über das Sinnverstehen in Sozialwissenschaften und Gadamers Hermeneutik zurück, um die Frage nach der »Zugehörigkeit und Vertrautheit des Forschers zu bzw. mit einer bestimmten sozial-kulturellen Lebenswelt« zu diskutieren. Ihr Hinweis ist der eines »Einstiegs […] an den Rändern«, der ermöglicht,

»Distanz zu gewinnen zu den eigenen religiösen Sinn- und Verhaltensstrukturen, ohne daß man diese verlässt. Theoretische Reflexion und Lebensweltteilhabe zum gleichen

---

68 A. a. O., 278.
69 A. a. O., 283.
70 A. a. O., 284. Vgl. dazu H.-G. Heimbrock, Welches Interesse 1998, 18–20.
71 W.-E. Failing, H.-G. Heimbrock, Ausblick 1998, 286.
72 A. a. O., 289. Vgl. auch: H.-G. Heimbrock, Welches Interesse 1998, 29.
73 W.-E. Failing, H.-G. Heimbrock, Ausblick 1998, 286.

Gegenstand finden dabei eine Einheit im Subjekt, im durch Zeitversetztheit möglichen Wechsel zwischen lebenspraktischer und theoretischer Perspektive.«[74]

Sie verstehen dies explizit als eine »Dynamisierung der Forscherrolle wie der enzyklopädischen Strukturen der Theologie insgesamt«[75].

Der Ansatz von Failing und Heimbrock entspricht in vielem dem Ansatz Don Brownings. Unterschiede bestehen im Ausgangspunkt der Wahrnehmung beim religiösen Subjekt und den im deutschen Kontext anders zu beschreibenden Konstitutionsbedingungen gelebter Religion in Lebenswelt und Alltagskultur. Der Entwurf Brownings ist insgesamt programmatischer in seiner enzyklopädischen Ausrichtung und der expliziten Differenzierung zwischen deskriptiver und strategischer Praktischer Theologie.

Failing und Heimbrock erweisen sich jedoch gerade in diesen Differenzen als wichtig für das Vorhaben der vorliegenden Arbeit. Sie diskutieren eingehend und im Anschluss an die Subjektorientierung der Praktischen Theologie nach Henning Luther die Frage nach der gelebten Religion des religiösen Subjekts unter den Differenzbedingungen der Gegenwart. Dies entspricht im Folgenden dem Anliegen, nach der Bedeutung von gelebter Religion im Kontext von Einrichtungen des Gesundheitswesens zu fragen und im seelsorglichen Handeln eine Verschränkung von individueller, gelebter Religion und institutionalisierter Christentumspraxis zu erkunden, die ihre Relevanz vor allem in Situationen ›an den Rändern‹ hat. Dies bedingt die Methodenvielfalt Praktischer Theologie, die Verhältnisbestimmung von Wahrnehmen, Verstehen und Gestalten.

---

74 A.a.O., 292.
75 Ebd. An dieser Stelle verweisen die Autoren auf Don Brownings Ansatz.

41

3   Praktische Theologie als Deutekunst

Praktische Theologie für theologische Praktikerinnen und Praktiker bewegt sich zwischen Wahrnehmung, kritischer Reflexion, Theorie der Praxis in enzyklopädischer Perspektive und der Kunst des Gestaltens von Leben und Handeln in christlicher Perspektive. Eine solchermaßen enzyklopädisch verstandene Praktische Theologie verbindet Wahrnehmungs-, Reflexions- und Gestaltungskunst in handlungsorientierendem Interesse.

Dazu wird hier zusammenfassend, eine Formulierung Michael Schibilskys aufgreifend, die er erstmals 2004 seinem Verständnis von Theologie als Lebenskunst zugrunde legte[76], der Begriff »Deutekunst« als Stichwort für Praktische Theologie als einer Kunstlehre empfohlen: Mit diesem Begriff werden die Rezeption des Entwurfs von Don S. Browning und die Lektüre aktueller praktisch-theologischer Ansätze an den Ausgangspunkt der Theoriegeschichte Praktischer Theologie bei Friedrich Daniel Ernst Schleiermacher rückgebunden.

In seiner »Kurze[n] Darstellung des theologischen Studiums zum Behuf einleitender Vorlesungen«, 1804 erstmals in Halle als »Theologische Enzyklopädie« gelesen, 1811 in einer ersten Veröffentlichung vorgelegt und 1830 noch einmal gründlich überarbeitet,[77] definiert Schleiermacher Theologie weder von einem bestimmten Gegenstand noch von einem besonderen theologischen Erkenntnisprinzip aus. Er fragt danach, wozu es Theologie gibt.[78] Schleiermacher formuliert in der Einleitung sein Programm, ausgehend von der Bestimmung

---

76 Schibilsky bestimmte sein Programm der Theologie als *ars vivendi* als »Wissenschaft vom Leben und Deutekunst«: Michael Schibilsky, Theologie als ars vivendi, in: Wolfgang Huber (Hg.), Was ist gute Theologie?, Stuttgart 2004, 113–127, 118.

77 Friedrich D. E. Schleiermacher, Kurze Darstellung des theologischen Studiums zum Behuf einleitender Vorlesungen, hg. von Heinrich Scholz, 3. kritische Ausgabe Leipzig 1910 (neuerlich erschienen in der Bibliothek Klassischer Texte der WBG, Darmstadt 1993).

78 Vgl. Hans-Joachim Birkner, Schleiermachers »Kurze Darstellung« als theologisches Reformprogramm (1986), in: Hans-Joachim Birkner, Schleiermacher-Studien, hg. v. H. Fischer, Berlin/New York 1996 (SchlA 16), 285–305. Auf Schleiermacher bezieht sich Hans-Günter Heimbrock in seiner Darlegung des Verhältnisses von Empirie, Methode und Theologie für eine Empirische Theologie: »Theologie ist hier [in der Kurzen Darstellung] empirisch orientiert, insofern sie von der Formulierung von Handlungsperspektiven und Kunstregeln für zukünftige Praxis die empirische Wirklichkeit der Kirche in rechtlicher und soziologischer, organisatorischer Hinsicht erforschen muss.« (Hans-Günter Heimbrock, Empirie, Methode und Theologie, in: Astrid Dinter, Hans-Günter Heimbrock, Kerstin Söderblom (Hg.), Einführung in die Empirische Theologie. Gelebte Religion erforschen, Göttingen 2007, 42–59, 46.

des Wissenschaftscharakters von Theologie, ihrer funktionalen Ausrichtung und ihrer Konsequenzen für den Theologietreibenden:

- »§ 1. Die Theologie in dem Sinne, in welchem das Wort hier immer genommen wird, ist eine positive Wissenschaft, deren Teile zu einem Ganzen nur verbunden sind durch ihre gemeinsame Beziehung auf eine bestimmte Glaubensweise, d. h. eine bestimmte Gestaltung des Gottesbewußtseins; die der christlichen also durch die Beziehung auf das Christentum. [...]«
- »§ 3. Die Theologie eignet nicht allen, welche und sofern sie zu einer bestimmten Kirche gehören, sondern nur dann und sofern sie an der Kirchenleitung teilhaben; [...].«
- »§ 5. Die christliche Theologie ist sonach der Inbegriff derjenigen wissenschaftlichen Kenntnisse und Kunstregeln, ohne deren Besitz und Gebrauch eine zusammenstimmende Leitung der christlichen Kirche, d. h. ein christliches Kirchenregiment, nicht möglich ist. [...]«
- »§ 11. Jedes Handeln mit theologischen Kenntnissen als solchen, von welcher Art es auch sei, gehört immer in das Gebiet der Kirchenleitung; und wie auch über die Tätigkeit in der Kirchenleitung, sei es mehr konstruierend oder mehr regelgebend, gedacht werde, so gehört dieses Denken immer in das Gebiet des Theologen im engeren Sinn. [...]«
- »§ 12. Wenn demzufolge alle wahren Theologen auch an der Kirchenleitung teilnehmen, und alle, die in dem Kirchenregiment wirksam sind, auch in der Theologie leben: so muß ungeachtet der einseitigen Richtung beider doch beides, kirchliches Interesse und wissenschaftlicher Geist, in jedem vereint sein.«[79]

Theologie als *positive* Wissenschaft geht von etwas Gegebenem (*positum*) aus, das wissenschaftlicher Bearbeitung bedarf; nach Schleiermacher verbindet sich damit die »Lösung einer praktischen Aufgabe«[80]. Das Gegebene tritt in Kirche und Gemeinde in Erscheinung und bedarf gewisser Kriterien, mit denen es in Gottesdienst, Unterricht und Seelsorge zur Geltung gebracht werden kann. Dieser Praxis muss Theologie in ihrer Ausdifferenzierung in philosophischer, historischer und praktischer Ausrichtung gerecht werden. Theologie ist damit der Zusammenschluss verschiedener Fächer, jeweils bestimmt durch ihren spezifischen Praxisbezug. Deshalb ist es jedem Theologen unerlässlich, »zuerst eine richtige Anschauung von dem Zusammenhang der verschiedenen Teile der Theologie unter sich, und dem eigentümlichen Wert eines jeden für den gemeinsamen Zweck«[81] zu gewinnen. Die Kirchenleitung, die heute besser – Schleiermachers Verständnis entsprechend – als kirchliches Handeln bezeichnet wird, bildet Formen und Regeln aus, und »das Wissen um diese Tätigkeit bildet sich zu einer Technik, welche wir [...] mit dem Namen der praktischen Theologie bezeichnen«[82].

---

79 F. D. E. SCHLEIERMACHER, KD 1910, 1–5.
80 A. a. O., Zusatz zu § 1.
81 A. a. O., § 18.

Als »technische Disziplin« hat Praktische Theologie »Kunstregeln«[83] auszustellen zur Erledigung der kirchenleitenden Aufgaben, die sowohl Aufgaben übergemeindlicher Leitung umfassen (Theorie des Kirchenregiments) als auch alle Formen leitender Tätigkeit in der Einzelgemeinde (Theorie des Kirchendiensts). Praktische Theologie als »Theorie der Praxis«[84] grenzt sich ab von der Praxis der Kirche und des Lebens der Christen in ihr. Deshalb bestimmen ihre Kunstregeln auch nicht konkrete Handlungen in zur Amtsausübung anleitendem Interesse, sondern lehren und fördern eine selbstständige Handlungsfähigkeit. Denn die evangelische Kirche ist »eine Gemeinschaft des christlichen Lebens zur selbständigen Ausübung des Christentums«[85], wie die Religion nach dem Verständnis von Schleiermachers Reden »ihrem Wesen nach gemeinschaftsbezogen [ist …]. Das Einzelsubjekt ist damit hineingestellt in die Gemeinschaft, in der Individuen im Verhältnis lebendiger Wechselwirkung sich entwickeln.«[86] Kirchenleitung nach den Regeln der Kunst hat ihren Sinn darin, zu dieser selbstständigen Ausübung auszubilden und sie zu fördern.

Mit dem Begriff der Kunstregeln verweist Schleiermacher auf den Bereich der Ästhetik, der Kunst als einer von der »zunehmend ›materiellen‹ Welt von Arbeit und Verdienst, Wirtschaft und Technik, Geld und Macht, Leistung und Erfolg« verschiedenen »Gegenwelt«[87]. Im Zusammenhang der Kultur kommt der Religion und der Kunst »eine identische Aufgabe zu, nämlich Individualität in der Bezogenheit auf das Allgemeine so auszubilden, daß der gespannte Bogen nicht bricht«[88]. Damit bewahrt Schleiermacher die wesensmäßige Gleichursprünglichkeit von Individualität und Sozialität in der Religion. Religiöse Praxis ist notwendigerweise kommunikative Praxis, auf deren Aufrechterhaltung die Kunstlehren der Praktischen Theologie gerichtet sind. Denn die

»Praktische Theologie hat die Mittel und Wege zu verantworten, daß das Wesen des Christentums sich immer wieder aufs Neue praktisch realisieren kann. Insofern ist die Praktische Theologie immer auch ein Wissen, nämlich ein Wissen des Könnens.«[89]

---

82 A. a. O., § 25.
83 A. a. O., § 5; § 265.
84 FRIEDRICH D. E. SCHLEIERMACHER, Die Praktische Theologie nach den Grundsätzen der evangelischen Kirche im Zusammenhange dargestellt. Aus Schleiermachers handschriftlichem Nachlaß und nachgeschriebenen Vorlesungen, hg. von J. Frerichs, in: SW I, 13, Berlin 1850, Neudruck 1983, 12.
85 F. D. E. SCHLEIERMACHER, Praktische Theologie 1850, 62. Vgl. zu Schleiermacher bes. KURT NOWAK, Schleiermacher, Göttingen 2001, zur KD und zur PT besonders 232–234, 263–267.
86 GUNTHER WENZ, Gänzliches Innesein. Schleiermachers Religionsverständnis im Anschluß an die Reden von 1799, in: GUNTHER WENZ (Hg.), Ergriffen von Gott. Zinzendorf, Schleiermacher und Tholuck, München 2000, 53–156, 84.
87 WILHELM GRÄB, Praktische Theologie als Theorie der Kirchenleitung: Friedrich Schleiermacher, in: CHRISTIAN GRETHLEIN, MICHAEL MEYER-BLANCK (Hg.), Geschichte der Praktischen Theologie. Dargestellt anhand ihrer Klassiker, Leipzig 2000, 67–110, 83.
88 ALBRECHT GRÖZINGER, Praktische Theologie und Ästhetik. Ein Beitrag zur Grundlegung der praktischen Theologie, München 1987, 76.
89 A. a. O., 173f.

Der Methodenlehre kommt damit in der Praktischen Theologie besondere Bedeutung zu, etwa der Lehre der Methoden für die Gestaltung von Gottesdienst und Predigt, Seelsorge und Unterricht, die dem Anspruch genügen, eine der neuzeitlichen Situation des Christentums entsprechende Praxis zu ermöglichen. Praktische Theologie im Sinne einer Technik und Kunstlehre ist damit handlungsorientiert. Die Methodenreflexion der Praktischen Theologie ist durch ihr Ziel normativ bestimmt. Die Erreichung des Ziels ist jedoch nicht mechanisch leistbar, sondern der künstlerischen Produktion vergleichbar. Darin besteht auch die Freiheit im Handeln: Wie in den ›höheren Künsten‹ erfordert »das richtige Handeln in Gemäßheit der Regeln immer noch ein besonderes Talent«[90], »die Fähigkeit also zu ihrer situationsadäquaten Anwendung, die weder mit dem theoretischen Wissen um die Regeln noch mit der traditionsgeleiteten Einübung in ihre Befolgung schon mitgegeben ist«[91].

In der Aufgabe einer situationsadäquaten Anwendung der Kunstregeln steckt die Herausforderung an die Wahrnehmungsfähigkeit und die Reflexionsfähigkeit praktischer Theologinnen und Theologen.

Der Anwendungsbezug hat mit Schleiermacher für eine als Wissenschaft verstandene Praktische Theologie konstitutive Bedeutung. Am Ort der Kirchenleitung, in dem in dieser Arbeit besonders interessierenden Zusammenhang kirchlichen Handelns der Seelsorge im modernen Gesundheitswesen, lässt sich dieser Anwendungsbezug durch den Begriff der Deutekunst in seiner Vielschichtigkeit zum Ausdruck bringen: Es geht um eine kunstfertige, regelgerechte Anwendung von Methoden des Deutens. Die etymologische Vielschichtigkeit des Begriffs »deuten« umfasst dabei sowohl wahrnehmende und interpretierende als auch orientierende Aspekte. Dem Deuten liegen wahrnehmbare Vorgänge, Erscheinungen und Äußerungen zu Grunde, die durch ihre Beschreibung und genaue Erfassung ›deutlich‹ werden. Sie bedürfen der Einordnung durch Erklärungsversuche und Auslegung, wie es im althochdeutschen »thiuten« zum Ausdruck kommt als »verständlich machen, erklären, zeigen, übersetzen, bedeuten«[92]. Zur Wahrnehmungs- und Reflexionsfähigkeit kommt in mittelhochdeutscher Zeit schließlich noch die orientierende Bedeutung hinzu als ein »auf etw[as] zeigen, hinweisen«.

Deutekunst, wie sie im Folgenden vorgestellt wird, umfasst also Wahrnehmungs-, Reflexions- und Gestaltungskunst in Anlehnung an die Schleiermachersche Kunstlehre. Dabei werden Phänomene individueller gelebter Religion und der lebensweltlichen Interaktion von Individuen einer Beschreibung zugänglich gemacht. Insbesondere Situationen von Krisen und medizinethisch bestimmbaren Konflikten sollen durch wahrnehmende Beschreibung ›verdeutlicht‹ und erschlossen werden, um durch eine kritische Reflexion mit Hilfe aller theologischen Disziplinen und im Gespräch mit außertheologischen Fächern hermeneutisch gedeutet zu werden. Schließlich erfolgt die dritte Deute-Funktion

---

90 F. D. E. SCHLEIERMACHER, Kurze Darstellung 1910, Zusatz zu § 265.
91 W. GRÄB, Friedrich Schleiermacher 2000, 67–110, 97.
92 Etymologisches Wörterbuch des Deutschen, erarbeitet unter der Leitung von Wolfgang Pfeifer, Berlin 1993[2] (= Deutsche Taschenbuchausgabe, München 2005[8]), 218f.

des Hindeutens und Verweisens im Sinne einer Orientierung für individuelle, religiöse und kirchliche Praxis. Der Dreischritt praktisch-theologischer Deutekunst umfasst Wahrnehmung, Reflexion und Gestaltung.[93]

Wie bereits die ›Väter‹ der nordamerikanischen Seelsorgebewegung (siehe dazu oben) gezeigt haben, eignet sich vor allem das Praxisfeld Klinikseelsorge als zentraler Bezugsort der Theologie insgesamt. Dem schließt sich die weitere Entfaltung von Deutekunst an, zunächst in einer methodischen Grundlegung, anschließend exemplarisch an drei konkreten Orten durchgeführt. Wahrnehmungskunst, kritische Reflexion und Handlungsorientierung sollen dabei im Blick auf das Handeln der Seelsorge in Einrichtungen des Gesundheitswesens differenziert dargestellt werden.

Die Tätigkeit von Seelsorgerinnen und Seelsorgern in Krankenhäusern, Altenheimen oder Einrichtungen der Rehabilitation wird dabei als kirchenleitendes Handeln im Sinne Schleiermachers verstanden, zu dessen Ausübung es der Kenntnis und Anwendungskompetenz bestimmter Kunstregeln bedarf.[94] Deutekunst bezeichnet in besonderer Weise die seelsorgliche Tätigkeit im Gesundheitswesen, weil die drei Aspekte des Deutens – Wahrnehmung, kritische Reflexion und Orientierung – die Kunstfertigkeit von Seelsorgepersonen beschreiben und zugleich der spezifischen praktisch-theologischen Theoriebildung der theologischen Praktikerinnen und Praktiker entsprechen. Diesem Anliegen entspricht die oben dargestellte Diskussion um den Theorie-Praxis-Bezug der Praktischen Theologie wie auch die Beobachtung der geforderten Kompetenzen von Seelsorgerinnen und Seelsorgern: »Das Erkenntnisinteresse von Theologie ist [...] auf den Theorie-Praxis-Zirkel im Sinne von Lebenszusammenhängen gerichtet.«[95] Eberhard Hauschildt beschreibt dies als »komplexe Relationswissenschaft«:

---

93 Vergleichbar beschreibt Ulrich Schwab Praktische Theologie in dreifacher Gestalt: »Wahrnehmung differenzieren, Urteilsvermögen fundieren, Kompetenzen entfalten« (ULRICH SCHWAB, Wahrnehmen und Handeln. Praktische Theologie als subjektorientierte Theorie, in: DERS., EBERHARD HAUSCHILDT [Hg.], Praktische Theologie für das 21. Jahrhundert, Stuttgart 2002, 161–175, 169). Schwab sieht in der »Fokussierung auf die gelebten Formen des christlichen Glaubens« die »Klammer der Praktischen Theologie« zwischen den »beiden entscheidenden Pole[n]«: »Subjekt im Kontext seiner biographischen und sozialen Bezüge« einerseits und »christliche Theologie« andererseits (169).

94 An dieser Stelle sei ein Hinweis erlaubt, der für die später noch darzustellende Diskussion um das Verhältnis von Seelsorge und Spiritual Care bedeutsam ist. Der hier verfolgte Ansatz begreift christliche Seelsorge im modernen Gesundheitswesen als einen Aspekt von Kirchenleitung, näher am Ansatz Schleiermachers als dies Hans-Günter Heimbrock für die gesamte Praktische Theologie bestimmt: »Gegenwärtige Praktische Theologie lässt sich nach der vollzogenen Perspektiverweiterung hin auf Gelebte Religion nicht mehr auf kirchliche Religion beschneiden, und es fragt sich, ob sich das Interesse wissenschaftlicher Theologie nur auf den Fluchtpunkt der Kirchenleitung im Sinne Schleiermachers eingrenzen lässt (selbst wenn man diesen – mit Schleiermacher – nicht klerikal verengt, sondern praxisorientiert ansetzt).« (HANS-GÜNTHER HEIMBROCK, Empirie, Methode und Theologie, in: Einführung in die empirische Theologie, Göttingen 2007, 42–59, 47). Auch wenn Seelsorgende der gelebten Religion oder besser: Spiritualität von Menschen unabhängig vom Kirchenbezug begegnen und sich darauf einstellen, ist ihr Handeln und Verhalten doch immer kirchliches.

95 H.-G. HEIMBROCK, Empirie, Methode und Theologie 2007, 42–59, 57.

»[S]ie vollzieht Relationen von Phänomenerfassung in Beschreiben und Verstehen und verfertigt Theorien durch Konstruktion – sowohl im deduktiven wie auch im durch Induktion ergänzten Sinne. Auf diese Weise geschieht es, daß Praktische Theologie Regeln aufstellen kann, die theorie- und phänomengesättigt sind, für die Kunst reflexiver, d. h. vor allem professioneller religiöser Praxis, die aus der christlichen Perspektive in einer pluralisierten und individualisierten religiösen Welt sich zum Ausdruck und zur Wirkung bringt.«[96]

3.1 Wahrnehmungskunst: Multiperspektivische Empiriearbeit

Die Praxis gelebten Glaubens geht seiner Wahrnehmung, Beschreibung, Analyse und Theoriebildung immer voraus. Diese Praxis ist, wie Don Browning gezeigt hat, niemals frei von Theorie; keine beschreibbare Religionspraxis entsteht gleichsam im »luftleeren Raum« unabhängig von Raum und Zeit. Mit anderen Worten: Jede Form religiöser Praxis verdankt sich einem Kontext, der durch soziokulturelle Faktoren bestimmt ist. Die gegenwärtige zeitgenössische Praxis des Christentums in Kirche und Gesellschaft selbst ist in ihren vielen Ausprägungsformen und lebensweltlichen Verortungen durch das Gesamte der Theologie bestimmt. Im Zuge der postmodernen Pluralisierung der Lebenswelten kommt es dabei zu dem, was Albrecht Grözinger im Anschluss an Henning Luther als Differenzerfahrung beschreibt: Vormals als Randphänomene betrachtete Weisen der Erfahrung und Formen von Praxis entziehen sich der Korrektur durch eine vermeintlich normative Praxis; sie werden zum Ausgangspunkt theologischer Reflexion insgesamt. Grözinger sieht deshalb das Ziel von Seelsorge und Bildungsarbeit darin, Menschen in der multikulturellen Gesellschaft zu Differenzerfahrungen zu befähigen und sie in ihrer Subjekthaftigkeit zu stärken.[97]

Der Hinweis auf die Praxis von Seelsorge und Bildungsarbeit nach Albrecht Grözinger und Henning Luther birgt eine doppelte Verschränkung von Theorie und Praxis: Es geht sowohl um die Praxis gelebten Glaubens des Subjekts als auch um die kirchliche Praxis in Diakonie, Seelsorge und Bildungsarbeit. Ziel letzterer soll es sein – wie Wilhelm Gräb im Anschluss an Schleiermacher formuliert –, erstere zu ermöglichen und zu fördern:

»Es war [...] die große Leistung Schleiermachers, daß er 1. die ethische Grundlegung der Theologie programmatisch ausformuliert hat, er 2. die Theologie insgesamt als die

---

96 EBERHARD HAUSCHILDT, (Re-) Konstruieren. Mit Schleiermacher am Reißbrett, in: DERS., MARTIN LAUBE, URSULA ROTH, Praktische Theologie als Topographie des Christentums. Eine phänomenologische Wissenschaft und ihre hermeneutische Dimension [Wolfgang Steck zum 60. Geburtstag am 20. Februar 2000], Rheinbach 2000, 344–361, 360f.

97 Vgl. dazu oben; ALBRECHT GRÖZINGER, Differenz-Erfahrung. Seelsorge in der multikulturellen Gesellschaft. Ein Essay, 1994.

explizite Reflexionsgestalt der gelebten Religion, der christlichen Frömmigkeit, bzw. der ethisch verstandenen Christentumspraxis auf das kirchenleitende Handeln funktional bezogen hat und er 3. die Praktische Theologie als diejenige Methodenlehre kirchlichen Handelns entworfen hat, welche dieses kirchliche Handeln konsequent auf die Bildung und Förderung der ethisch verstandenen Christentumspraxis ausrichtet. Hauptaufgabe der Praktischen Theologie ist nun eine Kybernetik kirchenleitenden Handelns, welche die ›selbständige Ausübung des Christenthums‹ fördert.«[98]

Pastorale Berufsfelder wie Seelsorge und Diakonie verlangen aufgrund einer komplexen und dynamisch sich entwickelnden Gemengelage beim einzelnen Gegenüber wie den institutionellen Rahmenbedingungen Kompetenz v. a. in der Wahrnehmung, wenn sie

»kritische Schwellen und Gefährdungen menschlichen Lebens begleiten, bewältigen und deuten [helfen sollen]. Von Pfarrern und Pfarrerinnen wird außerdem erwartet, dass sie dialog- und teamfähig sind [...] Sie müssen ihre Arbeit in Zeiten schwieriger Plausibilitätsbedingungen verorten können und gleichzeitig wachsam sein für Wünsche und Sehnsüchte von Menschen, deren Kenntnis über religiöse Themen im Schwinden ist. Sie sind angehalten, mit anderen Berufsgruppen zu kooperieren. [...] PfarrerInnen haben zusammenfassend auf funktionaler, organisatorischer und theologischer Ebene die Aufgabe, Alltagsleben im Lichte des Evangeliums zu erschließen, zu deuten und religiöse Kommunikation mit allen Sinnen zu gestalten. Dadurch soll Kirche klarer wahrnehmbar werden. Dies kann allerdings nicht als Einbahnstraße funktionieren. Wer wahrgenommen werden will, muss selbst wahrnehmen können. Dabei kann eine bewusst offene empirische Haltung unterstützen.«[99]

Als Theorie dieser doppelten Praxis ist es darum notwendig, sowohl eine Theorie des gelebten Glaubens als auch eine Theorie der institutionellen Bemühungen um Bildung und Förderung desselben zu entwickeln. Gelebter Glaube soll dabei als praktischer Vollzug einer Deutung individuellen Lebens und seiner Umstände im Kontext eines sinnkonstituierenden Transzendenzbezugs verstanden sein, einfacher mit Wilhelm Gräb formuliert: »lebenspraktische Sinnvergewisserung«[100]. In diesem Sinne wird hier das Theorem des Religionspädagogen Peter Biehl verstanden: »Die Wahrnehmung der Wirklichkeit liegt dem Handeln voraus.«[101] Die Wahrnehmung der Wirklichkeit gilt der gelebten Glaubenspraxis. Sie ist zugleich durch eine Theorie von Wirklichkeit bestimmt. Das Handeln sei hier als Handeln in Seelsorge, Diakonie und den weiteren kirchlichen Handlungsfeldern verstanden, das dieser Wirklichkeit entspricht und auf das die Wirklichkeitswahrnehmung einen handlungstransformierenden Einfluss ausübt. Hierbei kommt der enzyklopädischen Bestimmung der Praktischen Theologie im Anschluss insbesondere an die nordamerikanische »neue Prakti-

---

98 WILHELM GRÄB, Wahrnehmung gelebter Religion – oder wie theologische Ethik und Praktische Theologie zusammenspielen, in: DERS., GERHARD RAU, HEINZ SCHMIDT, JOHANNES A. VAN DER VEEN (Hg.), Christentum und Spätmoderne. Ein internationaler Diskurs über Praktische Theologie und Ethik, Stuttgart 2000, 114–126, 120.
99 KERSTIN SÖDERBLOM, Wahrnehmung als pastorale Kompetenz, in: ASTRID DINTER, HANS-GÜNTHER HEIMBROCK, KERSTIN SÖDERBLOM (Hg.), Einführung in die Empirische Theologie, Göttingen 2007, 321–328, 321f.
100 WILHELM GRÄB, Lebensgeschichten, Gütersloh 1998, 29.
101 PETER BIEHL, Der phänomenologische Ansatz in der deutschen Religionspädagogik, in: HANS-GÜNTHER HEIMBROCK (Hg.), Religionspädagogik und Phänomenologie, Weinheim 1998, 15–46, 15.

sche Theologie«[102] eine Schlüsselfunktion zu: »Praktische Theologie wird zunehmend als kritische und korrelative Reflexion der transformierenden Praxis der Kirche in der Welt definiert.«[103]

Der Praktische Theologe Edward Farley beschreibt vier Aufgaben theologischer Wahrnehmung:[104]

- Eine sorgfältige, auch auf Strukturen gerichtete Wahrnehmung der Situation.
- Eine Aufmerksamkeit für die zum Teil nicht mehr bewusste Tiefenstruktur der Situation als die in der Situation wirksam werdende Vergangenheit.
- Die Herstellung eines Bezuges der Einzelsituation zu gesellschaftlichen und globalen Zusammenhängen.
- Eine Identifikation der in der Situation enthaltenen Handlungsimperative unter Bezugnahme auf theologische Ethik und Anthropologie.

Auch der nordamerikanische katholische Religionspädagoge Thomas H. Groome nimmt seinen Ausgangspunkt bei der persönlichen, interpersonalen und gesellschaftlichen Praxis als Ort theologischen Denkens. Die Aufmerksamkeit für die Situation als gesamttheologische Aufgabe verdankt sich auch bei ihm David Tracy, der in seiner Verhältnisbestimmung von christlicher Theologie und pluralistischer Gegenwartskultur die Hauptaufgabe der Theologie in einer angemessenen kritisch-korrelativen theologischen Interpretation der Situation ausmacht:

> »An interpretation of the Christ event in dialectical correlation to an interpretation of the situation remains, as we have seen, the primary task of every Christian theologian. [...] To understand the situation we may well turn to social-scientific analyses of the macrostructure affecting us all or to the microstructure of our individual psyches. [...] Yet [...] we must turn elsewhere for the heart of a properly *theological* analysis of the situation. Then, with Tillich, we turn to the notion of the situation as the ›creative interpretations of existence‹: those interpretations which are carried out in every period of history under all kinds of psychological and sociological conditions. [...] Theology as interpretation of the religious classics deals primarily with the cultural expressions to be found in practice as well as theory, not with the conditioning factors as such.«[105]

Christian Grethlein erkennt im Bemühen um »bessere und umfassendere Wahrnehmung« bei aller positionellen Unterschiedlichkeit auch für die gegenwärtige Praktische Theologie in Deutschland das gemeinsame »Vorzeichen«, das mit einer Öffnung weg vom traditionellen, eng mit der pastoralen Praxis in der Paro-

---

102 FRIEDRICH SCHWEITZER, Praktische Theologie in Nordamerika, in: CHRISTIAN GRETHLEIN, MICHAEL MEYER-BLANCK, Geschichte der Praktischen Theologie. Dargestellt anhand ihrer Klassiker, Leipzig 2000, 583.
103 DON S. BROWNING, Hermeneutik 2000, 54.
104 EDWARD FARLEY, Interpreting Situations. An Inquiry into the Nature of Practical Theology, in: LEWIS S. MUDGE, JAMES N. POLING (Hg.), Formation and Reflection. The Promise of Practical Theology, Philadelphia 1987, 1–26, bes. 13–15.
105 DAVID TRACY, The Analogical Imagination. Christian Theology and the Culture of Pluralism, New York 1987, 340.

chie verknüpften Gegenstandsbereich hin zu »vielfältigen Veränderungen in Gesellschaft, Kultur und Kirche«[106] einhergehe.

Ist also die Aufgabe als Wahrnehmung der Situation identifiziert, genauer – wie oben begründet – die Wahrnehmung der vielgestaltigen gelebten Formen des christlichen Glaubens (Praxis), müssen sowohl die Art und Weise der Wahrnehmung als auch die Art und Weise, in der das Fach Evangelische Theologie auf diese Praxis reflektiert, zum Problem werden. Das Stichwort Multiperspektivität markiert dabei den Umstand, dass dogmatisch bestimmte Positionen und Großtheorien überholt sind und zumindest im Bereich der Wahrnehmung Methodenvielfalt herrscht.[107]

Nach Browning ist *deskriptive* Theologie, die zur Praktischen Theologie im engeren Sinn gehört, die »description of theory-laden religious and cultural practices«[108]. Die Beschreibung religiöser und kultureller Praxis basiert auf den Methoden der Empirie und der Phänomenologie. Es handelt sich also nicht um Primärerfahrung. Bereits die Beobachtung von Phänomenen, ihre Erfassung durch quantitative Verfahren oder auf dem Weg der qualitativen Sozialforschung sind vermittelte Wahrnehmung, die Wirklichkeit (re-)konstruiert. Es ist bedeutsam, dass eine deskriptive Praktische Theologie sich dessen bewusst ist, dass der Gegenstand ihrer Theoriebildung nicht die unmittelbare Praxis ist, sondern immer nur Rekonstruktion derselben. Praktisch-theologische Hermeneutik bindet eine »intersubjektiv auf Plausibilität angewiesene Wirklichkeitsbeschreibung […] auf fixierbare Äußerungen zurück und ermöglicht damit intersubjektive Kontrolle an der Oberflächenerscheinung von Phänomenen«.[109] Die Situation, um deren Beschreibung und anschließende Deutung es geht, liegt im Medium ihrer Vertextlichung vor; sie bildet als Text den Fokus des hermeneutischen Verstehensprozesses. Aus den exegetischen Fächern ist mittlerweile die Vergeblichkeit des Bemühens bekannt, eine Wirklichkeit *hinter* dem Text erheben zu wollen, die dann als die *eigentliche* Wirklichkeit gelten soll.[110] Ebenso gibt es auch bei der Erhebung und Beschreibung von Phänomenen religiöser und kultureller Praxis keinen Zugriff auf eine als ›echt‹ bewertete Wirklichkeit, sondern nur auf die in der Vertextlichung vorliegende konstruierte Wirklichkeit.[111] Diese bietet den Ausgangspunkt für jede weitergehende Analyse. Die Regeln der Vertextlichung sind transparent zu machen und einer beständigen methodologischen Kontrolle zu unterziehen. Es ist unerlässlich, dies im Gespräch und unter Bezugnahme auf die Sozial- und Humanwissenschaften zu tun, etwa im Blick auf die Psychologie, auf die Soziologie oder Kybernetik.

---

106 CHRISTIAN GRETHLEIN, Praktische Theologie, Berlin/Boston 2016², 92.

107 Vgl. C. GRETHLEIN, Praktische Theologie 2016, 96f.

108 DON S. BROWNING, Fundamental Practical Theology. Descriptive and strategic proposals, Minneapolis 1991, 47.

109 E. HAUSCHILDT, (Re-) Konstruieren 2000, 353.

110 Vgl. EVE-MARIE BECKER, Neutestamentliche Wissenschaft, in: DIES., DORIS HILLER (Hg.), Handbuch Evangelische Theologie, Tübingen 2006, 87–156

111 Darauf macht insbesondere die qualitative Sozialforschung aufmerksam. Vgl. ARMIN NASSEHI, Die Form der Biographie. Theoretische Überlegungen zur Biographieforschung in methodologischer Absicht, in: BIOS 7 (1994), 46–63.

Die Beschreibung wird deshalb auch nicht ohne Kriterien möglich sein. Wolfgang Stecks Topographie eines zeitgenössischen Christentums kann als herausragendes Beispiel einer solchen Deskription gelten: Ihm zufolge lässt sich die Leistungsfähigkeit des Theoriekonzepts daran prüfen, ob es in der Lage ist, detailgenau religiöse Phänomene zu erfassen und ihre präzise wechselseitige Verknüpfung zu demonstrieren. Die phänomenologische Detailanalyse führt das »vielfach verknotete Netzwerk der zeitgenössischen Religionspraxis in die Gestalt einer theoretisch ausgearbeiteten Topographie des zeitgenössischen Christentums«[112] über.

Am Ort der theologischen Praktikerin und des theologischen Praktikers wird eine vergleichbare wissenschaftliche Aufbereitung von Erfahrung und Beobachtung der Situation nicht möglich sein. Dies ist nicht als Theoriedefizit zu deuten; im Gegenteil verlangt Wahrnehmungskunst, dass die forschenden Subjekte selbst über Erfahrungen im Feld verfügen, die sie dokumentieren und reflektieren – und sei es nur zu dem Zweck, sich der Perspektivität und Intentionalität des Wahrnehmungsaktes bewusst zu werden.[113] Am Ort der Praxis, also etwa bei einem Geburtstagsbesuch in einer Altenpflegeeinrichtung, bei einer Gedenkfeier in einer Krankenhauskapelle oder bei einer Sitzung des Ethikkomitees einer Klinik, gibt es Möglichkeiten und Formen der deskriptiven Verarbeitung von Wahrnehmung. Die beschriebene Praxis ist dabei sowohl die Praxis des einzelnen Subjekts als auch die Praxis kirchlichen Handelns, insofern diese auf die Praxis des Subjekts bezogen ist. Die Wahrnehmung von Krankenhausseelsorgerinnen und -seelsorgern ist zunächst die pastoralpsychologisch geschulte Wahrnehmung des Gegenübers, des Subjekts in einer durch den medizinischen Kontext geprägten Situation. Je nach Ausrichtung des Seelsorgekonzepts stehen dabei Aspekte von Einfühlung und Sensibilität im Zentrum.[114] Ulrike Wagner-Rau nimmt diese Wahrnehmungsperspektive in Fortführung Henning Luthers zum Ausgangspunkt einer »Theologie von unten«:

»Die aus dem individuell Erlittenen und Erlebten sich formulierende Theologie der Einzelnen ist ein wesentliches Thema der Praktischen Theologie, der gegenüber den vielfältigen theologischen Selbstäußerungen Hebammen- und Verständigungsdienste zukommen. [Diese] ist zunächst zu erkunden, sodann zu verstehen und zu deuten, und schließlich sind die religiösen Selbstauslegungen ins Gespräch zu bringen mit der Theologie der biblischen Texte, mit der dogmatischen Tradition und mit den Sprachen der liturgischen Darstellung des Glaubens.«[115]

---

112 Wolfgang Steck, Praktische Theologie. Horizonte der Religion – Konturen des neuzeitlichen Christentums – Strukturen der religiösen Lebenswelt, Stuttgart/Berlin/Köln 2000, 13f.
113 Vgl. Thomas A. Lotz, Phänomenologie als methodologische Grundlage für empirische Praktische Theologie, in: A. Dinter, H.-G. Heimbrock, K. Söderblom (Hg.), Einführung in die Empirische Theologie 2007, 60–72.
114 Vgl. Reinhold Gestrich, Aus- und Fortbildung für Krankenhausseelsorge, in: Michael Klessmann (Hg.), Handbuch der Krankenhausseelsorge, Göttingen 2013[4], 330–340.
115 Ulrike Wagner-Rau, Praktische Theologie als ›Schwellenkunde‹. Fortschreibung einer Anregung von Henning Luther, in: Ulrich Schwab, Eberhard Hauschildt, Praktische Theologie für das 21. Jahrhundert, Stuttgart 2002, 177–191, 181.

Die Wahrnehmung des Gegenübers, seiner Leidens- und Lebenserfahrung und der sich im seelsorglichen Gespräch formulierenden individuellen theologischen Deutungsmuster bildet damit die erste Aufgabe deskriptiv arbeitender theologischer Praktikerinnen und Praktiker in der Seelsorge. Nicht weniger wichtig sind die Wahrnehmung der eigenen Rolle und des eigenen Verhaltens der Seelsorgeperson sowie die Wahrnehmung der Interaktion oder der seelsorglichen Beziehung. Diese Wahrnehmungsperspektiven sind am deutlichsten in die Kunstregeln des Pastoral Counseling und der Klinischen Seelsorgeausbildung umgesetzt durch die nachträgliche (rekonstruierende) Erstellung von Gesprächsprotokollen (Verbatims) zum Zweck der Dokumentation und Analyse des einzelnen Seelsorgegesprächs:[116]

> »Ein fundamentales Lernziel, das durch Arbeit an Gesprächs-Protokollen in der Gruppe in Angriff genommen wird, ist dies: Wird erfaßt, was jemand sagen bzw. ausdrücken will, kann der Seelsorger/die Seelsorgerin die Gefühle des Gegenüber angemessen aufnehmen, eine Situation erkennen und verstehen, und ist er/sie sensibel für die Nöte, die jemand direkt oder verschlüsselt zu Gehör bringen will?«[117]

Jan Hermelink formuliert noch deutlicher die Breite der Wahrnehmungsfähigkeit in einer Darstellung Ernst Langes:

> »Durch den Rekurs auf die Begrifflichkeit der Anfechtung gelingt es Lange, den *ambivalenten Charakter der Neuzeit* auch in der Perspektive des einzelnen herauszuarbeiten. Daß die Wirklichkeitssicht des Glaubens zu zahlreichen Alltagskonflikten führt, wird als eine *notwendig* zur Verfassung des Glaubens hinzugehörige Erfahrung begriffen. […] Indem Lange die traditionellen Begriffe der Frömmigkeit strikt auf die Lebenswirklichkeit bezieht, erscheint diese als ein *dialektischer Prozeß*, in dem sich Momente der Entlastung und Hoffnung mit Momenten der Krise und Bedrohung verbinden. Auf diese Weise kann Lange die *Mehrdeutigkeit* von Lebenssituationen der theologischen Deutung zugänglich machen.«[118]

In dieser aus der Theorie evangelischer Predigt stammenden Darstellung Langes sind auch Kontexte angedeutet, denen die Wahrnehmungsleistung von Seelsorgerinnen und Seelsorgern gilt: Die Mehrdeutigkeit von Lebenssituationen im neuzeitlich bestimmten Alltag. Ernst Lange hatte als Kennzeichen der homiletischen Situation Aspekte bestimmt, die in gesteigerter Weise für die Kommunikation des Evangeliums in der poimenischen Situation gelten und Kommunikation fördern oder behindern können: »Schicksale, Erfahrungen, Erwartungen, Konventionen, Vorverständnisse als Niederschlag der Wirkungsgeschichte der Evangeliumspredigt«[119]. Die Mehrdeutigkeit der Lebenswirklichkeit ist im All-

---

116 Vgl. dazu: DIETRICH STOLLBERG, Therapeutische Seelsorge. Die amerikanische Seelsorgebewegung. Darstellung und Kritik. Mit einer Dokumentation, München 1970, 195; HANS VAN DER GEEST, Unter vier Augen. Beispiele gelungener Seelsorge, Zürich 1995⁵.

117 R. GESTRICH, Aus- und Fortbildung 2013, 334.

118 JAN HERMELINK, Die homiletische Situation. Zur jüngeren Geschichte eines Predigtproblems, Göttingen 1992 (Arbeiten zur Pastoraltheologie 24), 173. Hervorhebung im Original.

119 ERNST LANGE, Zur Theorie und Praxis der Predigtarbeit, in: DERS., Predigen als Beruf: Aufsätze zu Homiletik, Liturgie und Pfarramt, hg. v. RÜDIGER SCHLOZ, Stuttgart 1976, 9–51, 22. Lange fordert, daß kirchlich Handelnde die Situation dadurch klä-

tag von Einrichtungen des Gesundheitswesens durch differierende Zugehörigkeiten und mitunter konkurrierende Deutungsmuster der beteiligten Professionen und betroffenen Personen gekennzeichnet.

In einer durch Pluralismus, insbesondere in religiöser Hinsicht, geprägten Gegenwart hat dieser Anspruch gegenüben den Aufbrüchen der empirischen Wendung in der Praktischen Theologie an Bedeutung zugenommen und ist gerade im Gesundheitswesen zu beobachten, sowohl als Ermöglichung als auch als Widerständigkeit. Der Bedeutungszuwachs von Spiritual Care im Gesundheitswesen ist selbst Ausdruck einer sich unklaren, weil im Wandel befindlichen Situation, die Birgit und Andreas Heller als mehrstufigen Paradigmenwechsel beschreiben:

»Mit der Entwicklung des Palliative-Care-Konzepts ist historisch ein Paradigmenwechsel vom Religiösen zum Säkularen verbunden. [...] An die Stelle der religiös geprägten Sprache von der Liebe Gottes und der Heiligkeit des Lebens treten die Begriffe Würde und Lebensqualität. Derzeit werden wir Zeugen einer weiteren Drehung des Rades, die im englischsprachigen Raum schon vor mehr als 20 Jahren begonnen hat: Spiritualität wird als wesentliches Merkmal der Hospiz- und Palliativversorgung betrachtet, ein regelrechter Spiritualitäts-Boom hat nun auch im deutschsprachigen Raum eingesetzt. Auslösend für die Entwicklung der so genannten Spiritual Care waren zunächst die Erfahrungen mit den modernen multikulturellen und multireligiösen Gesellschaften. Nicht nur eine kleine Minderheit, sondern eine stets steigende Zahl von Menschen unterschiedlicher religiös-kultureller Zugehörigkeit wird in den modernen Gesundheitseinrichtungen behandelt, viele von ihnen sterben in Krankenhäusern, Pflegeheimen oder Hospizen. Diesen Herausforderungen können die traditionellen Formen der christlichen Seelsorge nicht gerecht werden. Hinzu kommt der moderne Individualisierungsschub im Kontext von Religionen und Spiritualität. In Europa ist die derzeit alternde Generation der über 65-Jährigen absehbar die letzte, die noch mehr oder weniger stark christlich-kirchlich sozialisiert und geprägt ist.«[120]

Birgit und Andreas Heller wenden die in der Religions- und Kirchensoziologie geläufigen Pluralisierungs- und Individualisierungsthesen[121] konkret auf die Lebenswelt des bzw. im Gesundheitswesen an.

Die Wahrnehmungsleistung von Seelsorge wird deshalb neben der Wahrnehmung der konkreten Situation des Gegenübers auch darin bestehen, den organisationalen und systemischen Kontext der Situationen, in denen sich Begleitung ereignet, zu erkennen und bei der Deutung der Situation zu berücksichtigen. Schließlich gehört zur Wahrnehmungsfähigkeit theologischer Praktikerinnen und Praktiker die kritische Aufmerksamkeit für das gesellschaftliche, politische

---

ren sollen, dass sie die Relevanz christlicher Überlieferung für diese Situation verständlich machen und bezeugen, aber zugleich auch achtsam dafür sein sollen, dass die Situation ebenfalls Widerstand gegenüber der verständlichen Bezeugung des Evangeliums leisten kann, die ihre Ursachen in »persönlichem Geschick und Zeitgeschick, [...] Stimmungen, Spannungen zwischen Prediger und Hörergemeinde oder innerhalb der Hörergemeinde, Erwartungen, Befürchtungen und ganz äußere Einflüsse« haben können (24.)

120 BIRGIT HELLER, ANDREAS HELLER, Spiritual Care: Die Wiederentdeckung des ganzen Menschen, in: DIES., Spiritualität und Spiritual Care. Orientierungen und Impulse, Bern 2014, 19–44, 23f.

121 Vgl. die Darstellung im Blick auf einen multiperspektivischen Zugang zur Kommunikationssituation C. GRETHLEIN, Praktische Theologie 2016, 204f.

53

und kulturelle Umfeld, in dem die Einrichtung samt der in ihr Tätigen und Behandelten sich befindet und bewegt.[122] Die Profilschrift zur Seelsorge in der Evangelischen Kirche in Deutschland, erarbeitet in der Ständigen Konferenz für Seelsorge der EKD, ist um diese Aufmerksamkeit bemüht, indem Befunde und Bedarfe entlang aktueller und erwartbarer gesellschaftlicher Entwicklungen beschrieben und »Orte« der Seelsorge identifiziert werden.[123]

Zur Deskription gehört es, die erhobene Praxis als theorieträchtig zu beschreiben: Browning bezeichnet sie als »theory-laden practice«. Dies bedeutet nicht, in der Praxis gelebten Glaubens bestimmte Lehrinhalte oder Vorstellungskomplexe als unbewusst vorhanden auszumachen. Vielmehr geht es darum, den Text (die Beschreibung) auf in ihm nachweislich vorhandene Argumentations- und Vorstellungsmuster hin zu analysieren, die dann einer weitergehenden Diskussion durch die anderen Disziplinen der Evangelischen Theologie bedürfen.

Im Folgenden sollen deshalb Möglichkeiten einer deskriptiven Praktischen Theologie für theologische Praktikerinnen und Praktiker in der Seelsorge im Gesundheitswesen vorgestellt werden. Die Grundfrage bei der Auswahl ist, dass der Gegenstand der Wahrnehmung bereits im ›Blickfeld‹ oder Erfahrungshorizont der Praktikerinnen und Praktiker liegt oder zumindest naheliegend ist. Dies bedeutet, dass der Gegenstand der Wahrnehmung thematisch zum Kontext des beruflichen Handelns der Seelsorgeperson zugehörig ist oder im weiteren Horizont liegt, also einer gezielten Wahrnehmung und Erkundung zugänglich gemacht werden kann. In drei Kategorien wird exemplarisch beschrieben, wie die Wahrnehmung deskriptiv umgesetzt und für subjektive oder intersubjektive Reflexion anschlussfähig gemacht werden kann: Anhand von Erfahrungsschilderungen und Fallberichten, anhand von publizierten empirischen Untersuchungen, auf die Mitarbeitende in Einrichtungen des Gesundheitswesens leicht Zugriff haben, sowie anhand von Darstellungen von Entscheidungs- und Krisensituationen in den Massenmedien.

---

122 Vgl. SEBASTIAN BORCK, Gottes kräftiger Anspruch auf unser ganzes Leben. Die Kirche und ihre Dienste und Werke in den Herausforderungen der Gesellschaft, Kiel 2016; vgl. DERS., TRAUGOTT ROSER, Seelsorge für Menschen an Lebensübergängen, in Krisensituationen und in besonderen Lebensverhältnissen, in: KERSTIN LAMMER, SEBASTIAN BORCK, INGO HABENICHT, TRAUGOTT ROSER, Menschen stärken. Seelsorge in der evangelischen Kirche, Gütersloh 2015, 35–41, bes. 39–41.

123 »Vielfältige, oft globale gesellschaftliche Entwicklungen verändern die Lebenslagen für die Menschen. Wahlbiografien in einer Risikogesellschaft, Migration und demografische Veränderungen sind einige der Entwicklungen, auf die Seelsorge reagieren muss. Die Herausforderungen nehmen zu, die personellen und finanziellen Kräfte der Kirche und damit der Seelsorge zugleich ab. Daher sind gute strukturelle Lösungen zu finden, wie die Kirche den steigenden und komplexen Bedarfen an die Seelsorge durch eine gesteuerte Kombination von haupt-, neben- und ehrenamtlichen Seelsorgerinnen und Seelsorgern gerecht werden kann: bedarfsgerecht, qualitativ gut, verlässlich und vernetzt« (KERSTIN LAMMER, SEBASTIAN BORCK, INGO HABENICHT, TRAUGOTT ROSER, Menschen stärken. Seelsorge in der evangelischen Kirche, Gütersloh 2015, 33). Vgl. dort auch die Überlegungen zu Seelsorge in besonderen Lebensverhältnissen, 39ff., sowie die Seelsorge am ›anderen Ort‹, 43–58.

3.1.1 Phänomenologie medialer Kommunikation am Beispiel Film

Den Ausgangspunkt bildet die Darstellung von situativen Kontexten, in denen Seelsorgende sich bewegen, im Film, genauer: die Darstellung von Krankheit, Sterben und Trauer sowie von medizinethischen und behandlungsbezogenen Konflikten.

> »Der Film als das Medium des 20. Jahrhunderts liefert als Spiegel der Gegenwart einen Kommentar zur Welt – so, wie sich auch die Theologie u. a. versteht. Einen Kommentar zur Welt kann die Theologie aber nur dann geben, wenn sie weiß, was der Fall ist. Gerade die praktische Theologie kann hier als Wahrnehmungswissenschaft verstanden werden; Filme sind dabei ein unverzichtbarer Bestandteil zur Wahrnehmungserweiterung und -vertiefung. Film wie Kirche sind Erzählgemeinschaften, die einander dialogisch bereichern und sich gegenseitig als autonome Partner sehen und stehen lassen können.«[124]

Das Medium Film – in Gestalt des Kinofilms, des TV-Films und seit einigen Jahren verstärkt auch der TV-Serie – verarbeitet in erzählender Form zentrale Werte und Wertkonflikte der Gesellschaft und wirkt zugleich prägend auf den gesellschaftlichen Wertediskurs. Filme haben, wie Studien zeigen, eine identitätsstiftende Funktion für Kinder und Jugendliche.[125] Das Medium Film ist eine Art »Spiegel der Gegenwart«[126], wie Inge Kirsner schreibt, allerdings als Konstruktion von Wirklichkeit[127] im Medium audiovisueller Inszenierung. Dabei kann es sich sowohl um eine Rekonstruktion einer dem Film voraus liegenden Welt drehen, wie es bei Verfilmungen von Romanvorlagen oder historischen Ereignissen der Fall ist, um eine Konstruktion einer abgeschlossenen inneren Welt, wie im Fall von Science-Fiction- oder Fantasy-Filmen,[128] oder um eine kontrastierende Rekonstruktion der Welt des Zuschauers in der Absicht, beim Zuschauer eine eigene kreative Welt hervorzurufen.[129] Insbesondere der dritte Fall ist von Interesse für unsere Fragestellung.

---

124 INGE KIRSNER, Film und Theologie. Ergänzungen zum Impulspapier »Gestaltung und Kritik«, in: Magazin für Theologie und Ästhetik 6 (2000) (Internetmagazin; http://¬www.theomag.de/06/ik1.htm, letzter Zugriff am 01.08.2005).
125 Vgl. JÜRGEN GRIMM, Identitätsbildung durch Kino?, in: Ministerium für Integration, Familie, Kinder, Jugend und Frauen Rheinland-Pfalz (Hg.), Medienkompetenz und Jugendschutz IV, 2014, 44–61.
126 I. KIRSNER, Film und Theologie 2000.
127 An dieser Stelle ist es (noch) nicht von Bedeutung, ob diese Konstruktion zum Zweck der Dramatisierung, Emotionalisierung oder aus ökonomischen Gründen (Einschaltquote, Besucherzahlen) idealisierend, klischeeverhaftet oder simplifizierend ist oder dokumentarisch oder semi-dokumentarisch ausgerichtet ist. Der Begriff Konstruktion benennt lediglich, dass alles, was im Film zu sehen und zu hören ist, produziert ist im Rahmen einer Kommunikation mit den Rezipienten.
128 Vgl. dazu die einleitende Vorbemerkung zum Thema von THOMAS KOEBNER (Hg.), Filmgenres. Science Fiction, Stuttgart 2003, 11.
129 Vgl. RUARD GANZEVOORT, Das Kino als Ort religiöser Erfahrung. Paper at the conference Religiöse und aesthetische Erfahrung. Berlin, 8–10 April 2005, http://www.¬ruardganzevoort.nl (letzter Zugriff am 21.07.2005). Ganzevoort unterscheidet im Anschluss an Paul Ricoeur Präfiguration, Konfiguration und Refiguration. Vgl. zum

Während das Thema ›Religion im Film‹ mittlerweile ein eigenes Genre (praktisch-)theologischer Literatur[130] hervorgebracht hat, soll es im Duktus dieser Arbeit um Film als Gegenstand der Wahrnehmungskunst theologischer Praktikerinnen und Praktiker nur dann gehen, wenn eine explizite inhaltliche Verbindung zwischen dem Tätigkeitsbereich von Seelsorge in Einrichtungen des Gesundheitswesens und dem filmisch Dargestellten besteht. Dies kann sich auf Aspekte individueller, institutioneller und gesellschaftlicher Christentumspraxis und/oder spiritueller Praxis beziehen, auf eher an Gesundheitsthemen oder bestimmten Krankheitsbildern orientierte Aspekte und auf medizinethisch relevante Themenbereiche. Die Berücksichtigung medialer Kommunikation als einer Art »Schule« oder »Sprachlabor« einer Wahrnehmungskompetenz von Seelsorgerinnen und Seelsorgern erklärt sich aus der gesellschaftlichen Bedeutung des Massenmediums Film: Alle Aspekte von Liebe, Leben und Leiden lassen sich mit filmischen Mitteln so inszenieren, dass Zuschauerinnen und Zuschauer zu Auseinandersetzung, Anteilnahme oder Ablehnung herausgefordert sind. Das abgedunkelte Kino erlaubt es ebenso wie das Wohn- oder Schlafzimmer zu Hause, sich geschützt vor Beobachtung durch andere, allein oder mit anderen den Emotionen, Sehnsüchten, Nöten und Lösungsstrategien im Film hinzugeben und – nach Ende des Dramas – jeweils wieder zurückzukehren in die Realität des eigenen Lebens.[131] Auch Seelsorgerinnen und Seelsorger sind wie ihre Gesprächspartnerinnen und -partner Rezipienten des Kunstprodukts populärer Filme. Durch ihre Teilnahme an massenmedialer Kommunikation bilden Seelsorgerinnen und Seelsorger unter Umständen mit anderen im Praxisfeld Tätigen und Beteiligten eine ›Erzählgemeinschaft‹, die sich bei Gelegenheit über die Seherfahrung und ihre Realitätsnähe und -relevanz austauscht. Sie rezipieren in kritischer Weise, wenn sie die im Film verhandelten Sachverhalte und Gegenstände aus ih-

---

Verhältnis von filmischer Wirklichkeit und dem ›Wirklichen‹ die Ausführungen Reinhold Zwicks zu »ästhetischem und konsequentem Realismus«: REINHOLD ZWICK, Pfade zum Absoluten. Zur Typologie des religiösen Films, in: WALTER LESCH (Hg.), Theologie und Ästhetische Erfahrung. Beiträge zur Begegnung von Religion und Kunst, Darmstadt 1994, 88–110, 99ff.

130 Vgl. beispielsweise die umfangreiche Übersicht über Themen in JOHN LYDEN (Hg.), The Routledge Companion to Religion and Film, London/New York 2009, sowie PETER HASENBERG u. a. (Hg.), Religion im Film. Lexikon mit Kurzkritiken und Stichworten zu 2400 Kinofilmen, Köln 1999. WILHELM GRÄB, Sinn fürs Unendliche. Religion in der Mediengesellschaft, Gütersloh 2002; JÖRG HERRMANN, Sinnmaschine Kino. Sinndeutung und Religion im populären Film, Gütersloh 2001; MARTIN LAUBE (Hg.), Himmel – Hölle – Hollywood. Religiöse Valenzen im Film der Gegenwart, Münster 2002; JOHN C. LYDEN, Film as Religion. Myths, Morals, and Rituals, New York 2003; CLIVE MARSH, GAYE ORTIZ (Hg.), Explorations in Theology and Film. Movies and Meaning, Oxford 1997 (= 2001⁵); MARGARET R. MILES, Seeing and Believing. Religion and Values in the Movies, Boston 1996. Vgl. zum Ganzen die differenzierte Analyse der deutschsprachigen Diskussion bei ANDREAS MERTIN, Annäherungen. Zum theologischen Umgang mit Kinowelten, in: Magazin für Theologie und Ästhetik, Heft 3 (1999) (Internetmagazin http://www.theomag.de/03/am11.htm, letzter Zugriff am 02.08.2005).

131 Vgl. zur Arbeit mit Filmen in der Trauerbegleitung TRAUGOTT ROSER, Sexualität in Zeiten der Trauer. Wenn die Sehnsucht bleibt, Göttingen 2014, 115–131.

rem beruflichen Praxisfeld kennen und im Sinne von Expertenwissen beurteilen können.

Solches Expertenwissen können allerdings nicht nur Seelsorgerinnen und Seelsorger oder andere Gesundheitsprofessionen für sich beanspruchen, sondern vor allem auch Patientinnen und Patienten und ihre An- und Zugehörigen.

»Im Kinosaal oder vor den Bildschirmen sitzen nicht nur ›Gesunde‹, sondern auch ›Kranke‹ und Menschen, die als Zugehörige und als Begleiter mit Krankheit, Sterben und Trauer eigene Erfahrungen gemacht haben oder wissen, dass ihnen diese direkt bevorstehen. Gerade für sie steht die im Film konstruierte Wirklichkeit in einem gewissen Konkurrenzverhältnis zu ihrer eigenen Realität. Mitunter kann es dazu kommen, dass die im Film gesetzte Wirklichkeit eine normative Bedeutung erhält, die die Wahrnehmung und Deutung der ›realen‹ Wirklichkeit des Zuschauers (also des bereits Erlebten) sowie das eigene Verhalten beeinflusst.«[132]

Im Sinne einer deskriptiv vorgehenden Praktischen Theologie geht es an dieser Stelle um die Methode der Wahrnehmung in intersubjektiver Kontrolle: Während das Betrachten eines Films zunächst durch das einzelne Subjekt – also als subjektive Wahrnehmung – erfolgt, geht es im vorliegenden Zusammenhang um den Austausch der Wahrnehmungen zwischen verschiedenen Subjekten, die diskursiv ihre Wahrnehmungen gegenseitig kritisch überprüfen und damit objektivieren. Wahrnehmung gilt im Bereich Seelsorge im Gesundheitswesen vor allem den im Film dargestellten Phänomenen im Umfeld von Krankheit, gesundheitlicher Krisen, Entscheidungen in Bezug auf diagnostische und therapeutische Maßnahmen sowie der Organisation von Unterstützung und Hilfe durch Gesellschaft, Gesundheitseinrichtung, privates Umfeld und Religionsgemeinschaft.

Der populäre Kinofilm eignet sich in besonderer Weise für die Wahrnehmung der Darstellung gelebten Ethos und religiöser Praxis in der Gegenwart: Ein Kinofilm – wie jedes Kunstwerk – verdankt sich einem vielschichtigen Entstehungszusammenhang nach den Regeln der Filmkunst. Ruard Ganzevoort spricht deshalb von einem »zusammengesetzten Autor«[133]: Damit ein Motiv zur filmischen Darstellung gelangt, muss es einen Prozess der kritischen Prüfung nach filmischen und ökonomischen Kriterien durchlaufen. Es muss sowohl im narrativen Duktus plausibel als auch in einem möglichst weiten Kulturkreis verständlich sein. Es muss im Blick auf die Produktionskosten vertretbar und im Blick auf gewinnträchtige Einspielergebnisse für eine kalkulierbare Menge von Zuschauerinnen und Zuschauern anschlussfähig sein. Jedes Element, das auf der Leinwand zu sehen oder über die Tonanlage zu hören ist, verdankt sich damit einer aufwändigen und in interpersonalen Prozessen vereinbarten Inszenierung. Die in populären Kinofilmen begegnenden Phänomene von Krankheitserleben, religiöser Praxis und medizinethischen Konflikten haben in der Regel einen solchen Prozess intersubjektiver Kontrolle durchlaufen, in dem sie zwischen Drehbuchautor oder -autorin, Produktion und Regie, Kommissionen

---

132 Kurt W. Schmidt, Traugott Roser, Sterben und Trauer im Film. Der inszenierte Tod, in: Zeitschrift für Palliativmedizin 16 (2015), 202–208, 202.
133 Ruard Ganzevoort, Das Kino als Ort religiöser Erfahrung, Berlin 2005.

und beratenden Expertinnen und Experten verhandelt wurden, und können damit als vermittelte Konstruktion von Wirklichkeit gelten.

Für an der Wirklichkeit und ihrer Wahrnehmung interessierte Theologinnen und Theologen gibt es dabei ein unerschöpfliches Themenspektrum, das es zu entdecken gilt. Film ist ein geeignetes ›Textmaterial‹ zur Erhebung von religiösen Wissensbeständen und Praktiken in der Kultur, die nur in wenigen Fällen durch aktive Einflussnahme kirchlicher Institutionen mitbestimmt sind, sondern im sogenannten säkularen Raum entstehen und sich darin bewähren müssen.

Allerdings ist bei aller Entdeckungsfreude eine Ambivalenz zu berücksichtigen. Wer sich über bestimmte Krankheitsbilder, über bestimmte Bewältigungsstrategien im Umgang mit krankheitsbedingten Situationen oder hilfreiche Begleitung ›ins Bild setzen‹ lassen will, muss sich permanent in Erinnerung rufen, dass Spielfilme keine wissenschaftlichen Dokumentationen über Krankheitsverläufe und Therapieverfahren, sondern fiktionale Inszenierungen sind, deren Ziel es nicht ist, Krankheitsverläufe möglichst realistisch nachzuzeichnen oder über neue Therapieverfahren zu informieren. Spielfilme und TV-Serien wollen so in die Welt individuellen Krankheitserlebens Einblick geben, dass ein möglichst breites Publikum sich davon berühren lässt. Medizinische Information ist dabei nur interessant, wenn sie einen an Spannung orientierten Plot voran bringt. Durch technische Mittel wird bei der Zuschauerin und beim Zuschauer eine Wirkung erzielt, die einer eigenen Erfahrung nahekommt, ohne Primärerfahrung zu sein:

> »Durch die Kombination von Bild, Musik und Geschichte hat der Film eine ungewöhnlich eindringliche Wirkung. Vielerlei Sinne werden simultan angesprochen, und durch stets modernere Wiedergabetechniken, wie zum Beispiel *surround sound*, wird der Zuschauer immer mehr in die Welt des Films aufgenommen.«[134]

Filme bewirken beim Zuschauen spontane kognitive und emotionale Eindrücke, die Spannung oder Langeweile, Interesse oder Desinteresse erzeugen.

> »Filme entwickeln mehr oder weniger eine Sogwirkung, die den Rezipienten in die Geschichte hineinzieht. Wir nennen das ›Transportation‹ oder ›Narrative Engagement‹. Daneben gibt es das ›Involvement‹, bei dem der Rezipient zwischen sich und dem Film, zwischen der eigenen Alltagswelt und der Filmrealität Bezüge herstellt.«[135]

Seelsorgende können durch reflektierte Rezeption von Filmen vor allem auf die im Film, am Film und durch den Film vermittelten Erfahrungen achten, Film also als ›Erfahrungserfahrung‹ nutzen.

Für den hier beabsichtigten Zweck, Wahrnehmung von Phänomenen im Medium Film als Methode einer deskriptiven Praktischen Theologie von Krankenhausseelsorgerinnen und -seelsorgern zu ermöglichen, ist eine den Ansprüchen der Filmwissenschaften vollauf entsprechende kritische Auseinandersetzung si-

---

134 R. Ganzevoort, Ort religiöser Erfahrung 2005 (Hervorhebung im Original). Vgl. auch Dirk Blothner, Erlebniswelt Kino. Über die unbewusste Wirkung des Films, Bergisch-Gladbach 1999; Dirk Blothner, Das geheime Drehbuch des Lebens. Kino als Spiegel der menschlichen Seele, Bergisch Gladbach 2003.
135 Jürgen Grimm, Identitätsbildung (2014), zitiert bei K. W. Schmidt, T. Roser, Der inszenierte Tod 2015, 202–208, 203.

cher nicht möglich.[136] Dennoch ist es möglich, einige Methoden einer kritischen Analyse zu kennen und zu erlernen, um der Überwältigung durch das Medium entgegenzuwirken. Dies soll im Anschluss kurz dargestellt werden. Zum Verständnis der technischen Bedingungen von Film bedarf es einer Verständnisbemühung um »die Tatsache, daß die Filme verstanden werden«[137].

James Monaco unterscheidet im Anschluss an die Semiotik denotative und konnotative Bedeutungen, die von Filmen transportiert werden. Die denotative Bedeutung beschreibt »den wörtlichen Sinn des Films«, »die perzeptive Ähnlichkeit von signifiant und signifié [... durch] eine visuelle und eine auditive Analogie«[138]. In der denotativen Bedeutung liegt nach Monaco die Stärke des Films, weil kein anderes künstlerisches Medium eine vergleichbar »große Annäherung an die Realität vermitteln kann«[139]. Zu dieser denotativen Bedeutung kommt die konnotative Bedeutung hinzu, die Motivation des signifiant durch das signifié. Dem Film stehen die konnotativen Fähigkeiten der verschiedenen Künste zur Verfügung, zugleich hat er aber über die technischen Möglichkeiten der Bild- und Tongestaltung, der Einstellungswahl und des Filmschnitts eigene konnotative Fähigkeiten. Genau in dieser Unterscheidung liegt die Aufgabe einer kritischen Auseinandersetzung mit dem Medium Film im Rahmen einer deskriptiven Praktischen Theologie. Durch die Unterscheidung zwischen denotativer und konnotativer Bedeutung durch die Kenntnis der dem Film eigenen technischen und künstlerischen Mittel ist es möglich, die vom Film behauptete Realität als eine technisch und künstlerisch erzeugte Konstruktion, Rekonstruktion oder kontrastive Konstruktion der Welt zu identifizieren.

Dies ist im Zusammenhang dieser Arbeit vor allem dann von Bedeutung, wenn medizinethische Probleme und Dilemmasituationen sowie Bewältigungsstrategien von Krankheit und Sterben filmisch umgesetzt werden. Eine reflektierte Rezeption von Film weiß zu unterscheiden zwischen einer reinen ›Abbildung der Welt‹, der Feststellung einer Konflikt- oder Dilemmasituation oder einer Situation von Krankheitserfahrung, -deutung oder -bewältigung und der konnotativen Bedeutung der Art und Weise ihrer filmischen Darstellung, die beim Betrachter eine bestimmte Sicht der Welt – und damit des medizinethi-

---

136 Vgl. dazu weiterführend JAMES MONACO, Film verstehen. Kunst – Technik – Sprache – Geschichte und Theorie des Films und der Neuen Medien, Neuausgabe, Reinbek 2000; zur Filmanalyse: HELMUT KORTE, Einführung in die Systematische Filmanalyse. Ein Arbeitsbuch, Berlin 2010⁴. Hilfreich sind auch die gut lesbaren Einführungen in Dramaturgie und narrative Strategie filmischer Erzählungen bei JENS EDER, Dramaturgie des populären Films. Drehbuchpraxis und Filmtheorie, Hamburg 1999; PETER HANT, Das Drehbuch. Praktische Filmdramaturgie, Frankfurt a. M. 2000²; MICHAELA KRÜTZEN, Dramaturgie des Films. Wie Hollywood erzählt, Frankfurt a. M. 2011³.

137 CHRISTIAN METZ, Probleme der Denotation im Film, in: CHRISTIAN METZ, Semiologie des Films, München 1972 (= hier zitiert nach dem Abdruck in: HANS-JOSEF ALBERSMEIER (Hg.), Texte zur Theorie des Films, Reinbek 2003⁵, 321–370), 359.

138 C. METZ, Denotation 2003, 321.

139 JAMES MONACO, Film verstehen, Kunst – Technik – Sprache – Geschichte und Theorie des Films und der neuen Medien, Hamburg 2006⁷, 162.

schen Konflikts oder des Umgangs mit einer Krankheit – hervorrufen kann. Dies ist auch

> »der Grund, warum es so nützlich ist, ja eminent wichtig [...], Bilder richtig lesen zu lernen, so daß der Betrachter ein wenig von der Stärke des Mediums erfassen kann. Je besser man ein Bild liest, desto besser versteht man es und um so mehr Macht hat man darüber.«[140]

Die Wahrnehmungskunst liegt darin, den manipulativen Möglichkeiten durch kritische Distanznahme zu entgehen.

Für den Bereich Fernsehen und Film hat im deutschen Sprachraum vor allem der Medizinethiker und Seelsorger Kurt W. Schmidt auf die inszenatorische Aufarbeitung von Krankheit und Medizinethik hingewiesen.[141] Im Blick auf schwere und zum Tod führende Erkrankungen lassen sich folgende Themenschwerpunkte in zahlreichen internationalen und nationalen Produktionen beobachten[142]: Der Prozess zwischen vager Vermutung einer Erkrankung bis zur Diagnosestellung; die Diagnosemitteilung und ihre Auswirkung auf die Lebensführung; die Unausweichlichkeit einer erzählbaren Klimax durch Tod oder Heilung, Sterben und Sterbebegleitung, das Jenseits des Todes und der Verbleib der Toten, individuelle und sozial vermittelte Trauer, Humor. Für spezifische Krankheitsbilder haben sich eigene Subgenres etabliert, etwa das »Genre Krebsfilm«[143] oder Filme zum Thema Demenzerkrankung und Alzheimer[144] und Filme über psychiatrische Erkrankungen, zu Suizidalität und Suizid[145]. In manchen dieser Filme ist für Seelsorgende relevant zu beobachten, wie die narrative Struktur und die filmtechnische Darstellung Einfluss auf eine vermeintliche

---

140 J. MONACO, Film verstehen 2000, 160.
141 Vgl. KURT W. SCHMIDT, »Herr Doktor, sagen Sie mir die Wahrheit ...« Zur Darstellung medizinethischer Konflikte im Film, in: Ethik in der Medizin (Ethik Med) 12 (2000), 139–153; DERS., »Ich wünschte, ich hätte alles auf einem Film. Das ganze verfluchte Leben ...« Krebs in Film und Fernsehen. FORUM. Das offizielle Magazin der Deutschen Krebsgesellschaft e. V., 17/2 (2002), 18–22; DERS., Sterben und Tod im Spielfilm. In: DERS., GIOVANNI MAIO, HANS J. WULFF (Hg.), Schwierige Entscheidungen – Krankheit, Medizin und Ethik im Film. Frankfurt/M 2008, 159–173. Jüngst auch: DERS., T. ROSER, Der inszenierte Tod 2015. GISELA KLINKHAMMER, Medizinethik in den Medien, in: Dtsch Arztebl 96, Ausgabe 21 (28.05.1999), 59. Vgl. auch GIOVANNI MAIO, Zur fernsehmedialen Konstruktion von Bioethik, in: Ethik in der Medizin 3 (2000), 122–138.
142 Vgl. K. W. SCHMIDT, T. ROSER, Der inszenierte Tod 2015. Dort auch Hinweise auf konkrete Filmtitel und weiterführende Literatur.
143 CHRISTINE HOLCH, DIETMAR JAZBINSEK, Gute Unterhaltung mit Krebs, in: Chrismon 09/2004, 69–72. Vgl. auch JAN SELLNER, Krebs im Spielfilm. Form und Funktion eines filmischen Motivs, in: K. W. SCHMIDT, G. MAIO, H. J. WULFF (Hg.) Schwierige Entscheidungen 2008, 123–142; MILES LITTLE, CHRISTOPHER FC JORDENS, KIM PAUL, KATHLEEN MONTGOMERY, BERTIL PHILIPSON, Liminality: a major category of the experience of cancer illness, in: Social Science & Medicine 47 (1998), 1485–1494.
144 Vgl. HANS J. WOLFF, Vom Vergessen, vom Verlust, vom Terror: Gerontopsychiatrische Themen im Spielfilm. Am Beispiel Alzheimer Demenz, in: K. W. SCHMIDT, G. MAIO, H. J. WULFF (Hg.) Schwierige Entscheidungen 2008, 229–259.
145 Vgl. STEVEN STACK, BARBARA BOWMAN, Suicide Movies. Social Patterns 1900–2009. Göttingen 2012.

Sinnhaftigkeit der Erkrankung nehmen. Bis vor etwa 15 Jahren folgten Filme dem Konzept des klassischen Melodrams, das aus den Patientinnen und Patienten moralisch gereifte Menschen machte, die sich angesichts der Endlichkeit des Lebens auf klassische Werte von Familie und Ehe, Altruismus und Religiosität besinnen und damit eine gesellschaftliche Kohäsionskräfte stabilisierende Wirkung hatten. Damit wird in Filmen und insbesondere Fernsehserien jüngeren Datums explizit gebrochen. Die Mitteilung einer unheilbaren Diagnose führt die Protagonisten auf einen Ego-Trip und gar zu kriminellen Handlungen, weil keine irdischen oder jenseitigen Folgen von Fehlverhalten befürchtet werden.[146]

Medizinethische Themen sind meist in ganz unterschiedliche Genres eingebettet und unterliegen damit den Gesetzen der Dramaturgie und genrespezifischen Regeln. Die Darstellung des geschilderten Problems und insbesondere seine Lösung sind vom »Genrewissen«[147] abhängig, je nachdem, ob es sich um eine Tragödie handelt, einen Kriminalfilm oder einen Liebesfilm. Die Lösung eines Problems muss in den emotionalen Spannungsbogen passen; sie wird nicht nach ethischen Kriterien gesucht, sondern nach den Anforderungen des narrativen, kommunikativen und zeitlichen Kontexts. So werden Patientinnen und Patienten im Genre Krebsfilm nach Genreregeln nie geheilt, sondern sterben an ihrer Erkrankung. »Doch trotz des Sterbens der Hauptfigur sind diese Filme durchweg optimistische Filme. Denn es geht in ihnen nicht um die körperliche Rettung, sondern um die Rettung des Seelenheils.«[148] Die Betrachterinnen und Betrachter sind am Geschehen emotional beteiligt und sollen sich mit den angebotenen Lösungen identifizieren können. Die Lösung des Problems muss darum auch nicht ›realistisch‹ sein, sondern kann verklärende und mirakulöse Aspekte enthalten, etwa durch den Verzicht darauf, das Sterben selbst zu schildern, z. B. durch Abblendungstechniken. Vielmehr wird durch die Erzählstruktur dem Tod der Protagonistin oder des Protagonisten ein Sinn abgerungen, der auch für die Zuschauerin und den Zuschauer Plausibilität besitzt. Kurt Schmidt beschreibt dies anhand der Problematik der Diagnostik erblich bedingter Krankheiten und der Frage nach der Aufklärung der unmittelbar und mittelbar beteiligten Personen und ihrer filmischen Aufarbeitung entlang der Filme »Ikiru, der Doktor« (Japan 1952), »Love Story« (USA 1970) und »Lorenzos Öl« (USA 1992). Je nach zeitlichem Kontext und Erzählabsicht des Films wird die Frage anders gelöst, ob der Patient oder die Patientin über die Erkrankung aufgeklärt werden soll oder eine Strategie des ›schonenden‹ Verschweigens gewählt wird. Schmidt fasst die Möglichkeiten der Zuschauerin und des Zuschauers zusammen:

> »Die emotionale Macht der Kinos ermöglicht es den Zuschauern, (a) eine neue Rolle einzunehmen [...], (b) andere Wertvorstellungen und Argumentationsmodelle kennen-

---

146 Vgl. etwa zur TV-Serie »Breaking Bad«: Christoph Dreher, Christine Lang, Breaking Down. Breaking Bad. Dramaturgie und Ästhetik einer Fernsehserie (Merz Akademie) Stuttgart 2014; vgl. auch K. W. Schmidt, T. Roser, Der inszenierte Tod 2014.

147 K.W. Schmidt, ›Herr Doktor...‹ 2000, 152. Verzicht auf Kursivdruck.

148 C. Holch, D. Jazbinsek, Gute Unterhaltung 2004, 69.

zulernen [...] und (c) die Folgen der im Film getroffenen Entscheidungen mitzuerleben und dadurch die ursprüngliche Entscheidung neu zu bewerten.«[149]

Durch die Unterscheidung denotativer und konnotativer Bedeutung wird es den Betrachtern möglich, Distanz zur filmischen Darstellung zu nehmen, die erzählerischen Mittel zu identifizieren und zu sortieren und schließlich die im Film angebotene Lösung nicht gleichzeitig für die ethisch gebotene zu nehmen, sondern sie – im Stile einer Fallbesprechung – kritisch zu diskutieren.[150] Die primäre Aufgabe der Wahrnehmungskompetenz ist es, die Beziehung zwischen der filmischen Evokation von Realität und der im Gesundheitswesen erlebten Realität der Betrachtenden festzustellen und zu reflektieren und damit die konnotative Bedeutung wahrzunehmen. Diese liegt zumeist in den emotionalen und affektiven Aspekten, die durch die filmische Darstellung beim Betrachter erzeugt werden. Aufgabe der kritischen Wahrnehmungskunst ist es, »vom Gefühl zum Argument« zu finden, die Bedingungen der Plausibilität angebotener Lösungen offenzulegen und damit zu einer ethischen Reflexion der Konfliktlösung beizutragen.[151] Kurt Schmidt empfiehlt deshalb den gezielten Einsatz von Filmen im Ethikunterricht an Pflegeschulen oder Fortbildungseinrichtungen im Gesundheitswesen, weil anhand der mediendidaktischen Methodik auch ein reflektierter Umgang mit Fallgeschichte und Erfahrungsberichten im Praxisalltag eingeübt werden kann. In diesem Sinn verstehen sich die in dieser Arbeit berücksichtigten Beispiele filmischer Darstellung als ein Beitrag zu einer Sehschule für theologische Praktikerinnen und Praktiker. Eigene langjährige Erfahrungen mit Seminaren zu Krankheit und Sterben, Trauer und medizinethischen Themen im Film in der Ausbildung von Theologiestudierenden und in Fortbildungen mit Berufstätigen unterschiedlicher Professionen zeigen, dass die Schulung praktisch-theologischer Wahrnehmungskunst sowohl bei Studierenden mit Berufsziel Gemeinde, Schule, Berufskolleg oder Seelsorge als auch bei Berufserfahrenen anderer Bereiche machbar und lohnend ist.[152]

Als Methodik einer kritischen Wahrnehmungskunst von medizinethischen Konflikten im Film empfehlen sich die Verfahren der Film- und Fernsehanaly-

---

149 K.W. SCHMIDT, »Herr Doktor ...« 2000, 152.

150 »Da Ethik Reflexion der moralischen Werte unter Einbeziehung der emotionalen Spannungen ist, verlangt die Analyse und Diskussion der Filmbeispiele die Distanzierung vom Geschehen und Erlebten und ist in dieser Hinsicht vergleichbar mit einer Fallbesprechung« (K.W. SCHMIDT, »Herr Doktor ...« 2000, 152).

151 Vgl. KURT W. SCHMIDT, Vom Gefühl zum Argument. Weshalb medizinethische Konflikte im Film ein guter Ausgangspunkt für die Diskussion sind, Beitrag zur Tagung der Gesellschaft für Evangelische Theologie »Der machbare Mensch« 2003, Manuskript (http://www.gevth.de/veroeffentlichungen/schmidt.PDF, letzter Zugriff am 09. 08.2016).

152 Vgl. die Untersuchungen von PIRET PAAL, ECKHARD FRICK, TRAUGOTT ROSER, Developments in Spiritual Care education in German-speaking countries, in: BMC Medical Education 40 (2014), 112; BIRGIT MERTEN, Die Rolle des Arztes im Spiritual Care-Team. Aspekte für die ärztliche Ausbildung, in: Spiritual Care 5 (2016), 3–8. Konzepte liegen vor für die Schulung von Hospizbegleitern und -begleiterinnen: MARGIT GRATZ, TRAUGOTT ROSER, Curriculum Spiritualität für ehrenamtliche Hospizbegleitung, Göttingen 2016. Für Trauerbegleitung: T. ROSER, Sexualität 2014.

se.[153] Die dort verwendeten Kategorien zur Erstellung von Filmprotokollen, Sequenzprotokollen und Einstellungsprotokollen sind als Hinweise auf sinnvolle Techniken differenzierter Wahrnehmung hilfreich, weil sie die verschiedenen Ebenen filmischer Kommunikation getrennt voneinander einer Analyse zugänglich machen: von der Ebene des Visuellen, des Auditiven, des Narrativen bis hin zum Darstellerischen. Das auf der Leinwand Sichtbare wird ebenso klar beschreibbar wie das, was jenseits der Leinwand als Teil der inszenierten Handlung sichtbar gemacht wird; insbesondere werden Lichtführung, Kameraposition und Aufnahmetechnik sowie Kostümierung und Schnitttechnik nachvollziehbar. Die Bedeutung von Ton und Musik in ihrem Bezug zur Handlung, der gezielte Einsatz naturalistischer Geräusche und kommentierender Musik werden anhand der später eingebrachten Beispiele deutlich werden.

Während die Wahrnehmung von Film und anderen Massenmedien überwiegend in den privaten Lebensbereich der im Gesundheitswesen (nicht nur) seelsorglich Tätigen fällt, gehört der folgende Bereich unmittelbar zum beruflichen Umfeld.

3.1.2 Fallbericht oder Verbatim als Lern- und Forschungsmethoden

Henning Luther hat in zahlreichen Beiträgen auf die Bedeutung der Sicht der Betroffenen für das kirchliche Handeln und die praktisch-theologische Reflexion aufmerksam gemacht. Seinem Verständnis zufolge muss das Angebot kirchlichen Handelns aus der Orientierung an den Bedürfnissen der Betroffenen entwickelt werden:

>»Erscheint der Andere wesentlich in [...] seiner Verletzlichkeit und Ausgesetztheit,
>dann ergibt sich als inhaltliche Perspektive kirchlichen Verstehens und Handelns der
>prophetische Blick von unten, die Orientierung an den Witwen, Waisen, Fremdlingen
>– die Ausrichtung am leidenden Anderen.«[154]

Die Erfahrung der leidenden Anderen, etwa der Mutter eines totgeborenen Kindes oder eines Ehepaares, das sich nach vorgeburtlicher Diagnostik zu einem Abbruch der Schwangerschaft entschließt, bildet im Anschluss an Henning Luther in der vorliegenden Arbeit den Ausgangspunkt praktisch-theologischer Reflexion. Henning Luthers Ansatz hilft zu einem besseren Verständnis der Situation von Betroffenen: Die als traumatisch empfundene Erfahrung sprengt die bisherige Alltagswelt und die gewohnte Sicht der Dinge. Sie ist ein einschneidendes und folgenreiches Ereignis in der Lebensgeschichte. Die selbstverständliche Lebensgewissheit wird radikal in Frage gestellt und geltende Sicherheiten verlieren an Vertrauenswürdigkeit. Richard Riess fordert entsprechend, die

---

153 Vgl. KNUT HICKETHIER, Film- und Fernsehanalyse, Stuttgart/Weimar 2007⁴. Vgl. auch HELMUT KORTE, Einführung in die systematische Filmanalyse, Berlin 2010⁴.
154 HENNING LUTHER, »Ich ist ein Anderer«. Zur Subjektfrage in der Praktischen Theologie, in: DERS.: Religion und Alltag, Stuttgart 1992, 87.

Wahrnehmung solcher Krisensituationen zur vordringlichen Aufgabe bei der Durchführung und Gestaltung von Amtshandlungen zu machen.[155]

Die radikale Subjektorientierung Henning Luthers führt dazu, dass den unmittelbaren Erfahrungen Betroffener die hauptsächliche Aufmerksamkeit der Praktischen Theologie gehört. Als Betroffene gelten einerseits im Kontext des Gesundheitswesens in der Regel die Patientinnen und Patienten sowie ihre An- und Zugehörigen, mitunter auch die durch medizinethische Konfliktsituationen professionell Tangierten, aber im Sinne einer Orientierung am Subjekt auch die Seelsorgerinnen und Seelsorger. Seelsorge, die eine Begegnung und sich entwickelnde Beziehung zwischen zwei Menschen meint, verfolgt dabei eine doppelte Subjektorientierung. Dabei bleibt jedoch offen, in welcher Weise die Erfahrungen des Subjekts der Theorie zugänglich gemacht werden. Für theologische Praktikerinnen und Praktiker in der Krankenhausseelsorge empfehlen sich dafür zunächst die etablierten Verfahren retrospektiver und rekonstruierender Berichte von Seelsorgekontakten. Die üblichen Formen im Kontext Seelsorge sind der Fallbericht und das Verbatim. Für beide gilt, dass die Seelsorgekontakte durch strukturierte und formalisierte Darstellung in schriftlicher Form in einen narrativen Kontext gebettet werden. Die Funktion der beiden ist jedoch denkbar verschieden, ebenso wie beide Formen in ihrer Genese mit einer unterschiedlichen Intention verbunden waren.

Anton T. Boisen (1876–1965) erlebte beim Mediziner und Ethiker Richard C. Cabot das Arbeiten mit »first hand studies of cases« und brachte deren Methodik in die Seelsorgeausbildung ein. Er folgte dabei William James' religionspsychologischer Beschreibung religiöser Erfahrung; seine eigenen Erfahrungen als Patient in psychiatrischer Behandlung aufgrund psychotischer Episoden stellte er als Fallstudien anderen zum besseren Verständnis der Zusammenhänge zwischen Religion und mentaler Krankheit zur Verfügung.[156] Das Grundanliegen des empirisch orientierten Arbeitens mit Fallstudien fasste Boisen in das Programm eines Lernens vom »living human document«, das sich in Form eines »Klinischen Semesters für Theologen« (erstmals 1925 im Worcester State Hospital, Massachusetts durchgeführt) in der nordamerikanischen Theologieausbildung durchsetzte: ein Theologiestudium ist demzufolge mehr als das Studium alter Texte (Schriften der Bibel und der Kirchenväter und Dogmengeschichte). Es bedarf auch des Studiums der religiösen und alltäglichen Erfahrung von Menschen durch praktische Erfahrung und methodenbasierte Reflexion. Ebenso wie das Studium der heiligen Schriften den Erwerb eines Verständnisses alter Sprachen erfordert, bedarf es eines Studiums der Sprache und Verständigungsweisen heutiger Menschen, erworben durch unmittelbare Erfahrung und mittelbar

---

155 RICHARD RIESS, Die Krisen des Lebens und die Kasualien der Kirche, in: EvTh 35 (1975), 73.

156 Vgl. ANTON T. BOISEN, The Exploration of the Inner World. A Study of Mental Disorder and Religious Experience, Philadelphia, PA 1971, Erstmals 1936 veröffentlicht. Vgl. dazu GEORGE FITCHETT, Introduction, in: DERS., STEVE NOLAN (Hg.) Spiritual Care in Practice. Case Studies in Health Care Chaplaincy, London/Philadelphia: Jessica Kingsley Publishers 2015, 11–24. PETER PULHEIM, Art. »Klinische Seelsorgeausbildung«, in: LThK³ Bd. 6, Freiburg 1996, 168.

durch das gemeinsame Bearbeiten von Fallgeschichten: Das empirische Interesse Boisens galt der Fruchtbarmachung unmittelbarer Erfahrung durch die Methodik von Fallstudien.[157] Es geht um ein umfassendes theologisches und psychologisches Lernen, eine Vertiefung theologischen Verständnisses durch ein gereiftes Verständnis für die »Höhen und Tiefen des Lebens der Leidenden«[158]. Letztlich gilt die Arbeit mit Fallstudien dem vertieften Verständnis des Handlungsfelds, der Erhebung dessen, »was der Fall ist«, verbunden mit dem Versuch, dies für theologische Theoriebildung sowohl dogmatischer Fragestellungen als auch der Professionstheorie und in interdisziplinärer Hinsicht fruchtbar zu machen.[159] Bemerkenswert ist dabei, dass über dieses Konzept aus einer asymmetrischen an Hilfe orientierten Beziehung eine Lernbeziehung auf Augenhöhe[160] wird, bei der die Seelsorgerin oder der Seelsorger und das Gegenüber gegenseitig, aneinander und voneinander Lernende sind; der Lernprozess wird durch die schriftliche Rekonstruktion strukturiert und für Reflexion aufbereitet. Das Arbeiten mit Fallstudien verfolgte zudem bereits in dieser Phase der Pioniere der Seelsorgebewegung eine Berufsgruppen und Disziplinen übergreifende Strategie, war also multiprofessionell angelegt. In Cabots Kurs zur case study method, an dem 1922 Anton Boisen teilnahm, ging es um ein umfassendes Verständnis von Krankheit und belastenden Symptomen, das über medizinische Ursachenforschung und Symptombehandlung hinaus auch soziale, psychische und religiöse Aspekte mit umfassen sollte.

In der Ausbildung im Gefolge der Seelsorgebewegung hat sich bis in die Gegenwart allerdings das Verbatim, die Arbeit mit Protokollen von Gesprächen mit einer Patientin oder einem Patienten durchgesetzt, in dessen Fokus v. a. die Seelsorgeperson steht:

> »Durch die Arbeit mit Gesprächsprotokollen (›Verbatim‹), Fallberichten und Tonbandmitschnitten wird eine seelsorgliche Begegnung, vor allem das Verhalten des Seelsorgers/der Seelsorgerin, ansatzweise empirisch überprüfbar. Fehler werden identifizierbar, mögliche Veränderungen für die Zukunft können durchgesprochen und ausprobiert werden.«[161]

---

157 Vgl. zur Klinischen Seelsorgeausbildung in den USA: D. STOLLBERG, Therapeutische Seelsorge 1969. Vgl. auch: ANGELIKA A. ZOLLFRANK, CATHERINE F. GARLID, Curriculum development Part II: Clinical Pastoral Education, in: MARK COBB, CHRISTINA M. PUCHALKSI, BRUCE RUMBOLD (Hg.), Oxford Texbook of Spirituality in Healthcare, Oxford 2012, 429–434.

158 R. GESTRICH, Aus- und Fortbildung 2013, 332. Charles E. Hall formuliert in seiner Geschichte der Seelsorgebewegung: »Boisen at one time stated that his purpose was not to develop a new theology but a new method of theological study, a study of sin and salvation from understanding living human documents« (CHARLES E. HALL, Head and Heart. The Story of the Clinical Pastoral Education Movement, ohne Ortsangabe 1992, Journal of Pastoral Care Publications, 10).

159 Interessanterweise legt Karl-Heinrich Bieritz seinem Beitrag zum in der DDR veröffentlichten Handbuch der Seelsorge drei Fallbeispiele zugrunde, auf die er zur kommunikationswissenschaftlich orientierten Darstellung von Seelsorge immer wieder eingeht. Vgl. KARL-HEINRICH BIERITZ, Kommunikative Grundlagen der Seelsorge, in: Handbuch der Seelsorge, Berlin 1983², 95–138.

160 Diesen Aspekt betont C. GRETHLEIN, Praktische Theologie (2016), 122f.

161 MICHAEL KLESSMANN, Pastoralpsychologie, Neukirchen-Vluyn 2004², 469.

Das aus der Erinnerung protokollierte Gespräch ist und kann kein Abbild der Realität sein; es ermöglicht dem Protokollanten, sich der eigenen Emotionen und ihres Widerhalls in den eigenen Verhaltensweisen bewusst zu werden und damit die nonverbalen Gesprächsanteile zu Tage zu fördern. Die Protokolle werden als systematische Reflexion von unmittelbarer Erfahrung je nach Kursprogramm in Einzelgesprächen oder in einer Gruppe diskutiert und nach bestimmten Gesichtspunkten analysiert, etwa danach, ob die Seelsorgeperson den Gesprächspartner verstanden hat, in welchen Phasen der Kommunikationsprozess verläuft und wie mit Störungen umgegangen wird.[162] Fragen nach der Rolle der Seelsorgeperson werden ebenso analysiert wie theologische und psychologische Implikationen. Ziel ist es also, Seelsorge als Gespräch (unter Beachtung der nonverbalen Kommunikationsanteile) zu beschreiben und dabei vor allem die Seelsorgeperson in ihrer Beziehung zum Gegenüber kritisch zu analysieren.[163]

Die Methodik des Arbeitens mit Verbatims entstand zur gleichen Zeit wie Boisens fallstudienbezogene Vorgehensweise, auch hier wieder eng verbunden mit dem an der Harvard Medical School lehrenden Arzt Richard Cabot. Im Sommer 1933 übernahm Russell Dicks die Position eines Klinikseelsorgers an Cabots Klinik in Boston (Massachusetts General), finanziert von Cabot. Dieser berichtete der Leiterin der Sozialabteilung Ida Cannon: »Here is a man that writes down the conversations and prayers he has with a dying man. That's the craziest thing I have ever heard of. We'd better ask him to stay on here. We might learn something.«[164] Dicks nutzte diese Methode in seiner Lehre: die Studierenden sollten ein schriftliches Protokoll ihrer Gespräche mit Patientinnen und Patienten in die linke Spalte einer Seite schreiben, damit auf der rechten Spalte Platz für Kommentare der Supervision bliebe, um beides in Supervisionssitzungen zu besprechen. Mit seinem Beitrag zu dem gemeinsam mit Richard C. Cabot herausgegebenen Band »The Art of Ministering to the Sick«, erschienen 1936, im gleichen Jahr wie Boisens »Exploration of the Inner World« (s. o.) wandte sich Dicks gezielt gegen die von Boisen eingeführte Verwendung von Fallstudien, da sie ihm zu sehr auf den Kontext der Psychiatrie bezogen schienen. Im Allgemeinkrankenhaus sei die Verbatim-Methodik sinnvoller. Deshalb forderte Dicks Seelsorgende dazu auf, sich nach Seelsorgekontakten Notizen zu machen. Aus diesen Notizen wurden im Ausbildungszusam-

---

162 Vgl. DIETRICH STOLLBERG, Art. »Clinical Pastoral Training«, in: TRE Bd. 8 (1981), 123–125. Einen detaillierten Einblick gibt WERNER BECHER, Die Gesprächsprotokollanalyse, in: DERS. (Hg.), Seelsorgeausbildung. Theorien – Methoden – Modelle, Göttingen 1976, 77–90. Vgl. auch PETER PULHEIM, Art. »Klinische Seelsorgeausbildung (KSA)«, in: LThK Bd. 6, 1997, Sp. 138.

163 Vgl. maßgeblich die erste deutschsprachige Sammlung von Verbatims, die seit ihrer Erstveröffentlichung 1973 in vielfacher Auflage erschienen ist: HANS-CHRISTOPH PIPER, Gesprächsanalysen, Göttingen 1994⁶, bes. 9–11.

164 Zitiert bei C.E. HALL, Head and Heart 1992, 22. Dort auch Weiteres zu Russell Dicks. Dokumente zur Entstehung von Pastoral Care und Russell Dicks befinden sich im Archiv des Duke University Medical Center in Durham, NC (vgl. https://archives.mc.duke.edu/blog/pastoral-care-and-russell-l-dicks-papers, Zugriff am 20.07.2016).

menhang Gesprächsprotokolle erstellt, die die Grundlage für Reflexion in Supervision und Gruppengesprächen bildeten. Dicks hatte dabei die Funktion deutlich vor Augen: Es geht um die Reflexion der eigenen Person, eine Evaluation des Selbst in der Seelsorgebeziehung mit dem Ziel einer Arbeit an der eigenen Person.

> »When we reproduce in writing a contact, an interview, a working relationship, we do not merely record it, we rethink it and so develop its meaning, not while we are seeing a patient but as soon after as possible. [...] It is a check upon one's work; it is a clarifying and developing process; it relieves emotional strain for the writer [...] and stands as a record of one's work. [...] It is fresh application of ideals to criticize what was done. It traces out the implications of what we have seen and heard. [...] It is self-criticism. It is self-evaluation. It is preparation for self-improvement.«[165]

In Deutschland wurde, über den Umweg über die Niederlande, die Arbeit mit Verbatims in den 1960er und 1970er Jahren in die Klinische Seelsorgeausbildung (KSA) und später in die poimenischen Anteile der Ausbildung zum Pfarramt übernommen. Leitendes Paradigma bleibt die Entwicklung von Personenkompetenz über einen »sehr persönlichen Lernweg. [...] viel Arbeit an der eigenen Person [... denn] Seelsorgende brauchen eine hohe Beziehungskompetenz«[166]. Aus der Aufbruchsphase der KSA stammen die zentralen Texte zur Arbeit mit Verbatims und nicht zuletzt veröffentlichte und analysierte Protokolle von Seelsorgegesprächen, die bis heute zitiert und in Auszügen abgedruckt werden, veröffentlicht u. a. von Heije Faber, z. T. mit Ebel van der Schoot, Hans-Christoph Piper, Richard Riess, Dietrich Stollberg, Hans-Joachim Thilo und Wybe Zijlstra. 1981 veröffentlichte Hans van der Geest 27 »Beispiele gelungener Seelsorge«[167] – zu den drei Themenfeldern Lebenssituationen, Grundstimmungen und seelsorgerliche Initiative –, die bis heute gelesen werden, um einen Eindruck von Themen, Gelegenheiten und Inhalten seelsorglicher Gespräche zu vermitteln.

Es ist verwunderlich, dass angesichts der auch in heutigen KSA-Kursen üblichen Arbeit mit Gesprächsprotokollen[168] seit dieser Zeit wenig Neues und v. a.

---

165 Zitiert bei C.E. HALL, Head and Heart 1992, 23. Das Zitat entstammt dem Band von R.C. Cabot und R.L. Dicks: The Art of Ministering to the Sick. Boisen äußerte sich seinerseits kritisch, weil das Aufschreiben erfreulicher Begegnungen den eigentlichen Problemen der Patienten und Patientinnen nicht gerecht werde.

166 ULRICH ROST, Seelsorge, Kommunikationskompetenz, Handlungskompetenz und die eigene Identität. Das KSA-Lernmodell – Ansatz, Inhalt, Arbeitsweise, in: Transformationen 23(2015), 145–183, 149.

167 HANS VAN DER GEEST, Unter vier Augen. Beispiele gelungener Seelsorge, Zürich 1981.

168 »Kennzeichnend für KSA ist die methodische Verknüpfung von Selbsterfahrungsanteilen im Hier und Jetzt der Gruppe, Protokollbesprechungen aus der eigenen Praxis, theoretischen Impulsen, Konzepten aus der Kommunikationstheorie, theologischen Überlegungen und geistlichen Erfahrungen sowie Erkenntnissen aus Psychologie und Humanwissenschaften.« »Während eines Kurses finden ca. 16 Einheiten zu mitgebrachten Protokollen und Fällen statt. Diese werden in zwei Untergruppen besprochen, so dass insgesamt ca. 32 Besprechungen stattfinden und bei acht Teilnehmenden alle vier Mal drankommen. So ist am konkreten Praxismaterial ein kontinuierliches Lernen möglich. Da sich die Teilnehmenden gut kennen, sind diese

wenig Kritisches zu Theorie, Methodik und Praxis der Arbeit mit Verbatims veröffentlicht wurde, obwohl bereits in den Anfängen durchaus Diskussionsbedarf vorhanden war. Dieser bezog sich zum einen auf die Subjektivität der Aufzeichnungen, die Hans-Christoph Piper als ihre Absicht bezeichnete. Werner Becher unterstützt dies:

> »Da [die Protokolle] von dem Erinnerungsvermögen – und auch von der schöpferischen Phantasie – des Protokollanten geprägt sind, geben sie keine objektiven Daten wider, zeigen aber das subjektive Verständnis der Gesprächssituation durch den Seelsorger und seine affektive Beteiligung auf. Sie werden entweder nur als ›Verbatim‹ angefertigt, um Rationalisierungen durch den Protokollanten gering zu halten, oder bieten bereits eine einleitende Beschreibung des Seelsorgekontexts und eine auswertende Zusammenfassung, um die selbständige analytische Arbeit des Protokollanten zu fördern.«[169]

Methodisch wird mit der Subjektivität durch die Analyse der Gesprächsprotokolle in der Ausbildungsgruppe oder in der Supervision auf kritisch-konstruktive Weise umgegangen. Ein Gesprächsprotokoll ist speziell für diesen intersubjektiven Lernprozess erstellt und auf Selbsterfahrung bezogen. Problematisch ist es darum, ein Verbatim zu einem anderen Zweck zu veröffentlichen oder einem weiteren Kreis von Leserinnen und Lesern zur Kenntnis zu geben.

Damit verbunden ist ein zweiter kritischer Einwand, auf den die genannten Autoren zwar bereits eingingen, allerdings mit Rechtfertigungsstrategien, die heutigen Anforderungen an ethisch verantwortliches Forschen und Dokumentieren nicht mehr entsprechen:[170] das Verhältnis von Verbatims und seelsorglicher Vertraulichkeit. Hans van der Geest gibt lediglich in einer einleitenden »Vorbemerkung« zu erkennen, dass die Autorinnen und Autoren der Gesprächsprotokolle diese für anonymisierte Publikation freigegeben haben. Die Protokolle wurden im Rahmen der supervisorischen Tätigkeit van der Geests mit den Seelsorgerinnen und Seelsorgern gesammelt, entstammen also dem genannten Aus- und Fortbildungskontext und damit einer »kollegiale[n] Intimität«[171]. Das »Amtsgeheimnis«[172] umfasst auch die Supervisionsgespräche. Dieses ist aber durch die Veröffentlichung über die Supervisionsbeziehung hinaus nicht länger gewahrt. Auch wenn heutige Leserinnen und Leser kaum auf die

---

Besprechungen nahe an der Person, der persönlichen Geschichte und der Geschichte des persönlichen Glaubens der Einbringenden. Auf dieser Grundlage kann ein professionelles Handeln in Übereinstimmung mit sich selbst, der Situation und der Aufgabe erarbeitet werden« (U. Rost, Seelsorge 2015, 172f., 177 resp.).

169 W. Becher, Gesprächsprotokollanalyse, 78.

170 Vgl. zu den Bestimmungen des Bundesdatenschutzgesetzes (BDSG) für den Umgang mit Anonymisierung bei Interviews und Transkriptionen: Alexia Meyermann, Mareike Porzelt, Hinweise zur Anonymisierung von qualitativen Daten, in: forschungsdaten bildung informiert, Nr. 1. Frankfurt am Main 2014. Verfügbar unter: http://www.forschungsdaten-bildung.de/fdb-informiert (Zugriff am 20.07.2016).

171 H. v. d. Geest, Unter vier Augen 1981, 15.

172 »Schon immer, auch ohne Aufzeichnungen, haben Seelsorger einander für ihre Arbeit zu Rate gezogen. Sie plaudern damit nichts aus. Sie teilen das Geheimnis miteinander« (H. v. d. Geest, Unter vier Augen 1981, 14).

konkrete Seelsorgeperson rückschließen können, ist solche Wiedererkennbarkeit zum Zeitpunkt der Publikation doch nicht ausgeschlossen.

Schwerer wiegt die Frage, ob der Vertraulichkeit der Seelsorgebeziehung durch Anfertigung und Kenntnisgabe eines Gesprächsprotokolls entsprochen wird. Ohne tiefergehende ethische Argumentation führt van der Geest – wie andere vor ihm – ein gesinnungsethisches und utilitaristisches Argument ins Feld, wenn er auf den Nutzen des Gesprächsprotokolls für die Verbesserung künftiger Seelsorgepraxis hinweist:

»Ein Problem der Supervisionsarbeit besteht in bezug auf das Berufsgeheimnis. [...] Die Gefahr einer Aufzeichnung ist, daß dieses Geheimnis verletzt wird. Das ist sicher nicht die Absicht desjenigen, der seine Gespräche aufschreibt. Es geht ihm nicht darum auszuplaudern. Er will lernen seine Arbeit besser zu tun.«[173]

Durch Vorsichtsmaßnahmen soll dem begegnet werden, v. a. durch Anonymisierung (Namen der beteiligten Personen werden nicht ausgeschrieben, sondern durch Kürzel verfremdet, Ortsnamen werden ebenfalls abgekürzt)[174]. Stillschweigend wird davon ausgegangen, dass im Supervisions- und Ausbildungskontext (Analyse in der Gruppe) das Amtsgeheimnis auf die Gruppe erweitert ist und der Nichterkennbarkeit durch Pseudonymisierung ausreichend entsprochen wird. Die Leitlinien für die evangelische Krankenhausseelsorge halten den besonderen Schutz der seelsorglichen Begegnung fest, »indem alle in der Krankenhausseelsorge Tätigen der seelsorglichen Schweigepflicht unterliegen«[175]. Hans-Christoph Piper schließt explizit »ausgesprochene Beichtgespräche« von »jeglicher Art von Veröffentlichung«[176] aus; auch das Seelsorgegeheimnisgesetz der EKD unterscheidet zwischen der prinzipiellen Vertraulichkeit der Inhalte eines Seelsorgegesprächs und der Unverbrüchlichkeit des Beichtge-

---

173 Ebd.

174 A. MEYERMANN, M. PORZELT (Hinweise 2014) geben für heutige Forschungsarbeiten folgende Hinweise auf das BDSG: »Anonymisieren ist das Verändern personenbezogener Daten derart, dass die Einzelangaben über persönliche oder sachliche Verhältnisse nicht mehr oder nur mit einem unverhältnismäßig großen Aufwand an Zeit, Kosten und Arbeitskraft einer bestimmten oder bestimmbaren natürlichen Person zugeordnet werden können« (§ 3 Abs. 6 BDSG). »Gegenstände einer Anonymisierung sind insbesondere personenbezogene und personenbeziehbare Merkmale, Personennamen, Ortsangaben, Straßennamen, Bundesländer, Institutionen und Organisationen (z. B. Firmen, Schulen, Institute), Berufsangaben, Titel und Bildungsabschlüsse, Alter, Zeitangaben/kalendarische Daten, Bilder und Stimmen, indirekte, aber spezifische Kontextinformationen, Merkmale der Probanden wie auch solche von dritten, in den Interviews erwähnten, Personen (auch die Persönlichkeitsrechte der Interviewenden, Transkribierenden usw. sind zu berücksichtigen), sensible Informationen: Informationen zur ethnischen Herkunft, politischen Meinung, religiösen oder philosophischen Überzeugung, Gewerkschaftszugehörigkeit, Gesundheit oder zum Sexualleben« (§ 3 Abs. 9 BDSG).

175 KIRCHENAMT DER EKD (Hg.), Die Kraft zum Menschsein stärken. Leitlinien für die Evangelische Krankenhausseelsorge. Eine Orientierungshilfe, Hannover 2004, 11 (http://www.ekd.de/download/leitlinien_krankenhausseelsorge_ekd_2004.pdf, Zugriff am 20.07.2016).

176 HANS-CHRISTOPH PIPER, Gesprächsanalysen 1994⁶, 10.

heimnisses. Ersteres verlangt, dass das Bekanntgeben von Inhalten gegenüber »Dritten« nicht ohne Einwilligung »jede[r] Person, die sich in einem Seelsorgegespräch einer Seelsorgerin oder einem Seelsorger anvertraut«[177] erfolgen darf. Dies würde verlangen, dass Gesprächspartner vor Anfertigung eines Verbatims ihre Einwilligung erteilt haben, was – entsprechend den Regelungen im Gesundheitswesen – eine Aufklärung voraussetzt, zu der es meines Wissens bislang keine formalen Vorgaben gibt.

Für eine ethische Reflexion der Arbeit mit Verbatims scheint die Unterscheidung sinnvoll, die die Sektion Seelsorge der Deutschen Gesellschaft für Palliativmedizin vorgeschlagen hat und die zwischen standesrechtlichen, staatskirchenrechtlichen und binnenkirchlichen vorgegebenen Aspekten unterscheidet. Während Erstere sich auf Amtsverschwiegenheit und Berufsgeheimnis beziehen, gelten zweitere der Frage des Zeugnisverweigerungsrechts von Geistlichen, durch eine theologische Begründung des Seelsorgegeheimnisses (z. B. der Beichte). Der dritte Aspekt greift die Unterscheidung zwischen unverbrüchlichem (weil in einer unmittelbaren Gottesbeziehung begründetem) Beichtgeheimnis und Seelsorgegeheimnis auf. Seelsorgende können nach sorgfältiger Prüfung, »ob sie die Weitergabe von Informationen im konkreten Fall verantworten können«, und erst nach ausdrücklicher Einwilligung des Gesprächspartners von der Verschwiegenheitpflicht absehen und Inhalte des Seelsorgekontakts anderen mündlich oder schriftlich mitteilen.[178]

Während die im Palliativkontext tätigen Seelsorgenden dabei vor allem die Frage der Weitergabe von Informationen im Sinne einer Dokumentation in der Patientenakte im Blick haben (und deshalb Fragen der Anonymisierung keine Rolle spielen), ist die Unterscheidung für den Umgang mit Verbatims als Zugang zur Empirie von Seelsorge hilfreich und macht auf die Notwendigkeit einer vertieften theoretischen Auseinandersetzung mit Gesprächsprotokollen gerade in Ausbildungskontexten aufmerksam. Sollen Verbatims Forschung ermöglichen, muss geklärt sein, worauf sich diese bezieht. Vom Grundkonzept her kann es sich nur um Forschung zu Seelsorgeperson, Seelsorgebeziehung und seelsorglichen Handlungen handeln, nicht aber um Forschung zu bestimmten Symptomen, Krankheitsbildern und -verläufen oder anderen Kontexten im Gesundheitswesen. In jedem Fall einer Veröffentlichung – auch einer begrenzten – bedarf es der Beachtung der Richtlinien des BDSG.[179]

Bedenklich ist vor diesem Hintergrund jedenfalls, wenn das Anfertigen eines Verbatims nicht über die Ausbildungsbeziehung in Supervision oder KSA-Kurs erfolgt, sondern im Rahmen einer kirchlichen Prüfung. Die Evangelische Kirche

---

177 KIRCHENAMT DER EKD (Hg.), Kirchengesetz zum Schutz des Seelsorgegeheimnisses (Seelsorgegeheimnisgesetz – SeelGG) vom 28. Oktober 2009, KAbl. 2010 S. 339 mit den Bestimmungen der Ausführungsverordnung zum Schutz des Seelsorgegeheimnisses (Seelsorgegeheimnisgesetz Ausführungsverordnung. AVO SeelGG) vom 12. Juni 2014 (KABl. 2014 S. 90), Hannover 2014, § 2 Abs. 4.

178 MICHAEL COORS, DOROTHEE HAART, DIETGARD DEMETRIADES, Das Beicht- und Seelsorgegeheimnis im Kontext der Palliativversorgung. Ein Diskussionspapier der Deutschen Gesellschaft für Palliativmedizin (DGP), in: WzM 66 (2014), 91–98, 98.

179 Vgl. A. a. O., 14.

von Westfalen verlangt von den Kandidatinnen und Kandidaten im Rahmen der Zweiten Theologischen Prüfung die Erstellung eines Seelsorgeverbatims als Hausarbeit, in dem die Vikarin oder der Vikar »ein Beispiel aus ihrer oder seiner seelsorglichen Praxis während der Ausbildungsphase Seelsorge darstellt, analysiert und reflektiert«[180]. Die in den Richtlinien zur Prüfungsordnung eingeforderten Schritte der Hausarbeit stimmen weitgehend mit den Schritten überein, die Werner Becher für die »Gesprächsanalyse im Selbststudium«[181] vorgesehen hatte, ergänzt um eine Darlegung des eigenen Seelsorgeverständnisses und kritischen Anwendung auf das Gespräch: »Wie konnte das eigene Seelsorgeverständnis in dem Gespräch umgesetzt werden? Was ist offen geblieben oder nicht gelungen? Welche Konsequenzen ergeben sich für eine mögliche Gesprächsfortsetzung?«[182] In den Vorgaben findet sich keinerlei Hinweis auf eine Einwilligung der Beteiligten zur Freigabe von Informationen, weshalb die Vereinbarkeit mit dem Seelsorgegeheimnisgesetz der EKD infrage stehen dürfte. Ob die Vertraulichkeit von Prüfungsdaten identisch ist mit einem auf eine Supervisionsbeziehung erweiterten Amtsgeheimnis, ist an dieser Stelle nicht zu beantworten. Die eigentliche Zweckbestimmung des Verbatims, zu einer Reflexion des Verhaltens der Seelsorgeperson, der Seelsorgebeziehung etc. beizutragen, wird durch den Kontext einer kirchenbehördlichen Bewertung jedenfalls nicht beibehalten.

Die ausführliche Diskussion des Für und Wider eines Arbeitens mit Gesprächsprotokollen als Ausgangspunkt der Theoriebildung zur Seelsorgepraxis – als Wahrnehmungskunst – ist dem Umstand geschuldet, dass Spiritual Care, insbesondere im Feld von Palliative Care, multiprofessionelle Zusammenarbeit – sowohl im Blick auf Forschung und Lehre als auch im Blick auf die gemeinsame Begleitung und Betreuung von Patientinnen und Patienten – erfordert, und das heißt: geregelten Austausch von Informationen über die Grenzen von Berufsgruppen hinweg. Der Austausch muss sowohl Daten- und Persönlichkeitsschutz als auch die Richtlinien zu professionsspezifischem Umgang mit Vertraulichkeit und Dokumentation gewährleisten. Der Ursprung der Fallstudienarbeit bei Boisen und Cabot entspricht einem heutigen multiprofessionellen Ansatz; die Konzeption von Gesprächsprotokollen hat eine monoprofessionelle Ausrichtung und widerstrebt einer Weitergabe über einen begrenzten (durch das Amtsgeheimnis gesetzten) Personenkreis hinaus.

Dennoch ist zu Gesprächsprotokollen noch ein Hinweis relevant: Die Methodik transkribierter Gespräche hat früh ihren Eingang im Bereich der seelsorglichen und psychotherapeutischen Begleitung Sterbender gefunden, insbesondere weil die Forschungsarbeiten von Elisabeth Kübler-Ross sowohl an Fallberichten als auch an Gesprächsprotokollen orientiert waren. Kübler-Ross begann ihre bahnbrechende Forschung über Erfahrungen und Copingprozesse

---

180 Evangelische Kirche von Westfalen, Richtlinien zur Anfertigung der Hausarbeiten im Rahmen der Zweiten Theologischen Prüfung. Vom 22. Oktober 1998 (KABl. 1998 S. 181). I.2.
181 W. Becher, Gesprächsprotokollanalyse, 87–89.
182 Evangelische Kirche von Westfalen, Richtlinien 1998, I.2.6.

bei Sterbenden und Trauernden 1965 im Rahmen eines interdisziplinären Studienseminars, an dem vier Theologiestudenten teilnahmen. Sie wollten die aus Literatur gewonnenen Überlegungen erhärten, wissend, dass ›Experimente‹ ausgeschlossen waren. »Nach einiger Beratung beschlossen wir«, schreibt Kübler-Ross, »uns an die Patienten selbst zu wenden und sie zu bitten, unsere Lehrer zu werden.«[183] Als es gelang, Patientinnen und Patienten direkt zu fragen, nahmen die Studierenden als Beobachtende teil. Die Gespräche wurden aufgezeichnet, wenn Patienten dies nach einer Erläuterung von Zweck und Zeitplan der Befragung erlaubten. Als Grund gibt Kübler-Ross an:

> »Ich sage jedem Kranken, daß eine Gruppe von Angehörigen verschiedener Berufe, die aber alle mit dem Krankenhaus in Verbindung stehen, vom Patienten lernen möchte; daß es sehr wichtig sei, mehr über die Gedanken schwerkranker und todkranker Patienten zu wissen.«[184]

Die Arbeit mit den Gesprächstranskripten unterscheidet sich aber insofern von der Arbeit mit Verbatims, als es sich um Verschriftlichung von Tonbandaufzeichnungen handelt und damit das Grundkonzept der subjektiv erinnerten Nachschrift verlassen ist.[185] Ohne diese Forschungen ist die Entwicklung der modernen Befassung mit Sterben und Trauer, wie sie in der Hospizbewegung und Palliative Care Gestalt gewonnen hat, nicht denkbar. Das Interesse ist einerseits professionsübergreifend, wobei Seelsorge von Anfang an involviert ist, andererseits auf das Gegenüber, die Patientin oder den Patienten, gerichtet.

Die Arbeit von Kübler-Ross aufnehmend beschreibt Hans-Christoph Piper 1977 in fünfzehn Protokollen die seelsorgliche Praxis im Umfeld des Todes. Es geht ihm allerdings wieder

> »bewußt um den subjektiven Eindruck, den ein Gespräch beim Seelsorger hinterlassen hat. Es geht um die eigene Erfahrung, die der Seelsorger am Krankenbett gemacht hat. [...] Wir erkennen einander nur in der Begegnung, und wir mißverstehen einander nur auf Grund von Kommunikationsstörungen. [...] Auch in der Gesprächsanalyse auf Grund des vorliegenden Protokolls wird der Seelsorger in erster Linie nach seinem eigenen Erleben gefragt.«[186]

Deutlicher noch verwendet der katholische Pastoraltheologe Ernst Engelke aus der erinnernden Reflexion erstellte Gesprächsprotokolle gezielt für empirische Forschung in der Begleitung Sterbender und Kranker. Verbatims werden mittels retrospektiver Beobachtung analysiert und nach bestimmten Gesichtspunkten

---

183 ELISABETH KÜBLER-ROSS, Interviews mit Sterbenden, Stuttgart/Berlin 1973[7], 26.
184 A. a. O., 29.
185 In eine ähnliche Richtung gehen Versuche, die Verbatimmethode durch andere Methoden zu ersetzen, etwa durch Videoaufnahmen, ›virtuelle Besuche‹ oder durch das Konzept des Standardisierten Patienten (Schauspieler übernehmen die Rolle des Gesprächspartners und simulieren eine reale Situation). Ziel bleibt ein auf Selbsterfahrung basierender, reflektierter Lernprozess. Vgl. dazu DOUGLAS R. WILSON, Virtual Visiting Seminar Replaces Verbatim Seminar in Clinical Pastoral Education (CPE), in: Journal Pastoral Care Counseling 58(2004), 95–100.
186 HANS-CHRISTOPH PIPER, Gespräche mit Sterbenden, Göttingen 1977, 13, zit. bei KLAUS WINKLER, Seelsorge, Berlin/New York 1997, 437.

systematisiert mit dem Ziel, das kirchliche Angebot der Sterbebegleitung mit den Erwartungen Sterbenskranker kritisch abzugleichen.[187]

Letzteres Beispiel macht noch einmal deutlich, worin das Desiderat einer Berücksichtigung von Gesprächsprotokollen für eine deskriptive Praktische Theologie besteht: Das Gesprächsprotokoll aus der Erinnerung der Seelsorgeperson stellt eine Rekonstruktion dar, deren Zweck in der (Gruppen-)Reflexion über die seelsorgliche Rolle im Gespräch und das Selbstverständnis der individuellen Seelsorgeperson besteht. Für eine verallgemeinerbare Wahrnehmung der Rolle und Bedeutung von Seelsorge im Umfeld medizinethischer Konfliktsituationen ist dies nur in begrenztem Maße ein hilfreiches Mittel, um den subjektiven Eindruck, die unmittelbare Erfahrung der Situation intersubjektiv zu kommunizieren oder vom Individuellen auf das Allgemeine zu schließen. Dazu bedarf es einer anderen Technik der Deskription, die innerhalb des Gesundheitswesens und für den interdisziplinären Diskurs verständlich ist.

Anton T. Boisen hatte – ausgehend von Richard C. Cabot – bereits ein erstes umfassendes Konzept für das Verfassen von Fallstudien entwickelt, das neben der Dokumentation der unmittelbaren Begegnung auch Informationen über familiären Hintergrund, kindliche und jugendliche Entwicklung in unterschiedlichen Lebensbereichen, Ursachen der Erkrankung und Angaben zur Religiosität einer Patientin oder eines Patienten umfassen sollte.[188]

An diese Tradition anknüpfend legten 2015 George Fitchett und Steve Nolan eine Sammlung von Fallstudien von Seelsorgekontakten vor, die sich als Impuls für die weitere Forschung zu Seelsorge in einem sich ändernden Gesundheitswesen versteht. George Fitchett, Direktor der Forschungsabteilung des Department of Religion, Health and Human Values der medizinischen Fakultät der Rush University in Chicago, Ill., und Steve Nolan, Seelsorger in Surray (UK), verfolgen mit der Sammlung das ehrgeizige Ziel, sowohl die Ausbildung als auch die Forschung zu Seelsorge auf eine dem Gegenstand und der Tradition entsprechende empirische Basis zu stellen. Krankenhausseelsorge brauche mehr Forschung, nicht nur durch auf Evidenz ausgerichtete quantitative oder an sozialwissenschaftlicher Forschung orientierte qualitative Studien. Es werde erstaunlich wenig über die tatsächliche Seelsorgepraxis veröffentlicht. An der Praxis der Verwendung von Verbatims in der CPE-Ausbildung kritisieren sie, dass »new chaplains mostly learn from cases written by the least experienced members of our profession«[189] statt an Beispielen erfahrener Praxis – im Sinne eines »best-praxis«-Konzepts zu lernen. Neben der monoprofessionellen Orientierung – Studierende und sich Weiterbildende lernen von erfahrenen Seelsorgenden – geht es auch um das Verständlichmachen seelsorglicher Arbeitsweise und seelsorglichen Selbstverständnisses gegenüber anderen im Gesundheitswesen tätigen Professionen.

---

187 Ernst Engelke, Sterbenskranke und Kirche, München/Mainz 1980, vgl. K. Winkler, Seelsorge 1997, 438.
188 Vgl. C.E. Hall, Head and Heart 1992, 23.
189 George Fitchett, Steve Nolan (Hg.), Spiritual Care in Practice. Case Studies in Health Care Chaplaincy, London/Philadelphia 2015, 12.

Nolan und Fitchett luden eine Reihe von Kolleginnen und Kollegen aus unterschiedlichen Ländern, aus unterschiedlichen Konfessionen und Religionen und aus unterschiedlichen Gesundheitsbereichen ein, einen Fallbericht zu erstellen. Die drei einzuhaltenden Schritte geben Einblick in die Systematik:

1. Darstellung von Kontext, Patientin oder Patient (und/oder Familie), eigener Person und Institution.
2. Darstellung der Geschichte der Beziehung zu der Seelsorgepatientin/dem Seelsorgepatienten, fokussiert auf signifikante Momente und Interventionen, einschließlich Verbatim-Auszügen wichtiger Gespräche, wenn vorhanden.
3. Reflexion der eigenen Wahrnehmung der Patientin oder des Patienten, der seelsorglichen Interventionen und der Outcomes (»changes that did or did not occur as a result of the care they provided«[190])

Aus den eingesandten Berichten wurden jeweils drei aus den Feldern Pädiatrie, Psychiatrie und Palliative Care ausgewählt. Die seelsorglichen Kontakte fanden in den USA, Großbritannien und Israel statt; Fälle christlicher Seelsorge (unterschiedliche protestantische Denominationen und römisch-katholisch) werden um ein Beispiel einer Begleitung eines orthodoxen Juden durch eine konservative Rabbinerin und die Sterbebegleitung einer römisch-katholischen Familie indianischer Herkunft ergänzt. Seelsorge geschieht in diesen Fällen überwiegend noch durch kirchlich basierte und durch CPE ausgebildete Seelsorgerinnen und Seelsorger, aber ansatzweise auch durch Seelsorgende anderer religiöser Herkunft. Die Gesprächspartner gehören unterschiedlichen Traditionen an. Auch wenn die therapeutischen Kontexte differieren, stehen alle Seelsorgenden in einem fachlichen Austausch mit dem Personal der Einrichtungen, erhalten Hinweise auf Seelsorgebedarf, haben Einsicht in die Krankenakten, beteiligen sich an Teambesprechungen und dokumentieren in eigenen oder gemeinsamen Unterlagen.

Die einzelnen Fallstudien können an dieser Stelle nicht wiedergegeben werden; bemerkenswert ist an der Publikation aber das Verfahren, die Fallberichte je nach Feld (Pädiatrie, Psychiatrie, Palliative Care) von je einer Expertin oder einem Experten aus der Seelsorgetheorie und aus einer anderen Profession (Psychologie, Psychiatrie und Pflege) zu kommentieren. Diese Kommentare machen auf zahlreiche theorierelevante Aspekte zu Krankenhausseelsorge aufmerksam. Die kanadische Pflegewissenschaftlerin Barbara Puset findet anhand der Fallberichte für Krankenhausseelsorge die Metapher eines »religiösen und spirituellen Navigierens«: Seelsorge verhandle auf kompetente Weise die religiöse und spirituelle Pluralität moderner Gesundheitsfürsorge: »chaplains [are] the only healthcare providers who consistently [have] the competence to bridge diversity while continuing to deepen understanding within their own religious traditions«[191]. Seelsorge in Palliative Care bewege sich in einem liminalen Bereich, wie die Patientinnen und Patienten in einem Zustand der Liminalität seien. Die

---

190 A. a. O., 16.
191 A. a. O., 278f.

Liminalität der Seelsorge betreffe aber auch ihren Status im Gesundheitswesen: bei Sparmaßnahmen befinde sich die Klinikseelsorge ganz oben auf der Streichliste.

Den Schluss des Bandes bildet eine kritische Reflexion der vorgelegten Fallstudien unter ethischen Gesichtspunkten durch David B. McCurdy (Elmhurst College Illinois). Er beobachtet einen Gewissenskonflikt bei den Seelsorgenden zwischen dem Anspruch an eine vertrauensvolle Seelsorgebeziehung und dem Willen, die Praxis von Seelsorge und das ganze Feld von Spiritual Care durch Veröffentlichung von »informational privacy« voran zu bringen. McCurdy reflektiert den Umgang mit Fallstudien dem Ansatz von Beauchamp und Childress[192] folgend: Die Verwendung von Fallstudien zu Forschung oder Ausbildung könne prinzipienethisch reflektiert werden. Der Benefit von Fallstudien sei für Patientinnen und Patienten nur ein sekundärer – im Sinne einer Wertschätzung ihrer Geschichte. Schaden für die unmittelbar und mittelbar Beteiligten könne aber nicht ausgeschlossen werden, da auch bei bester Pseudonymisierung[193] nicht ausgeschlossen werden könne, dass die Identität der Beteiligten trotz aller Vorsichtsmaßnahmen erkennbar werde. Ein potenzieller Nutzen von Fallstudien bestehe darin, künftigen Patientinnen und Patienten bessere Spiritual Care zu ermöglichen (Prinzip der Gerechtigkeit). Dem Prinzip der Autonomie der Patientin oder des Patienten werde entweder durch eine Einwilligungserklärung, oder, so diese weder von Patientinnen und Patienten noch Angehörigen/Stellvertretern einholbar war, durch eine Freigabe durch das Ethikkomitee des Krankenhauses entsprochen. McCurdy bestimmt über den rechtlichen Datenschutz hinaus als Kriterien für die Arbeit mit Fallstudien:

- Schutz der Identität und Vertraulichkeit durch Unkenntlichmachung durch sorgsame Pseudonymisierung ohne Verdrehung wichtiger Angaben zum Verständnis im Rahmen eines Review-Prozesses.
- Respekt auch gegenüber mittelbar Betroffenen/Beteiligten (z. B. andere Begleitende/Betreuende): Bemerkungen oder Einschätzungen, die anderen Unrecht tun könnten, seien zu vermeiden.

Das Nachwort (John Swinton, Professor für Praktische Theologie und Seelsorge in Aberdeen, UK) betont noch einmal – in Übereinstimmung mit der Tradition der Seelsorgebewegung – die Bedeutung eines narrativ-empirischen Zugangs zum Feld:

> »The hospital [...] is above all else a place of stories. It is a complex place within which stories are told, sometimes heard, always negotiated and very easily misunderstood. Whether these stories are wrapped up in diagnoses, in politics, or in the day-to-day stories that healthcare professionals and patients tell about health and illness, listening, hearing and responding to stories sits at the heart of the task of chaplaincy.

---

192 Vgl. Tom L. Beauchamp, James F. Childress, Principles of Biomedical Ethics, New York 1994[4].
193 Die narrativen Anteile und Verbatim-Auszüge der Fallstudien verwenden Pseudonyme statt Anonymisierung. Zum Teil konnten beteiligte Patientinnen und Patienten ihr eigenes Pseudonym bestimmen.

> Within such a context, a primary task of chaplaincy is narrative negotiation and narrative healing. [...] People need help to negotiate the complexities of the healthcare system and to be enabled to find ways of raising up those voices that seem trivial in the eyes of the system but which are crucial for meaningful personal care.«[194]

Der hermeneutische Kompetenz verlangende Beitrag der Krankenhausseelsorge, wie ihn John Swinton in den Fallstudien erkennt und kreuzestheologisch deutet, besteht in der Verknüpfung der Geschichten von Patientinnen und Patienten mit der Grundgeschichte des Evangeliums:

> »By bearing in their bodies and in their practices a spiritual story of illness and caregiving that seeks to reconfigure illness, from a meaningless tragedy to a meaningful and potentially transformative experience, chaplains engage in a radical narrative negotiation and healing that is deep, countercultural and profoundly imaginative. Chaplaincy, in this narrative mode, is really quite subversive.«[195]

Fallstudien aus der Seelsorgepraxis sind damit ein Beitrag zu einer dichten Beschreibung.

Der Impuls des Bandes von George Fitchett und Steve Nolan, Seelsorgepraxis in Form von Fallstudien zu erzählen, und Empirie im Modus strukturierter Erzählungen zum Ausgangspunkt von multiperspektivischer Deutung zu machen, entspricht generell dem Arbeiten im Gesundheitswesen, insbesondere aber dem Ansatz qualitativer Forschung im Bereich von Palliative Care, der von den Anfängen bis in die Gegenwart ein starkes Gegengewicht zu evidenzbasierter quantitativer medizinischer Forschung bildet. Dies kann an dieser Stelle nicht vertieft werden, hat aber in zahlreicher Literatur Niederschlag gefunden.[196] Innerhalb der deutschsprachigen Forschung zu Seelsorge im Umfeld von Trauer liegen ebenfalls vereinzelt Arbeiten vor, die mit Fallstudien arbeiten und sich dabei auf die Methodik der qualitativen Sozialforschung berufen, etwa die 2009 erschienene Arbeit von Friederike Rüter.[197] Dabei hat sie zwölf Fälle aus ihrer eigenen Praxis dokumentiert und ausgewertet, die eine Hälfte aus der Praxis als Seelsorgerin in einer psychiatrischen und psychotherapeutischen Fachklinik, die andere Hälfte aus dem Kontext der Kasualpraxis im Gemeindepfarramt. Anhand der strukturierten Fallstudien und ihrer Analyse entlang leitender Untersuchungsfragen bestimmt sie Besonderheiten später Trauer als Herausforderung für seelsorgliche Begleitung im Gespräch, als Arbeit mit biblischen Texten, mit Bildern und Symbolen und als rituelles Handeln.

Darüber hinaus hat sich in Deutschland vor allem im Bereich der Medizinethik die Arbeit mit »sequenzierten Fallstudien« des »Ulmer Arbeitskreises Ethik in der Medizin« etabliert.[198] Nach dem Ulmer Modell wird ein realer

---

194 John Swinton, Afterword, in: G. Fitchett, S. Nolan (Hg.), Spiritual Care in Practice 2015, 299–305, 302.
195 A.a.O., 303.
196 Vgl. stellvertretend: David Barnard, Anna Towers, Patricia Boston, Yanna Lambrinidou (Hg.), Crossing Over. Narratives of Palliative Care, Oxford 2000.
197 Friederike Rüter, Späte Trauer. Eine Studie zur seelsorglichen Begleitung Trauernder, Leipzig 2009 (APTh 40).
198 Gerlinde Sponholz, Gebhard Allert, Frieder Keller, Diana Meier-Allmendinger, Helmut Baitsch, Das Ulmer Modell medizinethischer Lehre. Sequenzierte

Fall in anonymisierter Form in chronologisch angeordneten Schritten aufbereitet. Ziel ist es, alle für die Entscheidungssituation relevanten Informationen medizinischer, psychosozialer und spiritueller Natur und Urteilsfindungsstrategien (unterschiedliche Ethiktheorien) zu berücksichtigen und affektive wie praktische Lernziele einzubinden.

Die Leistungsfähigkeit einer solchen Vorgehensweise für deskriptiv arbeitende theologische Praktikerinnen und Praktiker besteht in der Strukturierung eines Erfahrungsberichts primär nach chronologischen Kriterien, die die eigene Erfahrung der Seelsorgeperson einbezieht, aber in einen größeren, multiprofessionellen Rahmen stellt, in dessen Zentrum das betroffene Subjekt ›Patientin/Patient‹ steht. Durch die strukturierte Darstellung wird versucht, der komplexen Mehrdimensionalität medizinethischer Entscheidungssituationen zu entsprechen.[199] Eine sequenziert strukturierte Falldarstellung ermöglicht es, danach zu fragen, wann Seelsorgende – oder andere Berufsgruppen – der Patientin oder dem Patienten erstmals begegnet sind und welche Informationen und Aspekte in welcher Entscheidungssituation relevant werden. Seelsorge im Kontext des Gesundheitswesens kann sich auf diese Weise von einer isolierten Betrachtungsweise der eigenen Gesprächssituation lösen und die eigene Praxis im organisationalen Kontext zum Ausgangspunkt der Reflexion nehmen. Die chronologische Reihenfolge der sequenzierten Falldarstellung wird im vorliegenden Zusammenhang variiert durch die aus Biographiearbeit bekannte Reihenfolge von Gegenwart – Vergangenheit – Zukunft. Dies entspricht in der Regel auch dem Verlauf eines Seelsorgegesprächs, das mit einer Eruierung der aktuellen Situation (Was liegt gerade an? Was beschäftigt im Moment? Wie geht es Ihnen?) über eine Erkundung relevanter Informationen zur Vergangenheit (Wo kommen Sie eigentlich her? Seit wann geht das schon?) zu Fragen der Zukunft (Was brauchen Sie? An wen können Sie sich wenden? Worum möchten Sie Gott bitten?) übergeht.[200]

Zusammenfassend sind als relevante Informationen für einen Fallbericht zu Seelsorge im Kontext des Gesundheitswesens[201] zu nennen:

Falldiskussion für die praxisnahe Vermittlung von medizinethischer Kompetenz (Ethikfähigkeit), Bochum 1999 (Medizinethische Materialien 121); GERLINDE SPONHOLZ, HELMUT BAITSCH, GERHARD ALLERT, Das Ulmer Modell der diskursiven Fallstudie. Entwicklungen und Perspektiven der Lehre in Ethik in der Medizin, in: Zeitschrift für Medizinische Ethik 50 (2004), 82–87; GERALD NEITZKE, Ethik im Medizinstudium. Erfahrungen und innovative Entwicklungen an der Medizinischen Hochschule Hannover, in: Zeitschrift für Medizinische Ethik 50 (2004), 61–70. Vgl. auch DERS., Ethik in der medizinischen Aus- und Weiterbildung, in: Bundesgesundheitsblatt – Gesundheitsforschung – Gesundheitsschutz 51 (2008), 872–879. Ein Beispiel findet sich in: GERALD NEITZKE, Interprofessioneller Ethikunterricht, in: GMS Zeitschrift für medizinische Ausbildung 22 (2005) (Online-Version unter http://¬ www.egms.de/en/journals/zma/2005-22/zma000024.shtml, Zugriff am 10.08.2005).

199 Vgl. G. SPONHOLZ u. a., Ulmer Modell 1999, 5.

200 Vgl. u. a. M. GRATZ, T. ROSER, Curriculum Spiritualität 2016, 34–37.

201 Ein ähnlich strukturierter Leitfaden mit Impulsfragen zum Verfassen einer Fallgeschichte – samt eines Beispiels – findet sich in M. GRATZ, T. ROSER, Curriculum Spiritualität 2016, 64f.

- Angaben zu Alter, Geschlecht, Familienstand (soziales Umfeld), religiöse Zugehörigkeit und (Berufs-)Tätigkeit der Patientin/des Patienten unter Berücksichtigung der Regeln von Anonymisierung und Pseudonymisierung
- Beteiligte Akteure, ihre Kontakte und Informationen sowie die Religionszugehörigkeit der spirituellen Begleiterin/des spirituellen Begleiters
- Hinweise auf Zustandekommen und Geschichte des Seelsorgekontakts
- Gegenwart:
  - Unmittelbar vorliegendes gesundheitliches Problem und Veranlassung der medizinischen, pflegerischen oder sonstigen therapeutischen Behandlung (Symptome oder Ereignis). Unter Umständen medizinische Fakten: Diagnose, Symptome, Behandlung. Aussagen des Erkrankten zur spirituellen Situation
  - Seelsorgekontakt: Berücksichtigung signifikanter Ereignisse oder Situationen und Interventionen und gegebenenfalls Auszüge aus Verbatim. Persönlicher Eindruck der Seelsorgerin/des Seelsorgers
  - Bei behandlungsbezogenen ethischen Konflikten: Aktuelle und vormalige Äußerungen der Patientin/des Patienten sowie juristische Fragen (Betreuung, Einwilligungsfähigkeit etc.)
- Vergangenheit: Relevante Aspekte zu Herkunft, bisherigem Krankheitsverlauf, bisherigen Erfahrungen mit (Therapie-)Entscheidungen und religiösen/ spirituellen Aussagen und Einflüssen; Willensäußerungen
- Zukunft: Anstehende Entscheidungen, religiöse Aspekte, Vorstellungen, Sorgen, Hoffnungen
- Evaluation:
  - Darstellung und kritische Reflexion der seelsorglichen Rolle,
  - der Wahrnehmung der Patientin oder des Patienten und ihrer oder seiner Situation,
  - der Interventionen und ihrer Wirkung unter Bezug auf das eigene Seelsorgeverständnis

Zusätzlich zu solchen standardisierten Fallberichten sollen in dieser Arbeit auch Erfahrungsberichte von in der Praxis tätigen Seelsorgerinnen und Seelsorgern sowie von Betroffenen als Ausgangspunkt theoretischer Erwägungen dienen, allerdings in einer jeweils kontrollierten Weise – als Fremdtexte, die in schriftlicher Form bereits vorliegen und damit der intersubjektiven Deutung zugänglich sind. Dies leitet über zur dritten Quelle, auf die deskriptiv arbeitende Praktische Theologie zurückgreifen kann.

Fazit: Die Arbeit mit strukturierten und auf intersubjektive Diskussion ausgelegten Fallberichten eignet sich aus forschungspragmatischer, ethischer und interdisziplinärer Sicht für eine empirisch orientierte Praktische Theologie von Seelsorge im Gesundheitswesen. Sie entspricht der Generierung von orientierendem Berufswissen aus dem und für den Alltag und dem Habitus des Kontexts. Sie ermöglicht – zusammen mit anderen Methoden – eine dichte Beschreibung der Gegenwart.

3.1.3 Quantitative und qualitative Untersuchungen zu Spiritualität

Deskriptiv arbeitende Praktische Theologie kann über eigene Beobachtungen und Vertextlichung von Erfahrungen hinaus auf Daten aus publizierten Untersuchungen nicht verzichten. Die Kenntnisnahme vorliegender Studien gehört zu den leider häufig übersehenen, aber notwendigen beruflichen Kompetenzen. Die eigenen Eindrücke werden mit den empirischen Erkenntnissen anderer verglichen und damit relativiert. Die Kenntnisnahme empirischer Studien bezieht sich für Seelsorge im Kontext des Gesundheitswesens auf zwei Themenbereiche: Untersuchungen, die ihren Schwerpunkt in medizinisch-therapeutischen Fragestellungen haben – also zu unterschiedlichen Aspekten von Krankheitsverläufen, Behandlungsstrategien und pflegerischen Aspekten – sowie Untersuchungen zur Bedeutung von Religiosität und Spiritualität im Zusammenhang von Krankheit und Gesundheit.

Seelsorge greift auf Studien und Untersuchungen zu medizinisch-therapeutischen Fragestellungen zurück, um sich im Feld besser orientieren zu können und die medizinisch-pflegerischen Bedingungen der seelsorglichen Begegnung besser zu kennen und einordnen zu können. Beispielsweise ist es sinnvoll, über die Ursachen von Wahrnehmungsstörungen durch Einschränkungen oder den Ausfall von Sinnesorganen informiert zu sein. Die Kenntnis der Häufigkeit solcher Störungen, beispielsweise von Hörbehinderungen, ermöglicht ein besseres Verständnis für die Bedingungen von Kommunikation in der Seelsorgebegegnung.[202]

Untersuchungen zur Bedeutung von Religiosität und Spiritualität im Zusammenhang von Krankheit und Gesundheit betreffen die Seelsorge unmittelbar. Zwar hat in der deutschsprachigen Praktischen Theologie laut Andreas Feige und Ingrid Lukatis empirische Forschung Konjunktur, seit sich 1992 unter dem Dach der Deutschen Gesellschaft für Soziologie (DGS) die »Sektion Religionssoziologie« wieder gegründet hat: »[D]ie religionssoziologische Erforschung des kulturpraktischen Umgangs mit Kontingenzen in seinen vielfältigen Ausdrucksgestalten [besitzt] wieder einen fast schon selbstverständlichen Platz auf der soziologischen Agenda.«[203] Die dabei als zentral erachtete Frage, wie Religion und Religiosität theoretisch-definitorisch zu fassen und empirisch zu beforschen sind, bildet den Schwerpunkt der Diskussion. Beim Überblick über die empirischen Forschungen der Religions- und Kirchensoziologie differenzieren Andreas Feige und Ingrid Lukatis nach thematischen Zusammenhängen. Den ersten Schwerpunkt bilden Untersuchungen zu Religiosität und Kirchlichkeit in der Bevölkerung und bestimmten Konfessionsgruppen, gefolgt von Untersuchungen

---

202 Vgl. beispielsweise die Untersuchungen zu Basaler Stimulation in der Sterbebegleitung: Stephan Kostrzewa, Marion Kutzner, Was wir noch tun können! Basale Stimulation in der Sterbebegleitung, Bern 2004².

203 Andreas Feige, Ingrid Lukatis, Empirie hat Konjunktur. Ausweitung und Differenzierung der empirischen Forschung in der deutschsprachigen Religions- und Kirchensoziologie seit den 90er Jahren – ein Forschungsbericht, in: PrTh 39 (2004), 12–32, 13.

zu Religion als Beruf und kirchlicher Organisation. Ein eigenes Themengebiet sind jeweils Genderaspekte und Religiosität und Kirchlichkeit in der jungen Generation. Studien zu Religion und Kirche im Kontext von Kultur (Moral, Politik, Medien, Bürgerbewegungen und Familie) bilden eine eigene Gruppe, unterschieden von Untersuchungen zu Religion in der Lebensgeschichte oder zu New-Age und Okkultismus bis schließlich zu nicht-christlichen Weltreligionen mit eigenem ethnischen Kontext.

Bei dieser Differenzierung fällt jedoch auf, dass der Bereich des Gesundheitswesens, insbesondere die zahlreichen Untersuchungen zur Bedeutung von Religiosität und Spiritualität im Zusammenhang von Gesundheit, Krankheit und Bewältigung von Krisensituationen, nicht berücksichtigt ist. Dabei hat es gerade zu diesem Bereich in den vergangenen Jahren intensive Forschungsanstrengungen gegeben, zunächst im angloamerikanischen Sprachraum, zunehmend aber auch in der deutschsprachigen Literatur und mittlerweile in eigens darauf ausgerichteten Publikationsforen wie der 2012 erstmals erschienenen Zeitschrift »Spiritual Care. Zeitschrift für Spiritualität in den Gesundheitsberufen«.

Ausgehend von der Onkologie, speziell der Psychoonkologie, und der Bedeutung ganzheitlicher Modelle wird die Bewältigung von Krankheit als individueller, interaktiver und sozialer Prozess betrachtet.[204] Dies gilt über die (Psycho-) Onkologie hinaus auch für das weite Feld der chronischen Erkrankungen. Die Bedeutung von Religion, Religiosität und Spiritualität für holistische Ansätze der Medizin ist Thema zahlreicher Projekte.[205]

Das Interesse an solchen Untersuchungen ist in den letzten zwei Jahrzehnten vor allem im Gesundheitswesen rasant angestiegen. Eine Suchanfrage auf entsprechenden Datenbanken mit verschiedenen Suchbegriffen wie »spirituality« oder (Suchfilter »OR«) »spiritual« zeigt, dass etwa bis zum Jahr 1996 noch weniger als 200 Studien pro Jahr in Fachzeitschriften erschienen sind, die in »MEDLINE«[206] gelistet werden. Der Wert stieg auf über 800 im Jahr 2008

---

204 Vgl. SABINE ALLWINN, Krankheitsbewältigung als individueller, interaktiver und sozialer Prozess, in: CHRISTOPH SCHNEIDER-HARPPRECHT, SABINE ALLWINN (Hg.), Psychosoziale Dienste und Seelsorge im Krankenhaus, Göttingen 2005, 17–104. Vgl. auch C. MÜLLER, J. KÖRBER, S. HUBER, SEBASTIAN MURKEN, Religiosität als Bewältigungsressource – Ein vernachlässigter oder vernachlässigbarer Faktor in der onkologischen Rehabilitation? in: VERBAND DEUTSCHER RENTENVERSICHERUNGSTRÄGER (Hg.), Selbstkompetenz – Weg und Ziel der Rehabilitation, 13. Rehabilitationswissenschaftliches Kolloquium vom 8. bis 10. März 2004 in Düsseldorf (DRV-Schriften, Bd. 52), Frankfurt am Main, 487–489.

205 Vgl. dazu v. a. Teil C der vorliegenden Arbeit; LINDA H. POWELL, LEILA SHABI, CARL E. THORESEN, Religion and Spirituality. Linkages to Physical Health. in: American Psychologist, 58 (2003/1), 36–52; ECKHARD FRICK, Glauben ist keine Wunderdroge. Hilft Spiritualität bei der Bewältigung schwerer Krankheit?, in: Herder Korrespondenz 56 (2002/1), 41–46.

206 »MEDLINE (Medical Literature Analysis and Retrieval System Online) enthält Nachweise der internationalen Literatur aus der Medizin, einschließlich der Zahn- und Veterinärmedizin, Psychologie und des öffentlichen Gesundheitswesens. Die Datenbank entspricht dem gedruckten Index Medicus und einigen anderen gedruckten Bibliografien. Quellen sind ca. 4.800 internationale Zeitschriften« (Deutsches Institut für Medizinische Dokumentation und Information, medizinwissen, online abrufbar:

und knapp 1.000 im Jahr 2013.[207] 2015 stieg bei einer Suchanfrage mit denselben Auswahlkriterien die Zahl bereits auf 1.152 an. Ergänzt man die Suche um das Begriffsfeld »Religion« (durch den Suchbegriff »religio*«), steigen die Treffer von 2.125 (im Jahr 2007) auf 3.026 (im Jahr 2015)[208].

Ganz unabhängig davon, mit welchen Suchkriterien eine Datenbankabfrage unternommen wird: Der Anstieg an Untersuchungen, die in Zeitschriften mit Peer-Review-Verfahren und Listung in MEDLINE veröffentlicht wurden, hält auch in den letzten zehn Jahren unvermindert an. Sowohl Publikationen, die beide Begriffe »spiritual*« und »religio*« verwendeten als auch Suchabfragen mit jeweils nur einem der beiden Begriffe verzeichnen eine Zunahme zwischen 2007 und 2016 (für 2016 gilt, dass die Abfrage Publikationen bis Ende Juli umfasste) (▶ Abb. 1).

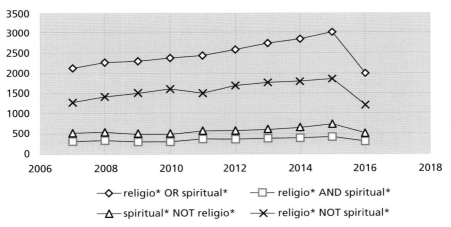

Abb. 1: Suchabfrage MEDLINE im Zeitraum zwischen 2007 und Juli 2016

Einerseits bedingt durch ein Interesse an Effizienzkriterien im Gesundheitswesen und andererseits durch eine Zunahme holistischer Ansätze im Gesundheitswesen dienen empirische Untersuchungen dazu, objektivierbare Daten zu erhalten, die die Wirksamkeit therapeutischer Interventionen belegen, die mit Aspekten von Religion, Religionszugehörigkeit und Religiosität, Spiritualität

---

https://www.dimdi.de/static/de/db/dbinfo/me66.htm, Zugriff am 25.07.2016). MEDLINE ist abrufbar unter http://www.nlm.nih.gov/.

207 Angaben laut einer Abfrage der Forschungsstelle Spiritual Care der Klinik für Psychosomatische Medizin (Prof. Eckhard Frick) vom 29. Oktober 2015, vgl. Folie Nr. 4 der Präsentation »Was ist Spiritual Care« (http://www.psychosomatik.mri.tu¬ m.de/sites/www.psychosomatik.mri.tum.de/files/151029_LUX.pdf, Zugriff am 25.07. 2016).

208 Eine Suchabfrage mit den gleichen Begriffsparametern für die Jahre 1998 bis 2003 findet sich bei THOMAS OSTERMANN, ARNDT BÜSSING, Spiritualität und Gesundheit: Konzepte, Operationalisierung, Studienergebnisse, in: Musiktherapeutische Umschau 28 (2007), 217–230, 219.

und Weltanschauung verbunden sind. Harold A. Koenig identifiziert in seinem auch ins Deutsche übersetzten Band »Spiritualität in den Gesundheitsberufen« die im nordamerikanischen Gesundheitssystem vorliegenden Umstände, die mit dem Anstieg an empirischen Studien verbunden sind: Die amerikanische Joint Commission for the Accreditation of Hospital Organizations (JCHAO) schreibe die regelmäßige Durchführung einer spirituellen Anamnese bei Aufnahme einer Patientin oder eines Patienten vor; die American Association of Medical Colleges, der Verband der Medizinischen Hochschulen, habe schon 1999 die Einbeziehung spiritueller Aspekte in die Ausbildung im Rahmen des Medizinstudiums als notwendig erachtet; im Jahr 2006 hätten bereits mehr als 100 von 141 medizinische Hochschulen in den USA Wahl- und Pflichtfächer zu Religion, Spiritualität und Medizin eingeführt. In den gängigen Lehrbüchern zu Pflegepraxis und Pflegewissenschaften seien präzise Hinweise auf spirituelle Diagnostik, Interventionen und Wirkungen enthalten.[209]

Die ganzheitliche Orientierung ist laut Koenig in den USA auch mit ökonomischen Aspekten verbunden, die vor allem die Ausstattung von Krankenhäusern mit Seelsorgepersonal berühren. Aufgrund intensiven Kostendrucks seien seelsorgliche Dienste abgebaut worden, mit dem Resultat,

> »dass es sogar in Akutspitälern nicht genügend Seelsorger gibt, um jeden Patienten und jede Familie zu besuchen sowie die Bedürfnisse des Krankenhauspersonals abzudecken. [...] Wenn nun aber die meisten Patienten nicht von Seelsorgern auf ihre spirituellen Bedürfnisse hin evaluiert werden können, dann muss es jemand anders tun.«[210]

Laut den oben genannten Vorgaben der Akkreditierungskommission für zugelassene Krankenhäuser gehört die Erhebung von Bedürfnissen zu den Aufgaben, die von ›anderen‹ Berufsgruppen, nämlich ärztlichem und pflegerischem Personal, zu leisten sind; diese seien allerdings für die Durchführung dieser Aufgaben nicht ausreichend vorbereitet. Und: Sie brauchen gute Gründe, um Verantwortung für einen Bereich zu übernehmen, der traditionell der Seelsorge überlassen war. Für die nichtkirchlichen Berufsgruppen haben spezifische theologische Gründe in der Regel keine oder wenig Geltung, es sei denn, Glaube, Religiosität oder Spiritualität waren eine starke Motivation für die Berufswahl oder die Art und Weise der Berufsausübung.[211] In den Gesundheitswissenschaften werden patienten- und gesundheitsbezogene Maßnahmen durch Studien überprüft, die

---

209 Vgl. HARLOD A. KOENIG, Spiritualität in den Gesundheitsberufen. Ein praxisorientierter Leitfaden, bearbeitet und mit einem Geleitwort von René Hefti, Stuttgart 2012, 12.
210 H. KOENIG, Spiritualität 2012, 14.
211 In diesem Sinne begründet Christina M. Puchalski, Ärztin und Leiterin des George Washington Insitute for Spirituality in Healthcare (GWISH), ihr Engagement: »In these times of economic and political pressure, which are threatening an already fragile healthcare system, it is especially important for all of us, whether healthcare professionals, patients, or administrators, to reclaim the spiritual roots of our profession of medicine« (CHRISTINA M. PUCHALSKI, Preface, in: DIES. [Hg.], A Time for Listening and Caring. Spirituality and the Care of the Chronically Ill and Dying, Oxford 2006, IX-XIII, XII).

mehrheitlich an Wirksamkeit und Evidenz interessiert sind, theologisch relevante Aspekte sind dabei wenig bedeutend.

Harold Koenig gibt sechs gute und durch Studien belegbare Gründe an, weshalb religiöse und spirituelle Aspekte behandlungsrelevant sind:

> »1. Viele Patienten möchten, dass sich Gesundheitsfachleute ihres religiösen oder spirituellen Hintergrundes bewusst sind. 2. Unter den Patienten sind religiöse Überzeugungen häufig und diese helfen ihnen, ihre Krankheitssituation zu bewältigen. 3. Hospitalisierte Patienten sind oft von ihren religiösen Gemeinschaften isoliert. Alternative Möglichkeiten, die spirituellen Bedürfnisse zu erfüllen, sollten zur Verfügung gestellt werden. 4. Religiöse Überzeugungen können medizinische Entscheidungen beeinflussen, manchmal die medizinische Betreuung stören und das Verhältnis zwischen Gesundheitsfachperson und Patient (Compliance) beeinflussen. 5. Religiöse Überzeugungen und die religiöse Praxis wirken sich oft auf die eine oder andere Weise auf psychische und körperliche Gesundheitsergebnisse aus. 6. Der Einbezug der Religion kann die Art der Unterstützung und Pflege beeinflussen, die Patienten in der Wohngemeinde erhalten. Diese sechs Gründe unterstreichen den Bedarf an Ausbildung für Gesundheitsfachleute in diesem Bereich.«[212]

Seelsorgerinnen und Seelsorger sehen den Zugang über empirische, insbesondere über quantitative Studien zurecht mit ablehnender Skepsis, wenn damit die Übernahme von Zuständigkeiten für eigentlich seelsorgliche Aufgabenfelder durch andere Berufsgruppen legitimiert werden soll oder die Übernahme einer nicht theologischen, sondern medizinischen Handlungslogik und Berufstheorie beabsichtigt ist. In beiden Fällen wäre das Eigene im Profil von Seelsorge preisgegeben, die Theologie. George Fitchett und Marguerite S. Lederberg formulieren treffend: »Can you measure a sunbeam with a ruler?«[213] – Kann man das, was Theologie wahrnimmt und beschreibt, mit anderen Mitteln in gleicher Weise akkurat bestimmen? Dennoch sind Seelsorgende gut beraten, wenn sie Themen, Methoden und Ergebnisse empirischer Untersuchungen aus den Gesundheitswissenschaften nicht nur zur Kenntnis nehmen, sondern sich in eigener Weise, mit eigener Kompetenz und in interdisziplinärer Absicht einbringen.

Die Untersuchungen thematisieren religiöse und spirituelle Fragen kontextbezogen, etwa im Zusammenhang religiöser und spiritueller Einstellungen von Patienten- und Angehörigengruppen oder Mitarbeiterinnen und Mitarbeitern, im Zusammenhang mit Krankheitsverarbeitung oder mit Behandlungsentscheidungen. Konsequenterweise müssen Verfahren entwickelt werden, um diese Einstellungen zu ›messen‹. Zu diesem Zweck wurden Messinstrumente entwickelt und mittlerweile auch im deutschen Sprachraum eingeführt. Schon 1993 etwa wird in den Trierer Skalen zur Krankheitsbewältigung (TSK) und im Freiburger Fragebogen zur Krankheitsverarbeitung (FKV) der Religiosität ein konstruktiver Beitrag zur Bewältigung zugeschrieben.[214] Ein zentraler Aspekt ist der Zusammenhang von Religion und Lebensqualität:

212 H. Koenig, Spiritualität 2012, 16.
213 Vgl. Marguerite S. Lederberg, Goergre Fitchett, Can you measure a sunbeam with a ruler? in: Psychooncol 8 (1999), 375–377.
214 Vgl. Thomas Klauer, Sigrun H. Fillip, Trierer Skalen zur Krankheitsbewältigung, Göttingen 1993; Fritz A. Muthny, Freiburger Fragebogen zur Krankheitsverarbeitung (FKV), Weinheim 1989; Anke Lublewski-Zienau, Jörg Kittel, Marthin Ka-

»Gesundheitsbezogene Lebensqualität ist ein in der Medizin und den angrenzenden Gesundheits- und Pflegewissenschaften verwendeter Oberbegriff für Selbsteinschätzungen der Patientinnen und Patienten zu ihrem Gesundheitszustand. Empirische Befunde aus dem angloamerikanischen Sprachraum zeigen, dass Patienten ihre Spiritualität/ Religiosität als wichtigen Aspekt der subjektiven Gesundheit ansehen. Außerdem stellt Spiritualität/Religiosität eine bedeutsame Ressource zur Verbesserung der Behandlungsergebnisse dar und scheint zusätzliche, über andere Teilbereiche der gesundheitsbezogenen Lebensqualität hinausgehende Aspekte abzubilden.«[215]

Dem Religionspsychologen Christian Zwingmann zufolge beziehen sich die Instrumente zur Messung der gesundheitsbezogenen Lebensqualität auf vier maßgebliche Komponenten:

1. Physische Aspekte
2. Psychische Aspekte (allgemeine emotionale Befindlichkeit/Selbstwertgefühl)
3. Soziale Aspekte
4. Funktionale Aspekte (Einschränkungen der Funktionsfähigkeit bei Anforderungen des alltäglichen Lebens)

Mit Religiosität/Spiritualität kommt nun eine fünfte messbare Komponente hinzu. Die Messverfahren zu dieser fünften Komponente stehen in Zusammenhang mit allgemeinen Messverfahren der Religionspsychologie.[216] Grundlegend für die Messverfahren ist, dass – genauso wie Lebensqualität ein Konstrukt darstellt – auch ein Fragebogen zu gesundheitsbezogener Religiosität und Spiritualität

»die jeweils interessierenden Merkmale, insbesondere die nicht unmittelbar beobachtbaren Konstrukte, operational zu definieren und zu messen [versucht]. Ein RS-Fragebogen stellt eine solche Messung dar; die zusammengefassten Antworten auf die Items fungieren als Indikatoren, mit denen auf religiöse/spirituelle Überzeugungen, Einstellungen, Gefühle, Werte oder Verhaltensweisen zurückgeschlossen wird.«[217]

Seelsorgende können und sollten kritisch die Angemessenheit der Items eines Fragebogens und der vorgegebenen Antworten beurteilen; zudem verweisen Seelsorgende auf den Unterschied zwischen einer vorgegebenen Antwort und

ROFF, Religiosität, Klinikseelsorge und Krankheitsbewältigung. Wie wird Seelsorge von kardiologischen Rehabilitanden angenommen?, in: WzM 57 (2005), 283–295; vgl. auch ANETTE DÖRR, Religiöses Coping als Ressource bei der Bewältigung von Life Events, in: CHRISTIAN ZWINGMANN, HELFRIED MOOSBRUGGER (Hg.), Religiosität: Messverfahren und Studien zu Gesundheit und Lebensbewältigung. Neue Beiträge zur Religionspsychologie, Münster 2004, 261–275.

215 HELFRIED MOOSBRUGGER, CHRISTIAN ZWINGMANN, Deutschsprachige Religionspsychologie heute: Einführung und Überblick, in: C. ZWINGMANN, H. MOOSBRUGGER (Hg.), Religiosität: Messverfahren und Studien zu Gesundheit und Lebensbewältigung. Neue Beiträge zur Religionspsychologie, Münster 2004, 9–22, 16f.

216 Vgl. etwa CHRISTIAN ZWINGMANN, BERNHARD GROM, KARIN SCHERMELLEH-ENGEL, RENATE MADSEN, EDGAR SCHMITZ, HELFRIED MOOSBRUGGER, Das Münchner Motivationspsychologische Religiositäts-Inventar: Dimensionsanalytische Prüfung und Revision, in: C. ZWINGMANN, H. MOOSBURGER (Hg.), Religiosität 2004, 57–77.

217 CHRISTIAN ZWINGMANN, CONSTANTIN KLEIN, Deutschsprachige Fragebögen zur Messung von Religiosität/Spiritualität. Stellenwert, Klassifikation und Auswahlkriterien, in: Spiritual Care 1 (2012), Heft 3, 8–22, 8.

dem subjektiven Erleben oder einer subjektiven Erfahrung. Nicht wenig Anstrengung wird deshalb von theologischer Seite auf die Entwicklung und kritische Prüfung von empirischen Verfahren zur Erfassung dessen verwendet, was
Spiritualität und Religiosität ausmacht. Die Arbeitsgruppe um Heinz Streib diskutiert einerseits im Rückgriff auf religionstheoretische Bestimmungen von
Friedrich Schleiermacher, William James, Ernst Troeltsch, Paul Tillich und
Thomas Luckmann und andererseits im Blick auf die vorliegenden Untersuchungen die Beziehung der Begrifflichkeiten von Religiosität und Spiritualität.
Während letztere als privatisierte, erfahrungsorientierte Religion begriffen
wird, bleibt dennoch der Bedarf, gerade diese als kulturelles Phänomen besser
zu verstehen.[218] Sie verorten zehn semantische Komponenten von Spiritualität
in einem dreidimensionalen Raum um die Hauptachsen »mystische vs. huma-
nistische Transzendenz, theistische vs. nicht-theistische Transzendenz und individuelle ›gelebte‹ Religion vs. Dogmatismus« und machen die in einem Fragebogen zu erforschenden Aspekte in ihrer Konstruktion sichtbar.[219]

Als Zwecke eines Einsatzes deutschsprachiger Fragebögen gelten neben sozialwissenschaftlicher und religionssoziologischer Forschung die Qualitätssicherung von Einrichtungen, die spirituelle Aspekte in Behandlung, Betreuung und
Begleitung integrieren möchten, und die Nutzung als Vorbereitung und
Ausgangspunkt vertiefender Gespräche über existenzielle, religiöse und spirituelle Fragen.[220] Der in diesem Band eingeschlagene Weg geht darüber in dem
Sinn hinaus, dass die Ergebnisse publizierter Fragebogenstudien für die Theoriebildung von Seelsorge genutzt werden, gerade weil Seelsorge in Einrichtungen des Gesundheitswesens in einem forschungsintensiven Umfeld erfolgt, in
dem spirituelle Aspekte nicht ausschließlich der Gruppe der Seelsorgenden
vorbehalten sind, sondern wo ein interdisziplinär abgestimmter und differenzierter Umgang vereinbart werden muss. Publizierte Studien und neu konzipierte Untersuchungen unterliegen bestimmten Gütekriterien in sowohl theoretischer als auch methodischer Hinsicht.[221]

Im deutschen Sprachraum liegen mittlerweile eine ganze Reihe Fragebögen
und Skalen zur Messung gesundheitsbezogener Religiosität und Spiritualität
vor, die fünf Kategorien zugeordnet werden: Die Intensität oder Zentralität religiöser und spiritueller Einstellung, Religion und Spiritualität als Ressource oder
Risikofaktor, Messung religiöser und spiritueller Bedürfnisse, die Bedeutung
von Religion und Spiritualität bei der Bewältigung gesundheitlicher Belastung
und Religion und Spiritualität als Facette von Gesundheit. Unter den Messver-

---

218 Vgl. HEINZ STREIB, RALPH W. HOOD JR, Understanding »Spirituality« – Conceptual
    Considerations, in: DIES. (Hg.), Semantics and Psychology of Spirituality, Heidel-
    berg/New York/London 2016, 3–18.
219 Vgl. RALPH W. HOOD JR, HEINZ STREIB, BARBARA KELLER, CONSTANTIN KLEIN,
    The contribution of the study of »spirituality« to the psychology of religion: Conclu-
    sions and future prospects, in: H. STREIB, R.W. HOOD (Hg.), Semantics 2016, 459–
    469.
220 Vgl. C. ZWINGMANN, C. KLEIN, Deutschsprachige Fragebögen 2012, 9.
221 Vgl. dazu genauer C. ZWINGMANN, C. KLEIN, Deutschsprachige Fragebögen 2012.
    Dort auch zum Folgenden.

fahren zu Religiosität und Spiritualität haben sich zumindest WHOQOL-100 (Domäne ›Religion, persönliche Anschauungen‹)[222] und FACIT-Sp[223] sowie die Spiritual Outcome Scale (SOS)[224] und eine Reihe von »Kurzinstrumenten«[225] etabliert oder befinden sich in der Validierungsphase. Arndt Büssing legt mit dem Spiritual Needs Questionnaire (SpNQ) ein primär deutschsprachiges Instrument zur Messung psychosozialer und spiritueller Bedürfnisse von chronisch Kranken vor[226], das die Bedürfnisse vier miteinander verbundenen Kerndimensionen zuordnet, die später für eine Bestimmung dessen, was mit Spiritualität in Spiritual Care gemeint ist, aufgegriffen werden: Verbundenheit, Friede, Sinn/Bedeutung und Transzendenz. Spezifisch zur Frage der Bedeutung von Religiosität und Spiritualität für den Umgang mit einer Erkankung haben Ostermann, Büssing und Matthiessen den Fragebogen zur »Erfassung der spirituellen und religiösen Einstellung und des Umgangs mit Krankheit« (SpREUK) entwickelt und validiert.[227]

Innerhalb der deutschsprachigen poimenischen Literatur haben diese Verfahren bislang noch immer wenig Beachtung gefunden. Eine an der Frankfurter evangelisch-theologischen Fakultät entstandene Dissertation zur Seelsorge an Patientinnen und Patienten mit kardiologischer Grunderkrankung macht deutlich, dass es für Krankenhausseelsorge wichtig ist, sich mit diesen Untersuchungen vertraut zu machen, wo sie den eigenen Tätigkeitsbereich betreffen:

---

222 World Health Organization, Division of Mental Health, WHOQOL-100. Field Trial February 1995, Genf 1995.

223 FACIT-sp = Funtional Assessment of Chronic Illness Therapy – Spiritual Well-Being, erhältlich in unterschiedlichen Versionen unter http://www.facit.org/FACITOrg/¬ Questionnaires (Zugriff am 25.07.2016). Vgl. Maria Wasner, Bedeutung von Spiritualität und Religiosität in der Palliativmedizin. Auseinandersetzung mit der eigenen Spiritualität – hilfreich für Patienten und Betreuer. Saarbrücken 2008.

224 Vgl. Marion Schowalter, Sebastian Murken, Religion und Gesundheit – empirische Zusammenhänge komplexer Konstrukte, in Christian Henning, Sebastian Murken & Erich Nestler (Hg.), Einführung in die Religionspsychologie, Paderborn 2003, 138–162.

225 Beispielsweise die in den USA weit verbreitete Spiritual Well-Being Scale (SWBS) und das Systems of Belief Inventory (SBI-15R). Vgl. den Forschungsüberblick bei Christian Zwingmann, Spiritualität/Religiosität und das Konzept der gesundheitsbezogenen Lebensqualität. Definitionsansätze, empirische Evidenz, Operationalisierungen, in: C. Zwingmann, H. Moosbrugger (Hg.), Religiosität 2004, 215–237.

226 Vgl. Arndt Büssing, Annina Janko, Andreas Kopf, Eberhard A. Lux, Eckhard Frick, Zusammenhänge zwischen psychosozialen und spirituellen Bedürfnissen und Bewertung von Krankheit bei Patienten mit chronischen Erkrankungen, in: Spiritual Care 1 (2012) Heft 1, 57–73. Vgl. auch Arndt Büssing, J.H. Balzat, Pia Heusser, Spiritual needs of patients with chronic pain diseases and cancer – Validation of the Spiritual Needs Questionnaire. Europ Medical Research 15 (2010), 266–273.

227 T. Ostermann, Arndt Büssing, P. Matthiessen, Pilotstudie zur Entwicklung eines Fragebogens zur Erfassung der spirituellen und religiösen Einstellung und des Umgangs mit Krankheit (SpREUK), in: Forsch Komplementärmed Klass Naturheilkd 11 (2004), 346–353 (DOI:10.1159/000082816); Arndt Büssing, Spirituality as a resource to rely on in chronic illness: The SpREUK Questionnaire. Religions 1 (2010), 9–17.

»Während der Arbeit wurde immer deutlicher, daß zur Seelsorge an KHK-Patienten [Koronare Herz-Krankheit; T.R.] auch ein Wissen um die medizinischen Hintergründe der Erkrankung gehört. [...] Als Seelsorgerin wurde mir das Gespräch und die Zusammenarbeit mit den Menschen wichtig, die ebenfalls mit der Sorge um die Patienten betraut sind. Im Fall von KHK-Patienten ist dies in Akutkrankenhäusern und Rehabilitationskliniken ein therapeutisches Team aus Ärzten, Psychologen, Ernährungsberatern, Bewegungstherapeuten etc. Ihre Zusammenarbeit wird mit dem Begriff ›comprehensive cardiac care‹ bezeichnet. Um als Seelsorgerin in diesem Team mitarbeiten zu können, war es notwendig, meine Aufgabe und meine Arbeit zu definieren und transparent zu machen. Dies galt insbesondere im Blick auf Gemeinsamkeiten und Unterschiede der seelsorgerlichen zur psychotherapeutischen Arbeit mit Patienten.«[228]

Die Autorin, selbst Klinikseelsorgerin, stellt fest, dass die Arbeit der verschiedenen im Team vertretenen Disziplinen durch eine Vielzahl von Studien untersucht und in Veröffentlichungen belegt ist, deren Kenntnis für die poimenische Tätigkeit nicht nur hilfreich, sondern im multiprofessionellen Kontext erforderlich ist:

»Einer fast unübersehbaren Zahl von Veröffentlichungen im medizinischen, soziologischen, psychosomatischen Bereich steht eine fast völlige Mißachtung der Thematik in der Seelsorgeliteratur gegenüber. Gerade die psychosomatischen Risikofaktoren lassen diese Erkrankung jedoch für die Seelsorge zur Herausforderung werden, da die spezifische Persönlichkeitsstruktur der Patienten, die zur Entstehung der Krankheit beiträgt, besondere Ansprüche an die Seelsorge stellt.«[229]

Bei kardiologischen Patientinnen und Patienten hat dieser Hinweis auf den Mangel an der Rezeption empirischer Forschungsergebnisse dazu geführt, dass durch quantitative Untersuchungen die Erwartungen der betroffenen Patientengruppe an seelsorgliche Angebote genauer bestimmt und differenziert werden konnten nach therapeutisch-zwischenmenschlichen und religiös-rituellen Formen der Kommunikation.[230] Die Ergebnisse zeigen, dass die besondere Leistung von Seelsorge in der Hilfestellung »beim Deuten und Verstehen der Erkrankung im Lebenskontext«[231] liegt. Dies geschieht sowohl durch Gesprächsangebote als auch durch Gottesdienste und andere rituelle Handlungen wie Krankensegnung.

»Damit ist die Klinikseelsorge ein sinnvoller Bestandteil im Behandlungs- und Heilungsprozess. Sie bringt mit Kernsätzen und Sinnbildern der christlichen Tradition eine wichtige Dimension in den Gesundungsprozess ein, um Sinnfindung, Angstbewältigung und Selbstwertstabilisierung zu fördern und zu unterstützen.«[232]

Als zugänglicher und der eigenen Arbeits- und Denkweise von Seelsorgerinnen und Seelsorgern angemessener scheinen qualitative Studien zu sein. Sie geben –

---

228 ANGELA RINN-MAURER, Seelsorge an Herzpatienten. Zum interdisziplinären Gespräch zwischen Medizin und Theologie, Stuttgart 1995, 12f.
229 A. RINN-MAURER, Herzpatienten 1995, 13.
230 Vgl. A. LUBLEWSKI-ZIENAU, J. KITTEL, M. KAROFF, Religiosität, Klinikseelsorge und Krankheitsbewältigung 2005, 283–295; ANKE LUBLEWSKI-ZIENAU u. a., Was erwarten Patientinnen und Patienten von der Klinikseelsorge? Eine Studie in der kardiologischen Rehabilitation, in: WzM 55 (2003), 463–478.
231 A. LUBLEWSKI-ZIENAU, J. KITTEL, M. KAROFF, Religiosität, Klinikseelsorge und Krankheitsbewältigung 2005, 293.
232 A. a. O., 295.

anders als Fragebögen – keine Antwortmöglichkeiten vor und scheinen weniger an messbaren Ergebnissen und Wirkungen interessiert zu sein. Ihr Interesse im Bereich der Gesundheitswissenschaften – und hier besonders in den Berufsgruppen Pflege und Sozialarbeit – gilt der Beschreibung von Phänomenen, für die es noch keine Evidenzen gibt oder die sich einer Evidenz entziehen. Qualitative Untersuchungen sind insbesondere daran interessiert, etwas über die Sichtweise eines anderen Menschen oder einer anderen Personengruppe in Erfahrung zu bringen: insbesondere qualitative Interviews dienen zur Erfassung subjektiver Sichtweisen, Situationsdeutungen und Handlungsmotive, Alltagstheorien und Selbstinterpretationen.[233] Es ist sicher kein Zufall, dass die grundlegenden Forschungsarbeiten sowohl von Elisabeth Kübler-Ross als auch der Forschungsansatz der Grounded Theory[234] durch die amerikanischen Sozialwissenschaftler Anselm Strauss und Barney Glaser Anfang der 1960er Jahre im Umfeld des medizinischen Umgangs mit Sterbenden und dem Sterben entstanden, beide Male in einer dezidiert nicht an Disziplinen gebundenen Weise und Absicht. Wie Kübler-Ross durch ihre Interviews bahnbrechende Einsichten in die Erfahrungswelt Sterbender ermöglichte, so wählten Glaser und Strauss den institutionellen Umgang mit Sterben in Krankenhäusern und Altenheimen als Forschungsgebiet aus, um durch teilnehmende Beobachtung und Gespräche die Faktoren zu ermitteln, die das Sterben in Institutionen beeinflussen.

Der vor allem die Grounded Theory auszeichnende »forschende ›Stil‹«[235] gründet Theoriebildung in Empirie, leitet Theorie induktiv aus genauer und kontrollierter Untersuchung des Phänomens ab, sammelt und analysiert ›Daten‹ in gegenseitiger Kopplung mit Theorie und verknüpft unterschiedliche Verfahren in systematisierter Weise miteinander. Entsprechend dieser Offenheit wurde Grounded Theory von den Begründern in unterschiedlicher Weise und von weiteren Vertretern weiter entwickelt. Zentral ist für alle Verfahren und Methoden, dass Theorie nicht anhand von empirischer Forschung lediglich überprüft wird (richtig vs. falsch), sondern dass im Sinne einer Heuristik in mehreren Runden Daten gesammelt, über ein geregeltes Verfahren der Dateninterpretation aufeinander bezogen und miteinander verglichen werden, bis eine sog. Theoretische Sättigung erreicht ist, also der Gegenstandsbereich ausreichend erfasst und verstanden ist. Forschende gehen dabei weder ohne Vorwissen noch mit fest stehenden Hypothesen auf ihren Gegenstand zu, sondern nutzen von

---

233 Vgl. CHRISTEL HOPF, Qualitative Interviews: Ein Überblick, in: UWE FLICK, ERNST VON KARDORFF, INES STEINKE (Hg.) Qualitative Forschung – ein Handbuch. Reinbek 2009, 349–360.

234 Vgl. BARNEY G. GLASER, ANSELM L. STRAUSS, Grounded Theory. Strategien qualitativer Forschung, Bern 2005 (Originaltitel: The Discovery of Grounded Theory – Strategies for Qualitative Research, New York 1967); JULIET CORBIN, ANSELM L. STRAUSS, Grounded Theory: Grundlagen Qualitativer Sozialforschung, Psychologie Verlags Union 1996.

235 INKEN MÄDLER, Ein Weg zur gegenstandsbegründeten Theoriebildung: Grounded Theory, in: A. DINTER, H.-G. HEIMBROCK, K. SÖDERBLOM (Hg.), Einführung 2007, 242–254, 243. Vgl. außerdem die darstellenden Hinweise von HEINER LEGEWIE, Qualitative Forschung und der Ansatz der Grounded Theory, http://www.ztg.tu-ber¬lin.de/download/legewie/Dokumente/Vorlesung_11.pdf (Zugriff am 01.08.2016).

Anfang an Annahmen und Vorkenntnisse in Form sensibilisierender Konzepte, um ihre Wahrnehmung, Datenauswahl und -analyse zu strukturieren. Die Verfahrensweisen der Grounded Theory berücksichtigen, dass die Forscherperson durch ihr Erkenntnisinteresse und ihre spezifischen Wahrnehmungsfilter in einer Relation zu den Gegenständen und Ergebnissen steht. Dies gilt es bewusst in den Forschungsprozess aufzunehmen und offenzulegen. Wichtiges Erkenntnismittel ist die Methode des ständigen Vergleichens von kontrastierenden Phänomenen. Durch gezielte Datenerhebung werden vorläufige Konzepte im Verlauf des Prozesses entwickelt und dabei schrittweise präzisiert. Das erfordert in allen Stadien ein Pendeln zwischen Datenerhebung und Datenanalyse, bis schließlich eine ›datengegründete Theorie‹ (Gounded Theory) Gestalt annimmt.

Die Gewinnung der zu analysierenden Daten erfolgt über Texte ganz unterschiedlicher Art: Die im Kontext von Seelsorge im Gesundheitswesen am häufigsten begegnende Textart stellen transkribierte Interviews dar, es können aber auch Memos teilnehmender Beobachtung, Tagebuchnotizen, Briefwechsel, Einträge in Internetforen und -blogs, in Gebetbüchern etc. sein.[236] Die qualitative Inhaltsanalyse analysiert und deutet die Texte durch theoretisches Kodieren in drei Schritten – offenes, axiales und selektives Kodieren: Offenes Kodieren ist bemüht, bei gleichbleibender und in alle Richtungen gehender Aufmerksamkeit das Textmaterial anhand von Fragen nach den Phänomenen, den beteiligten Personen und ihren Interaktionen, Ort und Kontext, Dauer, Begründungen, Absichten und angewandte Mittel ›aufzubrechen‹, um eine Vielzahl möglicher Kategorien zur Beschreibung des Phänomens zu gewinnen (was, wer, wie, weswegen, wozu?). Das axiale Kodieren versucht, die Vielzahl der Kategorien zu systematisieren (anhand von ›Begriffsachsen‹). Mit fortschreitender Dauer und bei weiterem Datensampling und Kodieren lassen sich »diejenigen Schlüsselkategorien selektieren, die als Kernbegriffe der zu erstellenden Theorie fungieren«[237].

Inken Mädler würdigt den Ansatz der Grounded Theory, der beispielsweise von Johannes van der Ven bereits für den Bereich der Seelsorge angewandt wurde, als wichtige Anregung für die »heuristische Exploration von Phänomenen, über die bis dato noch wenig bekannt ist«, ermögliche er es doch, »durch die Operationalisierung von Suchrichtungen einen Zugang zu dem anvisierten Gegenstandsbereich zu entwickeln, der zugleich zielgerichtet ist und dennoch offen bleibt für unvorhergesehene Ergebnisse«[238]. Mädler betont vor allem die Haltung des Respekts vor dem Gegenstand in seiner je spezifischen Erscheinungsform und die Betonung eines hochreflexiven Suchprozesses. Angesichts dessen ist es kaum verwunderlich, dass der Ansatz gerade im Gesundheitswesen auch auf Gegenstandsbereiche und Personengruppen ausgedehnt und methodisch angepasst wurde, bei denen verbaler Austausch über Interviews aufgrund physischer oder kognitiver Beeinträchtigungen erschwert ist.[239]

---

236 Vgl. I. MÄDLER, Grounded Theory 2007, 251.
237 A. a. O., 245.
238 A. a. O., 252.
239 Vgl. beispielsweise CHRISTIANE SCHAEPE, MICHAEL EWERS, DOROTHEA TEGETHOFF, Qualitative Interviews: Menschen mit kommunikativer Beeinträchtigung, in: Zeitschrift für Palliativmedizin 17 (2016), 159–161.

Beide Aspekte – Respekt vor dem Gegenüber und hochreflexiver Suchprozess – scheinen der Haltung von Seelsorgerinnen und Seelsorgern gegenüber ihren Gesprächspartnerinnen und -partnern sowie den Themen seelsorglicher Begleitung zu entsprechen, was den Ansatz empirisch-qualitativer Forschung für die Wahrnehmungskunst von Spiritual Care unterstützt. Nicht ohne Grund wird aktuell bei Forschung zur Seelsorgepraxis in diversen Bereichen des Gesundheitswesens immer wieder auf die Grounded Theory zurückgegriffen.[240]

Neben der Grounded Theory gibt es weitere verbreitete und geeignete Methoden qualitativer Forschung, beispielsweise Ethnographie oder die Arbeit mit Qualitativen Interviews, insbesondere mit Leitfadeninterviews, Experteninterviews, Fokusgruppendiskussionen und andere.[241] Als geeignetes Verfahren hat sich in Deutschland die Qualitative Inhaltsanalyse nach Mayring bewährt, bei der drei Formen der Analyse unterschieden werden: Zusammenfassung (wenn es darum geht, Material zu reduzieren), Explikation (wenn es um die Ergänzung fraglicher Textteile durch zusätzliches Material geht) und Strukturierung als Ziel der Analyse, die dabei hilft, bestimmte Aspekte aus dem Datenmaterial herauszufiltern, etwa zur Extraktion bestimmter Inhaltsbereiche.[242]

Eine Stärke vieler qualitativer Studien, die nach einem Peer-Review-Verfahren in Zeitschriften veröffentlicht sind, ist es, dass jeweils eine klare Forschungsfrage benannt wird, die sich einerseits aus eingehender Auseinandersetzung mit aktueller Literatur und andererseits transparent gemachtem eigenem Interesse und Vorwissen ergibt. Es wird Auskunft gegeben über die Auswahl der Gesprächspartner und den Zugang zu ihnen sowie zu ethischen Fragestellungen wie der Belastung durch den Interviewprozess.[243] Die Analysemethoden unterliegen Gütekriterien wie Objektivität, Reliabilität und Validität. Das Forschungsdesign und die zeitliche Struktur des Forschungsprozesses einer Studie werden sowohl während der Entwicklung einer Studie diskutiert als auch im Rahmen der Veröffentlichung kommuniziert. Qualitative Studien werden häufig in Forschergruppen entworfen und durchgeführt, die sich aus unterschiedlichen Disziplinen zusammensetzen. Nicht zuletzt werden in veröffentlichten Un-

---

240 Ein Beispiel bietet Loren L. Townsend, Research report: a grounded theory description of pastoral counseling, in: J Pastoral Care Counsel. 65.3–4 (2011), 1–15.

241 Einen knappen und guten Überblick gibt das Handbuch des HealthCare Chaplaincy Network, insbesondere der Beitrag von Margaret Feuille Bockrath, Kenneth I. Pargament, Choosing Research Methodologies, in: Gary E. Myers, Stephen Roberts (Hg.), An Invitation to Chaplaincy Research: Entering the Process, 2014, online unter https://www.healthcarechaplaincy.org/docs/publications/templeton_resear¬ch/hcc_research_handbook_final.pdf (Zugriff am 01.08.2016). Vgl. auch den Überblick von Daniel H. Grossoehme, Research Methodology. Overview of Qualitative Research, in: J Health Care Chaplain 20 (2014), 109–122.

242 Vgl. Philipp Mayring, Qualitative Inhaltsanalyse. Grundlagen und Techniken. Weinheim und Basel 2010[11].

243 Dieser Aspekt ist von besonderer Bedeutung bei der Beteiligung von Seelsorgenden an Klinischen Studien von Forschungsteams: Vgl. Rachael E. Bennett, Marlene B. McKenzie, Molly Gavigan, Meeting the Logistical Challenges of Doing Research with Terminally and Chronically Ill Patients, in: G.E. Myers, S. Roberts (Hg.), Chaplaincy Research 2014, 147–154.

tersuchungen offene Fragen und Kritikpunkte angezeigt, also mögliche Schwächen mitbedacht.

In dieser Arbeit wird immer wieder auf vorliegende quantitative und qualitative Studien hingewiesen. Einige Untersuchungen wurden in den vergangenen Jahren seit Erscheinen der ersten Auflage selbst und im Verbund mit anderen unternommen und publiziert. Wichtiger als eigene Untersuchungen erscheint jedoch die Wahrnehmung und Rezeption der Forschungsanstrengungen und -ergebnisse anderer, sowohl aus der eigenen Berufsgruppe von (forschenden) Seelsorgerinnen und Seelsorgern als auch aus anderen Disziplinen. Das Lesen und Zur-Kenntnis-Nehmen von empirischen Untersuchungen dient der eigenen Wahrnehmungskunst und regt zur kollegialen Auseinandersetzung und fachlichen Reflexion an. Empirische Methoden in der Praktischen Theologie bedürfen gerade der kritischen theologischen Diskussion, insbesondere im Gespräch mit den nicht-empirischen theologischen Fächern. Nur so ist dem Einwand entgegen zu wirken, den Christian Grethlein gegenüber der Profilierung einer Empirischen Theologie äußert:

> »Zweifellos ermöglicht dieser Ansatz Praktischer Theologie ein breites Forschungsfeld, wie auch die Arbeiten von Heimbrocks Schüler/innen zeigen. Doch tritt schon in den grundsätzlichen Überlegungen die theologische Verortung zurück.«[244]

Die Spannung zwischen den Wissenschaftskulturen thematisieren John Swinton und Harriet Mowat in ihrem inzwischen in zweiter Auflage erschienenen Buch »Practical Theology and Qualitative Research«[245]. Als theologische Forschung kann qualitative Forschung nach Meinung der beiden an der University of Aberdeen lehrenden Autoren zwar nichts beitragen zur Gotteslehre, zu Kreuzestheologie oder ähnlichen Grundthemen der Theologie. Aber: »Christian practice is in correspondence to the event of God's self-communication.«[246] Praktische Theologie als Theorie der Kommunikation des Evangeliums in der Gegenwart ist gerade auch in der Klärung von Kommunikation, ihrer anthropologischen Grundlagen, historischen Entwicklungen und sich ändernden sozialen (auch organisationalen) und medialen Bedingungen Theologie – und gerade dazu leisten empirische Untersuchungen einen eigenen und eigenständigen Beitrag.

Um die Überlegungen abzuschließen, sei auf folgende Aspekte hingewiesen: In dreierlei Weise muss eine deskriptiv-theologische Seelsorgetheorie empirische Untersuchungen zur Kenntnis nehmen und bei Bedarf und Möglichkeit selbst initialisieren: Zum einen ist es notwendig, sich mit dem Feld vertraut zu machen, in dem die eigene seelsorgliche Tätigkeit angeboten und praktiziert wird, d. h. mit Krankheitsverläufen und mit für bestimmte Krankheitskomplexe typischen Verarbeitungsweisen sowie den professionellen Angeboten der unterschiedlichen Berufsgruppen und ihren Wirksamkeitsmustern. Dazu gehören auch die oben genannten Untersuchungen zu Religiosität und Spiritualität, ins-

---

244 C. Grethlein, Praktische Theologie 2016², 88.
245 John Swinton, Harriet Mowat, Practical Theology and Qualitative Research – second edition, London 2016.
246 A. a. O., 91.

besondere dann, wenn sich validierte Verfahren für eine »religiöse Anamnese«[247] etablieren, sowie Untersuchungen zu »religiöse[m] Coping als Mediatorvariable im Problembewältigungsprozess«[248]. Zum zweiten erschließen die Untersuchungen Bereiche und Phänomene, die bislang wenig oder gar nicht erforscht sind, insbesondere die Erfahrungswelt und Realität von Patientinnen und Patienten, An- und Zugehörigen, Mitgliedern von Behandlungsteams oder bestimmter sozialer Gruppen. Zum dritten gehören dazu auch Untersuchungen zur pastoralen Praxis in diesen Bereichen, insbesondere zur Beschreibung des originär poimenischen Angebots und seiner Inanspruchnahme. Solche Untersuchungen gehören in den Zusammenhang der Pastoralsoziologie, deutlich unterschieden von Religionssoziologie und Kirchensoziologie durch ihren Gegenstandsbereich: Karl-Fritz Daiber hat Pastoralsoziologie als genuin praktisch-theologische Disziplin beschrieben, die »in einem offenen Dialogprozeß mit der Theologie und der kirchlichen Praxis [...] Methoden für die Erfassung der verschiedenen Wirklichkeitsbereiche [bereitstellt], auf die theologisches Reden und Handeln der Kirche bezogen ist«[249]. Im Unterschied – wenn auch in weitgehender Nähe – zu Kirchensoziologie thematisiert Pastoralsoziologie auch die nichtkirchlichen Wirklichkeits- und Sozialbereiche, auf die pastorales Handeln gerichtet ist: »Pastoralsoziologie in diesem Sinne hat immer eine kirchensoziologische Komponente, indem sie sich auf kirchliches Handeln bezieht. Aber sie thematisiert dieses eben nicht allein, sondern immer im Bezug auf einen anderen, auch gerade außerkirchlichen Sozialhorizont.«[250] Sie leistet

> »einen Beitrag zum Verstehen der Lebenssituationen von Menschen und Gruppen, auf die die Kirche bezogen ist. Sie leistet einen Beitrag zum Verstehen der Situation der Kirche selbst. [...] Sie kann schließlich mögliche Handlungsoptionen im Zusammenhang mit ihren Analysen darstellen, um von daher Raum zu schaffen für kontrollierbare Entscheidungsprozesse. In dem allen leistet sie einen Beitrag zur Stärkung methodisch kontrollierter Wirklichkeitserfassung im Rahmen praktisch-theologischer Reflexion und kirchlicher Praxis.«[251]

In der vorliegenden Arbeit werden Ergebnisse publizierter Untersuchungen eingebracht, die von Interesse für pastorales Handeln im Sinne des besseren Verstehens der Lebenssituationen von Menschen sind, denen dieses Handeln gilt. Die in die Arbeit zusätzlich eingebrachten Ergebnisse von Untersuchungen, die bislang nicht publiziert sind, sind nicht im unmittelbaren Zusammenhang mit dieser Arbeit entstanden, verdanken sich aber dem gleichen Praxis- und Forschungskontext.[252]

---

247 Vgl. C. Zwingmann, Spiritualität/Religiosität 2004, 229.
248 A. Dörr, Religiöses Coping 2004, 272.
249 Karl-Fritz Daiber, Pastoralsoziologie, in: Hartmut Kress, Karl Fritz Daiber (Hg.), Theologische Ethik – Pastoralsoziologie, Stuttgart/Berlin/Köln 1996, 119–239, 125f.
250 K.-F. Daiber, Pastoralsoziologie 1996, 126.
251 A. a. O., 130.
252 Zur Anlage und Durchführung von Projekten empirischer Sozialforschung im Rahmen der Seelsorgetheorie und durch Seelsorgepersonen vgl. die wichtige und hilfreiche Arbeit von Larry vandeCreek, Hilary Bender, Merle R. Jordan, Research in Pastoral Care and Counseling. Quantitative and Qualitative Approaches, ohne

Die Rezeption empirischer Untersuchungen zu Religion, Religiosität und Spiritualität geschieht in der Krankenhausseelsorge unter der Bedingung, dass sie sich der theologischen Aufgabe bewusst ist, die vor allem im deutenden Umgang mit den erhobenen Daten besteht:

> »Die zu erhebenden Sachverhalte können vielmehr erst zu theologisch gegründeten Interpretationen führen – zu Interpretationen also, in denen sich ihre Qualität als *theologische* Deutung erst zu realisieren bzw. von einer soziologischen zu unterscheiden vermag: Genau das meint die Matthessche Rede, dass ›Religion‹ und ›Religiosität‹ *diskursive* Tatbestände sind.«[253]

Die Erhebung von Sachverhalten mit soziologischen Methoden und unter Umständen in primär soziologischem Interesse ist keineswegs neutral, sondern basiert auf einer Reihe von Vorentscheidungen, die bei der Anlage des Forschungsdesigns getroffen werden. Die Rezeption dieser Ergebnisse nimmt in gewissem Maß auch diese Vorentscheidungen in Kauf. Dies wird im Rahmen dieser Arbeit insbesondere im Zusammenhang mit Begrifflichkeiten deutlich werden, wenn innerhalb der Gesundheitswissenschaften von Religiosität und Spiritualität die Rede sein wird. Die Reflexion dieser und ähnlicher Begriffe verläuft in den Disziplinen in durchaus unterschiedlicher Weise, weshalb es immer wieder einer gegenseitigen kritischen Bezugnahme bedarf. Es wäre ein Trugschluss, wenn die deskriptiv orientierte Praktische Theologie insbesondere im multiprofessionellen und interdisziplinären Kontext des Gesundheitswesens auf die Rezeption nichttheologischer empirischer Forschungsarbeit verzichten würde und sich stattdessen ausschließlich auf die Entwicklung eines eigenen empirisch fundierten Theorieansatzes konzentrieren würde, bei dem es gilt, die empirischen Methoden und Techniken zu ›inkorporieren‹ und von Interdisziplinarität zu »Intra-disziplinarität«[254] überzugehen.

Der theologische Beitrag besteht zum einen Teil in der Entwicklung von Forschungsfragen und Studiendesign, zum anderen jedoch in der Interpretation von Untersuchungsergebnissen, wobei die Vorentscheidungen in der Interpretation zu reflektieren sind. Im hermeneutischen Prozess des Verstehens und Erklärens geht es um die Annäherung an den Gegenstand. Der Beitrag von theologischen Praktikerinnen und Praktikern im Kontext des Gesundheitswesens ist dabei die Teilnahme an einem Interpretationsprozess in einem Diskursraum, in den verschiedene Perspektiven eingebracht und nach ihrer Relevanz für Entscheidungsprozesse und ihrer Bedeutung für therapeutisches Handeln bewertet

---

Ort 1994 (Journal of Pastoral Care Publications); Joanne Marie G. Greer, Research in Pastoral Counseling: Definitions, Methods, and Research Training, in: Robert J. Wicks, Richard D. Parsons, Donald Capps (Hg.), Clinical Handbook of Pastoral Counseling Vol. 1 (expanded edition), New Jersey 1993, 633–646; sowie die Hinweise von K.-F. Daiber, Pastoralsoziologie 1996, 135–140.

253 A. Feige, I. Lukatis, Empirie hat Konjunktur 2004, 16. Hervorhebung im Original.

254 So der Begriff von Johannes A. van der Ven, Entwurf einer empirischen Theologie, Kampen/Weinheim 1990; vgl. Hans-Georg Ziebertz, Empirische Forschung in der Praktischen Theologie als eigenständige Form des Theologie-Treibens, in: PrTh 39 (2004), 47–55–50f.; K.-F. Daiber, Pastoralsoziologie 1996, 128f.

werden. Hans-Georg Ziebertz spricht von der Aufgabe, »geteilten Sinn durch Interpretationsprozesse herbei zu führen«[255].

Die Aufgaben der Wahrnehmungskunst zusammenfassend und abschließend soll noch einmal an die fünf Dimensionen einer deskriptiven Praktischen Theologie nach Browning erinnert sein (vgl. oben): Es geht um eine beschreibende Wahrnehmung von

- konkreten Praktiken nach Regelhaftigkeit, Rollenverteilung und Kommunikationsmustern: Darauf ist zu achten bei der Auswertung von Erfahrungs- und Fallberichten sowie bei der Phänomenologie.
- den Motivationen durch Neigungen und Bedürfnisse: Dazu eignen sich die sequenzierte Falldarstellung, die Analyse der Aufbereitung von medizinethischen Fragestellungen in filmischen Erzählungen und die Untersuchungen zu spirituellen Bedürfnissen von Patienten.
- den sozial-systemischen und umweltbedingten Rahmenbedingungen: Hier sind u. a. die Erfahrungsberichte von Praktikern in den Blick zu nehmen.
- den normativen Prinzipien und Pflichten: Einen wichtigen Beitrag dazu leistet die sequenzierte Falldarstellung.
- den grundlegenden Visionen, Erzählungen und Metaphern: Dazu eignen sich die Phänomenologie medialer Kommunikation sowie qualitative Untersuchungen.

3.2 Reflexionskunst: Enzyklopädisches Interesse

Die mittels deskriptiver Methoden erhobenen Themen, Fragestellungen und Probleme der Praxis bedürfen der kritischen Reflexion im Zusammenhang des gesamten Fächerkanons der theologischen Disziplinen. Dies kann nicht allein durch den theologischen Praktiker geleistet werden, sondern bedarf des Gesprächs. In diesem Sinn ist auch die Bezugnahme auf die biblisch-exegetischen Fächer, kirchengeschichtliche und dogmatische Beiträge und Fragestellungen in diesem Band als ein Gesprächsangebot zu verstehen, keinesfalls als abschließende Darstellung der Beiträge aus diesen Fächern zu den aus der Praxis erhobenen Themen. Aufseiten theologischer Praktiker wird die Rezeption der Ergebnisse der anderen Disziplinen häufig eklektisch (je nach Zugriff auf relevante Literatur) oder vermittelt durch eine situations- und handlungsspezifische Bündelung sein (etwa in der Form von Predigtstudien, die aktuelle exegetische Arbeiten im Blick auf die homiletische Aufgabe auswerten).

In keinem anderen Bereich des theologischen Denkens und Arbeitens sind Praktiker und Praktikerinnen aber mehr in ihrer theologischen Kompetenz ge-

---

255 H.-G. Ziebertz, Empirische Forschung 2004, 55.

fragt, die aus einer fundierten theologischen Ausbildung resultiert. Grundsätzlich geht es dabei darum, die Theoriehaltigkeit der wahrgenommenen und beschriebenen Praxis herauszuarbeiten und zu beurteilen. Mit Edward Farley ausgedrückt bedeutet dies, eine Aufmerksamkeit für die zum Teil nicht mehr
bewusste Tiefenstruktur der Situation als die in der Situation wirksam werdende Vergangenheit zu entwickeln und die in der Situation enthaltenen Handlungsimperative unter Bezugnahme auf theologische Ethik und Anthropologie
zu identifizieren.[256] Die Reflexion vollzieht sich demnach in einer doppelten
Weise: als Hermeneutik und als Kritik. Dies entspricht auch der Praxis von
Seelsorge im Kontext des Gesundheitswesens, die im Anschluss an David Tracy
sich nicht auf ›practice‹ beschränkt, sondern immer auch normative Anteile umfasst. Tracy beschreibt die ›kritische Korrelation‹ von gegenwärtiger Situation
und Sprache sowie der christlichen Überlieferung als dialektische Verhältnisbestimmung, deren Ziel eine Transformation, eine ›Aufhebung‹ der Praxis ist.
Über ein »historisch-systematisch[] orientierungswissenschaftliche[s] Fachverständnis[]«[257] hinaus reflektiert Praktische Theologie bestehende Praxis nach
Kriterien, die – bei Tracy im deutlichen Unterschied zu Karl-Fritz Daiber – den
vorgeordneten theologischen Schwesterdisziplinen entstammen.

Paul Ballard und John Pritchard konkretisieren die Besonderheiten der Pra-
xissituation am Beispiel der Krankenhausseelsorge:

> »In pastoral care the clergy will be found working alongside others, offering a special-
> ized ministry but also sharing with others in the search for the most effective practical
> insights and action in this situation. This is the point that Don Browning has been
> constantly making as the fundamental cornerstone of practical theology: practical
> theology must be seen to be speaking realistically to people in their actual situations
> and to be part of the public ethical process.«[258]

Die Wahrnehmung von Situationen, die Beschreibung von Phänomenen und die
Analyse von medizinethischen Konflikten im Kontext des Gesundheitswesens bedürfen der theologischen Deutung, die sich ihrerseits nur im Zusammenhang der
übrigen theologischen Disziplinen ereignen kann. Diese Deutung, aber auch die
spezifischen Handlungsweisen kirchlicher Seelsorge werden eingebracht in einen
Diskurs- und Praxisraum, der nach Tracy als öffentlicher Raum zu beschreiben
ist. Die hermeneutische und kritische Herausforderung für den Praktiker als
Theologen ist dabei, dass er sich nicht nur in der Öffentlichkeit des Gesundheitswesens bewegt und sein Diskursbeitrag sich dort als plausibel erweisen muss,
sondern Plausibilität in zwei anderen nicht weniger gewichtigen Foren verlangt
wird: innerhalb der kirchlichen Öffentlichkeit und innerhalb der wissenschaftlichen Öffentlichkeit.[259] Die theologische Deutung der beschriebenen Phänomene

---

256 E. FARLEY, Interpreting Situation 1987, bes. 13–15.
257 B. SCHRÖDER, In welcher Absicht 2001, 113.
258 PAUL BALLARD, JOHN PRITCHARD, Practical Theology in Action. Christian thinking
   in the service of church and society, London 1996, 48.
259 Vgl. D. TRACY, Analogical Imagination 1981, 29: »Every theologian must face
   squarely the claims to meaning and truth of all three publics: the paradigms for truth
   in the church tradition, the paradigms for rational enterprises in the academy, the
   models for rationality in the three overlapping realms of contemporary society.«

und Situationen bedarf damit zumindest einer Verhältnisbestimmung zur Tradition christlicher Lehrbildung, kirchlicher Lehre und Überlieferung.

Als Hermeneutik geht es dieser Reflexion um

> »Probleme des Verstehens in einem hist[orischen] Zusammenhang, welcher das Auszulegende und den Auslegenden umfasst: Dessen Verstehenshorizont wird als Vorverständnis wirksam im Umgang mit Zeugnissen der Vergangenheit, deren Wirkungsgesch[ichte] wiederum prägt den Verstehenshorizont des Auslegungsprozesses.«[260]

Die theologische Verstehensbemühung der beschriebenen Gegenstände und Phänomene vollzieht sich textbezogen, geschichtsorientiert, vor dem Hintergrund der Glaubenslehre und als Reflexion der Bedingungen christlichen Glaubens und christlicher Religion in gegenwärtiger Kultur und Gesellschaft.

Die vorliegende Arbeit bemüht sich, aus der beschreibenden Wahrnehmung entnommene einzelne Aspekte einer um Verstehen bemühten theologisch reflektierenden Deutung auszusetzen und damit die verschiedenen theologischen Disziplinen in ein an Praxis interessiertes Gespräch zu bringen. Dies kann nur exemplarisch und punktuell erfolgen, soll jedoch das genuin praktisch-theologische Interesse als ein enzyklopädisches charakterisieren.

Im Blick auf die Öffentlichkeit des Diskurses innerhalb einer Einrichtung des Gesundheitswesens, etwa in Form eines interdisziplinären Diskursforums oder im Rahmen einer therapiestrategischen Abstimmung innerhalb des multiprofessionellen Teams, besteht die hermeneutische Aufgabe theologischer Praktiker darin, den Gesprächspartnern und -partnerinnen ein Verständnis seelsorglichen Handelns zu ermöglichen oder Bedürfnisse, Entscheidungen und Präferenzen von Patienten und/oder Angehörigen in konkreten Situationen vor dem Hintergrund konfessioneller oder religiöser Traditionen zu erläutern. Nicht zuletzt geht es laut Wilhelm Gräb auch darum, dem Subjekt – und dies ist im Kontext dieser Arbeit vorrangig der Patient, die Patientin oder eine in einem medizinethischen Konflikt befindliche Person – ein Verstehen seiner oder ihrer selbst zu ermöglichen, »hilfreich in der Vergewisserung von Individualität, zum Gewinn personaler Identität, sinnorientierend im Spannungsfeld einer mit oft unvereinbaren Rollenanforderungen konfrontierenden sozialen Existenz«[261] durch einen Erweis der Plausibilität von Interpretationsmustern im Rückgriff auf das Symbolsystem der christlichen Religion. In den konkreten Situationen und am Ort des Subjekts überlappen sich nicht nur klinischer und kirchlicher Kontext, sondern zeigen sich auch die besonderen Herausforderungen einer multikulturellen Gesellschaft.[262]

David Tracys Verständnis von Praxis verweist auf eine kritische Funktion von Praktischer Theologie gegenüber den anderen Disziplinen, weil der Ort der Bewährung theologischer Plausibilitäten in der Praxis gesehen wird:

---

260 Aldo Natale Terrin, Art. ›Hermeneutik, I. Religionswissenschaftlich‹, in: RGG⁴ 3 (2000), Sp. 1648f. 1648.
261 Wilhelm Gräb, Praktische Theologie als religiöse Kulturhermeneutik. Eine deutende Theorie gegenwärtig gelebter Religion, in: E. Hauschildt, U. Roth, M. Laube, Topographie 2000, 86–110, 106.
262 Vgl. A. Grözinger, Differenz-Erfahrung 1994.

»*Practical* theologies [...] will assume praxis as the proper criterion for the meaning and truth of theology, praxis here understood generically as practice informed by and informing, often transforming, all prior theory in relationship to the legitimate and self-involving concerns of a particular cultural, political, social or pastoral need bearing genuine religious import.«[263]

Das Verhältnis zwischen Praktischer Theologie und den anderen theologischen Disziplinen ist in diesem Sinn ein kritisch-hermeneutisches,[264] weil deren Themenbestände und Argumentationsfiguren im Blick auf die gegenwärtige Situation auf ihre Relevanz und Adäquatheit überprüft werden. Gerade durch die beschreibende Wahrnehmung gelebten Glaubens wird das Verhältnis von individueller Praxis zu Lehrbildung und normativen Texten des kirchlichen Lebens problematisiert. Allerdings zielt die kritische Verhältnisbestimmung auch in die andere Richtung.[265] Vor allem, wenn die beschreibende Wahrnehmung sich auf kirchliches Handeln, etwa in der Vermittlung kirchlicher Seelsorge, bezieht. In dieser Richtung nimmt theologische Reflexion weniger die Praxis des religiösen Subjekts in den Blick als vielmehr die kirchliche Praxis, deren Ziel die Bildung und Förderung der Autonomie des religiösen Subjekts ist. Ging es bei der Theorie der Praxis individuell gelebten Glaubens um die subjektive Deutung von Lebenspraxis im Interesse einer Selbstvergewisserung und damit um die Deutung der Situation, so geht es hierbei um die kirchliche Praxis als Ensemble von Kunstlehren, als Anleitung und Förderung der religiösen Kompetenz der Subjekte.

Praktische Theologie als Theorie der kirchlichen Praxis ist damit Handlungswissenschaft, durchaus auch in einem auf Anwendung gerichteten Verständnis. Auf diese Weise kommt es zu einer die Praxis transformierenden kritischen Theoriebildung, zu einer Kritik der Gestaltung aufgrund von Theorie. Sachkritik bezieht sich allgemein auf die vielfältigen Gegenstände des theologischen Nachdenkens, im hier vorliegenden Zusammenhang insbesondere auf Phänomene des christlichen, insbesondere kirchlichen Handelns. Die von Tracy verdeutlichte dreifache Öffentlichkeit, in der sich theologische Praktiker bewegen, kommt hier insbesondere im Blick auf die Öffentlichkeit der Institution Kirche und auf die der Wissenschaftlichkeit von Theologie zur Geltung. William Schweiker beschreibt dies, indem er den Wahrheitsanspruch einer Behauptung an ein doppeltes Kriterium bindet: ob es den in einer Disziplin geltenden internen Standards standhält und ob sie nach Ansicht anderer Denkweisen adäquat ist.[266]

Einer kritischen Bezugnahme bedürfen dabei im Sinne von Brownings fünf Perspektiven die Ergebnisse der Deskription, die sich auf sozial-systemische und umweltbedingte Rahmenbedingungen kirchlichen Handelns beziehen, die

---

263 D. TRACY, Analogical Imagination 1981, 57.
264 Vgl. etwa die Ausführungen von Trutz Rendtorff zum »Eigengewicht der Hermeneutik« in den Begründungsdiskursen historischer Exegese: TRUTZ RENDTORFF, Ethik. Grundelemente, Methodologie und Konkretionen einer ethischen Theologie Bd. 1, Stuttgart/Berlin 1990², 50.
265 Vgl. zum Begriff der Kritik: BIRGIT RECKI, Art. Kritik: RGG⁴ 4 (2001), Sp. 1781–1782.
266 WILLIAM SCHWEIKER, Intellectual Fences and Cultural Values: The Shifting Boundaries between Ethics, Practical Theology, and Biblical Studies, in: MICHAEL WELKER, FRIEDRICH SCHWEITZER (Hg.), Reconsidering the Boundaries 2005, 137–150, 145.

in der beschriebenen Praxis erkennbaren normativen Prinzipien und Pflichten sowie die dem Handeln zugrunde liegenden Visionen und Metaphern. Hier offenbart sich die Nähe von Praktischer Theologie und theologischer Ethik, insofern nach der Normativität von Praxis gefragt wird, die selbst ein Teil der Frage nach der Theoriehaltigkeit von Praxis ist. Die Theoriebildung der Praktischen Theologie gehört – im Sinne des Aufrisses theologischer Ethik nach Trutz Rendtorff – zur »Reflexivität des Lebens«[267] im Allgemeinen, zur Reflexivität des Lebens der christlichen Gemeinde, wie es in den kirchlichen Handlungsfeldern zur Darstellung kommt, im Besonderen. Dazu gehört das Wissen um die »Geschichtlichkeit des Lebens«, also der Geschichtlichkeit und Relativität beschreibbaren aktuellen kirchlichen Handelns. Reflexivität ist damit ein »Vorgang der Distanznahme von bestimmten Gegebenheiten, in denen die Gegebenheit des Lebens konkret wird«. Die Distanznahme bringt eine Entschränkung des Horizonts mit sich, transzendiert das Vorhandene im Blick auf die Fülle des Lebens. Kirchliches Handeln als seelsorgliches Handeln im Kontext des Gesundheitswesens wird durch die Entschränkung des unmittelbaren Horizonts in seiner religiösen Dimension reflektiert. Gerade als solches ist kirchliches Handeln »orientierungsbedürftig« und abhängig von den Möglichkeiten von Kommunikation. Zur kritischen Reflexion des kirchlichen Handelns gehört zudem die Bezugnahme auf »Glauben als Antizipation des Gelingens des Lebens«, die nicht in der Beteiligung kirchlichen Handelns im therapeutischen Handeln bereits eine Garantie für gelingendes Leben begreift (etwa im Sinne eines magisch-mechanistischen Verständnisses der Wirksamkeit von Gebeten), sondern aus »Glaube als das kontrafaktische Vertrauen auf das Gelingen« geschieht, als vermittelnde Reflexion »zwischen dem begrenzten Können des Menschen und dem Gelingen des Lebens«. In einem kritischen Sinn geht es um ein Wissen um die Grenzen des Handelns. Der letzte und fünfte Aspekt der Reflexivität des Lebens nach Rendtorff liegt in der ethischen Relevanz der Eschatologie:

> »Ethik als Umgang mit dem Appell, das eigene Leben in den Dienst des Guten zu stellen, schließt die Vorstellung ein, daß das Gute noch nicht in vollem Maße Wirklichkeit ist. [...] Orientierung an der Zukunft ist überall dort präsent, wo nach der Lösung der ethischen Aufgabe gefragt wird und der Weg bestimmt wird, auf dem das Gute wirklich werden soll.«[268]

Der Beitrag kirchlichen Handelns in Form von Seelsorge in medizinethischen Konfliktbereichen wird sich insbesondere als ein Beitrag in einem entwicklungsfähigen und -bedürftigen Zusammenhang verstehen und als solcher auch der theologischen Kritik stellen müssen.

Christofer Frey, der auf die ›Nachbarschaft‹ von Ethik und Praktischer Theologie aufmerksam gemacht hat (siehe oben), sieht das kritische Potenzial der reflektierenden Distanznahme darin, dass der »Einfluss von Situationen und unerörterten Voraussetzungen wie auch von verborgenen Perspektiven«[269]

---

267 T. RENDTORFF, Ethik Bd. 1 1990, 93. Dort (93–98) auch die folgenden Zitate.
268 T. RENDTORFF, Ethik Bd. 1 1990, 97. Vgl. zur Bestimmung von »gut« und »richtig« auch C. FREY, Konvergenz und Divergenz 2005, 119–121.
269 C. FREY, Konvergenz und Divergenz 2005, 117.

erörtert werden kann. Die historischen Voraussetzungen, die aus antizipierter Zukunft stammenden Perspektiven der Situationen erschließen sich im Diskurs der Disziplinen untereinander; erst dies macht ihre Theologizität aus.[270]

3.2.1 Exegetische Fächer

Biblische Texte sind als Zeugnisse menschlicher Lebenserfahrung und menschlichen Gottesbewusstseins zu betrachten.[271] Die biblischen Texte sind zugleich die fundamentale Bezugsgröße für in der Kirche Handelnde. Gerade in dieser doppelten Bedeutung liegt das historische, kulturelle und kanonische Gewicht der biblischen Überlieferungen.[272] In Auseinandersetzung mit ihren auf dem Wege historischer Kritik zu erhebenden Entstehungsprozessen, ihren Wirkungen und ihrer Auslegung zu verschiedenen Zeiten der Christentumsgeschichte orientieren Christen, insbesondere die im Raum der Kirche tätigen Christen, ihr eigenes Tun an diesen Texten. Mit Blick auf pastorales Handeln im Umfeld des Gesundheitswesens geht es konkreter darum, für die eigene gedankliche Auseinandersetzung mit den Themen, die im eigenen Handeln und im Handlungsfeld als problematisch wahrgenommen werden, zum Zweck der Reflexion ausgewählte biblische Texte und Traditionen als Gesprächspartner zu verstehen. Im hermeneutischen Prozess gelingt es, aktuelle Erfahrungen mit den Erfahrungen der Ursprungssituation der biblischen Texte und den vielfältigen Erfahrungen ihrer Auslegungs- und Wirkungsgeschichte in ein Verhältnis zu setzen, das zu einem jeweils besseren Verständnis beiträgt. Den ausgewählten Texteinheiten

---

270 Vgl. W. SCHWEIKER, Intellectual Fences 2005, 149: »It is also clear that the work of any one discipline must pass through engagement with others. But in each case, there is an intellectual demand, namely, to explore, critiquem and assess the resources we study mindful of our situation and its own motivational resources [...] The insight, I believe, is that the materials we study, the texts and traditions of the biblical religions, hold resources for critically and publically assessing those very same valuations. In doing so, we might just show the liveliness and viability of our labor in resolute service to a future worth living. And surely that is one point, maybe the point, of theological inquiry.«

271 In diesem Sinn formuliert Markus Saur: »Die biblische Tradition und der Kanon in den verschiedenen Fassungen der Konfessionen bieten eine reiche Vergangenheit der menschlichen Erfahrungen mit Gott. Diese Erfahrungen spiegeln sich in der Unterschiedlichkeit und Vielstimmigkeit der verschiedenen biblischen Texte wider und stehen der gegenwärtigen Theologie und Kirche als lange noch nicht erschöpftes Reservoir zur Verfügung.« MARKUS SAUR, Alttestamentliche Wissenschaft, in: EVE-MARIE BECKER, DORIS HILLER (Hg.), Handbuch Evangelische Theologie. Ein enzyklopädischer Zugang, Tübingen 2006, 27–86.

272 Vgl. MICHAEL WELKER, Sola Scriptura? Die Autorität der Bibel in pluralistischen Umgebungen und die interdisziplinäre Biblische Theologie, in: M. WELKER, F. SCHWEITZER (Hg.), Reconsidering the Boundaries 2005, 15–29: »die biblischen Überlieferungen sind nicht nur ein ungeheuer reiches Angebot von Glaubenszeugnissen, die in die verschiedensten Situationen und Lebenslagen hinein religiöse Botschaften vermitteln können und vermittelt haben. Neben und über dem historischen und kulturellen Gewicht der Schrift ist ihr *kanonisches Gewicht* zu beachten. [...] Die innere Konsistenz und Kohärenz, die gerade nicht auf nur *ein* Prinzip zurückgeführt werden kann und darf, macht das kanonische Gewicht der Schrift aus« (19).

kommt damit keine unmittelbar handlungsnormierende Funktion zu, sondern orientierende, gegenwärtige Erfahrungen und Handlungsweisen erhellende und kritische Funktion. Im hermeneutischen Prozess geht es darum, auf dem Weg zu einer Theorie der beschriebenen Praxis im Modus der Korrelation die historischen Zeugnisse der Christentumsgeschichte, insbesondere die kanonisierten biblischen Texte, in ein gegenseitiges Entdeckungs- und Deutungsverhältnis zu den vertexteten Phänomenen gelebten Glaubens zu bringen. Im Blick auf die Praxis der Kirche hat die Bezugnahme auf die im protestantischen Schriftprinzip ›sola scriptura‹[273] als norma normans anerkannte Schrift eine deutlich kritische Funktion.

Diese Vorgehensweise findet eine weitere Begründung darin, dass Seelsorgerinnen und Seelsorger in Einrichtungen des Gesundheitswesens in ihrem Handlungsbereich nicht selten darauf angesprochen werden, was denn »die Bibel« als heilige Schrift zu bestimmten Fragen »sage«. Um in einer solchen Situation den Beitrag christlicher Ethik nicht als eine vermeintlich in sich homogene Ethik des Alten und Neuen Testaments misszuverstehen, ist es notwendig, den Reichtum und die divergierenden Aspekte biblischer Überlieferung zu berücksichtigen und darüber Auskunft zu geben. Bedingung der Möglichkeit einer Antwort auf die genannte Frage ist die Rechenschaft darüber, dass die Interpretation biblischer Texte wie jeder Erkenntniszusammenhang nicht ohne Interesse geschieht. Das Interesse an einer biblischen Orientierung (»Was sagt eigentlich die Bibel dazu?«) im Kontext des Gesundheitswesens kann durch ethische Fragestellungen und Auseinandersetzungen ausgelöst sein, die aus neuen medizinisch-technologischen Möglichkeiten resultieren, wie beispielsweise die Frage nach einer definitorischen Bestimmung des Zeitpunkts, ab dem eine Person lebt oder als tot gelten kann. Ein unvermittelter, unkritischer ›biblizistischer‹ Schriftgebrauch, insbesondere dann, wenn er einzelne Bibelworte in eklektischer Manier wie in einem Steinbruch aus ihrem Zusammenhang bricht, übersieht die ganz anders gearteten Fragestellungen und Entstehungskontexte, denen sich ein bestimmter biblischer Text verdankt, sowie die Vielschichtigkeit der Interpretationsmöglichkeiten. Zudem verfehlt ein solcher Umgang die Eigenart der biblisch-theologischen Vorstellungen, die »reflektierte Vorstellungen« sind, deren »Fokus die Beziehung des Menschen zu Gott [ist], eine Beziehung, die an der fundamentalen Unterscheidung von ›Gott‹ und ›Mensch‹ ausgerichtet ist«[274]. Hans-Georg Gadamer[275] hat darauf aufmerksam gemacht, dass die Bedeutung eines Textes sich nicht aus dem Text selbst ergibt, sondern sich erst im Vorgang der Textrezeption durch Leserinnen und Leser konsti-

---

273 Vgl. zum Problem des Schriftprinzips M. Welker, Sola Scriptura 2005.

274 Darauf hat Trutz Rendtorff aufmerksam gemacht: Trutz Rendtorff, Evangelische Ethik im Disput um die Biomedizin. Eine Einführung, in: Reiner Anselm, Ulrich H.J. Körtner (Hg.), Streitfall Biomedizin. Urteilsfindung in christlicher Verantwortung, Göttingen 2003, 11–24, 18.

275 Hans-Georg Gadamer, Wahrheit und Methode. Grundzüge einer philosophischen Hermeneutik, Tübingen 1960 (Neuausgabe: Hans-Georg Gadamer, Gesammelte Werke. Band 1: Hermeneutik I: Wahrheit und Methode: Grundzüge einer philosophischen Hermeneutik, Tübingen 1990⁶).

tuiert. Da es aber potenziell unendlich viele Textrezipienten geben kann, sind grundsätzlich auch unendlich viele Bedeutungen eines Textes denkbar. Der theoretischen Unendlichkeit der Bedeutungserweiterungen steht jedoch das Plausibilitätsgebot entgegen: Die (Be-)Deutung eines Textes darf sich nicht nur dem jeweiligen Leser und der jeweiligen Leserin selber erschließen, sondern muss auch anderen Leserinnen und Lesern vermittelt werden. Dies ist im multiprofessionellen Kontext von Einrichtungen des Gesundheitswesens in einer pluralistischen Gesellschaft vor allem dann von zentraler Bedeutung, wenn dem theologischen Beitrag erhellende und kritische Bedeutung für die konkrete Situation und Fragestellung über die Mitglieder christlicher Gemeinschaften hinaus zugetraut wird.[276]

In diesem Sinn sollen subjekt- und lebensweltorientierte Zugänge zur Bibel eröffnet werden, was in sich selbst eine eigene pädagogische, didaktische und methodische Herausforderung darstellt. Nach Ingo Baldermann[277] bietet sie unübertroffen »Lernchancen«, indem sie Modelle gelingenden Lebens vorstellt, heilvolle und heilende Erinnerung ist.[278] Gerd Theißen hat in seiner Bibeldidaktik von 2003[279] Grundaxiome herausgearbeitet, die sich in den biblischen Texten und Geschichten rekonstruieren lassen und die gleichzeitig dichte Beschreibungen und Grundmotive von Lebenszusammenhängen darstellen. Gerade darin, in ihrer Realität erschließenden Leistung, kann der Beitrag theologischer Praktiker in multiprofessionellen Kontexten bestehen, dass sie mit Hilfe biblischer Theologie Situationen in einer Weise deutend zur Sprache bringen können, die allen Beteiligten als adäquat und angemessen erscheint.[280] Dies weist zurück auf die Fragen biblischer Theologie,[281] alttestamentlicher und neutestamentlicher Wissenschaft.

Das Ziel der Auslegung der Texte des Alten wie des Neuen Testament ist das Verstehen. Bei diesem Verstehen handelt es sich um ein methodisch geleitetes Verstehen, das zu allgemein nachvollziehbaren und diskussionsfähigen Ergebnissen führen soll, also um ein wissenschaftlich verantwortetes Verstehen.[282] Von besonderer Bedeutung sind im vorliegenden Kontext beispielsweise die durch Traditions- und Motivkritik erarbeitete geschichtliche Entwicklung

---

276 Vgl. M. Welker, Sola Scriptura? 2005, 28: »Die große Aufgabe für die akademische Theologie besteht heute darin, spezifische Modelle und typische Brückenstellen seriös herauszuarbeiten, die es erlauben, fruchtbare Bezüge zwischen den pluralistischen kanonischen Überlieferungen und den Orientierungsprofilen bzw. typischen Orientierungsbedürfnissen im gesellschaftlichen und kulturellen Pluralismus herzustellen.«

277 Ingo Baldermann, Einführung in die biblische Didaktik, Darmstadt 1996.

278 Horst Klaus Berg, Grundriss der Bibeldidaktik, München 1993.

279 Gerd Theissen, Zur Bibel motivieren. Aufgaben, Inhalte und Methoden einer offenen Bibeldidaktik, Gütersloh 2003.

280 Vgl. dazu David Tracy, Plurality and Ambiguity. Hermeneutics, Religion, Hope, San Francisco 1987, 48: »Reality is constituted, not created or simply found, through the interpretations that have earned the right to be called relatively adequate or true. [...] Reality is neither out there nor in here. Reality is constituted by the interaction between a text, whether book or world, and a questioning interpreter.«

281 Vgl. zur Problematik des Begriffs »biblische Theologie« M. Welker, Sola Scriptura? 2005, 22ff.

282 Vgl. M. Saur, Alttestamentliche Wissenschaft 2006.

von Vorstellungen und Überzeugungen und damit ihre geistes- und sozialge-
schichtliche Einordnung. Neuere, aus der Literatur- und Textwissenschaft
stammende exegetische Methoden, die den narrativen und argumentativen Strategien biblischer Texte und ihrer Kommunikationssituation nachgehen,[283] erweisen sich – gerade im Vergleich zu narrativen und argumentativen Strategien
gegenwärtiger Texte (und ihrer massenmedialen Pendants) – als hilfreich zur
Relativierung.

Im Blick auf die beschriebenen Phänomene individuellen, gelebten Glaubens
in Situationen des Gesundheitswesens kann es im hermeneutischen Prozess zu
wechselseitigen Entdeckungen kommen, zu lohnenden und neuen Fragestellungen an die biblischen Schriften und an die historischen Zeugnisse von Christentumspraxis. Die aktuell beschreibbaren Phänomene werden dadurch historisch
in Beziehung gesetzt und anschlussfähig, mit anderen Worten: relativiert. Ein
Beispiel für eine solche Zugangsweise liefert das Jahrbuch für Biblische Theologie 2004, das unter dem Gesamtthema »Leben trotz Tod« Beiträge zu Todesbil-
dern biblischer Texte, zu Gestalten und Geschichten von Tod und Sterben, zum
Umgang damit durch verwandelnde Rituale und – unter wirkungsgeschichtli-
chen und sozialkritischen Aspekten – zur gesellschaftlichen Wahrnehmung bib-
lisch-theologischer Überlieferungen versammelt.[284] Ausgangspunkt ist – laut
Vorwort – die statistisch belegte Beobachtung, dass die gesellschaftliche Akzeptanz der Vorstellung eines »Lebens nach dem Tod« im Vergleich zu früheren
Zeiten deutlich gesunken ist: »Keine Frage: Das Leben *nach* dem Tod hat an
Attraktivität verloren, auch unter Christen.«[285] Dies werten die Herausgeber
»als Fingerzeig, um verschüttete Traditionen im Glaubensschatz jüdisch-christ-
licher Vergangenheit neu zu entdecken«. Die erste Beobachtung dabei gilt der
Tatsache, dass »die Auferweckung der Toten nicht das Zentrum des Glaubens,
sondern der Glaube an die Treue Gottes – mitten im Leben« ist. Auch wenn im
Neuen Testament der Glaube an die Auferweckung Jesu Christi von den Toten
den zentralen »Anker« darstelle, werde doch von hier aus »banales Alltagsleben neu justiert, [...] neues Licht auf Krisensituationen geworfen [...], damit sie
kraftvoller angepackt und zielsicher bewältigt werden können«. Die Beiträge
über die textlichen Verdichtungen eröffnen Entdeckungszusammenhänge zwischen Tod und Leben: Der Glaube an den Gott, der die Toten lebendig macht
(Röm 4,17) erweckt neuen Lebensmut, wirft neues Licht auf die Bewältigung
von Leben als Protest gegen den Verlust vor der Zeit Gestorbener und als Absa-
ge an den Tod durch gemeinsame Hilfestellung, Liebe und Treue. Die Essays
münden schließlich in einen Überblick über die Geschichte der christlichen Ster-
be- und Totenliturgie, die aktuell gerade im katholischen wieder stärker als
eine »Feier des Lebens [...] nicht nur im Hinblick auf das Leben der Verstorbe-

---

283 Vgl. EVE-MARIE BECKER, Neutestamentliche Wissenschaft, in: E.-M. Becker, D. Hiller, Handbuch Evangelische Theologie, Tübingen 2006, 87–156.
284 Vgl. MARTIN EBNER, IRMTRAUD FISCHER, JÖRG FREY ET. AL. (Hg.), Jahrbuch für Biblische Theologie (JBTh) Bd. 19. Leben trotz Tod, Neukirchen-Vluyn 2005.
285 ERICH ZENGER, MARTIN EBNER, Vorwort, in: M. EBNER, I. FISCHER, J. FREY ET. AL.
(Hg.), Leben trotz Tod 2005, V–X, V. Dort auch die folgenden Zitate.

nen, sondern auch auf das Leben der Hinterbliebenen« gestaltet werde. Das Jahrbuch Biblische Theologie liefert damit von Anfang bis Ende eine hervorragende Beschreibung der hermeneutischen Verschränkung von Praktischer Theologie als Wahrnehmung gelebten Glaubens mit den biblisch-exegetischen Fächern auf dem Weg von den Schriften hin zu den Wirkungen, die von ihnen auf die Praxis kirchlichen Handelns ausgehen.

Die reflexive Rückbindung der Praktischen Theologie an die biblische Theologie geschieht nicht zuletzt auch, um der Vernachlässigung biblischer Überlieferungen und einem religiösen Bildungsdefizit entgegenzuwirken, das für kirchliches Handeln im ›säkularen‹ Umfeld zu einer Selbstsäkularisierung führen würde, weil die Bezugnahme auf nichttheologische Wissenschaften einerseits und auf reduktionistische theologische Denkfiguren andererseits zunehmen würde.[286]

3.2.2 Kirchengeschichte

Der historischen Theologie kommt im Blick auf kirchliches Handeln ein eigenes Gewicht zu. Es ist eine der Aufgaben historischer Theologie in ihrer Gestalt der Kirchengeschichte, die Christentumspraxis früherer Epochen für die gegenwärtige Situation zu erheben und fruchtbar zu machen. Gegenwärtiges kirchliches Handeln wird allzu oft in einem geschichtsvergessenen Interesse an der aktuellen Situation zum Gegenstand der praktisch-theologischen Theoriebildung. Dabei bedarf es einer historischen Vergewisserung und Relativierung der aktuellen Situation. Denn auch die Praktische Theologie hat es gerade in ihren deskriptiven Teilen mit Gegenständen zu tun, die historisch vermittelt und historisch wirksam geworden sind. Die Wirklichkeit, die die Theologie beschreibt, ist eine geschichtlich gewordene.

Nun ist aber die Geschichte nicht objektiv und absolut, sondern bedarf der Rekonstruktion, der Erschließung von Zusammenhängen und dann auch der Deutung. Darin insbesondere besteht die Aufgabe, die sich aus der Perspektive theologischer Praktiker und Praktikerinnen für den Dialog mit der Kirchengeschichte stellt.

Die Praktische Theologie als relativ junge theologische Disziplin ist das Ergebnis des neuzeitlichen Auseinandertretens von individueller Religiosität und Kirche seit dem Pietismus und der Aufklärung sowie des offenkundigen Auseinandertretens von Theologie und Religion.[287] Durch die Unterscheidung zwischen theologischer Theorie und religiöser Praxis kommt es zur Ausbildung der Praktischen Theologie als Theorie religiöser Praxis, die freilich selbst ihre Vorgeschichte hat. Im Pietismus wird die Theologie als Theorie der praxis pietatis auf die Praxis hin ausgerichtet, und zwar gezielt auf die individuelle Praxis. Da-

---

286 Im Anschluss an M. WELKER, Sola Scriptura? 2005, 24f.
287 Vgl. zum Folgenden D. RÖSSLER, Grundriss 1994, 28ff.; C. GRETHLEIN, M. MEYER-BLANCK, Geschichte der Praktischen Theologie im Überblick 2000, 5ff.; TRAUGOTT ROSER, RENATE ZITT, Praktische Theologie, Religions- und Gemeindepädagogik, in: E.-M. BECKER, D. HILLER, Handbuch Evangelische Theologie, Tübingen, 301–361.

mit geht ein Interesse am religiösen Subjekt einher, das der individuellen Biographie zu Aufmerksamkeit verhilft. Die Aufklärung thematisiert die Differenz von Theologie und Religion: »Die Theologie bewährt ihre Freiheit vor allem in der vorbehaltlosen Erforschung der historischen Welt, während der Religion ihr Ort in der sittlichen Lebenspraxis des einzelnen Menschen zugeschrieben wird.«[288] Beide sind jedoch aufeinander bezogen: Theologie setzt Religion als Thema immer voraus, während Religion der Theologie zur Erläuterung und Förderung bedarf. Für die Praktische Theologie ist aus dieser Entstehungszeit das Interesse an der Lebenspraxis des Menschen bleibend von Bedeutung: Diese wird zum Gegenstand der Theoriebildung der Praktischen Theologie, in je nach Epoche unterschiedlichem Interesse und oftmals in Engführung auf eine bestimmte Religionspraxis.

Praktische Theologie im Zusammenhang der vorliegenden Arbeit, als Theorie des theologischen Praktikers, der theologischen Praktikerin in Einrichtungen des Gesundheitswesens, bezieht sich in mehrfacher Weise auf die Geschichte: Zum einen in kritischer Selbstreflexion als Geschichte des eigenen Faches, also als Geschichte der Seelsorgetheorie als Bestandteil der Geschichte der Disziplin Praktische Theologie.[289] Zum anderen als Vorgeschichte der wissenschaftlichen Disziplin Praktische Theologie, die durch die Aufgaben und die Praxis des Christentums schon immer gegeben ist, als Seelsorgepraxis und Seelsorgelehre. Christliches und kirchliches Handeln wird gestaltet, geleitet, organisiert, weitergegeben, tradiert und kultiviert. Dietrich Rössler, Klaus Winkler und Jürgen Ziemer räumen dieser Vorgeschichte entsprechend großen Raum ein in ihren Darstellungen der Praktischen Theologie bzw. der Seelsorge.[290] Schließlich ist es nötig, Aspekte der Frömmigkeits- und Liturgiegeschichte, der Sozial- und Mentalitätsgeschichte mit einzubeziehen – gerade im Interesse einer deutenden Analyse der Erscheinungen subjektiv gelebten Glaubens wie auch seelsorglichen Handelns in Gespräch, Ritual und Mitarbeit im multiprofessionellen Team. Das kirchliche und religiöse Leben und auch die Verankerung des Christentums in der Gesellschaft lassen sich somit besser historisch reflektieren und kritisch würdigen.

Das Interesse an der Geschichte ist dabei durchwegs theologisch motiviert. Schon Friedrich Schleiermacher hat in seiner »Kurzen Darstellung« des theologischen Studiums formuliert: »Da die christliche Kirche wie jede geschichtliche Erscheinung ein sich veränderndes ist: so muß auch nachgewiesen werden, wie durch diese Veränderungen die Einheit des Wesens dennoch nicht gefährdet

---

288 D. RÖSSLER, Grundriß 1994, 29.
289 Vgl. dazu: ORLO STRUNK JR., A Prolegomena to a History of Pastoral Counseling, in: R.J. WICKS, R.D. PARSONS, D. CAPPS (Hg.), Clinical Handbook 1993, 14–25 (dort zahlreiche Literatur); FRIEDRICH WINTZER (Hg.), Seelsorge. Texte zum gewandelten Verständnis und zur Praxis der Seelsorge in der Neuzeit, München 1978; D. RÖSSLER, Grundriß 1994, 187–195; K. WINKLER, Seelsorge 1997, 121–171.
290 Vgl. D. RÖSSLER, Grundriß 1994, 175–195; K. WINKLER, Seelsorge 1997, 77- 121; J. ZIEMER, Seelsorgelehre 2000, 40–76; vgl. zur Geschichte der Seelsorge vor allem CHRISTIAN MÖLLER (Hg.), Geschichte der Seelsorge in Einzelportraits, Göttingen, Bd. 1 1994, Bd. 2 1995, Bd. 3 1996.

wird« (2. Aufl., § 47). Die Aufgabe der Kirchengeschichte sollte die Darstellung der gesamten Entwicklung des Christentums sein mit dem Interesse einer Überprüfung der »Ursprungsidentität des Christentums«[291]:

> »Die Kirchengeschichte im weiteren Sinn soll als theologische Disziplin vorzüglich das-
> jenige, was aus der eigenthümlichen Kraft des Christenthums hervorgegangen ist, von
> dem, was theils in der Beschaffenheit der in Bewegung gesetzten Organe, theils in der
> Einwirkung fremder Principien seinen Grund hat, unterscheiden, und beides in seinem
> Hervortreten und Zurücktreten zu messen suchen« (2. Aufl., § 160).

Es gehört zu den – modern formuliert – Kompetenzen der Kirchenleitung, das zu leitende Ganze in seinem geschichtlich gewordenen Zustand zu verstehen (2. Aufl., § 26). Klaus Fitschen stellt dabei aus der Perspektive des Kirchenhistorikers kritisch fest, dass »Schleiermacher kein Kirchenhistoriker [war], und sein Modell [... der] Kirchengeschichte letztlich praktischen Interessen unter[ordnete]«[292].

Auch wenn diese Vorbehalte gegenüber dem hier gewählten Weg (im oben geschilderten Anschluss an Don Brownings Fundamental Practical Theology) gemacht werden können, bedarf es in der Methodik der historisch-theologischen Reflexionskunst doch der Sachlichkeit und Quellenorientierung der Kirchengeschichte im Bewusstsein, dass Quellen nicht für sich selbst sprechen, sondern zum Sprechen gebracht werden müssen. Gerade hierin liegt die Chance des gewählten Vorgehens.

Die kritische Funktion der Erforschung der Geschichte besteht jedoch nicht darin, das Ursprüngliche, Urchristliche und »Evangelische« gegenüber aktueller Praxis zur Geltung bringen zu müssen. Vielmehr ist es eine wichtige Aufgabe der Kirchengeschichte, die bis heute wirkenden Traditionen nachzuzeichnen, insofern sie für die Praxis von Theologinnen und Theologen und der Kirche eine wichtige Funktion zur Identitätsstiftung haben. Sie haben zwar keinen normierenden Rang; dennoch sind sie wirksam. In der Durchführung dieses Ansatzes werden die – angesichts medizinisch-technologischer Entwicklungen – scheinbar neu entstehenden Fragestellungen mit früheren Situationen und Deutungs- wie Handlungsweisen verglichen, etwa in der Frage des Umgangs mit bedrohtem ungeborenem Leben. Dass es dabei immer nur um einen kritisch-korrelativen Ansatz geht und nicht um eine letztlich ahistorische Aktualisierung vergangener Praxis, dürfte sich von selbst verstehen. Die Kirchengeschichte trägt eine ganz eigene Deutung der aktuellen Situation aus ihrer spezifischen Perspektive zur Reflexion bei. Klaus Fitschen betont: »Die Kirchengeschichte ist in gewisser Weise ein Vorrat an Erfahrungen, die Christen gemacht haben.«[293] Dieser Vorrat ist auch heutigen Christen, ob in seelsorglicher Verantwortung oder als Gesprächspartner der Seelsorge, zugänglich zu machen, gerade angesichts der Bedeutung religiöser und spiritueller Praxis in Fragen der gesundheitsbezogenen Lebensqualität.

---

291 KLAUS FITSCHEN, Kirchengeschichte, in: E.-M. BECKER, D. HILLER, Handbuch Evan-
    gelische Theologie, Tübingen 2006, 157–214.
292 K. FITSCHEN, Kirchengeschichte 2006.
293 Ebd.

3.2.3 Systematische Theologie

Der hermeneutische Prozess führt zu einer Theorie der doppelt bestimmten Praxis, die ihrerseits einer Systematisierung und einer kritischen Würdigung durch die Systematische Theologie bedarf. Es geht dabei um die Strukturierung der wahrgenommenen und beschriebenen Phänomene aus theologischer Perspektive. Erst hier kommt darum der Gottesbezug des gelebten ›Glaubens‹ zu seinem Recht. Systematische Theologie macht es möglich, diese Phänomene zu bestimmen, im System der Theologie zu ordnen und ihre Wirklichkeit im Licht der Wahrheit des Glaubens zu beleuchten. Systematische Theologie ihrerseits ist auf die Beschreibungen zeitgenössischer Christentumspraxis angewiesen. Denn der Sachgehalt und die Sprachgestalt des Glaubens bilden in der Dogmatik eine unlösbare Einheit. Auch in ihrer reproduktiven, den Lehrbestand des christlichen Glaubens tradierenden Funktion ist sie auf die Rekonstruktion des Lehrbestands am Ort subjektiver Praxis angewiesen, muss sie nach der Sprache und der Sprachfähigkeit der religiösen Subjekte fragen.

Weil der Ort der subjektiven Praxis im vorliegenden Zusammenhang einerseits durch das säkulare multiprofessionelle Umfeld Krankenhaus oder Pflegeeinrichtung, andererseits durch die Mitarbeit einer beauftragten und beamteten Seelsorgeperson als kirchlich bestimmbar ist, ist der Beitrag der Systematischen Theologie in doppelter Hinsicht und gerade in einer kritisch-reflexiven und kommunikativen Hinsicht unverzichtbar.

Im Blick auf das kirchliche Handeln wird die kritisch-reflexive Funktion der Systematischen Theologie unter anderem darin bestehen, das protestantische Profil durch eine unaufgebbare Orientierung am Wort zur Geltung zu bringen. Friedrich-Wilhelm Graf hat diese Aufgabe betont angesichts beobachtbarer Veränderungen kirchlicher Darstellung protestantischer Frömmigkeit, weg von der lange Zeit bestimmenden Wortkultur hin zu einer mystisch-sakramentalen Orientierung des praktischen Handelns unter den Leitbegriffen »Ganzheitlichkeit, Authentizität und Betroffenheit«[294]. Die oben angedeuteten und anhand der einzelnen Kontexte ausführlicher benannten Phänomene gelebten Glaubens und seelsorglich-rituellen Handelns im Kontext des Gesundheitswesens bezeugen die »Aufwertung von Liturgie, Symbolismus und Spiritualität«. Gerade deshalb ist der Beitrag einer systematisch-theologischen Reflexion und dogmatischen Vergewisserung notwendig, um einer »›kognitiven Dissonanz‹ zwischen der Welt der Kirche und der Alltagserfahrung der großen Mehrheit der Kirchenmitglieder« entgegenzuwirken. Gerade weil in den unmittelbaren Situationen Symbolsprache und rituelle Handlung als einzige Möglichkeit erscheinen, »was sprachlos macht[,] zur Sprache [zu] bringen«[295], bedarf es ihrer re-

---

294 Friedrich-Wilhelm Graf, Protestantische Wortkultur heute, in: Richard Ziegert (Hg.), Protestantismus als Kultur, Bielefeld 1991, 125–132, 130. Dort (130–132) auch die folgenden Zitate.

295 Karl-Fritz Daiber, Was sprachlos macht zur Sprache bringen. Gottesdienst und Predigt angesichts des vielfachen Todes, in: Arbeitsstelle Gottesdienst 19 (2005 Themenheft Öffentliche Klage und Trauer), 4–12.

flexiven Rückbindung und systematischen Einordnung, um der Gefahr zu entgehen, zu einer bloßen Reproduktion religiöser Formeln zu geraten, die »zur Deutung und Bewältigung der individuellen Situation nichts beitrage[n]«[296]. Nach Karl-Fritz Daiber ist dies durch den gottesdienstlichen Rahmen der Rituale gewährleistet, die im Geschehens- und Verstehenszusammenhang der Passion Christi stünden.[297] Im wechselseitigen Bezug müssen sich das Christusgeschehen und das Christusbekenntnis in ihrer die Situation transzendierenden Kraft immer wieder von Neuem erweisen. In der Seelsorgepraxis ist dieser gottesdienstliche und christologische Rahmen bisweilen nur latent vorhanden.[298] Gerade deshalb braucht es einer kritischen Reflexion der in der Praxis begegnenden und beschreibbaren Symbole.

Ein Beispiel für den Bezug von der Wahrnehmung religiöser Lebenspraxis zu Systematischer Theologie stellt die Symboldidaktik dar, die sich in den vergangenen Jahrzehnten entwickelt hat: Die Symboldidaktik geht davon aus, dass wichtige Erfahrungen des Lebens mit unserer Alltagssprache nicht ausgedrückt werden können.[299] Mit Symbolen versuchen Menschen, sich dem Unsagbaren zu nähern und Erfahrungen, die sonst stumm blieben, mit anderen zu teilen. Peter Biehl[300] verweist auf das ideologiekritische Potenzial einer theologischen Reflexion von Symbolen, gerade dann, wenn Symbole ihre (Selbst-)Verständlichkeit verloren haben. Weil Symbole in psychoanalytischer Hinsicht am »Schnittpunkt zwischen Regression und Progression«[301] liegen, ist es notwendig, sie anthropologisch und theologisch zu reflektieren. Biehl wendet sich dazu den christlichen Symbolen als christologischen Symbolen zu, die sowohl in ihrem Bezug auf die in ihnen wirksam bleibenden geschichtlichen Vorgänge als auch in ihrem eschatologisch-antizipatorischen Bezug zu verstehen sind.[302] Die normative Funktion einer dogmatischen Reflexion fasst Biehl treffend in der Forderung zusammen, dass bei der Verwendung jeglicher Symbole (und ritueller Handlungen) auf die Verträglichkeit mit dem Zentralsymbol des Kreuzes zu achten ist. Gerade eine solche Reflexionsarbeit trägt zur Identifizierbarkeit

---

296 F.-W. GRAF, Protestantische Wortkultur heute 1991, 131.
297 Vgl. K.-F. DAIBER, Was sprachlos macht 2005, 12.
298 Vgl. kritisch KLAUS TANNER, Von der liberalprotestantischen Persönlichkeit zur postmodernen Patchwork-Identität?, in: F.-W. GRAF, K. TANNER, Protestantische Identität 1992, 96–104, 103: »Wer kirchliche Beratungsarbeit und die Praxis der Seelsorge analysiert, sieht sehr schnell: Die großen dogmatischen Einheits- und Integrationsmuster spielen keine Rolle.«
299 Vertreter sind v. a. Hubertus Halbfas, Peter Biehl und Anton A. Bucher.
300 PETER BIEHL, Symbole geben zu lernen. Einführung in die Symboldidaktik anhand der Symbole Hand, Haus und Weg, Neukirchen-Vluyn 1989.
301 P. BIEHL, Symbole 1989, 55.
302 A. a. O., 63: »Die zentralen christlichen Symbole sind Antizipationen des verheißenen heilen, gemeinschaftlichen Lebens. Ein schöpferischer Umgang mit ihnen zielt nicht nur auf immer neue Interpretation, sondern vor allem auf eine experimentelle Praxis […] denn sie enthalten – wie besonders am Symbol Reich Gottes deutlich wird – Bilder gelingenden Lebens und zielen auf die Vorwegrealisation einer bestimmten Lebensform in der Gegenwart. Sie haben zugleich eine kritische Funktion, der Unwahrheit und dem Leiden an der gesellschaftlichen Situation zu widersprechen; denn die Hoffnung, die sie ermöglichen, ist zugleich Widerspruchshoffnung.«

kirchlichen Handelns im öffentlichen Diskurs und am Ort therapeutischen Handelns bei.[303] Aufgabe ist damit nicht nur kritische Bestandssicherung nach innen, sondern auch eine im Dialog vermittelbare Standortbestimmung nach außen.[304]

Das kirchliche Handeln freilich hat die Aufgabe, dem Subjekt, um das es in medizinethischen Konfliktsituationen geht, seelsorglich und beratend zur Seite zu stehen. Die anhand von Erfahrungs- und Fallberichten sowie von medialen Kommunikationsformen wahrgenommenen Aspekte gelebten Glaubens und individuellen Frömmigkeitsformen der Menschen im Gesundheitswesen werden in einem anderen Sinn zum Gegenstand einer systematisch-theologischen Reflexionskunst. Die Mitarbeit von kirchlicher Seelsorge im Gesundheitswesen geschieht in der pluralistischen Gesellschaft unter der Bedingung, dass die im Grundgesetz versicherte Religionsfreiheit als positive und negative auch im konfessionell-seelsorglichen Angebot gewahrt bleibt.[305] Seelsorge im Auftrag der »Kirche als Institution der Freiheit« (Trutz Rendtorff) geschieht nach dem Ansatz der vorliegenden Arbeit in Situationen, in denen das Individuum – betroffener Patient oder professionell Tätiger – sich der eigenen Freiheit vergewissern muss. Dietrich Rössler bestimmt in diesem Sinn Seelsorge als »Hilfe zur Lebensgewißheit«: Lebensgewissheit als »Gewißheit über den Grund meiner Existenz« – gerade dann, wenn die Lebensfähigkeit bedroht ist –, als »Gewißheit im Blick auf die Orientierung im Leben« – gerade in Krisensituationen – und als »Gewißheit in bezug auf die Gemeinschaft des Lebens«[306].

Im multiprofessionellen Kontext von Einrichtungen des Gesundheitswesens kommt mit einem solchen theologischen Ansatz von Seelsorge die Situation des Subjekts in den Blick, die von den Sozialwissenschaften als krisenhaft beschrieben wird, und in der integrative Identitätskonzepte keine Geltung mehr beanspruchen können. In medizinethischen Konflikten erhält mitunter »innere Zerrissenheit und Pluralität, die Existenz des einzelnen in mehreren Ichformen«[307] der in den Konflikt Involvierten Brisanz. Der Beitrag systematisch-theologischer Reflexionskunst für den theologischen Praktiker/die theologische Praktikerin besteht dann nicht in einer Reduktion und normativen Bindung des Individuums an kirchliche Lehre, sondern im »Aufhellen gelebter Frömmigkeit [... und] Analyse der Meinungsbildungsprozesse in ethisch-strittigen Fragen«, in der Bereitschaft, sich auf die »Patchwork-Gestalt des Protestantismus« einzulassen.[308]

---

303 Vgl. Friedrich-Wilhelm Graf, Einleitung – Protestantische Freiheit, in: Friedrich-Wilhelm Graf, Klaus Tanner (Hg.), Protestantische Identität heute, Gütersloh 1992, 13–23.

304 Vgl. Doris Hiller, Dogmatik, in: E.-M. Becker, D. Hiller, Handbuch Evangelische Theologie, Tübingen 2006, 221–262.

305 Vgl. dazu die Ausführungen zu den Menschenrechten: Anerkennung der Freiheit in Gemeinschaft von Trutz Rendtorff, Ethik. Grundelemente, Methodologie und Konkretionen einer ethischen Theologie, Bd. 2, Stuttgart 1991², 136ff.

306 D. Rössler, Grundriß 1994, 210–214.

307 K. Tanner, liberalprotestantische Persönlichkeit 1992, 102.

308 A. a. O., 103.

Dies kann nur geschehen über eine Vermittlungsbemühung des christlichen Glaubens am Ort des Subjekts im lebensweltlichen Kontext therapeutischer Einrichtungen. Die Vermittlungsbemühung ist jedoch keinesfalls im Sinne einer Einbahnstraße zu verstehen, bei der Lehrinhalte traditioneller Dogmatik übersetzt und plausibilisiert werden. Vielmehr geht es um die Richtung, welche Wolfgang Steck in seinem »unvollendeten Projekt Alltagsdogmatik« einschlägt:

> »Die frömmigkeitspraktische Ursprungsgestalt dogmatischen Wissens bildet [...] die religiöse Alltagsreflexion. Im Rahmen der gelebten, in der Alltagswelt praktizierten Religion formt sich das facettenreiche dogmatische Wissen einer geschichtlichen Epoche aus. Im sozialen und kulturellen Fortschrittsprozess verändern sich nicht nur die sprachlichen Ausdrucksformen dogmatischer Aussagen, sondern die religiösen Vorstellungswelten selbst und insbesondere die ihnen zugrunde liegenden Semantiken, die ›dogmatische(n) Codierung(en)‹ der religiösen Wirklichkeitskonstruktion.«[309]

Im Anschluss an Schleiermacher und Ernst Troeltsch wird die Dogmatik damit einem praktisch-theologischen Zweck zugeordnet. Sie führt die Unterscheidung von wissenschaftlicher Theologie und gelebter Religion fort und sichert letzterer ihre Eigenständigkeit. Dabei nimmt Steck die Vielgestaltigkeit und Heterogenität »religiösen Alltagswissens« ernst:

> »Die Plausibilität des religiösen Alltagswissens beruht weniger auf normativen Ansprüchen als vielmehr auf der Elastizität der dogmatischen Reflexionskonstrukte. In kritischer Attitüde entscheiden die autonomen Individuen über den Wert dogmatischer Erkenntnisse für das praktische Leben und stellen damit die Dogmatik unter den wechselnden Gegebenheiten des Lebens ständig zur Disposition.«[310]

Die vorliegende Arbeit kann ein solches unvollendetes und wohl auch unabschließbares Projekt nicht leisten. Die Intention liegt in einer anderen Zielrichtung und überschreitet damit auch das Anliegen einer Alltagsdogmatik: Als kirchlich Handelnde sind Seelsorgepersonen im alltagsweltlichen Kontext des Gesundheitswesens Teilnehmer am Diskurs, in dem es um die Bewährung ›elastischer‹ dogmatischer Reflexionskonstrukte geht. Insofern die Gesprächspartner der Seelsorge in Situationen der Anfechtung oder des Fragwürdigwerdens bislang gültiger Sinnkonstrukte und Glaubensvorstellungen selbst über den Wert dogmatischer Erkenntnisse entscheiden, wird der identifizierbar protestantische Beitrag der Seelsorge in der Unterstützung und Beförderung der Reflexionskultur, unter Umständen im Austausch mit dogmatischen Lehren bestehen. Von besonderer Bedeutung und Brisanz ist hier vor allem der Beitrag evangelischer Theologie zu den »anthropologischen Suchbewegungen innerhalb der Bioethik«, der in den beiden »normativen Traditionsmotiven ›Ebenbildlichkeit Gottes‹ und ›simul iustus et peccator‹« besteht.[311] Die Aufgabe der Systematischen Theologie ist damit eine reflexive und eine kommunikative. Der Sachgehalt und die Sprachgestalt des Glaubens bilden in der Dogmatik eine unlösbare Einheit. In der Bemühung um eine zeitgenössisch anschlussfähige Sprache, die

---

309 WOLFGANG STECK, Alltagsdogmatik. Ein unvollendetes Projekt, in: Pastoraltheologie 94 (2005), 287–307, 290.
310 W. STECK, Alltagsdogmatik 2005, 304.
311 PETER DABROCK, LARS KLINNERT, STEFANIE SCHARDIEN, Menschenwürde und Lebensschutz. Herausforderungen theologischer Bioethik, Gütersloh 2004, 47.

in Kontinuität mit der Lehrbildung wie mit ihrer überlieferten Gestalt steht, sind die Bildungsarbeit und Seelsorgepraxis kirchlichen Handelns begründet.

3.2.4   Theologische Ethik und Medizinethik

Dort, wo die Praxis gelebten Glaubens als konflikthaltig empfunden oder durch krisenhafte Erfahrungen infrage gestellt ist, wird die Nähe zur theologischen Ethik erkennbar. Praktische Theologie und theologische Ethik befassen sich mit der Lebensführung Einzelner im soziokulturellen und kirchlichen Kontext. Sie wenden sich den Fragen der Lebensführung[312] zu und sind damit durch ihren Gegenstand als Nachbardisziplinen zu verstehen. »Ethische Fragen sind Lebensfragen, die dem Menschen im Vollzug des Lebens begegnen und zu denen er in der Realität des eigenen Lebens Stellung nehmen muß.«[313] Friedrich Schweitzer sieht eine wachsende Bedeutung der Fragestellungen, die im Bereich zwischen Ethik und Praktischer Theologie entstehen; um ihnen gerecht zu werden, bedürfe es einer intensivierten Kooperation beider Disziplinen. Ethik müsse dazu ›praktischer‹ werden, in dem Sinne, dass sie sich Fragen zuwende, die aus der Praktischen Theologie kämen, während Praktische Theologie sich verstärkt um eine Theoriebildung bemühen müsse, die verstärkt die gesellschaftlichen, politischen und institutionellen Rahmenbedingungen kirchlicher Praxis als ethisch relevant durchdringe.[314] Die Nähe zwischen beiden Disziplinen zeigt sich insbesondere in der Poimenik. Schon nach Schleiermacher hat Seelsorge ihre Zielbestimmung darin, dass Gemeindeglieder »selbst ihr Gewissen aus dem göttlichen Wort berathen können«[315] und damit in christlich verantworteter Freiheit ihr Leben führen. Schleiermachers Ethik orientiert sich an der Erfüllung des Guten und dessen individuellem und sozialem Ausdruck, wie etwa im darstellenden Handeln des Gottesdienstes der christlichen Gemeinde in der Öffentlichkeit. Religiöse Erziehung und Seelsorge wiederum sind ›wirksames Handeln‹. »Darstellung und Wirksamwerden gestalten die personale und die soziale Identität in einem Prozess individueller und sozialer Dialektik.«[316]

Die deutliche Bezugnahme von theologischer Ethik und Praktischer Theologie war bereits Programm des Vermittlungstheologen Christian Palmer. Er wen-

---

312 Trutz Rendtorff wählt den Zugang zu den Aufgaben der Ethik über den Begriff der ›Lebensführung‹: »Der Zugang zur Ethik über die menschliche Lebensführung macht also den praktischen Bezugspunkt namhaft, der auf den oft verwirrenden Pfaden von Ethikdebatten leicht aus dem Auge verloren werden kann. [...] Das Handeln des Menschen, mit dem sich Ethiker befassen, wenn sie die Frage erörtern, was man tun oder lassen solle und nach welchen Kriterien sich die Antwort zu richten habe, besteht niemals nur in einzelnen Handlungen. Es steht in dem Kontext, der durch die Lebensführung der Menschen gebildet wird« (T. RENDTORFF, Ethik Bd. 1 1990, 14).
313 T. RENDTORFF, Ethik Bd. 1 1990, 18.
314 Vgl. FRIEDRICH SCHWEITZER, Practical Theology, Ethics, and the Challenge of Plurality: Changing Boundaries between Practical Theology and Ethics, in: M. WELKER, F. SCHWEITZER (Hg.), Reconsidering the Boundaries 2005, 151–159, 158.
315 FRIEDRICH DANIEL ERNST SCHLEIERMACHER, Die praktische Theologie nach den Grundsätzen der evangelischen Kirche, Berlin 1850, 430.
316 C. FREY, Konvergenz und Divergenz 2005, 115.

det sich gegen die Ausrichtung der Praktischen Theologie an der Dogmatik und sieht sie stattdessen der theologischen Ethik verwandt: Wie diese als Sittenlehre die Fragen des *christlichen* Lebens thematisiert, hat sich die Praktische Theologie den Fragen des *kirchlichen* Lebens zu widmen. Entsprechend ist Praktische Theologie die »Wissenschaft vom kirchlichen Leben«[317]. Beide, Ethik und Praktische Theologie, bemühen sich damit um eine Theorie der Lebensführung, des durch »christliche Principien zu bestimmenden Handeln[s]«[318]. In der Unterscheidung zwischen (christlichem) Individuum und (kirchlicher) Institution nehmen sie die spätere Unterscheidung zwischen Individual- und Sozialethik vorweg, freilich nicht – wie später – im Blick auf die Gesellschaft. Für die Verortung der Praktischen Theologie im Ganzen der Theologie ist bedeutsam, dass Palmer Ethik und Praktische Theologie, aber auch die ›historische Theologie‹ gegenüber der Dogmatik dem praktischen Teil der Theologie zuweist: »Während die Dogmatik das göttlich Notwendige und Tatsächliche thematisiert, ist Gegenstand des praktischen Teils das diesem Gegenüberstehende.«[319]

Es ist die besondere Aufgabe der theologischen Ethik, in der Beschreibung der Praxis die zugrunde liegenden ethischen Sachverhalte zu identifizieren und theoriefähig zu machen.[320] Dies soll im Blick auf aktuelle Beiträge zur Theorie der Seelsorge an anderer Stelle in dieser Arbeit eingehend expliziert werden.

Die Sachverhalte, die aus der beschriebenen Praxis gelebten Glaubens und kirchlichen Handelns einer ethischen Reflexion zugeführt werden, stellen sich im Zusammenhang der Seelsorge in Einrichtungen des Gesundheitswesens in dreifacher Weise: Einerseits als Fragen der Beratung Einzelner in medizinethischen Konfliktsituationen, andererseits als Fragen organisationaler und struktureller Rahmenbedingungen medizinethischer Konflikte und Bewältigungsstrategien, schließlich drittens als Fragen der Medizinethik als Theorie. In der konkreten Situation überlappen sich diese; eine dichte Beschreibung der Situation wird sich jedoch um eine Differenzierung der Betrachtungsweisen und eine Distanznahme bemühen. Für den theologischen Praktiker ist es von Bedeutung, diese Kontexte der ethisch relevanten Fragestellung zu bestimmen und den eigenen Beitrag entsprechend zu gestalten. Dies entspricht der Komplexitätssteigerung von Fragen der Lebensführung und ethisch verantwortlichem Handeln in

---

317 CHRISTIAN PALMER, Zur praktischen Theologie. Andeutungen in Betreff ihres Verhältnisses zur gesammten theologischen Wissenschaft, namentlich zur Ethik, und in Betreff ihrer innern Gliederung, in: JDTh (1856), 317–361, 345.

318 C. PALMER, Zur praktischen Theologie 1856, 324.

319 ECKART BEUTEL, Homiletik – ein Teil der Liturgik. Christian Palmers Vermittlungstheologisch geprägte Predigtlehre, in: CHRISTIAN ALBRECHT, MARTIN WEEBER (Hg.), Klassiker der protestantischen Predigtlehre, Gütersloh 2002, 120–144, 126.

320 Browning spricht vom Unternehmen einer »praktisch-theologischen Ethik«, das »Deskription, normative Kritik und ein Interesse an Transformation in einer einzigen Disziplin zusammenbringen [würde ... als] eine kontextualisierte und kritische Ethik«. D. BROWNING, Hermeneutik, 58. Dieser Ansatz wird intensiv erörtert im bereits mehrfach erwähnten Tagungsband eines internationalen Symposiums zur Verhältnisbestimmung der theologischen Disziplinen: M. WELKER, F. SCHWEITZER (Hg.), Reconsidering the Boundaries 2005.

der modernen, funktional ausdifferenzierten Gesellschaft. Entsprechend formuliert Christoph Schneider-Harpprecht:

> »Ethisch-moralische Kompetenz in der Seelsorge ist die Befähigung der an der Seelsorgesituation beteiligten Personen, Probleme und Kontexte des moralischen Handelns realitätsbezogen wahrzunehmen, begründete Urteile zu fällen und sie auf angemessenen Wegen in die Praxis umzusetzen. Anders gesagt: Ethisch-moralische Kompetenz von Seelsorge ist die Befähigung von Personen zu verantwortlichem Handeln in der Gemeinschaft im Rahmen der von theologischen, sozialen, psychischen und rechtlichen Vorgaben geprägten Seelsorgesituation.«[321]

Insofern die Wahrnehmung der Situation den Ausgangspunkt der ethischen Reflexion bildet, kann von einer »ethischen Theorie der Wahrnehmung«[322] gesprochen werden: Die Wahrnehmung von Handlungssituationen und der in ihnen auftretenden Konflikte versteht sich nicht von selbst, sondern ist ein Bestandteil des fortlaufenden hermeneutischen Prozesses und Ergebnis der Ausbildung von Kompetenz. Auf diese Weise wird vermieden, dass theologische Ethik nur im Modus der Anwendung[323] in den Blick gerät und eine Urteilsbildung ›top-down‹[324] als Anwendung abstrakter Werte, Prinzipien oder von Nützlichkeitserwägungen erfolgt. Der hermeneutische Zirkel, der die Wahrnehmung der Situation als ethisch relevant ermöglicht, verhindert jedoch auch eine Urteilsbildung ›bottom-up‹[325] als reine Situationsethik, bei der unbesehen von Normen und Prinzipien allein das Praxisfeld, seine Bereichsrationalitäten und Intuition zu einer Entscheidung führen. Ulrich Körtner sieht im »Modell des reflektiven Gleichgewichts« einen gangbaren Weg zur Lösungsfindung, der darin besteht,

> »einerseits auf [...] Letztbegründungen in der Ethik zu verzichten, andererseits aber auch transzendentale Argumentationsmuster in einem Überlegungsgleichgewicht aus moralischen Überzeugungen, moralischen Prinzipien und verschiedenen Hintergrundtheorien zu berücksichtigen. Die ethische Urteilsbildung ist folglich weder als deduktive Ableitung noch bloß als pragmatische Kompromisssuche angelegt, sondern als

---

321 CHRISTOPH SCHNEIDER-HARPPRECHT, Ethisch-moralische Kompetenz in der Seelsorge, in: CHRISTOPH SCHNEIDER-HARPPRECHT, SABINE ALLWIN (Hg.), Psychosoziale Dienste und Seelsorge im Krankenhaus, Göttingen 2005, 175–201, 176. Auf die Bedeutung der Kontexte moralischen Handelns macht Trutz Rendtorff aufmerksam: »Seelsorge ist dem individuellen Menschen im Konflikt mit seiner Welt zugewendet« (T. RENDTORFF, Ethik Bd. 2 1991, 218).

322 ULRICH H.J. KÖRTNER, Evangelische Sozialethik. Grundlagen und Themenfelder, Göttingen 1999, 76f.; ULRICH H.J. KÖRTNER, HERMANN SCHOENAUER, Diakonische Ethik und ethisch verantwortbare Praxis, in: MICHAEL SCHIBILSKY, RENATE ZITT (Hg.), Theologie und Diakonie, Gütersloh 2004, 242–260.

323 Vgl. zum Problem der Angewandten Ethik JULIAN NIDA-RÜMELIN (Hg.), Angewandte Ethik. Die Bereichsethiken und ihre theoretische Fundierung, Stuttgart 1996.

324 Vgl. U. KÖRTNER, H. SCHOENAUER, Diakonische Ethik 2004, 251f.; NORBERT STEINKAMP, BERT GORDIJN, Ethik in der Klinik – Ein Arbeitsbuch. Zwischen Leitbild und Stationsalltag, Neuwied/Köln/München 2003, 129–135: »Das Top-down-Modell schließt letztlich die Aspekte von Sein und Sollen miteinander kurz. Es setzt bei der hierarchischen Struktur der Organisationen im Gesundheitswesen an, so wie sie ist« (135).

325 Vgl. N. STEINKAMP, B. GORDIJN, Ethik in der Klinik 2003, 136–140. Hier folgt die ethische Argumentation vor allem dem Modell der Kasuistik.

möglichst kohärente Vernetzung der verschiedenen Gesichtspunkte, die im Gespräch zwischen allen an einem ethischen Konflikt Beteiligten herzustellen ist.«[326]

Diese Vorgehensweise ist auch dem theologischen Praktiker/der theologischen Praktikerin als Haltung und Reflexionskunst möglich, indem sie ermöglicht, die drei beschriebenen Ebenen zu unterscheiden und sich bei den Erwägungen zum eigenen kompetenten Beitrag von der theologischen Ethik beraten zu lassen. Als Ratgeber können im speziellen Bereich der Ethik in Einrichtungen des Gesundheitswesens auch Beiträge zu medizinischer Ethik und Ethik in der Klinik fungieren.

Das von Körtner beschriebene Modell des reflexiven Gleichgewichts spiegelt sich in der Medizinethik wieder: Dort ist inzwischen das prinzipiistische Modell von Beauchamp und Childress größtenteils anerkannt, wenn auch zumeist aufgrund seiner praktischen Anwendbarkeit und didaktischen Eingängigkeit.[327] In diesem Modell werden vier ethische Prinzipien als *Prima-facie*-Pflichten[328] für Ärzte herausgearbeitet: Respekt für die Autonomie des Patienten, *Benefizenz* (dem Patienten nützen), *Nonmalefizenz* (dem Patienten nicht schaden) und Gerechtigkeit.[329] Diese vier ethischen Prinzipien, die in klassischen Ethiktheorien anerkannt und Bestandteil in tradierten medizinischen Kodizes sind, dienen als analytischer Ausgangspunkt für bioethische Konfliktsituationen.[330] Allerdings bedürfen die Prinzipien einer situationsgemäßen und praktikablen Spezifikation, insbesondere in organisationaler Hinsicht:

> »To be practical, moral principles must be made specific for a context and must make room for considerations of feasibility and institutional policies. [...] A progressive specification of general principles is central to bioethics, especially in the formulation of institutional and public policy.«[331]

Für die Reflexionskunst theologischer Praktiker und Praktikerinnen in Einrichtungen des Gesundheitswesens bedarf es über die Überprüfung von Handlungsoptionen anhand eines Ensembles von Prinzipien hinaus auch der Orientierung in organisationsethischen Fragen. Im unmittelbaren Zusammenhang einer therapeutischen Einrichtung ist Medizinethik als Klinische Ethik zu begreifen, weil es bei Konfliktsituationen selten ausschließlich um Fragen des Arzt-Patienten-

---

326 U. Körtner, H. Schoenauer , Diakonische Ethik 2004, 251f.
327 Vgl. Raanan Gillon, Ann Lloyd, Principles of Health Care Ethics, London 1994.
328 Prima-facie-Pflichten sind Pflichten, denen unter der Bedingung Folge zu leisten ist, dass sie nicht mit einer anderen ebenso starken oder stärkeren Pflicht kollidieren. In der ärztlichen Entscheidung ist eine Handlung dann tatsächlich verpflichtend, wenn die Entscheidung einer Überprüfung und Abwägung der tangierten Prima-facie-Pflichten standgehalten hat. Vgl. im Anschluss an William D. Ross: Tom L. Beauchamp, Ethical Theory and Bioethics, in: Tom L. Beauchamp, LeRoy Walters, Contemporary Issues in Bioethics, Belmont et. al. 1999⁵, 1–32, 23f.
329 Vgl. Tom L. Beauchamp, James F. Childress, Principles of Biomedical Ethics, New York 1994⁴.
330 »Principles provide a starting point for moral judgement and policy evaluation, but [...] more content is needed than that supplied by principles alone. They are tested and reliable starting points, but they rarely are sufficient for moral thinking« (T. Beauchamp, Ethical Theory and Bioethics 1999, 19).
331 T. Beauchamp, Ethical Theory and Bioethics 1999, 24.

Verhältnisses geht, also die Entscheidungsfindung zwischen diesen beiden Polen stattfindet. Der in Kansas tätige Medizinethiker Robert L. Potter fordert deshalb:

> »Clinical ethics should be expanded into health care organizational ethics. This movement is the next logical and practical step toward achieving the patient-oriented goals of clinical ethics and is an image turn to the broad ecological version of bioethics. This step will require the reorientation of clinical ethics from issues concerning the individual patient to a wider sociological context.«[332]

In den weiteren Kontext gehören als Matrix neben den oben benannten Prinzipien medizinethischer Theorie und Praxis klinische Aspekte wie z. B. Richtlinien von Einrichtungsträgern, ökonomische Überlegungen und rechtliche Rahmenbedingungen. Fragen zu Diagnostik, Therapie und Pflege von Patienten und Patientinnen stellen sich im größeren organisationalen Zusammenhang, den Potter als Anordnung von konzentrischen Kreisen von innen nach außen beschreibt: 1. Persönliche Entscheidung, 2. Unterstützung durch Angehörige, 3. therapeutisches Team, 4. Vertreter in Gesundheitsfragen, 5. Therapeutische Einrichtung, 6. Sozialer Kontext – und darüber hinaus Kultur, gesellschaftliche und politische Gegebenheiten und kodifizierte Standards auf nationaler und internationaler Ebene (berufsbezogen oder allgemein).

Die Reflexionskunst von Seelsorgerinnen und Seelsorgern kann es sein, auf den oben beschriebenen drei Ebenen (Beratung Einzelner in Entscheidungssituationen, Fragen organisationaler und struktureller Rahmenbedingungen, Fragen der Medizinethik als Theorie) diesen weiteren Horizont einzubringen, zur Entstehung einer ethischen Kultur beizutragen und verantwortliches Handeln in der Gemeinschaft zu fördern. Insbesondere wird es auch möglich, die theologischen Aspekte in einer transparenten und diskursorientierten Weise einzubringen. Auf diese Weise führt der Weg von der ›theoriehaltigen‹ Praxis über eine ›praxishaltige‹ Theorie zurück zu einer in gesteigertem Maße ›theoriehaltigen‹ Praxis und entspricht damit der allgemeinen Entwicklung der Medizinethik von einer Konzentration auf ärztliche Ethik hin zu organisationalen und multiprofessionellen Aspekten:

> »Ging es im traditionellen Arztethos um die Frage, was es heißt, ein guter Arzt zu sein, so steht im Mittelpunkt der gegenwärtigen Ethik in den Organisationen des Gesundheitswesens häufig das Abwägen unterschiedlicher Interessen. Die Sichtweise des Patienten auf die eigene Krankheit und ihre Bedeutung für sein Leben wird nicht mehr länger dem ärztlichen professionellen Urteil untergeordnet, sondern sie bekommt eine eigene Stimme. Es kommt nun darauf an, den für das jeweilige Verhältnis der Berufsgruppen zu den Patienten und Bewohnern erreichten Stand der Diskussion stärker als

---

332 ROBERT LYMAN POTTER, From Clinical Ethics to Organizational Ethics: The Second Stage of the Evolution of Bioethics, in: Bioethics Forum 12.2 (1996), 3–12, 3. Vgl. auch N. STEINKAMP, B. GORDIJN, Ethik in der Klinik 2003, bes. 75ff.: »Die gegenwärtige Medizinethik ist nicht nur eine Fachdisziplin, die einige Spezialisten interessiert. Die öffentliche, auch mediale Aufmerksamkeit zeigt vielmehr, dass in ihr Themen behandelt werden, die von allgemeinem Interesse sind. Auch innerhalb der Ethik selbst markiert sie einen Übergang von einer Phase theoretischer, begrifflicher Auseinandersetzungen hin zur Diskussion alltäglicher, ›wirklicher‹ Probleme des modernen Lebens« (75).

bisher als ein Thema von Krankenhaus und Pflegeheim als Organisation anzusehen.«[333]

Für eine im Browningschen Sinne Fundamental-Praktische Theologie bedeutet dies, dass es am Ort der Praxis seelsorglichen Handelns in Fragen der individuellen wie institutionellen Gestaltung von Leben zu einem Diskurs theologischer Ethik mit philosophischer Ethik sowie mit professionellen und organisationalen handlungsleitenden Kategorien kommen kann. Dies verändert wiederum die Wahrnehmung moralischer Probleme und die Entwicklung neuer Strukturen der ethischen Auseinandersetzung, wie sich insbesondere bei der Entstehung und Entwicklung von klinischen Ethikkomitees zeigt, die im Material- wie im Schlussteil genauer in den Blick genommen werden.

3.3   Gestaltungskunst

Der Weg von der Wahrnehmungskunst über die Reflexionskunst zur Gestaltungskunst lässt sich zirkulär als eine Bewegung von »theory-laden practice« zu »pratice-laden theory« und zurück denken. Gestaltungskunst ist Praktische Theologie als »eine Theorie, die auf Praxis zielt«[334], wobei die Praxis sich nicht auf kirchliche Handlungsfelder beschränken lässt. Nachdem wahrgenommene Praxis in enzyklopädischer Perspektive reflektiert, strukturiert und gedeutet ist, sind die Überlegungen der Reflexionskunst wieder mit praktisch-theologischen Kriterien für Gestaltungs- und Handlungskonzepte in Beziehung zu setzen, immer im Bewusstsein dessen, dass Praktische Theologie auch als Gestaltungskunst von der Praxis zu unterscheiden ist und nicht mit ihrem Vollzug gleichgesetzt werden kann. Auch am Ort der Praxis, im konkreten Handlungsfeld der Seelsorge in Einrichtungen des Gesundheitswesens, bedarf der theologische Praktiker, bzw. die theologische Praktikerin der Distanznahme vom unmittelbaren Handlungsvollzug durch bewusste Planung und Konzipierung. Solche Distanznahme kann nicht in gleicher Weise geschehen, wie es im akademischen Kontext der Praktischen Theologie – auch als berufsbezogene Ausbildung – geschieht, in der refrainartig auf die Unterscheidung zwischen Theorie und Praxis hingewiesen wird.[335] Die Distanznahme als Gestaltungskunst ist aber auch und

333 N. STEINKAMP, B. GORDIJN, Ethik in der Klinik 2003, 85.
334 U. SCHWAB, Wahrnehmen und Handeln 2002, 174.
335 Vgl. CHRISTIAN GRETHLEIN, Praktische Theologie als theologische Theorie kirchlicher Praxis, in: G. LÄMMLIN, S. SCHOLPP (Hg.), Selbstdarstellungen 2001, 333–348, 341: »Bei diesen Überlegungen habe ich immer vorausgesetzt, dass Praktische Theologie eine Theorie, keine Praxis ist. Dies ist, soweit ich sehen kann, innerhalb des Fachs allgemeiner Konsens«. Dass im internationalen Kontext die Distanznahme durch eine gegenläufige Bezugnahme ausbalanciert wird, berichtet Andrea Bieler aus ihrem Forschungskontext an der Graduate Theological Union und der Pacific School of Religion in Berkeley, USA, wo inzwischen ein ›mission statement‹ die Forschenden

gerade für theologische Praktiker sinnvoll und notwendig, wo Theorie und Praxis zwar in unmittelbarer Nähe zueinander stehen, dennoch aber nicht in eins fallen. Um diesen Abstand offen zu halten und gleichzeitig auf die ›aktiv-konstruktiven Momente‹ der Praktischen Theologie als ›Gestaltungskompetenz‹ hinzuweisen, sind verschiedene Begriffe vorgeschlagen worden, etwa der Begriff der Inszenierung[336] oder – wie gleich auszuführen sein wird – der Begriff der Strategie. Diese Begriffe verweisen auf den »durch Zeitversetztheit möglichen Wechsel zwischen lebenspraktischer und theoretischer Perspektive«[337].

3.3.1 Praktische Theologie zielt auf Gestaltung kirchlicher Praxis

Praktische Theologie als Berufskompetenz theologischer Praktiker und Praktikerinnen unterscheidet sich von der Praktischen Theologie im akademischen Umfeld dadurch, dass die Alternative Wahrnehmungs- oder Handlungsorientierung[338] sich gar nicht stellt. Das eigene Handeln als theologisch reflektiertes Handeln will und muss gestaltet sein und darin den Regeln der Kunst entsprechen, also sowohl der konkreten Situation als auch dem theologischen Anspruch gemäß sein. Deshalb kann Gestaltungskunst auch keiner bestimmten Phase der theologischen Ausbildung, etwa der stärker kirchlich bestimmten zweiten Ausbildungsphase, zugewiesen werden. Das eigene Tun und Unterlassen als Seelsorgerin und Seelsorger in Einrichtungen des Gesundheitswesens bedarf – nicht zuletzt weil die anderen Leitdisziplinen im Gesundheitswesen sich in beständigen Transformationsprozessen befinden – einer beständigen Modifikation und Neuausrichtung in Kontinuität.

---

und Lehrenden zum »Dialog mit ›communities of accountability‹« verpflichtet, zu »Partnerschaften mit Gemeinden, sozialen Bewegungen, Künstlern und Künstlerinnen«, die in den Lehrbetrieb einbezogen werden. Vgl. ANDREA BIELER, ...Und was wurde aus dem politischen Anspruch der Praktischen Theologie...?, in: PrTh 40 (2005), 178–182, 181.

336 Vgl. H.-G. HEIMBROCK, Wahr-Nehmen der Gestalten 2001, 235ff.; HENNING LUTHER, Predigt als inszenierter Text, in: Theologia Practica 18 (1983), 89–100; MICHAEL MEYER-BLANCK, Inszenierung des Evangeliums. Ein kurzer Gang durch den Sonntagsgottesdienst nach der Erneuerten Agende, Göttingen 1997, 18ff.

337 W.-E. FAILING, H.-G. HEIMBROCK , Gelebte Religion wahrnehmen 1998, 292.

338 Vgl. HANS-MARTIN GUTMANN, Praktische Theologie im neuen Jahrhundert – nichts Neues?, in: EBERHARD HAUSCHILDT, ULRICH SCHWAB (Hg.), Praktische Theologie für das 21. Jahrhundert, Stuttgart 2002. 67–78.Vgl. zur Diskussion insgesamt B. SCHRÖDER, In welcher Absicht 2001; HANS-GÜNTER HEIMBROCK, Welches Interesse hat Theologie an der Wirklichkeit? Von der Handlungstheorie zur Wahrnehmungswissenschaft, in: DERS., W.-E. FAILING, Gelebte Religion wahrnehmen. Lebenswelt – Alltagskultur – Religionspraxis, Stuttgart Berlin Köln 1998, 11–36; ULRICH SCHWAB, Wahrnehmen und Handeln. Praktische Theologie als subjektorientierte Theorie, in: U. SCHWAB, E. HAUSCHILDT (Hg.), Praktische Theologie 2002, 161–175; dort auch KRISTIAN FECHTNER, Praktische Theologie als Erkundung. Religiöse Praxis im spätmodernen Christentum, 55–66; G. LÄMMLIN, S. SCHOLPP, Die ›sanften Auen der Praktischen Theologie‹, in: DIES. (Hg.), Selbstdarstellungen 2001, 1–18.

Dabei kommt weniger die Praxis des religiösen Subjekts in den Blick als vielmehr die durch eine Seelsorgeperson vermittelte kirchliche Praxis, deren Ziel die Bildung und Förderung der Autonomie des religiösen Subjekts ist. An diesem Punkt geht es um die kirchliche Praxis als Ensemble von Kunstlehren oder Gestaltungskompetenzen, deren Ziel die Förderung der religiösen Kompetenz der Subjekte ist. Karl-Fritz Daiber hat mit seinem Verständnis von Praktischer Theologie in diesem Sinn die kirchliche Praxis in das Zentrum gestellt, allerdings auf den gesellschaftlichen Kontext aufmerksam gemacht: »Gegenstand der Praktischen Theologie ist die Praxis von Gemeinden und Kirchen im jeweiligen Zusammenhang gesellschaftlicher Praxis. Im Rahmen dieses Gegenstandsfeldes beschäftigt sich die Praktische Theologie schwerpunktmäßig mit der Praxis kirchlicher und theologischer Berufe.«[339] Dieses Verständnis entspricht in der vorliegenden Arbeit dem der Gestaltungskunst geltenden Teil der Praktischen Theologie. Es gilt der Gestaltung von Handlungs- und Verhaltensweisen der im kirchlichen Auftrag (sowohl hauptamtlich als auch ehrenamtlich) tätigen Seelsorgepersonen im konkreten Zusammenhang einer Einrichtung des Gesundheitswesens insbesondere in medizinethisch bedeutsamen Situationen.[340]

Praktische Theologie als Theorie der kirchlichen Praxis ist Wahrnehmungswissenschaft und Handlungswissenschaft, in einem praxisorientierenden und auf Anwendung gerichteten Verständnis. Auf diese Weise kommt es zu einer die Praxis transformierenden Theoriebildung. Diese an Gestaltung orientierte Praktische Theologie ist in der Diktion Brownings »strategisch«. Sieht man von der militärischen Herkunft des Begriffs[341] ab, geht es um den planmäßigen, organisierten Einsatz der Kräfte, um ein »Interesse an einer gleichermaßen verantwortungsbewußten wie effektiven *Steuerung* der institutionalisierten Religionspraxis«[342].

In der strategischen Praktischen Theologie Brownings sind, wie bereits oben erwähnt, vier Grundfragen bestimmend:

> »Erstens: Wie verstehen wir diese konkrete Situation, in der wir handeln müssen? Zweitens: Was sollte in dieser konkreten Situation unsere Praxis sein? Drittens: Welche Methoden, Strategien und Darstellungsweisen sollten wir in dieser Situation gebrauchen? Und viertens: Wie verteidigen wir kritisch die Normen unserer Praxis in dieser konkreten Situation?«[343]

Die erste Grundfrage wird weitgehend im Übergang von der Wahrnehmungs- zur Reflexionskunst behandelt sein, während die vierte Grundfrage ihrerseits

---

339 KARL-FRITZ DAIBER, Grundriß der Praktischen Theologie als Handlungswissenschaft, München 1977, 142. Kritisch dazu: ISOLDE KARLE, Schule der Wahrnehmung – Professionstheoretische Perspektiven praktisch-theologischer Ausbildung, in: PthI 2002 (1&2), 186–197.
340 Sowohl durch die Zuordnung zu Gestaltungskunst als auch durch die nicht auf das Pfarramt beschränkte Beschreibung der Seelsorgetätigkeit in kirchlichem Auftrag wird eine pastoraltheologische Verengung Praktischer Theologie vermieden.
341 Vgl. W. PFEIFER, Etymologisches Wörterbuch des Deutschen 2003, 1374.
342 W. STECK, Praktische Theologie 2000, 61.
343 Zitiert bei F. SCHWEITZER, Praktische Theologie in Nordamerika 2000, 589.

zum Gegenstandsbereich der theologisch-ethischen Reflexion kirchlichen Handelns gehört.

In der vorliegenden Arbeit soll Gestaltungskunst hauptsächlich im Blick auf gebotenes kirchliches Handeln und auf die situationsadäquaten Methoden, Strategien und Darstellungsweisen ausgeführt werden.[344]

3.3.2 Disponierendes Handeln als Bedingung kommunikativen Handelns

»Der Gegenstand der Praktischen Theologie ist im weitesten Sinne die Kommunikation des christlichen Wirklichkeitsverständnisses – als Gottes-, Welt-, Geschichts- und Lebensverständnis – unter den Bedingungen der Gegenwart.«[345]

Diese Kommunikation findet nicht nur in der Kirche statt; die empirische Kirche bezieht sich in ihrem Handeln jedoch auf diese Kommunikation. Reiner Preul hat auf die zentrale und zwischen den Disziplinen vermittelnde Bedeutung der Kirchentheorie und der Kybernetik für die Praktische Theologie aufmerksam gemacht[346] und dabei Kirche als das »soziale System der Kommunikation des christlichen Wirklichkeitsverständnisses, in welchem sich bestimmte Kommunikationssituationen, Kommunikationspositionen und Kommunikationsmedien identifizieren lassen« bestimmt. Dies ist für das Verständnis von Gestaltungskunst im Zusammenhang der vorliegenden Arbeit von Bedeutung, weil sich die Seelsorge in Einrichtungen des Gesundheitswesens in einer besonderen Kommunikationssituation befindet, die sich spezifischer Medien der Kommunikation bedient und dabei spezifische Positionen einnimmt und zur Darstellung bringt. Preul bestimmt Kybernetik durch eine

»Unterscheidung am Begriff des kirchlichen Handelns [...] in zwei kategorial verschiedene Klassen: in Akte unmittelbarer religiöser Kommunikation und in Akte des Arrangements von unmittelbarer religiöser Kommunikation. Ich unterscheide als *kommunikatives* Handeln und *disponierendes* Handeln [...]. Der Sachverhalt disponierenden Handelns konstituiert die praktisch-theologische Kybernetik, während die verschiedenen Formen des kommunikativen Handelns der Gegenstand der übrigen Teildisziplinen [...] sind.«

Beim disponierenden Handeln kommen die organisationalen und strukturellen Aspekte zur Geltung. Die Handlungsweisen sind in einem hierarchischen Verhältnis einander zugeordnet: Disponierendes Handeln steht im Dienst des kom-

---

344 Vgl. HEINRICH BEDFORD-STROHM, Theological Ethics and the Church. Reconsidering the Boundaries between Practical Theology and Theological Ethics in Light of the Debate on Liberalism and Communitarianism, in: M. WELKER, F. SCHWEITZER (Hg.), Reconsidering 2005, 175–186, 186: »Practical Theology aims to explore appropriate techniques and methods to give life to this source in our times both in its ethical and in its spiritual aspects.«

345 REINER PREUL, Kirchentheoretische Fundierung der Praktischen Theologie, in: G. LÄMMLIN, S. SCHOLPP (Hg.), Selbstdarstellungen 2001, 111–129, 117. Dort auch die folgenden Zitate.

346 Vgl. REINER PREUL, Kirchentheorie. Wesen, Gestalt und Funktionen der Evangelischen Kirche, Berlin/New York 1997. Dort die folgenden Zitate.

munikativen Handelns.[347] Die Praxis des disponierenden Handelns ist auf beschreibende Analyse der Praxis kommunikativen Handelns angewiesen, also auch auf eine Bestimmung der Situationen, in denen sich kommunikatives Handeln vollzieht. Im Sinne der Gestaltungskunst geht es deshalb auch um die »Verbesserung der institutionell-situativen Bedingungen« des kommunikativen Handelns. Weil diese Bedingungen im vorliegenden Zusammenhang durch den gesellschaftlichen, organisationalen Kontext therapeutischer Einrichtungen zumindest mitbestimmt werden, kann es auch nicht zu einer ekklesialen Engführung kommen.

In der Differenzierung des Handelns klingt die Unterscheidung nach, die Schleiermacher im Blick auf die Praxis der Kirchenleitung getroffen hat und die die Grundlage seiner ›Theoriearchitektur‹ (Steck) bildet. Schleiermacher unterscheidet »zwei elementare Grundrichtungen der Vernunfttätigkeit, ›symbolisierende‹ Darstellung und ›organisierendes‹ Handeln«[348]. Der organisierende Handlungstypus (»Kirchenregiment« KD 309ff.) besteht zum einen aus »dem gebundenen, nämlich der Gestaltung des Gegensatzes für den gegebenen Komplexus« und zum anderen aus »dem ungebundenen, nämlich der freien Einwirkung auf das Ganze« (KD 312), also auf die »interne Vernetzung der kirchlichen Organisationsebenen und zum anderen auf die Regelung der externen Beziehungen der Kirche zu den übrigen Sozialsystemen der Gesellschaft«[349].

Für die Gestaltungskunst ist deshalb darauf zu achten, welche disponierenden Handlungsformen für die Seelsorge in Einrichtungen des Gesundheitswesens insbesondere im Zusammenhang mit medizinethischen Konfliktfeldern vorliegen und inwiefern sie durch die theoretische Reflexion transformiert werden können. Strukturelle, systemische und organisationale Aspekte gehören hierzu wie auch Fragen der Qualifizierung zur Seelsorgetätigkeit in Einrichtungen des Gesundheitswesens.

In diesem, das kommunikative Handeln vorbereitenden und bedingenden Sinn (allerdings in einer hier nicht weiter thematisierten Vermengung von Pas-

---

347 Vgl. W. STECK, Praktische Theologie 2000, 62, der in Bezug auf diesen Typ Praktischer Theologie von einem »Ensemble von ›Handlungstheorie‹ [...], die jeweils auf die kompetente Organisation einer speziellen religiösen Kommunikationsform abzielen«, spricht.
348 W. STECK, Praktische Theologie 2000, 68. Vgl. auch K. NOWAK, Schleiermacher 2001, 264f.; W. GRÄB, Schleiermacher 2000, 102f.
349 W. STECK, Praktische Theologie 2000, 68. Steck bezieht sich v. a. auf 1850 veröffentlichten Nachschriften der Praktischen Theologie Schleiermachers. Schon in der »Kurzen Darstellung« hatte Schleiermacher im Blick auf die externen Beziehungen der Kirche zu den Sozialsystemen der Gesellschaft formuliert: »Ausgehend einerseits davon, daß, wenn die Kirche nicht will eine weltliche Macht sein, sie auch nicht darf in die Organisation derselben verflochten sein wollen, andererseits davon, daß, was Mitglieder der Kirche, welche an der Spitze des bürgerlichen Regiments stehn, in dem kirchlichen Gebiet tun, sie doch nur in der Form der Kirchenleitung tun können, vermögen wir die Aufgabe nur so zu stellen. Es sei zu bestimmen, auf welche Weise die kirchliche Autorität unter den verschiedenen Verhältnissen dahin zu wirken habe, daß die Kirche weder in eine kraftlose Unabhängigkeit vom Staat, noch in eine wie immer angesehene Dienstbarkeit unter ihm gerate« (KD § 325).

119

toraltheologie und Praktischer Theologie) spricht die britische Praktische Theologin Elaine Graham von »transforming practice«:

> »*Transforming Practice* argues that the discipline of pastoral theology, reorientated for a postmodern age of uncertainty, provides a method for connecting theory and practice in a reconception of faithful identity. The pastoral disciplines of pastoral care, social action, worship and initiation are not the ›applied‹ offshoots of a body of propositional theory that transcends the contingency of human activity. Rather, the ways in which Christians choose to organize their ways of being in the world, of relating to one another in community, and of enacting ritual, care and spirituality, constitute the language of authentic identity. Practical theology therefore functions in order to enable communities of faith to ›practice what they preach‹.«[350]

3.3.3 Kommunikatives Handeln in der Seelsorge zwischen Darstellung und Wirksamkeit

»Seelsorge ist neben Gottesdienst, Predigt und Unterricht eine der Ausdrucksgestalten der Kommunikation des Evangeliums in der Kirche.«[351] Kommunikationstheoretische Erwägungen zeigen jedoch, dass die Formen kommunikativen Handelns in der Seelsorge sehr unterschiedlich sein können. Hier ist immer noch die Schleiermachersche Unterscheidung zwischen darstellendem und wirksamem Handeln im Blick auf die seelsorgliche Kommunikation hilfreich.

Schleiermacher unterscheidet in der »Christlichen Sitte« zwischen wirksamem Handeln und darstellendem Handeln, um damit die Handlungssituationen und Handlungsbereiche zu strukturieren. Beide Handlungsformen sind im ›kirchenleitenden‹ Handeln gemäß ›Kunstregeln‹ auszuüben, ein Begriff, den Schleiermacher in der »Kurzen Darstellung« als allgemeine Regeln beschreibt, in denen es – anders als in einem mechanischen Sinn – zur richtigen Anwendung der Regeln auch noch eines »besondere[n] Talent[s]« (KD 265) bedürfe, also ihres kompetenten Gebrauchs (im Sinne professioneller und persönlicher Kompetenz).

Das darstellende Handeln ist zu verstehen als symbolisierendes Handeln, das bei Schleiermacher im »Cultus« lokalisiert wird, also im gottesdienstlichen Vollzug und in der ›religiösen Rede‹: Hier geht es um die Mitteilung des christlich-religiösen Bewusstseins – als

> »Kunstregeln für die durch Liturgie und Predigt sich vollziehende religiöse Mitteilung [...] eine die versammelte Gemeinde in der christlichen Lebensdeutung gewiß machende und zur Lebensbewältigung stärkende Inszenierung der symbolischen Gehalte christlichen Glaubens«[352].

---

350 ELAINE GRAHAM, Practical Theology as Transforming Practice, in: JAMES WOODWARD, STEPHEN PATTISON (Hg.), The Blackwell Reader in Pastoral and Practical Theology, Oxford 2000, 104–117, 105f.
351 M. KLESSMANN, Pastoralpsychologie 2004, 407.
352 W. GRÄB, Schleiermacher 2000, 101. Vgl. F.D.E. SCHLEIERMACHER, Praktische Theologie 1850, 64ff.

Auch wenn Schleiermacher die Seelsorge nicht dem Kultus, sondern dem wirksamen Handeln zuordnet, sind doch, wie unten genauer beschrieben wird – und wie aus den deskriptiven Teilen im Materialteil hervorgehen wird – zahlreiche Handlungsweisen der Seelsorge als in Schleiermachers Sinn darstellendes Handeln zu bestimmen. Im vorliegenden Kontext seelsorglicher Tätigkeit in Einrichtungen des Gesundheitswesens werden diese darstellenden Anteile sowohl als symbolisierende Sprachhandlungen als auch als nonverbale Kommunikation beschreibbar. Diese Unterscheidung gilt es zu achten, weil insbesondere die an der Gestalttherapie orientierte integrative Gestaltseelsorge mit einem ganzheitlichen Ansatz die Leiblichkeit von Kommunikation betont. Die nonverbalen Praxisformen vollziehen sich gerade auch als expressiv-rituelle Symbolhandlungen.[353] Im Blick auf Gestaltungskunst wird die Aufgabe auch darin bestehen, nach darstellendem Handeln der Seelsorge in medizinethischen Konfliktbereichen – und seiner Funktion in der Bewältigung einer Konfliktsituation – zu fragen. Dabei werden vor allem liturgische Handlungsweisen in expressiven Sprechakten in den Blick kommen, die der Vermittlung von Lebens- und Sinnvergewisserung der religiösen Subjekte dienen.

Vom darstellenden unterscheidet Schleiermacher das wirksame Handeln als herstellendes Handeln, das die pastoralen Leitungsaufgaben außerhalb von Liturgie und Predigt beschreibt. Hier stellt sich Schleiermacher der Fragestellung, inwiefern kirchliches Handeln »in Gestalt einer regierenden, anordnenden Tätigkeit in die sittliche Lebenspraxis der Gemeindeglieder einzugreifen hat«[354]. Hier kommen insbesondere die normativ-orientierenden Aspekte kirchlichen Handelns in den Blick. Die Subjektivität achtend, die sich im Kontext des Gesundheitswesens als Patienten- und Patientinnenautonomie darstellt, geht es im kommunikativen Handeln kirchlicher Seelsorge um Beratung in Entscheidungssituationen und Konflikten. Diese Beratung kann im Kontext des Einzelgesprächs mit Patienten, Patientinnen und An- und Zugehörigen stattfinden, aber auch im Kontext der Beratungen des multiprofessionellen therapeutischen Teams. Francis Schüssler-Fiorenza hat gerade zwischen beiden Beratungssituationen den eigentlichen Ort der Kirche als kommunikativ handelnder ausgemacht: in der Vermittlung zwischen Expertenkulturen und Lebenswelt. In Kliniken kommt es im Zuge von Rationalisierungsprozessen notwendigerweise zur Entstehung von Expertenkulturen, die in der Gefahr stehen, den Kontakt zur Lebenswelt (in diesem Fall: des Einzelnen) zu verlieren. Die Gestaltungskunst kommunikativen Handelns fragt nach entsprechenden Formen und Medien der Vermittlung.[355]

---

353 Vgl. D. NAUER, Seelsorgekonzepte 2001, 206–218; ELISABETH NAURATH, Nonverbale Kommunikation in der Klinikseelsorge, in: UTA POHL-PATALONG, FRANK MUCHLINSKY (Hg.), Seelsorge im Plural. Perspektiven für ein neues Jahrhundert, Hamburg 1999, 140–152, bes. 149–151. Vgl. auch M. KLESSMANN, Pastoralpsychologie 2004, 423ff., 443f.

354 W. GRÄB, Schleiermacher 2000, 101.

355 Zu Francis Schüssler-Fiorenza vgl. MAUREEN JUNKER-KENNY, Argumentationsethik und christliches Handeln. Eine praktisch-theologische Auseinandersetzung mit Jürgen Habermas, Stuttgart/Berlin/Köln 1998, 39–46.

Als wirksames hat dieses Handeln sein Ziel in der Herstellung der Selbstständigkeit im Christsein, als Förderung und Stärkung der Autonomie des religiösen Subjekts. Die Förderung ist dabei als eine Förderung der Fähigkeit zur Selbstreflexion zu begreifen.[356] Dies kann unter anderem durch diakonische, durch pädagogische, therapeutische Akte geschehen. Jürgen Ziemer benennt im Sinne von Gestaltungskunst als praxisorientierende Theorie eine »ideale Struktur« für das kommunikative Handeln des seelsorglichen Gesprächs, die er als »herrschaftsfrei«, »dialogisch« und »personzentriert« beschreibt. Zu den Kunstregeln der Gestaltung gehört damit die Orientierung an der von Jürgen Habermas postulierten Form der »herrschaftsfreien Kommunikation«, die Verständigung ermöglicht, um individuelle Situationsdeutungen und Handlungspläne mit anderen Individuen zu koordinieren.[357]

Im Vorausgehenden wurde zunächst der Entwurf einer Fundamental-Praktischen-Theologie Don Bronwings vorgestellt und im Anschluss daran der Dreischritt einer als Deutekunst verstandenen Praktischen Theologie entwickelt. Diese greift Motive aus den Anfängen der Praktischen Theologie als wissenschaftlicher Disziplin auf, indem sie als eine zirkuläre Denkbewegung zwischen Wahrnehmung, Reflexion und Gestaltung verstanden wird. In wenigen Bereichen kirchlichen Handelns wird dieses Verständnis von Praktischer Theologie und die sich damit verbindende Aufgabe so deutlich wie im Bereich der Seelsorge in einem multiprofessionellen Kontext, insbesondere in Situationen ›an den Rändern‹, in medizinethischen Konflikt- und Entscheidungssituationen und in Situationen, die aus Entscheidungen resultieren. In diesen Situationen muss die Seelsorgeperson zu klarer und objektivierbarer Wahrnehmung, zu kompetenter Reflexion und nicht zuletzt zur Gestaltung disponierenden und kommunikativen Handelns fähig sein. Im weiteren Fortgang der Arbeit soll dies in drei konkreten medizinisch-pflegerischen Handlungsbereichen konkretisiert werden, um schließlich im Schlussteil nach den Konsequenzen eines solchen Ansatzes für ein Verständnis christlicher Seelsorge in multiprofessionellen Teams und Einrichtungen des Gesundheitswesens zu fragen.

Zuvor sei jedoch – ganz im Sinne der Wahrnehmungskunst – der eigene Zugang zum konkreten Themenfeld medizinethischer Konflikte dargelegt.

---

356 So mit Edward Farley M. JUNKER-KENNY, Argumentationsethik 1998, 34f.: »Die Förderung dieses Prozesses, des Reflexivwerdens der eigenen Glaubenserfahrung der Gemeindemitglieder, als eine Grundaufgabe kirchlichen Handelns herauszuarbeiten, stellt eines der wichtigsten Ziele des dritten Schritts Praktischer Theologie, der Entwicklung von Handlungsentwürfen, dar.«

357 Vgl. dazu JÜRGEN HABERMAS, Vorstudien und Ergänzungen zur Theorie des kommunikativen Handelns, 1984, 571–606.

3.3.4 Praxisdiskurse als Zugang zum Feld – Biographische Erfahrung und Theoriebildung

Wahrnehmung ist der erste Schritt der Deutekunst. Sie beginnt als subjektive Wahrnehmung, als Interesse an einem Thema, das im Falle dieser Arbeit aus Praxiserfahrungen stammt. Um in die deskriptive Praktische Theologie integriert zu werden, bedarf es einer reflektierenden Darlegung und Vergegenwärtigung dieser Erfahrungen, die im Folgenden in Form eines (auto-)biographischen Exkurses geschehen soll. Dies entspricht sowohl der Methode als auch dem Gegenstand der Arbeit; denn auch auf Ebene der theologischen Praktikerinnen und Praktiker, die im Kontext von Einrichtungen des Gesundheitswesens tätig sind, fängt das Nachdenken über die Praxis meist mit der Schilderung eigener Erfahrungen oder der Begegnung mit Menschen in konkreten Situationen an.[358] Zwar findet dieses Erzählen noch im vorwissenschaftlichen Raum statt; als Filter von Wahrnehmung und Katalysator generiert es jedoch erste Forschungsfragen und -hypothesen. Indem ich beides, die eigene lebensgeschichtliche Motivation zum Thema als auch die berufsbiographisch bedingten Begegnungen mit Praktikerinnen und Praktikern, zum Ausgangspunkt der Wahrnehmungskunst mache, will ich den eigenen Zugang zum Feld offenlegen.

Den Anstoß zu dieser biographischen Reflexion gibt die in der Soziologie entwickelte *Grounded Theory* von Barney G. Glaser und Anselm L. Strauss,[359] die in Kapitel A 3.1.3 (Quantitative und qualitative Untersuchungen) bereits vorgestellt wurde. Die vorliegende Arbeit versteht sich nicht als empirische Arbeit im Sinne der Sozialwissenschaften, also auch nicht im Anschluss an Glaser und Strauss. Die wahrnehmenden Teile, insbesondere die autobiographischen Aspekte, lehnen sich an Grounded Theory als einen Stil an, nicht als einer spezifischen Methodik oder Technik. »*Theorie zu generieren, ist ein Prozeß*«[360]: Ziel ist eine »in den Daten verankerte materiale Theorie, die den Realitäten eines Sachbereichs gerecht wird« und die »für die [im Sachbereich] Tätigen verständlich und von Nutzen«[361] ist.

Glaser und Strauss haben ihr Theorieverständnis am Gegenstand des Umgangs mit Sterbenden entwickelt und unter dem Aspekt der Brauchbarkeit für kleine Organisationseinheiten wie Krankenhausstationen erstmals veröffentlicht.[362]

---

358 Theoriegenerierung aus Erfahrung und Lebensweltteilhabe ist nicht dem akademischen Diskurs der Praktischen Theologie vorbehalten, sondern gehört als unabschließbarer Vorgang zur Berufsexistenz praktischer Theologinnen und Theologen. In diesem Sinn ist Hans-Martin Gutmann Recht zu geben, wenn er für die Praktische Theologie die Alternative zwischen Wahrnehmungs- und kritischer Handlungswissenschaft anzweifelt (vgl. Hans-Martin Gutmann, Praktische Theologie im neuen Jahrhundert – nichts Neues?, in: E. Hauschildt, U. Schwab [Hg.], 21. Jahrhundert 2002, 67–78, 69).

359 B. Glaser, A. Strauss, Grounded Theory 2005

360 A. a. O., 15. Hervorhebung im Original.

361 A. a. O., 243.

362 Vgl. Barney G. Glaser, Anselm L. Strauss, Awareness of Dying, Chicago 1965 (Deutsch: Interaktion mit Sterbenden. Beobachtungen für Ärzte, Schwestern, Seelsor-

Zum Stil der Grounded Theory gehört die Würdigung des »Einfalls« für die Theoriebildung.[363] Die Genese von Einfällen aus persönlicher Erfahrung muss nicht im Widerspruch zu Theoriebildung stehen. Vielmehr ist persönliche Erfahrung »als Sprungbrett[] für eine systematische Theoriebildung« zu begreifen. Erfahrung ist immer interpretierte Erfahrung, unabhängig vom Zeitpunkt ihrer Interpretation. Dies gilt auch für »geborgte Erfahrungen« anderer, deren Interpretation theoriegenerierende Einfälle evoziert. Einfälle können schließlich auch durch in der Literatur vorliegende Theorien hervorgerufen werden. Notwendig ist es Glaser und Strauss zufolge in jedem Fall, den Einfall aus der »bloßen Anekdote in ein theoretisches Element«[364] zu transformieren – als Kategorie, Eigenschaft und Hypothese unter Offenlegung seiner Quelle.

Dieses Programm ist auch außerhalb der Soziologie aufgegriffen worden, ohne dabei immer die konkreten Methoden der Grounded Theory zu übernehmen. In der Praktischen Theologie, insbesondere im internationalen Diskurs über das Selbstverständnis Praktischer Theologie im intradisziplinären und interdisziplinären Kontext,[365] hat sich dies mit dem Interesse an einer ›empirischen Theologie‹ verbunden, die 1988 zur Gründung der internationalen Zeitschrift »Journal for Empirical Theology« geführt hat. Auf die Theorie- und Methodendiskussion zu empirischer Theologie wurde bereits zu Anfang dieses Kapitels eingegangen. Sie hat gerade in der praktisch-theologischen Wahrnehmung von Tätigkeitsbereichen und Berufsfeldern im Gesundheitswesen reiche Früchte getragen.[366] Stellvertretend dafür kann hier auf den niederländischen

---

ger und Angehörige, Göttingen 1974). »Bei der Entwicklung unserer in den Daten verankerten materialen Theorie über den Umgang mit Sterbenden haben wir darauf geachtet, Konzepte und Hypothesen zu entwickeln, welche dem medizinischen und Pflegepersonal das Verständnis der Theorie erleichtern. Das stellte umgekehrt sicher, dass unsere Theorie den Realitäten bei der Betreuung von sterbenden Patienten entsprach. Unsere Konzepte, die im Verlauf der Forschung hervortraten, besaßen sowohl analytischen als auch sensibilisierenden Charakter« (B. GLASER, A. STRAUSS, Grounded Theory 2005, 244f.).

363 Anhand eines Beispiels beschreiben sie die Bedeutung unmittelbarer und mittelbarer Erfahrung: »Kürzlich diskutierte eine Gruppe von Soziologen den Artikel eines Kollegen: ›The Cabdriver and His Fare: Facets of Fleeting Relationship‹. Dieser Aufsatz stützte sich auf Erfahrungen des Autors, der während seiner Studentenzeit Taxi gefahren war. Einer der Teilnehmer fragte, ob der Verfasser während seines Jobs als Taxifahrer Feldnotizen angefertigt hätte; falls nicht, so meinte er, wäre sein Artikel nicht wirklich auf Feldforschung gestützt – da es sich bei dieser schließlich um eine geplante, systematische Arbeit handle. Der Autor erklärte, dass er in der Tat keine Feldnotizen angefertigt hätte und ihm die entscheidenden Ideen für seinen Aufsatz erst lange, nachdem er den Job aufgegeben hatte, gekommen seien. Er gab zu, dass sein Artikel sich nicht auf Feldforschung als solche stütze, versicherte aber, dass seine Erfahrung nichtsdestotrotz mit Daten zu vergleichen seien, die auf Feldforschung basieren« (B. GLASER, A. STRAUSS, Grounded Theory 2005, 256. Der Aufsatz erschien im American Journal of Sociology 65 (1959), 158–165).

364 B. GLASER, A. STRAUSS, Grounded Theory 2005, 258.

365 Vgl. zu dieser Unterscheidung: JOHANNES A. VAN DER VEN, Entwurf einer empirischen Theologie, Kampen/Weinheim 1990. Vgl. zur Bedeutung der Empirie für die Praktische Theologie die umfassende Literaturübersicht von A. FEIGE, I. LUKATIS, Empirie hat Konjunktur 2004, 12–32.

Praktischen Theologen Ruard Ganzevoort verwiesen werden, der im Gespräch mit Johannes A. van der Vens Programm einer ›Empirischen Theologie‹ in unverkennbarer Nähe zur Grounded Theory formuliert:»The challenge ahead is the development of theological categories from the material of our own discourse, and that is praxis. Practical theology might truly become theology of praxis: building theological theory from the material of human praxis.«[367]

An dieser Stelle der vorliegenden Arbeit soll insbesondere der ›Einfall‹ für die Entstehung und Weiterführung des Forschungsinteresses expliziert werden.[368] Dies geschieht auf dem Wege »biographischer Kontextualisierung«[369], biographischen Erzählens im Bewusstsein, dass es sich bei dieser wie jeder biographischen Erzählung um die Rekonstruktion von Wirklichkeit handelt. Die Erzählung ist ein Mittel der Vergegenwärtigung und gleichzeitigen Distanznahme zur Primärerfahrung, die der Leserin, dem Leser einen Einblick in meine auf eigener und fremder Praxiserfahrung fußende Theoriebildung ermöglicht.[370] Häufig wird in vergleichbaren praktisch-theologischen Arbeiten zur Seelsorgetheorie die Berufsbiographie thematisiert, etwa in der genannten qualitativen Studie zu später Trauer von Friederike Rüter, die ihr Interesse an einem vertieften Verständnis des Gegenstands auf die Bitte einer von ihr betreuten Patientin zurückführt.[371]

---

366 Vgl. beispielsweise MAREIKE LACHMANN, Gelebtes Ethos in der Krankenpflege. Berufs- und Lebensgeschichten, Stuttgart 2005, bes. 63–92. STEFAN HEIL, HANS-GEORG ZIEBERTZ, Teacher Professionalism in Religious Education, in: JET 17 (2004), 127–237.

367 RUARD GANZEVOORT, What you see is what you get. Social construction and normativity in practical theology, in: J.A. VAN DER VEN, M. SCHERER-RATH (Hg.), Normativity and empirical Research in Theology, Leiden u. a. 2004, 17–34, 29. (hier zitiert nach der Veröffentlichung des Textes auf der Homepage von R. Ganzevoort: http://www.ruardganzevoort.nl/pdf/2004_Wysiwyg.pdf, Zugriff am 04.08.2016).

368 In ähnlicher Weise untergliedert Hans-Martin Gutmann seine Darstellung des eigenen Zugangs zur Praktischen Theologie: Nachdem er zunächst die eigenen Primäreindrücke anhand von ›Räumen, Klängen, Ein-Bildungen‹ schildert, erzählt er von den Begegnungen mit »signifikanten Anderen« und zuletzt den ›Büchern und anderen Inspirationen‹, um mit den ›Praxisfeldern‹ zu schließen. Vgl. HANS-MARTIN GUTMANN, Wer sich selbst darstellt, muss vom Anderen reden, in: GEORG LÄMMLIN, STEFAN SCHOLPP (Hg.), Praktische Theologie der Gegenwart in Selbstdarstellungen, Tübingen 2001, 277–296.

369 G. LÄMMLIN, S. SCHOLPP, Die »sanften Augen« der Praktischen Theologie, in: GEORG LÄMMLIN, STEFAN SCHOLPP (Hg.), Praktische Theologie der Gegenwart in Selbstdarstellungen, Tübingen 2001, 1–20, 16. Diese Methode durchzieht als durchgängiges Prinzip den gesamten Band der Selbstdarstellungen Praktischer Theologinnen und Theologen und ihrer Entwürfe.

370 Ulrich Schwab macht in seiner kritischen Darstellung der Bedeutung erzählter Lebensgeschichten für die Praktische Theologie auf die Problematik autobiographischer Berufsgeschichten Praktischer Theologinnen und Theologen für die Lehre der Praktischen Theologie aufmerksam, die vor allem als »zutiefst *normative* Geschichten« erzählt wurden. Vgl. U. SCHWAB, Lebensgeschichte 2000, 294. Hervorhebung im Original. Die hier eingebrachte biographische Erinnerung dient im Unterschied dazu jedoch der Kontextualisierung des Forschungsinteresses.

371 Vgl. FRIEDERIKE RÜTER, Späte Trauer. Eine Studie zur seelsorglichen Begleitung Trauernder, Leipzig 2009, 16f.

Meine eigene biographische Vergegenwärtigung bezieht sich auf Praxiserfahrungen im Dialog mit anderen Akteuren: Seelsorgepersonen und anderen professionell Tätigen in helfenden Berufen. Ihre Praxis und die eigene Praxis im Diskurs eröffnen neue Fragestellungen.[372] Dies entspricht der von den Frankfurter Praktischen Theologen Failing und Heimbrock vorgeschlagenen »Feldforschung als engagierte[r] Teilnahme«, eine »theoretische[] Produktionsform, die in der Praktischen Theologie erst noch zu erproben ist«[373]. Im Anschluss an Habermas' Theorie des kommunikativen Handelns und Gadamers philosophische Grundlegung der Hermeneutik bilden für Failing und Heimbrock »Zugehörigkeit und Vertrautheit des Forschers zu bzw. mit einer bestimmten sozialkulturellen Lebenswelt« die Voraussetzung forschender Tätigkeit. In meiner Praxis stellte sich diese Vertrautheit primär durch Erfahrungsaustausch und gestaltete Begegnungen her.[374] Dabei wird der Forscher zum Mitspieler, dessen Nachfragen und Interesse Einfluss nehmen auf die unmittelbar Handelnden einerseits, auf die eigene Theoriebildung andererseits: »Theoretische Reflexion und Lebensweltteilhabe zum gleichen Gegenstand finden dabei eine Einheit im Subjekt, im durch Zeitversetztheit möglichen Wechsel zwischen lebenspraktischer und theoretischer Perspektive.«[375]

Die Beschreibung anhand meiner eigenen Biographie eröffnet mir die Einsicht, dass »Praktische Theologie, ohne ihren Status als wissenschaftliche Theorie preiszugeben, als theologische Praxis selbst ein Teil dessen ist, womit sie sich beschäftigt«[376]. Allerdings sind dabei doch Ebenen des Diskurses zu unterscheiden; denn Praktische Theologie ist in unterschiedliche Diskurse und unterschiedliche Kontexte involviert, die Ruard Ganzevoort in Diskurse erster und zweiter Ordnung unterscheidet: »Academic discourse belongs to the second order. Discourse of religious or nonreligious individuals and communities belongs to the first.«[377] Diskurse erster und zweiter Ordnung unterscheiden sich in ih-

---

372 Dies entspricht auch dem Design der Diakoniewissenschaft Michael Schibilskys, welches durchgängig als Dialog zwischen Praktikerinnen und Praktikern sowie zwischen Theoretikerinnen und Theoretikern aus Theologie und den Bezugswissenschaften der Diakonik angelegt ist. Vgl. MICHAEL SCHIBILSKY, RENATE ZITT (Hg.), Theologie und Diakonie, Gütersloh 2004.

373 W.-E. FAILING, H.-G. HEIMBROCK, Ausblick. Von der Handlungstheorie zur Wahrnehmungstheorie und zurück, in: W.-E. FAILING, H.-G. HEIMBROCK, Gelebte Religion wahrnehmen 1998, 275–294, 291f.

374 Kristian Fechtner bezeichnet dies mit dem Stichwort der »Erkundung [... in] die gegenwärtige *Praxis des Christentums*«. (K. FECHTNER, Erkundung 2002, 56). Hervorhebung im Original.

375 W.-E. FAILING, H.-G. HEIMBROCK, Ausblick 1998, 292.

376 K. FECHTNER, Erkundung 2002, 57.

377 R. GANZEVOORT, What you see is what you get 2004, 20. Ganzevoort übernimmt diese Unterscheidung von GEORGE A. LINDBECK, The Nature of Doctrine. Religion and Theology in a Postliberal Age, Philadelphia 1984, und hofft, dadurch die Begrifflichkeit von ›Laientheologie‹ und ›Laienperspektive‹ zu überwinden. In kritischer Abgrenzung von Lindbeck unterscheidet Ganzevoort die beiden Ordnungen jedoch nicht danach, ob es in den Diskursen um Wahrheitsansprüche geht (dies ist bei Lindbeck Diskursen zweiter Ordnung vorbehalten). Vielmehr gibt es in den Diskursen erster und zweiter Ordnung unterschiedliche Kriterien für Wahrheitsansprüche und unter-

126

rem Referenzrahmen und in ihrem performativen Anliegen, die sich aus dem sozialen Zusammenhang ergeben, in dem der Diskurs stattfindet. Für Praktische Theologie als einem Diskurs zweiter Ordnung besteht der Referenzrahmen in der Systematisierung von Erfahrung; performative Kriterien bestehen in der begrifflichen Überzeugungskraft sowie in der Anschlussfähigkeit an ein vorherrschendes Paradigma. Das Material der Praktischen Theologie als Diskurs zweiter Ordnung ist die »menschliche Praxis des Glaubens«, wie sie in Diskursen erster Ordnung begegnet. Die Praxis des Glaubens lässt sich nicht einfach positivistisch objektiv beschreiben. »Praxis – including the praxis of church and ministry – is theory laden, and our perception of that praxis is already determined by our Vorverständnis.«[378] Diskurse erster Ordnung ergeben sich innerhalb sozialer Kontexte, die durch ein gemeinsames Thema, Berufsfeld oder durch eine Glaubensgemeinschaft bestimmt sind; sie zeichnen sich dadurch aus, dass in ihnen die geschilderte Praxis und ihre Deutung untrennbar miteinander verbunden sind. Ganzevoort geht es nun darum zu zeigen, dass auch in den Diskursen erster Ordnung Wahrheitsansprüche vorliegen, die Beschreibung der Empirie mit normativen Geltungsansprüchen verbinden:

> »For practical theology, the main discourse to be investigated is the first order discourse of (religious) praxis. This is the realm where normative criteria are found and challenged, especially through dialogues with other relevant discourses found in tradition, theology, and social sciences.«[379]

In einer pluralistischen Gesellschaft kommt es unweigerlich zu kritisch herausfordernden Begegnungen zwischen Diskursen unterschiedlicher Referenzrahmen; Praktische Theologie findet gerade hier ihren Gegenstand. Dies entspricht meiner eigenen biographischen Erfahrung im Gesundheitswesen, als Angehöriger von Patienten, als Krankenhausseelsorger und als praktisch-theologischer Gesprächspartner von Kolleginnen und Kollegen aus Seelsorge und Palliative Care.

Mit der Einfügung autobiographischer, insbesondere berufsbiographischer Erinnerung in den Einführungsteil dieser Arbeit folge ich schließlich dem Ansatz Michael Schibilskys, den er in seinen »Trauerwegen« vorgelegt hat: Darin beschreibt er das »Dreieck humanen Lernens« mittels dreier »Grund-Dimensionen«[380]:

- »die *Lebensgeschichte/der biographische Aspekt*: Damit sind meine persönlichen Erfahrungen gemeint, verbunden mit den Erinnerungen, die im Leser, bei der Leserin selber wachgerufen werden. [...] Denn lebenslanges Lernen (ein beliebter Terminus in der Didaktik) geschieht immer vermittelt mit der eigenen Lebensgeschichte – oder gar nicht.«

---

schiedliche Rationalitäten. Deshalb rechnet Ganzevoort kirchliche Lehre auch nicht zu Diskursen zweiter Ordnung.

378 R. GANZEVOORT, What you see is what you get 2004, 23. Ganzevoort schließt sich dabei explizit an Don S. Browning an.

379 A. a. O., 25.

380 MICHAEL SCHIBILSKY, Trauerwege. Beratung für helfende Berufe, Düsseldorf 1996[5]; die folgenden Zitate 18–19.

- »*die Praxis*: Handlungsabläufe, denen ich ausgesetzt bin, die ich manchmal sogar selber in Gang setze; Aufgabenstellungen, die mit jedem helfenden Beruf verbunden sind; berufliche Anforderungen und Fertigkeiten.«
- »*der Sinn/die Theorie-Dimension*. Dazu gehört historisches Wissen, Wissen aus den Humanwissenschaften – vor allem aber gehört dazu das Evangelium, biblische Geschichte, Glaubenswahrheiten. In unserem Themenbereich gehören dazu anthropologische Aspekte, theologische Theoriebildung [...]«

»Und ich behaupte, daß insbesondere soziales Lernen sich im Wechsel zwischen den drei Grunddimensionen vollzieht. [...] Mehr noch: So wünsche ich mir eigentlich Theologie und humanwissenschaftliches Lernen.«[381]

Ausgangspunkt dieser Arbeit ist meine langjährige Beschäftigung mit der Praxis von Krankenhausseelsorge im Kontext medizinethischer Fragestellungen, zunächst über einen Zeitraum von etwa sechs Jahren aus Perspektive theologischer Medizinethik, schließlich aus unmittelbarer Praxis als Seelsorger der Palliativstation eines Universitätsklinikums, als Seelsorger eines ambulant tätigen Pädiatrischen Palliativteams und schließlich als Seelsorger in einer Einrichtung der Altenhilfe und Altenpflege. Diese Beschäftigung vollzog sich über weite Strecken in Form eines regelmäßigen und sich stetig intensivierenden Dialogs mit in der Krankenhaus- und Altenheimseelsorge tätigen hauptamtlichen Seelsorgerinnen und Seelsorgern. Der kollegiale Austausch von Erfahrung im Praxis rekonstruierenden und reflektierenden Erzählen ermöglichte mir dabei nicht nur Einblicke in Praxisfelder jenseits meines eigenen pastoralen und theologischen Horizonts, sondern forderte zur Stellungnahme aus meiner eigenen – freilich ebenfalls darzulegenden Perspektive – auf.

Meine erste Begegnung mit einem medizinethischen Konfliktbereich war eine unmittelbare Erfahrung als Angehöriger eines terminal Erkrankten.[382] Mein damaliger Lebensgefährte befand sich – vier Wochen nach Ausbruch einer Pneumonie und der damit verbundenen AIDS-Erkrankung – in sich beständig verschlechterndem Zustand in einem Einzelzimmer eines kommunalen Krankenhauses. Eines Nachmittags saß ich im Krankenzimmer, während mein Partner schlief. Zwei Ärzte des Krankenhauses traten ein, weckten den Patienten und blieben vor dem Krankenbett stehen. Wissend, dass ich mit dem Einverständnis des Patienten im Zimmer bleiben und damit vertrauliche Informationen erhalten dürfe, stellten die Ärzte meinen Partner vor eine Therapieentscheidung. Die eingesetzten Antibiotika zeigten gegenüber der voranschreitenden Lungenentzündung keinerlei Wirkung; die Lunge werde sich auch bei weiteren Versuchen aller Voraussicht nach nicht erholen, was kurz oder lang zu einer lebensbedrohlichen Situation durch Lungenversagen führen werde. Es gebe die Möglichkeit, die unzureichende eigenständige Atemfunktion durch künstliche Beatmung zu ersetzen. Zum Zweck der Intubation müsse man ihn in ein künstliches Koma versetzen; es bestehe jedoch die Gefahr, dass es trotz der künstli-

---

381 M. SCHIBILSKY, Trauerwege 1996, 19.
382 Erst im Rückblick entdeckte ich, dass diese Ausnahmesituation dem entsprach, was Henning Luther als Entwicklung Praktischer Theologie ›an den Rändern‹ beschrieb.

chen Beatmung zu einem Aussetzen der Vitalfunktionen kommen könne und er im Koma versterbe.

Mein Lebensgefährte, durch seinen Zustand körperlich sichtlich geschwächt, aber in seiner Entscheidungskompetenz scheinbar nicht beeinträchtigt, erkundigte sich nach den Chancen einer Genesung bei künstlicher Beatmung. Nachdem die Ärzte die Chancen als nicht sehr hoch einschätzten, entschied er sich nach einem kurzen Moment des Nachdenkens gegen die Beatmung. Unausgesprochen stand dabei die Konsequenz der Entscheidung im Raum, dass mein Partner mit hoher Wahrscheinlichkeit an der Pneumonie in den nächsten Tagen versterben würde. Die Ärzte verließen das Zimmer, während ich mich in den folgenden Stunden darum kümmerte, dass die Familie und Freunde meines Partners seinen Wünschen gemäß zu einem Abschiedsbesuch kommen konnten. Etwa zwei Tage später schlief er friedlich ein. In den folgenden Wochen und Monaten lief das kurze Gespräch der Ärzte mit meinem Partner in einer Endlosschlaufe in meinem Gehirn immer wieder ab. War die Entscheidung richtig? Wäre es bei der Behandlungsalternative anders gekommen? Hätte ich intervenieren und um Bedenkzeit bitten müssen? War er überhaupt in der Lage zu einer autonomen Entscheidung?

Das theoretische Wissen darüber, dass diese zermarternden Überlegungen als »Verhandeln« zu den Trauerphasen nach Elisabeth Kübler-Ross[383], Yorick Spiegel[384] oder Verena Kast (Phase der aufbrechenden Emotionen)[385] gehörten oder eine Konkretion der Traueraufgaben nach William Worden[386] (die Schmerzen der Trauer durchleben) darstellten, was mir auch im Rahmen eines Trauerseminars des Christophorus-Hospiz-Vereins deutlich wurde, half nur zum Teil. Vielmehr führte diese unmittelbare Erfahrung zu einer ersten intensiven Befassung mit der zur gleichen Zeit einsetzenden innerkirchlichen Diskussion um Patientenverfügungen als Äußerungen des aufgeklärten Patientenwillens in Entscheidungssituationen über Therapieverfahren.[387] Hätte ein solches Dokument, abgefasst in einer besseren psychischen und physischen Verfassung, zu mehr Entscheidungs- und Handlungssicherheit aus der Perspektive des Angehörigen geführt?

Meine unmittelbare Erfahrung als Angehöriger bildet damit den Kontext eines ersten *Einfalls*, der zu einer anhaltenden theoretischen Auseinandersetzung mit der Materie führte. Die Schilderung dieser Erfahrung geschieht nicht mit dem Ziel, Betroffenheit wiederzugeben oder zu erzeugen. Vielmehr geht es mir

---

383 E. KÜBLER-ROSS, Interviews mit Sterbenden, München 2001, 77ff. (Deutsche Erstausgabe Stuttgart/Berlin 1969). Kübler-Ross hat ihr Phasenmodell zunächst für das Coping-Verhalten von Schwerstkranken und Sterbenden entwickelt; kritisch zu den Phasenmodellen: M. SCHIBILSKY, Trauerwege. Beratung für helfende Berufe, Düsseldorf 1989, 220ff.

384 Vgl. YORICK SPIEGEL, Der Prozeß des Trauerns. Analyse und Beratung, München 1973².

385 Vgl. VERENA KAST, Trauern. Phasen und Chancen des psychischen Prozesses, Stuttgart 1990.

386 Vgl. JAMES WILLIAM WORDEN, Beratung und Therapie in Trauerfällen. Ein Handbuch, Bern/Stuttgart/Toronto 2011⁴.

387 Siehe dazu ausführlich im Materialteil D.

darum, zu beschreiben, worin ich die Aufgabe von Theoriebildung sehe: In der Distanznahme zu einer gültigen unmittelbaren Erfahrung auf dem Weg der Reflexion durch den Vergleich mit anderen Erfahrungen, durch die Auseinandersetzung und theoretische Durchdringung und Integration in das eigene gestaltende Handeln als Wissenschaftler und Praktiker.[388] In diesem Sinne handelt es sich bei der vorliegenden Arbeit um Deutekunst, als ein fortgesetztes Bemühen um eine professionelle Deutung meiner Ausgangserfahrung.

In der folgenden Zeit waren es weniger Primärerfahrungen, sondern ›geborgte Erfahrung‹, die Einblicke in fremde Lebenswelten gewährten und sich als theoriegenerierend erwiesen.

Einen ersten und nachhaltigen Einblick gewährte mir Pfarrer Peter Frör, der am Großhaderner Klinikum der Ludwig-Maximilians-Universität München als evangelischer Seelsorger Patientinnen und Patienten vor und nach einer Organtransplantation begleitete. Als Gemeindepfarrer an der Reformations-Gedächtniskirche München-Großhadern gehörte das Klinikum zu meinem Sprengel. Regelmäßig einmal pro Monat trafen wir uns zu einem Arbeitsessen im Klinikum; Pfarrer Frör berichtete mir als einem jungen, interessierten Kollegen dabei aus seinem Tätigkeitsfeld. Die Tatsache, dass Peter Frör eine der führenden Persönlichkeiten der deutschen Pastoralpsychologie und langjähriger Leiter Klinischer Seelsorgeausbildung (KSA) war, bot mir die Gelegenheit, mich nach den pastoralpsychologischen Herausforderungen der Hochleistungsmedizin zu erkundigen. Peter Frör wies immer wieder darauf hin, dass in diesem Bereich Forschungsbedarf bestehe.

Ein erster Schritt auf diesem Weg war die Mitgliedschaft in Gesprächskreisen, die sich mit medizinethischen Fragen aus jeweils unterschiedlich praktischer Sicht befassten: Der medizinethische Arbeitskreis der Arbeitsgemeinschaft für evangelische Krankenhausseelsorge in Bayern, dem ich seit 1994 zugehörte, befasste sich aus Sicht von Klinikseelsorgerinnen und -seelsorgern eingehend mit unterschiedlichen Themenbeständen, u. a. Organtransplantation, genetischer Diagnostik, Patientenverfügung sowie der Ethikberatung in Krankenhäusern und Einrichtungen der Altenpflege. Die Diskussionen geschahen sowohl aus einem Bedürfnis nach kollegialer Beratung, als auch im Bewusstsein, gegenüber kirchenleitenden Organen beratend tätig sein zu können.[389]

Kirchenpolitisch wirksam wurde die Tätigkeit dieses Arbeitskreises in zwei Themenbereichen: Dem Umgang mit Schwangerschaftsabbrüchen nach präna-

---

388 Christian Grethlein verweist im Rahmen der hermeneutischen Klärungen seines Entwurfs der Praktischen Theologie auf die ganz parallel zu beschreibende, religionsgeschichtlich begründete »Unterscheidung zwischen primärer und sekundärer Religionserfahrung«. »Der Ausgangspunkt der so modifizierten Unterscheidung ist die medientheoretische Beobachtung, dass sich eine Religion durch die schriftliche Fixierung sprachlicher Äußerungen verändert« (C. GRETHLEIN, Praktische Theologie 2016², 194. 188 resp.). Eine Verschriftlichung eigener Primärerfahrung zum Zweck reflexiver Theoriebildung entspricht diesem hermeneutischen Zugang zum Fach.

389 Vgl. dazu, wie auch zum Engagement Peter Frörs für die Seelsorge der Evangelischen Kirche in Bayern: MARTIN PUSCHMANN, Evangelische Krankenhausseelsorge in Bayern. Einblicke in die Geschichte ihrer Arbeitsgemeinschaft, Roßdorf 2010.

taler Diagnostik sowie in Fragen zur »Christlichen Patientenverfügung« der Deutschen Bischofskonferenz und der Evangelischen Kirche in Deutschland, die aus Sicht der Krankenhausseelsorge den Ansprüchen der Praxis nicht entsprach. Der Arbeitskreis wandte sich mit einem kritischen Schreiben an die betreffenden Organe und erwirkte auf Ebene der Bayerischen Landeskirche, dass die »Christliche Patientenverfügung« nicht verteilt wurde.[390] Mehr und mehr zeigte sich mir in den Gesprächen die enge Verbindung zwischen theologischer Ethik und Praktischer Theologie, die sich jedoch wenig in der poimenischen Fachliteratur wiederfand.

Die Einblicke in die Praxis der Klinikseelsorge im Zusammenhang mit medizinethischen Fragestellungen bildeten für mich den Ausgangspunkt für eine zunehmend theoretische Beschäftigung mit der Frage nach dem Professionswissen von Praktikerinnen und Praktikern. Mein Eindruck, dass die professionell in der Seelsorge Tätigen über ihren eigenen Beitrag als Theologinnen und Theologen in medizinethischen Diskussionen zumindest unsicher wirkten, führte zur Frage nach der praktisch-theologischen und der theologisch-ethischen Kompetenz von Klinikseelsorge[391] (aufseiten der Praxis) und der Frage nach der Anwendung theologischer Ethik sowie ihrer Berücksichtigung in der praktisch-theologischen Theoriebildung.

Der zweite Arbeitskreis zu Theorie und Praxis der Transplantationsmedizin fand in deutlicher Nähe zum akademischen Diskurs statt. Veranstaltet wurde er vom Institut Technik Theologie Naturwissenschaften (TTN). Dem interdisziplinären Ansatz des Instituts TTN als einem Aninstitut der Ludwig-Maximilians-Universität entsprechend wurden Vertreterinnen und Vertreter unterschiedlicher wissenschaftlicher Disziplinen eingeladen, ihre Einschätzung zu Fragen im Umfeld der Transplantationsmedizin beizutragen und interdisziplinär zu diskutieren. Die Beiträge dieses breit angelegten Diskurses wurden 2000 veröffentlicht.[392] Der Arbeitskreis offenbarte in der Diskurssituation die Komplexität von Multiprofessionalität der Praxis wieder, die zum Großteil durch die Notwendigkeit zur Kooperation von Individuen mit heterogenem Professions- und Orientierungswissen bedingt ist. Als Praktischen Theologen

---

390 Vgl. dazu die Ausführungen zu Vorsorgeverfügungen im Kapitel B 2.
391 Diese Frage stellt auch ULRICH SCHWAB, Wahrnehmen und Handeln. Praktische Theologie als subjektorientierte Theorie, in: U. SCHWAB, E. HAUSCHILDT (Hg.), Praktische Theologie 21. Jahrhundert, 161–175, 165f.: »Welche Rolle spielt ethische Kompetenz heute im Krankenhaus? Die Praktische Theologie hat hier eine hermeneutische Aufgabe, indem sie auf wichtige Rahmenbedingungen aufmerksam macht, Schwierigkeiten im persönlichen und institutionellen Umfeld benennt und auf theologische Lösungsmöglichkeiten verweist.« Allerdings zieht Schwab hier das Fazit: »Stärker als in der Ausbildung ist die Praktische Theologie hier eine Spezialdisziplin mit speziellen Fragestellungen.« (166) Jüngst haben Christoph Schneider-Harpprecht und Sabine Allwinn die ethische Kompetenz von Seelsorge und psychosozialen Berufe im Blick auf den organisationalen Kontext des Krankenhauses in das Zentrum einer Publikation gestellt. Vgl. CHRISTOPH SCHNEIDER-HARPPRECHT, SABINE ALLWINN (Hg.), Psychosoziale Dienste und Seelsorge im Krankenhaus. Eine neue Perspektive der Alltagsethik, Göttingen 2005.
392 ELISABETH HILDT, BARBARA HEPP (Hg.), Organtransplantationen: Heteronome Effekte in der Medizin, Stuttgart/Leipzig 2000.

interessierte mich dabei vor allem die Frage, welche Rolle der Krankenhausseelsorge im Zusammenspiel der Berufs- und Betroffenengruppen zukam.

Von April 2000 bis Februar 2004 konnte ich als Inhaber der Koordinationsstelle Medizinethik der Evangelisch-Lutherischen Kirche in Bayern, angesiedelt am Institut TTN, diese Diskurskultur und drei sehr unterschiedliche Bezüge Praktischer Theologie weiter entwickeln: die Beratung kirchenleitender Organe bei der Erarbeitung kirchlicher Äußerungen zu Fragen der Bio- und Medizinethik, die Fort- und Weiterbildung von Krankenhausseelsorgerinnen und -seelsorgern in Medizinethik sowie die Kontaktnahme mit Praktikerinnen und Praktikern unterschiedlicher Profession. In dieser Tätigkeit konnte ich die Praxisrelevanz und theoretische Differenziertheit des Aufbaus von Dietrich Rösslers Grundriß der Praktischen Theologie wiedererkennen, mit der ich mich in meiner gleichzeitigen Tätigkeit als wissenschaftlicher Assistent am Lehrstuhl für Praktische Theologie II (Prof. Dr. Michael Schibilsky) befaßte: »Durch die prinzipielle Orientierung an der differenzierten Gestalt des neuzeitlichen Christentums gewinnt die Praktische Theologie einen Aufriß von drei Teilen, von denen jeder in besonderer Weise mit einer Grundform der kirchlichen Praxis verbunden ist«[393]: der Einzelne – die Kirche – die Gesellschaft. Seelsorge gehört als Teil der Diakonie zum individuellen oder privaten Christentum; Predigt und öffentliche Stellungnahmen der Kirchenleitung gehören zum Bereich des kirchlichen Christentums; die Frage nach der Institution und dem Beruf in der modernen Gesellschaft gehört zum dritten Teil, bei Rössler freilich im Blick auf die kirchlichen Berufe formuliert. Für meine Theoriebildung bedeutete die Tätigkeit an der Koordinationsstelle Medizinethik die Einsicht, dass Fragen der Bio- und Medizinethik als theologische Fragestellungen nicht allein im Rahmen theologischer Ethik zu verhandeln sind, sondern ihren Sitz im Leben insbesondere in der Praktischen Theologie haben.

Stellvertretend für die unterschiedlichen Themenfelder der Tätigkeit am Institut TTN sei kurz aus der Arbeit eines multiprofessionell zusammengesetzten Arbeitskreises zu Fragen der Gendiagnostik berichtet, den ich gemeinsam mit der Biologin Dr. Anja Haniel von Herbst 2000 bis Herbst 2002 durchführte. Den Impuls zur Gründung des Arbeitskreises gaben die politischen Debatten zu Pränatal- und Präimplantationsdiagnostik. Personen unterschiedlicher Arbeitsfelder verständigten sich über die vielfältigen Fragen im Zusammenhang mit genetischen Untersuchungen. Aus der Medizin kamen Ärztinnen und Ärzte einer Frauenklinik der LMU, Genetikerinnen der TU München und aus einer niedergelassenen Praxis. Neben einem Juristen waren theologische Ethik und Seelsorge vertreten, ebenso Versicherungs- und Sozialwissenschaften. Außerdem nahmen an den Treffen regelmäßig Mitarbeiterinnen der Schwangerenkonfliktberatung sowie Vertreterinnen der Synode der Evangelisch-Lutherischen Kirche in Bayern teil. In der ersten Arbeitsphase ging es um vorgeburtliche Diagnostik. Als zentraler Problembereich wurde von Beginn an die Beschränkung der Beratungstätigkeit auf medizinische unter Vernachlässigung psychosozialer Aspekte deutlich sowie der Mangel an Vernetzung unterschiedlicher Beratungsangebote. Aus den

---

393 D. RÖSSLER, Grundriß 1994, 70.

Beiträgen der Ärztinnen und Ärzte wurde das Problem deutlich, bei nicht durchgeführter genetischer Diagnostik für etwaige Komplikationen haftbar gemacht zu werden.

Einer der beteiligten Mediziner, der Gynäkologe Prof. Dr. Franz Kainer stellte in einer Sitzung einen Fall vor, der die Herausforderungen von Spätabtreibung und Fetozid für das ärztliche Berufsethos und für die Leitlinien klinischer Einrichtungen konkretisierte.[394] Probleme des pragmatischen Umgangs mit Tod im Umfeld von Schwangerschaft und Geburt wurden zum Anlass einer multiperspektivischen Aufarbeitung. In diesem Kreis begegnete mir erstmals auch die Praxis der Taufe von verstorbenen Kindern. Dies gab den Impuls zur Erarbeitung einer Handreichung der Evangelisch-Lutherischen Kirche in Bayern zum Umgang mit Tod im Umfeld von Schwangerschaft und Geburt, die an alle Kirchengemeinden und zahlreiche Kliniken versandt wurde und Ende 2005 in zweiter Auflage erschien.[395]

Im zweiten Abschnitt der Sitzungen des Arbeitskreises wurde das breite Spektrum der prädiktiven Gentests in den Blick genommen. Dabei geht es um diagnostische Verfahren zur Risikobestimmung des Ausbruchs oder der Anlage einer monogenetisch bedingten Erkrankung. Zum Kreis stießen Vertreterinnen und Vertreter der Versicherungswissenschaft, der Psychologie und des Arbeitsrechts hinzu. Die Genetikerinnen und Genetiker gewährten Einblicke in empirische Untersuchungen zur Motivation von Patientinnen in der Tumorrisiko-Sprechstunde sowie zu Konsequenzen diagnostischer Verfahren für kurative Therapien, etwa im Blick auf prophylaktische chirurgische Eingriffe. Insgesamt zogen die Teilnehmerinnen und Teilnehmer des Arbeitskreises das Fazit, dass der fächerübergreifende Austausch Auswirkungen auf die eigene Berufspraxis gehabt habe, etwa durch den verbesserten Informationsstand oder durch die intensivierte ethische Bewusstseinsbildung. Der zweijährige regelmäßige Diskurs nahm durch die Teilnahme von Vertreterinnen und Vertretern der Kirchenleitung zudem Einfluss auf kirchliche Debatten und Äußerungen.[396]

Das Beispiel zeigt, in welch unterschiedlicher Weise medizinethische Fragestellungen in der Praxis beteiligter Berufe konkret werden. Der Austausch von Erfahrungen und deren fächerübergreifende Reflexion im interdisziplinären Diskurs hatte Bedeutung in allen drei Bereichen neuzeitlicher Christentumspraxis: in der unmittelbaren helfenden und beratenden Zuwendung zum Subjekt, in der öffentlichen kirchlichen Verkündigung und in den kirchlichen Stellungnahmen zu gesellschaftlichen Fragen,[397] aber auch im Zusammenhang berufli-

---

394 Prof. Kainer publizierte seine im Arbeitskreis erstmals formulierten Überlegungen wenig später im Deutschen Ärzteblatt: FRANZ KAINER, Pränataldiagnostik. Verantwortliche ärztliche Tätigkeit im Grenzbereich, in: Dtsch Arztebl 99 (Heft 39/2002), 2545–2552.

395 TRAUGOTT ROSER, MICHAEL MÄDLER (RED.), Ein Engel an der leeren Wiege. Eine Handreichung der Evangelisch-Lutherischen Kirche in Bayern zur seelsorgerlichen Begleitung bei Fehlgeburt, Totgeburt und plötzlichem Säuglingstod, München 2002 (Brosch.).

396 Vgl. dazu ANJA HANIEL, TRAUGOTT ROSER, Abschließender Bericht über die Tätigkeit des Arbeitskreises Gendiagnostik am Institut TTN, in: Forum TTN 10 (2003).

cher Ausübung eines kirchlichen Amtes sowie der institutionellen Rahmenbedingungen ethisch problematischer Handlungsweisen. Insofern handelte es sich um Fragestellungen Praktischer Theologie. Im Blick auf die Theorie der Seelsorge im Gesundheitswesen wurde mir deutlich, wie sehr das Praxisfeld der Seelsorge multiprofessionell geprägt ist und wie ungenügend deshalb eine Reduktion von Seelsorge auf das Gespräch zwischen Seelsorgeperson und Seelsorge suchender Gesprächspartnerin oder Seelsorge suchendem Gesprächspartner unter Missachtung des organisationalen Kontextes und gesellschaftlichen Rahmens ist. Insbesondere dringlich wurde mir auch die Verhältnisbestimmung von theologischer Ethik und Praktischer Theologie am Ort der Seelsorge: Ich nahm aufseiten der nicht-theologischen Gesprächspartnerinnen und -partner sowie der Vertreterinnen und Vertreter nichtkirchlicher Berufe großes Interesse am Beitrag wissenschaftlicher Theologie zum interdisziplinären Diskurs zu den angesprochenen Problembereichen wahr.[398] Dieses Interesse bezog sich vor allem auf seelsorgliches Handeln und theologische Deutung der medizinethischen Konflikte. Der interdisziplinäre Diskurs blieb auf einen gemeinsamen Gegenstand bezogen. Dabei erlebte ich die an diesen Diskursen beteiligten Klinikseelsorgerinnen und -seelsorger als kompetente Gesprächspartnerinnen und Gesprächspartner, die ein dringendes Interesse daran hatten, nicht nur ihre eigene Praxis als Theologinnen und Theologen zu reflektieren, sondern auch die Entwicklungen der ihre berufliche Lebenswelt bestimmenden modernen Medizin zu verstehen und kritisch zu reflektieren. Das in den unterschiedlichen Diskursen vorherrschende Verfahren gegenseitiger wertschätzender Wahrnehmung durch Erfahrungsberichte und Fallschilderungen wurde ergänzt durch kritische Auseinandersetzung mit dem Handeln der beteiligten Berufsgruppen und einer Verbesserung des eigenen situationsgemäßen Handelns, bis hin zur Frage, auf welche Weise kirchliche Funktionsträger Stellung zu den besprochenen Themenfeldern beziehen sollten. Auf der Ebene der theologischen Praktikerinnen und Praktiker verbindet sich damit Wahrnehmung mit Handlungsorientierung. Der Einschätzung Hans-Martin Gutmanns über die »LeserInnen praktisch-theologischer Literatur, so es sie denn gibt«, ist zuzustimmen:

---

397 Christofer Frey erinnert in diesem Zusammenhang an Friedrich D.E. Schleiermachers Verständnis des Gottesdienstes als »eine Art ›darstellenden Handelns‹ der Gemeinde, durch den sie ihre kommunale Identität zum Ausdruck und ihre Selbstdarstellung in der Öffentlichkeit zur Wirkung bringt« (CHRISTOFER FREY, Konvergenz und Divergenz der Interessen von Ethik und Praktischer Theologie, in: MICHAEL WELKER, FRIEDRICH SCHWEITZER (Hg.), Reconsidering the Boundaries Between Theological Disciplines. Zur Neubestimmung der Grenzen zwischen den theologischen Disziplinen, Münster 2005, 113–122, 115.)

398 In Übereinstimmung mit Hans-Martin Gutmann: »Was ich allerdings *auch* immer wieder erlebt habe, ist das inhaltliche Interesse von KollegInnen aus anderen Fächern an unserer Arbeit – auf der *horizontalen* Ebene interdisziplinärer Diskurse. [...] Was sind eure Ziele, Gegenstände, Methoden, und wie könnt ihr sie zur wissenschaftlichen Arbeit in anderen Fächern ins Verhältnis setzen? Was ist das Eigene der wissenschaftlichen Theologie und wie kann dies – in Unterscheidung und Respekt gegenüber dem Anderen – in ein interdisziplinäres Gespräch eingebracht werden?« (H.-M. GUTMANN, Praktische Theologie im neuen Jahrhundert 2002, 70. Hervorhebungen im Original.)

»Die inhaltliche Kontroverse Wahrnehmungswissenschaft – Handlungswissenschaft relativiert sich bei Licht besehen auf die Chance, dass diejenigen, die in kirchlichen Handlungszusammenhängen *handeln* (bzw. dazu ausgebildet werden), über das hinaus, was zu ihrem jeweiligen Arbeitsfeld gehört, auch *Anderes* und Andere *differenzierter* wahrnehmen werden. Das heißt: auch als Wahrnehmungswissenschaft *bleibt* Praktische Theologie kritische Handlungswissenschaft.«[399]

Umso problematischer empfand ich es im Zusammenhang meiner Tätigkeit an der Koordinationsstelle Medizinethik, dass zwischen dieser oftmals interessierten und reflektierten Praxis und der Theoriediskussion in der akademischen Praktischen Theologie eine nachhaltige Abständigkeit zu beobachten war. In meiner Wahrnehmung spielten die aktuellen Theoriediskussionen zur Praktischen Theologie ›auf der Baustelle der theologischen Praktikerinnen und Praktiker‹ (und umgekehrt) kaum eine Rolle, auch wenn sie für die Praxis relevant wären.

Meine berufliche Tätigkeit am Institut Technik Theologie Naturwissenschaften als Inhaber der Koordinationsstelle Medizinethik fand damit an zwei Schnittstellen statt, die für die vorliegende Arbeit bestimmend wurden: Die berufliche Erfahrung an einem interdisziplinär ausgerichteten Institut, das sich dem Dialog protestantischer Theologie mit den Natur- und Lebenswissenschaften widmet, ermöglichte Einblicke in fremde Wissenschaftsbereiche, zu denen Theologie – im Interesse einer Ethik als »Theorie menschlicher Lebensführung«[400] – Stellung beziehen muss. Zudem galt der besondere Auftrag der Koordinationsstelle Medizinethik der Bezugnahme zwischen Medizinethik und kirchlich Handelnden, vor allem in der Seelsorge im Gesundheitswesen.

Das Institut TTN folgt in seinem Verständnis von Ethik der Ethiktheorie seines Mitbegründers[401] Trutz Rendtorff und bemüht sich um eine Einlösung dessen, was Rendtorff zur Aufgabenstellung der Konkretionen einer theologischen Ethik formuliert:

»Ethik hat ihren Ort in der Konkretheit der Lebenswirklichkeit. [...] Die Konkretionen der Ethik befassen sich mit den Lebensverhältnissen und Strukturen, in denen immer wieder ethische Stellungnahme gefordert ist. [...] Sie sollen im Ethos bestimmter Lebensformen und in der spezifischen Verfaßtheit unterschiedlicher Praxisfelder deren ethische Verbindlichkeit aufdecken, durch die der Mensch als ethisches Subjekt der Lebensführung adressiert ist. [...] Konkretionen der Ethik sind Beschreibungen ethischer Lebenswirklichkeit in normativer Absicht.«[402]

Rendtorff sieht im Aufbau und der Pflege einer ethischen Diskurskultur sowie in Untersuchungen über den Komplex und die Komplexität von Konsensbil-

---

399 H.-M. Gutmann, Praktische Theologie im neuen Jahrhundert 2002, 69. Hervorhebungen im Original.

400 Trutz Rendtorff, Ethik. Grundelemente, Methodologie und Konkretionen einer ethischen Theologie, Bd. 1, Stuttgart 1990², 9.

401 Vgl. die Festschrift, die Mitarbeitende und Freunde des TTN Trutz Rendtorff aus Anlass seines 70. Geburtstags überreichten: Roger J. Busch, Nikolaus Knoepffler (Hg.), Grenzen überschreiten. Festschrift zum 70. Geburtstag von Trutz Rendtorff, München 2001.

402 Trutz Rendtorff, Ethik. Grundelemente, Methodologie und Konkretionen einer ethischen Theologie, Bd. 2, Stuttgart 1991², 9.

dung im Bereich der Medizin und der Biowissenschaften zentrale Herausforderungen an eine interdisziplinär arbeitende Ethik. Dabei kommen Fragen des Umgangs mit frühen menschlichen Lebensformen, mit schwerstkranken und sterbenden Patientinnen und Patienten sowie mit neuer medizinischer Technologie besondere Bedeutung zu. Die Konsensfindung vollzieht sich auf drei unterschiedlichen Ebenen: zum einen innerhalb der ›scientific community‹ – im Gesundheitswesen also primär der Ärzteschaft, den Pflegekräften und den im Forschungsbetrieb Involvierten –, zum anderen im gesellschaftlichen Diskurs und der Notwendigkeit gesellschaftspolitischer Rahmenbedingungen, zum Dritten im Blick auf den konkret betroffenen Menschen, dem eine medizinische Maßnahme gilt.[403] Die Erfahrungsberichte der Pfarrerinnen und Pfarrer an Einrichtungen des Gesundheitswesens zeigten, dass sie primär auf der Ebene der Begleitung betroffener Patientinnen und Patienten mit Konfliktsituationen und der Notwendigkeit von Konsensfindung konfrontiert waren und dabei ihren spezifischen seelsorglichen Beitrag leisteten. Aber auch auf der Ebene der ›scientific community‹, im interdisziplinären Gespräch mit medizinisch und pflegerisch Tätigen waren die Seelsorgerinnen und Seelsorger aktiv beteiligt und erwünscht. Aus den Begegnungen in den Arbeitskreisen am TTN gilt mein Forschungsinteresse darum den Strukturen, Vorgängen und Lebensverhältnissen, in denen Klinikseelsorge tätig ist, im Sinne einer Beschreibung ethischer Lebenswirklichkeit. Mit anderen Worten: Die Beobachtungen an einer solchermaßen doppelten Schnittstelle haben zur Ausformulierung meines eigenen Forschungsinteresses beigetragen: Es gilt der Theorie von Seelsorge im multiprofessionellen Kontext von Einrichtungen des Gesundheitswesens und im Blick auf einen kompetenten Beitrag der Seelsorge in Situationen, die von den Beteiligten als ethisch konflikthaltig betrachtet werden können.[404]

Nach der Erstveröffentlichung dieser Arbeit im Jahr 2007 weitete sich die Wahrnehmung von Themen zu Seelsorge im Gesundheitswesen über medizinethische Fragestellungen hinaus auf weitere Bereiche aus.[405] Insbesondere

403 Vgl. TRUTZ RENDTORFF, Vom Nutzen der Ethik für die Wissenschaft. Über den Status medizinischer Ethik als ›angewandter‹ Ethik sowie Aufgaben bioethischer Forschung, in: Jahrbuch für Wissenschaft und Ethik 1998, 33–46. Vgl. auch ELISABETH HILDT, Vom Nutzen der Ethik für die medizinische Praxis, in: R.J. BUSCH, N. KNOEPFFLER (Hg.), Grenzen überschreiten 2001, 41–52.

404 Auch nach Abschluss meiner Tätigkeit am Institut TTN konnte der lebendige und rege Diskurs zwischen Seelsorge und Gesundheitsberufen im institutionellen Rahmen der Evangelischen Kirche in Bayern fortgesetzt werden, vor allem durch das seit 1988 bestehende Medizin-Theologie Symposium, das ich zwischen 2008 und 2016 gemeinsam mit dem Mediziner Prof. Dr. Frank Erbguth und den für Medizinfragen zuständigen Referenten der Evangelischen Akademie Tutzing, Dr. Christoph Meier und Frank Kittelberger, leiten durfte.

405 Ulrich Körtner macht immer wieder darauf aufmerksam, dass die Verbindung von Seelsorge und Ethik klärungsbedürftig ist, ja sogar als ein kritisches Verhältnis zu bestimmen sei: »Andere Dimensionen wie der Umgang mit unverschuldetem Leiden, mit Krankheit und Tod bleiben ausgespart, jedenfalls soweit sie nicht unmittelbar eine ethische Fragestellung aufwerfen. Mit Friedrich Wintzer möchte ich daher neben der ethischen die religiöse und die therapeutische bzw. kommunikationsfördernde Dimension der Seelsorge betonen. Seelsorge enthält zweifellos auch Elemente der Bera-

durch die Verortung einer neu geschaffenen und europaweit neuartigen Stiftungsprofessur für Spiritual Care an der Medizinischen Fakultät der LMU München[406] und ihre doppelte Besetzung (zu je 50 %) mit einem Mediziner/ Psychiater (Eckhard Frick) und einem Theologen/Seelsorger wurde ein weites Feld eröffnet, in dem Fragen nach Spiritualität im Gesundheitswesen ein multiperspektivisches und multiprofessionelles Anliegen einer »gemeinsamen Sorge für den kranken Menschen«[407] zum Ausdruck brachten und von vielen Praktikerinnen und Praktikern sowie Forscherinnen und Forschern aus unterschiedlichen Bereichen von Medizin, Pflege, Sozialer Arbeit und Psychologie geteilt wurde. Die Fragestellungen führten zur Gründung einer eigenen deutschsprachigen Fachgesellschaft, die sich aus Vertreterinnen und Vertretern unterschiedlicher medizinischer und pflegerischer Bereiche, unterschiedlicher Religionen und Länder zusammensetzte, der Internationalen Gesellschaft für Gesundheit und Spiritualität IGGS[408], sowie eines eigenen Journals, das die unterschiedlichen Wissenschaftskulturen im Bereich Spiritual Care durch verschiedene Rubriken abbildet.[409]

Ein Aspekt, der in den Gesprächsforen und Publikationen immer deutlicher wurde und – obgleich zum unmittelbaren Praxiskontext von Seelsorgerinnen und Seelsorger gehörend – in der poimenischen Literatur auch zum Thema Spiritual Care nur wenig behandelt, war die Frage der Organisation spiritueller Begleitung, auch im Blick auf gesetzliche und politische Rahmenbedingungen, Verbandsinteressen und durch weltanschauliche und konfessionelle Prägung von Trägern gesundheitlicher Einrichtungen. Spiritual Care – und darin kirchliche Seelsorge – entwickelte sich in meiner Wahrnehmung eigener und fremder Erfahrung verstärkt zu einem organisationalen Thema. Eigene Erfahrungen konnte ich sammeln, als mich die Augustinum Gruppe beauftragte, ein Konzept für die Implementierung von Palliative Care in den 23 Seniorenresidenzen der Gruppe in ganz Deutschland zu entwickeln, ein Projekt, das im Jahr 2017 abgeschlossen sein wird.[410] Im Stammhaus der Gruppe, dem Augustinum München-Neufriedenheim war ich zwischen 2010 und 2013 mit einem kleinen Stel-

---

tung. Sie ist mit ihr aber nicht identisch, umfasst sie doch auch rituelle und liturgische Elemente, die in letzter Zeit auch von der Poimenik wieder stärker bedacht werden« (ULRICH H.J. KÖRTNER, Ethik, Seelsorge und Beratung, in: ZEE 59 [2015], 279–291, 286).

406 Vgl. den Bericht »Erste Professur für Spiritual Care in Deutschland – LMU beruft Eckhard Frick SJ und Traugott Roser« in: Palliativmedizin 11 (2010), 150; DOI: 10.1055/s-0030-1263006

407 So der Untertitel des Aufsatzbandes von ECKHARD FRICK, TRAUGOTT ROSER (Hg.), Spiritualität und Gesundheit. Gemeinsame Sorge um den kranken Menschen, Stuttgart 2011².

408 Vgl. Homepage http://www.iggs-online.org/ (Zugriff am 04.08.2016).

409 »Spiritual Care. Zeitschrift für Spiritualität in den Gesundheitsberufen« erscheint dreimal jährlich seit dem Jahr 2012 im Kohlhammer Verlag, vierteljährlich seit 2016 bei deGruyter. Originalarbeiten werden nach einem Peer-Review-Verfahren veröffentlicht und sind überwiegend empirisch orientiert. Essays und Beiträge in der Rubrik »Das Stichwort« sind deutlich geisteswissenschaftlich orientiert. Erfahrungs- und Fallberichte stammen von Praktikerinnen und Praktikern unterschiedlicher Berufsgruppen.

lenanteil als Seelsorger im Team mit Pfarrerin Irene Silbermann und dem katholischen Kollegen Bruno Durst tätig. Auf den jährlich durchgeführten Treffen aller Seelsorgerinnen und Seelsorger der Seniorenresidenzen wurde intensiv über die Aufgaben und Arbeitsweise der Seelsorge in Einrichtungen der Altenhilfe und der Arbeit mit Menschen mit Behinderungen beraten, immer in enger Rücksprache mit dem Träger. Der Seelsorge kam für die Implementierung einer Hospizkultur Bedeutung nicht nur in Form der unmittelbaren Begleitung am Sterbebett oder der Gestaltung einer Trauerfeier zu, sondern auf allen Ebenen der Organisation, zum Teil bis zur Stellung von Hospiz- und Palliativbeauftragten.

Die Auseinandersetzung mit praktisch-theologischen Theoriediskussionen neben der eigenen Erfahrung und der ›geborgten Erfahrung‹ erwies sich dabei als dritte Quelle des theoriegenerierenden Einfalls. Vor allem die Frage nach der Methodik von Wahrnehmung interessierte mich zunehmend. Die Lektürearbeit verband sich mit den Entwicklungen im Umfeld des Lehrstuhls, den Michael Schibilsky zu der Zeit innehatte. Hier kam es zu einer Kooperation mit der qualitativen Sozialforschung am Institut für Soziologie der LMU (Prof. Armin Nassehi) und dem Lehrstuhl für Systematische Theologie der Universität Göttingen (damaliger Inhaber: Prof. Reiner Anselm), die zu einem Forschungsprojekt über das Orientierungswissen von Mitgliedern klinischer Ethikkomitees hinsichtlich religiös-konfessioneller Traditionsbestände sowie hinsichtlich der strukturellen Genese von Entscheidungen[411] führte und ihren Ausdruck in mehreren gemeinsamen Lehrveranstaltungen fand. Nicht zuletzt entstanden in diesem Zeitraum an der Abteilung für Praktische Theologie Dissertationen unter Verwendung der Methoden qualitativer Sozialforschung.[412] Mir war bei der eigenen Forschungsfrage zwar bewusst, dass die um der wissenschaftlichen Qualität willen ausgefeilte und aufwendige Methodik für meine Gesprächspartnerinnen und -partner aufseiten der theologischen Praxis – also die Seelsorgerinnen und Seelsorger im Gesundheitswesen – weder praktikabel noch sinnvoll waren. Ihr Anliegen und ihre Methodik sind aber nicht nur im Bereich der akademischen empirischen Sozialforschung und der Praktischen Theologie ertragreich, sondern haben eine eigene Bedeutung für theologische Praktikerinnen und Praktiker. Gerade hier braucht es Verfahrensweisen, um der Falle einer unreflektierten subjektiven Wahrnehmung und einer ebenso wenig reflektierten Anwendung vorbewusster Normen zu entgehen.

---

410 MARGIT GRATZ, ANNE KREMER-HARTMANN, TRAUGOTT ROSER, Hospiz- und Palliativkultur in den Residenzen des Augustinum. Einblicke in eine Projektentwicklung, in: LUKAS RADBRUCH, MICHAELA HESSE, LEENA PELTTAR, ROS SCOTT (Hg.), Ehrenamt in allen Facetten. Einblicke in den Einsatz Ehrenamtlicher in Palliative Care aus sieben Ländern, Bonn 2015, 95–102.

411 Informationen zum Projekt: http://gepris.dfg.de/gepris/projekt/5361823 (Zugriff am 04.08.2016).

412 Vgl. UWE GERSTENKORN, Hospizarbeit in Deutschland. Lebenswissen im Angesicht des Todes, Stuttgart 2004; M. LACHMANN, Krankenpflege 2005; JULIA BERWIG, Biografische und religionsdidaktische Außenseiterperspektiven des Jugendalters. Eine empirische Studie, Göttingen 2004.

Eben deshalb stellen die praktisch-theologischen Theoriefragen der Subjekt-orientierung, der Wahrnehmung gelebten Glaubens in modernen Lebenswelten sowie der kritischen Auseinandersetzung mit helfendem Handeln in Kirche und Gesellschaft einen unverzichtbaren und lohnenden Horizont der Theoriebildung am Ort der Praxis von Krankenhausseelsorge dar. Mein Bemühen gilt deshalb der exemplarischen Darstellung und Nutzung von Methoden kontrollierter und reflektierter Wahrnehmung sowie einer kritischen Auseinandersetzung mit der Lebenswirklichkeit in einer Weise, die auch den in der Praxis Tätigen möglich ist.

Christofer Frey hat dies im Sinne einer »Nachbarschaft« von Praktischer Theologie und Ethik formuliert:

> »Die Praxis muss sich jeweils die Situation des Handelns ersichtlich machen, weil diese durch den Horizont entweder einzelner Handlungen oder sogar ganzer Lebensformen mitbestimmt wird. So fordert die christliche Praxis die wissenschaftliche Analyse heraus, vorgegebene Situationen zu erhellen und den Horizont möglicher Ereignisse und Ergebnisse des Handelns einzuschätzen. Auch eine analytische Beschreibung ist [...] ein Beitrag zur normativen Konstruktion oder auch zur Erhellung der Substruktur der ethischen Situation.«[413]

Nachbarschaft heißt nicht Identität, weshalb Ethik eine Dimension von Seelsorge ist, wie auch Seelsorge (und Beratung) eine Dimension und ein Praxisfeld theologischer Ethik. So deute ich zumindest Körtners Hinweis, »dass die in der Seelsorge verlangte hermeneutische Kompetenz auch für Probleme der angewandten Ethik zu entwickeln ist«[414]. Der Zugang zu Seelsorge im Gesundheitswesen über Wahrnehmung, Reflexion und Gestaltung im Kontext kritisch diskursiver Praxis erhellt in diesem Sinne die Situation, in der Seelsorgerinnen und Seelsorger handeln.

---

413 C. FREY, Konvergenz und Divergenz 2005, 116. »Die Praktische Theologie müsste [...] in der Nachbarschaft der Ethik den Einfluss von Situationen und unerörterten Voraussetzungen wie auch von verborgenen Perspektiven erörtern dürfen und können. Die angewandte Praktische Theologie geht – aristotelische Unterscheidungen aufgreifend – in dieser Anwendung von der ›techne‹ zur ›praxis‹ über« (117f.).
414 U.H.J. KÖRTNER, Ethik, Seelsorge und Beratung 2015, 287.

B   Seelsorge in Krisensituationen am Anfang des Lebens

Ulrike Wagner-Rau[415] setzte sich in ihrem Habilitationsvortrag in Kiel mit der Seelsorge im Kontext Pränataler Diagnostik auseinander. Die seelsorgliche Aufgabe sieht sie generell primär im Gespräch zwischen der Seelsorgeperson und einer ratsuchenden Person verortet: »Die vorrangige Aufmerksamkeit im seelsorgerlichen Gespräch gilt der Person der Ratsuchenden, ihrer besonderen Geschichte und Situation und den spezifischen Beschränkungen der Entscheidungsfähigkeit, die daraus erwachsen.«[416] Seelsorge – auch in einer potenziell konfliktreichen Situation – vollzieht sich zunächst als Gespräch. Ein Gespräch ist jedoch von seinem Kontext nicht zu trennen: Von diesem sind die Personenkonstellationen abhängig wie auch die im Gespräch zu reflektierenden Gegenstände. Zudem wird das Gesprächsangebot der Seelsorge zu anderen zum Kontext gehörenden Beratungsangeboten in einem zu bestimmenden Verhältnis stehen.

> »Seelsorge und Gespräch in diesem speziellen Feld menschlicher Erfahrung und Verantwortung anzubieten, ist in unterschiedlichen Kontexten kirchlicher Arbeit und in Zusammenarbeit mit anderen beratenden Institutionen denkbar: in speziellen Beratungsstellen und im Umfeld der Familienbildungsstätten, im Krankenhauspfarramt ebenso wie in der Gemeinde. Wichtig ist es, die Aufmerksamkeit für die seelsorgliche Aufgabe zu erhöhen, die nötige Sachkenntnis zu gewinnen und sich als potentielle/r Gesprächspartner/in auch öffentlich erkennbar zu machen.«[417]

Wie aber kann sich Seelsorge in diesem Bereich als potenzieller Gesprächspartner erkennbar machen? Was sind die institutionellen und strukturellen Voraussetzungen dafür? Ulrike Wagner-Rau scheint zu vermuten, dass das Seelsorgeangebot und das klinische Umfeld nicht selbstverständlich ineinander greifen.

---

415 ULRIKE WAGNER-RAU, Pränatale Diagnostik als Thema der Seelsorge, in: PTh 90 (2001), 285–302.
416 U. WAGNER-RAU, Pränatale Diagnostik, 297.
417 A. a. O., 298.

Das Spektrum der Aufgaben von Seelsorge im Zusammenhang von Schwangerschaft und Geburt ist komplex.[418] Es umfasst auch bei einer Fokussierung auf medizinethische Konfliktsituationen Situationen, in denen es um die Möglichkeiten – unter Umständen invasiver – pränataler Diagnostik und um Folgefragen wie dem Umgang mit positiven Befunden geht.[419] Dazu gehört die Frage nach seelsorglicher Begleitung bei einem Abbruch der Schwangerschaft[420] oder dem Umgang mit dem Tod eines Kindes im Umfeld der Geburt durch die klinische oder andere Einrichtungen. Auf einer organisationalen Ebene stellt sich die Frage, welche Position Seelsorge zur Praxis in der Einrichtung bezieht und wie Seelsorge in Handlungsabläufe und Begleitung und Betreuung der Schwangeren, des Geborenen und der Angehörigen einbezogen ist. Stimmt es, wenn Ulrike Wagner-Rau behauptet: »Wer die Pränatale Diagnostik prinzipiell ablehnt, kann kein/e hilfreiche/r Gesprächspartner/in sein für die vielen Menschen, die mit ihren Konsequenzen umgehen müssen«[421]? Ein benennbarer Beitrag von

---

418 Einführende Literatur aus theologischer, seelsorglicher, psychotherapeutischer und medizinischer Perspektive sowie aus der Perspektive von Hebammen: Kirchenamt der EKD, dem Sekretariat der Dt. Bischofskonferenz (Hg.) Gott ist ein Freund des Lebens. Herausforderungen und Aufgaben beim Schutz des Lebens, Gütersloh 1989; Arbeitsgemeinschaft Christlicher Kirchen in Baden-Württemberg (Hg.), Eltern trauern um ihr totes neugeborenes Kind, Stuttgart 1994; Bundeszentrale für gesundheitliche Aufklärung (BZgA) (Hg.), Schwangerschaftserleben und Pränataldiagnostik, Repräsentative Befragung Schwangerer zum Thema Pränataldiagnostik, Köln 2006; Evangelische Frauen in Baden (Hg.), Segensreich schwanger. Arbeitshilfe für eine Spiritualität während der Schwangerschaft, Karlsruhe 2015; Jenny Hall, The essence of the art of a midwife: Holistic, multidimensional meanings and experiences explored through creative inquiry. O.O. (2012) http:¬//eprints.uwe.ac.uk/16560 (Zugriff am 05.08.2016); Katholischer Krankenhausverband Deutschlands e. V., Tot- und Fehlgeburt im Krankenhaus. Unser Selbstverständnis in der Sorge um den Menschen, Freiburg i.Br. 1999; Andrea Morgenstern, Gestorben ohne gelebt zu haben. Trauer zwischen Schuld und Scham, Stuttgart 2005 (Praktische Theologie heute 66); Joachim Müller-Lange (Hg.), Handbuch Notfallseelsorge, Wien 2001. Darin der Beitrag von Wolfgang Heinemann, Glücklose Schwangerschaft (94–104) sowie der Beitrag von Jürgen Schramm, Silvia Rollmann, Klaus-S. Saternus, Plötzlicher Säuglingstod. Empfehlungen zum Umgang mit betroffenen Eltern und Geschwistern in der Akutsituation (104–116); Katharina Rost, Wenn ein Kind nicht lebensfähig ist. Das Austragen der Schwangerschaft nach infauster pränataler Diagnose – Erfahrungen betroffener Frauen, Osnabrück 2015; Hanna Strack, Die Frau ist Mit-Schöpferin. Eine Theologie der Geburt, Rüsselsheim 2006; Vereinigte Evangelisch-Lutherische Kirche Deutschlands (Hg.), Gute Hoffnung – jähes Ende. Eine ›Erste Hilfe‹ für Eltern, die ihr Baby verlieren, und alle, die sie unterstützen wollen, Hannover 1999²; Stefan Wehowsky (Hg.), Lebensbeginn und menschliche Würde. Stellungnahmen zur Instruktion der Kongregation für die Glaubenslehre vom 22.2.1987, Frankfurt a. M. 1987.

419 Vgl. Reiner Marquard, Lebensbeginn und Pränataldiagnostik als sozialethische Probleme in seelsorglicher Verantwortung, in: WzM 56 (2004), 501–513.

420 U. Wagner-Rau, Pränatale Diagnostik, 298, fordert: »Es ist eine Aufgabe der Krankenhausseelsorge, aufmerksam zu sein dafür, unter welchen Bedingungen sich diese Schwangerschaftsabbrüche im Krankenhaus vollziehen, und u. U. selbst präsent zu sein, wenn es um die Begleitung der Frauen geht.«

421 U. Wagner-Rau, Pränatale Diagnostik, 302.

Seelsorge zur Entscheidungsfindung in Konfliktsituationen, wie er von Ulrike Wagner-Rau beschrieben wird, aber auch in Krisensituationen im Umfeld von Schwangerschaft und Geburt lebt damit von zahlreichen Voraussetzungen, die im Folgenden eingehender und im Sinne des Dreischritts von Wahrnehmung, Reflexion und Gestaltung betrachtet werden sollen.

1 Wahrnehmungskunst

1.1 »Nur eine Handvoll Leben« – Phänomenologie anhand der Darstellung perinatalen Todes im Film

Im Frühjahr 2016 strahlte das Erste den Fernsehfilm »*Nur eine Handvoll Leben*«[422] der Regisseurin Franziska Meletzky über ein Elternpaar aus, das nach einer Fruchtwasseruntersuchung mit der Diagnose Trisomie 18 konfrontiert ist und sich der Frage stellen muss, ob die Schwangerschaft fortgesetzt oder vorzeitig abgebrochen wird. Während der Erstausstrahlung am 23. März 2016 stellten sich in einem Live-Chat die Produzentin Heike Voßler und der Chefarzt einer Klinik für Geburtsmedizin in Neukölln, Dietmar Schlembach, den Reaktionen des Publikums. Diese kamen vor allem von Frauen, die sich in vergleichbaren Lebensumständen befanden oder befunden hatten und dem Film durchgängig realistische Darstellung attestierten.[423]

Das Elternpaar Annette (Annette Frier, Lehrerin, geschieden) und Thomas (Christian Erdmann, Arzt, Witwer) hat aus früheren Beziehungen bereits zwei Töchter im Teenageralter (15 und 10 Jahre) mit eigenen Problemen, als Annette erneut schwanger wird. Im Anschluss an eine Ultraschalluntersuchung meldet sich die Frauenärztin telefonisch bei Annette und teilt ihr mit, »dass etwas mit dem Größenverhältnis von Kopf zum Rumpf« nicht stimme und sie zu einer weiteren Untersuchung rate. Der Verdacht erhärtet sich nach weiteren Untersuchungen: ein Chromosomendefekt Trisomie 18, verbunden mit erheblichen Komplikationen, der ein Überleben nach der Geburt – so diese überhaupt erreicht werde – auf wenige Tage beschränke. Während Thomas angesichts der fortgeschrittenen Schwangerschaft zu einem raschen Abbruch drängt, sträubt sich Annette zunehmend, insbesondere nachdem sie mit einem Stethoskop die

---

422 Deutschland 2016, 93 Min., Regie: Franziska Meletzky, Produktion: Michael Souvignier, Heike Voßler, Drehbuch: Henriette Piper, Kamera: Bella Halben, gedreht im Auftrag des WDR. Der Film ist zum Zeitpunkt der Abfassung dieses Textes nicht in der Mediathek oder als DVD erhältlich, sodass ein genaueres Sequenzprotokoll nicht möglich ist. Dennoch empfiehlt sich die Darstellung in diesem TV-Film auch durch den nachzulesenden Chat für eine Berücksichtigung.

423 Der Chat ist nachzulesen im Archiv der Homepage http://www.daserste.de/unterhal¬tung/film/filmmittwoch-im-ersten/chat-nur-eine-handvoll-leben-100.html (Zugriff am 08.08.2016).

Herztöne des Kindes hört. Sie sucht Kontakt zu einer Familie, die ähnliches erlebt hat und deren Kind (noch) lebt. Die Uneinigkeit führt zu einer zeitweiligen Entfremdung und vorübergehenden Trennung des Elternpaares und zu weiteren Problemen mit den beiden Töchtern. Annette bringt schließlich das Kind lebend zur Welt, nennt es Claire und nimmt es aus der Klinik nach Hause. Thomas' ältere Tochter (10 Jahre alt, gespielt von Ella Frey) bittet um die Taufe Claires durch die Pfarrerin am Ort, damit sie, wenn sie gestorben ist, bei ihrer (Evas an Krebs verstorbenen) Mutter sei. Wenige Tage später stirbt Claire und hinterlässt eine Familie, die der existenziellen Bedrohung standgehalten hat. Im innerfamiliären Drama werden Für und Wider divergierender Verhaltensstrategien zu unterschiedlichen Zeitpunkten eines Schwangerschaftsverlaufs narrativ umgesetzt. Die Kritik im Feuilleton und die Zuschauer und Zuschauerinnen im Chat lobten einhellig die kitschfreie und realistische Umsetzung:

Anne Haeming schreibt auf Spiegel Online:

>»Dieses moralische Abwägen zeigt der Film als ständigen Balanceakt. Eine Mutter und ein Vater, die sich nicht einig sind und in dieser brutal existenziellen Situation um eine Lösung ringen. Und letztlich einen Weg suchen, um bei all dem einander nicht zu verlieren.«[424]

»Lilly« schreibt gegen Ende der Ausstrahlung im Livechat:

>»Der Film beschreibt genau meine Geschichte im letzten Jahr. Es macht mich wieder sehr traurig und ich muss an unsere kleine denken. Ich finde es toll, das es einen Film zu diesem Thema gibt und es endlich nicht mehr totgeschwiegen wird. Es soll darüber gesprochen werden, das macht es wesentlich leichter für betroffene. Obwohl der schmerz nie verschwindet.«[425]

»K« äußert sich nach Sendeschluss:

>»ich finde auch den chat eine wunderbare Idee, so gibt es Möglichkeit in Verbindung zu treten, wertschätzend, mit menschen, die alle jetzt gerade hier sind und gemeinsam diesen film geschaut haben, Erfahrungen teilen und so auch die Möglichkeit haben sich mitzuteilen und gehört zu werden.«

Das dem evangelikalen Spektrum zugerechnete christliche Medienmagazin pro würdigt die Sensibilität für religiöse Aspekte:

>»Die zehnjährige Eva bringt sogar noch eine geistliche Komponente in den Film. Sie wünscht sich, dass die Familie wieder häufiger in die Kirche geht und betet, so wie sie dies früher mit ihrer Mutter getan hatte. [...] Hut ab vor der ARD, eine solche Geschichte zu einer solch prominenten Sendezeit im Fernsehen zu erzählen. Es ist wahrlich kein Gute-Laune-Film, der ins vorösterliche Programm passt. Ohne die eine oder andere Denkweise zu verurteilen, greift der Film ein sensibles und sehr emotionales Thema gekonnt auf und zeigt, wie existenziell der dargestellte Konflikt Menschen verändern und berühren kann.«[426]

---

424 ANNE HAEMING, Trisomie-Drama in der ARD: Mit dem Tod schwanger gehen (http://www.spiegel.de/kultur/tv/annette-frier-in-nur-eine-handvoll-leben-mit-dem-tod-schwanger-gehen-a-1083752.html, Zugriff am 08.08.2016).

425 Chatseite 5, http://www.daserste.de/unterhaltung/film/filmmittwoch-im-ersten/chat-nur-eine-handvoll-leben-100.html (Zugriff am 08.08.2016).

426 http://www.pro-medienmagazin.de/fernsehen/detailansicht/aktuell/mitreissender-film-nur-eine-handvoll-leben-95432/ (Zugriff am 08.08.2016).

Für Wahrnehmungskunst im Zusammenhang von Seelsorgetheorie eignen sich der Fernsehfilm und der sich anschließende Diskurs im Internet aus mehrfacher Hinsicht. Bei aller Orientierung an TV-Unterhaltung und einem Plot, der in gut 90 Minuten erzählt werden kann, verengt er die Geschichte nicht auf einen bestimmten Aspekt oder bemüht sich um ein schönendes, positives Ende des Films. Zahlreiche Aspekte, einschließlich medizinischer Fakten zu Untersuchung und Behandlung, sozialer und psychologischer Prozesse und Verhaltensweisen werden erzählt und angedeutet. Nicht zuletzt wird das Thema Taufe aus der individuellen Religiosität eines Kindes eingespielt, das Religiosität als Bewältigungsstrategie existenzieller Krisen nutzt und der weiteren Familie nahelegen kann. Für Seelsorge wird zudem deutlich, dass die Lebenswelt der erzählten Familie durch den privaten Wohnraum, erweitert durch Wohnungen von anderen Familienteilen, Klinik und Arztpraxen sowie berufliches Umfeld bestimmt ist. Kirche ist entweder dort vorhanden oder wird in Gestalt von Pfarrpersonen dorthin gerufen.

Kurz vor der Fernsehausstrahlung des Films »Nur eine Handvoll Leben« startet mit »24 Wochen«[427] ein weiterer Film zum gleichen Thema als deutscher Beitrag bei der Berlinale (Filmstart in den deutschen Kinos: 22. September 2016), nimmt allerdings eine gänzlich andere Wendung. Die Kabarettistin Astrid (Julia Jentsch) und ihr Mann Markus (Bjarne Mädel), zugleich ihr Manager, erfahren im sechsten Monat der Schwangerschaft, dass ihr Kind mit Down-Syndrom zur Welt kommen wird. Auch sie haben bereits eine neunjährige Tochter. Als Figur des Showgeschäfts wird Astrids Entscheidung über Abbruch oder Fortsetzung der Schwangerschaft zu einer öffentlichen, begleitet durch Diskussionen in der Familie und im Umfeld. Als bei einer weiteren Untersuchung ein doppelter Herzfehler diagnostiziert wird, entscheidet sich die Protagonistin für den Abbruch in der 24. Woche durch Fetozid, kurz bevor das Kind nach einer Geburt lebensfähig sein könnte. Die zahlreichen Diskussionsrunden werden ergänzt durch dokumentarisches Material und reale Ärztinnen und Psychologen zur Erzeugung von Authentizität sowie durch eine Szene, in der Astrid allein in einem Kirchenraum sitzend versucht, Klarheit zu finden. Immer wieder auftauchendes Bildmotiv ist Wasser als Schlüsselelement: in einem Swimmingpool, in der Dusche, im Küchenbecken oder im Mutterleib. Die Kritik reagierte gespalten auf den Film: Während er mit dem Gilde-Filmpreis durch Programmkinos und Filmkunsttheater ausgezeichnet wurde, kritisierten nationale und internationale Stimmen, dass der Plot des Films keinerlei Überraschungen biete, sondern diskussionslastig mit erwartbaren Klischees »ultra-earnest«[428] und kalkulierter Emotionalität aufwarte.

---

427 Deutschland 2016, Verleih: Neue Visionen, Regie: Anne Zohra Berrached, Produktion: Johannes Jancke, Tobias Büchner, Tobias Ebner, Melanie Berke, Drehbuch: Carl Gerber, Anne Zohra Berrached, Kamera: Friede Clausz. Der Film wurde produziert vom ZDF in der Reihe »Das Kleine Fernsehspiel«.

428 Jay Weissberg, Berlin Film Review: ›24 Weeks‹, in: Variety 12. Februar 2016 (http://variety.com/2016/film/reviews/24-weeks-review-berlin-1201706071/ Zugriff am 08.08.2016). Ähnlich Christiane Peitz, Ein Film mit größtmöglicher Nähe: 24

Während »24 Stunden« sich stark auf das Für und Wider eines Schwangerschaftsabbruchs einer Schwangerschaft mit einem Trisomie-21-Kind konzentriert und diesen schließlich zeigt, entscheidet »Nur eine Handvoll Leben« sich bei Trisomie 18 für die Aufrechterhaltung der Schwangerschaft. Die Diskussionen fokussieren sich schnell auf die ethische Konfliktsituation, die im Privaten mit dem Partner und der erweiterten Familie, im medizinischen Kontext mit Ärztinnen und Psychologen und im öffentlichen Raum erörtert wird. Kirche und Religion begegnen in beiden Filmen am Rande, als Raum (»24 Wochen«) oder in Gestalt einer Seelsorgerin (»Nur eine Handvoll Leben«). Als Referenzrahmen begegnet in beiden Filmen die Taufe – konkret als Vollzug von Familienreligiosität oder motivisch über das Element Wasser.

1.2   Erfahrungs- und Fallberichte

Die Berichte von Müttern und Eltern[429], die durch die Arbeit von Selbsthilfeorganisationen, Geburtsmedizin und Neonatologie[430], Psychologinnen und Psychologen sowie Seelsorgerinnen und Seelsorgern[431] der Öffentlichkeit zugänglich gemacht wurden, zeigen, wie einschneidend die Erfahrung einer Fehlgeburt, einer Totgeburt, eines frühen Kindstodes oder auch einer als notwendig erachteten Schwangerschaftsunterbrechung ist. Die Berichte bezeugen nicht nur die mitunter als traumatisch erlebten Erfahrungen, sondern geben auch Einblick in medizinethisch relevante Fragestellungen. Zugänge zu diesem Themenfeld sind aus unterschiedlicher Perspektive denkbar: aus der Perspektive betroffener Mütter

---

Wochen, in: Zeit Online, 16. Februar 2016 (http://www.zeit.de/kultur/film/2016-02/¬ 24-wochen-anne-zorah-berrached-berlinale, Zugriff am 08.08.2016).

429 Eine Sammlung von Berichten enthält der von einer Selbsthilfegruppe herausgegebene Band VERWAISTE ELTERN MÜNCHEN E. V. (Hg.), Überall deine Spuren. Eltern erzählen vom Tod ihres Kindes, München 2000; ANGELA KÖRNER-ARMBRUSTER, Totgeburt weiblich. Ein Abschied ohne Begrüßung, Tübingen 1996²; GOTTFRIED LUTZ, BARBARA KÜNZER-RIEBEL (Hg.), Nur ein Hauch von Leben. Eltern berichten vom Tod ihres Babys und von der Zeit ihrer Trauer, Lahr 2002⁵; HANNAH LOTHROP, Gute Hoffnung jähes Ende. Fehlgeburt, Totgeburt und Verluste in der frühen Lebenszeit. Begleitung und neue Hoffnung für Eltern, München 1998⁸.

430 Vgl. u. a. INGA WERMUTH, ANDREAS SCHULZE, Ergebnisse halbstrukturierter Interviews mit Eltern, deren Neugeborenes im Perinatalzentrum Großhadern zwischen 1999 und 2003 verstorben ist. In: ANDREAS SCHULZE, ALEXANDER STRAUSS, ANDREAS FLEMMER, SUSANNE HERBER-JONAT, IVO M. HEER (Hg.), Grenzbereiche der Perinatologie, Germering 2005. Vgl. auch die Ethnologin und Hebamme ANGELICA ENSEL, Spirituelles Vakuum – Vorgeburtliche Diagnostik und die Krise des Übergangs, in: Spiritual Care 5 (2016), 121–128.

431 Vgl. zum Beispiel HILDEGARD BARGENDA, KERSTIN LAMMER, JENS TERJUNG (Hg.), Kostbare Zeit – Was Eltern erleben, wenn ihr Kind stirbt. Elterninterviews, Praxisberichte und eine wissenschaftliche Reflexion von Kerstin Lammer, Göttingen 2013.

und Väter, aus der Perspektive der Geburtshilfe, der Ärzteschaft und Pflege sowie aus der Perspektive der Seelsorge.

1.2.1 Aus der Sicht von Betroffenen

Erfahrungsberichte stellen einen Großteil der Literatur zu perinatalem Sterben und Tod dar.[432] Für seelsorglich in diesem Bereich Tätige ist – über die unmittelbaren Begegnungen mit Betroffenen hinaus – die Kenntnis solcher Berichte notwendig, da sie Einblick gewähren in die inneren wie äußeren Prozesse bei Schwangerschaftskomplikationen und dem Tod eines Kindes im Umfeld von Schwangerschaft und Geburt. Subjektive Erfahrungen des medizinischen Kontextes kommen dabei ebenso zur Geltung wie die psychischen und emotionalen Vorgänge. Alle Berichtsformen stellen bereits eine rekonstruktive Leistung der Betroffenen dar, sind Biographiearbeit, die in der Distanznahme zum unmittelbar Widerfahrenen zu begreifen sind. Dabei kommt es zu Deutungsversuchen, Erklärungs- und Rationalisierungsstrategien und wiederkehrenden Verhaltensmustern. Für die Praxis seelsorglich Tätiger trägt die Wahrnehmung anhand von Erfahrungsberichten zu einer Orientierung über das Handlungsfeld bei und eröffnet einen Problemhorizont für die eigene Reflexionsarbeit. Die katholische Seelsorgerin Hildegard Bargenda und ihr evangelischer Kollege Jens Terjung, beide tätig am Zentrum für Kinder- und Jugendmedizin des Universitätsklinikums Freiburg, sammelten eine Reihe von Gesprächen mit und Aufzeichnungen von Eltern schwerkranker und verstorbener Kinder, die sie begleitet hatten. Deren Erfahrungen bis zum Tod des Kindes und die Trauerprozesse im Anschluss werden ergänzt um einen reflektierenden Kommentar von Kerstin Lammer aus seelsorgetheoretischer und supervisorischer Sicht.[433] Die Berichte, zum Teil gemeinsam von Mutter und Vater verfasst, zum Teil unabhängig voneinander, geben Einblick nicht nur in die subjektive Erfahrung, sondern auch in die Leistung rekonstruierenden Erzählens der Erfahrungen und Reflexion der eigenen Copingstrategien.

Im Folgenden können nur auszugsweise und in Auswahl wenige Erfahrungsberichte zitiert sein, die bereits publiziert sind. Die Zitation der Erfahrungsberichte wird durch Beobachtungen und Hinweise auf weiter zu bedenkende Themenkomplexe jeweils unterbrochen:

Elisabeth W. (37 J.) berichtet von ihrer Tochter Katharina[434]: »Ich wusste von Anfang an, dass dieses Kind ein Mädchen war und Katharina heißen sollte, genauso wie ich es schon bei meinem ›Großen‹ wusste, dass er ein Junge wird.«

In der biographischen Rekonstruktion spielt das Wissen um die mit einem Namen verbundene Identität des Kindes eine wichtige Rolle. Dies kommt hier zum Ausdruck, indem die Autobiographin ihre Schilderung mit der Namens-

---

432 Vgl. zur Bedeutung von Erfahrungsberichten für theologische Auseinandersetzung: A. MORGENSTERN, Gestorben ohne gelebt zu haben 2005.
433 Vgl. H. BARGENDA, K. LAMMER, J. TERJUNG (Hg.), Kostbare Zeit 2013.
434 Die folgenden Zitate aus: VERWAISTE ELTERN MÜNCHEN E. V. (Hg.) 2000, 30–43.

nennung beginnt. Aus anderen Berichten ist zu erfahren, dass die Entwicklung relationaler Bezüge spätestens in dem Moment einsetzt, in dem die Frau die Kindsbewegungen im Mutterleib spürt. Kindesbewegungen verspüren die meisten Frauen erst ab 20 Schwangerschaftswochen.[435] Subjektiv (aus Sicht der Schwangeren) beginnt mit diesen Wahrnehmungen das Menschsein des Kindes.[436] Die Wahrnehmung, die Aufmerksamkeit für das Kind und dessen Annahme ist jedoch durch die ausgefeilte Technik der Ultraschalluntersuchung viel früher – und auch Vätern – möglich geworden. Die Schwangere kann das schlagende Herz ihres Kindes und die Bewegungen des Kindes bereits ab etwa acht Schwangerschaftswochen sehen. Fast alle Frauen lassen heute eine Ultraschalluntersuchung durchführen.[437] Allerdings ist zu beachten, dass mit der zunehmenden Durchführung pränataler Diagnostik es auch zu einer Verzögerung der Annahme und Akzeptanz der Schwangerschaft kommt. In vielen Fällen befindet sich die Schwangerschaft vor Mitteilung des Testresultats in einem konditionalen Zustand, für den amerikanische Studien den Begriff ›tentative pregnancy‹ geprägt haben, »Schwangerschaft auf Probe«[438]: ›Wenn das Ergebnis gut ist, erst dann bin ich wirklich schwanger …‹ In deutschen Untersuchungen bei Schwangeren, die sich im Jahr 1992 einer pränatalen Diagnostik unterzogen haben, bejahten 70,7 % der befragten Frauen, dass sie das Gefühl gehabt hätten, »einen bestimmten Abstand zu meiner Schwangerschaft wahren zu müssen, falls es durch das Untersuchungsergebnis Probleme geben würde«[439]. Das subjektive Empfinden wird verstärkt durch eine statistische Einschätzung des Ge-

---

435 Vgl. GERALD HÜTHER, INGEBORG WESER, Das Geheimnis der ersten neun Monate, Weinheim/Basel 2015. Hüther und Weser machen wie andere Psychologen und Psychologinnen auf die Nachhaltigkeit dieser Erfahrung für die Beziehung aufmerksam: »Meist ist es noch nicht das positive Ergebnis des Schwangerschaftstests, das dieses Gefühl auslöst, sondern der Augenblick, wenn das ungeborene Kind mit den ersten Bewegungen im Bauch auf sich aufmerksam macht. Dann spürt zuerst die werdende Mutter und – wenn sie seine Hand an die betreffende Stelle führt – auch der werdende Vater, dass ihr Kind ein eigenständiges lebendiges Wesen ist, mit eigenen Regungen. Sie erleben in diesem Augenblick erstmals, dass ihr Kind ein Subjekt ist, zu dem sie liebevoll ›du‹ sagen können. Je intensiver werdende Eltern diesen Moment der ersten Begegnung mit ihrem Kind erleben können, desto tiefer wird dieses Empfinden dann auch in ihrem Gehirn verankert. Diese tiefe Erfahrung wird ihnen später helfen, ihr Kind immer wieder in seiner Einzigartigkeit zu erkennen und anzunehmen.« (11f.).
436 MICHAEL W. LIPPOLD, Schwangerschaftsabbruch in der Bundesrepublik Deutschland. Sachstandsbericht und kritische Würdigung aus theologisch-ethischer Perspektive, Leipzig 2000, 347.
437 Die – allerdings schon aus dem Jahr 2006 datierende – Repräsentative Befragung Schwangerer der Bundeszentrale für gesundheitliche Aufklärung gibt 98 % für die erste von insg. drei Untersuchungen an. Mehr als drei Ultraschalluntersuchungen haben über 70 % vornehmen lassen. Vgl. BZgA 2006, 32f.
438 IRMGARD NIPPERT, Wie wird im Alltag der pränatalen Diagnostik tatsächlich argumentiert? Auszüge aus einer deutschen und einer europäischen Untersuchung, in: MATTHIAS KETTNER (Hg.), Beratung als Zwang. Schwangerschaftsabbruch, genetische Aufklärung und die Grenzen kommunikativer Vernunft, Frankfurt/New York 1998, 153–172, 169. Nippert bezieht sich auf die Studie von B. K. ROTHMAN, The Tentative Pregnancy, New York 1986.
439 I. NIPPERT, Alltag 1998, 169.

sundheitswesens, das vorgeburtliche Diagnostik in Form von Ultraschalluntersuchungen als Regelfall damit begründet, dass in Deutschland bis zu 70 % aller Schwangerschaften als Risikoschwangerschaften gelten.[440]

66 % der Frauen teilten ihre Schwangerschaft im Rückblick in eine Zeit vor Mitteilung des Untersuchungsergebnisses und danach ein. Bis zu diesem Zeitpunkt besteht eine »potenzielle Disposition der Schwangerschaft«: Im Falle eines positiven Testergebnisses (Feststellung einer genetisch bedingten Anlage zu einer Krankheit) ist die Wahrscheinlichkeit hoch, dass die Schwangerschaft abgebrochen[441] wird, mitunter auch zu einem relativ späten Zeitpunkt, z. T. verbunden mit einer eingeleiteten und als ›normal‹ erlebten Geburt.[442] In diesen Fällen wirkt sich der Schwebezustand der als konditional empfundenen Schwangerschaft psychisch belastend für die Frau, die Eltern aus. Eine Beziehung hat sich durch spürbare Bewegungen des Kindes entwickelt und wird nun bewusst beendet. Aus dem Umfeld gibt es oftmals wenig Verständnis, dass diese Situation als Verlust, vergleichbar mit einer Fehlgeburt, empfunden und mit Trauer verbunden sein kann. Untersuchungen zeigen, »daß ausgedehnte und heftige depressive Perioden nach einem Abbruch aufgrund dieser Indikation u. a. sogar sehr viel häufiger waren als nach dem Abbruch einer nicht erwünschten Schwangerschaft«.[443]

> »Am letzten Tag des dritten Schwangerschaftsmonats, einem Freitag, ging ich dann sehr zuversichtlich zu einer Routineuntersuchung. [...] Nach der Ultraschalluntersuchung sagte mir meine Ärztin, sie befürchte, dieses Kind sei behindert. Sie schickte mich sofort in die Uniklinik [...], da es dort bessere Geräte gäbe und man gleich abklären könne, was los sei. [...] Ich wollte schreien, heulen, hören, dass das nicht stimmt, ich wollte und konnte es nicht glauben und musste gleichzeitig ruhig bleiben und überlegen, was zu tun war. [...] Ich ließ mir mehrmals erklären, wie man zur Klinik [...] kommt, und musste sehr konzentrieren, die richtigen Verkehrsmittel zu nehmen. [Dann] rief ich schließlich ein Taxi, weil ich völlig die Orientierung verloren hatte und den Wegbeschreibungen der Passanten nicht mehr folgen konnte.«

Viele Erfahrungsberichte vergleichen die Abläufe mit der üblichen Routine. Die bei einer üblichen Vorsorgeuntersuchung festgestellte Auffälligkeit reißt aus der Routine und sorgt für einen Bewusstseinszustand, der als Desorientierung und Unfähigkeit zu klarem Denken empfunden wird. Eltern, die von einer Behinderung oder dem Tod ihres Kindes erfahren, stehen oft unter Schock.

> »In ihrer Starre sind sie nicht mehr ansprechbar oder scheinen gar nicht aufzunehmen, was um sie herum passiert. In dieser Phase sind die Eltern besonders schutzbedürftig.

---

440 Vgl. K. ROST, Wenn ein Kind nicht lebensfähig ist 2015, 25. Es werden auch Einschätzungen von 80 % genannt, vgl. EVANG. FRAUEN IN BADEN (Hg.), Segensreich schwanger 2015.

441 Daten zur Rate von Schwangerschaftsabbrüchen, bezogen auf diagnostizierte Erkrankungen und Syndrome in europäischen Ländern finden sich unter http://eurocat-network.eu/accessprevalencedata/prevalencetables (Zugriff am 05.08.2016).

442 Vgl. dazu die grundsätzlichen Informationen in der Stellungnahme des Diakonischen Werkes der EKD zu Schwangerschaftsabbrüchen nach Pränataldiagnostik (Diakonie Korrespondenz. Position und Konzepte aus dem Diakonischen Werk der EKD 02/01).

443 H. LOTHROP, Gute Hoffnung 1998, 46f.

Schock und Erstarrung bewahren zunächst vor Gefühlschaos, vor dem Überflutetwerden durch verschiedene Gefühle wie Trauer, Wut, Angst, Hilflosigkeit, Schuld.«[444]

Katharina Rost, die Frauen interviewt hat, die nach dem pränataldiagnostischen Befund »Nichtlebensfähigkeit des Kindes« die Schwangerschaft dennoch fortgesetzt haben, schildert auch für diese Frauen die Diagnosestellung als »biographischen Bruch innerhalb der Statuspassage Schwangerschaft«[445], die eine komplexe Neuausrichtung der Betroffenen und ihrer Betreuung erfordert. Dies ist für die Gesprächsführung und Begleitung mit Betroffenen in diesem Zustand zu achten, auch im Blick auf gesundheitliches Personal.

> »Während der Untersuchung sagte die Ärztin nichts und ließ eine Kollegin holen. Ich ahnte, was das zu bedeuten hatte. Mein Strohhalm Hoffnung zerbrach. Ich fühlte mich plötzlich wie tot. Die beiden sagten mir, dass mein Kind zu 98 % behindert sein würde. Ihr Verdacht war Trisomie 21 (Mongolismus) bzw. Turnersyndrom, d. h. das zweite X-Chromosom fehlt. Nun kenne ich zufällig zwei Frauen mit Turnersyndrom. [...] Wie stark die Ausprägungen beider Symptomatiken sein können, ist nicht anhand von Untersuchungen festzustellen, sondern stellt sich erst mit der Entwicklung des betreffenden Menschen heraus. Von Trisomiekindern wusste ich, dass sie ›fast normal‹, aber auch ›schwer behindert‹ sein können.«

Die sachliche Mitteilung des Diagnoseverdachts wird von Betroffenen klar registriert und kann mitunter wortwörtlich wiedergegeben werden. Auffällig an diesem Bericht ist die Bemühung der Autobiographin, den mitgeteilten Befund in der Rekonstruktion durch eigenes Wissen (Kenntnis über Trisomie 21 und persönliche Bekanntschaft mit Frauen der gleichen Diagnose) zu deuten. Die Diagnose will verstanden werden; dazu sind Sachkenntnis und Erfahrungsaustausch mit anderen Betroffenen nötig, die in der auf die Diagnosemitteilung folgenden Zeit stattfinden. Der Erfahrungsbericht setzt allerdings gleich fort mit dem Vorschlag der Ärztinnen: »Die beiden Ärztinnen rieten mir, gleich am Montag zu kommen, um die Schwangerschaft zu unterbrechen.«

Ob der Vorschlag so unvermittelt erfolgt, wie es hier den Anschein hat, oder nicht, spielt in der Biographierekonstruktion keine Rolle.[446] Allerdings macht die Anmerkung aufmerksam auf das Verfahren ärztlicher und medizinischer Teams: Es scheint international kein etabliertes Verfahren zu geben, das den

---

444 CHRISTIANE KNOOP, In den Tod geboren... Abschied und Trauer im Kreißsaal, in: RENATE BAUER-MEHREN, KARINA KOPP-BREINLINGER, PETRA RECHENBERG-WINTER (Hg.), Kaleidoskop der Trauer, Regensburg 2003, 73–77, 74.

445 KATHARINA ROST, Dem Kind einen Platz in der Welt geben. Über den Umgang mit dem Tod eines Kindes bei infauster pränataler Diagnose und Fortsetzen der Schwangerschaft, in: Spiritual Care 5 (2016), 89–96, 90.

446 Ein Beitrag zur Situation in Frankreich stellt fest: »there is currently no protocol governing the decision-making process that can lead to TOP [termination of pregnancy – T. R.]. Medical teams proceed on a case by case basis, relying on consensus and past experience, motivated by their own appreciation of the severity of the foetal pathology, and the constraints of the treatment required to provide an acceptable life to the child when the disease is not lethal. They also account for the family history of the couple, potential siblings and the economic status of parents.« Vgl. CAROLINE GUIBET LAFAYE, Parental Refusal to Terminate Pregnancy in face of a Strongly Negative Prognosis of Neonatal Viability, in: Ethical Perspectives 16 (2009), 485–508, 486.

Prozess zwischen Mitteilung eines positiven Diagnosebefunds und Entscheidungsfindung über Fortsetzung oder Abbruch der Schwangerschaft vonseiten der behandelnden Teams regelt. Die Beratung scheint – im Rahmen gesetzlicher Regelungen und Vorgaben durch Leitlinien[447] zum Umgang mit Schwangerschaftsabbruch – stark situations- und kontextabhängig zu sein und zudem nur wenige Informationen zu nicht originär medizinischen Fragen zu umfassen.[448] In Deutschland schreibt mittlerweile § 15 Abs. 3 des Gendiagnostikgesetzes (»Vorgeburtliche genetische Untersuchungen«) eine genetische Beratung der Schwangeren »vor einer vorgeburtlichen genetischen Untersuchung und nach Vorliegen des Untersuchungsergebnisses«[449] vor, ergänzt um den Hinweis auf den Beratungsanspruch nach § 2 des Schwangerschaftskonfliktgesetzes. Der Gesetzgeber sieht zudem eine Förderung und Sicherstellung der Kooperation zwischen Ärzteschaft, psychosozialer Beratung, Behindertenhilfe und Behindertenselbsthilfe vor.[450] Vorgaben zur Umsetzung gibt es allerdings nicht, weshalb Evangelische Beratungsstellen und Behindertenverbände beklagen, dass bei ärztlicher Aufklärung und Beratung nicht immer von Ergebnisoffenheit ausgegangen werden könne.[451] Die betroffene Frau sieht sich neben der Diagnose sofort mit einem Vorschlag zur Behandlung konfrontiert. Entsprechend reagiert die Frau:

---

447 Die britische Leitlinie erkennt einen Bedarf an einem besseren Verständnis für die Rolle von Ultraschalluntersuchungen im Vorfeld von Schwangerschaftsabbrüchen sowie zur Erfassung von Daten zur Inzidenz fötalen Todes oder Eileiterschwangerschaften und Schwangerschaftsabbruch. Vgl. ROYAL COLLEGE OF OBSTETRICIANS AND GYNAECOLOGISTS (Hg.), The Care of Women Requesting Induced Abortion. Evidence Based Guidelines Number 7, London 2011, 88.

448 Bei der Umfrage der Bundeszentrale für gesundheitliche Aufklärung gaben 43 % der befragten Frauen an, »überhaupt keine oder wenig ausführliche Informationen über Möglichkeiten des Vorgehens bei einem auffälligen Ergebnis [erhalten zu haben]. Und mehr als die Hälfte wurde ›überhaupt nicht‹ über die Möglichkeit einer weitergehenden psychosozialen Beratung informiert« (BZgA, Repräsentativbefragung 2006, 47).

449 Gendiagnostikgesetz vom 31. Juli 2009 (BGBl. I S. 2529, 3672), das durch Artikel 4 Absatz 17 des Gesetzes vom 18. Juli 2016 (BGBl. I S. 1666) geändert worden ist.

450 Vgl. das Vorwort in EVANGELISCHE KONFERENZ FÜR FAMILIEN- UND LEBENSBERATUNG E. V. FACHVERBAND FÜR PSYCHOLOGISCHE BERATUNG UND SUPERVISION (EKFuL) (Hg.), Leitlinien für die interprofessionelle Kooperation bei der Beratung und Begleitung schwangerer Frauen und werdender Eltern bei pränataler Diagnostik, Berlin 2015, 5f.

451 A. a. O., 9: »Daten zur Umsetzung der in GenDG § 15 (3) normierten Hinweispflicht vor genetischen Diagnosen und vor den zunehmend vorgeschalteten Risikoabschätzungen, also z. B. der Nackenfaltenmessung oder dem Ersttrimestertest gibt es nicht.« S. 10f: »Ärztliche Aufklärung und Beratung erfolgt in dem Sinne ergebnisoffen, als der Frau alle ihr zur Verfügung stehenden Optionen möglichst wertneutral und einfühlsam erläutert werden. Das ist bei einem Befund nach Pränataldiagnostik, die im allgemeinen Bewusstsein unlösbar verbunden ist mit der Frage eines Schwangerschaftsabbruchs, nicht immer der Fall. Es ist aber die Aufgabe von Ärztinnen und Ärzten und Beraterinnen und Beratern, der Frau nach einem Befund bei einer verantwortlichen Entscheidung zwischen einem Abbruch und der Möglichkeit, die Schwangerschaft bis zur Geburt eines behinderten oder auch eines nicht lebensfähigen Kindes auszutragen, zu unterstützen.«

»Ich verstand [...] nicht, wie diese Ärztinnen einfach sagen konnten, ich solle am Montag kommen und mein Kind umbringen, nur weil es aus medizinischer Sicht nicht 100 % perfekt war. Damals wurde Katharina zum ersten Mal wie ein bösartiges Geschwür behandelt, das man loswerden musste.«

In dieser Passage ist bemerkenswert, wie die Mutter am Namen ihrer Tochter festhält und ihn gegen die medizinische Deutung als ›behindert‹ einsetzt.[452] Mit dem Festhalten an der Identität von Katharina versucht die Mutter, sich zum vorgeschlagenen Abbruch der Schwangerschaft zu verhalten und sich dagegen zu entscheiden. Damit verbunden ist die sorgenvolle Imagination der Zukunft:

»Ich hatte Angst vor der Zukunft: was aus Katharina werden würde, wenn wir sie nicht mehr versorgen konnten, wenn wir vor ihr starben. Ich hatte Angst vor ihrem Leid. [...] Am folgenden Montag rief ich in der Klinik an – nicht um die Schwangerschaft zu beenden, sondern um irgendwie herauszufinden, was mit Katharina war. Immer wieder wurde ich in den folgenden Wochen in die Klinik bestellt: zu weiteren Ultraschall- und Blutuntersuchungen und zu einer Chorionzottenbiopsie, obwohl die Schwangerschaft für die Untersuchung eigentlich schon zu weit fortgeschritten war. [...] Bei der Chorionzottenbiopsie stellte sich heraus, dass [...] Katharina gar keinen Chromosomenschaden hatte.«

Die gendiagnostischen Untersuchungen führen zu einer Klärung des Befunds, der in diesem Fall die Zurückhaltung gegenüber einem Schwangerschaftsabbruch zunächst bestätigt. Die Schwangerschaft wird fortgesetzt, allerdings immer unter dem Vorbehalt, was weitere Untersuchungen erbringen. Die Mutter erlebt diese Zeit als Chaos der Gefühle:

»Was sollte ich glauben, hoffen, denken? Meine Nerven lagen blank, ich war verzweifelt, ich fragte mich sogar manchmal, warum sie [i. e. Katharina] mir das antat. [...] Natürlich kamen dann auch gleich die Schuldgefühle bei mir hoch, dass ich so etwas überhaupt denken konnte. Weitere Schuldgefühle, die mich auch jetzt noch immer einholen, beziehen sich auf meine Wut ihr gegenüber. [...] Vielleicht war ja ich selbst an allem schuld, weil ich ihren Körper sich nicht richtig entwickeln lassen konnte.«

In zahlreichen Erfahrungsberichten kommt immer wieder das Thema Schuld auf, allerdings in denkbar verschiedenen Nuancen. Andrea Morgenstern ist diesem Themenkomplex anhand von biographischen Interviews mit betroffenen Frauen nachgegangen. Sie stieß bei ihren empirisch-qualitativen Untersuchungen auf Unterscheidungen, die sie begrifflich fasst als »Scham«, »tatsächliche Schuld«, »Schuldbewusstsein«, (irreales) »Schuldgefühl« und »Schuldempfinden« und schließlich »Sünde«.[453] Schließlich lässt sich die eindeutige Diagnose stellen, dass bei Katharina das Lymphsystem nicht entwickelt ist, was auch postnatale Therapien als wenig aussichtsreich erscheinen lässt. Die weiteren Untersuchungen bringen immer neue Komplikationen zu Tage. Schließlich trifft die Mutter mit ihrem Partner »die Entscheidung, die Schwangerschaft zu beenden. Eine unmögliche Entschei-

---

452 Neuere Untersuchungen bestätigen diesen Eindruck. Gerade nach Mitteilung eines positiven Diagnosebefundes erkundigen sich Eltern nach dem Geschlecht des Kindes und wählen einen bedeutungsträchtigen Namen aus. Vgl. K. Rost, Dem Kind einen Platz in der Welt geben 2015, 92.
453 A. Morgenstern, Gestorben, 2005, 47–161.

dung. Die schrecklichste Entscheidung, die schlimmste Schuld meines Lebens. Eine Entscheidung, bei der ich immer schuldig geworden wäre.« Die Mutter muss sich einer psychologischen Beratung stellen, bevor sie in die Klinik zum Abbruch der Schwangerschaft aufgenommen werden kann.

> »Einen Tag vor meiner Klinikaufnahme kam ein Anruf von einer der beiden Ärztinnen, die mich bei meinem ersten Termin untersucht und vorgeschlagen hatten, doch gleich am Montag zum Abbruch zu kommen. Sie teilte mir mit, dass ich erst eine Woche später in die Klinik kommen könne. Es müsse erst ein Ärztegremium entscheiden, ob die Schwangerschaft tatsächlich unterbrochen werden dürfe, da dies in Bayern eigentlich illegal sei.«

Der ethische Konflikt der Mutter ist auch in ihrer biographischen Erzählung nicht ein Problem der Individualethik, sondern abhängig von kontextuellen Faktoren wie der Rechtslage und der Verfahrensweise der behandelnden Einrichtung. Sie erfährt dies als eine Zumutung: »Jetzt maßten sich wildfremde Menschen also an, aufgrund ihres Standes über unser Leben zu entscheiden, indem sie ›Fakten‹ aus rein medizinischer Sicht beurteilten.«

In dieser Passage lässt sich wahrnehmen, dass die Patientin das Verfahren zur Lösung des medizinethischen Konfliktes als nicht adäquat empfindet, weil es unter Ausschluss ihrer Person und ihrer eigenen Entscheidungskriterien nach rein medizinischen Kategorien stattfinde. Auch nach der Überarbeitung der rechtlichen Rahmenbedingungen durch das Schwangerschaftskonfliktgesetz und das Gendiagnostikgesetz und der Stärkung der Position der unmittelbar Betroffenen bleibt die Entscheidungssituation eine »emotional extrem belastende Situation, in der Frauen bzw. Paare häufig die ärztlichen Erläuterungen des Befundes und die möglichen Konsequenzen nicht aufnehmen können oder an die Grenzen ihrer Verarbeitungsmöglichkeiten stoßen.«[454]

Katharinas Mutter erfährt vom entscheidenden Gremium, dass noch am gleichen Tag die Geburt eingeleitet wird, Vereinbarungen aber nicht eingehalten wurden.

> »Katharina wurde achtundzwanzig Stunden später geboren. [...] Ich hatte vor der Geburt geklärt, dass ich Katharina nachher noch alleine bei mir haben wollte. Es wurde mir auch zugesagt. Da aber gerade Schichtwechsel anstand, sagte die Hebamme, sie würde sie mir nach der Ausschabung bringen. Bis ich wieder zurück im Zimmer war, war die Nachtschicht im Dienst. Niemand hat mir Katharina gebracht. [...] Zu allem Überfluss kam noch ein Arzt vorbei und bearbeitete mich, Katharina zur Obduktion freizugeben. Ich hatte nämlich schon vor der Geburt bei den Ärzten und der Psychologin festgelegt, dass wir nicht wollten, dass sie obduziert wurde. Ich blieb standhaft und gab meine Einwilligung nicht. [Schließlich] haben sie mir Katharina nach etwa einer Stunde doch noch einmal gebracht und ich konnte noch etwa zwanzig Minuten mit ihr allein sein. Sie war kalt, wie aus dem Kühlschrank.«

Für die ethische Betrachtung des Themas begegnet hier ein Komplex der Organisationsethik, speziell klinischer Ethik, der sich nicht auf die Entscheidungsfindung in Fragen eines Spätabbruchs einer Schwangerschaft beschränkt, sondern die Anschlussfragen und Verfahrensregeln nach Durchführung des Abbruchs mit umfasst. Dazu gehören Fragen nach Ansprüchen auf sowie dem

---

454 EKFuL, Leitlinien 2015, 22.

Umgang mit dem Leichnam des Kindes. In der Erzählung kehrt der Arzt am folgenden Tag wieder und überredet die Mutter doch zu einer Obduktion.

Über die ethische Betrachtung hinaus oder unter Absehung der ethischen Aspekte zeigt sich am Fallbericht auch, dass die Situation der Diagnosestellung, der Fortsetzung oder Terminierung der Schwangerschaft und der (eingeleiteten) Geburt des Kindes eine Kontingenzerfahrung darstellt, ein Widerfahrnis, zu dem sich die Betroffenen verhalten müssen. Ihnen widerfahren Krankheit, Leid und Tod in einer die individuelle und gemeinsame (als Familie, als Paar) Biographie verändernden Weise, mit der die Betroffenen jeweils verschieden umgehen.[455] Katharinas Mutter und Vater leisten dies auf ganz unterschiedliche Weise: Der Vater kommt erst später ins Krankenhaus, als er seine Partnerin abholen will.

>>Er war bei der Geburt nicht dabei gewesen, er hatte zuviel Angst davor. Er hat Katharina auch nie gesehen, weil er nach der Geburt nicht den Mut hatte, ihren entstellten Körper zu betrachten. Ich sah ihn erst zwei Tage später wieder, als er mich aus der Klinik abholte. Ein Jahr nach ihrem Tod habe ich mich von ihm getrennt. Ich kann ihm bis heute nicht verzeihen, dass er uns beide in diesen schrecklichen Stunden allein gelassen hat – bei Katharinas Geburt und in ihrem Sterben. Auch ich hatte Angst, aber nicht die Möglichkeit, davon zu laufen.<<

>>Am Abend hatte ich dann einen Nervenzusammenbruch. Ich wusste nicht, wo Katharina war. Ich hatte sie im Krankenhaus allein zurückgelassen bei Menschen, die sie nicht liebten und sie wie ein Stück kaputtes Fleisch behandelten. Ich hatte Angst, sie würde mir nie verzeihen, was ich getan hatte. Diese Angst habe ich immer noch. Ich sage ihr immer wieder, dass ich sie nicht etwa nicht wollte, sondern Angst hatte vor dem Leben, das sie hätte erleiden müssen, vor ihren Schmerzen und davor, dass ich nicht genügend Kraft haben würde für sie und Alexander [ihren älteren Bruder]. [...] Ich habe sie von Anfang an geliebt und tue es immer noch.<<

Wenn der Bericht mit dieser Bemerkung endet, wird sichtbar, dass die Beziehung zwischen Mutter und verstorbener Tochter als ein Gespräch dauerhaft fortgesetzt wird. Immer wieder geht es dabei um zentrale Fragen nach Schuld und Vergebung, der Konflikt wird dadurch trotz aller Faktizität immer wieder durchlebt und durchdacht; die fundamentale Bestimmung des Verhältnisses von Mutter zu Tochter als Liebe muss sich gegen den Ablauf der Dinge offensichtlich beständig behaupten.

Der ausführlich zitierte Erfahrungsbericht macht eine deskriptiv arbeitende Praktische Theologie auf folgende Aspekte aufmerksam, die für die Seelsorgepraxis (die im Bericht im Übrigen nicht begegnet) von Belang sind und die einer theologischen Reflexion bedürfen.

• Die Entwicklungsdynamik in der Beziehung zwischen Mutter und Kind im Verlauf der Schwangerschaft, der Diagnosestellung, Entscheidungsfindung

---

455 Auf diesen Aspekt macht Ulrich H.J. Körtner als Herausforderung für eine Seelsorge aufmerksam, die neben einer ethischen Dimension auch religiöse, therapeutische und kommunikationsfördernde Dimensionen betonen müsse. Vgl. U.H.J. KÖRTNER, Ethik, Seelsorge und Beratung 2015.

und Umsetzung der Entscheidung bis zur Gestaltung der Beziehung im Trauerprozess und späteren Leben.

- Die Bedeutung des Namens als Mittel gegen eine Versachlichung des Kindes. Auffällig an diesem Bericht wie auch anderen Berichten – im Übrigen auch behandelnder Mediziner – ist, dass die Frage nach dem Zeitpunkt, ab dem von einer Person oder zumindest von menschlichem Leben gesprochen werden kann, kaum gestellt wird.
- Die kognitiv beeinträchtigten und affektiv bestimmten Zustände der betroffenen Mütter und Väter, die sich auf die Interpretation von Befunden und die Überlegungen bei der Entscheidungsfindung auswirken.
- Das *Setting* und die Regelabläufe medizinischer, psychologischer und psychosozialer Beratung sowie die Regelverfahren medizinischer Maßnahmen.
- Die Bedeutung juristischer und gesellschaftspolitischer Rahmenbedingungen und der Politik der klinischen Einrichtung.
- Die Auswirkungen auf die Partnerschaft.
- Die Schuldthematik im Trauerprozess.
- Die Gestaltung des Abschieds.

Andere Erfahrungsberichte machen darüber hinaus auf weitere – im vorliegenden Zusammenhang poimenischer Wahrnehmung der Situation Betroffener wichtige – Aspekte aufmerksam.

Verstärkt werden mittlerweile auch Erfahrungen von Frauen und Eltern dokumentiert, die sich auch nach vorgeburtlicher Untersuchung mit dem Ergebnis, ihr Kind werde nicht lebensfähig sein, dafür entscheiden, die Schwangerschaft aufrechtzuerhalten. Katharina Rost hat im Rahmen einer qualitativen Interviewstudie entsprechende Berichte gesammelt, deren Auswertung in Kapitel B 1.1.4 dargestellt wird.[456] Auch der bereits erwähnte Band von Hildegard Bargenda, Kerstin Lammer und Jens Terjung enthält einige entsprechende Erfahrungsberichte.[457] Es handelt sich bei diesen Erfahrungsberichten um eine kleine Gruppe, über die es kaum statistische Erhebungen gibt.

Der Anteil von Frauen, die in einer repräsentativen Untersuchung der Bundeszentrale für gesundheitliche Aufklärung angaben, dass sie ein behindertes Kind akzeptieren würden, beträgt zwar 65 %, »gut« vorstellen können sich ein Leben mit einem behinderten Kind aber nur 18 %.[458] Diese Vorstellung bleibt abstrakt; tritt tatsächlich ein Befund »nicht lebensfähig« auf, kommt der Beratung große Bedeutung zu. Von den 27 (von insg. 575 befragten Frauen ab der 20. Schwangerschaftswoche) Frauen, bei denen ein auffälliger Befund festgestellt und mitgeteilt wurde, äußerten sich die meisten kritisch gegenüber der Beratung hinsichtlich der möglichen Folgen (die Beratung war »schlecht« oder »eher schlecht« insg. 52 %). Die Beratung zur Möglichkeit der Vorbereitung auf ein Leben mit einem behinderten oder kranken Kind bewerteten 71 % der Frauen als »schlecht«, ebenso negativ fiel das Urteil über die Beratung zur In-

---

456 K. Rost, Wenn ein Kind nicht lebensfähig ist 2015.
457 H. Bargenda, K. Lammer, J. Terjung (Hg.), Kostbare Zeit 2013.
458 BZgA, Repräsentativbefragung 2006, 43.

anspruchnahme weiterführender Hilfen und der Vermittlung von Kontaktmöglichkeiten zu gleichartig Betroffenen und Selbsthilfegruppen aus: 40 bzw. sogar 44 % wählten das Attribut »sehr schlecht«.[459] Offensichtlich reichen die Angebote nicht aus, um den Fragen und Überlegungen Stand zu halten.

Erfahrungsberichte können Aufschluss über Gründe für die Aufrechterhaltung der Schwangerschaft geben, allerdings nur jeweils im Einzelfall. Es besteht wenig Einigkeit über entsprechende Gründe und – vor allem bei klinischem Personal – manches Vorurteil, dass die Ablehnung eines Schwangerschaftsabbruchs auf magische Vorstellungen, emotionale, irrationale und religiöse Ursachen zurückzuführen sei.[460] Sinnvoller scheint es, auf die psychologischen Aspekte und in diesem Zusammenhang vor allem auf Trauerreaktionen zu achten. Katharina Rost nennt die Prozesse einer Positionierung zum Selbst, einem Konzept der eigenen Rolle als Mutter, eines eigenen Konzepts vom Kind und der Beziehung zum Kind, einem Abwägen zwischen ›Bauchgefühl‹ und rationaler Entscheidung und einer Auseinandersetzung mit der eigenen Haltung zum Leben als maßgebliche Faktoren.[461] Die medizinische Prognose des weiteren Verlaufs der Schwangerschaft werde überlagert durch eine eigene Verlaufsprognose und Pläne für die Gestaltung der verbleibenden Zeit.

Kerstin Lammer weist in ihrer Kommentierung von Erfahrungsberichten trauernder Eltern aus supervisorischer Sicht auf bindungstheoretische Aspekte von solchen Schwangerschaften hin, die mit dem Sterben oder Tod des Kindes konfrontiert sind. Bindungstheoretische Modelle im Anschluss an John Bowlby helfen zum Verständnis der Entwicklung der Beziehung zwischen Kind und Mutter oder Kind und Vater/Eltern während einer normal verlaufenden Schwangerschaft, aber auch bei einer bedrohten oder mit dem Tod des Kindes endenden Schwangerschaft.[462] Das Bindungsverhalten hat dabei reziproke Aspekte, erfolgt also nicht nur von kindlicher Seite aus zur Bindungsperson (i. d. R. zur Mutter), sondern auch umgekehrt:

> »[E]s gehört zum Überlebensprogramm des Menschen, dass seine Instinkte und Affekte auf die Herstellung und Erhaltung – und das heißt auch: gegen den Verlust dieser Bindung – gerichtet sind. [...] Beim Menschen wird diese instinktiv hergestellte Bindung zusätzlich affektiv, d. h. mit Liebesgefühlen besetzt. Menschliche Bindung vermittelt nicht nur physische Sicherheit, sondern darüber hinaus auch Geborgenheit, soziale Sicherheit und Identität – sie sichert das psychische Überleben.«[463]

Eltern reagieren vehement und affektiv auf den befürchteten Verlust ihrer Bezugsperson. »Wird die ›Bindungsfigur‹, also das Kind, von ihnen getrennt, wer-

---

459 A. a. O., 50.
460 Vgl. C. GUIBET LAFAYE, Parental Refusal 2009, 486. Nach Angaben Guibet Lafayes haben weder Nationalität noch Religionszugehörigkeit maßgeblichen Einfluss auf die Entscheidung.
461 Vgl. K. ROST, Wenn ein Kind nicht lebensfähig ist 2014, 169–180.
462 Vgl. dazu ausführlich INGA WERMUTH, Palliative Behandlung und Sterben auf einer Neugeborenen-Intensivstation, Kassel 2010.
463 KERSTIN LAMMER, Die Trauer um das eigene Kind. Wissenschaftliche Reflexion über Elternberichte, in: H. BARGENDA, K. LAMMER, J. TERJUNG (Hg.), Kostbare Zeit 2013, 135–177, 141.

den die Eltern alle nur möglichen Anstrengungen unternehmen und alle nur möglichen Kräfte mobilisieren, um diese Trennung rückgängig zu machen und die Nähe zum Kind wiederherzustellen.«[464] Die Aufrechterhaltung der Schwangerschaft ist eine unmittelbare Form der Bindung, die im weiteren Verlauf auch für den Abschied und die Zeit nach dem Tod des Kindes Folgen haben kann, ermöglicht sie doch eine Vorbereitung des Abschieds. In diesem Zusammenhang kommen seelsorglichen Angeboten und einer kontinuierlichen Begleitung bis hin zur Vorbereitung eines Abschiedsrituals oder der Bestattung[465] besondere Bedeutung zu. Die seelsorglichen Angebote überschreiten dabei den Radius der Klinik und bedürfen einer intensiven Zusammenarbeit mit gemeindlicher Seelsorge, da die Mutter sich in der Regel zu Hause aufhält.

Die seelsorgliche Unterstützung ist Bestandteil des Konzepts einer perinatalen palliativmedizinischen Versorgung, die den Eltern angeboten wird und neben einer symptomlindernden Versorgung des Kindes auch psychologische und sozialarbeiterische Angebote umfasst. Sie wird durch Pädiatrische Palliativdienste organisiert, wenn diese mit Seelsorgerinnen und Seelsorgern zusammenarbeiten.[466] In Deutschland sind dafür allerdings noch wenige Strukturen ausgebildet;[467] wenn seelsorgliche Begleitung über die Klinikseelsorge oder auch über Seelsorger/Seelsorgerinnen aus dem privaten Umfeld vermittelt werden konnte, erwies sich diese als bedeutsam und hilfreich.

Noch Jahre nach dem Tod wird kirchlich-seelsorgliche Begleitung, insbesondere rituelles Handeln, aktiv erinnert und zum Bestandteil einer erinnerten Biographie des Kindes. Dies zeigen weitere Erfahrungsberichte perinatalen und neonatalen Sterbens: Lenas Eltern beispielsweise stellen ihrem Bericht einen Lebenslauf voraus: Geboren am 21. November 2005, vom 23. November bis 22. Dezember Leben zu Hause mit den Eltern und der zweijährigen Schwester, am 23. Dezember Atmungsaussetzer, Notarzteinsatz und Reanimation, Intensivstation. Am 24. Dezember 2005 heißt es: »Die Ärzte können nichts mehr für Lena tun, ihre Herzfrequenz wird immer langsamer. Lena wird getauft. Sie stirbt in meinen [Mutter] Armen.« Nach zwei Tagen im Abschiedsraum der

---

464 Ebd.

465 Eine beeindruckende Darstellung der Arbeit und des Selbstverständnisses von Bestattungsunternehmen, geprägt durch den eigenen Verlust eines Kindes im Umfeld der Schwangerschaft ist Nicole Rinder, Florian Rauch, Das Letzte Fest. Neue Wege und heilsame Rituale in der Zeit der Trauer, Gütersloh 2016².

466 Überblicke über die vorliegende Literatur bieten Albert Balaguer, Ana Martín-Ancel, Darío Ortigoza-Escobar, Joaquín Escribano, Josep Argemi, The model of palliative care in the perinatal setting: a review of the literature, in: BMC Pediatrics 2012. doi: 10.1186/1471-2431-12-25; Charlotte Wool, State of the Science on Perinatal Palliative Care, in: Journal of Obstetric, Gynecologic, & Neonatal Nursing, 42 (2013), 372–382. doi:10.1111/1552-6909.12034.

467 P. von Lützau, Boris Zernikow, Strukturen Pädiatrischer Palliativversorgung in kinderonkologischen Abteilungen in Nordrhein-Westfalen, in: Zeitschrift für Palliativmedizin 14 (2013), 114–120. Von 11 angefragten Teams häuslicher Palliativversorgung arbeiteten 2010 nur vier »manchmal« mit Seelsorge zusammen, vier »selten« und zwei »nie«. Über ausgebildete Mitarbeiter oder Mitarbeiterinnen mit »Weiterbildung in Palliativversorgung« aus der Seelsorge verfügte kein Team.

Klinik wird Lena am 3. Januar 2006 beerdigt. Rückblickend schreiben Mutter und Vater gemeinsam:

>»Wir waren und sind sehr dankbar, dass uns der Klinikseelsorger vorsichtig an die Hand genommen hat. Von allein hätten wir uns sicher nicht so verabschiedet, hätten gar nicht gewusst, dass es so möglich sein könnte. Die Nottaufe durch den Seelsorger mit zwei anwesenden Schwestern war für uns sehr bewegend.«[468]

Auch ein anderes Elternpaar, Paulinas (2.4.2008–12.12.2008) Mutter und Vater, halten in ihren Antworten die Taufe und das Taufgedenken fest. Bei Paulina wurde nach der Geburt Trisomie 18 festgestellt, verbunden mit der Prognose einer sehr geringen Lebenserwartung. Die Eltern halten fest: »13.04.08 – Da die Lebenserwartung von Trisomie-18-Kindern sehr gering ist, wird Paulina noch in der Klinik getauft.« Ihr Interview schließen sie ab:

>»Je länger die Zeit mit Paulina zurückliegt, desto wichtiger sind für uns Rituale, in denen wir uns mit ihr verbunden fühlen. Wir entzünden die Taufkerze am Tauftag, besuchen als Familie den Gedenkgottesdienst der Klinikseelsorge für verstorbene Kinder, bepflanzen das Grab neu am Geburtstag und gehen gemeinsam am Todestag auf den Friedhof.«[469]

Die geschilderten Berichte beziehen sich auf Situationen, in denen vorgeburtliche Untersuchungen eine limitierte Lebenserwartung des Kindes erbrachten. Anders stellt sich die Situation dar, wenn die Schwangerschaft durch ein plötzliches Ereignis oder eine zu frühe Geburt unterbrochen wird und sich die Frage nach der neonatologischen Behandlungsstrategie stellt. Die Neonatologen Andreas Schulze und Inga Wermuth berichten von einer Mutter, deren Tochter durch einen spontanen Fruchtblasensprung bereits in der 25. Schwangerschaftswoche auf die Welt kommt, mit einem Geburtsgewicht von 700g. Laura »wird 3 Wochen im Inkubator ununterbrochen künstlich beatmet unter Beruhigungs- und Schmerzmedikamenten«; zahlreiche Komplikationen ereignen sich; ein Ultraschall des Kopfes lässt »ausgedehnte Gewebsnekrosen« erkennen.

>»Die Eltern, die behandelnden Ärzte, Schwestern und die Seelsorgerin kommen in gemeinsamen Gesprächen zu der Auffassung, dass Intensivmedizin Laura nicht helfen kann. Laura wird getauft. Am Nachmittag des folgenden Tages wird die Beatmung auf Raumluft und niedrige Drucke reduziert [...] Auf dem Arm der Mutter verbleibt das Kind am Beatmungsgerät. Nach drei Stunden ist keine Herzaktion mehr feststellbar. [...] Lauras Mutter kommt neun Monate nach dem Tod ihres Kindes noch einmal zurück auf die Intensivstation zu einem Gespräch und berichtet, sie könne noch immer keinen Sinn im Leiden und Sterben ihres Kindes sehen. Laura habe ja nicht einen einzigen Tag unbeschwert leben dürfen; sie – die Mutter – sei aber ein anderer und, wie sie hoffe, besserer, reiferer Mensch geworden.«[470]

468 H. Bargenda, K. Lammer, J. Terjung (Hg.), Kostbare Zeit 2013, 40.
469 A. a. O., 69, 71.
470 Andreas Schulze, Inga Wermuth, Palliative Betreuung in der Neonatologie, in: Monika Führer, Ayda Duroux, Gian Domenico Borasio (Hg.), »Können Sie denn gar nichts mehr für mein Kind tun?« Therapiezieländerung und Palliativmedizin in der Pädiatrie, Stuttgart 2006 (MRPC 2), 61, 71, 61.

Eine Frau schildert Vorahnungen und dann eine plötzliche, schreckliche Gewissheit, als ihr Kind noch im Mutterleib stirbt. Als die Geburt eingeleitet wird, erlebt sie eine ›normale Geburt‹:

> »Und nun passiert etwas Makabres: Mein Körper spielt ›normale Geburt‹. Sind die Hormone daran schuld? Der Wunsch, dieses Kind herauszupressen, um mich selbst nicht zu gefährden, ist so stark, daß ich für wenige Minuten alles vergesse und nur noch eine gebärende Mutter bin [...] In diesem Moment hört für mich kurzfristig die Welt auf zu existieren, denn das Wunder, auf das ich immer noch gehofft hatte, ist doch nicht eingetreten. Diese Leere in mir und um mich herum wird noch viele Wochen anhalten.«[471]

Sie berichtet von den Stunden nach der Geburt, von der intensiven halben Stunde, die sie mit dem toten Kind verbringt, sich alles einzuprägen versucht. Das Kind hat einen Namen, sogar anders als geplant. Sie berichtet, wie intensiv sie alle Reaktionen der Umwelt wahrnimmt, etwa das Schweigen fast aller, denen sie begegnet: »Lediglich der Anästhesist und die Klinikseelsorgerin spazieren mit mir durch die Gänge.« Das Schweigen und die Leere sind so bedrückend wie das Gefühl, sich selbst und der Umgebung fremd geworden zu sein.

Diese Frau berichtet auch, wie sie und ihr Mann sich die Ereignisse erklären. Der Frauenarzt schildert ihr in der Nachuntersuchung, wie ihr Kind gestorben ist. Dies hält sie nicht aus und bittet, solche ›Wahrheiten‹ keiner Frau zuzumuten.

> »Mich wundert nach diesem Wissen nur noch eins: warum kam Linda trotz alledem mit einem so friedlichen Gesicht zur Welt? Nichts paßt da zusammen. Und so hoffe und glaube ich, daß es Gott wirklich gibt und daß er ihr letztendlich über den Kopf strich und so für sie alles wieder gut wurde. Nur so kann ich mit dem Gedanken an ihre, unsere Geschichte leben.«

Sie erzählt auch, wie sie später die Geburt des nächsten Kindes als Rückkehr und zweite Geburt der toten Tochter deutet, obwohl sie alle Einwände gegen eine solche Empfindung kennt.

Von der Bedeutung der Stunden nach Geburt des Kindes berichtet auch Jeanine C., eine 35-jährige Mutter:

> »Diese ersten Stunden nach ihrem Tode sind wie eingraviert. Ich weiß noch, dass ich noch vor der Narkose auf dem OP-Tisch sagte, es sei zu spät, das Kind sei bereits tot. Habe ich ihr Sterben gefühlt? Mein Mann, der noch nie zuvor einen toten Menschen gesehen hatte, war die ganze Nacht bei unserer kleinen Tochter, die perfekt zum Leben geboren dalag und dennoch livide, kalt und tot war. Auch ich habe mich in dieser Nacht von Nicola verabschiedet und konnte doch das, was geschehen war, überhaupt nicht begreifen. Da war mein Kind, und es war auf immer unerreichbar für mich. Ich habe mir damals für unser Kennenlernen und Verabschieden viel zu wenig Zeit genommen. In meiner damaligen Verfassung war mir gar nicht klar, dass dies die einzige Gelegenheit für uns sein würde.«[472]

Die Auswirkungen des Todes ihres Kindes auf ihr Glaubensverständnis schildert eine Mutter in einem Bericht darüber, wie sie ihrem älteren Sohn vom Ende ihrer Schwangerschaft erzählt:

---

471 A. Körner-Armbruster, Totgeburt 1996, 33.
472 Verwaiste Eltern München e. V. (Hg.), Überall deine Spuren 2000, 24f.

»Wir [Mutter und Vater eines totgeborenen Kindes] hatten uns geeinigt, ihm [dem älteren Sohn] ›nach alter Väter Sitte‹ vom Sterben und von Gott und vom Himmel zu erzählen. Aus zwei Gründen: Erstens wissen wir es leider auch nicht besser. Zweitens wollten wir ihn nicht in Konflikte bringen, falls er von anderen Leuten eine andere Version hört. Und ich denke, für einen kleinen Kinderkopf (für meinen auch!) ist es so wenigstens einigermaßen nachvollziehbar. Sein Hauptproblem war nur, wann und wie holt Gott die Toten zu sich? [… Wir] hatten lange Diskussionen über das Universum, er wollte ganz sicher sein, daß die Toten im Himmel wirklich alle Platz haben.«[473]

Die Fragen des Geschwisterkindes werden schnell zu Fragen, die sich die Eltern selbst stellen und nicht leicht zu beantworten wissen. Iris und Werner P., Eltern zweier in der 20. bzw. 22. Schwangerschaftswoche verstorbener Kinder, haben ihre Erfahrungen in Form eines Gebets als Zweifel an der Treue Gottes formuliert:

»Hab mich Dir verschrieben./Es gibt kein Zurück/Bin nah bei Dir geblieben/weiß, Du willst mein Glück./Doch ist mir widerfahren, was ich nie verstehen kann./Ich hätt Dein Wunder so gebraucht. Warum tust Du mir das an?
Und ich schreie laut um Hilfe/glaube nicht, dass Du mich hörst/finde keinen Trost in Dir/als ob Du Dich von mir kehrst/und ich wehre mich gegen Dich, klage Dich an/ doch irgendwann/komm ich zur Ruhe in Deinem Arm. [...]
Wo hast Du Dich verborgen?/Wo war Deine Hand?/Wann kommt ein neuer Morgen?/Wo ist die eine Spur im Sand?/Am Ende aller Fragen wirst Du die Antwort sein./ Am Ende meiner Klagen seh ich vielleicht Dein Schweigen ein.«[474]

Ein Thema, das in vielen Erfahrungsberichten begegnet, ist der Umgang mit dem Leichnam des Kindes. Die Frage nach einer Trauerfeier und Beerdigung ist in diesen Berichten mit Angst vor überstarken Emotionen verbunden. Eine Frau erzählt:

»[Es war] ein letzter gemeinsamer Weg, das erste und einzige Mal, daß Lutz [der Vater] seine Tochter getragen hat. [...] Wer noch nie einen Kindersarg gesehen hat, kann sich nicht vorstellen, wie klein er wirklich ist. [...] Zwei verzweifelt weinende Menschen vor einem doch endlos tiefen Loch. Es gibt keine Worte dafür (wie bei jeder Beerdigung). Irgendwann gehen wir weg, lassen das offene Grab zurück. Es sieht aus wie ein großer, schreiender Mund.«

Später, bei Besuchen am Grab, bringen die Eltern Blumen, Spielsachen, Bilder, Kuchen mit: »Das Grab ist für uns ein Kinderzimmerersatz.« Schlimm sind die Friedhofsbesuche an Weihnachten, »wenn alle Tannenzweige und Weihnachtsschmuck zu ihren Kindern tragen. Der Zwiespalt: Für wen? Für das verstorbene Kind? Für mich? [...] Und spätestens dann kommt doch wieder der Koller.«[475] Eine andere Frau berichtet:

»Der Gedanke, mein Kind beerdigen zu müssen, war fürchterlich. Wir suchten lange nach einem passenden Ort, der mir das Gefühl gab, dass Lorenz dort gut aufgehoben war. Diese Suche war sicher auch ein Prozess des Loslassens, der mir umso schwerer fiel, als ich Lorenz nie lebend in den Armen gehalten hatte. Ich hatte das Gefühl, einen Teil von mir begraben zu müssen. [...] Es war mir ein großes Bedürfnis, die Beerdigung sehr sorgfältig vorzubereiten und alle Schritte mitzubestimmen. Dadurch hatte ich das Gefühl, wenigstens etwas für mein Baby tun zu können. [...] Bei Lorenz' Trauerfeier

---

473 A. Körner-Armbruster, Totgeburt 1996.
474 Verwaiste Eltern München e. V. (Hg.), Überall deine Spuren 2000, 62f.
475 A. Körner-Armbruster, Totgeburt 1996, 44ff.

durfte ich erfahren, wie wohltuend und tröstend der Beistand zahlreicher Freunde und Verwandten sein kann, wenn die Anteilnahme ehrlich ist! Trotz unserer grenzenlosen Traurigkeit habe ich diesen Tag beinahe schön in Erinnerung, da ich mich ein wenig getragen und in der Gemeinschaft geborgen fühlte.«[476]

Manche Frauen berichten von erheblichen Selbstwertproblemen nach dem Verlust des Kindes: Sie fühlen sich »*minderwertig, nicht als Mutter anerkannt*«[477]. Diese Empfindungen werden häufig ausgelöst bei harmlosen Begegnungen mit anderen Müttern oder Eltern mit Kindern oder Kinderwägen. Schulze und Wermuth attestieren eine Traumatisierung des Selbstwertgefühls der Mutter, weil sich Schädigungen oder Fehlbildungen des Kindes durch die enge Bindung und Identifikation mit dem Kind auf das Selbstbild der Mutter auswirken.[478]

Aus praktisch-theologischer Perspektive ist an diesen Erfahrungsberichten zudem bemerkenswert, dass die Beziehung von Müttern und Vätern zu ihrem verstorbenen Kind in einer Weise gestaltungsbedürftig ist, die das Leben in einen größeren sozialen Kontext, insbesondere über die Klinik hinaus, bettet. Dabei kommt zunächst der Trauerfeier wichtige Funktion zu, dann auch der Möglichkeit der ›Verortung‹ der Trauer durch die Grabstelle. Schließlich ist die würdigende Anerkennung der Ereignisse durch die Gemeinschaft wichtig zur Reintegration in die alltägliche Lebenswelt. Diese Aspekte verweisen auf die Kasualtheorie und die Ekklesiologie als theologische Bezüge.

1.2.2 Aus der Perspektive von Seelsorgerinnen und Seelsorgern

Während in den publizierten Erfahrungsberichten die seelsorgliche Begleitung nur am Rande begegnet, ist es für die praktisch-theologische Wahrnehmung des Feldes wichtig, sich mit Schilderungen von Seelsorgerinnen und Seelsorgern auseinanderzusetzen. In diesen Berichten wird sowohl die Erfahrung der Betroffenen aus der Fremdperspektive reflektiert als auch das eigene Erleben zugänglich gemacht. Zusätzlich zu den oben geschilderten Aspekten kommen organisationale Abläufe in den Blick.

Pfarrerin Claudia Sommerauer war bis 2012 an einer Universitätsklinik mit der Seelsorge bei risikoschwangeren Frauen, im Kreißsaal, auf der Intensivstation der Neonatologie und Normal- und Intensivstation der Kinderherzklinik beauftragt. Bei einem gynäkologischen Kongress erläutert sie vor ärztlichem und pflegerischem Publikum ihre Arbeit:[479]

---

476 Verwaiste Eltern München e. V. (Hg.), Überall deine Spuren, 54.
477 G. Lutz, B. Künzer-Riebel (Hg.), Nur ein Hauch 2002, 27.
478 A. Schulze, I. Wermuth, Palliative Betreuung 2006, 64.
479 Die folgenden Zitate entstammen dem Kongressband: Claudia Sommerauer, Seelsorgerliche Begleitung bei sterbenden Kindern/verstorbenen Kindern im Kreißsaal und auf Neonatologie, ihren Familien und den sie begleitenden Personen, in: Andreas Schulze, Alexander Strauss, Andreas W. Flemmer, Susanne Herber-Jonat, Ivo M. Heer (Hg.), Grenzbereiche der Perinatologie München/Wien/New York 2006, 125–131.

»Wir arbeiten im [Klinikum] in der Seelsorge mit einem ökumenischen Konzept und einem transkonfessionellen Ansatz. Das bedeutet konkret: Ich besuche die Familie und das Kind unabhängig von der Konfession oder der Religion, und ich komme, wenn ich gebraucht werde. [...] Zum seelsorgerlichen Konzept unserer Klinik gehört die Begleitung der Frau und ihrer Familie, wenn sie stationär aufgenommen werden muss, im Kreißsaal und auf der Neonatologie.«

Im Blick auf Strukturen seelsorglichen Tuns zeigt der Bericht, dass das Angebot der Seelsorge nicht konfessionsgebunden ist. Seelsorge wird bei Bedarf gerufen, ist also durch eine je konkrete Situation ausgelöst. Die Seelsorgerin schildert zwei Situationen: eine Totgeburt im Kreißsaal und die Situation beim Sterben eines Kindes auf der Neonatologie.

»Und nun werde ich gerufen. Das Kind ist tot und die Wehen müssen eingeleitet werden. Das ist eine völlig irrsinnige Situation: Geburt und Tod fallen in eines.
Deshalb ist es nun wichtig, Raum zu schaffen. Raum für all das, was im Kopf und im Herzen von Vater und Mutter vorgeht. Raum für Fragen: Wieso wir? Wie kann Gott das zulassen? Was habe ich falsch gemacht?
In dieser Situation gibt es nur eines: Die Fragen, die Verzweiflung und die Anklage mit auszuhalten und keine Antworten anzubieten [...] da bleiben. Indem ich bleibe, kommt etwas vom Dasein Gottes, von seiner Gegenwart inmitten all der Trauer in das Zimmer.«[480]

»Raum« ist durchaus auch konkret gemeint:

»Auf jeden Fall schaffen wir in unserer Klinik Raum zum Abschiednehmen und ermutigen die Eltern, ihr Kind zu sehen. [...] Eltern müssen Gelegenheit haben, ihr Kind auch später noch sehen zu können. Deshalb sollen die Kinder mindestens 24 Stunden nach der Geburt noch im Kreißsaal verbleiben, denn in der Pathologie ist es oft nicht mehr möglich, Abschied zu nehmen, und ganz gewiss ist sie kein guter Ort dafür.«[481]

Auch in der Neonatologie beschreibt Sommerauer ihre Präsenz als eine Präsenz im Raum:

»Die Neonatologie ist ein heiliger Ort in einer Klinik, denn dort ist Leben in unsere Obhut gegeben, das eigentlich noch unserem Zugriff entzogen in den Leib der Mutter gehört. [...] Bei meinem ersten Besuch begegne ich meist einer Frau im Schock. Die Mutter ist im Schock – und ihre Beziehung zu ihrem Kind ist geschockt.«[482]

Die zu frühe Geburt verursacht eine Situation der Ambivalenz, in der Mütter zwischen Nähe (das Kind annehmen) und Distanz (Angst vor Verlust) schwanken.

»Die Eltern sitzen am Bett ihres Kindes, immer mit der Angst, dass ihr Kind nicht am Leben bleibt, und immer in der Hoffnung, dass es doch noch gut wird. Und sie müssen dann zuschauen, wie es dem Kind immer schlechter geht. Da sein, immer wieder kommen und mit da sein, zur Verfügung stehen, als Klagemauer, als still Dabeisitzende [...] Die Hilflosigkeit mit aushalten. Beim Kind sein, betend und segnend die Hände über es halten. Das sind unsere Aufgaben.«[483]
»Wenn ich bei einem sterbenden Kind bin, ist, bedingt durch meine Rolle als Seelsorgerin, zugleich immer noch etwas ganz anderes mit im Raum, eine Dimension, wei-

---

480 C. Sommerauer, Seelsorgerliche Begleitung 2006, 126.
481 Ebd.
482 A. a. O., 129.
483 Ebd.

ter und größer als wir alle: Gott. Dieser Dimension gilt es Raum zu schaffen im Sterbezimmer des Kindes. Raum für Ruhe, Raum, der sich füllen kann mit Gottes Anwesenheit.«[484]

Ein kurzer Hinweis auf die Theorie erläutert die Bedeutung dieser Sequenz des Erfahrungsberichts: Die Raummetapher begegnet in der Seelsorgetheorie insbesondere bei Ulrike Wagner-Rau. Sie beschreibt die Bedeutung sakraler Räume als »symbolische[] Konstrukte, die basale Lebens- und Welterfahrungen repräsentieren«[485]. Im Anschluss an das Konzept des Containments von Wilfried Bion formuliert Wagner-Rau:

»Der Wert des Beziehungsraumes liege darin, dass in ihm aufgenommen und ausgehalten werden kann, was an namenlosen Ängsten und chaotischen Empfindungen vorhanden ist, die den Zusammenhalt der Person bedrohen, und zwar ausgehalten, ohne dass der Raum zerbricht. [...] Diese Art des Containments ist ein vor aller Sprache und am Beginn aller Bedeutungen liegender Trost auch des religiösen Raumes, der die Beziehung zwischen Gott und Mensch symbolisiert: Im Glauben wird diesem Beziehungsraum die Qualität zugetraut, Chaotisches und zutiefst Erschreckendes aufnehmen zu können, ohne zu zerbrechen. Darin liegt seine Verheißung.«[486]

Die Seelsorgebeziehung kann einen solchen Raum entstehen lassen, aber auch das seelsorgliche Agieren und Verhalten, etwa durch ein Gebet oder ein Ritual: »Die alten Rituale wie Taufe und Abschiedssegensfeier lassen einen solchen heiligen Raum entstehen.«[487]

Die Selbstbeobachtung von Claudia Sommerauer verweist auf die Frage, welche Funktion über die Amtsperson der Seelsorgerin, des Seelsorgers der Religion im System der Geburtsstation, der Neonatologie oder Pädiatrie zugewiesen wird: die Eröffnung eines den medizinischen Kontext transzendierenden Raumes, in dem Klage, Schmerz und Fragen Platz haben und ausgehalten werden. Das Gefühlschaos und der Verlust der gewohnten Verhaltensmuster bedrohen die unmittelbar beteiligten Personen wie auch die Routine des medizinischen Kontexts. Gewohnte Gewissheiten geraten beim Verlust eines Kindes ins Wanken. Auch religiöse Einstellungen und Denkmuster sind bedroht. Durch die seelsorgliche Beziehung wird diese Situation ausgehalten, wird es möglich, dem Hadern und Verzweifeln, der Klage und dem Zorn ebenso wie dem Hoffen, Beten und rituellen religiösen Handlungen Raum zu geben. Der Glaube und das Gottesbild ändern sich dabei – oft bei beiden Elternteilen auf unterschiedliche Weise. Trotz der Bedrohung erweist sich der Raum des Glaubens als stabil; er zerbricht nicht, aber gerade dadurch unterliegt er Veränderungsprozessen. In der Arbeitshilfe der Evangelischen Frauen in Baden werden die Grenzbereiche zwischen Leben und Tod als »numinose Situationen [beschrieben], von denen Leben und Tod abhängt. Grenzerfahrungen sind immer auch Gotteserfahrungen.«[488] »Der Abschied vom als allmächtig gedachten Gott kann den Weg freimachen zu ei-

484 A. a. O., 130.
485 ULRIKE WAGNER-RAU, »... viel tausend Weisen, zu retten aus dem Tod«. Praktischtheologische Reflexionen über Trost und Trösten, in: PTh 93 (2004), 2–16, 7.
486 U. WAGNER-RAU, tausend Weisen 2004, 7f.
487 C. SOMMERAUER, Seelsorgerliche Begleitung 2006, 130.
488 EVANG. FRAUEN IN BADEN (Hg.), Segensreich schwanger 2015, 65.

nem Gott, der nicht über uns regiert, sondern vor allem in uns wächst.«[489] Noch etwas pointierter formulieren Birgit Weyel und Jörg Herrmann in einem Gruppenprotokoll: »Gott geht verloren und wird neu gewonnen«[490]. An dieser Stelle des Erfahrungsberichts ist mit Aufmerksamkeit wahrzunehmen, dass betroffene Menschen in solchen krisenhaften Lebenszusammenhängen zu einer kritischen Reflexion, wenn nicht erst einer Formulierung ihres Gottesbildes und ihres Glaubensverständnisses genötigt sind. Die Anwesenheit einer Seelsorgeperson eröffnet zumindest diesen Horizont und gewährleistet, dass die Formulierungen in einen Zusammenhang mit kirchlichen Lehren und biblischen Motiven gestellt werden können. Auf diese Weise beginnt ein Prozess der Veränderung, der es dem einzelnen Trauernden möglich macht, sich mit Deutungsangeboten auseinanderzusetzen und die eigene Verlusterfahrung zu bewältigen. Der Trost durch die Seelsorgebeziehung besteht darin, einen Möglichkeitsraum eröffnet und das Subjekt vor dem Zerbrechen bewahrt zu haben.

Konkret erzählt Claudia Sommerauer von Carla:

> »Carla ist in der 24. SSW [= Schwangerschaftswoche] geboren. Nach mehreren Hirnblutungen und weiteren Komplikationen entscheiden die Eltern in immer wieder stattfindenden Gesprächen, dass die intensivmedizinische Behandlung nicht mehr weitergeführt wird. Wir versichern den Eltern, dass Carla nicht leiden wird, dass es ein ruhiges und sanftes Sterben sein wird. Die Eltern sagen ihr, dass sie jetzt nicht weiterkämpfen muss, dass sie bei ihr bleiben und sie in guter Obhut ist und bleibt. Wir geben Carla vorsichtig und behutsam aus dem Inkubator. Die Kabel und Schläuche, die jetzt nicht mehr nötig sind, werden weggenommen. Der Monitor wird abgeschaltet, damit er die Eltern nicht von ihrem Kind ablenkt. Dann geben wir sie auf den Arm ihrer Mutter. Zum ersten Mal sieht die Mutter das Gesicht ihres Kindes. Zum ersten Mal hält sie ihr Kind im Arm. Der Vater sitzt daneben. Später wird auch er seine Tochter im Arm halten.«[491]

Die Seelsorgerin beschreibt sich in ihrem Erfahrungsbericht als zum Stationsteam gehörig, spricht in der ersten Person Plural auch in Zusammenhängen, in denen es um Therapieentscheidungen wie die Beendigung lebenserhaltender Maßnahmen geht. Dadurch vollzieht die Seelsorgeperson die Übereinstimmung mit der therapeutischen Praxis der Einrichtung, in der sie tätig ist.

> »Die Eltern wollen, dass Carla getauft wird. Dazu sind alle eingeladen teilzunehmen. Ich bitte die Eltern, die Namen der Menschen laut zu nennen, die wichtig für Carla sind und die zu ihrer Familie gehören und die jetzt nicht da sein können. Wir holen so diese Menschen mit in das Sterbezimmer.«[492]

Beim drohenden Tod von ungetauften Kindern von kirchlich sozialisierten Eltern wird regelmäßig der Wunsch nach einer Taufe geäußert. Die Tradition der ›Nottaufe‹ oder ›Jähtaufe‹ findet sich ihrerseits berücksichtigt in den Taufagenden der Kirchen durch eigene agendarische Formen sowie in der Ausbildung von Hebammen. Der Aspekt der rituellen Gemeinschaft hat besondere Bedeutung:

---

489 G. Lutz, B. Künzer-Riebel (Hg.), Nur ein Hauch 2002, 9.
490 Zitiert bei U. Wagner-Rau, Tausend Weisen 2004, 10.
491 C. Sommerauer, Seelsorgerliche Begleitung 2006, 130f.
492 A. a. O., 131.

»Die Mutter und auch der Vater sagen ihr, wie sehr sie Carla lieb haben und wie froh sie sind, dass sie ihr Kind ist. Alle Anwesenden verabschieden sich, berühren Carla und sagen ihr, was ihnen jetzt noch wichtig ist zu sagen. Beim Vaterunser legen wir alle unsere Hände sacht und sanft um sie. Wir geben das Kind zurück zu seinem Ursprung.«[493]

In ihrem Erfahrungsbericht übergeht die Seelsorgerin nicht, dass der Taufwunsch auch dann geäußert wird, wenn das Kind bereits verstorben ist; durch die Distanznahme zum eigenen Handeln im Erfahrungsbericht macht Sommerauer dabei auch auf die von ihr als Spannung empfundene theologische Problematik der Taufe eines toten Kindes aufmerksam. Sie registriert die kirchlichen Vorgaben, begründet ihre Abweichung davon jedoch explizit theologisch:

»Immer wieder werde ich gebeten, das tote Kind zu taufen. Das tue ich auch. In allen christlichen Konfessionen ist die Taufe toter Menschen nicht gestattet. Doch das ist eine theologische Diskussion, die an anderer Stelle und nicht im Kreißsaal geführt werden muss. [...] Mit der Taufe machen wir deutlich: Dieses kleine Kind, das nur von wenigen Menschen gesehen wurde, ist angesehen und hat Ansehen in den Augen Gottes und der ganzen Christenheit.«[494]

Diese Praxis findet sich auch in anderen Berichten von Seelsorgerinnen und Seelsorgern im Kreißsaal, allerdings meist in mündlicher Form. Einer der seltenen schriftlichen Erfahrungsberichte stammt aus der Feder der presbyterianischen Seelsorgerin Aoife C. Lee, festangestellte Krankenhausseelsorgerin in Chicago: »I also offer baptims in utero, especially when the mother can still feel the baby is alive. [...] It demonstrates that this is a real person whose life is cherished and has meaning.«[495] Anhand eines Fallberichts schildert sie, wie sie in Anwesenheit von Familie und Personal den Bauch der Mutter tauft und sich im Prozess der Taufhandlung eine sich daran anschließende Tauferinnerung der gesamten Familie entwickelt: mit dem Wasser aus der muschelförmigen Schale bekreuzigen sich nach und nach Großmutter, Vater, Mutter, Tante und weitere Anwesende.

Die Frage, ab welchem Zeitpunkt eine Bestattung sinnvoll oder gar verpflichtend ist, wird vom Gesetzgeber durch eine Grenzziehung (Geburtsgewicht) beantwortet. Selbst bei einer Unterschreitung des Geburtsgewichts von 500g ist eine Bestattung aber nicht ausgeschlossen, sondern auf Wunsch der Eltern möglich. Claudia Sommerauer berichtet, dass Eltern, die sie begleitet hat, sie auch um eine kirchliche Bestattung bitten:

»Die Eltern wünschen sich, dass ein Mensch, der ihnen vertraut geworden ist in einer schier unvorstellbaren Situation, ihr Kind auch beerdigt und so den begonnenen Weg mit ihm und ihnen gemeinsam zu Ende geht. [...] Das Kind erhält einen Ort, den die Familie in ihr Leben einbeziehen, der den Geschwisterkindern gezeigt werden, den man schmücken und gestalten kann.«[496]

Zum Teambewusstsein passend berichtet die Seelsorgerin von regelmäßig einmal im Jahr stattfindenden Feiern zum Gedenken an die verstorbenen Kinder,

---

493 Ebd.
494 A. a. O., 137.
495 AOIFE C. LEE, Font of Blessing, in: Chaplaincy Today 17 (2001), 46f.
496 C. SOMMERAUER, Seelsorgerliche Begleitung 2006, 127.

gemeinsam vorbereitet mit den Schwestern, Hebammen, Ärztinnen und Ärzten und dem MacDonald-Elternhaus: »Für die Eltern ist dieses Gedenken ein wichtiger Meilenstein in ihrem Trauerprozess, und auch für die Ärztinnen und Ärzte, die Schwestern und Hebammen ist sie ein Ort des Trostes und der Vergewisserung.«[497] Der Kontakt wird zudem aufrechterhalten durch Briefe: das Behandlungsteam schreibt ein halbes Jahr nach dem Tod des Kindes, die Seelsorgerin zum ersten Todestag.

Die Beschreibungen der Seelsorgerin Claudia Sommerauer lassen immer wieder erkennen, dass die konkrete Erfahrung im Umgang mit sterbenden und verstorbenen Kindern, mit den Eltern und den Mitarbeitenden im Team in religiöse Begriffe gefasst und durch theologische Sprache gedeutet werden. Wenig ist allerdings zu erkennen, wie sich die Erfahrungen auf die eigene Religiosität und Spiritualität auswirken.

Dieser Frage geht eine irische Interviewstudie unter 20 Seelsorgern und Seelsorgerinnen an 17 Geburtskliniken nach, die im Kapitel 1.4 genauer vorgestellt werden wird. Da es sich um eine qualitative Studie handelt, ist es möglich, die Erfahrungen von Seelsorgerinnen und Seelsorgern aber bereits hier knapp zusammenzufassen. Die Teilnehmenden waren überwiegend römisch-katholische (85 %) zertifizierte (60 %) Seelsorger/Seelsorgerinnen, 70 % ordiniert, 30 % Laien. Etwas mehr als die Hälfte der Befragten waren Männer (55 %). Die Konfrontation mit dem Leid der Mütter und Väter zwingt Seelsorgende manchmal selbst zum Rückzug an einen geschützten Ort:

> »[S]ometimes it has been physically where I have had to come over here where I have a quiet space by myself [...] where a situation has actually got into me and I'm upset. I hand them back to God and say ›look, I can't carry these babies and I can't carry this couple‹. I just hand it over and I bang the door behind me and I'm gone [...] and they're gone, they're behind, I've closed the door on it.«[498]

Die Auseinandersetzung mit der Theodizeefrage bleibt für zahlreiche Seelsorgerinnen und Seelsorger ein offenes, mit Zweifeln verbundenes Thema. Dies führt bis dorthin, dass – wie bei Sommerauer im Blick auf die Taufe – Theologie ›verbannt‹ wird und nur noch Empathie als professionelle Kompetenz erscheint:

> »I don't know what it's all about or why. I'm past the theorizing stage. I've stopped railing at the heavens. I don't theologize it any longer. There aren't any good answers. This is life and we have to get on with it.«[499]

Die Autorinnen und Autoren der Studie bemerken dazu: »It is of note that none of the chaplains interviewed engages in theological reflection.«[500] Sie würden eher als Zeugen fungieren, die Zeuge des Leids von Menschen werden und diesem damit Raum und Anerkennung gewähren. Notwendig sei es aber auch, diese Zeugenschaft – neben Supervision – in strukturiertes theologisches

---

497 A. a. O., 129.
498 Daniel Nuzum, Sarah Meaney, Keelin O'Donoghue, Heather Morris, The Spiritual and Theological Issues Raised by Stillbirth for Healthcare Chaplains, in: Journal of Pastoral Care and Counseling 69 (2015), 163–170, 166.
499 A. a. O., 167.
500 A. a. O., 168.

Nachdenken zu überführen, um damit auch künftig als Seelsorgerin oder Seelsorger standhalten zu können.

Wie auch Claudia Sommerauer beschreiben die Interviewteilnehmer ihre Arbeit als »Da-Sein«, »Dabei-Sein« (presence, being-with), die ihnen zugleich zu einer spirituellen Erfahrung wird: »to be able to enter into somebody else's world not knowing what it is really but to try and get a sense of it, the deep woundedness that a person is going through with the loss of a little baby.«[501] Interessant ist noch ein Ergebnis aus den Interviews, das möglicherweise durch den Kontext Irland und die Zusammensetzung der Probanden bedingt ist: Die nicht zertifizierten Seelsorger, überwiegend römisch-katholische Priester, beschreiben das Dabei-Sein stärker im Kontext ritueller und zeremonieller Handlungen als die übrigen und beziehen sich auf eine inkarnationstheologische Präsenz Gottes inmitten des Schmerzes, vermittelt durch die dienende Präsenz der Seelsorge. Rituelles Handeln ermöglicht es den Seelsorgerinnen und Seelsorgern, trotz eigener Zweifel den Eltern beizustehen, Glauben und Sinnhaftigkeit auszudrücken (»express faith and meaning«[502]).

1.2.3 Aus der Sicht von Geburtshilfe und Gynäkologie

Das Themenfeld Tod im Umfeld der Geburt stellt sich für professionell in der Gynäkologie, Schwangerschaftsberatung und Geburtshilfe Tätige in recht unterschiedlichen Erfahrungszusammenhängen, abhängig vom Zeitpunkt des Klienten- oder Patientenkontakts und dem situativen Kontext.

Die niedergelassene Ärztin Frau W. berichtet in einer Arbeitsgruppe zu Fragen der vorgeburtlichen Diagnostik, dass niedergelassene Gynäkologen in den Entscheidungsprozess nach der ersten Feststellung einer Auffälligkeit oftmals gar nicht mehr eingebunden sind; die Schwangeren werden an Zentren weitergeleitet und von diesen betreut, nicht mehr von den Frauenärzten.[503] Erschwerend kommt dazu, dass der Zeitdruck für eine Entscheidung über die Durchführung einer genetischen Untersuchung häufig subjektiv bedingt sei, da die Schwangere nach der ersten Auffälligkeit bei der Ultraschalluntersuchung möglichst schnell Gewissheit wolle. Das eigentliche Problem bestehe schließlich in den häufig zu kurzen Abständen zwischen Pränataldiagnostik und Schwangerschaftsabbruch, die nur selten medizinisch bedingt seien. Einige Zentren böten hier längst umfassende Beratung, Begleitung und ein entschleunigendes Verfahren an, einschließlich Krisenintervention. Als niedergelassene Ärztin habe sie wenige Einflussmöglichkeiten auf die Entscheidungsfindung, auch wenn in ihrer Praxis die erste Konfrontation mit dem Problem stattfinde.

Für die Gruppe der in Geburtskliniken und Pränataldiagnostischen Zentren arbeitenden Ärztinnen und Ärzte kommt ein weiterer Aspekt dazu, der einer-

---

501 A. a. O., 166.
502 A. a. O., 168.
503 Vgl. den Bericht der Arbeitsgruppe in: A. HANIEL, T. ROSER, Abschließender Bericht 2003.

seits durch die Gesetzeslage zum Schwangerschaftsabbruch in Deutschland, andererseits durch die öffentliche Diskussion zu Pränataldiagnostik bedingt ist: Der Gynäkologe Franz Kainer beschreibt dies als

»unlösbare Konfliktsituation. Einerseits droht eine Verurteilung des pränataldiagnostisch tätigen Arztes, wenn ein ungeborenes Kind nicht optimal behandelt wird, andererseits sind rechtliche Konsequenzen zu erwarten, wenn aufgrund von Fehlbildungen eines Kindes die Schwangerschaft nicht rechtzeitig abgebrochen wird. Der Pränatal- und Geburtsmediziner ist zurzeit der einzige Vertreter unter den Ärzten, der mit juristischen Folgen zu rechnen hat, wenn eine Tötung des ihm anvertrauten Patienten im vorgelegten Zeitraum nicht durchgeführt wurde.«[504]

Die oben beschriebene Zuwendung zu zwei Patienten, dem Kind und der Schwangeren, führt den behandelnden Arzt, die behandelnde Ärztin in Konfliktsituationen:

»Verantwortungsbewusste pränatale Diagnostik bedeutet, Schwangere auch in extremen Notsituationen zu betreuen und sich nicht auf ›ethisch unbedenkliche‹ Erkrankungen zu berufen. [...] man [kommt] durch Pränataldiagnostik zwangsläufig in die Situation, dass Fehlbildungen erkannt werden, bei denen die Eltern den Wunsch nach einer Beendigung der Schwangerschaft haben.«[505]

Der Gesetzgebung zufolge gilt ein Schwangerschaftsabbruch dann als nicht rechtswidrig, wenn der Abbruch der Schwangerschaft unter Berücksichtigung der gegenwärtigen und zukünftigen Lebensverhältnisse der Schwangeren nach ärztlicher Erkenntnis angezeigt ist (= medizinische Indikation). Der Abbruch der Schwangerschaft ist zur Abwendung von Gefahr für körperliche und seelische Gesundheit der Schwangeren rechtlich möglich. Ist dies beispielsweise bereits bei Vorliegen einer Trisomie 21 gegeben? Franz Kainer beklagt die 2002 noch mangelhafte rechtliche Regelung:

»Die juristischen Vorgaben und die Stellungnahmen der Bundesärztekammer sind aufgrund von zu allgemein gehaltenen Aussagen zurzeit für die Schwangere und die Ärzte keine ausreichende Hilfestellung bei der Problematik der Spätabtreibung. Es wird der Schwangeren aufgrund des Gesetzestextes eine Abtötung des Feten bis zum Wehenbeginn in Aussicht gestellt, es bleibt aber unklar in welchen Fällen dies möglich ist. [...] Schwangere bleiben in einer extrem schwierigen psychischen Ausnahmesituation aufgrund unzureichender gesetzlicher Vorgaben auf sich alleine gestellt.«[506]

Weil pränatale Diagnostik zur verantwortungsvollen Betreuung von Schwangeren im Interesse von Kind und Mutter gehört, bedarf es einer umfassenden Beratung, die darauf aufmerksam macht, dass bei der Untersuchung auch Fehlbildungen festgestellt werden können, die nicht therapierbar sind. Die Beratung bereits vor der Ultraschalluntersuchung, insbesondere aber vor genetischen Untersuchungen, so die Forderung des Mediziners 2002, wird ausgebaut werden müssen, um der Schwangeren die Entscheidung für die verschiedenen Untersuchungen zu ermöglichen. Zur umfassenden Betreuung gehöre auch eine kompetente psychosoziale Begleitung vor und nach der Diagnostik: »Es gilt ein Netzwerk

---

504 Franz Kainer, Pränataldiagnostik. Verantwortliche ärztliche Tätigkeit im Grenzbereich, in: Dtsch ArzteBl 99 (27.09.2002, Heft 39), A2545-A2552, 2545.
505 F. Kainer, Pränataldiagnostik 2002, 2545.
506 A. a. O., A2552.

aufzubauen, welches Schwangeren bei der Diagnose von fetalen Fehlbildungen in dieser extrem schwierigen Situation eine optimale Lösung ermöglicht.«[507] Das Gendiagnostik Gesetz vom 1. Januar 2010 setzte dies um, normierte die ärztlichen Beratungspflichten und stellte eine Förderung der Kooperation mit psychosozialer Beratung und Behinderten-Selbsthilfegruppen in Aussicht. Die Leitlinien zur Interprofessionellen Kooperation bei Beratung bei PND sehen ein verschränktes Angebot vor der pränataldiagnostischen Untersuchung, ergebnisoffene Beratung nach Feststellung eines positiven Befundes, psychosoziale Beratung außerhalb des medizinischen Kontextes und Weitervermittlung zu anderen Betroffenen vor.[508] Aus den angemeldeten Mängeln und den Wünschen für eine verbesserte gesetzliche Regelung spricht die Erfahrung, dass die ärztliche Beratung entsprechender flankierender Angebote bedarf.

Der Gynäkologe stellt in der erwähnten Arbeitsgruppe einen konkreten Fall[509] vor: Beim Kind einer jungen Frau zeigte sich im Rahmen vorgeburtlicher Routineuntersuchungen der Verdacht auf Trisomie 21, der sich durch genetische Testverfahren erhärtete. Trotz der mittlerweile fortgeschrittenen Schwangerschaftsphase (22./23. Woche) entschied sich die Frau für einen Abbruch. Den behandelnden Medizinern stellt sich die Alternative zwischen Fetozid oder der Einleitung der Geburt; die dritte Alternative wäre, die normale Geburt abzuwarten. Die behandelnde Ärztin stellte den Fall innerhalb der Kollegenschaft vor und erhielt dabei Unterstützung für ihr Vorhaben, einen Fetozid durchzuführen. Nicht nur sie, auch Kollegen äußerten jedoch das Gefühl, nicht ausreichend ethische Beratung in Anspruch zu nehmen. Unterstützung in dieser Frage hätte sich der Gynäkologe durch Ethiker und Seelsorge gewünscht, insbesondere bei der Frage, welches Vorgehen für das Kind weniger qualvoll sei. Unsicher waren die Ärzte auch im Blick auf die Auswirkungen des Handelns für das Weiterleben der betroffenen Mutter und ihre Trauerarbeit. Nicht zuletzt stellte sich die Frage nach dem ärztlichen Berufsethos: Es bestand Aufklärungspflicht des Arztes über die Möglichkeit, dass bei einer eingeleiteten Geburt zu einem späten Zeitpunkt das Kind grundsätzlich lebensfähig ist und damit auch bei akuter Lebensgefahr alle Maßnahmen zur Rettung des Kindes eingeleitet werden müssen. Die Praxis des Fetozids stellt jedoch ein erhebliches Problem für ärztliches Handeln dar, dessen Ziel in Lebenserhaltung und Hilfe besteht. Der Eindruck eines ethischen Dilemmas wird durch den Umstand verstärkt, dass der verantwortliche Arzt durch die Ultraschalluntersuchung eine ärztliche Beziehung zum Embryo aufgebaut hat. Eine Reflexion über die Verantwortlichkeit des eigenen Handelns im Falle eines Fetozids findet innerhalb des beruflichen Kontextes kaum statt. Schließlich stellte sich noch die Frage nach dem institutionellen Kontext des Geschehens: Im Kontext einer Frauenklinik geht es dabei um den Interessenkonflikt zwischen der Gesundheit der Frau und dem Lebensrecht des Kindes. Hätte sich das Kind – etwa als Frühgeborenes – in der Neonatologie befunden, wären die therapeutischen Maßnahmen ausschließlich

---

507 A. a. O., A2552.
508 Vgl. EKFuL, Leitlinien 2015.
509 Vgl. A. HANIEL, T. ROSER, Abschließender Bericht 2003.

170

auf das Leben des Kindes gerichtet. Auch im Falle eines grundsätzlichen Verbots von Fetozid durch die Vorgaben der Klinik oder ihres Trägers wird das Problem nur nach außen verlagert: Die betroffene Frau müsste sich an andere Ärzte wenden; die moralische Belastung würde lediglich an Kollegen delegiert.

Die Entscheidungsfindung stand unter hohem Zeitdruck; lediglich die Entscheidung für die Handlungsoption Fetozid ließ mehr Zeit. Für die Entscheidung der Ärztin war auch die Angst vor Haftungsfolgen beträchtlich: Wenn das Kind bei einer eingeleiteten Geburt überlebt, könnte sie sich mit Unterhaltsforderungen konfrontiert sehen. Der Fall zeigt, dass die Erfahrung des ethischen Konflikts aufseiten der behandelnden Ärztinnen und Ärzte von erheblich anderen Faktoren abhängt als die Erfahrung der betroffenen Schwangeren.

Ein 2012 veröffentlichtes österreichisches Fallbeispiel eines Fetozids in der 35. Schwangerschaftswoche macht auf weitere erhebliche Defizite aufmerksam.[510] Einer 38 Jahre alten Schwangeren wird bei einer Routineuntersuchung in der 32. SSW mitgeteilt, beim Kind liege der Verdacht auf Spina bifida vor. Der Gynäkologe wundert sich gegenüber der Untersuchten, dass dies nicht früher gesehen worden sei; normalerweise führe man einen Schwangerschaftsabbruch durch. Die Frau wird an eine Spezialklinik überwiesen; erneut kommt es zu problematischen verbalen Äußerungen. Die Frau und ihr Ehemann werden für einen Abbruch an eine weitere Spezialklinik verwiesen. Auf die Frage, ob dieser nicht in der untersuchenden Klinik vorgenommen werden könne, antwortet der Oberarzt: »So ein Abbruch ist für alle Beteiligten eine Belastung und wie kommen meine Hebammen dazu, immer so hässliche Sachen machen zu müssen.«[511] Für den Abbruch wird in der genannten Klinik ein Termin elf Tage später anberaumt, der aber nicht durchgeführt werden kann, weil das Kind sich in einer ungünstigen Position befindet, erneut begleitet durch unpassende Äußerungen des behandelnden Arztes: »Das ist ja schließlich eine Tötung und nur massakrieren möchte ich Ihr Baby auch nicht.«[512] Die Autoren des Fallberichts stellen die Fragen »Was ist offensichtlich falsch gelaufen? Und: Wie sollte mit betroffenen Eltern umgegangen werden?« In ihrer die Kommunikationstheorie Paul Watzlawicks verwendenden Analyse stellen sie »emotionale Überforderung« fest. Inhaltsaspekte würden klar kommuniziert, aber auf der Beziehungsebene lägen Schuldgefühle vor. Auf einer tieferen Ebene sehen sie einen problematischen pathogenetischen Ansatz, der in Gesprächen und Behandlung die Krankheit fokussiere, Ursachen vermeiden und Gefahren bekämpfen wolle. Demgegenüber sei ein salutogenetischer Ansatz an anzustrebenden Gesundheitszielen ausgerichtet, für die möglichst viele Ressourcen erschlossen werden sollen. »Dazu zählt auch die Unterstützung durch den behandelnden Arzt. Die Stärkung des Kohärenzgefühls sollte im Vordergrund stehen, welches

---

510 Vgl. Manfred Weiss, Peter Fässler-Weibel, Später Schwangerschaftsabbruch. Fetozid – eine emotionale Herausforderung in der Kommunikation für betroffene Eltern und behandelnde Ärzte, in: Geburtshilfe und Frauenheilkunde 72 (2012), 905–908.
511 A. a. O., 905.
512 A. a. O., 906.

sich aus den 3 Komponenten: Verstehbarkeit, Bewältigbarkeit und Sinnhaftigkeit zusammensetzt.«[513] Weiß und Fässler-Weibel ziehen das Fazit, dass das Überbringen eines pathologischen Befundes eine massive Belastung für den behandelnden Arzt darstelle, weil ihm die Fachkenntnisse über Reaktionen von Patienten fehlten und er zudem gezwungen sei, sich mit ›gesundem Menschenverstand‹ mit dem eigenen Sterben auseinanderzusetzen: »Wesentlich ist, sich bewusst zu machen, dass eine schlechte Nachricht nicht gut überbracht werden kann, unabhängig davon, wie gut sie kommuniziert wird. Sie macht ohnmächtig und zieht den Boden unter den Füßen weg.«[514]

Wie schon Franz Kainer macht ein Kommentar aus ärztlicher Sicht auf das professionsspezifische Dilemma des »berufenen Vollstreckers« aufmerksam:

> »Ich sehe es als meine Berufung, Leiden zu lindern, Leben zu erhalten, mein Wissen und mein Können dafür einzusetzen, Entscheidungen behutsam abzuwägen. Doch dann gibt es diese Situation: [...] Untersuchungen bestätigen [... d]ieses Kind wird schwerstbehindert und voraussichtlich nicht lebensfähig sein. [...] Entscheiden sie sich für die Tötung des Fetus, werde ich vom Lebenserhalter zum Vollstrecker. Es ist auch meine Aufgabe, dem Ungeborenen das tödliche Gift zu injizieren. [...] Ich werde diesen Eingriff durchführen und am Abend, wenn ich nach Hause komme, werde ich meinen kleinen Sohn in die Arme nehmen und meine Tränen für mich behalten.«[515]

Auch eine explorative Interviewstudie in der Schweiz unter 16 Ärztinnen und Ärzten sowie fünf Hebammen stellte Dissens und eine erhebliche Belastung insbesondere bei Fetozid vor einem Spätabbruch fest: Ein Teil der Befragten bewertete die Durchführung als »unzumutbar«. Der andere Teil sprach sich für Fetozid aus, weil dies verhindere, dass ein Kind mit Lebenszeichen zur Welt komme und dann intensivmedizinisch versorgt werden müsse. »Mehr als die Hälfte der Befragten gaben an, mindestens einmal erlebt zu haben, dass ein Kind mit Lebenszeichen zur Welt kam. Vor allem die Hebammen berichteten über eigene Erlebnisse, die sie emotional stark belasteten.«[516] Anders ist schließlich die Situation im Falle einer Totgeburt oder des Todes eines Kindes durch einen Spätabbruch der Schwangerschaft. Beschäftigte in einer Frauenklinik oder einer Geburtsklinik sind sowohl in ihrer Berufstätigkeit als auch emotional vom Tod eines Kindes oder von einer Totgeburt betroffen. Der Mediziner und Soziologe Karl-Heinz Wehkamp formuliert diese Erfahrung so:

> »Gleichgültig wie die Beziehung zwischen den betroffenen Frauen und den Klinikmitarbeitern war, ein Kindstod lastet für einige Zeit über dem Kreißsaal oder der Station. Ein bewusster Umgang im Sinne eines weitgehenden ›Zulassens‹ der Realität: ›Es war eine Geburt – es war ein Kind – es war ein unersetzbarer, einmaliger Mensch‹, erleich-

---

513 Ebd.
514 A. a. O., 907.
515 Ebd.
516 SABINE TANNER, Ethische Problemstellungen bei pränataler Diagnostik und spätem Schwangerschaftsabbruch aus unterschiedlicher Indikation: eine explorative Interviewstudie zur Wahrnehmung von Konfliktsituationen aus der Perspektive von Ärztinnen, Ärzten und Hebammen, Basel 2011 (PhD Thesis, University of Basel, Faculty of Medicine, http://edoc.unibas.ch/25332/1/Dissertation_Sabine_Tanner.pdf, Zugriff am 09.08.2016).

tert nicht nur den unglücklichen Eltern, sondern auch den Hebammen, Ärztinnen und Ärzten ihre Situation.«[517]

Für klinisches Personal gibt es dabei selten die Möglichkeit, der eigenen Erschütterung und – wenn ein Kind trotz intensivster Bemühungen nicht gerettet werden konnte – Trauer Ausdruck zu geben oder darüber zu sprechen. Ein solcher Tod kann für die Ärztinnen und Ärzte, Hebammen und Geburtshelfer sowie Pflegerinnen und Pfleger eine »narzisstische Kränkung«[518] der Selbstsicherheit bedeuten und die gewohnte Ausübung des Berufs beträchtlich stören. Zumindest unterbricht der Tod eines Kindes, egal zu welchem Zeitpunkt, die gewohnte Routine. Aus diesem Grund hat 1984 eine Psychosomatische Arbeitsgruppe der Frauenklinik des Zentralkrankenhauses St. Jürgenstraße Bremen in Zusammenarbeit mit dem Arbeitskreis Kindstod der Bremer Frauen- und Kinderkliniken die so genannten »Bremer Thesen«[519] erarbeitet. Dort heißt es gleich zu Beginn:

> »1. Richtiger Umgang mit dem Ereignis des Kindstods ist keine Frage der Technik, sondern der persönlichen Wahrhaftigkeit. Für Klinikmitarbeiter sollte deshalb die erste Frage nicht lauten: ›Wie soll ich mit den betreffenden Eltern umgehen‹, sondern vielmehr: ›Wie gehe ich mit dem Ereignis um?‹«

In den weiteren Thesen werden eingefahrene Umgangsmuster mit dem Tod eines Kindes in klinischen Einrichtungen hinterfragt. Die Thesen schließen: »Der prae- und perinatale Kindstod ist für die Betroffenen nicht nur eine menschliche Tragödie, er ist auch eine Herausforderung für eine der Humanität verpflichtete Medizin.«[520]

Seelsorge in der Klinik kann diesen Umgang mit Kontingenz im Alltag der professionellen Helferinnen und Helfer begleiten.[521] In einer empirisch-qualitativen Studie zu Ethik in der Krankenpflege hat Mareike Lachmann mit Pflegekräften biographische Interviews geführt, bei denen der professionelle Umgang mit Totgeburten exemplarisch den Typus Pflichtenethos beleuchtet: die Orientierung an der Mitmenschlichkeit als Pflicht im Beziehungsverhalten. Lachmann bemerkt in ihrer Auswertung:

> »Es handelt sich dabei zugleich um eine Frage am Lebensanfang und am Lebensende, da beides hier zusammenfällt. Im Blickpunkt steht allerdings nicht der verstorbene ›Patient‹, wie es im Krankenhausalltag eher üblich ist, sondern die trauernde Patientin. Damit liegt eine Situation im medizinischen Kontext vor, die eine besondere Herausforderung an das Handeln des Krankenhauspersonals darstellt. Diese Herausforderung betrifft allerdings nicht medizinisches Handeln, sondern das Beziehungsverhalten.«[522]

---

517 KARL-HEINZ WEHKAMP, Kindstod in der Frauenklinik, in: G. LUTZ, B. KÜNZER-RIEBEL (Hg.), Nur ein Hauch 2002, 136–152, 140f.
518 K.-H. WEHKAMP, Kindstod 2002, 140.
519 Abgedruckt in: K.-H. WEHKAMP, Kindstod 2002, 150–152.
520 These 8, in: K.-H. WEHKAMP, Kindstod 2002, 152.
521 Der Nutzen einer regelhaften Einbeziehung von Seelsorge und Psychologie in die Versorgung von Eltern und (verstorbenem) Kind wird bestätigt durch weitere Studien, etwa aus der Schweiz: VALERIE FLEMING, IRINA ILJUSCHIN, JESSICA PEHLKE-MILDE, FRANZISKA MAURER, FRANZISKA PARPAN, Dying at life's beginning: Experiences of parents and health professionals in Switzerland when an ›in utero‹ diagnosis incompatible with life is made, in: Midwifery 34 (2016), 23–29.
522 M. LACHMANN, Krankenpflege 2005, 254.

In dem von Lachmann ausgewerteten Interview mit ›Schwester Hilde‹ wird die individuelle Religiosität der Pflegekraft zugunsten des Teams eingesetzt, im besonderen Fall als Entlastung der anderen Teammitglieder, die

> »ungern mit den Müttern Totgeborener zu tun haben und Schwester Hilde diese Betreuung überlassen. Diese wiederum stellt darüber hinaus einen Zusammenhang zum Glauben her, der ihr hilft bzw. den Kollegen fehlt, um dieser Situation gerecht zu werden. Mit diesen Anmerkungen wird die Tatsache gestützt, dass in dieser Situation nicht medizinisches, sondern beziehungsorientiertes Verhalten gefordert ist, das in die Richtung von seelsorglichem Handeln weist. [... Schwester Hildes] Pflichtethos ist geschult, in Beziehungen die Pflicht zu erkennen, die von ihr zu erfüllen ist. Dabei ist als Kriterium die Mitmenschlichkeit zugrunde gelegt, die hier Beistand in der Krise fordert und Scheu vor Tod und Trauer als Hinderungsgrund nicht gelten lässt. [...] Doch auch die Grenzen der Begleitung werden sensibel wahrgenommen, indem eine andere Profession zu Hilfe gerufen wird, die Seelsorge.«[523]

In Situationen, in denen die Schwangere über Fortsetzung oder Abbruch entscheiden muss, ist das Beziehungsverhalten der interviewten Pflegekraft »von Partnerschaftlichkeit geprägt. Es geht um eine Beratung, an dessen Ende die Patientin jedoch selbst ihre Entscheidung treffen kann und muss. Das Prinzip der Fürsorge ist also mit dem Prinzip der Autonomie im Einklang«[524].

Nicht übersehen werden dürfen allerdings die Erfahrungen der Berufsgruppe der Hebammen. Studien und Erfahrungsberichte bezeugen für ›normale‹ Geburten, bei denen ein Kind lebend und gesund geboren wird, dass Hebammen ihre Rolle und Beteiligung als spirituell bedeutsam einordnen. Eine ›universale‹ Erfahrung, Teilhabe an etwas, das größer ist als man selbst und das Generationen von Frauen über die Zeiten hinweg verbindet, ein Gefühl des Ganzseins wird in Gesprächen geäußert. In einem Interview greift Marie, eine Hebamme in Neuseeland, auf religiöse Sprache zurück:

> »In that split second it was an expression and sacrament of the present moment. When they [die Eltern] met their baby it was a sacrament to me; a sign of God's presence tied up with that wonderthing welcoming that baby. Birth is God's invitation to be part of creation, who has invited those there in that moment to be part of the creation of this universe in the form of this baby. Being there is privileged.«[525]

Hebammen mit einem christlich-jüdischen Referenzrahmen verstehen sich als Beteiligte am Schöpfungshandeln Gottes und erleben die Zeit der Geburt als einen Kairos, wie Susan Crowther und ihr Forschungsteam in einer Reihe von Interviews und einer hermeneutischen Analyse herausgearbeitet haben. Was aber geschieht, wenn die Geburt verbunden ist mit dem Tod des Neugeborenen?

Eine Untersuchung in der Deutschschweiz befragte neben betroffenen Eltern und ärztlich sozialarbeiterisch Tätigen auch Hebammen zu ihren Erfahrungen mit Geburten nach der Diagnose einer ›mit dem Leben nicht vereinbaren‹ Erkrankung.[526] Die gesetzlichen Vorgaben der einzelnen Kantone variieren; ein

---

523 M. Lachmann, Krankenpflege 2005, 254.
524 A. a. O., 255.
525 Susan Crowther, Elizabeth Smythe, Deb Spence, Kairos time at the moment of birth, in: Midwifery 31 (2015), 451–457, 454.
526 Vgl. V. Fleming et. al., Dying at life's beginning 2016, 23–29.

Kanton sieht vor, dass bei allen Spätabtreibungen (nach der 12. SSW) ein Komitee aus Ärzten der Geburtshilfe und Neonatologie, Hebammen und Seelsorge entscheidet. Unmittelbar in die Betreuung der Schwangeren einbezogen werden Hebammen erst nach gefällter Entscheidung; ihre Aufgabe besteht in Betreuung und Begleitung in allen Phasen der Geburt, in Da-Sein, Dabei-Bleiben und Zuspruch. Es gibt für Hebammen keine ›Gewissensklausel‹, die ihnen erlauben würde, bei einem Spätabbruch die Begleitung abzulehnen. Die Studie schloss sowohl Situationen ein, in denen nach PND die Schwangerschaft abgebrochen als auch fortgesetzt wurde. Es zeigt sich eine Verteilung der Zuständigkeit: ärztliche Geburtshilfe ist vor allem während der Diagnostik und Beratung beteiligt; Hebammen übernehmen die Begleitung bei Geburt und Tod. Leitend sind hier die Konzepte Empathie und Respekt der Patientenautonomie sowie Angebote zusätzlicher Unterstützung einschließlich Seelsorge, die über eine Rund-um-die-Uhr-Rufbereitschaft jederzeit einbezogen werden kann. Die Begleitung endet – anders als bei normal verlaufenden Geburten – mit der Entlassung aus der Klinik, z. T. aus Gründen fehlenden Versicherungsschutzes.

Den Hebammen kommt auch im Falle perinatalen Todes eine besondere Rolle zu, die aus dem traditionell ganzheitlichen Selbstverständnis resultiert und explizit spirituelle Anteile umfasst. Im aktuell herrschenden Paradigma »Frauen-zentrierter Betreuung«[527] wird Gebären und Geburt als ein Übergangsprozess verstanden, bei dem Hebammen die Rolle spiritueller Begleitung übernehmen, indem die Geburt selbst als ein spirituelles oder spirituell bedeutsames Ereignis verstanden wird. In dieser Rolle sind Hebammen besonders gefordert, wenn Geburt und Tod in eins fallen. Forschungen zeigen, dass der von Aaron Antonovsky beschriebene ›Kohärenzsinn‹ eine zentrale Ressource von Hebammen darstellt. Die Komponenten ›meaningfulness, manageability und comprehensibility‹ sorgen dafür, dass das Dabei-Bleiben und Da-Sein der Hebamme als sinn- und bedeutungsvoll erfahren wird.[528]

Es ist deutlich, dass Hebammen ihre Arbeit und ihre Erfahrungen mit einem Bezugsrahmen deuten und beschreiben wie dies auch Seelsorge tut. Entsprechend gehört für Hebammen insbesondere im Zusammenhang von Tot- und Fehlgeburt Spiritual Care zu ihrem professionellen Selbstverständnis und Handeln, einschließlich der Bereitschaft zur Zusammenarbeit mit kirchlichen und religiösen Seelsorgeangeboten. In den (wenigen vorliegenden) Erfahrungsberichten und Studien ergänzen sich Seelsorger/Seelsorgerinnen und Hebammen. Allerdings stellt sich die Frage, wie Hebammen in ihrer Aus- und Fortbildung auf die Spiritual-Care-Anteile ihrer Tätigkeit vorbereitet werden, die auch eine Kenntnis der Arbeitsweise und Angebote von Seelsorge umfassen.[529]

Für die Wahrnehmung des Handlungsfeldes Umgang mit perinatalem Tod ergibt die Perspektive der professionell Tätigen, dass rein medizinische Kriterien zur Handlungsorientierung nicht ausreichen. Da im Zentrum der Aufmerksam-

---

527 Jenny Hall, Facilitating learning of spirituality in midwifery, in: Spiritual Care 5 (2016), 81–88, 82.
528 Vgl. J. Hall, The essence of the art of a midwife 2012, 211.
529 Vgl. J. Hall, Facilitating learning 2016, 83f.

keit sowohl der trauernde Patient/die trauernde Patientin (Mutter, Vater) als auch das verstorbene Kind stehen, genügen medizinisch-therapeutische Handlungsweisen nicht den Anforderungen. Zwei einander ergänzende Strategien haben sich in der Praxis durchgesetzt:

1. Das gesamte Team einigt sich über einen geregelten Umgang im Sinne eines Handlungsleitfadens bei perinatalem Tod und bezieht dies in Aus- und Fortbildung mit ein.
2. Die mitmenschlich orientierte und personzentrierte Beziehungsarbeit wird an besonders geeignetes Personal unter Einschluss der Berufsgruppe der Seelsorge delegiert.

Der Erfahrungsbericht der Seelsorgerin Claudia Sommerauer zeigt, dass beide Strategien einander so ergänzen, dass Spiritual Care als gemeinsame Aufgabe erkannt und organisiert wird.

1.3 Medizinische und juristische Bestimmungen, Statistiken

Zur Orientierung im Feld[530] ist es unerlässlich, einige medizinische Aspekte und rechtliche Vorgaben zur Kenntnis zu nehmen. Zudem ist es hilfreich, statistische Informationen zur Häufigkeit der den subjektiven Erfahrungsberichten zugrundeliegenden Phänomene zu erhalten.

Eine ›Totgeburt‹ liegt vor, wenn ein totgeborenes oder während der Geburt verstorbenes Kind ein Gewicht von mindestens 500 Gramm hat.[531] Im englischen Sprachraum ist statt Totgeburt der Begriff ›stillborn babies‹ gebräuchlich, der auf die ausbleibenden Vitalzeichen des Kindes verweist: ›Stillgeburt‹. Dieser Begriff soll, weil er unmittelbar an die Erfahrungsebene und sinnliche Wahrnehmung der Beteiligten anknüpft, im Folgenden gebraucht werden. Medizinisch wird unterschieden zwischen antepartaler und subpartaler Totgeburt, also vor Geburtsbeginn oder während der Geburt. Zum perinatalen Tod wird auch die Frühneonatalsterblichkeit und Neonatalsterblichkeit gerechnet, womit

---

530 Vgl. dazu insbesondere ALEXANDER STRAUSS, Das perinatal verstorbene Kind – praktisches Vorgehen und organisatorische Rahmenbedingungen in der Betreuung der betroffenen Familien, in: A. SCHULZE, A. STRAUSS, A. FLEMMER, S. HERBER-JONAT, I. HEER (Hg.), Grenzbereiche der Perinatologie 2005, 98–103.

531 Definition nach Personenstandsgesetz vom 24.3.1994: »Hat bei einem Kind nach Scheidung vom Mutterleib weder das Herz geschlagen noch die Nabelschnur pulsiert noch die natürliche Luftatmung eingesetzt, so gilt es als ein totgeborenes oder in der Geburt verstorbenes Kind, wenn sein Gewicht mindestens 500 Gramm betragen hat« (zitiert nach KATHOLISCHER KRANKENHAUSVERBAND DEUTSCHLANDS, CARITAS (Hg.), Tot- und Fehlgeburt im Krankenhaus, Freiburg 1999, 9).

die Rate der zwischen dem 1. und 7., bzw. 1. und 28. Tag Verstorbenen an allen lebendgeborenen Kindern angegeben wird.[532]

Bei einer ›Fehlgeburt‹ hat die totgeborene oder während der Geburt verstorbene ›Leibesfrucht‹ ein Geburtsgewicht von weniger als 500 Gramm.[533] Die Länder mit der niedrigsten Rate an Fehlgeburten sind Finnland und Singapur (2 Promille) sowie Dänemark und Norwegen (2,2 Promille). In Ländern mit hohem Lebensstandard bleibt seit ca. zwei Jahrzehnten die Sterberate im Umfeld von Schwangerschaft und Geburt stabil oder steigt leicht an. Ein systematischer Review von 96 veröffentlichten Studien ermittelte 2011 die wichtigsten Risikofaktoren für Stillgeburten mit dem Ziel, Präventivmaßnahmen und medizinisch wirksame Interventionen zu entwickeln. Übergewicht, Alter der Schwangeren (höher als 35 Jahre) und Rauchen werden als häufigste Faktoren ausgemacht. In 15 % aller Stillgeburten handelt es sich um eine Erstgeburt. Unter den Schwangerschaftsproblemen werden am häufigsten Probleme der Plazenta genannt. Auch Diabetes und Bluthochdruck werden als gesundheitsbedingte Probleme genannt. Es lässt sich außerdem ein Zusammenhang mit Bildung und sozialem Milieu feststellen. Eine Metaanalyse von fünf Studien deutet auf ein um 70 % höheres Risiko einer Totgeburt bei Müttern bildungsferner Schichten.[534] Noch stärker ist der Unterschied zwischen höherem und niedrigerem sozioökonomischen Status. Als Ursachen von Fehlgeburten in den ersten zwei bis drei Schwangerschaftsmonaten werden v. a. genetisch bedingte Entwicklungsstörungen des Embryos angesehen.[535] Weitere Faktoren können sein: Störungen des menstruellen Zyklus, Erkrankungen der Mutter oder Abweichungen des männlichen Samens sowie äußere Faktoren wie ein Sturz, ein Unfall. Ein auslösender Faktor kann allerdings auch die invasive Diagnostik sein: bei etwa 1 % der Untersuchungen (siehe dazu unten) kommt es zu Aborten.[536] Fehlgeburten nach der 15., 16. Woche sind zu einem hohen Prozentsatz auf Infektionen zurückzuführen. Still- und Fehlgeburten werden allerdings nicht standardisiert dokumentiert, sodass über Ursachen, Bekämpfung und Versorgung nicht ausreichend Daten vorhanden sind.

---

532 Hans-Konrad Selbmann, Warum ist die antepartale Sterblichkeit höher als die frühe Neonatalsterblichkeit?, in: Wolfgang Künzel, Klaus Diedrich, Manfred Hohmann (Hg.), 51. Kongreß der Deutschen Gesellschaft für Gynäkologie und Geburtshilfe, Dresden, 1.–5. Oktober 1996, Berlin et al. 1997, 119–132.

533 Vgl. ebenda: »Eine Fehlgeburt ist eine Leibesfrucht, die nach der Scheidung vom Mutterleib keine Lebensmerkmale (Herzschlag, Pulsieren der Nabelschnur, natürliche Lungenatmung) zeigt und weniger als 500 Gramm wiegt.« Sie wird in den Personenstandsbüchern nicht beurkundet. Dies entspricht auch den Regelungen der WHO, vgl. Christian P. Schaaf, Johannes Zschocke, Fehlgeburten, in: Dies. (Hg.), Basiswissen Humangenetik, Berlin/Heidelberg 2013², 329–331.

534 Vgl. Vicki Flenady, Laura Koopmans, Philippa Middleton, J. Frederik Frøen, Gordon C. Smith, Kristen Gibbons, Michael Coory, Adrienne Gordon, David Ellwood, Harold D. McIntyre, Ruth Fretts, Majid Ezzati, Major risk factors for stillbirth in high-income countries: a systematic review and meta-analysis, in: Lancet 2011; 377: 1331–40.

535 G. Lutz, B. Künzer-Riebel (Hg.), Nur ein Hauch 2002, 88.

536 Vgl. F. Kainer, Pränataldiagnostik 2002.

Eine Fehlgeburt geht in der Regel mit Schmerzen und heftigen Blutungen einher. Kommt es spontan zu einer Geburt, so wird in den meisten Fällen anschließend eine Ausschabung durchgeführt, um eine anschließende Blutung aus der Gebärmutter zu verhindern. Ist das Kind im Mutterleib abgestorben oder soll aus Gründen einer schweren Fehlbildung die Schwangerschaft abgebrochen werden, so wird durch künstlich erzeugte Wehen eine Spontangeburt angestrebt. Die Geburtseinleitung ist psychisch außerordentlich belastend und zudem phasenweise sehr schmerzhaft.[537]

Vom Schicksal einer Still- oder Fehlgeburt sowie der Entscheidung für einen Schwangerschaftsabbruch zu einem späten Zeitpunkt[538] sind überraschend viele Familien betroffen. Auf 1.000 Lebendgeburten kommen jährlich etwa sechs totgeborene und während der ersten sieben Tage verstorbene Kinder.[539]

Die Zahl der Stillgeburten ist in den vergangenen 50 Jahren beständig gesunken. Wurden 1950[540] noch 24.857 Kinder als totgeboren registriert (bei insgesamt 1.116.701 Lebendgeburten), so betrug 1980 die Zahl 4.954 (bei 865.789 Lebendgeburten). Im Jahr 2001 wurden 2.881 Totgeburten registriert bei 734.475 Lebendgeburten, dies entspricht einem Anteil von ca. 0,4 % aller Geburten (1980: 0,57 %; 1950: 2,2 %); 2014 betrug der Anteil 0,36 % (2.597 von 714.927 Lebendgeburten).

Im Jahr 2014 starben in Deutschland innerhalb der ersten sieben Tage knapp 0,2 % aller Lebendgeburten (insgesamt 1.310 Kinder). Die Ursachen lagen dabei zum Großteil an Umständen der Perinatalperiode; der Tod ist mitunter durch Störungen der Schwangerschaftsdauer und des fetalen Wachstums bedingt. Der Anteil der Todesfälle im ersten Lebensjahr, die auf plötzlichen Kindstod zurückgeführt werden, sank zwischen 2001 und 2014 von 429 (0,058 %) auf 119 (0,017 %). Nicht registriert ist bei diesen statistischen Angaben die Zahl der Fehlgeburten, also der Geburten bei einem Geburtsgewicht von unter 500 Gramm.

Die Zahl der statistisch erfassten Abtreibungen ab 12. SSW betrug im Jahr 2015 2.795 (12.–15. SSW: 1.060, 16.–18. SSW: 617; 19.–21. SSW 484; 22. SSW und mehr: 634); die Gesamtzahl der Schwangerschaftsabbrüche in Deutschland betrug 99.237 im Jahr 2015.[541] Die Anzahl der Spätabtreibungen

---

537 Vgl. KARL-HEINZ WEHKAMP, Kindstod 2002, 91f.

538 Damit ist im Folgenden der Abbruch einer Schwangerschaft nach der staatlich gesetzten Frist von zwölf Wochen nach Empfängnis gemeint. Vgl. dazu: THOMAS HANKE, Nachsorgender Schutz menschlichen Lebens. Zum Umgang mit Spätabtreibungen im Personenstands-, Bestattungs- und Strafprozeßrecht, Osnabrück 2002, 4f.

539 Vgl. zu den folgenden Angaben: STATISTISCHES BUNDESAMT (Hg.), Gesundheitswesen. Todesursachen in Deutschland, Fachserie 12/Reihe 4, 67–71, sowie die Ausgabe zum Jahr 2014: STATISTISCHES BUNDESAMT (Hg.), Gesundheitswesen. Todesursachen in Deutschland, Fachserie 12/Reihe 4, 2016, 43.

540 Die Wahrnehmung der früher höher liegenden Quote von Totgeburten ist für die pastorale Tätigkeit wichtig, weil dies darauf hindeutet, dass verhältnismäßig mehr Frauen der älteren Generation als der jüngeren Generationen Betroffene sind. Da diese Frauen häufig wenige Möglichkeiten hatten, ihre mitunter traumatischen Erfahrungen zu erzählen, wird ein kirchliches Thematisieren mit hoher Aufmerksamkeit verfolgt.

ab der 22. SSW nimmt zu: Wurden 2002 170 Fälle gemeldet, waren dies 2015 634.

Die Möglichkeiten der vorgeburtlichen Diagnostik haben sich in den vergangenen Jahren enorm entwickelt und sie gilt als selbstverständlicher Bestandteil der allgemeinen Schwangerenvorsorge, auf die nur ein kleiner Teil schwangerer Frauen verzichtet[542]; allerdings haben sie auch dazu geführt, dass Schwangere, ihre Partner und die betreuenden Ärzte zunehmend mit problematischen Konfliktsituationen konfrontiert werden. Laut wissenschaftlichem Beirat der Bundesärztekammer ist die Pränataldiagnostik definiert als

> »eine Diagnostik, die dazu dient, die Schwangere von der Angst vor einem kranken oder behinderten Kind zu befreien sowie Entwicklungsstörungen des Ungeborenen so frühzeitig zu erkennen, dass eine intrauterine Therapie oder eine adäquate Geburtsplanung unter Einbeziehung entsprechender Spezialisten für die unmittelbare postnatale Versorgung des Ungeborenen erfolgen kann«.[543]

Die Zielsetzung vorgeburtlicher Untersuchungen richtet sich also auf das Wohlbefinden sowohl der Schwangeren als auch des Fetus.[544]

Zu den Untersuchungsmethoden gehören sowohl nichtinvasive wie invasive Verfahren.[545] Die erste Gruppe bilden die routinemäßig in der 10., 20. und 30. Schwangerschaftswoche durchgeführten Ultraschalluntersuchungen, mit deren Hilfe das Alter der Schwangerschaft recht präzise bestimmt werden kann, womit unnötige Geburtseinleitungen vermieden werden können. Die Sonographie lässt schwere Fehlbildungen erkennen, etwa Anenzephalie oder ein Nackenödem. Letztere Auffälligkeiten bedürfen jedoch einer weiteren Klärung, weil sie sowohl auf einen Herzfehler zurückzuführen sein können als auch auf Trisomie 21. Die Fehlbildungen werden in drei große Gruppen eingeteilt:

1. Letale Fehlbildungen, also Entwicklungsstörungen mit Todesfolge
2. Schwerwiegende Fehlbildungen mit Langzeithandicap (beispielsweise Spina bifida aperta – offenes Rückenmark)
3. Leichte Fehlbildungen wie Extremitätenanomalien, Lippen-Kiefer-Gaumenspalte

---

541 Die Anzahl der Schwangerschaftsabbrüche ist insgesamt rückläufig: Im Jahr 2002 wurden 130.387 legale Schwangerschaftsabbrüche gemeldet. Vgl. STATISTISCHES BUNDESAMT, Gesundheitswesen: Schwangerschaftsabbrüche, Fachserie 12, Reihe 3, 6, 2016.

542 Die Repräsentative Umfrage der BZgA (2006, S. 9) nennt 15 %.

543 WISSENSCHAFTLICHER BEIRAT DER BUNDESÄRZTEKAMMER, Erklärung zum Schwangerschaftsabbruch nach Pränataldiagnostik, Dtsch Arztebl 95 (1998, Heft 47), A3013–3016. Vgl. zum Themenkomplex zudem: THELA WERNSTEDT, M. W. BECKMANN, R. L. SCHILDT, Entscheidungsfindung bei späten Schwangerschaftsabbrüchen, in: Geburtsh Frauenheilk 65 (2005), 761–766.

544 Vgl. NATIONALER ETHIKRAT, Stellungnahme Genetische Diagnostik vor und während der Schwangerschaft, Berlin 2003 (als pdf-Datei unter www.nationalerethikrat.de, Zugriff 23.01.2003).

545 Vgl. zum Folgenden: F. KAINER, Pränataldiagnostik 2002.

Die Zuordnung des Untersuchungsergebnisses zu einer dieser Gruppen hat weitreichende Folgen für die Fortsetzung der Schwangerschaft: In der ersten Gruppe entscheiden sich über zwei Drittel der Schwangeren für einen Abbruch.[546] In Gruppe zwei erfolgt in 50 % der Fälle ein Abbruch, in Gruppe drei werden über 90 % der Schwangerschaften ausgetragen. Die Untersuchungsergebnisse haben auch Bedeutung für die Wahl des Geburtsortes und die Einleitung von Vorsorgemaßnahmen zur optimalen Versorgung des Neugeborenen: »Um im individuellen Fall das optimale Vorgehen zu gewährleisten, ist ein interdisziplinäres Team von Neonatologen, Genetikern, Kinderchirurgen sowie von psychosozial geschulten Mitarbeitern erforderlich.«[547] In noch geringem, jedoch zunehmendem Maße ist es möglich, bereits intrauterin therapeutisch zu handeln.

Bei bestimmten Auffälligkeiten werden die Untersuchungen durch invasive Diagnostik ergänzt. In 90 % der Fälle wird eine Amniozentese durchgeführt, bei der Zellmaterial aus der Fruchthöhle entfernt wird. Ab der 14. Schwangerschaftswoche ist diese Untersuchung machbar; das Risiko eines vorzeitigen Blasensprungs mit Folge einer Fehlgeburt beträgt ein Prozent. Die Analyse des Zellgewebes und der DNA ermöglicht die Feststellung verschiedener Erkrankungen und Chromosomenanomalien. Als weitere invasive Diagnostik ab der 11. Schwangerschaftswoche wird eine Chorionzottenbiopsie durchgeführt, die Entnahme von Zellmaterial aus der Plazenta, deren DNA mit dem Fetus identisch ist. Auch hier beträgt das Abortrisiko etwa ein Prozent. Ab der 18. Schwangerschaftswoche ist auch eine Punktion der Nabelschnur (Cordozentese) möglich.

Die Beurteilung einer diagnostizierten Fehlbildung oder erblich bedingten Anlage für eine spätere Erkrankung hängt sowohl von einer Einschätzung der Schwere der Erkrankung ab als auch vom Zeitpunkt der Schwangerschaft. Die Einschätzung des Ausmaßes der Fehlbildung oder Behinderung ist durch die genetische Diagnostik im Falle chromosaler Störungen nicht möglich. So kann zwar das Vorliegen einer Trisomie 21 festgestellt werden; ob es sich um eine leichte Behinderung handelt oder um eine mit schwerwiegenden medizinischen Komplikationen, ist damit nicht zu klären. Das Alter der Schwangerschaft ist insofern relevant, als mit der 22. Schwangerschaftswoche (in manchen Publikationen wird die 24. Woche genannt) von einer Lebensfähigkeit des Fetus außerhalb der Gebärmutter ausgegangen werden kann (extrauterine Lebensfähigkeit). Vor diesem Zeitpunkt ist es denkbar, die Schwangerschaft durch die Einleitung der Geburt abzubrechen. Das Neugeborene kann dann nicht überleben. Nach diesem Zeitpunkt ist das Kind grundsätzlich als lebensfähig zu betrachten; sind die Vitalfunktionen bedroht, sind lebenserhaltende Maßnahmen geboten. Werden jedoch zu diesem späten Zeitpunkt schwerwiegende Fehlbildungen – etwa der Gruppe 1 – diagnostiziert, stellt sich die Frage, wie und un-

---

546 Nippert gibt den Prozentsatz der Schwangerschaftsabbrüche nach pathologischem Befund in der von ihr untersuchten Population mit 46,3 % an. Vgl. I. NIPPERT, Alltag 1998, 170.

547 F. KAINER, Pränataldiagnostik 2002, A2548.

ter welchen Bedingungen die Schwangerschaft abzubrechen ist. Durch den Wegfall der embryopathischen Indikation alter Fassung bedarf auch ein Schwangerschaftsabbruch nach der 22. Schwangerschaftswoche einer medizinischen Indikation, also einer vorliegenden Bedrohung der körperlichen oder seelischen Gesundheit der Mutter. Die Zäsur von 22/24 Wochen post conceptionem ist für Schwangerschaftsabbrüche nach Pränataldiagnostik jedoch nur scheinbar hinfällig geworden. Denn der Abbruch geschieht auf eine Weise, die »ethische, moralische, religiöse, medizinische und juristische Probleme«[548] birgt und deshalb laut Gremienerklärungen der Ärztekammern auf besondere Ausnahmefälle begrenzt bleiben soll. Die Wahl der Abbruchmethode liegt laut vorliegender Gesetzeslage nach gemeinsam mit der Schwangeren getroffener Entscheidung in ärztlicher Verantwortung: Fetozid (Tötung des Fetus) durch Injektion von Kaliumchlorid unter Ultraschallbeobachtung oder Unterbindung der Blutversorgung über die Nabelschnur. Damit ist der Tod des Fetus vor Einleitung der Geburt sichergestellt. Eine Erklärung des wissenschaftlichen Beirats der Bundesärztekammer zum Schwangerschaftsabbruch nach Pränataldiagnostik (20. November 1998)[549] und die am 11. Dezember 1998 veröffentlichten Richtlinien der Bundesärztekammer[550] zur pränatalen Diagnostik von Krankheiten und Krankheitsdispositionen halten wegen dieser Umstände an der zeitlichen Befristung von Schwangerschaftsabbrüchen fest:

> »Der Zeitpunkt, zu dem die extrauterine Lebensfähigkeit des Ungeborenen gegeben ist, soll weiterhin, abgesehen von seltenen Ausnahmefällen, als zeitliche Begrenzung für einen Schwangerschaftsabbruch nach pränataldiagnostisch erhobenem auffälligen Befund angesehen werden. In besonderen Ausnahmefällen schwerster unbehandelbarer Krankheiten oder Entwicklungsstörungen des Ungeborenen, bei denen postnatal in der Regel keine lebenserhaltenden Maßnahmen ergriffen würden, kann nach Diagnosesicherung und interdisziplinärer Konsensfindung von dieser zeitlichen Begrenzung abgewichen werden.«[551]

Als nicht akzeptabel sehen die Richtlinien die intrauterine Tötung eines Kindes mit Fehlbildungen, die eine Lebensfähigkeit außerhalb des Mutterleibes nicht behindern.

Die rechtliche Grundlage für das ärztliche Handeln in Deutschland sind die Regelungen des § 218 StGB zu Schwangerschaftsabbruch, der diesen zunächst unter Strafe stellt. In § 218a StGB sind die oben bereits genannten Bedingungen für einen straflosen Schwangerschaftsabbruch aufgeführt. Die in Absatz 2 genannte ›medizinisch-soziale Indikation‹ setzt kein zeitliches Limit »praktisch bis zu den Eröffnungswehen«[552]. Der Gesetzgeber hat in § 2a Abs. 1

548 CONSTANTIN VON KAISENBERG, WALTER JONAT, HANS-JÜRGEN KAATSCH, Spätinterruptio und Fetozid – das Kieler Modell: Juristische und gynäkologische Überlegungen, in: Dtsch Arztebl 102 (2005, Heft 3), A133ff. A133; Vgl. dazu auch T. WERNSTEDT, M. BECKMANN, R. SCHILDT, Entscheidungsfindung 2005, 762f.
549 WISSENSCHAFTLICHER BEIRAT DER BUNDESÄRZTEKAMMER, Erklärung 1998.
550 BUNDESÄRZTEKAMMER, Richtlinien zur pränatalen Diagnostik von Krankheiten und Krankheitsdispositionen. Dtsch Arztebl 95 (1998, Heft 50), A3236–3242.
551 F. KAINER, Pränataldiagnostik 2002, A2552.
552 C. V. KAISENBERG, W. JONAT, H.-J. KAATSCH, Spätinterruptio und Fetozid 2005, A133ff.

Schwangerschaftskonfliktgesetz Regeln zur Beratung festgelegt, die neben einer allgemeinverständlichen und ergebnisoffenen ärztlichen Aufklärung »über die medizinischen und psychosozialen Aspekte, die sich aus dem Befund ergeben« (unter Hinzuziehung von Ärztinnen oder Ärzten, die mit dieser Gesundheitsschädigung bei geborenen Kindern Erfahrung haben), auch den Anspruch auf »weitere und vertiefende psychosoziale Beratung« festhalten, über den die Ärztin oder der Arzt ebenfalls informieren muss. Ebenso ist, wenn die Schwangere dem zustimmt, Kontakt zu Selbsthilfegruppen oder Behindertenverbänden zu vermitteln. In § 2a Abs. 2 wird auch die Pflicht zur Beratung festgehalten, die über medizinische und psychische Aspekte eines Abbruchs für die Schwangere informiert und zu weiterer Beratung und Unterstützung vermittelt.[553] Fristen zwischen Diagnosemitteilung, Beratung und Abbruch sind ebenfalls geregelt.

Die gesetzlichen Regelungen haben für Spiritual Care als Organisation spiritueller und seelsorglicher Begleitung von betroffenen Eltern und Mitarbeitenden im Gesundheitswesen eine doppelte Folge: zum einen geht es um kirchliche Angebote der Beratung im Umfeld von PND und Schwangerschaftsabbruch, zum andern um das Angebot von Seelsorge in klinischen Einrichtungen. Auf erstere hat durch die gesetzlichen Vorgaben eine schwangere Frau Anspruch, weshalb auch die Finanzierung von Beratung zum Großteil von staatlichen und kommunalen Stellen geleistet wird. Seelsorgliche Beratung erfolgt entweder durch kirchliches oder vom Krankenhausträger bereitgestelltes Personal. Spirituelle und weltanschaulich-religiöse Aspekte sind dabei aufseiten der Begleiter und Begleiterinnen ebenso zu klären wie sie bei den Betroffenen zu berücksichtigen sind.

Die »Leitlinien für die interprofessionelle Kooperation bei der Beratung und Begleitung schwangerer Frauen und werdender Eltern bei pränataler Diagnostik« sehen eine enge Verschränkung der Angebote und Beratung der unterschiedlichen Berufsgruppen des Gesundheitswesens (insbesondere der konfessionellen Krankenhausverbände), der kirchlichen Beratungsstellen, der Behindertenverbände und Selbsthilfegruppen vor, die am Verlauf der Schwangerschaft und den jeweiligen Entscheidungssituationen orientiert sind. Die Evangelische Konferenz für Psychologische Beratung und Supervision e. V. Fachverband für Psychologische Beratung und Supervision (EKFuL) betrachtet die Aufgabe als ergebnisoffene Beratung, Begleitung und Unterstützung im existenziellen Entscheidungsfindungsprozess: »Ziel psychosozialer Beratung ist es, die Entscheidungskompetenz der werdenden Eltern zu stärken, sie im Aushalten ihrer Ambivalenzen empathisch zu begleiten und sie zu unterstützen, die psychischen Folgebelastungen der eigenen Entscheidung zu tragen.«[554] Dazu gehören u. a. emotionale Unterstützung und Stabilisierung beim Warten auf ein Untersuchungsergebnis, Krisenintervention sowie psychosoziale Beratung und Begleitung beim Aushalten der psychischen Folgen der getroffenen Entscheidung bzw. nach Tot- und Fehlgeburt. Hinweise auf

---

553 Wortlaut der Änderung des SchKG vom 1. Januar 2010 unter http://dipbt.bundesta¬g.de/dip21/brd/2009/0447-09.pdf (Zugriff am 10.08.2016).
554 EKFuL, Leitlinien 2015, 33.

spirituelle und religiöse Aspekte sind nicht explizit genannt. Anders der Bundesverband evangelische Behindertenhilfe, der sein Beratungsverständnis in der gleichen Publikation veröffentlicht hat und bei gleichzeitiger Distanznahme zu »Tendenzberatung« oder »moralische[n] Bewertungen« festhält:

> »In dieser schwierigen existentiellen Krise spielt immer auch, bewusst oder unbewusst, die individuelle Spiritualität eine Rolle. Das Proprium diakonischer Einrichtungen ist auch das Wahrnehmen spiritueller und seelsorglicher Bedürfnisse. Seelsorgliche Begleitung unterstützt die Familie in der Frage nach Sinnsuche und in dem Entdecken neuer Perspektiven. Sie gibt dem Zorn und der Verzweiflung, ja dem Hadern mit Gott Raum. Paare können im Gespräch mit der Beraterin/dem Berater spüren: hier finden wir Verständnis, hier werden wir und unser Kind von einem multiprofessionellen Team begleitet und nicht allein gelassen. So kann Vertrauen in die Zukunft wachsen.«[555]

Eine Seelsorgeperson in Einrichtungen der Gynäkologie und der Geburtshilfe begegnet den geschilderten Konfliktsituationen je nach Beziehung zur Station und zum therapeutischen Team. Als Gesprächspartner für die betroffene Mutter (gegebenenfalls das Elternpaar) und die beruflich Tätigen wird sie mit religiösen Fragen konfrontiert, etwa nach dem Umgang mit Schuld in einer Dilemmasituation, aber auch mit Fragen der rituellen Begleitung, nicht zuletzt auch der Frage nach einer Bestattung des verstorbenen Kindes. Die gesetzlichen Regelungen sehen vor, dass eine »totgeborene oder während der Geburt verstorbene Leibesfrucht mit einem Gewicht von mindestens 500 Gramm (Totgeburt)«[556] entsprechend der Rechtsvorschriften über Leichen und Aschenreste Verstorbener verpflichtend bestattet werden muss. Eine stillgeborene oder während der Geburt verstorbene Leibesfrucht mit einem Gewicht unter 500g (Fehlgeburt) kann bestattet werden; eine Bestattungspflicht besteht bislang nicht. Bestattungsrecht ist Landesrecht, weshalb gesetzliche Vorgaben je nach Bundesland voneinander abweichen können. Das Gesetz in Bayern etwa sieht vor, dass aus Schwangerschaftsabbrüchen stammende Feten und Embryonen wie alle menschlichen »Körper- und Leichenteile [...] durch den Verfügungsberechtigten oder, wenn ein solcher nicht feststellbar oder verhindert ist, durch den Inhaber des Gewahrsams unverzüglich in schicklicher und gesundheitlich unbedenklicher Weise beseitigt werden, soweit und solange sie nicht medizinischen oder wissenschaftlichen Zwecken dienen oder als Beweismittel von Bedeutung sind«.[557] In Nordrhein-Westfalen ist die Zuständigkeit so geregelt, dass der Wunsch eines Elternteils zur Bestattung auf dem Friedhof bei Fehl- und Totgeburt zu gewähren ist. Die Einrichtung, in der die Geburt oder der Schwangerschaftsabbruch erfolgt ist, muss auf diese Möglichkeit hinweisen und – wenn die Eltern sich nicht erklären – eine Sammelbestattung unter »würdigen Bedingungen« durchführen, für die der Träger die Kosten übernimmt.[558]

---

555 A. a. O., 40.
556 Bayerisches Bestattungsgesetz Art. 6 Abs. 1.
557 Bayerisches Bestattungsgesetz Art. 6 Abs. 2 und 3.
558 Gesetz über das Friedhofs- und Bestattungswesen – BestG NRW § 14 Abs. 2.

1.4 Quantitative und qualitative Studien

Über diese medizinischen und juristischen Aspekte sowie die Richtlinien durch Berufsverbände hinaus gibt es Untersuchungen, die Bewältigungsstrategien Betroffener und Beteiligter untersuchen und dabei auch nach der Bedeutung religiöser Deutungsmuster und ritueller Handlungen fragen.

2011 wurde in der medizinischen Fachzeitschrift The Lancet eine Untersuchung veröffentlicht, die in 135 Ländern Gesundheitspersonal (ärztlich, Pflege, Hebammen und weitere, n=2490) und betroffene Eltern in 32 Ländern (n=1127) befragte.[559] Es zeigte sich, dass Stillgeburten innerhalb der (Geburts-) Medizin unzureichend thematisiert werden, einschließlich des Unterstützungsbedarfs von Müttern und Vätern. Der Artikel, Teil einer umfassenden Aufarbeitung des Umgangs mit perinatalem Tod im weltweiten Gesundheitswesen, macht auf die kulturelle und religiöse Dimension aufmerksam:

>»But, although pregnant mothers in western societies are generally encouraged to think of an unborn baby as a precious person, a valued subject, society often diminishes the value of the baby once the baby is dead, and, implicitly, diminishes the dignity of the grieving mother. Faced with bereaved parents, health professionals can further diminish the existence of the baby by referring to the baby who died as the fetus, even after birth. A disparity exists in the legitimisation of grief responses after stillbirth versus the death of a liveborn child, and the stillbirth is generally minimised or treated as a nonevent.«[560]

Weltweit betrachtet erhalten 80 % der Kinder keinen Namen (Ausnahmen sind hier lediglich Kanada, England, Deutschland, Skandinavien und Australien), 59 % werden nicht bestattet. 63 % erklären die Mutter für unrein oder tabu. 83 % raten der Mutter, die Totgeburt zu vergessen und ein neues Kind zu bekommen. 29 % erklären die Totgeburt als Resultat von Sünden oder Schuld (36 % durch Lebens- und Ernährungsstil), 25 % durch Hexerei oder böse Geister (v. a. Westafrika). Die Untersuchung berücksichtigt auch die Rolle von Glaubensgemeinschaften im Umgang mit stillgeborenen Kindern und ihren Eltern. Ihnen kommt über die kritische Aufklärung über Ursachen (einschließlich negativer religiöser Erklärungsmuster wie Sünde, böse Geister etc.) hinaus zentrale Bedeutung zu, wenn es um die Anerkennung der betroffenen Eltern geht – durch seelsorgliche und rituelle Unterstützung und Trauerbegleitung – oder um die Anerkennung der Kinder als menschliche Person durch rituelle Begleitung einschließlich Namensgebung und Bestattung. Ein Schweigen der Religionsgemeinschaft oder eine Unterscheidung zwischen Tot- und Lebendgeburt als handlungsleitend für den rituellen Umgang mit Kind und Mutter/Eltern verstärke die gesellschaftlich bestehende Exklusion.

Studien werden auf internationaler und nationaler Ebene durchgeführt. Es liegen aber auch Untersuchungen aus einzelnen Kliniken vor. Die Mediziner

---

559 J. Frederik Frøen, Joanne Cacciatore, Elizabeth M. McClure, Oluwafemi Kuti, Abdul Hakeem Jokhio, Monir Islam, Jeremy Shiffmann, Stillbirths: why they matter, in: Lancet 377 (2011), 1353–66. Vgl. dort auch die folgenden Hinweise.
560 A. a. O., 1355.

Inga Wermuth und Andreas Schulze haben in einer umfassenden Studie die Bedürfnisse und Trauerreaktionen von Eltern beim Tod ihres neugeborenen Kindes auf einer neonatologischen Intensivstation analysiert. Dazu wurden sämtliche Eltern, deren Neugeborenes in den Jahren von 1999 bis 2003 (einschließlich) auf der neonatologischen Intensivstation der Universitätsklinik der LMU München verstorben ist, angeschrieben und zur Teilnahme an einer Fragebogenstudie eingeladen sowie zur Bereitschaft zu einem Interview befragt. Der Abstand zum Tod des Kindes betrug mindestens fünf Monate. Der 21-seitige Fragebogen enthielt neben persönlichen Angaben Fragen zum Trauerprozess, zur Betreuung vor, während und nach dem Tod des Kindes sowie zu den Gesprächen und Entscheidungsprozessen (242 Fragen).[561] Die leitenden Fragestellungen galten dem subjektiven Erleben des Todes eines schwerkranken Neugeborenen auf der neonatologischen Intensivstation, der Bedeutung äußerer Faktoren wie der Miteinbeziehung in die Änderung des Therapieziels (Reduktion intensivmedizinischer Maßnahme) für den Trauerprozess sowie den subjektiven Bedürfnissen der Eltern und den angebotenen Hilfen. Als Messinstrumente der Trauerreaktionen wurde auf etablierte Verfahren zurückgegriffen.[562] Bei Bereitschaft der Eltern wurden zum Fragebogen auch semistrukturierte Interviews geführt, aufgezeichnet und transkribiert. 31 Mütter und 19 Väter nahmen teil (Quote 62,5 %), wobei der Großteil davon sowohl den umfangreichen Fragebogen ausfüllte als auch zum Interview bereit war (26 Mütter, 15 Väter). Die Interviews dauerten von eineinhalb bis viereinhalb Stunden mit einem Median von 2,6 Stunden. Das Alter der Kinder betrug im Median 28 Wochen (von 22 bis 40 Wochen); die Lebensdauer der verstorbenen geborenen Kinder betrug im Median viereinhalb Tage (1 bis 206 Tage). Die Dauer des aktiven Trauerprozesses (definiert als Weinen, Traurigkeit, Sehnsucht nach dem Kind) betrug bei Frauen im Durchschnitt sechs Monate, bei Männern dreieinhalb Monate. »Mütter (54,8 %) gaben signifikant häufiger als Väter (17,6 %) an, dass die Trauer Auswirkungen auf das soziale Umfeld gehabt habe.«[563] Dabei spielte es eine große Rolle, ob sich die Betroffenen subjektiv unterstützt fühlten. Aus anderen Studien ist zu entnehmen, dass auch der gewohnte Alltag beeinträchtigt wird. Kleine Alltagsrituale scheinen sinnlos und werden vernachlässigt: »Schon Kleinigkeiten wie Kochen, Aufstehen und Spazierengehen verlangen dem Körper in dieser Situation unverhältnismäßig viel Energie ab.«[564] Die Bewältigung der sonst harmlosen Herausforderungen des Alltags fällt schwer, insbesondere, wenn Betroffene sich subjektiv nicht unterstützt fühlen.

---

561 Inga Wermuth, Andreas Schulze, Analyse der Bedürfnisse und Trauerreaktionen der Eltern bei Tod ihres neugeborenen Kindes auf einer neonatologischen Intensivstation, in: A. Schulze, A. Strauss, A. Flemmer, S. Herber-Jonat, I. Heer (Hg.), Grenzbereiche 2005, 104–114.

562 Perinatal Grief Scale (PGS), 1988 von Toedter und Lasker entwickelt und validiert. Der Test umfasst 33 Items, die mittels einer fünfstufigen Skala bewertet werden. Der Gesamtscore umfasst Werte auf einer Skala von mind. 33 bis max. 165 Punkten.

563 I. Wermuth, A. Schulze, Vortragsmanuskript 2005, Folie 17.

564 G. Lutz, B. Künzer-Riebel (Hg.), Nur ein Hauch 2002, 33.

Für die Trauerreaktionen zeigten die Eltern, die an der Entscheidung über die Beendigung der intensivmedizinischen Behandlung beteiligt wurden, gering bessere Werte (PGS 58 gegenüber 66 bei Nichtbeteiligung). Befragt, wie sie ihre Beteiligung in der Entscheidungssituation im Nachhinein empfanden, bewerteten 95 % der Eltern (37 von 39) die Beteiligung als angemessen. 35 der Eltern gaben an, dass sie die Beteiligung nicht bedauerten, wobei 17 von 38 Eltern meinten, dass sie sich in der Situation überfordert gefühlt hätten. Das Vorliegen von Schuldgefühlen wegen der Entscheidung zum Abbruch der intensivmedizinischen Maßnahmen verneinten 85 %, während 17 % der Mütter und 6 % der Väter angaben, sich »generell schuldig für den Tod ihres Kindes zu fühlen«[565].

Beim Tod des Kindes waren die Eltern mehrheitlich anwesend (30 von 50). Von den Eltern, die nicht anwesend waren, bedauerten dies 75 % (15 von 20) im Nachhinein. Alle Eltern, die beim Versterben des Kindes Körperkontakt hatten, empfanden dies als hilfreich. Von den 21 Eltern, die in dieser Situation keinen Körperkontakt zu ihrem Kind hatten, bedauerten dies 79 %. Der Gesprächsbedarf in den ersten sechs Monaten nach dem Tod des Kindes war bei Frauen höher (68 % zu 42 %), wobei gerade bei den Vätern der Wunsch nach einem Gesprächspartner in den darauffolgenden Monaten auf 56 % anstieg. Schließlich wurde auch danach gefragt, ob Eltern Erinnerungsstücke an ihr verstorbenes Kind haben (95 %). 79 % dieser Eltern meinten, dass ihnen diese in der Trauerphase geholfen hätten.

Die bereits erwähnte qualitative Interviewstudie von Katharina Rost hat sich mit einer Gruppe von Frauen befasst, die sich für die Fortsetzung der Schwangerschaft entschieden haben, obwohl die vorgeburtlichen Untersuchungen ein Überleben des Kindes bis zur oder nach der Geburt ausgeschlossen haben. Rost, Hebamme und Gesundheitswissenschaftlerin, wollte in Erfahrung bringen, wie Frauen die Diagnosestellung durch PND erleben, zu einer Entscheidung finden, welche Aspekte ihr Erleben beeinflussen und welche Bedürfnisse und Handlungsstrategien sie während des Entscheidungsprozesses und in der Zeit danach entwickeln.[566] Im Zuge der nach der Grounded Theory konzipierten Untersuchung präzisierte Rost ihre Forschungsfragen; stärker wurden Fragen der Identitätskonstruktion als Mutter, Gestaltung der Beziehung und Bindung zum Kind, die Interaktion mit dem Partner und das Erleben der Betreuungssituation fokussiert.[567]

21 Gesprächspartnerinnen (ausschließlich nach Geburt und Tod des Kindes) fand Rost über internetbasierte Selbsthilfegruppen, Hebammen und bei Treffen und Tagungen aus unterschiedlichen Regionen Deutschlands. Es handelt sich um die einzige Untersuchung, die auch das außerklinische Umfeld berücksichtigt. Einschränkend stellt Rost fest, dass die Frauen zu einem hohen Anteil selbst aus sozialen, pädagogischen und medizinischen Berufen kamen, also eine gewisse Verzerrung vorliegen könnte.[568] Rost ging von anfangs problemzen-

---

565 Ebd.
566 Vgl. K. Rost, Wenn ein Kind nicht lebensfähig ist 2015, 20.
567 A. a. O., 94.

trierten, halbstrukturierten Interviews zu offenen, narrativen Interviews über, die zwischen einer und zweieinhalb Stunden dauerten, aufgezeichnet und transkribiert wurden. Aufgrund der Analyse entwickelte Rost ein Phasenmodell des Prozesses zwischen Diagnosemitteilung und Abschied (▶ Abb. 2):

> »Die Diagnose selbst wird von den Frauen als Einschnitt erlebt, der einen Neuausrichtungsprozess nach sich zieht, in den die Entscheidungsfindung eingebettet stattfindet. Dieser Neuausrichtungsprozess lässt sich in Abschnitte unterteilen: keine Passung haben, Informationen suchen, kontextualisieren, stabilisieren. Wenn ein gewisses Ausmaß an Stabilisierung erreicht ist, beginnt die Phase der Gestaltung der verbleibenden Schwangerschaft, die durch die Geburt beendet wird. Die letzte Phase des entwickelten Modells stellt die Phase der Begegnung und dem Abschied vom Kind dar.«[569]

Rost beschreibt die Schwangerschaft insgesamt als einen »unterbrochenen Transitionsprozess«[570], bei dem »Prozessfäden« – Themen, die sich durch den gesamten Verlauf ziehen – bleiben, aber Veränderungen ausgesetzt sind, beispielsweise »Mutter-Werden und Kind-Konzeption«, »Umgang mit Schwangerschaftsritualen«, »Interaktion mit dem Umfeld«, die »Betreuungssituation« und die »Beziehungsgestaltung zum Kind«.

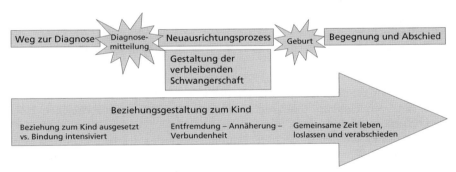

Abb. 2: Phasenmodell der Schwangerschaft als unterbrochener Transitionsprozess (nach K. Rost 2016, S. 90)

Für Seelsorgende ist es hilfreich, sich mit den verschiedenen Phasen mit ihren je eigenen Bedürfnissen aber auch den Veränderungen der »Prozessfäden« vertraut zu machen, um die eigene Interaktion mit der Schwangeren, ihrem Umfeld, den übrigen Betreuenden und schließlich auch dem Kind selbst zu reflektieren. Beispielsweise setzen sich die betroffenen Frauen intensiv mit der Planung der Geburt – als einem erhofft »natürlichen Körpervorgang«[571] auseinander, bei der ein würdevolles Sterben der Kinder leitend ist.

---

568 A. a. O., 326.
569 A. a. O., 328.
570 K. Rost, Dem Kind einen Platz in der Welt geben 2016, 90.
571 K. Rost, Wenn ein Kind nicht lebensfähig ist 2015, 352.

Die Frauen begreifen die Zeit, die sie mit ihrem Kind haben, als eine – wenn auch kurze – Lebenszeit; ihre Strategie ist es, »dem Kind einen Platz in der Welt [zu] schaffen«[572], was auch die Sorge über den Tod mit umfasst. Dabei kommt aus Sicht der betroffenen Mütter Seelsorgerinnen und Seelsorgern eine wichtige Rolle zu.

> »Für viele der Frauen (oder bei manchen Paaren, deren Partner) ist es wichtig, dass ihr Kind noch getauft wird und sie organisieren diese Taufe bereits in der Schwangerschaft, sprechen mit einem Seelsorger bzw. Seelsorgerin, bereiten eine Taufkerze vor etc. Für manche Frauen ist die Taufe von so großer Wichtigkeit, dass, wenn nicht absehbar ist, wie lange das Kind nach der Geburt leben wird, der Vater des Kindes oder die Hebamme eine Nottaufe durchführen wird.«[573]

Rost deutet die Taufe sowohl im Sinne einer Individuation durch Namensgebung als auch im Sinne einer Inklusion durch Einbindung in eine familiäre und religiös definierte Gemeinschaft.

Der Platz in der Welt wird auch durch Zeugenschaft hergestellt: Das Kind soll gesehen und angeschaut werden; es soll auch in der Gemeinschaft und der Familie erinnerbar sein, wobei auch die Räume der Erinnerung wichtig werden. Der Wunsch vieler Frauen und Eltern, ihr Kind auch nach dem Tod zu Hause aufzubahren, gibt den Erinnerungen einen nicht an Klinische Behandlung oder Bestattung gebundenen Ort, der als nicht fremd erfahren wird. Ebenso soll auch die Zeit des Abschieds nicht orientiert sein an klinischen Abläufen oder Bestattungsvorschriften, sondern an eigenen Bedürfnissen, die in Phasen verlaufen.

Zeit und Raum für Abschied, Zeugenschaft, Gemeinschaft und Taufe sind zentrale Themen, auf die Seelsorgende der Untersuchung zufolge stoßen, wenn sie in eine vergleichbare Situation gerufen und in ihrem professionellen Handeln gefordert werden.

Seelsorgende werden in der Regel durch Mitglieder des betreuenden Teams hinzugezogen. Wie die Erfahrungsberichte zeigen, nehmen Hebammen, ärztliche, pflegerische und sozialarbeiterische Mitarbeiterinnen und Mitarbeiter bei Bedarf und auf Wunsch betroffener Eltern die Unterstützung durch Seelsorge in Anspruch. Um zu klären, wie die Professionellen in der Neonatologie diesen Bedarf selbst beschreiben, führte ein Forschungsteam der Neonatologie in Zusammenarbeit mit der Stiftungsprofessur für Spiritual Care der LMU München eine bundesweite Befragung von Mitarbeitenden an 20 Perinatalzentren zum »Einfluss von Religiosität/Spiritualität auf perinatale Behandlungssituationen«[574]

---

572 K. Rost, Dem Kind einen Platz in der Welt geben 2016, 90.
573 Ebd.
574 Die Ergebnisse der gesamten Untersuchung in Deutschland wurden bislang auf Kongressen vorgestellt, etwa 2014 bei der 40. Jahrestagung der Gesellschaft für Neonatologie und Pädiatrische Intensivmedizin in Bonn (Inga Wermuth, Esther Schouten, Andreas Schulze, Der Einfluss von Religiosität/Spiritualität auf perinatale Behandlungssituationen. Eine empirische Untersuchung zu Wertvorstellungen und Überzeugungen des medizinischen Personals an deutschen Perinatalzentren, unveröffentlichtes Vortragsmanuskript 2014). Studienleiter waren neben Andreas Schulze Eckhard Frick und Traugott Roser.

durch. Verwendet wurde eine übersetzte 20-seitige Papierversion oder Online-Version eines validierten und ins Deutsche übersetzten englischsprachigen Fragebogens[575] mit 47 Items. Von 1.998 angefragten Personen sandten 1.555 eine der beiden Versionen zurück (Teilnahmequote 78 %); 1.444 Fragebögen (72 %) wurden komplett ausgefüllt. 19 % der Teilnehmenden waren Hebamme, 42 % Pflegefachkraft, 35 % Ärztin oder Arzt, je 1 % Psychologe/in, Sozialarbeiter/in oder andere. Insgesamt zeigte sich, dass die Mitarbeiter der Perinatalzentren zu 60 % davon ausgehen, dass Spiritualität und Religiosität einen starken Einfluss (stark oder sehr stark) auf die Gesundheit der kleinen Patienten und Patientinnen bzw. deren Familien hat. Weitere 32 % gehen von »etwas« Einfluss aus. Der Einfluss wird von 40 % als positiv bewertet, 56 % sagen, der Einfluss sei sowohl positiv als auch negativ.

Ein Teil der Fragebögen (vier Perinatalzentren, zwei davon Universitätskliniken, eines in katholischer Trägerschaft, eines in Ostdeutschland, drei in Süddeutschland; n=275, bei 78 % response rate) wurde von Esther Schouten im Rahmen einer medizinischen Dissertation ausgewertet und veröffentlicht.[576] Hier bestätigen sich die genannten Ergebnisse und werden ergänzt: Da für eine Erhebung zur Einstellung in den Gesundheitsberufen gegenüber Religiosität und Spiritualität nicht unerheblich ist, welcher Glaubensgemeinschaft die Befragten selbst angehören, ordnete Schouten die Befragten wie folgt zu: 30 % konfessionslos, 47 % römisch-katholisch, 18 % evangelisch, 5 % andere. »10 % der Teilnehmer stuften sich als ›sehr religiös‹ ein, 16 % als ›sehr spirituell‹. 47 % bzw. 46 % gaben an ›mäßig religiös‹ bzw. ›mäßig spirituell‹ zu sein.«[577] 35 % der 275 Teilnehmer gaben an, eine religiöse oder spirituelle Erfahrung gemacht zu haben, die »ihr Leben verändert« habe, ein Drittel davon im direkten Zusammenhang mit der beruflichen Tätigkeit.

96 % der Befragten gehen von einem Einfluss von Religiosität/Spiritualität auf Patienten, bzw. Patientenfamilien aus, der Großteil wertet diesen positiv. Nur die Hälfte der Teilnehmenden fragt die Familien allerdings jemals nach deren Religiosität oder Spiritualität oder diskutiert diese im Zusammenhang mit der medizinischen Behandlung, wobei die Häufigkeit der Thematisierung bei schwierigen oder kritischen Situationen zunimmt. Bestimmte Barrieren scheinen zu bestehen:

> »Zeitmangel, ungenügendes Wissen/ungenügende Ausbildung zu dieser Thematik, ein allgemeines Unbehagen bei Einbeziehung dieser Thematik in Gespräche während einer medizinischen Behandlungssituation sowie die Sorge, ihrem Patienten mit dieser Thematik möglicherweise persönlich zu nahe zu treten.«[578]

---

575 Farr A. Curlin, John D. Lantos, Chad J. Roach, Sarah A. Sellergren, Marshall H. Chin, Religious characteristics of U.S. physicians: a national survey. J Gen Intern Med 2005;20: 629–34.

576 Vgl. Esther Schouten, Viewpoints and motives on religion and spirituality of professionals in perinatal medicine. A survey among midwives, nurses, obstetricians and neonatologists. München 2016 (https://edoc.ub.uni-muenchen.de/19513, Zugriff am 11.08.2016).

577 A. a. O., 10.

578 Ebd.

Ein Ergebnis ist im vorliegenden Zusammenhang noch von Bedeutung, das sich auf den Zusammenhang zwischen bestimmten medizinischen Maßnahmen und religiöser Einstellung bezieht:

> »47 % der Teilnehmer gaben Vorbehalte gegenüber Schwangerschaftsabbruch bei angeborenen Fehlbildungen an. Ärzte und Hebammen hatten statistisch signifikant häufiger solche Vorbehalte als Pflegekräfte. Etwa zwei Drittel dieser Vorbehalte wurden als zumindest teilweise religiös begründet angegeben.«[579]

Den Befragten wurde ergänzend zum ursprünglichen Fragebogen ein Fall vorgelegt, in dem die Mutter eines bei der Geburt verstorbenen Kindes zwei Monate später mit Trauersymptomatik um ein Gespräch bittet. Die Hälfte der Studienteilnehmer würden die Mutter an die Klinikseelsorge überweisen (n=129). Der Grund scheinen gute Erfahrungen zu sein: etwa 90 % (n=246) geben an, sie hätten sehr zufriedenstellende oder zufriedenstellende Erfahrungen mit Klinikseelsorge oder anderen Seelsorgerinnen und Seelsorgern gemacht.

Verhalten, Selbstverständnis und Rolle von Seelsorgerinnen und Seelsorgern hat die ebenfalls oben schon beschriebene qualitative Studie aus Irland beforscht.[580] Interviewtranskriptionen von Gesprächen (Dauer zwischen 28 und 75 Minuten) mit 20 christlichen Seelsorgerinnen und Seelsorgern an Krankenhäusern mit Geburtsklinik wurden mit thematischer Analyse ausgewertet. Einschlusskriterium war Erfahrung im Umgang mit Stillgeburten. Die Forschergruppe setzte sich aus einer beratenden Ärztin, einem Sozialarbeiter und einem Seelsorger zusammen. Sie berichten von der Emotionalität aller Gesprächspartner während der Interviews. Etwa die Hälfte betreut betroffene Familien auch über den Krankenhauskontext hinaus im Rahmen von Trauerbegleitung. Aus den oben bereits erwähnten Ergebnissen ist an dieser Stelle im Blick auf die Rolle der Seelsorgerinnen und Seelsorger noch einmal hinzuweisen, dass Da-Sein und Dabei-Bleiben als wesentliche Funktion beschrieben wird, der – trotz aller eigenen Zweifel – theologische Qualität zukommt, da über die Präsenz der Seelsorgeperson der Beistand und Trost Gottes im Sinne einer Inkarnationstheologie und Kreuzestheologie vermittelt wird. Rituelles und liturgisches Handeln verstärkt dies und erleichtert gleichzeitig den Seelsorgenden, insbesondere den ordinierten Pfarrern, das Handeln: »Chaplains also used ritual and liturgical creativity to demonstrate the presence of God in the midst of pain.«[581] Als problematisch diskutieren die Forscher und Forscherinnen, dass ihre Gesprächspartner trotz einer fundierten mehrstufigen theologischen und pastoralpsychologischen Ausbildung wenig in der Lage waren, auf Theologie und Gesprächstechniken wie spiritual assessment zurückzugreifen, um Handlungssicherheit zu erreichen. Offensichtlich setzen die Seelsorger/Seelsorgerinnen ihre Erfahrung von Zweifel, Fragen, Leere nicht als Ausgangspunkt vertieften theologischen Reflektierens. Kritisch merken Nuzum und Kollegen an:

579 Ebd.
580 D. Nuzum, S. Meaney, K. O'Donoghue, H. Morris, The Spiritual and Theological Issues Raised by Stillbirth for Healthcare Chaplains, in: Journal of Pastoral Care and Counseling 69 (2015), 163–170.
581 A. a. O., 166.

»It is this theological wrestling with suffering and doubt that, we argue, enables chaplains to convey presence, which was the third theme identified in our study. [...] There are many models of theological reflection available to draw the chaplain as reflective practitioner into a sustaining pattern and discipline of reflection in an environment that is theologically and emotionally charged.«[582]

Diesem Impuls soll im nächsten Schritt einer Reflexionskunst für Seelsorgende entsprochen werden.

---

582 A. a. O., 168.

2   Reflexionskunst

Die Wahrnehmung des komplexen und breiten Spektrums der Fragen und Problemstellungen, denen Seelsorge im Umfeld von Schwangerschaftskonflikten, Pränataler Diagnostik, Fehl- und Stillgeburt sowie bei Therapieänderung bei Säuglingen in den ersten Lebenswochen begegnet, stellt an die Reflexionskunst der theologischen Praktikerinnen und Praktiker hohe Anforderungen. Je nach Gesprächspartnerin oder Gesprächspartner und Situationskontext sind unterschiedliche Beiträge und unterschiedliche Kompetenzen der Seelsorgeperson gefragt. Dies kann von der ethischen Beratung der unmittelbar betroffenen Schwangeren und/oder der Beteiligung an den Beratungen einer interdisziplinären Kommission über das aushaltende Begleiten der Betroffenen bis hin zum Angebot ritueller Handlungen reichen. Im Folgenden seien einige der Fragen, die sich je nach Kontext und Situation der Praxis stellen, an die betreffenden theologischen Disziplinen gerichtet.

Die in der Bioethik vor allem im Zusammenhang der Präimplantationsdiagnostik (PID) und der Forschung an embryonalen Stammzellen intensiv diskutierte Frage nach dem Beginn menschlichen Lebens hat sich in den Erfahrungs- und Fallberichten (▶ Kap. B 1) wenig gestellt. Der Personenstatus des Kindes wird vielmehr in relationalen Bezügen dargestellt: In der sinnlichen Wahrnehmung des Kindes im Mutterleib durch die intrauterinen Bewegungen und durch die Sichtbarkeit des Fetus bei der Sonographie, in der Nennung des Kindes bei seinem Namen. Diese Bezüge bleiben erhalten auch im Falle der Stillgeburt oder des Todes kurz nach der Geburt: Das Kind wird betrachtet und berührt und damit wird die Beziehung aktiv gestaltet. Der Zeitpunkt der Menschwerdung oder des Personenstatus des Kindes scheinen in den vorliegenden Entscheidungssituationen für Pränatale Diagnostik, Fortsetzung oder Abbruch der Schwangerschaft oder der Beendigung intensivmedizinischer Maßnahmen keineswegs fraglich zu sein; stattdessen wird der würdevolle Umgang mit der kleinen Person diskutiert, auch im Falle der Tötung. Die beobachtbar zunehmend regelhafte Gestaltung des Umgangs mit einem verstorbenen oder stillgeborenen Kind auf Geburtsstationen und die rituellen Angebote der Seelsorge scheinen die sinnlichen Eindrücke und Beziehungsaspekte zu gestalten: Eine rituelle Namensgebung vollzieht nach, was an Beziehung bereits während der Schwangerschaft entstanden ist, stellt dieses in einen transzendenten Zusammenhang und stabilisiert die Identität der Verstorbenen oder des Verstorbenen für die künftige Gestaltung der Beziehung. Dem gleichen Anliegen gelten die Abläufe auf Station, etwa das automatische Fotografieren des Kindes, das Anfertigen eines Fußabdrucks und die Generierung von Erinnerungsgegenständen. All dies geschieht zum Zweck einer aktuellen und künftigen Würdigung des Gestorbenen als einzigartige kleine Persönlichkeit.

2.1 Biologie, Sozialität und Theologie: Das Verständnis von Schwangerschaft und Geburt in biblischen Texten

Von diesen Beobachtungen und ihrer ersten Deutung ausgehend, wäre es wenig adäquat, biblische Texte allein nach dem Zeitpunkt des Lebensanfangs zu befragen und daraus in normativer Absicht Schlüsse zu ziehen. Dies würde – als eine moderne Fragestellung infolge der aktuellen technischen Entwicklungen und dem dadurch ausgelösten rechtlichen Regelungsbedarf – weder den Texten noch der Situation der Beteiligten entsprechen. Vielmehr ist im Sinne der beschriebenen Wahrnehmung des Praxisfeldes die Frage nach dem würdevollen Umgang mit einem Kind im Prozess seines Werdens bis zum Ende seines Lebens zu stellen. Dabei begegnen Aspekte der Bedrohung und des Lebensschutzes ebenso wie die Reaktionen auf den Verlust eines Kindes.

Zum Standardrepertoire theologischer Beiträge zur Begründung der Schutzwürdigkeit des Embryos gehört der Hinweis auf die biblische Rede von der Gottebenbildlichkeit des Menschen. »Die biblische Vorstellung von der Gottebenbildlichkeit des Menschen begründet die gleiche Würde aller, freilich nicht ihre Gleichartigkeit und ihre Gleichbehandlung.«[583] Dies findet sich durchgängig in kirchlichen Stellungnahmen zu Fragen der Forschung an und genetischen Diagnostik bei Embryonen in unterschiedlichen Entwicklungsphasen. Die Leistungsfähigkeit dieser theologischen Formel besteht unter anderem sicher darin, dass Gottebenbildlichkeit jedem Menschen bedingungslos zugesprochen ist, Säuglingen, Kindern, Gesunden und Kranken, Starken und Schwachen gleichermaßen. Die Funktion dieser Rede in der öffentlichen Diskussion einer weltanschaulich pluralen Gesellschaft kann sich aber nicht in der prophetischen Deklamation erschöpfen. Gerade ihrer Leistungsfähigkeit als Schutzbestimmung wegen bedarf sie einer Plausibilisierung, will sie Gehör und Akzeptanz finden.

Allerdings ist in der Geschichte die theologische Interpretation der imago Dei immer wieder Gegenstand heftiger Kontroversen. Während die einen das »Axiom der Gottebenbildlichkeit [...] als eine Figur legitimer Letztbegründung der Menschenrechte in Anspruch«[584] nehmen, lehnen andere die Inanspruch-

---

583 Dörte Gebhard, Menschenwürde in der Diakonie, in: Michael Schibilsky, Renate Zitt (Hg.), Theologie und Diakonie, Gütersloh 2004, 220.

584 Christian Link, zitiert bei Klaus Tanner, Vom Mysterium des Menschen. Ethische Urteilsbildung im Schnittfeld von Biologie, Rechtswissenschaft und Theologie, in: Reiner Anselm, Ulrich H.J. Körtner (Hg.), Streitfall Biomedizin. Urteilsfindung in christlicher Verantwortung, Göttingen 2003, 135–158, 147.

nahme der Gottebenbildlichkeitsvorstellung zur Begründung der Menschenrechte ab. In seiner Ethik des Alten Testaments weist Eckart Otto darauf hin, dass die Vorstellung von der Gottebenbildlichkeit für die Ausbildung von Ethos und Recht Israels eine untergeordnete Rolle spielt.[585]

Der Alttestamentler Helmut Utzschneider hat darauf aufmerksam gemacht, dass es sich bei der ›Gottebenbildlichkeit‹ keineswegs um eine genuin biblische Lehre handelt, sondern um einen systematisch-theologischen Topos, der sich auf wenige Spitzensätze in biblischen Schriften berufen kann und sich nicht durch die Breite des biblischen Zeugnisses zieht.[586] Utzschneider kritisiert die gegenwärtige Rezeption dieser Spitzensätze in dogmatisch-ethischen Texten, weil sie damit den Eindruck erweckt, das Alte Testament rede vom Beginn des Lebens auf der Ebene theologischer Begründungen und damit mit einem allgemeinen Wahrheitsanspruch. »Die Bibel, das AT zumal, redet vom Lebensbeginn [...] viel konkreter, auf der Ebene der Wahrnehmung und Erfahrung alltäglicher Phänomene wie Zeugung, Schwangerschaft und Geburt.«[587] Utzschneider nimmt die Debatte um den Beginn menschlichen Lebens und Personseins, den Status embryonalen Zellgewebes im frühesten Stadium extra utero (in vitro) zum Anlass einer umfassenderen Untersuchung der Wortfelder ›gebären‹ und ›zeugen‹ in alttestamentlichen Texten. Sein Befund ist erhellend: Zeugung, vorgeburtliche Phase im Mutterleib und Geburt bilden ein begrifflich nicht voneinander zu trennendes Ganzes. Die mitunter begegnenden Begriffe agrarischen Hintergrunds (Samen, säen, Frucht) sind dabei keineswegs metaphorisch gebraucht: »›Frucht‹ des menschlichen Leibes, die menschliche Nachkommenschaft, ist neben den pflanzlichen Früchten und dem tierischen Nachwuchs Teil, ja Inbegriff des göttlichen Segens für das Land und seine Bewohner.«[588] In diesen Sprachfiguren sind Elemente einer basalen Humanbiologie der Menschen des Alten Israel erkennbar, die um die Grundelemente menschlicher Fortpflanzung wusste. Zur Deutung dieser wird wiederum der Rahmen sozialen Lebens bedeutsam. Die Sozialität des Lebens integriert individuelles Lebensrecht und seine Zwecksetzung. Als drittes Element kommt »gewissermaßen eine Biotheologie« dazu, wie sie in Texten wie Ps 139,13–16 und Hiob 10 erkennbar sei. »In der Sicht dieser Gebete ist der Mutterleib jener Ort, an dem aus den stofflichen Substraten des Lebensbeginns das Ich wird, als das die Beter nun sprechen. Dies ist zugleich ein natürlicher und übernatürlicher Vorgang.«[589] Mit dem biologischen Geschehen verbindet sich die Bildung von Individualität, die als »geheimnisvolles, wunderbares Wirken Gottes« verstanden wird. Schon die ältesten biblischen Texte scheuen sich also vor eindeutigen Festschreibungen eines konkreten Zeitpunkts des Beginns individuellen Lebens. Die Verbindung von Biologie, Sozialität und Theologie eröffnet ein Verständnis für die Prozesshaftigkeit des Geschehens, de-

---

585 Vgl. ECKART OTTO, Theologische Ethik des Alten Testaments, Stuttgart 1994.
586 Vgl. zum Folgenden HELMUT UTZSCHNEIDER, Der Beginn des Lebens. Die gegenwärtige Diskussion um die Bioethik und das Alte Testament, in: ZEE 46 (2002), 135–143. K. TANNER, Vom Mysterium 2003, bes. 147–153.
587 H. UTZSCHNEIDER, Beginn des Lebens 2002, 136.
588 A. a. O., 137.
589 A. a. O., 139.

ren Leistung gerade auch darin besteht, mit problematischen Situationen und Gefährdungen während der Schwangerschaft differenziert umzugehen, ohne das Lebensrecht des vorgeburtlichen Lebens anzuzweifeln. Diese mehrdimensional begriffene Prozesshaftigkeit unterscheidet sich fundamental von der Vorstellung einer dem Embryo sukzessiv zukommenden Menschenwürde, die nicht frei vom Verdacht utilitaristischer Motive ist. Als Fazit kritisiert Utzschneider den »Biologismus« mancher kirchlichen Stellungnahmen, die volle Menschwerdung für einen ganz bestimmten Moment wie die Verschmelzung von Samen- und Eizelle zu behaupten, weil zu diesem Zeitpunkt die vollständige genetische Ausstattung des Embryos gegeben sei.[590] Dies führt zu einer eindimensionalen, nämlich ausschließlich biologischen Auseinandersetzung um das, was denn nun ›wirklich‹ beim Verschmelzen zweier Zellen passiert.

Pointierter noch kritisiert die Theologin und Feministin Hanna Strack, dass in weiten Teilen christlicher Theologie die biblischen Texte mit einer »misogynen Grundhaltung« rezipiert wurden und fordert zu einem

> »hermeneutischen Zirkel in der Bibelexegese [auf], indem die Lesenden und Hörenden ihre persönliche Einstellung in den Text legen, und [...] zeitgenössische Bibelwissenschaftlerinnen, die zum Teil selbst geboren haben, einen neuen Blick auf die Bibel richten. Die Bibelstellen zu Gebärmutter, Fruchtbarkeit, Geburt, auch Fehlgeburt und Hebammen werden so durch Neuübersetzungen zahlreicher und aussagekräftiger.«[591]

Theologische Reflexionskunst besteht darin, auf den biblischen Vorstellungskomplex aufmerksam zu machen, dass auch das elementare Geschehen der Verschmelzung von Ei- und Samenzelle auf ein relationales Geschehen verweist, auf einen sozialen Zusammenhang und auf das Geheimnis, dass sich im Wachsen dieses ›Zellhaufens‹ ein einzigartiges Individuum bildet, dem Personsein ohne eigenes Zutun eignet: »Die religiöse Beschreibung der Wirklichkeit mit Hilfe der Gottesvorstellung [...] hat ihren Sinn darin, dass sie diese Ebene [der naturwissenschaftlichen Erfassung der Welt] transzendiert.«[592]

Der Schutz der Würde eines Menschen ist darum nicht an einen eindeutig festlegbaren Zeitpunkt gebunden, sondern unauflöslich an die drei Dimensionen des biologischen Geschehens, seiner sozialen Einbettung und einer theologischen Deutungsbemühung. Die Uneindeutigkeit des Menschenwürdebegriffs ist darum nicht ein Makel, sondern eignet der Vorstellung wesentlich. Freilich geschieht dieser unbedingte Schutz gerade auch im Wissen um seine Gefährdung und Brüchigkeit. Die transzendente Komponente der theologischen Deutung

---

590 Deutlicher noch die Kritik Klaus Tanners: »Durch das Überblenden von vermeintlich eindeutigen biologischen, juristischen und theologischen Aussagen soll der Eindruck erzeugt werden, als sei nur eine Position, nämlich die eigene, wahr und ethisch richtig« (K. TANNER, Vom Mysterium 2003, 139).

591 HANNA STRACK, »Aus mütterlichem Schoße wird das ganze Menschengeschlecht geboren«. Grundgedanken einer neuen Theologie der Geburt, in: Spiritual Care 5 (2016), 73–79, 76. Als Beispiel führt Strack an: »So wird zum Beispiel rachamim, ein Pluraletantum von rächäm = Gebärmutter, übersetzt mit eleos = Erbarmen und im Deutschen mit Barmherzigkeit. Es müsste heißen ›Mutterschößigkeit‹. Die körperliche Dimension geht durch die Übersetzung verloren« (77).

592 K. TANNER, Vom Mysterium 2003, 151.

verweist darauf, dass auch bei einer in allen Stadien beobachtbaren Entwicklung menschlichen Lebens die Entwicklung einer Person im philosophischen und theologischen Sinne des Wortes unhintergehbar ist.

Die soziale sowie die theologische Komponente im Verständnis von Schwangerschaft erhalten eine besonders eindrückliche, leider bislang für die Thematik wenig fruchtbar gemachte neutestamentliche Akzentuierung in den lukanischen Geburtsgeschichten Jesu. Die Perikope Lk 1,39–56 erzählt von der Begegnung Marias und Elisabeths während ihrer Schwangerschaft: Elisabeth begrüßt Maria mit dem lauten Ruf: »Gepriesen bist du unter den Frauen und gepriesen ist die Frucht deines Leibes«, die mit dem Magnificat antwortet. Die Erzählung enthält eine aufschlussreiche Doppelung der Begrüßung durch »das Kind in ihrem [Elisabeths] Leibe«: Maria »kam in das Haus des Zacharias und begrüßte Elisabeth. Und es begab sich, als Elisabeth den Gruß Marias hörte, hüpfte das Kind in ihrem Leibe. Und Elisabeth wurde vom Heiligen Geist erfüllt und rief laut und sprach: »Gepriesen bist du unter den Frauen, und gepriesen ist die Frucht deines Leibes! Und wie geschieht mir das, dass die Mutter meines Herrn zu mir kommt? Denn siehe, als ich die Stimme deines Grußes hörte, hüpfte das Kind vor Freude in meinem Leibe« (Lk 1,40–44). Die Reaktion des durch die vorausgegangenen Perikopen als Täufer Johannes identifizierten Kindes auf die schwangere Maria macht sich körperlich bemerkbar, was Lukas nicht nur dem informierten Leser mitteilt, sondern was auch innerhalb des erzählten Geschehens durch Elisabeth verbalisiert wird. Was der Exeget Francois Bovon in seinem Kommentar als »schwerfällig« bezeichnet, erhält hier durch den mehrfachen Subjektwechsel und die Verdoppelung von Informationen eine eigene Dynamik. Bovon attestiert dem ›Hüpfen‹ des Kindes im Mutterleib »Zeichencharakter«: »Gott bedient sich nicht nur der Worte, sondern auch der Sprache des Körpers.«[593] Der Begriff ›hüpfen‹ »bezeichnet zuerst das ungelenke Springen und die Bewegungsfreude der Jungtiere.«[594] Bei Lukas wird damit sowohl die natürliche intrauterine Bewegung des Kindes als auch die »eschatologische Freude über die Erscheinung des Christus« beschrieben, was durch die Verbalisierung des Jubels aus dem Mund der Mutter eindeutig erkennbar wird. Der lukanische Hinweis auf die Kindsbewegung ist durch die dreifache Deutungsperspektive markant, die zunächst in der biologischen Perspektive der spürbaren körperlichen Existenz des Fetus besteht, dann durch soziale Bezüge als Reaktion auf den auch für das Kind sinnlich wahrnehmbaren Gruß der Maria gedeutet wird und schließlich durch den Evangelisten theologisch als eschatologischer Jubel des Propheten über den kommenden Messias transzendiert wird. Die biblische Erzählung eröffnet damit einen mehrdimensionalen Verstehenshorizont, der dem Kind gerade durch seine sozialen und religiösen Bezüge eine unverwechselbare Identität zuerkennt, es bereits während der Schwangerschaft als aktiv Handelnden (Jubelnden!) beschreibt und die Biographie des Kindes als Prophet in die Schwangerschaft rückspiegelt. Die aus den Erfahrungsberichten bekannten Aspekte der einmaligen Identität des Kindes, der Be-

---

593 FRANCOIS BOVON, Das Evangelium nach Lukas Bd. 1, Zürich 1989 (EKK III/1), 85.
594 F. BOVON, Lukas 85, Fn. 33.

ziehungsaufnahme zum Kind und der Offenheit des Kindes auf eine individuelle Zukunft hin finden sich hier in eindrucksvoller Weise positiv gewertet wieder.

Knapp soll auf weitere Aspekte von Schwangerschaft und der Bedrohung des Lebens eines Kindes bzw. dem Tod eines Kindes eingegangen werden, die in biblischen Texten begegnen und die mit den geschilderten Situationen von Schwangerschaft, Geburt und perinatalem Sterben einen Resonanzraum bilden.

Die Mitglieder von Behandlungsteams der Geburtshilfe sowie freie Hebammen schildern ihre Erfahrungen unter Rückgriff auf spirituelle, religiöse und bisweilen explizit kirchliche Sprache. Hanna Strack macht aufmerksam, dass auch in Texten des Alten und Neuen Testaments Gotteserfahrungen und -vorstellungen in Bildern aus Schwangerschaft, Gebären und Mutterschaft gefasst sind:

> »›Ich habe geschwiegen seit ewig, soll ich weiter still sein, mich zurückhalten? Wie eine Gebärende will ich stöhnen, hecheln und dabei nach Luft schnappen.‹ (Jes 42,14). Vers 13 beschreibt Gott als Kämpfer im Krieg. ›Bevor die Berge geboren wurden und du unter Wehen Erde und Erdkreis geboren hast – durch alle Zeiten bist du, Gott.[‹ (Ps 90,2)] Gott sorgt wie eine Mutter für Israel: [›]Und wer hat mit Toren das Meer verschlossen, als es hervorbrechend aus dem Schoß trat, als ich ihm Gewölk zum Kleid machte und Wolkendunkel ihm zur Windel?‹ (Hiob 38,9). ›Doch ich, ich habe Efraim laufen gelehrt, nahm sie auf meine Arme‹ (Hos 11,3). Bibeltexte wurden in der theologischen Lehre und kirchlichen Verkündigung nicht rezipiert, sofern ihnen die Verbindung Gott-Frau-Körper zugrunde liegt.«[595] Ps 22,10 beschreibt Gott als Hebamme: »Du hast mich aus meiner Mutter Leibe gezogen; du ließest mich geborgen sein an der Brust meiner Mutter.«

Entsprechend kommen im Israel alttestamentlicher Zeit wie im Alten Orient insgesamt Empfängnis, Fruchtbarkeit und Geburt hohe Achtung zu und gelten als Zeichen göttlicher Präsenz und Segens.[596] Geburtsvorbereitung und Geburtsvorgang fanden in Räumen statt, die Männern unzugänglich waren, mit der Konsequenz, dass Geburtsriten männlicher und damit auch priesterlicher Gestaltung und Beschreibung entzogen waren. Wahrscheinlich vollzogen Hebammen während der Geburt religiöse Rituale, wie aus Texten der Umwelt des AT geschlossen werden kann.[597] Der Zeitraum nach der Geburt war ein liminaler Zustand sowohl für das Kind als auch für die Mutter. Sie galten für die Dauer von sieben (männliches) bis 14 Tagen (weibliches Kind) als unrein, nicht wegen der Blutungen während der Geburt, sondern weil sie während des Geburtsprozesses Gott selbst nahe gekommen waren. In dieser Zeit konnte die Frau in geschützter (und wohl rituell gestalteter) Atmosphäre zum Kind eine

595 H. STRACK, »Aus mütterlichem Schoße ...« 2016, 77. Weitere »biblische Lesefrüchte« finden sich in EVANGELISCHE FRAUEN IN BADEN (Hg.), Segensreich schwanger 2014, 8–12.
596 Vgl. zum Folgenden RÜDIGER SCHMITT, Rites of Family and Household Religion, in: RAINER ALBERTZ, RÜDIGER SCHMITT (Hg.), Family and Household Religion in Ancient Israel and the Levant, Winona Lake, In (USA) 2012, 387–428. Vgl. auch TRAUGOTT ROSER, Taufe in poimenischer Perspektive, in: FRANZISKA BEETSCHEN, CHRISTIAN GRETHLEIN, FRITZ LIENHARD (Hg.), Taufpraxis heute in unterschiedlicher Perspektive, Leipzig 2017, 209–241.
597 Vgl. R. SCHMITT, Rites 2012.

enge Bindung aufbauen und sich von den Mühen der Geburt erholen. Erst nach dieser Phase erhielt das Neugeborene seinen Namen im Umfeld eines familienreligiösen Ritus, der im Falle eines männlichen Neugeborenen mit der Beschneidung verbunden wurde (Gen 17,12; 21,4). Die Phase zwischen Geburt und Namensgebung war besonders gefährdet und wurde verbunden mit Abwehrriten gegen Dämonen. Der gesamte Prozess von Schwangerschaft und Geburt scheint als eine Phase der besonderen Nähe und Zuwendung Gottes zum einzelnen Kind verstanden worden zu sein.[598] Auffallend ist an den Berichten unter anderem auch, dass Zeit und Ort/Raum eine besondere Rolle spielen und als spirituell bedeutsam von den Abläufen der Alltagswelt abgegrenzt werden.

In den Erfahrungsberichten Betroffener und ihrer Wiedergabe im Bericht der Seelsorgerin Claudia Sommerauer bezieht sich die Klage von Eltern über den Tod des Kindes als Anklage auch auf die Gottesvorstellung. Dies spiegelt sich auf beeindruckende Weise in den alttestamentlichen Wundererzählungen von der Erweckung toter Kinder bei 1 Kön 17,17–24 (Elia) und 2 Kön 4,8–37 (Elisa) wider. Die Elia- und Elisatraditionen, die aus einer Zeit stammen, in der die Vorstellung der Auferstehung im Judentum noch nicht entwickelt war, berichten in erkennbarer Abhängigkeit voneinander, wie der Sohn einer Witwe ernstlich erkrankt und schließlich stirbt. Die Witwen wenden sich anklagend an die Propheten, die im Text als Gottesmänner betitelt werden; Elia, der sich im Haus der Witwe aufhält, sieht sich massiven Vorwürfen ausgesetzt. Die Witwe kündigt mit einer Abwehr- und Distanzierungsformel (»Was habe ich mit dir zu schaffen« 1 Kön 17,18) die Beziehung zum Gottesmann auf und bringt den Tod ihres Kindes in Zusammenhang mit dem Schuld aufdeckenden und Tod bringenden Wirken Elias: »Im Empfinden der Frau wurde ihr das Kind von Gott zur Strafe für bislang verborgene, nun aber durch den Propheten an den Tag gebrachte Verfehlungen genommen.«[599] Dieser Zusammenhang wird auf Gott selbst ausgeweitet: »Da Gott selbst letztlich für den Tod des Knaben verantwortlich ist, muss ihm das Leben des Kindes abgetrotzt werden. Auf die Anklagen der Frau hin wendet sich Elia in stellvertretender Fürbitte an Jahwe, der das Gebet erhört und die Wende zur Rettung einleitet.«[600] Das Verhalten der Mutter gegenüber dem Propheten Elisa ist etwas anders. Sie weigert sich, den Tod des Sohnes hinzunehmen, und sieht den Propheten in der Verantwortung, ihr Kind in das Leben zurückzuholen. Den Geschichten kommt »keinerlei es-

598 Vgl. SUSAN ACKERMAN, Women's Rites of Passage in Ancient Israel. Three Case Studies (Birth, Coming of Age, and Death), in: RAINER ALBERTZ, BETH A. NAKHAI, SAUL M. OLYAN, RÜDIGER SCHMITT (Hg.) Family and Household Religion. Toward a Synthesis of Old Testament Studies, Archaeology, Epigraphy, and Cultural Studies, Winona Lake, In (USA) 2014, 1–32, 6f. Susan Ackerman deutet die Phase der Unreinheit als liminale Phase im Sinne Victor Turners. Das Kind befindet sich nach der Trennung vom Mutterleib in einer Übergangsphase, wartend auf den post-liminalen Zustand im Leben, zugehörig zu Familie, Stamm, Dorfgemeinschaft etc. Solange dieser neue Status nicht im Vollzug von Ritualen erreicht ist, befindet sich das Kind in einem ›betwixt and between‹.
599 BERND KOLLMANN, Totenerweckungen in der Bibel – Ausdruck von Protest und Zeichen der Hoffnung, in: JBTh 19 (2004), 121–141, 125.
600 A. a. O., 125.

chatologische Qualität« zu, doch wird hier die Durchbrechung des Todesreiches zumindest ansatzweise erkennbar.

Eine Sonderstellung kommt der Geschichte vom Tod des ersten Kindes Batsebas und Davids zu. »Das Kind ist unerwartete Frucht seiner Beziehung mit Batseba, die ganze Geschichte ist verworren und voller böser Intrigen – aber das ändert nichts an den Emotionen der Eltern. Von den Gefühlen der Mutter allerdings erfährt die Leserschaft wenig«[601], mit Ausnahme des Hinweises, dass Batseba mehrfach trauert und geschädigt wird. Der biblischen Erzählung in 2. Samuel 11 und 12 zufolge zieht Gott David zur Rechenschaft und lässt das Kind nach einer heftigen Krankheitsphase perinatal sterben. Von der Mutter wird zunächst nichts erzählt; David, der Vater, verbringt die Tage der gesundheitlichen Krise bis zum Tod mit Beten und Fasten, Weinen und Selbstkasteiung. Als das Kind gestorben ist, wäscht und pflegt David sich, zieht frische Kleidung an, geht in den Tempel und nimmt Nahrung zu sich, mit der Begründung: »Nun es [das Kind] aber tot ist, was soll ich fasten? Kann ich es wieder zurückholen? Ich werde wohl zu ihm fahren; es kommt aber nicht zu mir zurück« (2. Sam 12, 23). Angesehene Kommentare haben das in androzentrischer (also auf Maskulinität gerichtete) Weise als »Willensstärke in der Überwindung unnötigen Schmerzes« oder »Beweis gesunden Menschenverstandes und männlicher Haltung« gewertet[602], es lässt sich aber eher als eine Art von Coping verstehen. Als ein Bestandteil der Trauer wird auch erwähnt, dass David seine Frau Batseba tröstet, indem er zu ihr geht (statt sie wie beim vorherigen Mal holen zu lassen) und erneut mit ihr schläft. »Natürlich sehen die von Männern verfassten Kommentare – und wahrscheinlich auch die männlichen biblischen Erzähler – darin den nahtlosen Übergang zur Zeugung eines neuen Kindes, das als Thronfolger Salomo«[603] die Nachfolge Davids antreten wird. Die Geschichte verweist aber auch darauf, dass perinataler Tod Mutter und Vater unterschiedlich trifft und ihre Partnerschaft auch im Blick auf Sexualität und weitere Schwangerschaften verändert. Dass zudem der Tod des Kindes mit der Vorstellung von Schuld verbunden ist, verwundert nicht, wohl aber, dass diese Schuld dem Mann zugewiesen wird. Nicht zuletzt ist spannend, dass der biblische Text davon ausgeht, dass das Kind dorthin geht, wohin die Toten versammelt werden, und damit in den zentralen Sozialbeziehungen des Lebens einen Platz findet.

Für die Reflexion von Wahrnehmungen gelebten Glaubens in der Gegenwart ist von Belang, dass die Verhaltensweisen und Sinnzusammenhänge der alttestamentlichen Erzählungen in einem beeindruckenden Resonanzverhältnis zu den heutigen Erfahrungsberichten stehen. Die Reaktion auf den Verlust des Kindes besteht in Distanzierungsverhalten und in radikaler Kritik an Gott als Urheber des Schicksals oder als Anlass radikaler Formen von Trauer. Zudem ist auffällig, dass die Geschehnisse bei der einen betroffenen Mutter wie beim Vater

601 Traugott Roser, Sexualität in Zeiten der Trauer. Wenn die Sehnsucht bleibt, Göttingen 2014, 64.
602 Vgl. Hans W. Hertzberg, Die Samuelbücher, Göttingen 1956, 254.
603 T. Roser, Sexualität 2014, 65.

Schuldbewusstsein im Sinne des – protestantisch formuliert – »erschrockenen Gewissens« auslösen, auf das sie mit Aggression oder Buße reagieren, während die andere Mutter sich durch den Gottesmann gekränkt zeigt. Der Seelsorgetheoretiker Klaus Winkler hat bei seinen Überlegungen zur »ethischen Struktur der Seelsorge« auf die wahrnehmbaren Differenzen zwischen einem traditionellen ›erschrockenen Gewissen‹ und dem in der Gegenwart zunehmend häufiger begegnenden ›gekränkten Gewissen‹ hingewiesen. Die alttestamentlichen Erzählungen können bei aller Nähe zueinander der heutigen Praktikerin oder dem heutigen Praktiker gerade auch die Unterschiede in den Reaktionen nahe bringen:

> »Es geht damit um Mischformen, die der jeweiligen Individualität des einzelnen zuzuordnen sind. Deshalb ist im Rahmen konkreter seelsorgerlicher Arbeit in jedem Einzelfall die *persönlichkeitsspezifische Gewissensstruktur* zu erschließen. Der entsprechende Bezug auf eine persönlichkeitsbezogene Gewissensbildung und Gewissensspannung ist vor allem dann zu wahren und in der Praxis zu ›ent-decken‹, wenn es bei einer seelsorgerlich eingeleiteten und begleiteten Auseinandersetzung im Konfliktfall um die Fragen nach dem jeweiligen Gottes- und Menschenbild sowie nach dem Erleben von Angst, Schuld und Vergebung geht. Unter den genannten Voraussetzungen und Bedingungen besonders ›gewissenhaft‹ zu *hören*, daraufhin aber auch ebenso verstehend wie gezielt ›ins Gewissen zu *reden*‹, muß dort unverzichtbar erscheinen, wo es tatsächlich hier und jetzt zur Freisetzung eines christlichen Verhaltens zur Lebensbewältigung kommen soll.«[604]

Die neutestamentlichen Erzählungen von Totenerweckungen[605] durch Jesus greifen manche Motive der alttestamentlichen Erzählungen auf, geben allerdings auch hellenistische Einflüsse zu erkennen. Sowohl in der Geschichte der Erweckung der Tochter des Jairus (Mk 5,22–24, 35–43) als auch in der Erweckung des Jünglings von Nain (Lk 7,11–17, lukanisches Sondergut) sind die Verhaltensweisen des Vaters bzw. der Mutter deutlich zurückgenommener. Jairus wird als vorbildlich glaubende Figur gezeichnet, die sich trotz aller Ratschläge der die Todesnachricht überbringenden Boten nicht in den Tod der Tochter fügen will und weiter auf Jesu Handeln hofft.[606] Die Mutter in der lukanischen Erzählung bleibt »passive Empfängerin des Wunders«, die nicht einmal um das Wunder gebeten hatte. In beiden Erzählungen liegt der Akzent auf christologischen und eschatologischen Motiven: Bei Markus zeigt sich die »dauerhaft den Tod überwindende Macht« des »auferstandenen und erhöhten Herrn«; bei Lukas kommt der Totenerweckung »eschatologische Qualität« zu: Sie wird »als Erfüllung prophetischer Verheißungen und Ausdruck des endzeitlichen Handelns Gottes verstanden«[607]. Die neutestamentlichen Erzählungen sind für die heutige Praxis insofern erhellend, als der Trost spendende Glaube an eine Auferstehung auch von Kindern – ausgehend von einer wörtlichen Re-

---

604 K. Winkler, Seelsorge 1997, 288 (Hervorhebungen im Original). Vgl. zum Ganzen auch A. Morgenstern, Gestorben ohne gelebt zu haben 2005,148–151.
605 Vgl. zum Folgenden B. Kollmann, Totenerweckungen 2004, 130–137.
606 Vgl. David Rhoads, Donald Michie, Mark as Story. An Introduction to the Narrative of a Gospel, Philadelphia 1988[7], 129–136.
607 B. Kollmann, Totenerweckungen 2004, 132, 135.

zeption von Mk 10,13–16 – seine Rückbindung an die Jesusüberlieferungen der synoptischen Evangelien findet.

Die Erfahrungsberichte stellen an die Reflexionskunst eine besondere Herausforderung. Der Wunsch mancher Eltern nach einer Taufe ihres von baldigem Tod bedrohten Kindes und selbst des stillgeborenen oder verstorbenen Kindes sowie die Bedeutung der kirchlichen Bestattung für den Trauerprozess und die Transformation der Eltern-Kind-Beziehung werfen die Frage nach einem christlichen Verständnis der Rituale, sowohl der Taufe als auch der Bestattung, auf. Diese Fragen finden sich – freilich nicht in der Zuspitzung auf das Umfeld von Schwangerschaft und Geburt – in einer eingehenden Studie des Neutestamentlers Christian Strecker über das paulinische Todes- und Taufverständnis aufgegriffen.[608]

Strecker skizziert zunächst in groben Strichen das antike Verständnis des ›prozessualen Todes‹ und seiner Gestaltung durch eine gestufte Abfolge von Bestattungsriten:

»Der Tod wurde [...] im griechisch-römischen Umfeld als komplexes, mehrstufiges Transformationsgeschehen gesehen, in dessen Verlauf die Statustransformation des Verstorbenen zum Ahn mit einer rituell geregelten Rekonstituierung des durch den personalen Verlust beschädigten sozialen Beziehungsgeflechts einherging, wobei im Übrigen auch hier – wie im jüdischen Bereich – dem Aspekt der Reinigung großes Gewicht zufiel.«[609]

Der als Prozess verstandene Tod kontrastiert deutlich die in der heutigen westlichen Kultur gebräuchliche Vorstellung des Todes als punktuelles Ereignis, das mit eindeutigen medizinisch erhobenen Kriterien festzustellen und zu definieren ist. Vor diesem Hintergrund sind die paulinischen Texte zu lesen, insbesondere das für das paulinische Taufverständnis zentrale sechste Kapitel des Römerbriefes, in denen die Verbindung der Tauf- mit der Todesthematik für heutige Ohren verwunderlich klingen mag:

»*Wisst ihr nicht, dass alle, die wir auf Christus Jesus getauft sind, die sind in seinen Tod getauft? So sind wir ja mit ihm begraben durch die Taufe in den Tod, damit, wie Christus auferweckt ist von den Toten durch die Herrlichkeit des Vaters, auch wir in einem neuen Leben wandeln*« (Röm 6,3f.).

Strecker stellt zunächst sechs Bedeutungsebenen von Tod und Sterben im paulinischen Schrifttum vor, die zeigen,

»dass Paulus ganz offenkundig keine trennscharfe Linie zwischen Tod und Leben zieht. Die beiden Bereiche überlagern sich vielmehr auf mannigfaltige und zugleich äußerst spannende Weise, sodass der Apostel sowohl von einem Tod im Leben sprechen kann wie auch von einem Leben wider den Tod, das gleichwohl dem Tod als ›letzten Feind‹ noch ausgeliefert ist, und schließlich von einem ewigen Leben der Verstorbenen jenseits des Todes, wobei die inhaltliche Füllung und Bewertung dessen, was jeweils unter ›Tod‹ zu verstehen ist, [...] variiert«[610].

---

608 Christian Strecker, Auf den Tod getauft – ein Leben im Übergang. Erläuterungen zur lebenstransformierenden Kraft des Todes bei Paulus im Kontext antiker Thanatologien und Thanatopolitiken, in: JBTh 19 (2004), 259–295.
609 A. a. O., 265.
610 A. a. O., 274.

Die in Röm 6 vorgestellte Taufe auf den Tod ist nach Strecker so zu verstehen, dass Paulus sich und die Gemeindeglieder

> »offenbar in eine heilsdynamische Bewegung hineingestellt sieht, in welcher die einzelnen Christusgläubigen zwar einerseits bereits jetzt der konkreten Herrschaft des Todes abgestorben sind, andererseits aber dem Tod noch immer zumindest insoweit unterliegen, als die endgültige eschatologische Überwindung der Todesmacht noch aussteht«[611].

Die Taufe verortet die Gläubigen in einer »Schwellenphase eines umfassenden Transformationsprozesses. [...] Die Taufe eröffnet und markiert bei Paulus ein Leben im Übergang«[612]. In Anlehnung an Arnold van Genneps Forschungen zu den Übergangsriten und Viktor W. Turners Ritualtheorie deutet Strecker den durch die Taufe markierten Schwellenzustand als einen »permanent liminalen Raum« und die Getauften »generell als liminale Personen [...], die den weltlichen Lebensmustern und Strukturen prinzipiell enthoben sind«[613], weil sie sich »in einem beständigen Vollzug des Verwachsens mit der Gleichgestalt des Todes Christi« befinden. Dies geht einerseits mit der Erfahrung von Leid einher als andererseits auch mit der »Dynamis des Lebens und der Auferstehung«[614], gehalten durch einen fundamental relationalen Aspekt, »jene Begegnung mit bzw. Teilhabe am Transzendenten, die für die rituelle Liminalität durchaus typisch ist und die man auch als *vertikale Communitas* bezeichnen kann«[615] und die die horizontale Gemeinschaft der Christusgläubigen bedingt.

Durch die Taufe und die Integration in den liminalen Raum geschieht eine Transformation, die sich als Relativierung der Alltagswelt, des Irdischen beschreiben ließe. Die Teilhabe an der Welt und die Teilnahme an Alltagsvollzügen verändert sich; durch die Taufe sind die Gläubigen von der ›Welt der Sünde‹ separiert, müssen dies jedoch in ihrer Lebensführung immer wieder neu bewähren, bedingt durch die permanente Schwellensituation. Der Taufe kommt damit performative Wirkung zu.

> »Die Taufe auf den Tod Christi besitzt eine deutlich lebensverändernde und -gestaltende Kraft, sie führt neu ins Leben ein, freilich in ein Leben im Übergang, in ein Leben, das jenseits jeglichen offenen Widerstands nicht länger in den geläufigen Lebens-, Denk- und Herrschaftsmustern des Hier und Jetzt aufgeht, in ein Leben, das, eingespannt zwischen dem rituellen Initiationstod und der kommenden Auferstehung, eine permanent liminale Existenz konstituiert.«[616]

Für das paulinische Taufverständnis ist auch der Rekurs auf die in Korinth praktizierte ›Vikariatstaufe‹ bedeutsam (vgl. 1 Kor 15,29):

---

611 A. a. O., 274.
612 A. a. O., 275.
613 A. a. O., 280.
614 A. a. O., 282. Dies begegnet auch Hosea 6,1–2: »Kommt, wir wollen wieder zum Herrn; denn er hat uns zerrissen, er wird uns auch heilen, er hat uns geschlagen, er wird uns auch verbinden. Er macht uns lebendig nach zwei Tagen, er wird uns am dritten Tage aufrichten, daß wir vor ihm leben werden.«
615 A. a. O., 283. Hervorhebung im Original.
616 A. a. O., 295.

»Man lässt sich dort stellvertretend ›für die Toten‹ taufen. Vermutlich handelt es sich bei diesen Toten um Verwandte oder Freunde, die mit dem christl[ichen] Glauben sympathisierten, aber durch vorzeitigen Tod am vollständigen Übertritt gehindert wurden. Daß für sie eine sog. Vikariatstaufe vollzogen wird – was Paulus als legitimen christl[ichen] Brauch akzeptiert –, läßt auf ein starkes Bewusstsein von der Heilsnotwendigkeit der T[aufe] schließen.«[617]

Diese Stelle steht im argumentativen Zusammenhang des Glaubens an die Auferstehung; es geht also nicht um die Taufe per se, sondern um den Zusammenhang von Auferstehung und Glaube. Nicht ein magisches Verständnis der Taufe ist damit intendiert, sondern die Sinnhaftigkeit der Taufe ist durch die Auferweckung Christi von den Toten erst gegeben.[618] Die Taufhandlung macht also nur Sinn, wenn sie im Zusammenhang mit dem Auferstehungsglauben gesehen wird, der die Nachfolge der Getauften in die Auferstehung bedenkt. Zu der oben beschriebenen Praxis der Taufe stillgeborener Kinder kann diese Stelle also nicht unmittelbar herangezogen werden, weil ja nicht die Toten selbst getauft werden, wie es später von als häretisch bezeichneten Gruppierungen wie den Montanisten berichtet wird und durch das Konzil von Karthago verboten wurde.[619] Von mittelbarer Bedeutung ist jedoch, dass hier angesichts des bereits geschehenen Todes eines Menschen die Taufe als eine Vergewisserung der Teilhabe an der Auferstehung Christi verstanden wird – ein Anliegen, das bei christlichen Eltern verstorbener Kinder immer wieder begegnet und in seiner Ernsthaftigkeit zu würdigen ist.

Die ausführliche Darstellung der Untersuchung des paulinischen Taufverständnisses ermöglicht der Diskussion über die Frage nach der Taufe vom Tod bedrohter oder bereits verstorbener Neugeborener lohnende Horizonte, ohne automatisch zu einer Lösung der offenen Fragen zu führen. Von großer Bedeutung ist der Hinweis, dass ein punktuelles Verständnis des Todes dem komplexen Todesverständnis bei Paulus ebenso wenig entspricht wie die Frage nach dem Beginn menschlichen Lebens dem alttestamentlichen Verständnis von Schwangerschaft, Geburt und Leibesfrucht. Die rituelle Begleitung des Sterbens und des Todes eines Kindes ist als ein prozesshaftes Begleiten zu verstehen, bei dem der Taufe einzigartige und durch kein anderes Ritual zu ersetzende Bedeutung zukommt, weil sie die Aufnahme sowohl in einen als anhaltende Schwellensituation verstandenen Zustand bedeutet als auch in eine doppelt verfasste Gemeinschaft: die vertikale Gemeinschaft mit Christus und die horizontale Gemeinschaft der Gläubigen. Angesichts dieser Beobachtungen bei Paulus ist im Blick auf die rituelle Praxis der Seelsorge in zwei Richtungen weiter zu fragen: Schließt das Überschreiten des physisch feststellbaren Todeszeitpunkts ein Kind von der rituellen Aufnahme in diese Gemeinschaft aus? Wird nicht, wie Dietrich Bonhoeffer festhielt, durch den christologischen Sinn der Taufe ihr Vollzug vom Empfänger und von ihm zu gewährleistenden Bedingungen unabhängig ge-

617 FRIEDRICH AVEMARIE, Art. »Taufe II. Neues Testament«, RGG⁴ Bd. 8 (2005), Sp. 52–59, 55.
618 Vgl. WOLFGANG SCHRAGE, Der Erste Brief an die Korinther, Bd. 4 (EKK VII/4), Düsseldorf/Neukirchen-Vluyn 2001, 232–240.
619 Vgl. W. SCHRAGE, EKK VII/4 2001, 235, Fn. 1139.

macht: »Warum sollte aus solcher Auffassung der Taufe nicht auch ein derartiger Brauch als extremer, von der Kirche zwar nicht akzeptierter, Ausdruck der Kraft des Sakraments entstehen können?«[620]

Das in der Gegenwart und insbesondere im klinischen Kontext leitende Verständnis von Leben und Tod ist biologistisch und an medizinisch-naturwissenschaftlichen Vitalmarkern orientiert. Es lässt interpersonale und transzendente Prozesse und Bezüge außer Acht, insbesondere ein theologisches Verständnis von Leben und Sterben. Das komplexere, relational verstandene und spirituell aufgeladene biblische Verständnis von Schwangerschaft und Gebären, aber auch des Sterbens stellt dieses infrage und findet deutliche Resonanz gerade auch in den Erfahrungsberichten der im Gesundheitswesen Tätigen. Die Schilderung der Geburt als ein ›Kairos‹ macht außerdem darauf aufmerksam, dass im klinischen Kontext unterschiedliche Zeiterfahrungen gleichzeitig möglich und nötig sind, lineare, maschinell messbare, zyklische und andersartige, punktuell sich ereignende Zeiterfahrungen wie die Kairos-Zeit.[621] Klinikseelsorgerinnen und -seelsorger verkörpern diese andere Erfahrung von Zeit und Raum, wie dies auch – in offensichtlich menschheitsalter Tradition Hebammen ebenfalls tun, beide mit rituellen Handlungen, sogar beide mit Bezug auf sakramentales Handeln.[622] Die Transformationsprozesse und die performative Wirkung einer Taufe stillgeborener oder perinatal verstorbener Kinder wirken sich möglicherweise auf das Welt- und Lebensverständnis und die Lebenspraxis der betroffenen Eltern aus. Dem entspricht die Wahrnehmung der empirischen Untersuchungen, die ein verändertes Sozialverhalten bei Eltern verstorbener Kinder beschreiben. Das Angebot christlicher Riten, insbesondere ein stärker hervorgehobenes Verständnis der sozialen Bedeutsamkeit der Taufe und der Abschiedsriten, kann hier orientierende Kraft entfalten, die über die familiäre Gemeinschaft hinaus wirksam wird sowohl für den sozialen Ort des Krankenhauses als auch die Sozialgemeinschaft der Kirchen.

2.2 Historisches: Perinatale Taufhandlungen und das Verständnis geburtlichen Lebens

Unter den vielen möglichen und lohnenden historischen Aspekten zum Praxisfeld sei für den vorliegenden Rahmen der Fokus auf den rituellen Umgang mit Stillgeburten in der Geschichte, insbesondere im Blick auf die Frage der kirchli-

---

620 DIETRICH BONHOEFFER, Schriften, Bd. 3, 437f. Zitiert bei W. SCHRAGE, EKK VII/4 2001, 253.
621 Vgl. S. CROWTHER, E. SMYTHE, D. SPENCE, Kairos time 2015.
622 Vgl. im Blick auf die Seelsorge: D. NUZUM ET. AL., The Spiritual and Theological Issues 2015; im Blick auf Hebammen: H. STRACK, »Aus mütterlichem Schoße ...« 2016.

chen Bestattung und der Kindertaufe als Nottaufe gerichtet. So sind etwa aus der ersten Hälfte des 17. Jahrhunderts Predigten erhalten, die bei der kirchlichen Bestattung stillgeborener Kinder gehalten wurden.[623] Schon in der Zeit der lutherischen Kirchenordnungen finden sich zahlreiche Belege für Bemühungen, die Beisetzung ungetaufter Kinder auf kirchlichen Friedhöfen durchzusetzen.[624] Zum Trost der Mütter und Angehörigen wurden stillgeborene Kinder mit getauften Kindern hinsichtlich der Beerdigung gleichgestellt.[625] Dadurch brachte man die Wertschätzung der ungetauft verstorbenen Kinder als ›vollwertige‹ Christen und Mitglieder der Gemeinschaft der Gläubigen zum Ausdruck.[626]

Begründet war dies durch Aussagen der lutherischen Reformation, dass auch die Kinder im Mutterleib bereits das göttliche Geschenk des Glaubens empfangen. Luthers Lehre von der *fides infantium* (dem Glauben der Kinder) wehrte ein an der Lehre von der Ur- oder Erbsünde orientiertes Verständnis der Taufe ab, das einem ungetauften Kind den Zugang zum Heil verwehrte und angesichts der hohen Säuglingssterblichkeit in allerlei Praktiken zum Ausdruck kam:

1310 bestimmt das Reformkonzil von Trier, dass Hebammen im Falle einer gefährdeten Geburt den Kopf eines Kindes taufen sollen, wenn kein Priester zugegen sei. Nach Beschluss der Synoden von Mainz (1233) und Trier (1277) erhielten Hebammen Taufunterricht.[627] Die Sorge um das Heil des Fetus führte zu Praktiken, die aus hygienischen Gründen das Leben der Gebärenden massiv gefährdeten, etwa die Praxis des baptismo in utero, einer intrauterinen Nottaufe, die mittels einer Taufspritze vorgenommen wurde. Die damit verbundene und später (1748) von Papst Benedikt XIV zugelassene Taufe in utero setzte ein Verständnis vorgeburtlichen menschlichen Lebens voraus, das von einer Beseelung des Fetus ausging und diese mit den damals zugänglichen medizinischen Kenntnissen in Einklang zu bringen suchte.[628] Bis in das 20. Jahrhundert waren römisch-katholische Hebammen angewiesen, bei fetalem und neonatalem Tod, sogar bei Fehlgeburt das Taufsakrament zu spenden.[629]

---

623 JOHANNES HEERMANN, Schola Mortis, 1. Leichenpredigt (auf den Sohn Leonhardts von Kottwitz, + 21.5.1623), 1–18; 16. Leichenpredigt (auf ein Kind Israels von Canitz, + 7.1.1624), 3135–330, Braunschweig 1642.
624 Vgl. E. STRUCKMEIER› Vom Glauben der Kinder 2000, 169–175.
625 Dies war jedoch nicht immer und nicht überall der Fall: Zu Beginn des 19. Jahrhunderts wurden in München ungetaufte Kinder von der »Seelnonne auf den Friedhof getragen, in einen zur Bestattung bereit stehenden Sarg auf die darin liegende Person gelegt und zusammen mit dieser begraben. Für diese Kinder musste auch kein eigener Totenschein ausgestellt werden.« (CHRISTINE RÄDLINGER, Der verwaltete Tod. Eine Entwicklungsgeschichte des Münchner Bestattungswesens, hg. vom Stadtarchiv München, München 1996, 126).
626 E. STRUCKMEIER, Vom Glauben der Kinder 2000, 175.
627 Vgl. SANDRA BEAUFAŸS, Professionalisierung der Geburtshilfe. Machtverhältnisse im gesellschaftlichen Modernisierungsprozeß, Wiesbaden 1997, 30.
628 Vgl. NADIA M. FILIPPINI, Die ›erste‹ Geburt. Eine neue Vorstellung vom Fötus und vom Mutterleib, in: BARBARA DUDEN, JÜRGEN SCHLUMBOHM, PATRICE VEIT (Hg.) Geschichte des Ungeborenen. Zur Erfahrungs- und Wissenschaftsgeschichte der Schwangerschaft, 17.–20. Jahrhundert, Göttingen 2002, 99–128.
629 Vgl. CHARLES SAVONA-VENTURA, The Influence of the Roman Catholic Church on Midwifery Practice in Malta, in: Medical Historv 39 (1995), 18–34, hier: 23.

Bei verstorbenen Schwangeren war eine operativ eingeleitete Geburt – also eine frühe Form von Kaiserschnitt – zwingend, wobei mit der Notwendigkeit der Taufe des ungeborenen Kindes argumentiert wurde.[630] Berichtet wird auch von der Taufe einzelner Körperteile während des Geburtsvorgangs, wenn sich abzeichnete, dass das Kind während der Geburt sterben würde.[631]

Im Taufbüchlein[632] zählt Luther eine Reihe der Praktiken bei der Taufe auf, die er allesamt als nicht notwendig betrachtet;[633] stattdessen mahnt er dazu, dass das Geschehen verständlich, mit Ernsthaftigkeit und alle Beteiligten einbeziehend durchgeführt werde:

> »Sieh auf, dass Du im rechten Glauben dastehst, Gottes Wort hörst und ernstlich mitbetest. [...] Auch sollen seines [des Priesters] Gebets Worte mit ihm zu Gott im Herzen sprechen alle Paten und die umher stehen. Darum soll der Priester seine Gebete fein deutlich und langsam sprechen, dass es die Paten hören und verstehen können und die Paten auch einmütig im Herzen mit dem Priester beten, des Kindleins Not auf allerernstlichste vor Gott tragen, sich mit ganzem Vermögen für das Kind wider den Teufel setzen«[634].

Luther spricht sich in den Schmalkaldischen Artikeln ausdrücklich für die Kindertaufe aus.[635] Er betont den Zusammenhang von Taufe und Glaube und bestimmt dabei den Glauben als Geschenk Gottes, das von Gott allein gewirkt ist und nicht von magisch-rituellen Handlungen abhängig gemacht werden kann. Luther wehrt ein magisches Verständnis – etwa der »Wassermagie«[636] – und eine Ausweitung der Taufe auf (sakrale) Gegenstände ab. Stattdessen nimmt die im Taufbüchlein formulierte Wassermeditation das biblische Motiv der Sintflut auf und erinnert damit an die Nähe von Taufe, Todesbedrohung und Bewahrung, wie sie in Situationen intensivmedizinischer Betreuung von Säuglingen konkret gegeben ist:

> »Allmächtiger ewiger Gott, du hast uns durch die Sintflut nach deinem gestrengen Gericht die ungläubige Welt verdammmt und den gläubigen Noe selbacht nach deiner großen Barmherzigkeit erhalten [...], damit dies Bad deiner heiligen Taufe zukunftig bezeichnet, und durch die Taufe deines lieben Kindes, unsers Herren Jesu Christi, den Jordan und alle Wasser zur seligen Sintflut und reichlicher Abwaschung der Sunden geheiligt und eingesetzt«[637].

---

630 Vgl. Hossam E. Fadel, Postmortem and Perimortem Cesarean Section: Historical, Religious, and Ethical Considerations, in: J Islamic Medical Ass 43 (3) (2011), 194–201.

631 Vgl. Christian Grethlein, Art. »Taufe. III.2 Reformation bis Gegenwart«, RGG⁴ Bd. 8 (2005), Sp. 63–69, 66f.

632 BSLK, 535–541.

633 Grethlein sieht darin allerdings auch eine »Entsinnlichung der Zeichen«: Christian Grethlein, Taufe, in: Ders., Günter Ruddat (Hg.), Liturgisches Kompendium, Göttingen 2003, 305–328, 311.

634 BSLK 537, 9–25.

635 BSLK 450, 9–12 (in heutiges Deutsch übertragen von Hartmut Hövelmann, ›Das sind die Artikel, auf denen ich bestehen muss‹. Einsichten zur Tauflehre aus Luthers Schmalkaldischen Artikeln, in: Luther 74 (2003), 2–4): »Zur Kindertaufe halten wir (fest), dass man die Kinder taufen soll, denn ihnen gilt auch die verheißene Erlösung, (die) durch Christus geschehen (ist), und die Kirche soll sie ihnen gewähren.«

636 H. Hövelmann, Tauflehre Luthers 2003, 4.

Die Taufe ist allein im Verhältnis auf den Glauben zu sehen: Der von Gott geschenkte Glaube kann von niemandem zu- noch abgesprochen werden, er ist auch nicht vom sakramentalen Status abhängig, selbst wenn ein Kind noch nicht getauft ist. Der Glaube verdankt sich dem ›äußerlichen‹ vorausgehenden Wort: »Weder geht die Taufe dem Glauben noch der Glaube der Taufe voraus: dem Glauben wie der Taufe geht das ›äußerliche‹ Wort Gottes voraus, das Glauben weckt und zur Taufe führt.«[638]

Die Lehrauffassung der *fides infantium* geht davon aus, dass auch kleinste Kinder bereits Glauben haben können.[639] Es hat zumindest in der Reformationszeit und vor allem im 18. Jahrhundert dazu Aussagen gegeben, die sich auf biblische Texte berufen konnten. So wurden die Prophetenberufungen angeführt und vor allem auf das oben beschriebene Beispiel Johannes des Täufers verwiesen: Dessen ›Hüpfen‹ im Mutterleib der Elisabeth (Lk 1,41) sei eine Folge der durch seinen Glauben bewirkten Freude über die Gegenwart des Messias im Leib Marias gewesen. Diese Auffassung, so skeptisch sie heute betrachtet werden mag, bezeugt aber vor allem eines: Die Beziehung Gottes zum Menschen beginnt längst vor der Geburt. Die Zusage und Annahme Gottes sind damit gültig.[640]

Die Frage, was mit den ›unverschuldet‹ nicht Getauften im Falle ihres Todes geschieht, führte zu unterschiedlichen Regelungen. In lutherischen Kirchenordnungen wurde deshalb schon sehr bald Sorge dafür getragen, dass am Heil der ungetauft verstorbenen Kinder nicht zu zweifeln sei.[641]

Auf die religiöse Dimension in der Bewältigung von Stillgeburten weisen Zeugnisse betroffener Frauen aus dem England des 17. Jahrhunderts hin. Eine in Fehl- oder Stillgeburt resultierende Schwangerschaft galt als Zeichen von Sünde und Schuldhaftigkeit. Das Überleben der Mutter – immerhin starben eine unter 40 Gebärenden – wurde einerseits als Gnade gesehen, andererseits aber auch als Aufruf zu Umkehr und Buße.[642] Der Anglist Louis Schwartz ar-

---

637 BSLK 539, zitiert und übertragen bei C. Grethlein, Taufe 2003, 310.

638 H. Hövelmann, Tauflehre Luthers 2003, 4.

639 Martin Luther, Von der Wiedertaufe, WA 26, 156.

640 Vgl. zum Themenkomplex E. Struckmeier, Vom Glauben der Kinder 2000, 162f. Struckmeier verweist auf Johann Georg Walch, Gedancken vom Glauben der Kinder im Mutter Leibe und dem Grunde der Seeligkeit der verstorbenen ungetaufften Christen-Kinder, welche aus dem Lateinischen ins Teutsche uebersetzet, und mit verschiedenen nuetzlichen Anmerckungen versehen von M. Adam Lebrecht Mueller, 2. verb. Aufl. 1733, Landeskirchliches Archiv Nürnberg 80 52 46/3.

641 So etwa die Kursächsische Kirchenordnung (1580) und die Sächsische Kirchenordnung (1580). Anders aber die Hessische Kirchenordnung (1566). Siehe dazu E. Struckmeier, Vom Glauben der Kinder 2000, 172–175. In der Römisch-Katholischen Kirche gab es die Formel der ›Begierdetaufe‹, wenn ein Verstorbener sein Taufbegehren klar geäußert hatte, vor dessen Vollzug aber verstorben war. Es hatte sich schon vor dem Zweiten Vaticanum die Meinung durchgesetzt, dass auch ein implizit vorhandenes Taufbegehren ausreichend sei für das Wirksamwerden des Heilshandelns Gottes. Vgl. dazu Dorothea Sattler, Art. »Begierdetaufe«, in: LThK, Bd. 2, Freiburg 1994, Sp. 143f.

642 Vgl. hierzu und auch im Folgenden: Louis Schwartz, The Art of Medicine: 17th Century Childbirth, in: Lancet 377 (2011), 1486f. Vgl. ähnliche Texte aus dem deut-

beitet aus Texten und Bildmaterial die Bedeutung religiöser Bewältigungsmuster der damaligen Zeit heraus, die – wie heute – Raumerfahrungen und spirituelle Erfahrungen berücksichtigen:

> »The men and women of early modern England exercised tremendous creativity in coping with the unavoidable. Their birthing chamber was a dimly lit, crowded, and hardly antiseptic space, but it was redolent with symbolism and rites that gave women a dramatic sense of their cosmic and social importance. It would be a shame if the things we can now do in a brightly lit hospital room should inadvertently also drain away some of that empowering mystery. And when terrible things such as perinatal loss happen, as of course they still do, perhaps we may need poetry or religion as much as any 17th-century Londoner.«[643]

Für theologische Praktikerinnen und Praktiker der Gegenwart sind diese Aspekte insofern von Bedeutung als die Kritik an Bräuchen, deren Nähe zu Magie und Aberglaube unübersehbar ist, bis heute ein wichtiges Motiv darstellt, zugleich aber Deutungskompetenz der spirituellen Erfahrungen erforderlich macht. Die Ängste, die mit dem drohenden oder erlebten Sterben eines Kindes verbunden sind und die sich auch auf die Sorge um einen Platz nach dem Tod beziehen, haben in den Ängsten um das Heil der ungetauften Kinder eine eigene Geschichte in Kirche und Volksfrömmigkeit. Schließlich ist auch interessant, dass den Hebammen eine kirchenrechtlich zugeschriebene Rolle als religiöse Akteurinnen zugestanden wurde, wenn Priester nicht erreichbar waren. In den Auseinandersetzungen um die Taufe und ihr Verhältnis zum Glauben wurden in der lutherischen Tradition der Wert und die Bedeutung von Kindern – unabhängig vom Alter – herausgestellt. Der Glaube der Kinder als ein Geschenk Gottes ist dem Glauben Erwachsener in nichts nachgeordnet; deshalb gilt die Verheißung der Auferstehung auch ungetauften Kindern. Die Taufe ist für perinatal verstorbene Kinder nicht heilsnotwendig, aber sie ist eine der beiden Weisen (neben dem Abendmahl), in der nach kirchlicher Lehre Gott den Menschen begegnen will, ihre Not wendet und sie aus der Macht des Bösen befreit[644] – mir wäre keine Situation denkbar, in der genau diese Begegnung angebrachter wäre.

---

schen Pietismus bei Ulrike Gleixner, Todesangst und Gottergebenheit. Die Spiritualisierung von Schwangerschaft und Geburt im lutherischen Pietismus, in: B. Duden, J. Schlumbohm, P. Veit (Hg.), Geschichte des Ungeborenen 2002, 75–98.

643 L. Schwartz, The Art of Medicine: 17th Century Childbirth, in: Lancet 377 (2011), 1487.

644 Vgl. Wilhelm Hüffmeier (Hg.), Zur Lehre und Praxis der Taufe, Frankfurt a. M. 1995 (Leuenberger Texte H 2), 20.

2.3 Fragen an die Dogmatik: Personverständnis und Taufe

2.3.1 Die Würde der Person

Die Auseinandersetzung, ab wann dem Embryo die volle Personenwürde zuerkannt wird, ist keineswegs eine Erscheinung des Zeitalters vorgeburtlicher Diagnostik. Schon im Mittelalter wurde bekanntlich darüber spekuliert, ab wann ein Embryo als ›beseelt‹ gelten könne. Die Auffassung, die Beseelung finde simultan mit der Befruchtung der Eizelle statt, wurde zuerst von Tertullian vertreten; ihr schloss sich Albertus Magnus an, während Thomas von Aquin von einem Stufenmodell der Beseelung ausging. Ihm zufolge verläuft die pränatale Entwicklung des Menschen in Phasen, zu denen die Seelenbildung parallel erfolgt. Von Aristoteles übernimmt Thomas die Terminierung auf den 40. Tag (männlicher Embryo), bzw. 80. Tag (weiblicher Embryo).[645] Diese Festlegungen haben für die Bewertung eines Schwangerschaftsabbruchs lange Einfluss gehabt; die Abtreibung vor dem 80. Tag wurde von der katholischen Kirche zwar getadelt, jedoch weniger als die Abtreibung zu einem späteren Zeitpunkt. 1869 wurde die Lehre von der Sukzessivbeseelung bis zur vollen Menschwerdung am 80. Tag von der römisch-katholischen Kirche offiziell zugunsten der lehramtlichen Position einer Verleihung der Geistseele durch Gott sofort bei der Empfängnis aufgegeben.[646]

In der Gegenwart wird die Frage nach dem Status embryonalen Lebens vor allem vor dem Hintergrund seiner Bedrohtheit durch Selektion im Kontext der Reproduktionsmedizin, diagnostischer Verfahren und Forschung an Stammzellen diskutiert. Der christlichen Dogmatik kommt dabei aus der Sicht kirchlicher Vertreterinnen und Vertreter die Erstellung »normativer Grundlagen für den Umgang mit Embryonen heute«[647] zu. Diese beziehen sich vor allem auf die Lehre von Gottebenbildlichkeit und Menschenwürde, mitunter in einer beinahe ungebrochenen Anwendung biblischer Motive auf heutige Forschungsfragen. So formuliert Hartmut Kreß:

> »Wenn man diese normative, von Kant neuzeitlich-philosophisch reformulierte Aussage [der Gottebenbildlichkeit] ernst nimmt und sie mit der modernen Embryologie verbindet, dann ist die Schutzwürdigkeit des Embryos ohne Einschätzung und ohne Vorbedingung, d. h. von der Kernverschmelzung an, die Konsequenz.«[648]

645 Vgl. HARTMUT KRESS, Reproduktionsmedizin im Licht theologischer Ethik, in: KLAUS GRÜNWALD, UDO HAHN (Hg.), Was darf der Mensch? Neue Herausforderungen durch Gentechnik und Biomedizin, Hannover 2001, 121–140, bes. 126f.
646 Durch die Bulle *Apostolica Sedis* unter Pius IX., bestätigt durch die Instruktion der Kongregation für die Glaubenslehre über die Achtung vor dem beginnenden menschlichen Leben und die Würde der Fortpflanzung vom 10. März 1987. Vgl. H. KRESS, Reproduktionsmedizin, 127.
647 H. KRESS, Reproduktionsmedizin 2001, 131.
648 A. a. O., 132. Kress gesteht diesem Recht allerdings im Unterschied zu römisch-katholischen Positionen nicht den Rang eines absolut geltenden Rechts zu.

Die Äußerungen der Kirchen zur Bioethikdebatte sind dabei meist ökumenischer Art und vermitteln den Eindruck einer Übereinstimmung der großen christlichen Kirchen in Fragen der Anthropologie im Blick auf den Lebensschutz. In der Gemeinsamen Erklärung des Rates der Evangelischen Kirche in Deutschland und der Deutschen Bischofskonferenz »Gott ist ein Freund des Lebens« von 1989 etwa ist im Konsens festgestellt, dass die Aussagen über die Würde des Menschen und die Gottebenbildlichkeit des Menschen auch für das vorgeburtliche Leben gelten:

> »Jedes menschliche Leben erhält einen eigenen Wert und Sinn, indem Gott es schafft, ruft, achtet und liebt; der Mensch hat eine unverlierbare Würde, weil Gott ihn berufen hat, sein Gegenüber zu sein, und ihn in Jesus Christus unbedingt angenommen hat; ungeborene Kinder sind dabei mitgemeint (vgl. Hiob 31,15; Ps 139,13–16; Jer 1,5).«[649]

Diese »bioethische Ökumene«[650] ist allerdings zum Gegenstand intensiver Kritik geworden, etwa durch den bereits mehrfach erwähnten Ethiker Ulrich H.J. Körtner:

> »Es ist zu wünschen, dass die Kirchen ihre medizinethischen Positionen formulieren, gegebenenfalls präzisieren und sich – wenn möglich gemeinsam und ökumenisch – am weiteren gesellschaftlichen und politischen Diskurs aktiv beteiligen. [...] Ebenso notwendig ist aber auch die sorgfältige Analyse der Chancen und Grenzen einer ökumenischen Ethik sowie von gemeinsamen kirchlichen Stellungnahmen, z. B. zu Fragen der Bioethik.«[651]

Körtner bestreitet die »nahtlose Übereinstimmung« in bioethischen Fragen zwischen den Konfessionen und warnt vor einer »Dominanz katholischer Argumentationsmuster«[652], insbesondere bei der Rede von der Gottebenbildlichkeit des Menschen. Diese, so die Klarstellung einiger evangelischer Theologen,

> »ist auch in der theologischen Tradition [...] nicht als ein bereits vorhandener Zustand angesehen worden. Die reformatorische Theologie hat darüber hinaus hervorgehoben, dass die Gottebenbildlichkeit dem Menschen nur zukünftig zuteil werde, obgleich er auf Grund des Rechtfertigungsgeschehens schon jetzt von Gott so angesehen werde.«[653]

---

649 Kirchenamt der EKD, Sekretariat der Dt. Bischofskonferenz, Gott ist ein Freund des Lebens. Herausforderungen und Aufgaben beim Schutz des Lebens, Gütersloh 1989, 44.
650 Ulrich H.J. Körtner, Bioethische Ökumene? Chancen und Grenzen ökumenischer Ethik am Beispiel der Biomedizin, in: R. Anselm, U. Körtner (Hg.), Streitfall Biomedizin 2003, 71–96.
651 U. Körtner, Bioethische Ökumene? 2003, 73. Vgl. insbesondere die öffentliche kritische Stellungnahme evangelischer Ethiker in Deutschland zu kirchlichen Stellungnahmen zur Embryonenforschung und dem Beharren auf einem Pluralismus innerhalb der evangelischen Kirche wie in der akademischen Theologie als Markenzeichen des Protestantismus: Starre Fronten überwinden. Eine Stellungnahme evangelischer Ethiker zur Debatte um die Embryonenforschung, in: R. Anselm, U. Körtner, Streitfall Biomedizin 2003, 197–208.
652 U. Körtner, Bioethische Ökumene? 2003, 76.
653 Starre Fronten überwinden 2003, 203.

Körtner relativiert die Frage nach dem Zeitpunkt des Beginns der Person (und ihre mehrheitliche Festlegung auf die Verschmelzung der Vorkerne) durch den Hinweis auf die sowohl naturwissenschaftlich als auch theologisch und philosophisch gebotene »Unbestimmtheit des Lebensanfangs«, die eine »erkenntnistheoretisch-prinzipielle« sei. Diese Unbestimmtheit bedeutet nicht eine Freigabe des Embryos zur beliebigen Verfügung. »Gerade weil der Anfang eines menschlichen Individuums unbestimmt ist, soll Embryonen proleptisch und vorsorglich Personsein zugesprochen bzw. ein für Personen geltender Rechtsschutz zuerkannt werden.«[654] Der biblischen Sicht des menschlichen Lebens entspreche es, die Schutzwürdigkeit des Embryos vom Moment der Zeugung damit zu begründen,

> »dass es sich bei ihm um den unbestimmten Anfang der Lebensgeschichte eines oder mehrerer Menschen handelt, dessen bzw. deren Recht auf Leben für die gesamte Dauer seines oder ihres Lebens zu schützen ist. Es entspricht [...] der biblischen Tradition und damit der christlichen Anthropologie, den Menschen als ein geschichtliches Wesen zu betrachten, dessen Dasein und Personsein dadurch charakterisiert ist, dass es eine Geschichte hat, zu der auch die früheste Entwicklungsphase gehört. Außerdem ist zu bedenken, dass Personalität einerseits ein Zuschreibungsbegriff ist und andererseits eine dialogische oder intersubjektive Struktur hat. Personsein ist ein Beziehungsbegriff, hinter dem die Einsicht steht, dass die Entwicklung eines Individuums zur Person nur möglich ist, wenn dieses bereits zuvorkommend als ein solches angesehen und behandelt wird.«[655]

Ulrich Körtner hat sich intensiv mit Fragen der Reproduktionstechnologie und den damit zusammenhängenden Fragen nach dem Personverständnis des Menschen befasst und die genannten Aspekte im zentralen Charakteristikum des Personseins des Menschen zusammengefasst: das Geborensein, zu dem der Mensch sich – im Unterschied zu Tieren – verhalten könne und müsse.[656] Körtner bezieht sich auf die von Hannah Arendt entwickelte Kategorie der Natali-

---

654 U. KÖRTNER, Bioethische Ökumene? 2003, 83. Körtner referiert hier die Denkschrift der Evangelischen Kirche A. und H.B. aus dem Jahr 2002, die weitgehend von ihm formuliert wurde.

655 U. KÖRTNER, Bioethische Ökumene? 2003, 83f. Vgl. auch U. KÖRTNER, Unverfügbarkeit des Lebens? Grundfragen der Bioethik und der medizinischen Ethik, Neukirchen-Vluyn 2001, 106: »Gerade weil Personalität ein Zuschreibungsbegriff ist, hat das sogenannte Potentialitätsargument ein gewisses Wahrheitsrecht. Nur ist diese Potentialität nicht biologisch oder naturrechtlich zu behaupten, sondern als *Maxime des sozialen Verhaltens*, angefangen beim Verhältnis der Schwangeren zu dem in ihr heranwachsenden Kind«. Die Relationalität des christlichen Personbegriffs bringt »einen dynamischen Zug in die Deutung der Menschenwürde«, der auch in der modernen Gesellschaft »anknüpfungsfähig«, Menschenwürde. Zur Geschichte und theologischen Deutung eines umstrittenen Konzepts, in: PETER DABROCK, LARS KLINNERT, STEFANIE SCHARDIEN, Menschenwürde und Lebensschutz. Herausforderungen theologischer Bioethik, Gütersloh 2004, 57–116, 101). Vgl. zur Relationalität des Personbegriffs auch R. MARQUARD, Lebensbeginn und Pränataldiagnostik 2004, 507ff.

656 Vgl. ULRICH H.J. KÖRTNER, »Der Mensch, vom Weibe geboren« (Hiob 14,1), Versuch über die Geburtlichkeit der Person, in: PETER LAMPE, MOISÉS MAYORDOMO, MIGAKU SATO (Hg.), Neutestamentliche Exegese im Dialog, Hermeneutik – Wirkungsgeschichte – Matthäusevangelium, FS Ulrich Luz, Neukirchen-Vluyn 2008, 17–32, 20f.

tät oder – nach Hans Saner – Geburtlichkeit, die innerhalb der Theologie zunächst in der feministischen Theologie aufgegriffen wurde. Geburtlichkeit bedeutet, eine Herkunft zu haben, von Anfang an geschlechtlich[657] und auf Sozialität angelegt zu sein, Fürsorge und Zuwendung zu erfahren, in Bindungsbeziehung zu leben und geschichtlich zu sein. Geburtlichkeit – im geschilderten Verständnis – als Charakteristikum des Personseins des Menschen nimmt einen prinzipiell anderen Ansatz als die Frage nach dem Beginn des Personseins durch Festlegung auf einen Zeitpunkt in der embryonalen Entwicklung. Die technischen Möglichkeiten der Er-Zeugung menschlichen Lebens in der Reproduktionsmedizin stellen wichtige Anfragen an das Menschenbild.[658] Die Kategorie der Geburtlichkeit bleibt allen Menschen, egal wo und wie ihr embryonaler Lebensanfang sich gestaltete oder gestaltet wurde. Sie bleibt als Bestimmung des Ziels der pränatalen Entwicklung auch gültig für ungeborenes Leben.[659]

Die Rede von der Geburtlichkeit greift Überlegungen Martin Heideggers auf, der den Menschen als ›gebürtig‹ und als ein Existenzial verstanden hat, das niemals als abgeschlossen oder nicht mehr vorhanden gelten könne.[660] Der Unterschied Arendts und Saners zu Heidegger sei aber, dass dieser das Sein wesentlich als Sein zum Tode bestimmt habe, jene aber als Sein von der Geburt her. Die Geschichtlichkeit des Geborenseins deutet Körtner, wiederum Dietrich Ritschl aufgreifend, nicht ausschließlich im Sinne einer (erzählbaren) Generationenfolge (wie sie für biblische Geburtsgeschichte vertraut ist), sondern auch als ein »in Geschichten verstrickt«[661] sein, das in Seelsorgesituationen und medizinethischen Entscheidungssituationen intensive Auseinandersetzung mit der Biographie der betroffenen Person(en) erfordere. Gerade im Kontext von Schwangerschaft und Geburt kommt diesen Geschichten zentrale Bedeutung zu, vor allem auch dann, wenn ein Kind stirbt. Dass das verstorbene Kind eine erzählbare Geschichte hat, ist ein Bestandteil seiner Geburtlichkeit und seines Personseins. Nicht die Dauer der Geschichte ist dabei von Bedeutung, sondern die Geschichte an sich, die aus theologischer Perspektive ebenso in die Geschichte Gottes verwoben ist und im »eschatologischen Horizont der ›Totalstory‹ Gottes«[662] steht. In rechtfertigungstheologischer Perspektive schreibt Körtner: »Im Schutzraum der Geschichte Gottes, in welche alle menschlichen

---

657 Dabei ist noch nicht die aktuelle Debatte im Blick, die zwischen biologischem Geschlecht und geschlechtlicher Identität differenziert. Auch transidente Menschen sind in einem eigenen Sinn geschlechtlich, gerade auch dann, wenn dies nicht dem biologischen Geschlecht entspricht. Vgl. dazu UDO RAUCHFLEISCH, Transsexualität – Transidentität. Begutachtung, Begleitung, Therapie, Göttingen 2014, bes. der Abschnitt »Gendertheoretische Aspekte der Transidentität« 195–205.

658 Vgl. OLIVER RAUPRICH, Assistierte Reproduktion, in: GEORG MARCKMANN (Hg.), Praxisbuch Ethik in der Medizin, Berlin 2015, 267–278.

659 »In diesem Sinne aber können wir vom geborenen wie vom ungeborenen Menschen sagen, daß seine Existenz existential durch die Geburt bestimmt, das heißt geburtlich ist« (U.H.J. KÖRTNER, »Der Mensch, vom Weibe geboren« 2008, 27).

660 Körtner bezieht sich auf MARTIN HEIDEGGER, Sein und Zeit, Tübingen 1979¹⁵, 372f.

661 U.H.J. KÖRTNER, »Der Mensch, vom Weibe geboren« 2008, 22.

662 A. a. O., 23.

Einzelgeschichten verwoben sind, ist der Mensch Person, bevor er etwas aus sich macht oder seine Vernunftanlagen entwickelt. [...] ›Fides facit personam.‹«[663]

Diese Überlegungen Körtners sind vor dem Hintergrund der Wahrnehmung des Handlungsfeldes unmittelbar einleuchtend. Auch dort wird nicht nach einem Zeitpunkt des Beginns menschlichen Lebens oder einer Person gefragt, sondern mit dem Beginn der sinnlichen Beziehungsaufnahme zwischen Eltern und Kind (aber auch zwischen Ärztin oder Arzt und Kind) anerkennen Eltern und andere Beteiligte die Personalität des Fetus und werden Zeuginnen und Zeugen personalen Lebens. Das grundsätzliche Recht auf Leben wird dem Kind auch im Falle seiner Tötung prinzipiell zugesprochen.[664] In der Entscheidungssituation ist darum auch bewusst, dass mit dem Abbruch der Schwangerschaft nicht nur ein biologischer Organismus getötet, sondern auch eine Lebensgeschichte beendet wird. Der ›proleptische‹ Charakter des intuitiven Zuspruchs von Personenwürde sowie die Bestimmung fetalen Lebens zur Geburt wird sowohl in der Namensnennung als auch in den Riten und Prozessen der Trauerarbeit beständig erinnert. Die anthropologischen Überlegungen aus dogmatischer Perspektive können hier die beschriebenen Phänomene klärend erhellen.

Den dogmatischen Bestimmungen sind Überlegungen von Henning Luther an die Seite zu stellen, die der Ästhetik entlehnt sind. Luther hat sich in seinem grundsätzlichen Aufsatz »Identität und Fragment« mit der Frage beschäftigt, welches Menschenbild in der Beratungsarbeit, Bildungsarbeit und Seelsorgetätigkeit kirchlicher Mitarbeiterinnen und Mitarbeiter vorherrschend ist. Kritisch warnt er vor einer Orientierung an der Ausbildung und Bewahrung einer vollständigen, ganzen und integrierten Identität, dem Idealbild des gesunden und intellektuell leistungsfähigen Menschen. Henning Luther löst sich davon, aus philosophischen (im Anschluss an Emanuel Levinas) wie auch aus christologischen Gründen, denn der Christus, von dem Pilatus sagt: »Siehe der Mensch!«, ist gerade der leidende Mensch, der das Kreuz seines Leidens trägt. Dieses Verständnis, dass Menschen nicht in ihrer Vollendung, in der Ganzheit zu sehen sind, sondern allesamt in unterschiedlichem Ausmaß von Krankheit und Leid getroffen sind, hat Henning Luther in den Begriff des Fragments gefasst: »Der Begriff des Fragments entstammt dem ästhetischen Vorstellungsrahmen. [... Er] kontrastiert dem der Totalität, also der in sich geschlossenen Ganzheit, der Einheitlichkeit und dauerhaften Gültigkeit.« »Fragmente lassen Ganzheit suchen, die sie selber nicht bieten und finden lassen.« Von ihnen geht eine »Bewegung der Unruhe«[665] aus.

---

663 A. a. O., 24. An dieser Stelle greift Körtner Gunda Schneider-Flume auf.

664 Vgl. Georg Marckmann, Schwangerschaftsabbruch bei zu erwartender extrauteriner Lebensunfähigkeit des Kindes, in: Ders. Praxisbuch 2015, 295–301.

665 Henning Luther, Identität und Fragment. Praktisch-theologische Überlegungen zur Unabschließbarkeit von Bildungsprozessen, in: Theologia Practica 20 (1985), 317–338, wieder abgedruckt in: Henning Luther, Religion und Alltag. Bausteine zu einer Praktischen Theologie des Subjekts, Stuttgart 1992, 160–182, hier: 167 (zitiert nach letzterem Abdruck).

Auf die vorgeburtliche Gendiagnostik angewandt heißt dies: Die Diagnostik des genetischen Codes eines Menschen soll nicht am utopischen Bild einer scheinbar normalen Gesundheit gemessen werden und dann nur als Mangel begriffen werden. Im Gegenteil: Bei einem genetischen Befund, der zeigt, dass vielleicht eine Variation vorliegt, die zu einer Krankheit disponiert, wird das Unvollkommene, Gebrochene nur besonders deutlich erkenntlich, das bei allen Menschen die Normalität ist.[666] Der Begriff des Fragments besagt, dass der Blick auf das Zerbrochene die Vorstellung erzeugt, wie dieses Bruchstück als Ganzes aussehen könnte. Das bedeutet, nun wieder auf die Gendiagnostik angewandt, dass beim Vorliegen etwa einer Trisomie 21 nicht die Abweichung von den als normalgesund Eingeschätzten wichtig wird, sondern welches Potenzial an Leben dieser eine Mensch in sich trägt. Ein ganz eigenes Bild von Leben wird erkennbar, das in sich seinen Wert und seine Würde trägt. Das Einlassen auf die Fragmentarität allen Lebens ermöglicht, das Potenzial jedes einzelnen Menschen aus sich selbst heraus zu erfragen. Konkret heißt das: alles zu tun, um subjektives, würdevolles Leben auch unter Einschränkungen zu ermöglichen, Therapien zu entwickeln und zu erforschen – und dann auch frühzeitig Diagnostik vorzunehmen.

Der Charakter des Personalitätsbegriffs als Zuschreibungsbegriff findet seine theologische Basis in der lutherischen Lehre von der bedingungslosen Rechtfertigung des Sünders, der zuvorkommenden Gnade und des Glaubens als Geschenk. Der Glaube als Grund und Ursache des Heilsgeschehens und der Rechtfertigung vor Gott verdankt sich dem Wirken Gottes des Heiligen Geistes. Die Rechtfertigungslehre ist explizit nicht an intellektuelle oder sonstige Fähigkeiten der Person gebunden, sondern transzendiert jegliche Entwicklungsstadien. Individualität und Einzigartigkeit verdanken sich keinen Fähigkeiten oder ontologischen Zuständen. Der Zuspruch Gottes gilt – auch im Falle einer Fehlgeburt oder einer Stillgeburt. »Der Geist [...] verbürgt dem Gläubigen, daß auch dann noch für ihn und seine Individualität gesorgt ist, wenn ihm das Bewußtsein seiner selbst und mithin auch das Wissen um den eigenen Glauben dahinschwindet«[667], schreibt Gunther Wenz über den Unterschied von Glauben und Glaubensbewusstsein im Blick auf das Abnehmen der intellektuellen Fähigkeiten etwa durch altersbedingte Krankheiten. Dies gilt umgekehrt auch für die Entwicklung des Embryos und des Kindes. Entsprechend sind von evangelischer Seite abschließende Festlegungen einer ›Beseelung‹ oder eines ontologischen Beginns der Person abzulehnen. Vielmehr ist der prozessuale Charakter offenzuhalten:

> »Denn die evangelische Sicht des Menschen kann eine bestimmte philosophische Sicht
> der Seele nicht als *theologisch* verbindlich anerkennen. Eine evangelische Sicht wird
> die wissenschaftliche Debatte um Seele und Beseelung vielmehr offenhalten müssen

---

666 Diesen Aspekt macht vor allem Ulrich Bach in seiner Theologie nach Hadamar stark: ULRICH BACH, Ohne die Schwächsten ist die Kirche nicht ganz. Bausteine einer Theologie nach Hadamar, Neukirchen-Vluyn 2006.
667 GUNTHER WENZ, Einführung in die evangelische Sakramentenlehre, Darmstadt 1988, 107.

und gerade darum die normative Bestimmung des Status des Embryos nicht von einer bestimmten Seelenauffassung abhängig machen können und wollen.«[668]

2.3.2 Rechtfertigungslehre

Die Rechtfertigungslehre bildet den originären Beitrag reformatorischer Theologie zur aktuellen bioethischen Debatte; im Falle der theologischen Praktikerinnen und Praktiker im Kontext des Gesundheitswesens ist dies ein originärer und unvertretbarer Beitrag zu ethischen Konfliktsituationen im multiprofessionellen Team. Gerade hier kommt die Deutekunst evangelischer Praktischer Theologie zum Tragen.

Eberhard Jüngel bezeichnet die »Rechtfertigungslehre [...als] hermeneutische[] Kategorie, weil sie die ganze Theologie in die Dimension eines *Rechtsstreites* bringt: nämlich des Rechtsstreites Gottes um seine Ehre, der als solcher zugleich ein Rechtsstreit um die Würde des Menschen ist.«[669] Gottes Ehre und Menschenwürde sind Jüngel zufolge *strittige Phänomene*, bei denen es letztendlich immer um einen Rechtsstreit, einen »Streit um die Wahrheit des Lebens« geht. Jüngels Verweis auf die Sprengkraft dieses Streites eignet selbst deutende Funktion aktueller Auseinandersetzungen: Die Heftigkeit des Streites um die Menschenwürde am Anfang und Ende des Lebens lässt sich damit erklären, dass es um Wahrheitsansprüche geht. Reformatorische Theologie hat aus ihrer Geschichte mit der Rechtfertigungslehre dabei eine »polemische Kampfeslehre« zur Verfügung, deren ureigenes Ziel es allerdings ist, zum Rechtsfrieden beizutragen. Nicht der Anschluss an die eigene Denkweise ist Ziel des Verweises auf die Rechtfertigungslehre, sondern ein »Einverständnis«, eine Bemühung um ein vertieftes Verstehen. Innerhalb des Handelns im Konfliktfall besteht die Aufgabe, bei allem Streit um die Menschenwürde die unterschiedlichen Deutungsmuster in einen geordneten Rechtsstreit zu bringen, einer Eskalation zu wehren und auf einvernehmliche Regelungen hinzuarbeiten.[670]

Der Inhalt dieser Kampfeslehre besteht in der Bezugsbestimmung zwischen Gott und Mensch durch Gottes Handeln: »Die Menschlichkeit Gottes ist der pointierteste Ausdruck der Göttlichkeit Gottes – und nicht etwa deren Widerspruch«[671]. Die von Gott angenommene Menschlichkeit ist nicht die des gelingenden menschlichen Lebens, sondern gerade die des scheiternden und aus-

---

668 MARTIN HONECKER, Der Mensch ist mehr als seine Chemie. Anmerkungen aus evangelischer Perspektive, in: STEFAN WEHOWSKY (Hg.), Lebensbeginn und menschliche Würde. Stellungnahmen zur Instruktion der Kongregation für die Glaubenslehre vom 22.2.1987, Frankfurt a. M. 1987, 77–88, hier: 88. Hervorhebung im Original.
669 EBERHARD JÜNGEL, Das Evangelium von der Rechtfertigung des Gottlosen als Zentrum des christlichen Glaubens. Eine theologische Studie in ökumenischer Absicht, Tübingen 1998, 40f. Hervorhebung im Original. Jüngels grundlegende Studie bildet auch den Bezugspunkt des Folgenden.
670 Vgl. dazu auch die Ausführungen Dietrich Rösslers zum Kompromiss als Figur evangelischer Ethik: DIETRICH RÖSSLER, Die Moral des Pluralismus. Anmerkungen zur evangelischen Ethik im Kontext der neuzeitlichen Gesellschaft, in: R. ANSELM, U. KÖRTNER, Streitfall Biomedizin 2003, 179–193, 191–193.
671 E. JÜNGEL, Rechtfertigung 1998, 66.

sichtslosen Lebens. Im Gekreuzigten, der keine Aussicht auf Wiederherstellung seiner vitalen Funktionen oder auf eine Rückkehr in jegliche Form von Normalität hat, offenbart sich Gott als Gott.[672] Diesem Perspektivlosen eröffnet Gott die Perspektive der Auferstehung. Darin liegt die Lehre von der Rechtfertigung des Gottlosen begründet; dies ist auch Dreh- und Angelpunkt der seelsorglichen Zuwendung zu jedem Menschen ›ohne Ansehen der Person‹. Jüngel betont, dass die von diesem Geschehen ausgehende Rechtfertigung des Sünders »nicht liturgisch limitiert werden [kann]. Sie will auch im alltäglichen Leben gelebt werden, um so das ganze Leben in einen ›vernünftigen Gottesdienst‹ zu verwandeln.«[673]

Anders gesagt: Die Rechtfertigungslehre darf nicht auf das Leben innerhalb der Kirchenmauern beschränkt bleiben, sondern drängt auf Veränderung des Alltags. Rechtfertigung als Zuspruch der vollen Menschenwürde, als Eröffnung von Perspektiven für Perspektivlose wird in der Konsequenz dessen über ihre Darstellung in liturgischen Akten hinaus auf ein Wirksamwerden in den Handlungsweisen und Regelverfahren von klinischen Einrichtungen drängen. Hierin besteht ein unvertretbarer Beitrag, den die Seelsorge im Umfeld der Geburt leistet, dem sie in ihrem eigenen Tun jedoch auch gerecht werden muss. Deshalb sind liturgisches, rituelles Handeln und die Beteiligung an den Beratungen über den Umgang mit konfliktträchtigen Entscheidungssituationen miteinander unlösbar verschränkt. Denn die augenfälligste Konkretion erhält die Rechtfertigungslehre im Blick auf Kinder und alte Menschen: Sie

> »repräsentieren auf natürlichste Weise den unbedingten Vorrang der Person vor ihren Taten. Sie sind ja primär Nehmende und können für ihr Dasein noch nichts oder nichts mehr tun. Nur wenn wir sie als solche, die für ihr Dasein noch nichts oder nichts mehr tun können, als eine Wohltat empfinden, nur wenn wir, statt nach ihrem – auf- oder abwertbaren – Wert zu fragen, ihre Würde respektieren, strahlen unsere Gottesdienste das Evangelium so in den Alltag der Welt aus, daß unsere Leistungsgesellschaft eine menschliche Gesellschaft genannt zu werden verdient.«[674]

Gottesdienste, die das Thema Schwangerschaft, Geburt, Gedenken an perinatal Verstorbene gezielt liturgisch aufgreifen – sowohl an den Orten des Gesundheitswesens als auch im gemeindlichen Kontext –, entsprechen dieser Ausstrahlung und Transformationsleistung des Evangeliums. Die Plausibilität der Rechtfertigungslehre auch außerhalb des theologischen und kirchlichen Bezugsrahmens besteht in ihrer rationalen und irenisch fungierenden Integrationsfähigkeit, nicht zuletzt in ihrer grundlegend inklusiven Ausrichtung. Einer auf der Basis der Rechtfertigungstheologie arbeitenden kirchlichen Seelsorge geht es um »Lebensdienlichkeit und Menschenwürde, also – gegen jegliche Diskriminierung gerichtet – um Gleichberechtigung, Teilhabe und Inklusion«[675].

---

672 Unübertrefflich ist die Aussage des römischen Hauptmanns im Angesicht des Todes Jesu: »Wahrlich, dieser ist Gottes Sohn gewesen!« Mk 15,39.
673 E. JÜNGEL, Rechtfertigung 1998, 226.
674 A. a. O., 228.
675 SEBASTIAN BORCK, »Gottes kräftiger Anspruch auf unser ganzes Leben«. Die Kirche und ihre Dienste und Werke in den Herausforderungen der Gesellschaft, Kiel 2016, 83.

Im Sinne ökumenischer Verständigung sei den Überlegungen zur Rechtfertigungstheologie noch eine Lesefrucht aus der katholischen Theologie angefügt, die ein gelungenes Beispiel dogmatischer Reflexionskunst in poimenischer Perspektive darstellt: Detlef Schwarz, Leiter des Referats Krankenpastoral und Notfallseelsorge in der Erzdiözese Salzburg, bezieht sich in seinen Überlegungen zur Seelsorge in der Pädiatrie auf Karl Rahner. Dieser unterscheide in fundamentaltheologischer Hinsicht zwischen Kindheit und Kindschaft. Kindheit meine die biologische Phase der Kindeszeit auch als Bezeichnung einer allgemeinen menschlichen Entwicklungsphase.

> »Als Geschöpf ist der Mensch objektiv Gottes Kind. In der bewussten subjektiven Annahme seiner Gotteskindschaft wird das Geschöpf zum Gläubigen [...] ›Der Begriff Kindschaft meint ausschließlich diesen theologischen Aspekt.‹ [...] Die Gotteskindschaft des Gläubigen ist Abbild der eschatologischen Spannung, in der er lebt. Sie ist sowohl der Weg als auch das Ziel und die Vollendung. Als Kind Gottes lebt er in dieser Welt, immer wieder aber auch geängstigt durch diese Welt, bis seine Kindschaft in der Endgültigkeit der Ewigkeit seine Vollendung findet und diese Welt überwindet (vgl. Joh 16,33).«[676]

Die Annahme der Gotteskindschaft aus Glauben ist dabei sowohl Geschenk Gottes als auch bezogen auf den Glauben der Kirche, der in kirchlichem Seelsorgedienst zum Ausdruck kommt und den Kindern »in unseren Händen«[677] dient.

2.3.3 Taufe

Immer wieder verlangen Eltern von Kindern, deren Leben unmittelbar bedroht oder die bereits verstorben sind, nach der Taufe für ihr Kind. Sie werden in diesem Wunsch manchmal von der Geburtshilfe und dem medizinischen Team unterstützt, die eine Pfarrerin oder einen Pfarrer rufen. In der unmittelbaren Situation ist es wenig angebracht, die theologischen Gründe zu diskutieren, die für oder wider eine Taufe sprechen könnten. Statt in der konkreten Situation sollte über das gebotene Handeln vorab reflektiert und entschieden worden sein. Ihre Überlegungen sollte die Seelsorgeperson nicht für sich behalten, sondern sich mit dem beteiligten Personal besprechen und bei unterschiedlichen Einschätzungen die eigenen Gründe transparent machen. Wo nicht im Voraus mit dem Klinikpersonal Gespräche stattgefunden haben und Verfahrensweisen geregelt wurden, muss wohl auch mit Notlösungen gearbeitet werden. Deshalb bedarf es zusätzlich zu den Ausführungen zum Taufverständnis des Paulus einiger dem Zusammenhang angemessener Überlegungen zur Taufe aus dogmatischer Sicht, die dem grundlegend inklusiv ausgerichteten Verständnis des Personseins des Menschen und dem Grundimpuls Jesu von Nazareth einer grundsätzlichen In-

---

676 DETLEF SCHWARZ, Schneeflocken im Frühling. Das Kind im Krankenhaus – ein pastoraltheologisches Modell als Plädoyer für eine praxisorientierte Klinikseelsorge für Kinder oder Kinder in unseren Händen, St. Ottilien 2008.
677 Siehe den Untertitel der Arbeit von D. Schwarz.

klusion entspricht, der für die Ursprungsphase christlichen Taufhandelns prägend war.[678]

Die Aufgabe einer tauftheologischen Klärung angesichts perinatalen Todes kann allerdings nicht nur Aufgabe der theologischen Praktikerinnen und Praktiker sein, sondern bedarf einer grundlegenden Aufarbeitung sowohl kirchlicher als auch akademischer Theologie, die nicht erst heute benötigt wird. Bei einem internationalen geburtsmedizinischen Kongress in Westminster (England) am 7. Juli 1926 zur Herausforderung perimortaler Sterblichkeit richteten die Ärzte und Hebammen einen dringenden Wunsch an die Religionsgemeinschaften (Juden und Christen waren anwesend): »[A] great deal more might be done by religious bodies to fight the denial of children«.[679] Aus den Erfahrungsberichten und den epidemiologischen Studien ging deutlich hervor, dass die Herausforderung an eine Tauftheologie darin besteht, der Marginalisierung, Stigmatisierung und Exklusion der Kinder und ihrer Eltern bei gleichbleibender plausibler theologischer Argumentation zu wehren. Damit soll ausgeschlossen sein, dass aus vermeintlich seelsorglichen Gründen eine Grauzone eröffnet wird, in der zum Trost der Eltern möglich sein soll, was »eigentlich nicht erlaubt ist«. Damit würde Seelsorgerinnen und Seelsorgern nahegelegt, nicht auf Theologie als Referenztheorie des eigenen professionellen Handelns und Verhaltens zurückzugreifen.[680] Die Taufe stillgeborener und nach der Geburt verstorbener Kinder muss tauftheologisch begründet sein, um Seelsorgerinnen und Seelsorgern Handlungssicherheit zu ermöglichen. Deshalb setzen folgende Ausführungen mit einer reformatorischen Annäherung an die Theologie der Taufe ein.[681]

»Die T[aufe] ist nach luth[erischer] Definition das einzige medium salutis neben Abendmahl und Predigt, durch das der Mensch infolge der non-imputatio peccati ›in Gottes Bund auff und angenommen/des Verdienstes Christi/der Kindschaft und ewigen Seligkeit/theilhaftig‹ [N. Hunnius 1683] wird. [...] Wie im Abendmahl sind die Konstituenten der T[aufe] signum, verbum Dei und fides (WA 2,727,24f.).«[682]

Nach den Konvergenzerklärungen der Kommission für Glauben und Kirchenverfassung des Ökumenischen Rates der Kirchen (Lima-Dokument) verkörpert die Taufe die Notwendigkeit des Glaubens für den Empfang des Heils. Dies bezieht sich auch auf die Kindertaufe. In CA 9 heißt es zu diesem Thema:

»Von der Taufe wird gelehrt, daß sie heilsnotwendig ist und daß durch sie Gnade angeboten wird; daß man auch die Kinder taufen soll, die durch die Taufe Gott über-

678 Vgl. CHRISTIAN GRETHLEIN, Taufpraxis in Geschichte, Gegenwart und Zukunft, Leipzig 2014.
679 Ohne Namensangabe, in: The Lancet, July 17, 1926.
680 Diese Tendenz wurde in der Untersuchung der perinatal tätigen Seelsorgerinnen und Seelsorger festgestellt und kritisiert. Vgl. D. NUZUM ET AL., The Spiritual and Theological Issues 2015, 168.
681 Vgl. eingehender meine Überlegungen in: T. ROSER, Taufe poimenisch 2017; TRAUGOTT ROSER, Dogmatik in der Seelsorge: Soll eine Krankenhausseelsorgerin den Wunsch von Eltern erfüllen, ihr totgeborenes Kind zu taufen?, in: Praktische Theologie 2010, 91–99.
682 JOHANN ANSELM STEIGER, Art. »Taufe IV. Dogmatisch 3. Evangelisch«, RGG⁴ Bd. 8, Tübingen 2005, Sp. 72–74, 72.

antwortet und gefällig werden, d. h. in die Gnade Gottes aufgenommen werden. Deshalb werden die verworfen, die lehren, daß die Kindertaufe nicht richtig sei.«

Auch der Heidelberger Katechismus empfiehlt die Kindertaufe, weil die Kinder

> »sowohl als die Alten in den Bund Gottes und seine Gemeinde gehören und ihnen in dem Blut Christi die Erlösung von Sünden und der Heilige Geist, welcher den Glauben wirkt, nicht weniger als den Alten zugesagt wird, so sollen sie auch durch die Taufe, als Zeichen des Bundes, der christlichen Kirche eingeleibt und von den Kindern der Ungläubigen unterschieden werden« (Frage 74).

Ein wichtiger Punkt bei den Reflexionen der theologischen Praktikerin und des theologischen Praktikers aus dogmatischer Perspektive über die Taufe ist die Bedeutung der Taufe für die unverwechselbare Einzigartigkeit des Täuflings: »Taufe gilt im Protestantismus wesentlich als Akt symbolischer Vergegenwärtigung der Individualität des Täuflings, der als dieser individuelle Mensch von Gott zur Teilnahme am Heil bestimmt sei.«[683] Dies kommt im agendarischen Taufhandeln durch die direkte Anrede der oder des zu Taufenden zum Ausdruck, die namentliche Nennung zu Beginn des Ritus durch das Kreuzeszeichen und das Nennen des Namens,[684] durch die direkt in der Taufhandlung gestellte Frage an die Eltern: »Welchen Namen/welche Namen hat das Kind?«, und durch die Einleitung der Taufformel mit dem Namen des Kindes: »N. (Namen des Täuflings), ich taufe dich im Namen des Vaters und des Sohnes und des Heiligen Geistes«[685]. Auf diese Weise wird die Individualität des Kindes in den Rahmen der »vertikalen Communitas« (vgl. die Ausführungen zur paulinischen Tauftheologie), gleichsam in einen transzendenten Raum gestellt, der die relationalen Aspekte des Personseins und der Geburtlichkeit einschließt und umfasst. Die Bildung von Individualität als »geheimnisvolles, wunderbares Wirken Gottes« ist mit den prozesshaften, biologische, theologische und soziale Dimensionen umfassenden Vorstellungen biblischer Texte verbunden. Beachtet man dabei die Aspekte von Liminalität im Umfeld der Geburt, wird die Prozesshaftigkeit deutlich in einen größeren Zusammenhang gestellt, der die Bezüge Mutter-Kind und Gott-Kind-Mutter mit umfasst und zugleich auf eine größere Communitas hin transzendiert.

Der relationale Aspekt der Taufe bezieht sich entsprechend der Lehraussagen sowohl auf die Gottesbindung samt der Einbeziehung in das Heilsgeschehen als auch auf die Gemeinschaft der christlichen Kirche. In den einleitenden Ausführungen der Taufagende der VELKD ist dies mit Überlegungen zur Zusammengehörigkeit von Taufe und Glaube verbunden:

> »Bei der Erwachsenentaufe ist der Glaube des Täuflings Anlaß zur Taufe. [...] Bei der Kindertaufe ist das anders. Es ist der Glaube der Eltern oder der Patinnen und Paten, der die Taufe des Kindes will oder veranlaßt. Dieser Glaube wünscht für den Täufling

---

683 Friedrich-Wilhelm Graf, Art. »Taufe«, in: Wörterbuch des Christentums, Gütersloh/Zürich 1988, 1227.
684 Kirchenleitung der Vereinigten Evangelisch-Lutherischen Kirche Deutschlands (Hg.), Agende für evangelisch-lutherische Kirchen und Gemeinden, Bd. 3. Die Amtshandlungen. Teil 1. Die Taufe, Hannover 1988, 23: »Weil Jesus Christus N. annimmt, segnen wir es/sie/ihn mit dem Zeichen des Kreuzes.«
685 Kirchenleitung der VELKD, Die Taufe 1988, 31.

denselben Glauben; er erhofft und erwartet von Gott, daß Gott in der Taufe seinen Weg mit diesem Kind beginnt und daß das Kind mit seinem Glauben diesen Weg selber aufnimmt.«[686]

Allerdings ist einem Verständnis zu wehren, das den Glauben – auch der Eltern oder der Kirche – zur Bedingung der Taufe macht. Der Glaube bedarf der beständigen Erneuerung und Rückerinnerung an den Anfang. »[D]as Zurückkriechen unter die T[aufe ist] zugleich Ausdruck dessen, daß diese ein eschatologisch-prozessuales Geschehen ist, das ›biß an den jungsten tag‹ (WA 4,344,12f.) währt«[687]. Der eschatologische und prozessuale Aspekt stimmt mit den von C. Strecker ausgeführten Überlegungen zum paulinischen Taufverständnis überein. Auch diese Hinweise erhalten durch die Situation der Nottaufe und die Motivation zur Taufe eines stillgeborenen Kindes besondere Dringlichkeit. Der von Ulrike Wagner-Rau beschriebene Raum des Religiösen wird hier elementar begreifbar: Der Glaube als Beziehungsraum, in dem das Geschenk der Taufe und der Geschenkcharakter des Glaubens selbst erfahrbar werden, gewinnt eine Qualität, die es ermöglicht, »Chaotisches und zutiefst Erschreckendes aufnehmen zu können, ohne zu zerbrechen. Darin liegt seine Verheißung.«[688] Die Taufe als zentrales Sakrament der Kirche hat die Kraft, diesen Raum zu vermitteln, die Prozessualität des Lebens gerade an seinem Anfang und an seinem Ende, die Unverbrüchlichkeit der Gottesbeziehung und den unendlichen Wert der Person zur Darstellung zu bringen.

Angesichts des Todes erweist sich die Taufe damit als lebenstiftend und lebeneröffnend. In ihrer Symbolik ist, wie oben gezeigt wurde, die Taufe reich an Todes- und Lebenssymbolen, als Anziehen des Leibes Christi, als Mit-Sterben und Mit-Auferstehen mit Jesus Christus und als Erfahrung des Todes etwa im Taufwasser. Die Taufe eröffnet damit einen Ambivalenzraum zwischen Leben und Tod bzw. in eschatologischer Perspektive Tod und Leben, der gerade im medizinischen Kontext mit seiner technikbasierten Messung von Vitalzeichen fremdartig wirkt. Alten Taufliturgien ist dieser Aspekt nicht fremd; es lassen sich damit auch im gottesdienstlichen Vollzug Anschlussmöglichkeiten finden, etwa die in alten und aktuellen Taufagenden vorgesehenen Sintflutgebete.[689]

Gerade wenn Eltern die Sorge haben, dass ihr Kind, dem die Teilhabe am irdischen Leben verwehrt ist (wofür sie vielleicht sogar selbst verantwortlich sind), durch das Fehlen der Taufe von der Heilsgemeinschaft ausgeschlossen sein könnte, ist es eine Aufgabe theologisch verantworteter seelsorglicher Be-

---

686 Kirchenleitung der VELKD, Die Taufe 1988, 11.
687 J. Steiger, Art. »Taufe« 2005, Sp. 73.
688 U. Wagner-Rau, tausend Weisen 2004, 7f.
689 Vgl. etwa den Entwurf der Taufagende der Evangelischen Kirche in der Pfalz: »Wir danken dir für das Wasser, das du geschaffen hast/und mit dem du deine Geschöpfe am Leben erhältst./Aus dem Wasser der Sintflut hast du Noah gerettet./Durch das Wasser des Roten Meeres hindurch/hast du dein Volk aus der Knechtschaft in die Freiheit geführt./Im Wasser des Jordan hat sich dein Sohn taufen lassen/und deinen Zuspruch erfahren:/»Du bist mein lieber Sohn,/an dem ich Wohlgefallen habe.«/Durch das Wasser der Taufe verbindest du unser Leben/mit seinem Tod und seiner Auferstehung.« (https://www.evkirchepfalz.de/uploads/tx_templavoila/Taufagende.pdf, Zugriff am 15.02.2016, 214).

gleitung, den Eltern Gewissheit zu vermitteln, dass ihr totes Kind von Gott nicht abgelehnt ist. Diese Gewissheit ist nach konfessionenübergreifendem Konsens nicht vom Vollzug der Taufe abhängig,[690] bleibt aber ohne Taufhandlung ohne liturgische Darstellung und performativ inszenierte Wirklichkeit.[691]

Eine Rolle in den Sorgen der Eltern spielt nach wie vor die Verbindung von Taufe und Befreiung von der Macht des Bösen, der gerade in der römisch-katholischen Tauflehre zentrale Bedeutung zukommt: »Im Sakrament der Taufe schenkt Gott dem Menschen dieses Heil. Er lässt ihn teilhaben an seinem Leben, befreit ihn von der Herrschaft der Erbschuld, gliedert ihn in den Leib Christi ein und nimmt ihn auf in die Gemeinschaft der Kirche.«[692] Aber auch ohne diesen Zusammenhang mit einer Erbschuldlehre, der für heutige evangelische Theologie ausgeschlossen ist,[693] bedarf die Glaubensgewissheit einer sinnlich vermittelten und als wirkmächtig erlebten Darstellung.

Aus der katholischen Lehrtradition heraus kommt es zur Sorge, ob durch die Unmöglichkeit der Taufe einem stillgeborenen Kind der Zugang zur Vergebung und zum Heil verwehrt sein könnte. Hier sind die Aussagen der katholischen Kirche durch das Vertrauen auf Gottes Heilswillen und auf die fürbittende Funktion der Kirche geprägt:

> »Da Gott in Christus alle Menschen zu sich führen will, wird er auch die so früh verstorbenen Kinder in seiner Gnade zu sich ziehen und ihnen das Tor zum Leben öffnen, auch wenn dies aufgrund der besonderen Umstände nicht durch die Taufe geschehen konnte und wir die Weise, wie er das tut, nicht kennen. Dies ist heute allgemeine Lehrmeinung der Kirche. Dennoch steht jeder Mensch durch seine Geburt im Zusammenhang mit der Sünde Adams. [...] Das fürbittende Gebet der Kirche, die für die verstorbenen Kinder vor Gott eintritt, kann die Eltern in der Hoffnung bestärken, dass Gott in seiner Gnade die Frucht des Erlösungshandelns Christi ihrem verstorbenen Kind zueignet. Sie können mit der Kirche darauf vertrauen, dass Gott dieses Gebet erhören wird. So kommt hier, wie in der Taufe von Kindern, unsere Stellvertretung im Glauben und die Fürbitte der Kirche für das Heil der Menschen in besonderer Weise zur Geltung.«[694]

Aus evangelisch-lutherischer Sicht wird diesen Ausführungen nicht Folge zu leisten sein. Aus ihnen spricht letztendlich eine Unbestimmtheit, die durch die endgültige Ablehnung eines limbus puerorum, eines besonderen Aufenthaltsortes der ungetauft verstorbenen Kinder, verstärkt ist. Die Lehraussagen haben allerdings in der Praxis zu Folge, dass aus der Unbestimmtheit Ungewiss-

---

690 Vgl. mit Hinweis auf den Katechismus der Katholischen Kirche 1257–1259 Sekretariat der Deutschen Bischofskonferenz (Hg.), Wenn der Tod am Anfang steht. Eltern trauern um ihr totes neugeborenes Kind – Hinweise zur Begleitung, Seelsorge und Beratung, Arbeitshilfe 109 (Neufassung), Bonn 1. Juni 2005, 71: »Wenn also die Kirche von der Heilsnotwendigkeit der Taufe spricht, dann will sie nicht sagen, das [sic!] jene verdammt sind, die ohne eigene Schuld das Evangelium nicht vernommen haben oder nicht in der Lage sind, um die Taufe zu bitten.«
691 Vgl. auch Regina Sommer, Kindertaufe – Elternverständnis und theologische Deutung, Stuttgart 2009.
692 Sekretariat der DBK (Hg.), Wenn der Tod 2005, 68.
693 Vgl. den im Erscheinen befindlichen Band von F. Beetschen, C. Grethlein, F. Lienhard (Hg.), Taufpraxis heute in unterschiedlicher Perspektive, Leipzig 2017.
694 Sekretariat der DBK (Hg.), Wenn der Tod 2005, 73.

heit wird und möglicherweise umso dringender um eine Gewissheit schenkende Handlung gebeten wird. Insbesondere die Frage nach der Geburtlichkeit auch der stillgeborenen Kinder ist dabei von besonderer, meines Wissens wenig beachteter Bedeutung.[695]

Ein im Konzept der Geburtlichkeit mit angelegter Gedanke, die Angewiesenheit und Bezogenheit des Menschen, das In-Beziehung-Sein, bildet eine Resonanz mit den bindungstheoretischen Aspekten perinatalen Todes, auf die anhand der Erfahrungsberichte Betroffener eingegangen wurde. Die Bindungstheorie im Gefolge John Bowlbys geht davon aus, dass bei durch Tod bedrohten Bindungen zwischen Menschen sich eine religiöse Komponente der Bindung an Gott als funktional und potenziell tragfähig erweist. Eine unsichere Bindung wird durch eine »Ersatz-Bindung [stabilisiert...] Dieser Ersatz soll helfen, belastende Situationen besser zu bewältigen«[696]. Für die Tragfähigkeit der Bindung spielt »die Erfahrbarkeit und der Rückgriff auf erlebbare Sicherheit« der Bindung eine wichtige Rolle: »[E]s ist der Übergangsraum zwischen konkreter Bindungserfahrung und innerem mentalen Erleben und macht das Einlassen auf Unsicherheit möglich«[697]. Bindungstheoretische Psychotherapie macht dabei auf die Besonderheit des Gottesbildes aufmerksam:

> »Das Gottesbild basiert, anders als das mentale Modell von Bindung, nicht ausschließlich auf einer Interaktionserfahrung mit einer konkreten Person (Bindungsfigur). Es leitet sich aus mehreren Interaktionserfahrungen und kulturell überlieferten Modellen ab und kann von Bedürfnissen und Vorstellungen gesteuert werden.«[698]

Der Taufe als erfahrbare Konkretion der Interaktion zwischen Gott und Mensch kommt besondere Bedeutung für die Vergewisserung der eigenen Identität zu; sie fungiert als Aktivierung des Bindungssystems und des Transzendenzbezugs im Bewusstsein der aktualen oder auch prinzipiellen Gefährdung von Leben. Bindungstheoretisch ist außerdem von Relevanz, dass die Taufe die Ausschließlichkeit der Bindung zwischen Kind und Eltern relativiert durch die Aufnahme in eine transzendente Bindung, die sowohl Kind als auch Eltern mit umfasst. Dieser Aspekt ist vor allem im Blick auf die Trauer der Eltern potenziell heilsam, weil er den Verlust anerkennt und die Gottesbeziehung als Gültige erfahrbar und erinnerbar macht. Diese Funktion bleibt gerade auch im Zusammenhang belastender Themen wie Schuld oder Scham erhalten, gerade weil der Tauftritus Elemente von Schuld und Vergebung umfasst.

Manche Seelsorgerinnen und Seelsorger begründen ihre Praxis der Taufe stillgeborener Kinder damit, dass in manchen – wenn auch selten vorkommenden – Situationen keine Alternative zur Taufe bestehe, um das Weiterleben der Mutter oder der Eltern nicht durch die Verweigerung des Taufsakraments er-

---

695 Vgl. die Impulse Hanna Stracks, außer den bereits genannten Titeln vgl. HANNA STRACK, ›Die Frau ist Mitschöpferin durch die Kraft und die Gelassenheit und den Mut‹. Ansatz zu einer Theologie der Geburt, in: WzM 57 (2005), 322–335.
696 MARIE C. MAUER, YVONNE PETERSEN, CECILE LOETZ, ECKHARD FRICK, Trennungsunsicherheit am Lebensende – spirituelle und bindungstheoretische Perspektiven, in: Z Palliativmedizin 15 (2014), 70–77, 71.
697 Ebd.
698 A. a. O., 75.

heblich zu belasten. Diese zunächst seelsorgliche Begründung ist eine erstaunliche Umkehrung der Argumentationsstruktur der Vikariatstaufe (siehe oben). Dort ließen sich Angehörige stellvertretend für ihre Verstorbenen taufen, um sich deren Teilnahme am Leben im Reich Gottes zu vergewissern. Wenn nun stillgeborene Kinder getauft werden, um die Lebensfähigkeit der Mütter zu gewährleisten – die sich hier der Stabilisierung des Glaubens verdankt –, ist dies eine stellvertretende Handlung am Kind zum Wohl der Mutter. Dies entspricht nicht dem christlichen Taufverständnis.

In einem amerikanischen Beitrag zur Frage einer seelsorglich bedingten Taufhandlung wird angeführt, dass die Eltern genau dessen bedürften, wofür die Taufe stünde: Der Vergewisserung, dass

1. dieses Kind vor Gott einzigartig ist,
2. dieses Kind der Gemeinschaft der Gläubigen zugerechnet wird,
3. die Kirche den Tod dieses Kindes als realen Verlust anerkennt, und
4. die christliche Gemeinde die Hinterbliebenen unterstützt.

In amerikanischen Debatten ist deshalb empfohlen worden, dass auch ein stillgeborenes Kind getauft werden könne, solange es wenige Rituale gebe, die die genannten Funktionen erfüllten.[699] An dieser Argumentation ist spannend, dass am relationalen Sinn der Taufe festgehalten wird, der in der Zugehörigkeit auch des verstorbenen Kindes zur Gemeinschaft der Kirche als Gemeinschaft der Gottesgläubigen besteht. Die Taufe wird damit mehr als nur eine Handlung in der Seelsorgesituation, sondern ein inkludierendes Handeln der christlichen Gemeinschaft in einer Situation, in der das Individuum seines Status in der Gemeinschaft ungewiss wird.

Die Bedeutung der Taufe ist in ökumenischer Konvergenz der Kirchen in ihrem Zeichencharakter gegeben, als

»Zeichen des neuen Lebens durch Jesus Christus. Sie vereint die Getauften mit Christus und mit seinem Volk. [Die im Neuen Testament und der Liturgie der Kirchen gebrauchten] Bilder werden gelegentlich in Verbindung gebracht mit dem symbolischen Gebrauch von Wasser im Alten Testament. Taufe ist Teilhabe an Christi Tod und Auferstehung (Röm 6,3–5; Kol 2,12); Reinwaschung von Sünde (1 Kor 6,11); eine neue Geburt (Joh 3,5); Erleuchtung durch Christus (Eph 5,14); Anziehen Christi (Gal 3,27); Erneuerung durch den Geist (Tit 3,5); die Erfahrung der Rettung aus dem Wasser (1 Petr 3,20–21); Exodus aus der Knechtschaft (1 Kor 10,1–2) und Befreiung zu einer neuen Menschheit, in der die trennenden Mauern der Geschlechter, der Rassen und des sozialen Standes überwunden werden (Gal 3,27–28; 1 Kor 12,13). Der Bilder sind viele, aber die Wirklichkeit ist nur eine.«[700]

Gehören die stillgeborenen Kinder nicht zu dieser Wirklichkeit oder braucht die eine Wirklichkeit nicht vielmehr ihre Inklusion, um sich der existenziellen

---

699 Vgl. JANET S. PETERMAN, A Pastoral and Theological Response to Losses in Pregnancy, in: The Christian Century, Sept. 9–16, 1987.
700 KOMMISSION FÜR GLAUBEN UND KIRCHENVERFASSUNG DES ÖKUMENISCHEN RATES DER KIRCHEN, Taufe, Eucharistie und Amt. Konvergenzerklärungen, Frankfurt a. M./Paderborn 1985[10], 9.

Tiefe und Bedeutung dieser Bilder bewusst zu werden? Mit anderen Worten: Ist die eine Wirklichkeit vollständig ohne die stillgeborenen Kinder? Ein das medizinische Paradigma infrage stellendes Taufhandeln entspräche dem gesellschaftskritischen Ursprungsimpuls der Taufe. In systematisch-theologischer Perspektive sind die Bezugsgrößen der Taufe auch nicht nur die Fragen nach dem Glaubensbezug oder der Aspekt der Rechtfertigung, sondern die Fragen nach dem Lebensbegriff und nach einer Ekklesiologie in diachroner Perspektive. Es geht auch nicht lediglich um eine symbolisch-rituelle Zeichenhandlung, sondern um das sakramentale, also Gottes Handeln, das Wirklichkeit durchdringt und wandelt.

> »Die Versagung der Taufe kommt einer Exklusion gleich, die auch nicht wiedergutzumachen ist durch als Ersatz angebotene (ver-)tröstende Handlungen wie kirchliches Bestattungshandeln, Namensgebungsrituale oder Segenshandlungen. Gerade diese beziehen sich kasualtheoretisch ja auf die Taufe! Die Ermöglichung der Taufe wäre m. E. ein Ausdruck des inkludierenden Handelns Jesu von Nazareth.«[701]

2.3.4 Sünde und Vergebung

Innerhalb der dogmatischen Überlegungen zur Taufe wurde bereits auf den Zusammenhang von Taufe und Sünde hingewiesen. Sünde und Schuld begegnen in den Erfahrungsberichten jedoch vor allem im Blick auf die beteiligten Personen, die Mutter bzw. Eltern, das beteiligte medizinische Umfeld und den gesellschaftlichen Kontext.

Auch hier kann nicht ansatzweise die Tiefe der protestantischen Sündenlehre ausgeführt werden. Nur einige knappe Gedanken seien im Anschluss an den Habilitationsvortrag von Wolfgang Drechsel ausgeführt, der bereits aus praktisch-theologischer Perspektive zentrale Themen der Sündenlehre diskutiert.[702] Drechsel stellt vier zentrale Themen in den Mittelpunkt seiner Auseinandersetzung:

- »So wenig wie das Kind für sich allein betrachtet schlecht ist, so wenig ist der Mensch – für sich allein betrachtet – sozusagen von Natur aus schlecht. Es geht also in der Frage nach der Sünde *nicht um ein Defizitmodell des Menschen an sich*«.
- Es geht »um die Frage nach dem Verlust seiner Bestimmung als Gottesbeziehung«.
- Der Beziehungsverlust kann durch den Menschen allein nicht aufgehoben werden. »Es geht um eine Beziehung, deren Partner er nicht in der Hand

---

701 Die vorstehenden Überlegungen sind z. T. übernommen aus T. ROSER, Taufe poimenisch 2017.
702 WOLFGANG DRECHSEL, Sünde – anachronistisches Design weltfremden Christentums in der Moderne oder gegenwartsbezogene Lebensdeutung? Aktualität und Praxisrelevanz eines marginalisierten Themas für eine zeitgemäße Praktische Theologie, in: PTh 93 (2004), 17–32. Die folgenden Zitate: 23 (Hervorhebungen im Original).

hat. *Dieser Beziehungsverlust* bedarf bezüglich seiner Aufhebung des Entge-
genkommens Gottes, er *bedarf der Gnade.*«

- »Ist die menschliche Freiheit, die mit seinem Geschöpfsein gegeben ist, und
damit auch sein freier Wille nicht gestört oder zerstört, so beinhaltet dies die
Verantwortlichkeit eines jeden Individuums für seine Sünden.«

Drechsel hebt in seiner knappen dogmengeschichtlichen Ausführung die Folgen
des protestantischen Umgangs mit dem Sündenthema, insbesondere der Zurück-
drängung der Erbsündelehre, für die Entwicklung des neuzeitlichen Individualis-
musgedankens hervor: Ihm kommt eine »Vorreiterrolle bezüglich der Frage
nach der Freiheit und Selbständigkeit des Individuums«[703] zu. In ihrer protestantischen Reformulierung wurde, wie Trutz Rendtorff beschreibt, der Begriff
der Erbsünde in einen Begriff der »Personsünde« überführt, der die »rückhaltlo-
se Selbstbejahung des natürlichen Menschen in der Ausschließlichkeit des Handelns im Interesse der Durchsetzung des im Individuum regierenden Selbstinter-
esses«[704] meint. Fragen nach der Situation des Individuums in der Gesellschaft
in der Gegenwart stehen in einer interessanten Parallelität zur klassischen Sündenlehre: Die Frage nach dem freien Willen stellt sich heute im Kontext des
Zwangs, sich entscheiden zu müssen, und dem Zwang, die eigenen Entscheidungen vor sich selbst und anderen immer wieder rechtfertigen zu müssen. Das Individuum muss sich selbst dabei immer wieder neu entwerfen, auch unter den Bedingungen des Scheiterns und der Endlichkeit. Schließlich kommt noch der
Aspekt hinzu, dass »das einzelne *Individuum zur Verantwortung gezogen wird
und sich selbst verantwortlich macht für Dinge, die letztlich nicht in seiner
Hand liegen*«[705]. Dies wird in der Situation von Entscheidungen im Kontext von
Schwangerschaft, von der Diagnostik über die Frage nach Fortführung oder Abbruch einer Schwangerschaft bis zur Entscheidung zur Beendigung lebenserhaltender Maßnahmen bei einem Säugling in einer unausweichlichen Radikalität
deutlich. Gerade ein theologischer Begriff der Sünde trägt in dieser Situation zu
einem Realismus bei, der keine Sachverhalte und Handlungen verklärt oder ver-
schleiert. Michael Klessmann beschreibt dies als Wissen um die »überindividuel-
le Verstrickung und Entfremdung, die sich immer wieder in konkreten individuellen und kollektiven Handlungen und Verfehlungen konkretisiert«[706].
Zugleich kommt aber durch den theologischen Sinn des Sündenbegriffs ein das
Selbst und seine Handlungen transzendierender Aspekt hinzu, der das permanente Auf-sich-selbst-Zurückgeworfensein und die Fokussierung auf die Erfahrungen des Scheiterns in ihrer Konsequenz für das Selbstbild des Individuums
aufbricht und in den Horizont der von Gott geschenkten Beziehung stellt:

---

703 W. Drechsel, Sünde 2004, 24 (Verzicht auf Hervorhebung des Originals). Diese
    Feststellung trifft auch Klaus Tanner, Bürgerlicher Individualismus und soziale Ver-
    antwortung, in: WzM 42 (1990), 97–114.
704 T. Rendtorff, Ethik Bd. 1 1990, 124.
705 W. Drechsel, Sünde 2004, 28.
706 M. Klessmann, Pastoralpsychologie 2004, 600.

»Sich selbst aus dezentrierter Sicht zu sehen, als Gesehener, als Gesehene mit den Augen Gottes, um aus dieser Perspektive immer wieder neu zu sich selbst in eine Distanz zu treten. [...] Und dies beinhaltet: Die Frage nach der Sünde ist immer an der Selbständigkeit des Individuums interessiert und auf dieselbe ausgerichtet.«

Sie fördert damit die Autonomie, »indem sie ihre Grenzen und Grenzüberschreitungen benennt«[707]. Die Bedeutung der theologischen Rede von der Sünde kann in der konkreten Situation darin gesehen werden, dass sie »[e]ine aufdeckende und entdeckende Lebensdeutung im Sinne von kritischer Anfrage und Würdigung« ist, die »immer auch den Einbezug des Rechtfertigungsgedankens« beinhaltet.[708] In diesem Sinne bezeichnet auch Andrea Morgenstern in ihrer empirischen Studie zu Tod im Umfeld von Geburt Sünde als religiöse Kategorie der Reflexion.

Sie führt anhand eines beeindruckenden Beispiels die klärende und aufdeckende Kraft der Unterscheidung von Schuld und Sünde vor: Morgenstern bezieht sich auf eine wissenschaftliche Untersuchung zur psychosozialen Situation von Geflüchteten und Helferinnen bei einem Katastropheneinsatz im ostanatolischen Gebirgsort Yerkmal.[709] Eine halbe Million Geflüchtete kam dort nach einem misslungenen kurdischen Aufstand im Irak zusammen. Die Katastrophenhelfer sahen sich mit einer übermäßig hohen Kinder- und Säuglingssterblichkeit und einem Verhalten von Müttern konfrontiert, das in der Folge als ›Yerkmal-Syndrom‹ beschrieben wurde: Zahlreiche Frauen ließen angesichts völliger Überforderung und Unfähigkeit, ihre Kinder zu versorgen, ihre Säuglinge sterben oder stießen sie in Gletscherspalten. Später darauf angesprochen, konnten sie keinerlei Position zum eigenen Verhalten finden oder es in Worte fassen. Die hier festgestellten psychosomatischen Reaktionen nimmt Morgenstern zum Ausgangspunkt, um den Komplex von Schuldfragen und -gefühlen bei Spätabbrüchen zu beschreiben. Sie analysiert die unterschiedlichen Ebenen – rationale Begründungen, Ursachen von Fehlern der Beratungsarbeit, Abwehr von Schuld und bleibendes Schuldbewusstsein. Theologische Aspekte der Fragestellung geraten damit deutlicher in den Blick: Die bleibende Bedeutung von Sünde und Rechtfertigungslehre als eine Möglichkeit, sich dem eigenen traumatisch erlebten Verhalten zu stellen und dazu Distanz zu gewinnen – um schließlich auch das eigene Scheitern in die Biographie zu integrieren bei gleichzeitigem Wissen um die Annahme und die Vergebung durch Gott.

Henning Luther[710] hat im Zusammenhang seiner Kritik am Identitätsbegriff das Konzept des Fragments entwickelt, dessen Herkunft aus der Ästhetik mit den oben beschriebenen biblischen Vorstellungen von Schwangerschaft und Geburtlichkeit korreliert. Im Fragment kommen prozesshafte Entwicklungen in der Vergangenheit und der Zukunft in ihrer Bedeutung für die aktuelle Situa-

---

707 W. DRECHSEL, Sünde 2004, 29.

708 A. a. O., 32 (Verzicht auf Kursivdruck des Originals). Nicht ohne Grund ist genau die Frage des Sündenverständnisses bei Thurneysen der Punkt, an dem es zum »Bruch« im Seelsorgegespräch kommt. Vgl. EDUARD THURNEYSEN, Die Lehre von der Seelsorge, München 1948, 84.

709 Vgl. A. MORGENSTERN, Geboren ohne gelebt zu haben 2005, 118–120.

710 H. LUTHER, Identität und Fragment 1992, 160–182.

tion zur Geltung. Die Prozesshaftigkeit birgt den Schmerz der Vergangenheit und die Sehnsucht der Zukunft, die Erfahrung von Gefährdung und Verletzung wie auch die Hoffnung auf Anerkennung durch den Anderen. Im Fragment liegt, wie Luther in Anlehnung an Wolfhard Pannenberg sagt, das Merkmal der Selbsttranszendenz. Alle drei im biblischen Erfahrungsschatz bewahrten Dimensionen des Biologischen, Sozialen und Transzendenten sind in dieser Vorstellung aufgehoben.

Gerade weil der Begriff immer auch die Seelsorgeperson betrifft, hat er ein besonderes solidarisches Potenzial in der Seelsorgesituation sowohl mit der betroffenen Mutter, den Eltern als auch mit den professionell Tätigen.

2.4 Theologische Ethik – Beratung in Konfliktsituationen

Nach den Reflexionen aus Perspektive der biblischen Disziplinen, der Kirchengeschichte und der Dogmatik kommt der Reflexion aus der Perspektive theologischer Ethik im oben dargestellten Sinn die Funktion zu, die wahrgenommenen Konfliktsituationen als Fragen der Beratung Einzelner und als Fragen organisationaler und struktureller Rahmenbedingungen medizinethischer Konflikte und ihrer Bewältigungsstrategien zu beschreiben. In dieser Perspektive schließlich offenbart sich die ethische und systemische Struktur von Seelsorge in Einrichtungen des Gesundheitswesens.

Die ethisch-moralische Kompetenz von Seelsorgepersonen im Kontext des Gesundheitswesens besteht explizit darin, die aus den vorhergegangenen Reflexionsgängen gewonnenen Fragen und Erkenntnisse in diese drei unterschiedlichen Kontexte einzubringen und dadurch die einzelnen Personen zu verantwortlichem Handeln in der konkreten Seelsorgesituation zu befähigen.

Die ethische Beratung von schwangeren Frauen, die entscheiden müssen, ob sie sich einer genetischen Untersuchung unterziehen wollen oder vor der Entscheidung über die Fortführung oder den Abbruch ihrer Schwangerschaft stehen, ist nach Ansicht zahlreicher Expertinnen und Experten dringend geboten und mittlerweile – wie oben beschrieben – gesetzlich geregelt.[711] Dies liegt allein schon im Wesen der zu fällenden Entscheidung als einer ethischen Entscheidung begründet. Jede Entscheidung setzt die Fähigkeit zur Entscheidung voraus, die bedingt, dass die entscheidende Person Autonomie besitzt, frei entscheiden kann, Handlungsalternativen wahrnehmen kann und schließlich

---

711 Vgl. über die bereits genannten Titel hinaus beispielsweise ELISABETH SOBEK-FRANZ, STEFFI ROHRMANN-HEUEL, Ein Kind? – Erfahrungen aus der Schwangerschaftsberatung, in: RUTHMARIJKE E. W. SMEDING, MARGARETE HEITKÖNIG-WILP (Hg.), Trauer erschließen – eine Tafel der Gezeiten, Wuppertal 2005, 33–39. Vgl. zu den aktuellen Regelungen auch G. MARCKMANN, Schwangerschaftsabbruch 2015.

eine Vorstellung von den zukünftigen Folgen ihrer Entscheidung hat.[712] Die zu fällende Entscheidung steht in einem Zusammenhang mit den individuellen Überzeugungen und Lebenskonzepten des Entscheidungsträgers. Mit Trutz Rendtorff sehe ich hier die Funktion von Ethik als »Theorie der menschlichen Lebensführung« im Sinne einer subjektiven Theorie des entscheidenden Individuums über die Bedeutung von Entscheidungen im Ganzen der Lebensführung.[713] Zu einer ethischen Entscheidung wird die Entscheidung auf einer »ethisch-existenzielle[n] Ebene«[714], weil sie für eine Person von zentraler Wichtigkeit ist und ihre Identität dabei in Frage gestellt wird. Auf einer »moralisch-normative[n] Ebene«[715] geht es um Bedeutung und Konsequenzen der Entscheidung im Blick auf andere Menschen. Auf diesen beiden Ebenen gilt es durch Beratung die vier oben genannten Voraussetzungen einer Entscheidung zu stärken und zu gewährleisten. Dabei ist besonders wichtig, die Autonomie des Entscheidungsträgers zu wahren, indem sie im Blick auf dessen Verantwortung thematisiert wird. Beide Ebenen, die existenzielle und die normative, bedürfen dabei der Reflexion.

Trutz Rendtorff sieht im Umgang mit lebensbedrohlichen Konflikten die Stärkung von Verantwortung darin geboten, dass sie Bejahung von Leben fördern soll.

> »Im Konflikt zwischen dem Leben der Frau und dem ungeborenen Leben soll die Bejahung des Lebens konkretisiert werden. [...] Der Schwangerschaftskonflikt macht eine Erweiterung des Verantwortungskonflikts durch Beratung erforderlich, um der Bejahung des Lebens der Mutter und des ungeborenen Kindes Raum zu geben.«[716]

Die Entscheidung in dieser Situation liegt allein bei der Schwangeren. Ihre Verantwortlichkeit kann insofern gefördert werden, als mit ihr gezielt nach Perspektiven der Bejahung des Lebens gefragt werden kann, die ein biologisches Missverständnis von Lebensschutz im Sinne einer Engführung der Frage auf das biologische Leben des Kindes vermeidet.[717]

---

712 Vgl. dazu: HILLE HAKER, Entscheidungsfindung im Kontext pränataler Diagnostik, in: MATTHIAS KETTNER (Hg.), Beratung als Zwang. Schwangerschaftsabbruch, genetische Aufklärung und die Grenzen kommunikativer Vernunft, Frankfurt 1998, 223–251, 224.

713 Dies schließt nach meinem Verständnis durchaus den Aspekt mit ein, dass die Lebensführung nicht unter dem Diktat des gelingenden Lebens steht, sondern gerade als kontingente, fragmentarische und gescheiterte erfahren werden kann. Gerade dann muss sie durch ethische Reflexion in das Ganze des Lebenskonzeptes integriert werden. Vgl. zur Kritik an Rendtorff: U. KÖRTNER, Unverfügbarkeit 2001, 68f. Vgl. auch C. SCHNEIDER-HARPPRECHT, Ethisch-moralische Kompetenz in der Seelsorge 2005, 178.

714 H. HAKER, Entscheidungsfindung 1998, 226. Verzicht auf Kursivdruck des Originals.

715 H. HAKER, Entscheidungsfindung 1998, 228.

716 T. RENDTORFF, Ethik Bd. 2 1991, 184. Verzicht auf Kursivdruck des Originals.

717 Vgl. dazu R. MARQUARD, Lebensbeginn und Pränataldiagnostik 2004, 513: »Reformatorischer Erkenntnisgewinn liegt auch und besonders darin, dass Menschen zu persönlicher Verantwortungsbereitschaft befähigt und ermutigt werden. [...] Wir müssen es lernen, untereinander womöglich verschiedene Ethiken zuzulassen, die

Hier sind drei Leitfragen für die Beratungssituation hilfreich. Sie versuchen zuerst die für die schwangere Frau zentralen Lebensbereiche zu explizieren und zu deuten, ihre Bedrohtheit durch die aktuelle Situation zu klären und schließlich die Bedeutung des Todes des Kindes (als einer möglichen Handlungskonsequenz) für alle in den Blick genommenen Lebensbereiche zu verstehen. Die drei Leitfragen bringen die beiden Ebenen ethischer Entscheidung in Bezug zu den Voraussetzungen einer Entscheidungsfällung (Autonomie, Freiheit, Handlungsoptionen, Vorstellung von der Zukunft).

- *Welche Lebensbereiche sind für die zu beratenden Personen besonders wichtig?* Diese Frage stellt sich unterschiedlich im Blick auf die Mütter, die Väter und die übrigen beteiligten Personen. In allen Fällen ist es notwendig zu würdigen, dass Leben vorhanden ist. Das Kind lebt, hat das Leben anderer verändert und hat ein Leben vor sich, das sich unserer konkreten Vorstellung entzieht, aber Gegenstand von Planungen und Fantasien ist. Aber auch die Mutter und gegebenenfalls der Vater stehen im Leben, das es wertzuschätzen gilt. In der Beratungssituation kann die Seelsorgeperson die Eltern ermutigen, vom Leben des Kindes und vom gemeinsamen Leben als Paar, als werdende Eltern und als Familie zu erzählen. So werden die Eltern ermutigt, das vom Leben ihres Kindes zu benennen und zu schildern, was ihnen besonders wichtig ist, wovor sie aber auch die größten Befürchtungen haben. Damit erhält die beratene Person die Möglichkeit, erzählend Distanz zur unmittelbaren Situation zu gewinnen, ein eigenes Verständnis des Lebens zu formulieren und in den religiösen Rahmen zu stellen.
- Der zweite Aspekt, den das beratende Gespräch erkunden kann, gilt der Frage, *inwiefern der Tod des Kindes die als wichtig geschilderten Lebensbereiche beeinträchtigen* würde. Der Hinweis auf bedrohtes Leben erstreckt sich dabei auch auf nicht unmittelbar bewusste Lebensvollzüge, die für die seelsorgliche Begleitung wichtig werden können: So stellt sich die Frage nach einer Lebensbeeinträchtigung auch im Blick auf das Leben der Mutter, besonders dann, wenn sie sich mit einer real vorliegenden Verantwortlichkeit für den Tod des Kindes konfrontiert sieht, oder auch mit irrealen Schuldgefühlen. Gerade im Zusammenhang mit einem gewollten Abbruch der Schwangerschaft können diese Gefühle vorherrschend sein. Hier ist wichtig, mit der Mutter und gegebenenfalls dem Vater die Folgen für die weitere Lebensführung zu bedenken und sie zu vergewissern, dass sie leben können und dürfen. Schuld und Schuldgefühle können das weitere Leben erheblich beeinträchtigen, wenn nicht gar existenziell gefährden.
- Der dritte Aspekt des beratenden Gesprächs schließlich gilt der konkreten Benennung, *welches Leben durch den Tod beendet wird.* Diese Frage mutet zunächst banal an. Denn vor allem ist es ja das biologische Leben des Kindes, das durch den Tod vernichtet wird. Die Eltern und die Geschwisterkinder haben aber mitunter ganz konkrete Vorstellungen vom Leben des

---

gleichwohl ihre Schnittmenge darin bilden, dass sie in jeweiliger Verantwortung beziehungsorientiert gewählt und befolgt werden.«

Kindes, die meist in die Zukunft projiziert wurden: das imaginierte, vorgestellte Leben des Kindes, das seine konkrete Umsetzung in die Realität gefunden hat in der Ausgestaltung des Kinderzimmers, in einer bereits gekauften Wiege, einem Wickeltisch oder Babykleidung. Dazu gehören alle Hoffnungen, Pläne und Träume, die sich mit dem Kind verbinden, und von denen Eltern nun Abschied nehmen müssen. Beim Abschied von diesem imaginierten Leben muss es jedoch nicht bleiben: Es ist möglich, danach zu fragen, ob die Eltern sich vorstellen können, wo und wie ihr Kind nun lebt. Eltern haben mitunter ganz konkrete Vorstellungen davon. Die Perspektive des durch die Verheißung Gottes und Auferweckung Christi vom Tod eröffneten Lebens gilt es in die Beratungssituation mit einzubeziehen. Dabei kommt es zu einer Vergewisserung der Rechtfertigung des bedrohten Lebens. Zudem gilt es, den Eltern zuzusichern, dass mit dem Tod ihres Kindes nicht alle Formen des gemeinsamen Lebens mit ihm zu Ende sind; denn es spielt auch weiterhin eine aktive Rolle im Leben der Eltern und der Familie. Hier hat die Beratung lebenserhaltende Funktion, insbesondere wenn es um die Erhaltung der verschiedenen verstrickten Lebensgeschichten geht.

In diesen an drei Leitfragen orientierten Gedankengängen wird das Prozesshafte des Lebens in seinem Anfang wie in seinem Ende deutlich; die Relationalität des Lebens und die unendliche Würde der einzelnen Person kommen dabei ebenso zur Geltung wie schließlich auch die Realität von Sünde als Beziehungen zerstörende und Leben vernichtende Macht und die Angewiesenheit auf Vergebung durch Gott. Darin erweist sich die Seelsorge als Eröffnung eines verlässlichen Beziehungsraums, der Erschreckendes und Chaotisches in sich aufnehmen kann und dennoch Bestand hat. Er bietet der Gesprächspartnerin oder dem Gesprächspartner »einen Ansatzpunkt zur selbsttätigen Neukonstruktion [ihrer oder] seines Selbstverständnisses«[718] in der Situation eines drohenden Verlusts.

Zugleich eröffnet die ethische Beratung im Rahmen der Seelsorgebeziehung einen Gesprächsraum, bei dem die Seelsorgeperson als Repräsentant einer bestimmten konfessionellen Tradition das Angebot macht, die Situation und den Konflikt aus Sicht christlicher Ethik zu deuten. Die Seelsorgerinnen und Seelsorger sind an christliche Ethik gebunden, können dies jedoch von ihren Gesprächspartnern nicht unbedingt erwarten. Seelsorge kann mit Recht christlich-ethische Positionen ins Gespräch einbringen, allerdings als *eine* angebotene Möglichkeit. Auf diese Weise kommt die normative Ebene in der Beratungssituation zum Ausdruck; gerade so wird die Autonomie des Entscheidungsträgers respektiert und ernst genommen. In diesem Sinn unterstützt die Beratung die »selbsttätige Freiheit der Person und macht es sich zur Aufgabe, sie zu verantwortlichem Handeln zu befähigen, wenn sie derzeit nicht dazu in der Lage ist.«[719] Der theologische Hintergrund kommt in der ethischen Beratung aber nicht nur im Angebot von Positionen zum Tragen, sondern in einer ganz funda-

---

718 W. GRÄB, Lebensgeschichten 1998, 224.
719 C. SCHNEIDER-HARPPRECHT, Ethisch-moralische Kompetenz 2005, 183. Schneider-Harpprecht bezeichnet diese Haltung als »*empowermen*t, das die Verpflichtung bein-

mentalen Weise auch durch die – mitunter unausgesprochene – Berücksichtigung der Kategorien von Sünde und Vergebung:

»Die Kategorie der Vergebung steht für die von außen, vom anderen, vom personalen Gegenüber her sich eröffnende Bedingung der Möglichkeit des Verstehens. [...] Es ist die Maßgabe, den Klienten unter keinen Umständen aufzugeben, also unbedingt auf der Suche nach den Möglichkeiten einer Neukonstruktion seines Selbst- und Umweltverständnisses zu bleiben«[720].

Im Sinne der Theorie der menschlichen Lebensführung ermöglichen Vergebung und die realistische Benennung (aus dem Mund des betroffenen Subjekts!) von Sünde die Integration von Endlichkeit, Fragmentarität und Scheitern in das eigene Leben und das Selbstverständnis.[721]

Der Aspekt der Beratung bei der Entwicklung und Förderung organisationaler und struktureller Rahmenbedingungen bezieht sich vor allem darauf, die klinische Einrichtung und das therapeutische Team in seinem Auftrag des Lebensschutzes und des respektvollen Umgangs mit der Personenwürde zu unterstützen. In diese Richtung weisen die Einrichtung von klinischer Ethikberatung, Kommissionen und klinischen Ethikkomitees in verschiedenen Krankenhäusern.[722] Als einer Gestalt institutionalisierter klinischer Ethik kommt ihnen Orientierungsfunktion bezüglich wiederkehrender Problemkonstellationen innerhalb klinischer und pflegerischer Einrichtungen zu. Mittlerweile – zwanzig Jahre nach Einführung Klinischer Ethikkomitees – kommt der Organisationsethik innerhalb der Medizinethik wichtige Bedeutung zu. Spiritual Care – als Organisation spiritueller Begleitung einschließlich der Angebote kirchlicher Seelsorge – umfasst auch die Frage nach der Organisation ethischer Beratung in Gesundheitseinrichtungen und Perinatalzentren.[723]

Die Medizinsoziologin Irmgard Nippert sieht mit Blick auf klinikinterne Richtlinien und Empfehlungen eine zentrale Aufgabe auf organisationaler Ebene in der Entwicklung guter medizinischer Praxis bei der Aufklärung der Schwangeren vor Inanspruchnahme pränataler Diagnostik, die eine Klärung von acht Fragekomplexen umfasst:

---

haltet, andere zu selbständigem verantwortlichem Handeln zu befähigen.« Hervorhebung im Original.

720 W. GRÄB, Lebensgeschichten 1998, 224f.

721 Gräb nennt dies – etwas zu technisch formuliert – »Neueinstellung der lebenspraktischen Selbstprogrammierung des Ratsuchenden«: W. GRÄB, Lebensgeschichte 1998, 228.

722 Ein detaillierter Bericht zu den Beratungen eines klinischen Ethikkomitees zum geschilderten Kontext sowie zu den davon initiierten klinikinternen Regelungen findet sich bei T. WERNSTEDT, M. BECKMANN, R. SCHILDT, Entscheidungsfindung bei späten Schwangerschaftsabbrüchen 2005, 764ff. Vgl. auch FRIEDRICH LEY, Rationalisierung und Rationierung. Zum aktuellen Problemhorizont Klinischer Ethik-Komitees, in: Gesundheit – Gesellschaft – Wissenschaft 2/04 (2004), 7–15. Vgl. C. SCHNEIDER-HARPPRECHT, Ethisch-moralische Kompetenz 2005, 184ff.; Vgl. SIEGFRIED DREHER, Chancen und Grenzen eines Ethik-Komitees im Krankenhaus, in: WzM 54 (2002), 396–401; TRAUGOTT ROSER, Ethik im klinischen Alltag. Empirische Zugänge, Modelle, Perspektiven, in: Forum TTN 7 (5/2002) 13–26.

723 Vgl. JÜRGEN WALLNER, Organisationsethik: Methodische Grundlagen für Einrichtungen im Gesundheitswesen, in: G. MARCKMANN (Hg.), Praxisbuch 2015, 233–243.

»(1) Warum wird ihnen die pränatale Diagnostik angeboten? [...] (2) Welche Eingriffs-risiken bestehen? (3) Was kann die pränatale Diagnostik an Befunden erheben? (4) Die Grenzen der pränatalen Diagnostik: was sie nicht erkennen kann, die Problematik unklarer Befunde. (5) Was bedeutet ein positiver Befund? (Z. B. daß weitere Untersuchungen und Wartezeiten nötig sein können.) (6) Was bedeuten die festgestellten Krankheitsbilder? (7) Welche Handlungsoptionen sind bei einem positiven Testergebnis gegeben? (8) Welche Alternativen haben diejenigen, die den Test ablehnen möchten?«[724]

Die Entwicklung von Leitlinien für gute klinische Praxis hilft, mit absehbaren ethischen Konfliktsituationen vorbereitet und strukturiert umgehen zu können, die zur Entscheidungsfindung notwendigen Informationen parat zu haben, die Handlungsoptionen in den Blick zu nehmen und nicht zuletzt Zeiträume und Gelegenheiten zur Beratung und individuellen Entscheidungsfindung bereitzustellen.

Gerade aus der Perspektive der Organisationsethik ist zu beachten, dass die Angebote Evangelischer Familienberatung und Beratung bei Schwangerschaftskonflikten einen unverzichtbaren und auch durch Seelsorgerinnen und Seelsorger nicht zu ersetzenden Beitrag leisten, der nicht nur gesetzlich vorgesehen ist, sondern im Selbstverständnis kirchlichen und diakonischen Handelns wesentlich begründet ist.[725]

Dadurch, dass die Arbeit in den unterschiedlichen Beratungsgremien im Umfeld von PND, bei Schwangerschaftskonflikten und in klinischer Ethikberatung prinzipiell interdisziplinär und multiprofessionell ist, eröffnet sich hier die Möglichkeit für die Seelsorge, durch eine aktive Beteiligung die Deutungsmuster und die Handlungsmöglichkeiten theologischer Provenienz und kirchlicher Tradition zu vermitteln und anschlussfähig zu machen.[726] In dieser Tätigkeit kommt insbesondere die Reflexionskunst auf der Basis der theologischen Disziplinen zum Tragen. Zusätzlich zum theologischen Beitrag zur Frage nach der Personenwürde und dem Beginn menschlichen Lebens ist von besonderer Bedeutung, dass die vier Prinzipien medizinischen Handelns für die konkrete Situation fruchtbar und konkret gemacht werden: Die Frage nach der Autonomie der Patientin oder des Patienten, die Frage nach der Benefizenz im Sinne der Förderung von Leben, die Frage nach der Nonmalefizenz als Frage nach dem Abwenden von Schaden und dem Schutz des Lebens, und schließlich die Frage nach der Gerechtigkeit im Sinne einer Verallgemeinerungsfähigkeit der individuellen Situation.

Unabhängig von der ethischen Dimension von Seelsorge sowohl in der Beratung der betroffenen Eltern als auch im Rahmen der Ethikberatung in den Organisationsstrukturen ist aber zu berücksichtigen, dass seelsorgliches Handeln nicht darin aufgeht, sondern eine explizit religiöse, mit der Kontingenzerfah-

---

724 I. NIPPERT, Alltag 1998, 171.
725 Vgl. konkret: EKFuL, Leitlinien 2015; Vgl. grundlegend: S. BORCK, »Gottes kräftiger Anspruch ...« 2016.
726 Vgl. die Darstellung und empirische Forschung bei STEPHANIE CLEMM, RALF J. JOX, GIAN D. BORASIO, TRAUGOTT ROSER, The role of chaplains in end-of-life decision making: Results of a pilot survey, in: Palliative and Symptom Care 2013. doi:10.1017/S1478951513000266.

rung einhergehende Funktion hat, die am sinnfälligsten als Da-Sein, Dabei-Bleiben beschrieben wird und ihre Umsetzung in Schweigen, Präsenz und liturgischem Handeln finden kann.

3   Gestaltungskunst

Bereits der vorhergehende Abschnitt zur Reflexionskunst in theologisch-ethischer Perspektive ließ eine deutliche Nähe der theologischen Ethik zu den gestaltenden Teilen der Praktischen Theologie erkennen. Dies geschah vor allem im Blick auf die Gestaltung ethischer Beratung durch Seelsorge. Dabei zeigte sich auch die Bedeutung systemischer und organisationaler Aspekte der Praxis von Seelsorge. Das praktische Handeln, sei es in Form von Gespräch oder in Form liturgisch-ritueller Vollzüge, geschieht in einem vorwiegend medizinisch bestimmten Kontext und bedarf deshalb der gegenseitigen Transparenz und Kontaktnahme zwischen medizinisch-therapeutischen Berufsgruppen und Seelsorge.

Für theologische Praktikerinnen und Praktiker ist es deshalb im Umfeld von Schwangerschaft, vorgeburtlicher Diagnostik und Geburt angeraten, sich in Krankenhäusern, bei Hebammen und Geburtshelfern, Pflegerinnen und Pflegern, bei Bestattungsunternehmen und Klinikleitungen über dort bereits etablierte Verfahrensweisen im Umgang mit Beratungssituationen im Umfeld von Diagnostik oder der Frage der Weiterführung lebenserhaltender Maßnahmen bei Frühchen, mit Stillgeburten, Fehlgeburten und Schwangerschaftsabbrüchen kundig zu machen. Die Kenntnis dieser Verfahrensweisen ist die Voraussetzung der organisationalen Integration eines seelsorglichen Angebots zu Beratung und Begleitung und damit der Möglichkeiten zu Kooperation (Notruf, Telefonliste, Infoblätter zur Vornahme einer Nottaufe, Durchführung einer beruflichen Fortbildung). Nicht zuletzt wird dadurch eine Vertrauensbasis aufgebaut. Darüber hinaus ist es sinnvoll, sich mit den örtlichen Rettungsdiensten und Kriseninterventionsteams (KIT) in Verbindung zu setzen, die häufig bei frühem Säuglingstod gerufen werden. Diese können dann Kontakt zu einem Seelsorger vermitteln.[727] Krankenhäusern in konfessioneller Trägerschaft wird zum Umgang mit Fehlgeburten, für die keine Bestattungspflicht besteht, unter anderem geraten, eine Wahlgrabstätte zu erwerben.[728] Auf kirchlichen Friedhöfen wird eine solche Wahlgrabstätte in der Regel kostenlos zur Verfügung gestellt. Manche Gemeinden und Städte haben auf ihren Friedhöfen bereits Grabfelder für nicht bestattungspflichtige Kinder eingerichtet.[729] Auf diesen Grabstätten können

---

727 Ausgezeichnet informiert zur gesamten Thematik W. HEINEMANN, Glücklose Schwangerschaft 2001.
728 Diese Empfehlung hat der Katholische Krankenhausverband Deutschlands gegenüber Einrichtungen in katholischer Trägerschaft ausgesprochen.
729 Nach Auskunft von Lothrop beispielsweise in Augsburg. H. LOTHROP, Gute Hoffnung 2000, 100.

Fehlgeburten, bei denen die Eltern selbst nicht für eine Bestattung Sorge tragen wollen, in bestimmten zeitlichen Abständen durch Sammelbestattungen beigesetzt werden. Dies entspricht einem würdevollen Umgang mit den toten Kindern und ermöglicht Eltern, die Grabstätte des verlorenen Kindes aufzusuchen, wenn sich, manchmal erst Jahre später, der Wunsch danach einstellt.

Während die Gestaltungsmöglichkeiten ethischer Beratung bereits innerhalb der Überlegungen zur Reflexionskunst theologischer Ethik vorgestellt wurden, soll es im Folgenden vor allem um die Gestaltung der Trauerbegleitung gehen. Die Begleitung von Frauen und Eltern findet in verschiedenen Phasen statt, zunächst innerhalb der Klinik: beim Eintritt in die Klinik, etwa wenn bereits bekannt ist, dass das Kind tot ist, oder wenn ein Schwangerschaftsabbruch nach Pränataler Diagnostik vorgenommen werden soll. Das Erleben im Kreißsaal und die Phase nach der Geburt sind jeweils wiederum eigene Situationen, die angemessene Begleitung verlangen. Außerhalb der Klinik, nach der Entlassung, hört der Bedarf an Begleitung nicht auf. Die Rückkehr in das soziale Umfeld oder an den Arbeitsplatz ist erheblich belastet. Die Trauer kann sich über Jahre hinziehen. Unter Umständen kann es sinnvoll sein, Orte der Trauer in Gruppen zu schaffen und gemeinsam bestimmte Zeiten des Gedenkens zu vereinbaren.[730]

3.1 Spirituelle Begleitung in der Trauer

Frauen und Männer, deren Kind vor, während oder kurz nach der Geburt stirbt, sind in ihrem Selbstverständnis, ihrem Weltbild und ihrer Religiosität tief verunsichert. Dabei spielen Zeitpunkt und Ursache des Verlusts keine Rolle. Wie bei jedem Verlust eines geliebten Menschen ist die Trauer mit Sinnfragen, Zorn und Aggression verbunden.[731] Während oben bereits nach der Bedeutung der Entscheidungssituation oder des Todes des Kindes für das Selbstverständnis gefragt wurde, geht es im Rahmen der seelsorglichen Begleitung um Aushalten, Einordnen in die eigenen Lebenszusammenhänge, Ausdrücken und Sortieren von Emotionen, Achtsamkeit für spirituelle und religiöse Implikationen und möglicherweise auch um religiöse Bewältigung und Deutung der Ereignisse.

---

730 Informationen dazu u. a. in I. SUSEN-PILGER, Wenn ein Kind stirbt 2001.
731 Vgl. MICHAELA NIJS, Trauern hat seine Zeit. Abschiedsrituale beim frühen Tod eines Kindes, Göttingen 1999 (Psychosoziale Medizin 7), 118–120. Nijs spricht von der »Suche nach einer neuen Identität«: Die Selbst- und Fremdwahrnehmung der Frau nach dem Verlust der Schwangerschaft kommen nicht mehr zur Deckung, wenn die Frau sich selbst als Trauernde erlebt, ihr dies aber nicht zuerkannt wird. Zudem bleiben die üblichen sozialen Bestätigungen der Mutterschaft (Besuch und Betrachtung des Kindes, Geschenke und Gratulationen) aus, die die Veränderung der Rolle von der Schwangeren zur Mutter begleiten und erleichtern. Vgl. dazu auch: E. SOBEK-FRANZ, S. ROHRMANN-HEUEL, Ein Kind? 2005.

Hierbei ist es ein Teil der Gestaltungskunst der seelsorglichen Beziehung, die Spiritualität der beteiligten Personen wahrzunehmen und sie zu unterstützen, diese selbst zu formulieren.

Der britische Seelsorger Steve Nolan beschreibt das seelsorgliche Tun als »hopeful presence«[732], die als »Da-Sein« vierfach qualifiziert werden kann: als »evocative presence« – Anwesenheit einer identifizierbar seelsorglichen Person am Ort des Geschehens, auf die die Betroffenen reagieren können; als »accompanying presence« – als emotional erreichbare körperliche Präsenz, die es den von Leid Betroffenen erlaubt, ihre Erfahrungen zu teilen, selbst wenn dies die Seelsorgenden existenziell herausfordert; als »comforting presence« vermittelt die Seelsorgeperson durch nonverbale und – in geringerem Maß – verbale Interventionen ein Gefühl von »Gehaltensein« im Anschluss an bindungstheoretische Ansätze; »hopeful presence« ist schließlich eine relational vermittelte, realitätsverhaftete Hoffnung im Anschluss an P. Pruyser, die eine spirituelle Veränderung auslösen kann, einer Hinwendung zu Transzendenz und Altruismus – oder als Erfahrung eines Reifens und Wachsens. Die vier Aspekte seelsorglicher Präsenz sind hilfreich als eine Matrix für seelsorgliches Verhalten und Gestalten der Seelsorgebeziehung bei perinatalem Tod.

Sie sind abzustimmen mit den Bedürfnissen des Kindes, seiner Eltern und des weiteren Umfelds. Katharina Rost hat die Phase, in der Mutter (und Vater) Abschied von ihrem Kind nehmen, als »Platz in der Welt schaffen wollen« beschrieben. Seelsorgerinnen und Seelsorger als Hoffnung vermittelnde Präsenz sind als Zeuge und Zeugin des bedrohten Lebens daran beteiligt, den Platz in der Welt auch in einem spirituell und religiös bedeutsamen Sinn zu schaffen, zu gewähren und zu bezeugen (▶ Abb. 3).

Das Leben der Eltern ist durch die Erfahrung des Todes ihres Kindes beeinträchtigt, häufig sogar in einem existenziellen Sinne bedroht, unmittelbar, aber auch im weiteren Verlauf. Dies beginnt bereits mit der Frage, wie ihr soziales Umfeld die veränderten Lebensumstände wahrnimmt. Frauen und Männer, die Eltern eines stillgeborenen oder verstorbenen Kindes sind, leiden häufig darunter, dass ihre Umgebung keine Notiz von der Existenz ihres Kindes nimmt. Das Kind wird regelrecht totgeschwiegen. Die Eltern sind damit der Gelegenheiten beraubt, von ihrem Kind und von ihrer Erfahrung zu erzählen. Dies ist aber notwendig, denn die als traumatisch empfundene Erfahrung sprengt die bisherige Alltagswelt, die gewohnte Sicht der Dinge und die eingeübten Sprachmuster. Das Erlebte muss erzählt und bezeugt werden als einschneidendes und folgenreiches Ereignis in der Lebensgeschichte. Es muss sprachlich rekonstruiert werden, um ihm einen Platz in der Lebens- und Familiengeschichte, in der eigenen Biographie zu geben. Andernfalls droht ein Verlust der Realität der Schwangerschaft und der Geburt im Bewusstsein der Mutter. Insbesondere dann, wenn Bewusstsein und Wahrnehmungsfähigkeit der Mutter durch Medikamente während der Geburt getrübt waren, erscheint das Erlebte als irreal. Wenn dann nur

---

732 Vgl. für das Folgende: STEVE NOLAN, Spiritual Care at the End of Life. The Chaplain as a ›Hopeful Presence‹, London 2012, 8.

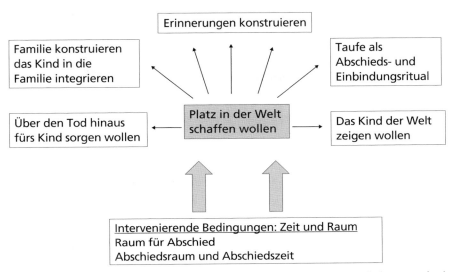

Abb. 3: Dem Kind einen Platz in der Welt schaffen wollen (mit freundlicher Genehmigung von Katharina Rost; erstmals abgedruckt in: Dem Kind einen Platz in der Welt geben 2016, S. 91)

wenig konkrete Beweisgegenstände und Erinnerungsstücke vorhanden sind, besteht die Gefahr eines Wirklichkeitsverlustes.

Wenn ein zentrales Anliegen der spirituellen Begleitung von Eltern die Teilhabe am Leben, ihre Lebensfähigkeit sein soll, dann heißt dies, ihnen Gewissheit über die Umstände des Lebens zu geben. Dazu gehört einerseits, die Eltern nicht im Unklaren darüber zu lassen, wie der Stand der Dinge ist. Andererseits müssen sie auch der Veränderungen in ihrem eigenen Stand und Status versichert werden: Auch wenn ihr Kind stirbt oder gestorben ist, sind sie Mutter und Vater – und bleiben dies für den Rest ihres Lebens. Erst wenn sie dies in ihre Identität integrieren, werden sie fähig dazu, in ihrer neuen Rolle zu handeln und tätig zu werden – vor allem auch ihrem Kind gegenüber in der Weise, wie Claudia Sommerauer dies beschreibt (► Kap. B 1.2, Erfahrungsberichte von seelsorglich Tätigen).

Religiosität, Glaube und Spiritualität sind dabei von besonderer Bedeutung. Der Tod des Kindes bedeutet eine existenzielle Verunsicherung und Störung der bislang geglaubten Weltordnung. Die Funktion von Glauben in dieser Situation ist es nun nicht, über die Verlusterfahrung hinwegzuhelfen, den früheren Alltag wieder herzustellen und die Welt wieder in die alte Ordnung zu bringen. Dies wäre nicht mehr als Beschwichtigung und billiger Trost. Der Glaube kann jedoch dazu helfen, die Leidenserfahrung als Ausgangspunkt der spirituellen Erfahrung zu verstehen. Eine religiöse Orientierung von Eltern perinatal verstorbener Kinder führt nicht zu einer weniger schmerzlich empfundenen Trauer, wohl aber verhilft sie dazu, im Erlebten Sinnzusammenhänge zu entdecken und es damit in der eigenen Lebensgeschichte zu verorten. Spirituelle Begleitung versucht, die biographische Bedeutung des Erfahrenen ernstzunehmen, indem sie einen Raum zum Erzählen der je eigenen Geschichte zur Verfügung stellt, in diesem durch aktives Zuhören und personale Zuwendung grundlegende Akzeptanz vermittelt und – durch die Seelsorgeperson als Repräsentanz einer religiösen Gemeinschaft und eines Gottesbezugs – positives religiöses Coping zumindest als Möglichkeit eröffnet.[733]

Veränderungen betreffen zentrale Ebenen des Lebens, nicht zuletzt auch das gemeinsame Leben als Paar. Die Trauer von Müttern und Vätern verläuft in der Regel asynchron,[734] was häufig dazu führt, dass die Partner einander vorwerfen, sie würden weniger oder unangemessen trauern. Dies ist auch eine Frage der Spiritualität, insofern das Paar in seiner Lebensführung und Lebenseinstellung bedroht ist. Es muss neu bestimmt werden, worin das gemeinsame Leben als Paar gründet, worin der Antrieb besteht, dieses gemeinsame Leben denkend und handelnd fortzusetzen, um die formale Definition von Spiritualität aufzugreifen.[735]

Für die spirituelle Begleitung in Seelsorgegesprächen ist deshalb neben den oben genannten ethisch orientierten Leitfragen (Welche Lebensbereiche sind für die zu beratenden Personen besonders wichtig? Inwiefern beeinträchtigt der Tod des Kindes die als wichtig geschilderten Lebensbereiche? Welches Leben wird durch den Tod des Kindes konkret beendet?) eine vierte Leitfrage wichtig: *Welche spirituellen Ressourcen sind vorhanden?* Sie richtet sich auf die Tragfähigkeit als wichtig erkannter Lebensbereiche als Ressourcen zur Bewältigung der aktuellen Lebenssituation. Dazu kann die Frage gehören, zu wem die Betroffenen ein besonderes Vertrauensverhältnis haben oder zu wem sie in einer signifikanten Beziehung stehen.[736] Diese können unter Umständen benachrichtigt und zur Unterstützung gerufen werden. Freundschaften, der Kreis der Familie oder Mitglieder der eigenen Glaubensgemeinschaft gehören zur Lebenswelt der Betroffenen; sie stellen eine eigene Ressource dar, die nicht von außen zur Verfügung gestellt werden muss.

Weiterhin ist es sinnvoll, an Vertrautes zu erinnern: Was haben die Eltern während der Schwangerschaft und bei früheren Krisen als hilfreich erfahren? Manchmal sind angesichts des Todes Menschen geradezu gelähmt und erstarrt. Was ihnen sonst leicht fällt: streicheln, berühren, schmusen, ist plötzlich verloren gegangen. Die Erinnerung daran ermöglicht es, diese Dinge wieder neu zu entdecken. In einer Situation, in der Selbstbild und Selbstbewusstsein erheblich geschwächt sind, ist es umso wichtiger, den Betroffenen aufzuzeigen, wo sie eigene Ressourcen mobilisieren können, und sie dabei unterstützend zu stärken.

---

733 Vgl. die Hinweise zur Kasualtheorie von U. Wagner-Rau, Segensraum 2000, insbesondere 132–143.

734 Das Journal of Pastoral Counseling veröffentlichte 2003 zwei Beiträge, die den unterschiedlichen Formen der Trauer von Müttern und Vätern nachgingen: Dickie Hill, The Grieving Christian Mother: What are her Needs?, in: J Pastoral Counseling 37 (2002), 50–72. Und Dickie Hill, The Grieving Christian Father: What are his Needs?, in: J Pastoral Counseling 38 (2003), 73–98.

735 Vgl. T. Roser, Sexualität 2014, bes. 65–76.

736 Auf den für den Spiritualitätsgriff wichtigen Aspekt des In-Beziehung-Seins wird in Teil D ausführlich eingegangen.

Gerade weil durch den Tod eines Kindes im Umfeld der Geburt der Selbstwert und das Selbstbild als Mutter, als Vater und als Partnerin oder Partner erheblich beeinträchtigt sind, kann es eine echte Hilfe zum Leben sein, ihnen zu zeigen, dass sie in ihrem bisherigen Leben Ressourcen erarbeitet haben, die ihnen jetzt helfen, mit ihrem Schicksal umzugehen. Auf diese Weise erfahren sie sich als aktiv Handelnde, als aktiv am Leben Teilnehmende, als aktiv die eigene Partnerschaft und Familie Gestaltende und Konstruierende.

3.2   Rituelle und liturgische Handlungsformen

Rituale haben eine wesentliche Rolle beim Abschiednehmen und Sterben eines Kindes, denn sie geben Orientierungshilfe und haben heilende und integrative Wirkung. Wenn möglich werden dabei die Eltern und Angehörigen immer mit einbezogen und beteiligt. Rituale helfen, einer sprachlosen Situation nicht völlig ausgeliefert zu sein. Es können Worte gefunden werden, die die Verzweiflung benennen, und Worte, die die Hoffnung auf Leben aussprechen. Nicht zuletzt bietet ein Ritual die Möglichkeit, Schuldgefühle auszudrücken und Schuld realitätsnah und in ihrer existenziellen Bedeutung anzusprechen, auszusprechen und im Raum des Glaubens Vergebung zu erfahren.

Im kirchlichen Ritual, der denkbar dichtesten symbolhaften Handlung, werden Grundkonflikte menschlichen Daseins zur Darstellung gebracht und in den Horizont des christlichen Glaubens gestellt. In der Symbolsprache der Rituale vermitteln sie die Botschaft und die Erfahrung des christlichen Glaubens. »So ist die Symbolsprache die eigentliche Sprache der Religion.«[737] Die existenzielle Verunsicherung der Mutter, der Eltern und gegebenenfalls der Geschwister sowie die Bedrohung des Kindes und sein Sterben werden in der symbolischen Handlung benannt und transzendiert, in den Zusammenhang der christlichen Hoffnung und Verheißung gestellt. Der Liturgiewissenschaftler Rainer Volp schreibt zusammenfassend über die christlichen Abschiedsriten: »Im Kern waren Riten im Umgang mit Sterbenden und Verstorbenen Anlaß dazu, in ihnen das Sterben Jesu nachzuvollziehen, weil anders eine Erfahrung von Auferstehung schlecht möglich wäre.«[738]

Ausführlich mit Abschiedsritualen beim frühen Tod von Kindern hat sich Michaela Nijs auseinandergesetzt. Sie verwendet in diesem Zusammenhang den Begriff Ritual in besonderer Weise:

737 Dieter Funke, Symbol/Ritual, in: Christoph Bäumler, Norbert Mette (Hg.), Gemeindepraxis in Grundbegriffen. Ökumenische Orientierungen und Perspektiven, München/Düsseldorf 1987, 380.
738 Rainer Volp, Liturgik. Die Kunst, Gott zu feiern. Einführung und Geschichte Bd. 1, Gütersloh 1992, 673. Verzicht auf Kursivdruck.

»Ein Abschiedsritual ist eine bewußt vorbereitete und vollzogene symbolische Handlung, die Gefühle und Gedanken des Trauernden ausdrückt. Diese Handlung ist individuell gestaltet, ihr Inhalt wird geprägt durch die Bedürfnisse und Überzeugungen des
trauernden Menschen. Elemente aus überlieferten Ritualen können enthalten sein; eine
symbolische Handlung kann auch ohne Anlehnung an Traditionen gestaltet werden.
Bei der Vorbereitung und dem Vollzug des Abschiedsrituals findet keine Suggestion
oder Manipulation durch andere Menschen statt, das Ritual wird in Freiheit vollzogen.
Es kann ein einmaliges Geschehen sein, es kann in derselben Form mehrals wiederholt werden oder einen fortlaufenden Charakter haben. Die symbolische Handlung ist
herausgehoben aus der Routine des Alltags und kann mit Erfahrungen des Außer-
Gewöhnlichen verbunden sein. Ein Ritual spricht den ganzen Menschen an, indem es
die Aktivität von Körper, Seele und Geist fördert. Ein Ritual wirkt auf verschiedenen
Ebenen integrativ. Der Vollzug einer symbolischen Handlung kann eine heilende Wirkung [...] haben. [...] Eltern und Geschwister erleben eine Intensität von Gefühlen,
wie sie vorher oft nicht kannten. Nicht selten wächst in dieser Situation die Angst
vor einer Überflutung durch aufbrechende Emotionen, manchmal auch die Angst vor
einer Psychose.«[739]

Trauerrituale vermitteln das Gefühl, kontingente Aspekte des Lebens gestalten
und kontrollieren zu können. Durch Rituale wird der Trauer ein zeitlicher Rahmen gesetzt, der es möglich macht, wieder ein – allerdings radikal verändertes
– Alltagsleben zu führen. Die rituelle Begleitung ermöglicht den Betroffenen,
ihre Situation zu benennen, sie anderen zu zeigen, in ihrem Schmerz ernst genommen und nicht vorschnell besänftigt zu werden. In der Gestaltung der Rituale sollten sich Seelsorgerinnen und Seelsorger intensiv mit den Eltern besprechen. Es ist wichtig, während der gesamten Begleitung sensibel auf die
Wünsche, Vorstellungen und Bedürfnisse der Mutter oder der Eltern einzugehen. Rituelle Handlungen sind nur dann hilfreich, wenn sie auf Wunsch der betroffenen Personen geschehen. Unterbleibt dieses Einverständnis, dann verursachen Handlungen und Gespräche, die den Betroffenen aufgezwungen werden
und ihnen fremd bleiben, nachhaltige Störungen, auch im Bezug zum christlichen Glauben. Im Falle gelungener Kommunikation mit den Betroffenen bringen vor allem Pfarrerinnen und Pfarrer das professionelle Wissen um tradierte
Formen ein, die der jeweiligen Situation und den Bedürfnissen der Trauernden
entsprechend angepasst werden können. Zugleich können sie den Trauernden
ein Bewusstsein der Freiheit in der Gestaltung des Rituals vermitteln. Schließlich wirken sie im Vollzug des Rituals stabilisierend für die Trauernden in ihrer
Angst vor unbekannten Emotionen.

Die Leitfragen zur Gestaltung von Ritualen, die in Fortbildungen für
Hospizbegleiterinnen und -begleiter verwendet werden, eignen sich auch für
eine gemeinsame Vorbereitung von Ritualen beim Tod eines Kindes, denn sie
erfüllen die Aspekte von Präsenz, die ein Gefühl von Gehaltensein vermitteln
und zugleich Raum und Zeit gewähren, um die eigenen Erfahrungen, und Empfindungen mit anderen zu teilen.[740] Die Leitfragen sind gedacht zur individuel-

---

739 M. Nijs, Trauern hat seine Zeit 1999, 29–31.
740 Vgl. Leitfaden aus Martin Alsheimer, Rituale, Hospiz Akademie Ingolstadt, Ingolstadt 2007 (unveröffentlichtes Manuskript), 15. zitiert bei M. Gratz, T. Roser,
Curriculum Spiritualität 2016, 138–148. Hilfreich sind auch die ritualtheoretischen
Empfehlungen der Liturgischen Konferenz der EKD in U. Wagner-Rau (Hg.), Zeit

len Vorbereitung eines Angebots der Seelsorgeperson oder für die gemeinsame Planung eines Rituals mit der Mutter bzw. den Eltern.

- Für welche (Übergangs-)Situation ist das Ritual gedacht? Gibt es einen guten Titel?
- Wer sind die beteiligten Personen? Wie ist der Grad der Betroffenheit?
- Durch wen kann das Ritual angeboten werden? Wer übernimmt die ›Regie‹? Soll es offiziell als Ritual bezeichnet und eingeführt werden?
- Wie sieht der zeitliche und räumliche Rahmen aus?
- Wie sieht die konkrete Gestaltung der einzelnen Schritte aus:
  - Eröffnung?
  - Phase 1: Loslösung (Erinnerung)?
  - Phase 2: Übergang (Höhepunkt)? (Gibt es eine ›Schlüsselszene‹? – TR[741])
  - Phase 3: Neuanbindung (Ausblick)?
  - Abschluss?

Im Folgenden sind exemplarisch liturgische und rituelle Handlungsmöglichkeiten vorgestellt, die zum Teil kirchlichen Handreichungen und Arbeitshilfen entstammen, zum Teil neu entworfen sind. Die Auswahl ist bemüht, Seelsorgenden Handlungsmöglichkeiten und Impulse für eigene Gestaltung für die zentralen Situationen im Umfeld perinataler Entscheidungszwänge oder Krisen zu geben.[742]

3.2.1 Gebet

Wenn sich im Verlauf eines Seelsorgekontakts mit einer Mutter, einem Vater, einem Elternpaar gemeinsam oder mit weiteren An- und Zugehörigen herausstellt, dass ein Gebet erwünscht ist, sollte primär die Situation vor Gott benannt und fokussiert werden: die Enttäuschung, die Trostlosigkeit, die Ratlosigkeit, die Sprachlosigkeit. Sollten die Betroffenen im Kontakt mit der Seelsorgeperson Worte und Formulierungen für ihre Gefühle gefunden haben, ist es sinnvoll, diese im Gebet aufzugreifen. Falls der Frau noch eine Operation oder weitere medizinische Betreuung bevorsteht, ist es möglich, sie fürbittend zu erwähnen. Wenn es die Situation erlaubt, kann ein Vaterunser gebetet werden, weil es bekannt ist und (still oder laut) mitgebetet werden kann.

> Gott, dieser Schmerz geht über unsere Kräfte,
> Wie soll das Leben weitergehen?

---

mit Toten 2015, 57f: Abschiedswege gemeinsam gehen, wohltuendes Tun (statt nur Denken und Fühlen), Rückgriff auf bewährte Texte und Vollzüge, Freiraum und Struktur, Bewegungsrichtung schrittweiser Trennung vom toten Körper.
741 Diesen Aspekt betont v. a. C. Müller, Taufe als Lebensperspektive 2010.
742 Vgl. Traugott Roser, Michael Mädler (Red.), Ein Engel an der leeren Wiege. Handreichung der Evangelisch-Lutherischen Kirche in Bayern zur seelsorgerlichen Begleitung bei Fehlgeburt, Totgeburt und plötzlichem Säuglingstod, München 2002; Evang. Frauen in Baden, Segensreich schwanger 2014.

Der Abschied tut so fürchterlich weh.
Wir hatten soviel geplant, gehofft und erwartet.
Wie soll es weitergehen?
Was bleibt uns denn noch?
Mutest du uns das zu?
Lass uns wenigstens den Anfang einer Antwort und eines Sinnes finden.
Gib Kraft, dass wir durchhalten.
Geh mit uns auf unserem Weg.
Amen[743]

3.2.2 Segnung und Salbung

Segnendes Handeln gehört zu den Grunddimensionen religiösen und kirchlichen Handelns und reicht menschheitsgeschichtlich weit zurück.[744] Segnen ist einerseits verbunden mit der menschlichen Sehnsucht nach Wohlergehen, andererseits mit der Erfahrung von Segensbedürftigkeit aufgrund existenzieller Bedrohungen. Von Jesus sind nur zwei Segnungshandlungen gegenüber Menschen berichtet, beide im Kontext der Seelsorge in der Geburtshilfe anschlussfähig: Er segnet Kinder, die »sie« (nicht die Jünger!) zu ihm bringen (Mk 10,16) und er segnet seine Jünger zum Abschied (Lk 24,50). Die feministische Theologie entdeckte in diesem zärtlich-mütterlichen Handeln Lieblichkeit und Sinnlichkeit und wies darauf hin, dass von der empfangenden Person keine Aktivität oder Leistung erwartet wird.

Die traditionellen rituellen Segnungsgesten – Handauflegung und Kreuzzeichen – verbürgen der und dem Einzelnen bedingungslose Anerkennung als Geschöpf Gottes und Achtung der eigenen, unverwechselbaren Biographie als eines von Gott begleiteten und gesegneten Lebensweges.[745] Auch im kurzen Leben des Kindes ist ein dichtes Beziehungsgeflecht entstanden, das eine Segnungsgeste im genannten Sinn rechtfertigt: »Die Traditionen lassen erkennen, daß die Segnung ein dichtes Geflecht realer Beziehungen betrifft, welches zwischen Toten und Lebenden Wirklichkeiten auch des Glaubens geschaffen hat und das geistlich zu interpretieren und zu kultivieren die Aufgabe aller Christen darstellt.«[746] Eine Segnungshandlung für die trauernde Mutter, die Familie und das sterbende oder verstorbene Kind (entsprechend der Aussegnung) können helfen, dieses Beziehungsgeflecht in das Licht des christlichen Glaubens zu stellen. In reformatorischer Tradition wird unterschieden zwischen leiblichem/irdischem Segen und geistlichem/himmlischem Segen, die für Luther beide aufeinander bezogen waren. Leiblicher Segen ist orientiert an lebensdienlichen Gütern, Gaben und Wohltaten, auf Wohlbefinden und Wohlergehen in der Welt bezogen und in der

---

743 Nach JÜRGEN MEIER-WILMS, abgedruckt in: FANNY DETHLOFF-SCHIMMER (Hg.), Seelsorgerliche und homiletische Hilfen beim Tod eines Kindes, Gütersloh 1996, 20.
744 Vgl. auch im Folgenden C. GRETHLEIN, Praktische Theologie 2016, 568–572. Vgl. auch KERSTIN LAMMER, Segnen, in: KLAUS EULENBERGER, LUTZ FRIEDRICHS, ULRIKE WAGNER-RAU (Hg.), Gott ins Spiel bringen. Handbuch zum Neuen Evangelischen Pastorale, Gütersloh 2007, 229–238.
745 Vgl. W. STECK, Praktische Theologie 2000, 281.
746 R. VOLP, Liturgik 1992, 673. Verzicht auf Hervorhebung des Originals.

vierten Bitte des Vaterunsers konzentriert erfasst. Geistlicher Segen ist christologisch-soteriologisch orientiert und sieht in Christus nicht nur den Retter (salvator), sondern auch den Segnenden (benedictor).[747] Geistlicher Segen erlöst rechtfertigungstheologisch den Menschen von Sünde, Leid, Bösem und führt zu Leben und Seligkeit. Die liturgische Umsetzung und Gestaltung von Segen kann beide Aspekte zur Darstellung bringen und sollte keinen davon übergehen. Der geistliche Segen richtet sich vor allem (aber nicht nur) auf das verstorbene Kind, leiblichen Segen haben v. a. die Beteiligten nötig, die erschöpft und in ihrem Wohlergehen gefährdet sind. Beide Aspekte sind am Leben orientiert und zwar in einer Weise, die das irdische Leben ebenso im Blick hat wie das Leben bei und mit Gott. Gesegnetes Leben transzendiert das Leben in der Welt in allen seinen Bezügen (sozial, familiär, biographisch, biologisch), ohne es aufzulösen oder abzuwerten.

Eine Segnung oder eine Salbung ist gerade dann angebracht, wenn keine Taufe durchgeführt wird, nicht als Ersatzhandlung, sondern als performativer Akt des Zuspruchs Gottes, der für sich selbst steht und dem transformative Kraft zukommt. Der Segen für das verstorbene Kind soll es dem Schutz Gottes anbefehlen und den Übergang von der Geburt zum Tod markieren, wie dies im Geleitwort bei Trauerfeiern im Übergang vom Trauerhaus zur Grabstätte formuliert ist: »Der Herr behüte deinen Ausgang und Eingang von nun an bis in Ewigkeit« (Ps 121,8). Dies entspricht auch dem Erleben vieler Frauen: Selbst bei einer Stillgeburt werden die Geburt und der Tod des Kindes als zwei separate Ereignisse erfahren.

Im Segnungsritual finden die Eltern und Angehörigen Trost, dass ihr Kind nicht einfach ins Nichts geht, sondern die Verheißung des Lebens auch ihm gilt. Bezeichnenderweise findet sich schon in überlieferten Gebeten immer wieder der Zusammenhang von Trauerprozess und Gewissheit, dass das verstorbene Kind vor Gott Gnade gefunden hat.[748]

Die Anwendung der Krankensalbung als Ritual der Sterbebegleitung ist für den Fall eines stillgeborenen Kindes ambivalent. Theologisch bezieht sich die Salbung auf das Sakrament der Taufe und gehört zu den Riten der Tauferinnerung an signifikanten Punkten des Lebens. Die spezielle Krankensalbung wurde dabei als ein Heilungsritual verstanden und galt als ›Urgebärde kirchlichen Heilungsdienstes‹. In der Antike war Öl ein Heilmittel und wurde als solches eingesetzt, was sich bis in heutige Pflegemaßnahmen fortsetzt und gerade auch in palliativpflegerischen Handlungen angewandt wird.[749] Freilich hat sich demge-

---

747 Vgl. dazu Christoph Spehr, Segenspraxis und Segenstheologie in der Christentumsgeschichte, in: Martin Leuenberger (Hg.), Segen, Tübingen 2015 (Themen der Theologie 10), 135–164, 152–155. Vgl. zur Diskussion um die Unterscheidung zwischen leiblichem und geistlichem Segen in der Theologie Martin Luthers die Darstellung der Positionen von Dorothea Greiner und Magdalene L. Frettlöh in U. Wagner-Rau, Segensraum 2000, 177f.

748 Vgl. E. Struckmeier, Vom Glauben der Kinder, 221f.

749 Vgl. Hermann Glaser, Rhythmische Einreibungen nach Wegmann/Hauschka, in: Susanne Kränzle, Ulrike Schmid, Christa Seeger (Hg.) Palliative Care. Handbuch für Pflege und Begleitung, Berlin/Heidelberg 2014⁵, 254–262.

genüber und den Entscheidungen des II. Vatikanischen Konzils entgegen das Verständnis der ›letzten Ölung‹ im Bewusstsein vieler Menschen eingebürgert.[750] Für viele bedeutet das Ritual, dessen eigentliche Bedeutung die Heilung ist, den unmittelbar bevorstehenden Tod des zu Salbenden. Positiv gedeutet können diese divergierenden Verständnisse aber auf die Liminalität des Raums im Umfeld des Sterbens hindeuten, einen ambivalenten Raum des Übergangs zwischen Leben und Tod, in dem Hoffnung auf Heilung zu einer Hoffnung auf Heil wird. In diesem Sinn kann Krankensalbung auch als ›Sterbesakrament‹ am Leben orientiert sein und, gerade als ein realistisches Anerkennen dessen, was ist, zu einem Zeichen von ›hopeful presence‹ werden.[751] Die Reformatoren haben gegenüber der Krankensalbung das Krankenabendmahl bevorzugt, das aber in den letzten Jahrzehnten kaum mehr zu den häufigeren liturgischen Handlungen in Krankenhäusern gezählt werden kann, während die Krankensalbung auch von evangelischen Seelsorgenden verstärkt praktiziert wird.[752] Für die Reformatoren stand der Gemeinschaftsaspekt im Mittelpunkt: Wer an der Teilnahme am Abendmahl im Gottesdienst verhindert ist, wird durch das Krankenabendmahl seiner Zugehörigkeit zur Gemeinschaft der Christen versichert. Der Aspekt der Zugehörigkeit zur Gemeinschaft der Christen ist aber gerade kirchlich orientierten Eltern von verstorbenen oder stillgeborenen Kindern wichtig. Ihr Kind gehört zu dieser Gemeinschaft. Durch das Abendmahl kann dies in ihrem Fall nicht deutlich gemacht werden, wohl aber durch eine Segnungs- oder Salbungshandlung. Eine Begründung, die Johannes Brenz für das Krankenabendmahl formuliert, kann im Blick auf Still- und Fehlgeburten für eine Salbungshandlung sprechen: Der Betroffene »braucht noch mehr als die anderen [Christen] die Vergewisserung, daß er in der communio sanctorum sei«[753].

Die Angehörigen bedürfen der Gewissheit, dass ihr verlorenes Kind zur Gemeinschaft der Heiligen gehört und Eingang findet in das Reich Gottes. Das Salbungsöl kann dabei als ein Symbol für die zärtlich-mütterliche und väterliche Annahme durch Gott und die Aufnahme in sein Reich gelten.

Der andere historische Bezugspunkt für eine Salbungshandlung des Leichnams ist die Totensalbung. Sie hat sich in der abendländischen liturgischen Tradition nie durchgesetzt, war allenfalls Bischöfen, Priestern, Ordensleuten und frommen Laien vorbehalten, wenn sie in der Kirche aufgebahrt wurden.[754] In

---

750 Vgl. zum Verständnis in der Katholischen Lehre: REINER KACZYNSKI, Feier der Krankensalbung, in: Sakramentliche Feiern I/2 (Gottesdienst der Kirche. Handbuch der Liturgiewissenschaft 7,2), Regensburg 1992; JOHN C. KASZA, Anointing of the Sick, in: HANS BOERSMA, MATTHEW LEVERING (Hg.) Oxford Handbook of Sacramental Theology, 2015, 558–574; LIZETTE LARSON-MILLER, The Sacrament of the Anointing of the Sick, Collegeville, MN 2005.
751 Vgl. S. NOLAN, Spiritual Care at the End of Life 2012, 8.
752 Vgl. HEIKE ERNSTING, Kraft zum Menschsein. Heilungsrituale, in: PTh 50 (2015), 146–150.
753 Nach Johannes Brenz zitiert bei R. VOLP, Liturgik 1992, 667.
754 Vgl. in diesem Zusammenhang PHILIPP HOFMEISTER O.S.B., Die Heiligen Öle in der morgen- und abendländischen Kirche. Eine kirchenrechtlich-liturgische Abhandlung, Würzburg 1948, 180–189.

verschiedenen ostkirchlichen Traditionen war sie lange Zeit weit verbreitet: Dabei wurden entweder der ganze Leichnam oder Stirn, Hände und Brust mit dem Kreuzeszeichen mit Öl (zum Teil mit Beimischung von Wasser) gesalbt.[755] Dieser Ritus kann sich neben religionswissenschaftlichen Belegen immerhin auf die Evangelien berufen, in denen von einer dreifachen Totensalbung Jesu berichtet wird. Die Salbung in Betanien (Mk 14,3–7 parr.) mit wertvollem Salböl durch eine namenlose Frau deutet Jesus als eine Salbung des Leibes im Voraus für sein Begräbnis. Die Frauen gehen am Ostermorgen an das Grab Jesu, um seinen Leichnam mit kostbaren Ölen zu salben (Mk 16,1 parr.). Nikodemus lässt Jesu Leichnam vor der Bestattung salben und wickelt ihn zusammen mit Josef von Arimathäa in Leintücher, die mit wohlriechenden Ölen getränkt sind (Joh 19, 38–40).[756] In diesem Zusammenhang könnte ein Salbungsritus bei einem bald nach der Geburt verstorbenen oder totgeborenen Kind ein sinnlicher und liebevoller Ausdruck der Würdigung des kleinen Individuums sein: Auch dieses Kind ist denen, die um es wussten, und Gott lieb, teuer und wertvoll.

Die Arbeitshilfe der Evangelischen Frauen in Baden enthält Texte für eine »Liturgie für die Segnung eines Kindes, das vor, während oder kurz nach der Geburt verstorben ist«. Der vorgeschlagene Ablauf umfasst eine Begrüßung, ein Votum, ein Gebet und die Frage nach dem Namen des Kindes. Im Segen heißt es:

> »Du bleibst unser Kind/Doch bist du ein Kind der Sehnsucht,/das zu einem Kind der Trauer wurde. [...] Du bist gesegnet,/du Kind der Hoffnung, der Freude/und des Lebens./Und mit dir ist gesegnet unsere Trauer um dich,/du Kind [in unserem Herzen und] bei Gott.«[757]

Der Segen mit Namensnennung und Salbung wird ergänzt um den Segen für die Mutter/Familie in Form eines fürbittenden Segensgebets, das schließt:

> »Gott schenke Dir/Euch ein Herz der Erinnerung, das nicht zerbricht,/und gebe Dir/Euch Menschen auf Deinem/Eurem Lebensweg,/Belastungen über den Verlust (gemeinsam) zu tragen./So segne und behüte Dich/Euch Gott,/der Vater, der Leben schenkt und zu sich ruft,/der in Christus mitleidet und durch den Heiligen Geist tröstet. Amen«[758]

Die trinitarische Segensformel schließt mit einer Liturgie, die Elemente des leiblichen/irdischen Segens den Eltern zusagt und den geistlichen/himmlischen Segen dem Kind zuspricht, in der 1. Person Plural, also als segnende Handlung der gesamten Gemeinschaft.

Eine andere Form stammt aus der Praxis der Seelsorge in einem Krankenhaus im Nordosten der USA, die durch Sabine Gries berichtet wurde und Eingang in die Broschüre »Ein Engel an der leeren Wiege« der Evangelisch-Lutherischen Kirche von Bayern fand:

---

755 Vgl. etwa die Totensalbung in der armenischen, christlich-orientalen und byzantinischen Begräbnistradition: ANDREA B. SCHMIDT, Kanon der Entschlafenen. Das Begräbnisritual der Armenier, Wiesbaden 1994, 86–94.
756 Vgl. U. WAGNER-RAU (Hg.), Zeit mit Toten 2015, 68.
757 EVANG. FRAUEN IN BADEN, Segensreich schwanger 2014, 52.
758 A. a. O. 53.

Segnung (evtl. mit Salbung)[759]

Gruß
P: »Der Friede Gottes sei mit euch.«
G: »Amen«
Hinführung
P: »N.N., wir beklagen den Tod Ihres Kindes, wir geben uns ganz in Gottes
  Hände,
wir bitten um Stärke, um Heilung und um Liebe.
Wir bitten um Trost im Schmerz der Trauer,
Hoffnung im Angesicht der Verzweiflung,
Leben inmitten des Todes.«
Gebet mit Psalm 23
Lesung: Kinderevangelium Mk 10,13–16
Kurze Besinnung
Segnung (das Kind wird entweder von Mutter oder Vater, der Hebamme
oder einer anderen Person gehalten)
P: »N.N. (Name des Kindes), du wird gesegnet
[und gesalbt mit Öl]
im Namen unseres Herrn Jesus Christus.
Ihm, der die Kinder in die Arme schloss, und die Kleinsten segnete,
vertrauen wir dich an,
dass er auch dich in die Arme nehme.
In der Hoffnung,
dass du bei ihm Erlösung findest
Glück und Freude,
weil du bei Jesus Christus bist.«
Die Seelsorgeperson legt dem Kind beide Hände auf. Auch andere Anwesen-
de legen dem Kind die Hände auf.
[*Salbung*: Danach taucht sie einen Finger in ein Schälchen mit Olivenöl und
zeichnet ein Kreuz auf die Stirn – und gegebenenfalls auf die beiden Hän-
de.]
P: »Gott segne dich und behüte dich.
Gott lasse sein Angesicht leuchten über dir und sei dir gnädig.
Gott erhebe sein Angesicht auf dich und gebe dir Frieden.«
Vaterunser
P: »Lasst uns gemeinsam beten, wie Jesus gelehrt hat:
Vater unser im Himmel ...«
Fürbitte für die Mutter oder die Eltern
P: »Herr, guter Hirte

---

759 In Anlehnung an: Pastoral Services Department Hartford Hospital, Order
  for the Naming and Commendation of an Infant who Died Before Birth, Hartford,
  Ct., o. J.; und: VELKD (Hg.): Agende für Evangelisch-Lutherische Kirchen und Gemeinden, Bd. III Amtshandlungen, Teil 4: Dienst an Kranken, Hannover 1994, 84–
  102.

> Nun hältst du N.N. in deinen Armen.
> Wir bitten dich für (seine oder ihre) Mutter (oder Eltern):
> Heile die Wunde in ihrem Herzen,
> Gib ihrem Leben neuen Frieden
> Stärke ihren Glauben
> und schenke ihr (ihnen) neue Hoffnung.
> Lieber Gott,
> schenke uns allen in dieser Zeit der Trauer Gnade.
> Tröste uns durch die Hoffnung,
> dass N.N. bei dir sein wird
> in Ewigkeit. Amen«
> Segen
> P: »Möge der Frieden und der Segen Gottes mit euch allen sein,
> mit N.N. (Namen aller, die sich im Raum befinden),
> mit allen, die sich hier versammelt haben.
> Gott sei bei euch und tröste euch mit seiner Gegenwart.
> Gott –Vater, Sohn und Heiliger Geist. Amen«

3.2.3 Namensgebung

Die Erfahrungsberichte wie auch die empirischen Studien halten durchgehend fest, dass dem Namen eines Kindes, egal in welcher Phase der Schwangerschaft und aus welchem Grund es stirbt, große Bedeutung zukommt, aber dennoch – global gesehen – nur 20 % überhaupt einen Namen erhalten. Studien zeigen, dass die Wahl des Namens im Falle einer Stillgeburt häufig spirituelle Bedeutung und religiöse Bezüge hat, selbst in säkularisierten Regionen.[760] Deshalb ist es wichtig, in der seelsorglichen Begleitung die Namensgebung rituell zu gestalten, wenn dies dem Wunsch der Eltern entspricht, und dem Namen Wirklichkeit durch Bezeugung und Beurkundung zu verschaffen.

Durch die Namensgebung wird ein Mensch in seiner Individualität anerkannt. Der Name ›bedeutet‹ den Menschen.

> »Wenn Eltern einem totgeborenen oder perinatal gestorbenen Kind einen Namen geben, machen sie damit deutlich, daß ein *Mensch* gestorben ist, daß es *nicht* um den Verlust eines Schwangerschafts-Produktes geht. [...] Der Name kann auch zu einem Symbol für die Existenz des Kindes werden.«[761]

Auch für den Trauerprozess hat die Namensgebung Bedeutung: Das Aussprechen des Namens ist eine allmähliche Anerkennung der Realität des Kindes wie

---

760 Eine in Island durchgeführte landesweite Studie unter ca. 90 % betroffenen Familien im Untersuchungszeitraum ergab, dass religiöse Namen oder hoffnungs-, lebens-, oder liebeshaltige Namen gezielt gewählt wurden und den Kindern in einem Taufritual auch dann gegeben wurden, wenn sich die Eltern nicht als religiös bezeichneten. Vgl. Jonina Einarsdóttir, Emotional Experts: Parents' Views on End-of-Life Decisions for Preterm Infants in Iceland, in: Medical Anthropology Qart 23 (2009), 34–50.

761 M. Nijs, Trauern hat seine Zeit 1999, 48. Hervorhebung im Original.

auch des Verlusts. Die Verbindung der Namensnennung mit dem Segnen des toten Kindes bringt den Glauben an die Auferstehung zum Ausdruck: Das Kind ist dem lebenschaffenden Handeln Gottes übereignet.

Namensgebungsritual[762]

Die liturgischen Elemente werden mit den verschiedenen Trauerphasen verglichen, die manchmal alle zugleich auftauchen. Die Texte helfen, die eigenen Emotionen zu ordnen und vor Gott zu bringen.

Eingang

P: »Wir sind hier zusammengekommen, um dieses kleine Kind aufzunehmen als Teil unseres Lebens. Wir übergeben es Gott, damit er ihm das ewige Leben schenke.

Doch es übersteigt unsere Kraft, dass wir (unserer oder unserem) kleinen N. N. zugleich Willkommen und Lebwohl sagen müssen, dass unsere gemeinsame Zeit nur so kurz sein darf.«

Besinnung (Den Verlust wahrnehmen = Schock)

P/G: »Nur einmal hätte ich dich
zur späten Abendstunde
in meinen Armen wiegen wollen.
Nur einmal hätte ich dich sanft in deine Wiege legen wollen.
Ich wünschte, ich könnte deine Windeln wechseln
und dich baden.
Nur einmal.
Ich wünschte, ich hätte etwas Zeit mit dir verbringen können
ganz allein.
Nur einmal.

Gebet (Empfindungen des Verlusts Verdrängung, Wut, Traurigkeit...)

P: »Gott, in diesem Moment ist es schwer, deine Wege zu verstehen.
Wir haben keine Antwort auf die Frage nach dem Warum.
Wir sind (traurig, wütend, hilflos...)
Wir brauchen deine Nähe jetzt in diesem Moment.
Wir wissen, du meinst es gut mit uns.
Jeder Mensch hat einen Platz in deinem Herzen.
Denn du hast gesagt:
›Fürchte dich nicht, denn ich habe dich erlöst. Ich habe dich bei deinem Namen gerufen; du bist mein!‹ (Jes 43,1)«

Namensgebung

P: »Gott, du hast das kleine Kind von N.N. und N.N. (Name der Eltern oder der Mutter) bei seinem Namen gerufen.
(Frage an die Eltern) Wie soll sie/er heißen?«

E: »(Name des Kindes)«

P: »Im Namen des Vaters, der alles Leben geschaffen hat,

---

762 Übersetzung der Naming Ceremony von Sabine Gries (Manuskript, Hartford, Ct. 1994).

Im Namen des Sohnes, der uns hilft, Gott zu verstehen,
Im Namen des Heiligen Geistes, der uns hält und tröstet in unserem Leid.
(Kreuzeszeichen auf die Stirn des Kindes)
Wenn wir N.N. mit dem Kreuz zeichnen, dann bedeutet dies: (er oder sie) gehört zu Gott und seinem himmlischen Reich.«
(Auch die Eltern und Umstehenden können das Kind mit dem Kreuz bezeichnen)
Lesung des Kinderevangeliums Mk 10,15f.
P: »Jesus sagte: ›Lasset die Kindlein zu mir kommen; denn ihnen gehört das Himmelreich. Dann herzte er sie, legte ihnen seine Hände auf und segnete sie.‹«
Vaterunser
Segen
P: »Möge der Frieden und der Segen Gottes mit euch allen sein,
mit N.N. *(Namen aller, die sich im Raum befinden)*,
mit allen, die sich hier versammelt haben.
Gott sei bei euch und tröste euch mit seiner Gegenwart.
Gott – Vater, Sohn und Heiliger Geist. Amen«

3.2.4 Nottaufe und Taufe eines stillgeborenen Kindes[763]

Wenn die Eltern nach vorgeburtlicher Untersuchung erfahren, dass ihr Kind bereits gestorben ist oder kurz nach der Geburt versterben wird, bleibt ihnen – nach dem Phasenmodell von Katharina Rost – ein Zeitraum, in dem sie den Abschied planen können. Manche Eltern entscheiden sich wie die Familie im Film »Nur eine Handvoll Leben« in dieser Phase für die Taufe und bitten eine Pfarrerin oder einen Pfarrer um deren Durchführung. In diesem Fall kann die Taufe einschließlich der Gestaltung einer Taufkerze gemeinsam geplant werden. Im Falle einer unerwarteten Stillgeburt fehlt diese Zeit für eine Planung. Dennoch ist in der Regel in der Geburtshilfe Zeit, um eine Taufe durchzuführen und Seelsorge um diesen Dienst zu bitten. Im Falle einer Nottaufe sind Hebammen, Geburtshelfer und anderes klinisches Personal in der Regel ausgebildet in der Durchführung einer Nottaufe. Lehrbücher der Gesundheits- und Krankenpflege enthalten noch immer entsprechende Informationen und Lernaufgaben.[764]

---

763 Der Text übernimmt Elemente aus den Broschüren »Ein Engel an der leeren Wiege« und »Segensreich schwanger«.

764 Vgl. Mechthild Hoehl, Petra Kullick (Hg.), Gesundheits- und Kinderkrankenpflege, Stuttgart 2012⁴, 416: »Bei jedem schwer erkrankten Kind müssen die Eltern nach ihrem Wunsch zur Taufe des Kindes befragt werden. Häufig sind auch ältere Kinder noch nicht getauft, sodass die Nottaufe nicht nur für Neugeborene in Erwägung gezogen werden muss. Die Nottaufe kann von jedem Menschen, jeder Pflegeperson, auch wenn sie selbst nicht christlich ist, aber die notwendige Einstellung dazu hat, gespendet werden. [...] Bleibt das Kind am Leben, wird die Taufe nicht mehr wiederholt. [...] Die Taufe wird im Dokumentationssystem festgehalten und das Vollzugsformular mit Unterschrift der Zeugen an die Krankenhausseelsorge wei-

Die Taufe als kirchliches Sakrament steht in einem grundlegenden Bezug zur christlichen Gemeinde. Im Falle einer Taufe durch eine Pfarrerin oder einen Pfarrer repräsentiert diese bzw. dieser gleichsam die kirchliche Gemeinschaft, ist dabei aber nicht alleine. Am Geburtsort, also im Geburtshaus oder der Klinik, bildet sich eine Kasualgemeinde, die als Hausgemeinde zu verstehen ist. Am Ort des Geschehens (auch des Taufgeschehens) konstituiert sich bei Gedenkgottesdiensten zudem eine eigene Form von Gemeinde, die sich aus betroffenen Familien und Mitarbeitenden der Einrichtung bildet und in der Regel von der Seelsorge in ökumenischer Offenheit geleitet wird. Die Taufe hat damit immer einen Gemeindebezug und – durch die Eintragung im örtlichen Kirchenregister – öffentlichen Charakter. Dem wird im Fürbittgebet der Gemeinde entsprochen.

Eine mögliche Taufhandlung kann Elemente der genannten liturgischen Texte umfassen und in die Liturgie einer Nottaufe einfügen:

Nottaufe

Einleitung
P: »Christus spricht: ›Kommet her zu mir alle, die ihr mühselig und beladen
    seid. Ich will euch erquicken.‹«
Gebet der Eltern oder einer anderen Person anstelle der Eltern (Die Situation benennen)
E/G: »Gott, wir wissen nicht, was wir beten sollen,
wissen aber, dass der Geist uns vertritt
mit unaussprechlichem Seufzen. (Römer 8,26ff.)
Wir bringen Dir: unsere tiefe Traurigkeit, unser verletztes Herz,
die enttäuschten Hoffnungen und Träume, unsere Fragen und Hilflosigkeit,
unseren Zorn und unsere unbeschreibliche Leere.
Wie soll ein Mensch das verstehen?
Gott, wir wissen, ihr (sein) Leben hat in deinen Augen den gleichen Wert
wie jedes andere.
Wir wissen und vertrauen, dass N.N. bei dir geborgen ist.
Du bist Ursprung und Ziel. Amen«
Tauffrage (die eigenen Wünsche äußern)
P: »Wollen Sie, dass Ihr Kind N.N. im Namen Gottes,
des Vaters und des Sohne und des Heiligen Geistes getauft wird?
So antworten Sie: Ja«
E: »Ja.«
Taufe
P: »N.N., ich taufe dich im Namen Gottes des Vaters und des Sohnes und
    des Heiligen Geistes.« (Dabei wird dreimal mit der Hand Wasser über die
    Stirn oder die Brust des Kindes gegossen)

---

tergeleitet, die sich um die Eintragung in das Familienstammbuch und das kirchliche Taufregister kümmert.«

Segenswort mit Handauflegung (Anerkennung des Kindes als Gottes Kind)
P: »Gott segne dich und behüte dich.
Gott lasse sein Angesicht leuchten über dir und sei dir gnädig.
Gott erhebe sein Angesicht auf dich und gebe dir Frieden.«
[oder: »Es segne dich Gott der Vater, der dich nach seinem Ebenbild geschaffen hat.
Es segne dich Gott der Sohn, der mit dir vom Tod zur Auferstehung geht.
Es segne dich Gott der Heilige Geist, der dich und uns verbindet durch das Band der Liebe.«]
Entzünden der Taufkerze
Fürbittengebet (Rückführung der Eltern in die bedrohte Situation)
P/G: »Gott, wir bitten dich für N.N. und für (ihre oder) seine Eltern:
dass die Eltern Schmerz und Angst aushalten
dass sie ihren Mut nicht verlieren;
dass sie nicht verzweifeln,
sondern das Vertrauen zum Leben wieder finden;
dass sie Menschen finden, mit denen sie ihre Fragen teilen können.
Jesus, du hast versprochen: Siehe, ich bin das Licht der Welt.
Wer an mich glaubt, soll nicht im Finstern wandeln.
Darum bitten wir dich auch,
lass uns nicht im Finstern wandeln.«
Vater Unser
Segen (für die Eltern und alle Anwesenden)
P: »Gott segne euch und behüte euch.
Gott lasse sein Angesicht leuchten über euch und sei euch gnädig.
Gott erhebe sein Angesicht auf euch und gebe euch Frieden.
Amen«

3.3 Aufgaben der Seelsorge

3.3.1 Seelsorge im klinischen Umfeld

Grundvoraussetzung für jeden seelsorglichen Kontakt ist, dass das seelsorgliche Angebot in einer Weise unterbreitet wird, die der Situationen angemessen ist und der Mutter und dem Vater entspricht. Seelsorge muss umsichtige Präsenz zeigen und von sich aus die Möglichkeit eines Kontaktes offerieren. Entspricht das Angebot den Wünschen und Bedürfnissen der Eltern, dann kann sich eine vertrauensvolle Beziehung entwickeln. Zu beachten ist, dass es dabei nicht nur auf Gesprächskontakte ankommt. Denn es ist für die Eltern wie auch die Seelsorgeperson in der ersten Schocksituation problematisch, ein Gespräch zu führen. Sprachlosigkeit und Müdigkeit, physische und psychische Erschöpfung können unter Umständen die Atmosphäre prägen. Angebote (Gespräche, Besuche, rituelle Handlungen) sollten in zurückhaltender Weise unterbreitet werden und verlässlich einlösbar sein. Im Gespräch kann es mitunter vorkommen, dass die Mutter oder der Vater sich wütend und aggressiv äußern. Die Pfarrerin/der Pfarrer sollte darauf vorbereitet sein und wissen, dass nicht er oder sie als Person gemeint ist. Die traumatische Situation überfordert alle; religiöse Allgemeinsätze und Vorurteile werden auf die Pfarrerin/den Pfarrer projiziert. Deshalb ist es auch wichtig, nicht zu diskutieren, sondern verständnisvoll zu hören.[765] Die Seelsorgeperson ist eine »evocative presence«, sie evoziert allein schon durch ihre Präsenz im Raum eine Reaktion, die – wie ein Ventil – ihren Sinn hat und hilfreich ist.

Zur Seelsorge im klinischen Umfeld gehört auch, dass sie sich gemeinsam mit den anderen Berufsgruppen um eine angemessene Begleitung und Betreuung der betroffenen Patientinnen und Patienten sowie Angehörigen bemüht. Dies kann und muss nicht in jedem Fall durch persönliche Präsenz geschehen, sondern kann auch in der Mitarbeit an der Entwicklung von regelhaften Verfahrensweisen und Angeboten an die Betroffenen bestehen. Diese Arbeit ist ein aktiver Beitrag zur Organisationsentwicklung und Qualitätssicherung. Handlungsmöglichkeiten, die sich in einigen Kliniken und Einrichtungen mittlerweile bewährt haben, können als Beispiele für sensibel gestaltete Praxis gelten, die den betroffenen Frauen und Männern hilft, in der krisenhaft empfundenen Situation standzuhalten und Perspektiven für das Leben zu entwickeln, die die Verlust- und Schulderfahrung einschließen.

Die Initiative Regenbogen »Glücklose Schwangerschaft« e. V. regte die Einführung von »Moseskörbchen« in den Kreißsälen an. Hebammen und Geburtshelfer, Schwestern und Pfleger, Ärztinnen und Ärzte berichteten, dass es ihnen sehr schwerfalle, ein totes Neugeborenes – gerade, wenn es sehr klein ist und Missbildungen sichtbar sind – den Müttern und Vätern zu überreichen. Ein Moseskörbchen hilft, mit dieser Schwierigkeit umzugehen. Moses überlebte dank eines behütenden und beschützenden Körbchens (vgl. Ex 2). Das mit dem Körbchen verknüpfte Motiv des Behütens und Beschützens bietet den Eltern die Möglichkeit, sich langsam anzunähern, nicht völlig unvorbereitet mit ihrem toten Kind konfrontiert zu werden, sondern sich langsam an ihr totes Kind heranzutasten. Im Inneren ist das Körbchen mit einem Kissen ausgebettet. Das Kind wird zusätzlich in ein Tuch gehüllt. Dadurch lassen sich auch Deformationen sensibel verhüllen und das Kind kann ›schön‹ hergerichtet werden. Die Eltern können nach eigenem Bedürfnis beginnen, das Tuch zu öffnen und sich ihr Kind anzusehen. Sie haben so viel Zeit, wie sie brauchen, sich mit ihrem Kind vertraut zu machen, es anzusehen, zu berühren, auf den Arm zu nehmen, gerade eben das zu tun, wonach ihnen zu Mute ist, ohne unter Zeitdruck zu stehen. Erfahrungen zeigen, dass dies auch im klinischen Umfeld möglich ist. Das Artefakt Moseskörbchen und die tastenden und dennoch zielgerichteten Interaktio-

---

765 Vgl. dazu F. DETHLOFF-SCHIMMER, Seelsorgerliche und homiletische Hilfen 1996, 29–31.

nen eröffnen einen besonderen Raum am konkreten Ort des Geschehens.[766] Der Weg in eine gesunde Trauer ist gebahnt. Auch für Eltern, die nach einem pränatal diagnostizierten Befund die Geburt vorzeitig einleiten lassen und damit die Schwangerschaft unterbrechen, kann ein Moseskörbchen angebracht sein. In einem solchen Körbchen kann das Kind auch bis zur Einsargung aufgebahrt werden.[767]

Ein anderes Beispiel für ein Regelverfahren, das auf einer Station eingeführt werden kann, ist die »Elternmappe«, 1995 durch die Initiative Regenbogen entwickelt. Eine Elternmappe hat den Sinn, Erinnerungsstücke an das tote Kind aufzubewahren. Diese sorgen nicht nur für das Erinnert-Werden, sondern stellen eine mitunter sinnlich vermittelte Verbindung zu dem Toten her. Bei Erwachsenen oder älteren Kindern, die sterben, bleiben in der Regel zahlreiche Verbindungsobjekte, die im Prozess der Trauer wichtige Bedeutung erlangen können und zum Teil nach bestimmter Zeit auch weggegeben werden können. Für stillgeborene Kinder oder früh verstorbene Kinder gibt es nur wenige Möglichkeiten, die deshalb umso sorgfältiger wahrgenommen werden sollten.[768] Manchmal werden solche Gegenstände später geradezu zu Beweisen der Existenz des Kindes. Dazu gehört im Mindesten eine Fotographie des Kindes, die in der Regel durch Klinikpersonal angefertigt wird.[769] Nach Walter Benjamin und Siegfried Kracauer bieten Fotographien die Möglichkeit, auf eine ästhetisch-archaische Weise vergängliche Realität sicherzustellen und vor dem Vergessen zu retten.[770] Selbst wenn Eltern im ersten Schock alle Konfrontation mit dem Kind ablehnen, kann es vorkommen, dass sie später dankbar sind für jedes kleine Indiz, das die Existenz ihres Kindes beweist.

3.3.2 Aufgaben gemeindlicher Seelsorge bei perinatalem Tod

Während viel über Chancen und Risiken vorgeburtlicher Diagnostik diskutiert wird, geraten die Schicksale von Frauen und Elternpaaren, deren Schwangerschaft nicht zur Geburt eines gesunden, lebensfähigen Kindes geführt hat, oft-

---

766 Zur Terminologie von Ort und Raum vgl. die Ausführungen in Kapitel D 2.

767 M. NIJS, Trauern hat seine Zeit 1999, 77f., macht auf die Möglichkeit aufmerksam, das tote Kind zu Hause aufzubahren. Insbesondere für die Angehörigen und für die Geschwister des toten Kindes wird damit die Trauer in die alltägliche Umgebung integriert.

768 Vgl. M. NIJS, Trauern hat seine Zeit 1999, 68–75.

769 Vgl. TODD HOCHBERG, Moments held – photographing perinatal loss, in: The Lancet 377 (2011), 1310–1311.

770 Vgl. WALTER BENJAMIN, Das Kunstwerk im Zeitalter seiner technischen Reproduzierbarkeit, Frankfurt a. M. 1963 (erstmals veröffentlicht in französischer Übersetzung in der Zeitschrift für Sozialforschung, Jg. 5 (1936), in deutscher Fassung zum ersten Mal erschienen in Benjamins Schriften, Frankfurt a. M. 1955). Nach SIEGFRIED KRACAUER, Theorie des Films. Die Errettung der äußeren Wirklichkeit, Frankfurt a. M. 1992, bes. 26–51, ist Fotographie eine Möglichkeit, um hinter die Konstruktion von Bewusstsein und Sprache zurückzugehen und so zu einer ästhetisch-›archaischen‹ Realitätsebene zu gelangen.

mals in Vergessenheit. Dabei bedürfen gerade sie eines Umfeldes, das sie in ihrer Trauer begleitet und einfühlsam auf ihre Bedürfnisse eingeht. Im Kontext kirchengemeindlicher Seelsorge wird es zunächst darum gehen, alles zu tun, um die Würde und den Wert des verlorenen Kindes durch einfühlsame Gestaltung einer Trauerfeier zu verdeutlichen, etwa durch Namensnennung und eine möglichst individuelle Gestaltung. Auch die soziale Anerkennung des Verlusts und der Trauer ist wichtig. Mit der Mutter oder den Eltern ist deshalb nachzudenken, ob nicht auch das Fachpersonal der Klinik, die Hebamme oder die betreuende Ärztin/der betreuende Arzt eingeladen werden.

Für eine Stillgeburt ist eine Bestattung verpflichtend. Im Falle einer Fehlgeburt kann das Kind auf Wunsch der Eltern bestattet werden. Zum Gespräch der Mutter und des Vaters mit Behörden oder Bestattungsinstituten empfiehlt es sich, eine Vertrauensperson, die vom Verlust des Kindes nicht unmittelbar betroffen ist, mitzunehmen. Sie hilft, den Abschied nach den Wünschen der Eltern oder der Mutter zu gestalten. Im Falle eines Schwangerschaftsabbruchs hat die Mutter das Verfügungsrecht über das Kind und kann deshalb darüber entscheiden, ob es bestattet wird. Auch in diesem Falle gilt es, mit Sensibilität auf die Wünsche der Frau einzugehen.

Die Zeit nach der Bestattung des Kindes ist für viele Mütter und Eltern besonders schwer. Der Trauerprozess braucht Zeit, die das Umfeld manchmal nicht gewährt. Sicherlich sind bestimmte Zeiten im ersten Jahr nach der Geburt besonders belastet, etwa die Jahrestage bestimmter Ereignisse der Schwangerschaft, aber auch bestimmte Zeiten des Kirchenjahres wie die Adventszeit. Sofern die Mutter oder die Eltern dies möchten, bietet sich in dieser Zeit ein Besuch an.

Eine weitere Möglichkeit, die in verschiedenen Kirchengemeinden oder Selbsthilfegruppen praktiziert wird, stellen Gedenkgottesdienste dar. Dabei gibt es grundsätzlich zwei Möglichkeiten: Wenn es zum Beispiel zum Todeszeitpunkt des Kindes keine kirchliche Bestattung gegeben hat, kann man anbieten, eine kleine individuelle Gedenkfeier zu halten, selbst wenn inzwischen Jahre vergangenen sind. Da die betroffenen Frauen (und evtl. auch die Väter) in der Regel von sich aus keine Initiative ergreifen, kann es aber geschehen, dass sie ermutigt werden durch eine Bemerkung in einer Predigt, eine spezifischen Erwähnung in einem Fürbittgebet oder im Verlauf des Gesprächs bei einem Geburtstags- oder Seelsorgebesuch. Meine eigene Erfahrung hat mir gezeigt, dass mehrfach nach einem Vortrag in einer Kirchengemeinde eine ältere Zuhörerin auf mich zuging und sich – oftmals unter Tränen – ›outete‹. Die andere Möglichkeit ist, einmal im Jahr zu einem festgelegten Termin eine Gedächtnisfeier anzubieten. Mittlerweile hat sich der zweite Sonntag im Dezember als weltweiter Gedenktag (»Worldwide Candlelighting«) etabliert. Dazu ist es geraten, mit Selbsthilfegruppen und Kliniken Kontakt aufzunehmen, die mancherorts bereits Gedenkfeiern veranstalten. Diese Feiern sind oft bewusst überkonfessionell und unabhängig von der Weltanschauung gestaltet, sodass alle Betroffenen daran teilnehmen können. Wenn die Gedächtnisfeier in einen ›normalen‹ Gottesdienst, etwa am Ewigkeitssonntag, integriert wird, ist unbedingt auf Anonymität und eine offene Form zu achten. Dabei wird es immer wieder vorkommen, dass auch Frauen sich gegenüber der Seelsorgeperson oder gegenüber der Pfarrerin/dem Pfarrer zu erkennen geben, die vor Jahren, mitunter vor Jahrzehnten den Verlust eines Kindes vor, während oder nach der Geburt erlitten und über lange Zeit zu niemandem davon gesprochen haben. Dies betrifft, wie die statistischen Beobachtungen in Kapitel B 1 gezeigt haben, vor allem auch Frauen der Kriegs- und Nachkriegsjahre. Das liturgische Gedenken bringt auch ihre Trauer neu zur Darstellung und ermöglicht eine Integration in die eigene Biographie, oft genug auch unter dem Aspekt von Schuld und Vergebung.

Auch für Kinder ohne Grabstätte gibt es eine Möglichkeit, die in der Kirchengemeinde offen angeboten werden kann: Im Kirchgarten wird ein besonderes Beet bestimmt. Darauf kann eine Rose oder eine ähnliche Pflanze für Menschen gepflanzt werden, deren Grab nicht bekannt ist oder besucht werden kann (fehlgeborenes Kind, aber auch Heimatvertriebene und Menschen, für deren Grab die Belegfrist abgelaufen ist). Auch auf diese Weise wird das Andenken gepflegt und wird sich die Kirchengemeinde bewusst, dass die Gemeinschaft der Heiligen Lebende und Tote einschließt.

C Spiritual Care in der Hochleistungsmedizin am Beispiel der Transplantationsmedizin

In gesellschaftlichen und politischen Diskursen zu den Themen ›Ende des Lebens‹, ›Hirntod‹ oder ›Transplantationsmedizin‹ kommen von theologischer Seite meist Vertreter einer theologischen Ethik zu Wort.[771] Das verwundert nicht: Es ist die besondere Aufgabe der theologischen Ethik, in der Lebenswelt der Moderne die ethischen Sachverhalte zu identifizieren und im Rahmen der Theologie theoriefähig zu machen und die ethischen Fragen in einen Bezug zu den Beständen christlicher Überlieferung zu setzen.[772] Theologische Ethik im Bereich Medizinethik bezieht sich auf konkrete Praxis.

Praktische Theologie tut dies auch, aber in dezidiert anderer Weise. Als Nachbardisziplin der Theologischen Ethik (▶ Kap. A 3.2 und ▶ Kap. E 2.5) be-

---

771 Die Überlegungen des Teils C gehen auf ein Statement im Rahmen der Vorlesungsreihe Streitgespräche an der Westfälischen Wilhelms Universität im Sommersemester 2014 zurück.

772 Neben den an anderer Stelle genannten Titeln sei beispielsweise verwiesen auf den Beitrag zur gesellschaftlichen Debatte um Suizid und Sterbewunsch von ULRICH EIBACH, Suizid und Tötungsverbot. Theologisch-ethische und seelsorgliche Aspekte, in: WzM 68 (2016), 372–387. Eibach erörtert dabei ein besonders in Pflegeeinrichtungen hochrelevantes Thema – den Umgang mit Suizidalität und Sterbewunsch hochbetagter, multimorbider und verzweifelter Menschen (vgl. v. a. das zweite Fallbeispiel 376 und das sechste Beispiel 384) – ohne jegliche Angabe der sozial- und humanwissenschaftlichen Quellen, die m. E. notwendig sind zum Verständnis der Situationen, Krankheitsbilder und Bewusstseinszustände. Dass das Verhalten des Seelsorgers im sechsten Fallbeispiel im Blick auf den Umgang mit seelsorglicher Verschwiegenheit in hohem Maße fragwürdig ist, kommt leider nicht in den Blick. Vgl. insgesamt die Sammlung kirchlicher und theologischer Stellungnahmen zur Sterbehilfedebatte: STEFANIE SCHARDIEN (Hg.): Mit dem Leben am Ende. Stellungnahmen aus der kirchlichen Diskussion in Europa zur Sterbehilfe, Göttingen 2010 (Reihe Edition Ethik, Bd 3); sowie PETER DABROCK, LARS KLINNERT, STEFANIE SCHARDIEN (Hg.), Menschenwürde und Lebensschutz: Herausforderungen theologischer Bioethik, Gütersloh 2004.

fasst sich Praktische Theologie mit der Praxis des Christentums, in seiner kirchlichen Gestalt, in der Gestalt des gelebten Glaubens des einzelnen Menschen und schließlich als Möglichkeiten und Formen christlicher Lebensführung in den Herausforderungen einer pluralen Gesellschaft. Kirchliche Seelsorge repräsentiert im soziokulturellen Umfeld der naturwissenschaftlichen Medizin kirchliche Praxis, die in der Begleitung einzelne Menschen in ihrer Lebensführung unterstützt und im Gesamten einer Klinik eine dezidiert nicht naturwissenschaftliche Deutungskompetenz beisteuert. Sie berät Einzelne in medizinethischen Konfliktsituationen, aber sie arbeitet innerhalb organisationaler und struktureller Rahmenbedingungen.

1 Seelsorge im Zusammenhang von Organentnahme

Im Zusammenhang der Transplantationsmedizin und insbesondere im Zusammenhang der Frage nach der Bedeutung des Hirntodkonzepts wird die Christentumspraxis sehr konkret und kontextbezogen. Ein Beispiel aus der Praxis eines Seelsorgers[773] kann dies beleuchten:

> Krankenhausseelsorger B., tätig an einer Universitätsklinik mit einem Transplantationszentrum, erhält von seiner Superintendentin einen Anruf. Sie soll bei einer Podiumsdiskussion etwas zum Thema Organtransplantation sagen, sie möchte aber mehr und Konkreteres sagen als das Bekannte zu Hirntoddefinition und zum Spendencharakter von Organspende. Seelsorger B. berichtet daraufhin vom Procedere in seinem Krankenhaus, von den Gesprächen mit Angehörigen und dem Personal. Und schließlich erzählt er von der kleinen Liturgie, die er mit Kolleginnen und Kollegen entwickelt hat, einem zweiteiligen Abschiedsritual mit Segenshandlung vor und nach der Entnahme von Organen. Nach einigem Schweigen auf der anderen Seite der Telefonleitung, sagt die Superintendentin schließlich: »Heißt das, Sie segnen die Transplantation einfach ab?«

1.1 Hirntoddefinition oder Sterbeprozess? Die Deutungsbedürftigkeit des Lebensendes

Kirche ist über ihre Seelsorgerinnen und Seelsorger im naturwissenschaftlich geprägten und nach funktionalen Abläufen organisierten Umfeld der Klinik präsent. Aber diese Präsenz ist von einer professionsbedingten Fremdheit geprägt. Die Arbeitsweise und Arbeitsabläufe von Seelsorgern und Seelsorgerinnen sind dem Personal und der Verwaltung bisweilen fremd oder wirken geheimnisvoll. Seelsorger stehen außerhalb der Hierarchie, sie führen Gespräche mit Patienten und Patientinnen, die das übliche Zeitbudget von Ärztinnen, Ärzten und Pflegekräften sprengen. Worüber die Seelsorger mit Patienten sprechen, ist dem Personal und der Verwaltung, sofern es sie interessiert, etwas unheimlich, denn die

---

773 Das Beispiel wurde bei einer Krankenhausseelsorgekonferenz berichtet.

Seelsorger sind aufgrund der Vertraulichkeit gehalten, nichts aus den Gesprächen an andere weiterzugeben. Skeptisch macht die Gesundheitsberufe auch, dass sich die Themen der Seelsorger nicht recht naturwissenschaftlich fassen lassen, aber dennoch einen Effekt bei den Patienten haben könnten – zum Beispiel bei der Bereitschaft, sich auf Transplantationsmedizin einzulassen oder nicht. Die Fremdheit besteht aber auch aufseiten der Seelsorger; ihnen sind Hierarchien und Evidenzbasierung der Behandlungsmethoden fremd. Nicht wenige fremdeln mit dem notwendigerweise objektivierenden Umgang mit Patienten durch die Medizin.

Das macht in der Regel selten Probleme. Es sei denn, es kommt zu Konflikten, bei denen es um Deutungshoheit geht. Die Frage des Endes des Lebens in der Transplantationsmedizin ist eine solche potenziell konfliktträchtige Situation. Denn es geht um die Deutung des Sterbens und des Todes, jeweils mit konkreten Konsequenzen für den Umgang mit dem verstorbenen Menschen, also mit dem Leichnam. Strittig ist schon, ob ein hirntoter Mensch, genauer sein künstlich beatmeter und ernährter, in vielen organischen Funktion noch funktionstüchtiger Körper, als Kadaver zu bezeichnen und zu behandeln ist.

Im gesellschaftlichen Diskurs geht es um die Einschätzung der Bedeutung des Hirntodkonzepts im Gesamten des Sterbeprozesses. In den letzten Jahren hat hierzu erneut eine heftige Debatte eingesetzt. Nach Verabschiedung des Transplantationsgesetzes im Jahr 1997 war für die Entnahme von Organen und Gewebe von toten Spendern in Artikel 3 geklärt, dass der Tod des Organ- oder Gewebespenders nach dem Stand der Erkenntnisse der medizinischen Wissenschaft festgestellt und der Eingriff durch einen Arzt vorgenommen wird (TPG § 3 Abs. 1 Nr 2 und 3). Der Gesetzgeber ließ offen, ob der Hirntod tatsächlich der Tod des Menschen ist, und wies der Bundesärztekammer die Aufgabe zu, den Stand der medizinischen Erkenntnisse festzulegen. Das tat sie 1998 auch, indem sie erklärte, mit dem Hirntod sei naturwissenschaftlich-medizinisch der Tod des Menschen festgestellt.[774]

Die im Gesetzgeber repräsentierte Gesellschaft wies damit der Medizin die Deutungshoheit über den Tod des Menschen zu: Ein »dezidiert biologisches [...] Todesverständnis«, sagen Kritiker. Dieser Konsens sieht sich erneut starker Kritik ausgesetzt, nicht zuletzt dank der Veröffentlichung des Weißbuchs des President's Council on Bioethics in den USA im Jahr 2008[775], der wichtigsten Ethikkommission Amerikas zu medizinethischen Fragen. Dort scheint ein wesentliches Kriterium für die Gültigkeit des Hirntodkonzepts in Zweifel gezogen worden zu sein, nämlich dass der Ausfall der Gesamthirnfunktion unweigerlich zur Desintegration des Organismus führt. Denn das President's Council, das unter Leitung des an der Catholic University und an der Georgetown University tätigen und im Juni 2013 verstorbenen Medizinethikers Edmund Pellegrino

---

774 Wissenschaftlicher Beirat der Bundesärztekammer, Richtlinien zur Feststellung des Hirntodes. 3. Fortschreibung 1997 mit Ergänzungen gemäß Transplantationsgesetz (TPG), in: Deutsches Ärzteblatt 95 (1998) A1861–1868.
775 The President's Council on Bioethics, Controversies in the Determination of Death: A White Paper by the President's Council on Bioethics, Washington D.C. 2008.

stand, beschrieb auch bei Hirntod eingehend Zeichen der somatischen Integration, also fortdauernder Funktionen des menschlichen Organismus bei Aufrechterhaltung von Atmung und Herz-Kreislauf-System. Namhafte Ethiker streiten seitdem darüber, ob über den Hirntod der Tod des Menschen festgestellt werden kann. Die Kritik des Philosophen Hans Jonas, die dieser schon 1980 in einem englischsprachigen Text geäußert hatte, scheint sich also zu bestätigen: »We do not know with certainty the borderline between life and death, and the definition cannot substitute for knowledge.«[776]

Damit steht und fällt der Hirntod als Kriterium für die Zulässigkeit von Organentnahme. Wenn die Ethiker Ruth Denkhaus und Peter Dabrock vorschlagen, »Hirntote als Lebende im Zustand maximal reduzierter Lebendigkeit bzw. als irreversibel Sterbende zu bezeichnen«[777], dann würde die Entnahme von Organen an Sterbenden stattfinden. Rechtlich wie aus der Perspektive ärztlichen Berufsethos ist das nicht tragbar. Warnend äußert sich darum der Medizinethiker Eberhard Schockenhoff:

> »Der Übergang zu transitorischen Konzepten einer ›Zwischenphase‹ zwischen Leben und Tod oder des irreversiblen Sterbens könnte die Versuchung verstärken, komatöse Patienten als Organspender zu betrachten oder den ärztlich assistierten Suizid und die Organgewinnung zu verbinden.«[778]

1.2 Deutungsperspektive Seelsorge: Sterben als spiritueller Prozess und doppelte ›Schleusenzeit‹

Transplantationsmedizin ist medizinische Praxis an realen Orten, in Kliniken und Transplantationszentren. Kirchliche Seelsorgerinnen und Seelsorger finden sich in der Klinik wieder; sie setzen sich mit dem Geschehen vor Ort auch in Form von Literatur und ethischen Beiträgen in Fachzeitschriften auseinander, haben aber keinerlei Entscheidungs- oder Weisungsbefugnis in der Feststellung des Todes von Patientinnen und Patienten. Sie haben in ihrer täglichen Praxis damit zu tun, dass Hirntoddiagnostik nach den gesetzlichen und standesrechtlichen Richtlinien durchgeführt wird, dass Angehörigen das Ergebnis der Diagnostik eröffnet wird und dass Angehörige nach der Organspende gefragt werden. Sie arbeiten mehr oder weniger mit den Ärzten und dem Pflegepersonal

---

776 Zitiert in Stephan Sahm, Stichwort. Hora Incerta. Zur neuen Rechtfertigung des Hirntods als Zeichen des Todes durch das President's Council on Bioethics, in: ZfmE 58 (2012), 173–182.
777 Ruth Denkhaus, Peter Dabrock, Grauzonen zwischen Leben und Tod. Ein Plädoyer für mehr Ehrlichkeit in der Debatte um das Hirntod-Kriterium, in: ZfmE 58 (2012), 135–147.
778 Eberhard Schockenhoff, Hirntod, in: ZfmE 58 (2012), 117–134.

zusammen. Und sie stehen bereit zur Betreuung von betroffenen Angehörigen. Und dann fragen die Angehörigen: »Was sagen Sie dazu, Frau Pfarrerin?«

Seelsorger nehmen die Diskussionen um das Hirntodkonzept wahr. Für viele bestätigt das, was sie wahrnehmen, ein tief sitzendes Unbehagen, das mit der Unanschaulichkeit der intensivmedizinischen Todesfeststellung zusammenhängt. Auch ärztliches Personal und Intensivpflegekräfte müssen mit diesem Unbehagen zurechtkommen.[779] Das Hirntodkonzept ist kontraintuitiv, es ist für Nichtmediziner lebensweltpraktisch nicht nachvollziehbar, es steht der subjektiven Erfahrbarkeit entgegen.[780]

Dennoch beteiligen sich Seelsorgerinnen und Seelsorger am Geschehen. Sie kennen in der Regel die verantwortlichen Ärztinnen und Ärzte und sind mit dem Prozedere vertraut. Sie können Angehörigen versichern, dass die Diagnostik regelgerecht durchgeführt wird und der Hirntod tatsächlich vorliegt.

Aber sie steuern eine eigene Deutung durch ihr Tun und Handeln bei, aber allein schon durch ihre bloße Anwesenheit, wie der Soziologe Armin Nassehi beschreibt. Im Anschluss an Luhmann hält Nassehi fest, dass die religiöse Sinnform »die Unbeobachtbarkeit der Welt und des Beobachters beobachtet«[781], eine Beschreibung, die auf das Problem der Unbeobachtbarkeit des Todes recht präzise zutrifft. Nassehi schreibt:

> »Was religiöse Kommunikation in der heutigen Zeit anschlussfähig und erfolgreich macht, ist wahrscheinlich, dass sie so viel Unbestimmtheit aushalten kann, sogar auf religiöse Inhalte im engeren Sinne verzichten zu können. Das gilt etwa für die religiöse Kommunikation von Krankenhausseelsorgern, deren besondere Stärke darin besteht, dass sie Unbestimmtheit symbolisieren und gerade dadurch auf zu viel Bestimmtheit verzichten können. [...] Vielleicht ist Spiritualität jene Kommunikationsform, die es ermöglicht, Kommunikation aufrecht zu erhalten, wo es letztlich keine vernünftigen Gründe mehr gibt, sondern nur noch eine Praxis, in der sich alle Beteiligten wiederfinden.«[782]

---

779 In einer Befragung von ärztlichem und pflegerischem Personal am Universitätsklinikum München (n=175, Response rate 64 %) zeigte sich, dass Schwierigkeiten im Umgang mit Hirntod ein höherer Stressfaktor sind als die Gespräche mit Angehörigen: »The [Health Professionals – HP] in our sample identified differentiated stress barriers to ODT [Organ Donation and Transplantation] in their daily clinical work. HPs considered ›care for the relatives‹ a lesser stressful barrier than ›acceptance of brain death as death of a human being.‹ The strongest variance was found for nurses (and thus women, too) who disagreed that suggested medical reasons constituted stress barriers.« (NIELS CHRISTIAN HVIDT, BEATE MAYR, PIRET PAAL, ECKHARD FRICK, ANNA FORSBERG, ARNDT BÜSSING, For and against Organ Donation and Transplantation: Intricate Facilitators and Barriers in Organ Donation Perceived by German Nurses and Doctors, in: Journal of Transplantation 2016, http://dx.doi.org¬/10.1155/2016/3454601).

780 Vgl. TRAUGOTT ROSER, Die Aufgabe kirchlicher Begleitung in der Transplantationsmedizin: Ein diakonietheoretischer Entwurf, in: ELISABETH HILDT, BARBARA HEPP (Hg.), Organtransplantationen: Heteronome Effekte in der Medizin, Stuttgart/Leipzig 2000, 107–119.

781 ARMIN NASSEHI, Spiritualität. Ein soziologischer Versuch, in: E. FRICK, T. ROSER (Hg.), Spiritualität und Medizin, Stuttgart 2011², 35–42.

782 Ebd.

Als ein Angebot zur Kommunikation steuert Seelsorge ihre Deutung des Geschehens bei, die knapp auf den Punkt gebracht lautet: »Dying is a spiritual event with medical implications.«[783] Diesen Satz hat Gwendolyn W. London formuliert, die an der Duke Divinity School lehrt und das Institut für Care at the End of Life leitet. Dieser Beschreibung geht es nicht um eine Definition oder Feststellung des Todes, sondern um Unbeobachtbares. Gleichwohl stellt sie die Deutungshoheit der Medizin infrage und geht selbstbewusst von einer anderen Priorisierung aus, die möglicherweise näher bei den Menschen ist als die gesetzliche Regelung. Denn die Hirntoddefinition ist nur aufgrund medizinischer Forschung und Entwicklung möglich und hat Bedeutung vorrangig im Kontext der Gewinnung von Organen und Gewebe zu Heilungszwecken. Sterben ist in der Klinik ein medizinisches Ereignis. Aber das medizinische Datum ›Tod‹ hat auch spirituelle Implikationen, die für Behandlungsentscheidungen relevant werden. Untersuchungen zeigen, dass religiöse Vorstellungen Organspende und Transplantationsmedizin sowohl unterstützen – im Sinne altruistischen Verhaltens – als auch infrage stellen. Die Münchner Untersuchung gibt Hinweise, dass religiöse und spirituelle Einstellung von ärztlichem und pflegerischem Personal eher positiv mit einem Einsatz für Transplantationsmedizin verbunden sind.[784] Allerdings sind die medizinischen Berufsgruppen der Meinung, dass religiöse und spirituelle Vorbehalte eher auf der Seite der Angehörigen potenzieller Organspender bestehen.

Die Anwesenheit des Seelsorgers in diesem Kontext stellt die Selbstverständlichkeit der Abläufe infrage, ohne sie dabei zu unterbrechen. Die Beteiligung von Seelsorge und die Einbeziehung ihrer Deutung der Sterbevorgänge trägt m. E. sogar zu einer Stabilisierung der Transplantationsmedizin bei.

Erhard Weiher hat 2010 einen Erfahrungsbericht in der Zeitschrift für medizinische Ethik veröffentlicht, der dies nahe legt.[785] Weiher schließt sich, wie die Mehrheit der Seelsorge-Kolleginnen und Kollegen, der Gültigkeit des Hirntodkonzepts an, aber er wechselt in seinem Bericht die Position seiner Beschreibung, indem er von denjenigen ausgeht, denen seine unmittelbare Praxis der Begleitung gilt: den Angehörigen, die mit der Todesnachricht zu Hinterbliebenen werden. Die Angehörigen repräsentieren die Umwelt des Patienten. Sie zeugen davon, dass der nun als Körper auf der Intensivstation liegende Mensch leibhafte Person war, als Ehe- und Lebenspartner, als Mutter oder Vater, als Kind, als Freundin etc. Wenn in der Hirntoddebatte die Frage verneint wird, ob der

---

783 GWENDOLYN W. LONDON, zitiert in: JOHN SWINTON, RICHARD PAYNE, Christian Practices and the Art of Dying Faithfully, Grand Rapids/Cambridge 2009, XV-XXIV, XV

784 Vgl. N.C. HVIDT, B. MAYR, P. PAAL, E. FRICK, A. FORSBERG, A. BÜSSING, For and against Organ Donation 2016. Dies entspricht auch den Ergebnissen eines systematischen Literaturberichts aus Australien: MICHELLE J. IRVING, ALLISON TONG, STEPHEN JAN, ALAN CASS, JOHN ROSE, STEVEN CHADBAN, RICHARD D. ALLEN, JONATHAN C. CRAIG, GERMAINE WONG, KIRSTEN HOWARD, Factors that influence the decision to be an organ donor. A systematic review of the qualitative literature, in: Nephrol Dial Transplant (2012) 27: 2526–2533.

785 Vgl. ERHARD WEIHER, KARL-HEINZ FELDMANN, Seelsorge und Krisenbegleitung bei Hirntod und Organentnahme, in: ZfmE 56 (2010), 57–69.

Hirntote noch als Person gelten könne, weil ihm hirnphysiologisch das zentrale Merkmal der Offenheit fehle, dann wird fast durchgängig ein theologisch relevanter Aspekt des Personenverständnisses übersehen, nämlich, dass Person-Sein ein Sein-in-Beziehung ist, bei dem die Ich-Du-Beziehung immer kommunikative Aspekte umfasst. Ein Seelsorger/eine Seelsorgerin erlebt unmittelbar mit, dass die Angehörigen, solange der Hirntote noch beatmet und sein Kreislauf stabil gehalten wird, mit dem Angehörigen kommunizieren, und zwar ganz unabhängig davon, ob und wie aktiv sich der Verstorbene dazu verhalten kann. Kommunikation findet statt, auch wenn sie einseitig ist.[786] Die Kommunikation ist durch sinnlich-reales Erleben bestimmt, während Arzt und Ärztin, Pfleger und Pflegerin zur Abstraktion fähig und genötigt sind.[787]

Mehr noch: auch ein Seelsorger wendet sich aktiv an die hirntote Patientin, mit einem Segen, nach manchen Konzepten sogar mit einer Salbungshandlung.[788] Eine ›Als-ob‹-Handlung, als ob der Hirntote noch hören oder spüren könnte, unter der Voraussetzung, dass die Beziehung Gottes zum Verstorbenen auch den biologischen Horizont transzendiert. Am Körper wird zeichenhaft die Beziehung Gottes zum Menschen dargestellt. Für die seelsorgliche Begleitung – und die Begleitung in fast allen Religionen – ist der Umgang mit dem Leichnam zentrales Element und oft durch rituelle Vorschriften bestimmt, sodass es im Deutungshorizont der Religionen gar keine Frage ist, dass das Sterben ein spiritueller Vorgang ist, in der Neuzeit eben mit medizinischen Implikationen. Die Transplantationsmedizin und der Hirntod unterscheiden sich dabei keineswegs von sonstigen Sterbeszenarien.

Kulturwissenschaftler weisen darauf hin, dass in der allerersten Zeit nach dem Tod mit dem Leichnam fast immer so umgegangen wird, als ob sich auch der Verstorbene in einer Liminalität, einer Zwischenphase befände. Angehörige und professionelles Personal machen eine »paradoxe Erfahrung«[789], dass sie nämlich den toten Menschen als zugleich abwesend und anwesend erleben. Erhard Weiher hat mit der Trauerforscherin Ruthmareike Smeding den Begriff der »Schleusenzeit«® geprägt, der diese Übergangssituation zwischen zwei »Türen« beschreiben soll: Eine »sterbeseitige (erste) Tür« und eine »Beerdigungsseitige (zweite) Tür«. In der Schleusenzeit schließt sich der Kommunikationsraum nur allmählich und nimmt die »empfundene Anwesenheit« langsam ab. Am Ende des Prozesses sind aus Angehörigen Trauernde geworden, aus dem Sterbenden ein Toter. Während des Prozesses gibt es jedoch eine Reihe ambivalenter Erfahrungen und Verhaltensweisen.

---

786 Vgl. dazu die Zusammenfassung theologischer, psychologischer und kommunikationstheoretischer Überlegungen in Ulrike Wagner-Rau (Hg.), Zeit mit Toten, Gütersloh 2015, bes. 45–74.

787 Angehörige zeigen sich in Untersuchungen verunsichert durch den distanzierten Umgang des Personals mit dem Körper des Hirntoten. Vgl. Anne Solbach, Den Abschied gemeinsam tragen, in: intensiv 2015; 23(06): 310–316.

788 Vgl. auch A. Solbach, Den Abschied gemeinsam tragen 2015.

789 Hans Hadders, Negotiating Leave-Taking Events in the Palliative Medicine Unit, in: Qual Health Res 21 (2011), 223–232.

Erhard Weiher hat zusammen mit Karl-Heinz Feldmann diese Schleusenzeit® für die Situation der Transplantation präzisiert und auf diese Weise gezeigt, dass die klinischen Abläufe sich im Gesamtprozess einzeichnen lassen (► Abb. 4). Das Modell macht deutlich, dass die Trauerprozesse bei guter Begleitung durch die medizinischen Abläufe nicht gestört werden. Egal, ob die Angehörigen die hirntot diagnostizierte Person zur Organentnahme freigeben oder nicht, sie geht am Ende als Verstorbener aus der bestattungsseitigen Schleusentür heraus und die Angehörigen als Trauernde. Nach der Mitteilung des Hirntodes werden die Geräte früher oder später abgestellt, der Tod wird subjektiv erfahrbar. In der von Weiher sogenannten »Entnahmeschleuse« liegt vor dem Abschalten der Geräte die Phase, in der der Hirntote für die Entnahme vorbereitet wird. In dieser Phase ist er immer noch Gegenüber kommunikativer Handlungen, sowohl der Angehörigen als auch des medizinischen Personals. Ihm wird mit Würde und Respekt vor der durch den Körper zeichenhaft repräsentierten Person begegnet.

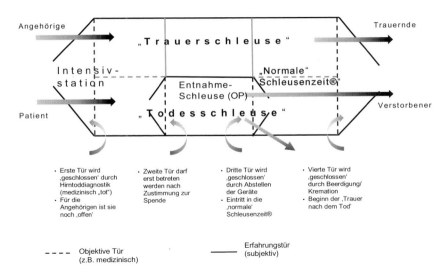

Abb. 4: Erweitertes Schleusenmodell (in Anlehnung an Weiher, Feldmann 2010; hier: A. Solbach 2015)[790]

Nach Entnahme von Organen und Gewebe wird der Verstorbene als Leichnam präpariert und erneut den Trauernden übergeben, die nun ein Bestattungsinstitut hinzuziehen.

Weiher und Feldmann schlagen vor, an den entscheidenden Einschnitten die Übergänge rituell zu gestalten. Ein erstes Abschiedsritual vor dem Weg in den Operationssaal vor der Entnahme, ein zweites Abschiedsritual nach der Explan-

---

790 A. SOLBACH, Den Abschied gemeinsam tragen 2015.

tation, jeweils also am Eingang und Ausgang der Schleuse in der Schleuse. Ein solches Prozedere lässt im medizinisch bestimmten Kontext beide Deutungsmöglichkeiten zu: die medizinisch-juristische Feststellung des Hirntodes bleibt Bedingung für das weitere medizinische Vorgehen. Die religiöse Deutung ermöglicht es allen Beteiligten, ihre kommunikative Verbundenheit in der Übergangsphase zwischen Tod und Bestattung weiter zu gestalten. Die religiöse Deutung der Krankenhausseelsorge ›Dying is a spiritual event‹ befasst sich in diesem Kontext nicht primär mit Jenseitsvorstellungen, sondern hält Kommunikationsräume offen, einschließlich der mit Gott, aber auch der Beteiligten. Damit eröffnet sich auch ein Verständnis, das es möglich macht, das In-Beziehung-Sein des Organspenders zum Organempfänger zu denken und zu gestalten, etwa durch ein Gebet oder einen Segen für das Gelingen der Transplantation. Damit wird der Geschenkcharakter des Lebens unter den Bedingungen der Hochleistungsmedizin bestätigt und gewürdigt.

Der Beitrag von Seelsorge in den Abläufen der Transplantationsmedizin verlangt nach klaren Strukturen der Erreichbarkeit, der Information, der Bereitstellung von Orten und Zeiten für Gespräche, stille Begleitung durch Präsenz und rituelles Handeln. Die Achtsamkeit aller Beteiligten für die spirituellen und religiösen Vorstellungen, Bedürfnisse und Ressourcen der Angehörigen ist Bestandteil des gesamten Konzepts und wird durch die Beteiligung von Seelsorge Gegenstand gemeinsamen Diskurses und abgestimmter Gestaltung der Abläufe und Angebote. Die Kenntnis der eigenen religiösen Einstellungen und Wertvorstellungen aufseiten der medizinisch Tätigen beeinflusst die Beratungsgespräche mit den Angehörigen und bedarf deshalb einer supervisorischen Reflexion. Seelsorge ist in diesem Kontext Teil organisierter gemeinsamer Sorge für (unterschiedliche) kranke und sterbende Menschen für die Teilhabe und Teilnahme an einem als sinnvoll erfahrenen Leben, das sowohl das eigene biologische und transzendente Leben umfasst als auch das Leben mit uns für andere.

Transplantationsmedizin ist ein klinischer Bereich, der durch Innovation und technischen Fortschritt beständig neue Herausforderungen für alle Beteiligten mit sich bringt. Am Beispiel Xenotransplantation soll im Folgenden aufgezeigt werden, wie auch hier Seelsorge denkbar und gestaltbar ist.

2 Herausforderungen der Xenotransplantation[791] für die Klinikseelsorge (mit Bernhard Barnikol-Oettler)[792]

Der folgende Beitrag verdankt sich dem Nachdenken zweier evangelischer Theologen, die sich mit der Praxis der Krankenhausseelsorge auch im Blick auf deren Theorie befassen. Ihre Überlegungen zum Thema Xenotransplantation fußen einerseits in der Praxis der Seelsorge in einem Umfeld der Hochleistungsmedizin und den dort gemachten Erfahrungen, andererseits im akademischen Kontext der Seelsorgetheorie. Die Überlegungen beider Autoren beziehen sich zum Teil aufeinander, ergänzen einander um unterschiedliche Fragestellungen. Die Überlegungen von Bernhard Barnikol-Oettler sind kursiv gesetzt, die von Traugott Roser in Grundschrift.

Vor 20 Jahren habe ich als Gemeindepfarrer einen ehrenamtlichen Klinikseelsorgekreis gegründet und aufgebaut. Ich erinnere mich, dass mir ein Mitglied dieses Kreises damals von seiner ›Schweine-Herzklappe‹ erzählte. Bis dahin wusste ich nicht, dass es so etwas überhaupt gibt. Wenn ich mich recht erinnere, hat mir dieser ehrenamtliche Seelsorger dann noch erzählt, dass eine solche ›tierische‹ Klappe den Vorteil habe, dass das Klappern in der Nacht nicht zu hören sei, was bei einer Metallklappe vorkommen könne. Aus dieser Erinnerung scheint mir folgendes für das Forschungsprojekt wichtig zu sein: Vollkommenes Neuland ist die Xenotransplantion nicht. Es gibt bereits ›Vorstufen‹. Und dieser Patient hat mir seine Geschichte aus eigenem Antrieb erzählt mit einer Mischung von ›Spektakulärem‹ und ›Normalem‹. Es schien ihm ein Bedürfnis zu sein, mir dies zu erzählen. In meiner Erinnerung geschah dies aber ohne jegliche Problematisierung.

Aus der Perspektive der Seelsorgetheorie ergibt sich aus dieser ersten Erfahrung bereits der Hinweis, dass das Thema Xenotransplantation wie auch der gesamte Komplex der Organtransplantation nicht nur die Praxis von Klinikseelsorgerinnen und -seelsorgern betrifft, sondern auch die gemeindliche oder parochiale Seelsorge. Denn die meisten Menschen, die auf ein Spenderorgan warten, wie auch diejenigen, die mit einem implantierten Organ oder Zellmaterial leben, leben in ihrem normalen Wohnumfeld, freilich mit einer intensivierten medizinischen Betreuung. Inwiefern Gemeindeseelsorge als Begleitung in Anspruch genommen wird, entzieht sich meiner Kenntnis. Der Bedarf jedenfalls

---

791 Bei Xenotransplantation wird einem Patienten oder einer Patientin lebensfähiges Zellmaterial (einschließlich ganzer Organe) einer anderen Spezies (xenos – fremd; gemeint ist: eines Tiers) transplantiert.

792 Der Abschnitt ist eine überarbeitete Fassung eines Beitrags zum Themenheft zu Xenotransplantation als theologischer Herausforderung in: Münchener Theologische Zeitschrift 65 (2014), 55–61.

wäre da: Ich erinnere mich an einen jungen Landwirt, der wiederholt lange Aufenthalte auf der Isolierstation im Krankenhaus überstehen musste. Der Kontakt zu seiner Frau und den kleinen Kindern war ein wichtiger Überlebensfaktor, aber er fand unter schwierigen Umständen statt. Dass die ganze Familie auf einen von ländlicher Tradition geprägten Glauben zurückgreifen konnte, erwies sich als hilfreich.

Vergleichende Langzeituntersuchungen bei Lungen- und Herztransplantierten in den USA belegen, dass ein entscheidender Prädiktor für eine gute Lebensqualität von transplantierten Patienten ein Jahr nach dem Eingriff die psychosoziale Unterstützung durch Freunde und Familie ist, einschließlich einer positiven Einstellung zur Maßnahme. Die Studie weist aber auch darauf hin, dass die Lebensqualität (verschiedene gesundheitliche, funktionale und psychosoziale Aspekte umfassend) der transplantierten Patienten nicht mehr diejenige der ›Normalbevölkerung‹ erreicht, da vor allem die dauerhafte Gabe von Immunsuppressiva und die Angst vor Rückschlägen belastend wirken. Die befragten Patienten gaben aber durchweg an, dass sie mit der etwas verminderten Lebensqualität gut zurecht kämen und das Leben als ein »Geschenk« betrachteten. Umgekehrt stellt »Non-compliance« – also Vorbehalte in Denken und Verhalten des Patienten gegenüber der Organtransplantation – ein erhebliches Risiko für den therapeutischen Erfolg dar.[793] Diese Aspekte werden sich aller Voraussicht nach nicht zwischen Organtransplantation von Mensch zu Mensch und von Tier zu Mensch unterscheiden. Gemeindliche Seelsorge ist als psychosoziales Umfeld zumindest in den Blick zu nehmen, und dies betrifft viele pastorale Felder – vom Religionsunterricht bis zur Predigtarbeit.

Inzwischen bin ich seit acht Jahren Klinikseelsorger an einem Universitätsklinikum, das zahlenmäßig bundesweit mit an der Spitze der Organtransplantationen liegt. Mein erster Eindruck, den ich bei Begegnungen mit Patienten und Patientinnen gewonnen habe, ist, dass die Frage, ob eine Transplantation gemacht werden soll, aus der Perspektive der Betroffenen in der Regel alternativlos ist. Die Entscheidung für eine Transplantation ist die ultima ratio. Im Vorfeld erlebe ich daher viele Ängste, aber auch Hoffnungen. Aber wenn es wirklich um das eigene Leben geht, willigen die meisten Patienten und Patientinnen in den Eingriff ein. Die Reaktionen bei den Empfängern nach einer geglückten Transplantation habe ich sehr unterschiedlich erlebt. Manche nehmen diesen Eingriff und ein neues Organ als selbstverständlich hin. Und in diesen Fällen wirkt der Vergleich mit einem Ersatzteil für das Auto durchaus angebracht. Manche dagegen erlebe ich mit großen Skrupeln unter dem Motto: »Da musste jemand für mich sterben …«. Manche machen sich viele Gedanken über das fremde Organ in ihnen. Sie sprechen mit dem Organ, geben ihm einen Namen. In manchen Fällen muss nach meinem Eindruck wirklich ein solcher Prozess des »Anfreundens« mit dem Fremden erfolgen. Auch Dankbarkeit erlebe ich sehr

---

793 Vgl. L. Myaskovsky, M.A. Dew, M.L. McNulty, G.E. Switzer, A.F. DiMartini, R.L. Kormos, K.R. McCurry, Trajectories of Change in Quality of Life in 12-Month Survivors of Lung or Heart Transplant, in: American Journal of Transplantation 6 (2006), 1939–1947.

unterschiedlich. Bei manchen Patienten ist dies gar kein Thema und sie haben allein für die Nachfrage schon Unverständnis. Sie erachten das Spenden von Organen als etwas Selbstverständliches und als etwas, auf das sie als Empfänger einen Anspruch haben. Andere dagegen wollen unbedingt mit Angehörigen der Spender Kontakt aufnehmen, was ja nicht geht. Sie interessiert Alter, Geschlecht, wie der Spender zu Tode gekommen ist. Sie schreiben Dankesbriefe an Unbekannt. Sie feiern den Tag ihrer Transplantation als zweiten Geburtstag.

Bernhard Barnikol-Oettler verweist auf die unterschiedlichen Situationen im Krankenhaus, in denen Seelsorge kommunikativ in das Geschehen involviert ist. Er beschreibt das medizinische Umfeld eines Universitätsklinikums, in dem Transplantationsmedizin zur ›normalen‹ Realität gehört. Ob eine Seelsorgerin bestimmten Behandlungsformen gegenüber positiv oder negativ eingestellt ist, interessiert die Behandelnden wenig. Dies bedeutet aber nicht, dass die Seelsorgende irrelevant ist; denn gerade bei hochriskanten oder ethisch konflikthaft bewerteten Therapieverfahren werden zunehmend ethische Beratungsverfahren eingesetzt, an denen zumeist Seelsorgende beteiligt werden. Wie unsere Untersuchungen zeigen konnten, zeichnen sich Krankenhausseelsorgende durch ein hohes Maß an Wissen und kommunikativer Kompetenz in diesen Beratungsformen aus, wirken moderierend, vertreten die Anliegen der betroffenen Patienten, verstehen sich aber nur in seltenen Fällen als Vertreter der »kirchlichen« Position.[794]

Zahlreiche Untersuchungen zum Bereich Xenotransplantation – aus ganz unterschiedlichen kulturellen Kontexten – weisen darauf hin, dass es sowohl im Bereich von Forschung und klinischen Studien als auch bei einem eventuell zunehmenden Einsatz in der medizinischen Realität gesellschaftlicher und ethischer Beratungsprozesse zur öffentlichen Akzeptanz bedarf.[795] In diesen Beratungs- und Diskursprozessen werden spirituelle und religiöse Aspekte eine Rolle spielen, bei denen es nicht genügt, dass sie von ›kirchenamtlichen‹ Vertretern vorgebracht, sondern von Seelsorgerinnen aus der konkreten klinischen Praxis eingebracht werden.

Die zentrale Kommunikationssituation ist jedoch das Gespräch mit Patienten, die auf eine Transplantation warten oder einen Eingriff bereits hinter sich haben. Von deren Einstellungen und Einschätzungen gegenüber dem therapeutischen Verfahren hängt nicht nur die Einwilligung zum Eingriff ab, sondern auch die

---

794 Vgl. dazu die Studie von Stefanie Clemm (▶ Kap. E 1.2.1).
795 Vgl. noch sehr optimistisch dazu GEORGE M. ABOUNA, Ethical Issues in Organ and Tissue Transplantation, in: Experimental and Clinical Transplantation 2 (2003), 125–138; dagegen schon zurückhaltender M. SYKES, A. D'APICE, M. SANDRIN, IXA Ethics Committee: Position paper of the Ethics Committee of the International Xenotransplantation Association, in: Transplantation 78 (2004), 1101–1107; LINDA WRIGHT, KELLEY ROSS, ABDALLAH S. DAAR, The Role of a Bioethicist on an Organ Transplantation Service, in: Am J Transplantation 5 (2005), 821–826; TRACEY ELLISON, Xenotransplantation – ethics and regulation, in: Xenotransplantation 13 (2006), 505–509; C. THOMAS, Public dialogue and xenotransplantation, in: Med Law 26 (2007), 801–815.

Compliance gegenüber der weiteren Behandlung, die sich in der Lebensweise und im Verarbeiten des Erlebten niederschlägt – und Auswirkung auf den Behandlungserfolg hat. Schon jetzt, sowohl bei der Transplantation postmortal gespendeter Organe als auch bei durch Lebendspende gewonnenen Organen, zeigt sich, dass die Einstellungen der einzelnen Patienten (und ihrer Angehörigen) individuell und oft genug in hohem Maße ambivalent sind. Bernhard Barnikol-Oettler beschreibt im Weiteren, dass es eines »tiefenhermeneutischen« Hörens bedarf, um Rationalisierungen zu vermeiden. Die Herausforderung von Xenotransplantation besteht gerade darin, dass in forschungsorientierten Kliniken die Entscheidungsprozesse für eine Behandlung unter akutem Druck stehen werden, bei denen den Patienten wenig Spielraum gelassen wird für irrational erscheinende, affektive oder andere Deutungen – und zwar sowohl bei Patienten als auch bei medizinischem Personal. Ein mehrfach nierentransplantierter Patient gab vor einem veterinärmedizinischen Kongress zum Thema Xenotransplantation zu bedenken, wie sehr ihn die Vorstellung belaste, sich vorzustellen, wie mit den Tieren umgegangen würde, die zum Zweck der Organgewinnung gezüchtet würden,[796] ganz abgesehen von seiner Sorge in Bezug auf das virologische Risiko. Auch Studien in unterschiedlichen Kulturen und religiös geprägten Kontexten sowohl unter Transplantationspatienten als auch unter gesunder Bevölkerung konnten zeigen, dass die Akzeptanz von Organ- und Xenotransplantationsverfahren in hohem Maße abhängig ist von religiösen, weltanschaulichen und lebenseinstellungsbezogenen Aspekten, z. B. vegetarischer oder nichtvegetarischer Lebensweise.[797] Auf die Frage, ob sie einer Behandlung mit Zell- und Organmaterial von Tieren zustimmen würden, reagierten bei einer italienischen Untersuchung Transplantationspatienten (Leber) deutlich affektiv und skeptisch.[798] Viel zu wenig untersucht ist die Bedeutung des »Ekelfaktors« in Bezug auf die öffentliche und subjektive Bewertung von Heil- und Behandlungsverfahren.[799]

Eine Seelsorge, die sich als Bestandteil eines ganzheitlich orientierten Gesundheitssystems versteht, wird darauf achten, dass gerade bei erheblichem Zeit- und Erfolgsdruck Beteiligte (Patientinnen, Patienten, Mitarbeitende und An- und Zugehörige) Möglichkeiten haben, ihren Gefühlen, Gedanken, Ein-

---

796 Vgl. R. SKJØLD, Xenotransplantation – View of the Transplanted Patient, in: Acta vet. scand. Suppl. 99 (2004), 59–63.
797 Vgl. zur Einstellung unter Muslimen indisch-asiatischer Herkunft in England zu Transplantationsmedizin allgemein: FAWZI S. ALKHAWARI, GERRY V. STIMSON, ANTHONY N. WARRENS, Attitudes toward Transplantation in U.K. Muslim Indo-Asians in West London, in: Am J Transplantation 5 (2005), 1326–1331; BIRGIT HELLER, Wie Religionen mit dem Tod umgehen. Grundlagen für die interkulturelle Sterbebegleitung, Freiburg i.Br. 2012 (Palliative Care und OrganisationsEthik Bd. 22).
798 Vgl. ENRICO RUBALTELLI, PATRIZIA BURRA, DANIELE CANOVA, GIACOMO GERMANI, SILVIA TOMAT, ERMANNO ANCONA, EMANUELE COZZI, RINO RUMIATI, People's attitude toward xenotransplantation: affective reactions and the influence of the evaluation context, in: Xenotransplantation 16 (2009), 129–134.
799 Vgl. dazu eine aufschlussreiche Darstellung in der Zeitschrift »Bioethics« von JUSSI NIEMELÄ, What puts the ›Yuck‹ in the Yuck Factor?, in: Bioethics 25 (2011), 267–279.

wänden, Hoffnungen, Sorgen und Ambivalenzen nachzugehen und ihnen Raum zu geben. Bereits im Zusammenhang der postmortalen Organspende ist bekannt, dass unausgesprochene innere Widerstände von klinischem Personal dazu führen, potenzielle Organspender nicht zu melden. Die im Folgenden von Bernhard Barnikol-Oettler geschilderten Aspekte lese ich deshalb wie eine Topographie der Fragestellungen, auf die Seelsorgende im bereits vorhandenen und potenziell erst noch entstehenden Zusammenhang der Transplantation tierischen Zell- und Organmaterials in Menschen in besonderer Weise zu achten haben. Dass dabei auch die Selbstwahrnehmung eine bedeutende Rolle spielt, gilt es besonders zu beachten:

Aus diesen subjektiven Erfahrungen und Eindrücken, die in keiner Form repräsentativ sind, möchte ich nun meine Vermutungen und Assoziationen formulieren: Was erwarte ich aus seelsorglicher Sicht bei Patienten mit Xenotransplantationen für Reaktionen und Konsequenzen? Welche Themenfelder sehe ich angesprochen und welche Herausforderungen für die Theologie sehe ich?

1. *Ich vermute, dass es auch bei möglichen Xenotransplantationen zu höchst unterschiedlichen Reaktionen, Empfindungen und Einschätzungen der Patienten kommt.*

Seelsorge als Gesprächspartnerin der Behandelten und Behandelnden kann einen Beitrag dazu liefern, diesen Zeit zu geben und Gehör zu verschaffen.

2. *Bei Interviews mit Betroffenen in Studien finde ich darüber hinaus notwendig, dass diese Interviews auch tiefenhermeneutisch arbeiten und ob und wie z. B. nach Träumen gefragt wird. Die Gefahr von Rationalisierungen halte ich für hoch. Bei Eingriffen in die körperliche Integrität ist nach meinen Erfahrungen gerade Unbewusstes in einem hohen Maße tangiert.*

Die seit Langem ausgewiesene pastoralpsychologische Kompetenz von Seelsorgerinnen hat zumindest diese Ebene im Blick. Sie muss sie allerdings auch aktiv einbringen, sowohl in die konkrete Behandlungssituation als auch in Forschungsprojekte und qualitative Studiendesigns.

3. *Assoziativ denke ich, ob zum Beispiel auch die Kategorien von rein – unrein bei den Patienten eine Rolle spielen werden? Man möchte fast kabarettistisch sagen: ausgerechnet das Schwein …*

Die hermeneutische Kompetenz theologischer – das heißt auch theologiegeschichtlich fragender Seelsorge lässt hier Diskursbedarf erkennen, der theologische Ethik, Religionswissenschaften und exegetische Fächer mit einbezieht.

4. *Merkmal der Seelsorge ist, zunächst einmal wahrzunehmen, was die Patienten und Patientinnen erzählen. Wie sie eine Situation für sich deuten. Und dies ist – so meine Erfahrungen – höchst unterschiedlich, individuell, oft genug befremdend, erstaunlich, mitunter ärgerlich. Dies alles kann eine Zumu-*

tung bedeuten! Dieses Merkmal der Seelsorge entspricht dem, was Jürgen Ziemer in seiner ›Seelsorgelehre‹ als annehmendes Verhalten beschreibt. Solches Verhalten kann gerade den Fremden in seiner Andersartigkeit und Fremdheit lassen[800] *und nicht vereinnahmen. Fremdheit aushalten zu können, beinhaltet die psychische Leistung des Aushaltens. Dafür muss ich Toleranz für das Fremde, Aushalten von Angst und Unsicherheit in mir aufbringen können. Ferner hat solches Verhalten immer realistische Grenzen. »Es gibt Partner in der Seelsorge, die ich im Moment – aus welchen Gründen auch immer – nicht wirklich wertschätzen kann«*[801]. *Und Ziemer bleibt dabei nicht stehen, sondern macht auf die Psychodynamik aufmerksam. Denn das Wahrnehmen von Fremdheit ist ein zutiefst emotionales Problem. Es geht bei diesem Wahrnehmen um das Aushalten von eigener Angst und Unsicherheit.*

5. *Diese Zumutung gibt die Seelsorge an die Theologie weiter. Sie ist Bestandteil der postmodernen Dekonstruktion (vgl. Barnikol-Oettler 2001).*[802] *Dekonstruktion meint auch, das Vertraute exotisch zu machen und das Exotische vertraut zu machen (Klessmann 2003, 412 – unter Bezug auf Michael White).*[803]

Xenotransplantation als ein Feld zwischen Forschung und Praxisanwendung macht aufseiten der Theologie darauf aufmerksam, dass das Gespräch zwischen Praktikern und Theoretikerinnen noch zu wenig geführt wird. Inwiefern die Erfahrungen und Einschätzungen der Seelsorgenden an forschungsorientierten Kliniken in der theologischen Ethik und der Seelsorgetheorie diskutiert werden und wie ein Transfer der Theorie in die praktische Gestaltung seelsorglichen Handelns gelingt, bedarf erhöhter Aufmerksamkeit.

6. *Die durch Xenotransplantation zu erwartende Erweiterung des Denkbaren und Möglichen reiht sich ein in die großen (Kopernikus, Darwin und Freud) und kleinen Kränkungen der Menschheit. Der Mensch ist in bestimmter Hinsicht nichts anderes als biologische Materie. Er ist animal rationale mit der Betonung auf animal.*

7. *In der Xenotransplantation werden tief greifende Transformationsprozesse im Verständnis des Menschen greifbar und gegenständlich. Ein anderer Punkt ist die Möglichkeit von künstlichen Prothesen, die zum Teil leistungsfähiger als das körperliche Original sind. Tiefsitzende Ängste, aber auch großartige Hoffnungen, Allmachts- und Ohnmachtsgefühle werden mobilisiert.*

---

800 JÜRGEN ZIEMER, Seelsorgelehre, Göttingen 2004².
801 A. a. O., 164.
802 Vgl. BERNHARD BARNIKOL-OETTLER, Ein religiöses Genie. Theologische Annäherungen an Friedrich Nietzsche, in: KARL F. GRIMMER (Hg.), Theologie im Plural, Frankfurt a. M. 2001, 87–98.
803 Vgl. MICHAEL KLESSMANN, Seelsorge im Zwischenraum/im Möglichkeitsraum. Pastoralpsychologische De- und Rekonstruktionen, in: WzM 55 (2003), 411- 426 und Bezug auf Michael White.

8. *Der Diskurs über ›Natur und Kultur‹ geht dabei in eine neue Runde. Dabei kann hinter die Einsicht der Aufklärung nicht zurückgegangen werden, dass jeder Diskurs über ›die Natur‹ zutiefst kulturell imprägniert ist. Ein aktuelles Beispiel für diese Einsicht ist der Gender-Diskurs. Der psychoanalytische Diskurs kommt vielleicht auch hier zu neuen Ehren, der die ›Natur in uns‹ in der Triebtheorie thematisiert hat (vgl. Green 2010).*[804]

Hier zeigt sich, welche Gesprächsmöglichkeiten sich aufgrund eines konkreten Fragefeldes ergeben.

9. *Dies alles hat Rückwirkungen auf die theologische Theoriebildung. Jede ontologische Bestimmung des Menschen, jede Rede von einem ›Menschenbild‹ steht zunehmend in Gefahr, zur bloßen Ideologie zu verkommen. Im Gegensatz dazu hilft die Einsicht, dass gerade theologisch gilt: »homo definiri nequit«.*[805]

---

804 Vgl. ANDRÉ GREEN, Das Intrapsychische und das Intersubjektive in der Psychoanalyse, in: MARTIN ALTMEYER, HELMUT THOMÄ (Hg.), Die vernetzte Seele. Die intersubjektive Wende in der Psychoanalyse, Stuttgart 2010², 227–258.
805 Der Mensch kann nicht definiert werden. Vgl. BERNHARD BARNIKOL-OETTLER, Das situierte Subjekt, Essen 1996, 307–310.

3 Seelsorge als Voraussetzung von Spiritual Care in Praxis und Forschung

Der Kontext Transplantationsmedizin macht deutlich, dass Spiritual Care als Organisation spiritueller Begleitung und gemeinsamer Sorge sich nicht auf die unmittelbare Versorgungssituation im klinischen Kontext oder die Vermittlung von Haltung und Kommunikationstechniken in Lehre und Ausbildung beschränkt, sondern auch Forschung umfasst. Forschungsbedarf besteht eben nicht allein in der Erkundung und Erprobung naturwissenschaftlicher Optionen und ihrer Evidenz als Heilverfahren, auch nicht nur in der ethischen Reflexion von Prinzipien, Verantwortung, Gerechtigkeit, Folgenabschätzung etc., sondern auch in der Erforschung spiritueller und religiöser Aspekte aufseiten aller Beteiligten einschließlich der psychologischen, hermeneutischen Fragestellungen und der Konsequenzen des technisch Machbaren für Kultur(en), Menschenbild und ein theologisches Verständnis von Leben. Der Beitrag von Seelsorge als Wahrnehmungskunst richtet sich damit an die theologischen Disziplinen, um von dort aus durch disponierendes Handeln (Gestaltung von Rahmenbedingungen und Strukturen, etwa im Sinne der Beteiligung an Ethikkommissionen und Ethikkomitees oder Einrichtung von Beratungsmöglichkeiten für potenziell Betroffene) kommunikatives Handeln als Gesprächsangebot möglich zu machen. Nur durch die Teilnahme theologisch qualifizierter Seelsorge an den klinischen und forschungsorientierten Diskursen ist Spiritual Care gewährleistet.

D   Seelsorge bei chronisch degenerativen Krankheiten am Beispiel der Demenzerkrankungen

Das Themenfeld Alter, altersbedingte Krankheiten und Lebenssituationen sowie Demenzerkrankungen hat in den vergangenen Jahren in der Praktischen Theologie zunehmend mehr Aufmerksamkeit erfahren. Diese Diskussion kann in diesem Band nicht vollständig aufgearbeitet werden. Es sei an dieser Stelle aber darauf verwiesen, dass insbesondere der Züricher Praktische Theologe Ralph Kunz sich in Zusammenarbeit mit dem Zentrum für Gerontologie der Universität Zürich und im Arbeitskreis Religionsgerontologie intensiv mit theologischen, kybernetischen und poimenischen Themen befasst. Aus dieser Arbeit sind zahlreich Buch- und Zeitschriftenpublikationen entstanden, an die interessierte Leserinnen und Leser verwiesen seien.

Beiträge aus unterschiedlichen Disziplinen zu einer Religionsgerontologie sowie Konzepte, Modelle und kontextspezifische Konkretionen der Altenseelsorge finden sich in einem Aufsatzband aus dem Jahr 2007.[806] Spezifisch mit den Erfahrungen älterer Menschen in Alten- und Pflegeeinrichtungen und der Gestaltung religiösen Lebens befasst sich ein Band mit zwölf Gesprächen mit Heimbewohnerinnen und -bewohnern.[807] Empfohlen sei vor allem die in Zusammenarbeit mit Thomas Klie und Martina Kumlehn herausgegebene umfassende Praktische Theologie des Alterns, die humanwissenschaftliche, sozial- und kulturwissenschaftliche Perspektiven enthält, zentrale, mit Alternsprozessen verbundene Phänomene schildert und konkrete praktisch-theologische Handlungsfelder umschließt und damit ein unverzichtbares Standardwerk für Spiritual Care im Alter darstellt.[808]

---

806 RALPH KUNZ (Hg.), Religiöse Begleitung im Alter. Religion als Thema der Gerontologie. Zürich 2007.
807 EVA BAUMANN-NEUHAUS, BRIGITTE BOOTHE, RALPH KUNZ (Hg.), Religion im Heimalltag: ältere Menschen erzählen, Würzburg 2012.

Aus der evangelischen Kirche stammen zwei Handreichungen zum Verständnis demenzieller Erkrankungen und ihrem Umgang damit im privaten Umfeld, in der Gemeindearbeit, in Diakonie und Seelsorge.[809]

Zur Gestaltung pastoralen Handelns in der katholischen Kirche und ihrer Reflexion in katholischer Pastoraltheologie hat Peter Bromkamp eine umfangreiche Arbeit vorgelegt, die unter anderem Lernthemen und Lernfelder für die Pastoral – als summarischer Begriff für kirchliche Seelsorgeangebote – identifiziert, von Gemeinde und Caritas über Altenbildung und Spiritualitätsdiskurse bis zu Aus- und Fortbildungskonzepten.[810] Über die in der Gesellschaft vorherrschenden Altersdiskurse haben Martina Kumlehn und Thomas Klie 2009 einen Aufsatzband herausgegeben.[811]

Mit den im Zusammenhang von Spiritual Care besonders interessierenden Fragen von Gesundheit, Wohlbefinden und Lebensqualität im Alter und bei altersspezifischen Krankheitsbildern und der Begleitung und Betreuung in Gesellschaft und Diakonie befasst sich der von Michael Coors und Martina Kumlehn vorgelegte Sammelband »Lebensqualität im Alter«[812]. Die Zeitschrift Spiritual Care hat 2015 ein Themenheft »Spiritualität und Demenz« herausgegeben.[813] Schließlich sei noch hingewiesen auf die 2013 erschienene Dissertation von Lena-Katharina Roy, die Demenz als praktisch-theologische Herausforderung in interdisziplinärer Herangehensweise aufgreift, systematisch-theologisch reflektiert und Perspektiven für ein »theologisches Demenzparadigma« entwickelt. Ziel sind differenzierte poimenische Konsequenzen im Diskurs mit unterschiedlichen Seelsorgekontexten, Handlungsformen und Seelsorgetheorien.[814]

Da sich an meiner Grundkonzeption allerdings keine Änderungen ergeben haben, sind die folgenden Überlegungen weitgehend identisch mit der ersten Auflage dieses Buches.

---

808 Thomas Klie, Martina Kumlehn, Ralph Kunz (Hg.), Praktische Theologie des Alterns (Praktische Theologie im Wissenschaftsdiskurs, Band 4), Berlin/New York 2009.

809 Heiner Aldebert, Michael Mädler (Red.), Nähme ich Flügel der Morgenröte. Handreichung der Evangelisch-Lutherischen Kirche in Bayern zur Begleitung von Menschen mit Demenz und ihren Angehörigen, München 2009²; Kammer für Öffentliche Verantwortung der Evangelischen Kirche in Deutschland, Diakonie Deutschland, Wenn die alte Welt verlernt wird. Umgang mit Demenz als gemeinsame Aufgabe (EKD-Text 120), Hannover 2015.

810 Peter Bromkamp, »Wenn Pastoral Alter lernt« – Pastoralgeragogische Überlegungen zum Vierten Alter (Studien zur Theologie und Praxis der Seelsorge, Band 96), Würzburg 2015.

811 Martina Kumlehn, Thomas Klie (Hg.), Aging, Anti-Aging, Pro-Aging. Altersdiskurse in theologischer Deutung, Stuttgart 2009.

812 Michael Coors, Martina Kumlehn (Hg.), Lebensqualität im Alter. Gerontologische und ethische Perspektiven auf Alter und Demenz, Stuttgart 2013.

813 Mit psychotherapeutischen, geriatrischen, anatomischen, poimenischen und musiktherapeutischen Beiträgen.

814 Lena-Katharina Roy, Demenz in Theologie und Seelsorge (Praktische Theologie im Wissenschaftsdiskurs, Band 13), Berlin/New York 2013.

1   Wahrnehmungskunst

1.1   »Italienisch für Anfänger« – Phänomenologie anhand der Darstellung von Demenz in Film, Buch und Internet

Als Zugang zum Feld werden drei verschiedene Beispiele beschrieben und einer ersten am Thema der Arbeit orientierten Analyse unterzogen. Die drei Zugänge sind den zentralen Massenmedien der Gegenwart entnommen: Buch, Internet und Kinofilm. In allen dreien spielt die Demenzerkrankung einer Person und die Auswirkungen auf das soziale Umfeld eine bedeutende Rolle. Im Beispiel des Films handelt es sich um eine unklare Diagnose, die durch die filmische Erzählung jedoch als durch lebenslangen Alkoholmissbrauch ausgelöste Krankheit im Endstadium identifiziert werden kann. Das zweite Beispiel ist ein als Buch veröffentlichter Bericht eines Angehörigen über die Krankheit und das Sterben seiner an der Alzheimerschen Krankheit verstorbenen Frau. Zuletzt folgt als drittes Beispiel ein Text aus dem Internet, der eine speziell für Demenzpatienten formulierte Patientenverfügung enthält.

Während in den beiden letzten Beispielen die Demenzerkrankung den Mittelpunkt der Textstruktur bildet, erscheint im Film die Krankheitsgeschichte eher als ein Erzählstrang unter anderen. Für die Auswahl dieses Beispiels ist diese ›Nebensächlichkeit‹ von Bedeutung, weil sie die unspektakuläre Beiläufigkeit von Krankheit und Sterben in der alltäglichen Lebenswelt eines kleinen Gemeinwesens erkennen lässt. Ein weiterer Grund liegt in der Machweise des Films, der zur Reihe Dogma 95[815] gehört. Dabei handelt es sich um eine Reihe von Filmen, die als Kontrapunkt zur zunehmenden Wirklichkeitsentfremdung des Hollywood-Kinos auf jede Nachbearbeitung von Ton und Bild verzichten, ebenso auf künstliche Ausleuchtung des Filmsets, Kulissenbauten (gedreht wird nur an Originalschauplätzen) und Maske für die Schauspieler. Die durch den Film erzählte Handlung soll wirklichkeitsnah und – wie auf einer Theaterbühne – vor allem durch das Spiel der Schauspieler und die Regie begreifbar sein. Die Zuschauerwirkung soll nicht auf technischer Manipulation beruhen, sondern ausschließlich durch die Geschichte vermittelt werden.

»Italienisch für Anfänger«[816] ist der bislang erfolgreichste Film der Reihe, unter anderem ausgezeichnet mit dem Silbernen Bären des Filmfests Berlin

---

815 Offizielle Website: www.dogme95.dk (Zugriff am 28.09.2005).

2001. Der Film erzählt von einer Gruppe von Menschen in einer dänischen Kleinstadt, die an einem Italienischkurs für Anfänger der örtlichen Volkshochschule teilnehmen. Alle Teilnehmer sind Singles, die in ihrem Beruf oder in ihrem Selbstbewusstsein verunsichert sind und den Italienischkurs nutzen, um andere Menschen kennenzulernen oder vielleicht einen Partner zu finden. Die filmische Erzählung endet mit einer Reise nach Venedig und einem fröhlichen Essen. Eine der Hauptfiguren des Films ist der junge evangelische Pastor Andreas (gespielt von Anders W. Berthelsen), dessen Ehefrau wenige Monate zuvor verstorben ist und der die Vertretung des bisherigen älteren Pastors der Kleinstadt übernehmen soll. Im Italienischkurs lernt Pastor Andreas Olympia kennen und lieben, eine junge Verkäuferin in einem Bäckerladen, die wegen der Alkohol- und Drogensucht ihrer Mutter in ihrer Motorik und ihren kognitiven Fähigkeiten leicht behindert ist. Olympia lebt bei ihrem Vater, der sich schon bald nach ihrer Geburt von der Mutter trennte; sie weiß nichts davon, dass sie noch eine ältere Schwester, Karen, hat, die für die kranke Mutter sorgt und einen kleinen Frisiersalon betreibt. Auch Karen weiß nichts von der Existenz Olympias; die Schwestern lernen sich im Italienischkurs kennen.

Die für die Phänomenologie ausgewählten drei kleinen Sequenzen erzählen den Handlungsstrang der Beziehung von Karen zu ihrer Mutter, die wegen ihrer Alkoholerkrankung und Zigarettensucht bereits in einem Krankenhaus liegt. In einer kurzen Sequenz vorher wurde gezeigt, wie die Mutter Karens das Krankenhaus verlässt, Karen in ihrem Frisierladen aufsucht und die Tochter bei ihrer Arbeit unterbricht. Die nächsten Begegnungen von Tochter und Mutter spielen allesamt im Krankenhaus der Kleinstadt; es sind drei Besuche der Tochter bei der Mutter, deren Zustand sich von Mal zu Mal deutlich verschlechtert.

Besuch 1[817]: In der unmittelbar vorausgegangenen Szene besuchte Pastor Andreas Karens Frisiersalon, um sich die Haare schneiden zu lassen.

Die Kameraaufnahme zeigt für etwa zehn Sekunden einen langen Krankenhausflur in milchig-gelbes Neonlicht getaucht mit einem leeren Krankenbett. Karen geht aus der Mitte des Bildes den Flur entlang. Sie trägt Straßenkleidung: einen roten knielangen Mantel, die Haare unfrisiert nach hinten gebunden. Ihre Schritte auf dem glattpolierten PVC-Boden hallen deutlich wider. Im Hintergrund spielt ein Piano ein langsames, einfaches Thema. Karen grüßt kurz eine Krankenschwester. Als Karens Gesicht die Bildfläche ganz ausfüllt (Großaufnahme) hält sie kurz inne: Durch ein geöffnetes Fenster sieht sie einen jungen Arzt Klavier spielen; eine Schwester stellt ihm Tee bereit.

---

816 Italiensk for Begyndere, Dänemark 2000, 107 Min., Regie und Buch: Lone Scherfig, Kinowelt und Zentropa Entertainments6, Kamera: Jørgen Johansson, Schnitt: Gerd Tjur, Produzent: Ib Tardini. DVD von Arthaus Video und Kinowelt. Filmrezension von H.G. Pflaum, Italienisch für Anfänger, in: epd Film 1/2002, 36: »Selten hat die Dogma-Methode überzeugender gezeigt, zu welcher Ehrlichkeit der Verzicht auf jede technische Perfektion führen kann, weil sich kein Mangel verbergen und keine erzählerische Fantasie vortäuschen lassen.«
817 DVD-Kapitel Nr. 5.

Etwa acht Sekunden lang (Großaufnahme) beobachtet Karen lächelnd den klavierspielenden Arzt, wendet sich dann ab und geht nach rechts weiter, bis sie
schließlich die Tür zu einem Krankenzimmer öffnet. Im Zimmer ist die Musik
augenblicklich ausgeblendet. Waren vorher relativ lange, ruhige Kameraeinstel-
lungen zu sehen, folgen nun hektische Kamerabewegungen in schneller Schnitt-
folge (zwischen Halbtotaler und Großaufnahmen). Karen orientiert sich schnell
im Zwei-Bett-Zimmer: Am Boden kauert unter dem Fenster, zwischen Heizung
und Waschbecken, ihre Mutter in einem dünnen Nachthemd. Die strähnigen
schulterlangen Haare hängen ihr ins Gesicht, sie kneift die Augen zusammen
und jammert leise vor sich hin.

Aus der Halbtotalen in leichter Aufsicht – Kameraposition in normaler Augenhöhe – beobachtet der Zuschauer, wie Karen sich niederkniet und die
Kauernde am rechten Ellenbogen berührt: »Warum liegst du hier?« Die Mutter
blickt nicht auf, stützt sich aber auf das Knie und den Arm der Besucherin:
»Kannst du mir mal hoch helfen?«

Nachdem beide mühevoll aufgestanden sind, folgt die Kamera den Bewegun-
gen mit einer unruhigen Handkamera. Erst als beide stehen, befinden sie sich
mit dem Betrachter auf Augenhöhe. Während die Besucherin die Patientin zum
Bett führt, schüttelt sie sich die Hände, als ob diese feucht geworden wären:
Möglicherweise ist die Patientin am Waschbecken gestürzt. Karen setzt ihre
Mutter nun auf das Bett, zieht ihr den Schlüpfer aus und geht dann noch ein-
mal auf den Flur. In einem kurzen Gespräch auf dem Flur informiert Karen die
Krankenschwester, sie wolle jetzt die Mutter baden.

Zurück im Zimmer folgt eine Sequenz, die insgesamt etwa 70 Sekunden
dauert, aus wechselnden Kameraperspektiven gefilmt und zunehmend von hekti-
schen Bewegungen geprägt ist: Karen hilft der Mutter aus dem Bett. Diese stöhnt
unter Schmerzen, hat die Stirn deutlich in Falten gelegt: »Ich hab so Bauchweh.«
»Hast du heute was gegessen?« »Nein.« »Warte, warte kurz, ich glaub, ich
wasch dir zuerst die Haare.« »Ich hab mir draufgekotzt.« »Ja.« Im Bad sind beide aus Untersicht (Kameraposition kniend) zu sehen: »Setz dich da hin. Gleich
geht's los.« »Hast du mir was mitgebracht?« »Nein ich hab's nicht geschafft, ich
komm direkt aus dem Laden.« Sie will (Nah- und Großaufnahmen) der Mutter
das Nachthemd aufknöpfen, diese wehrt sie mit beiden Händen ab und beginnt
sie zu beleidigen: »Du bist so mies.« »Kannst du das bitte ausziehn?« »Du hät-
test mir ruhig etwas mitbringen können. Du hast es versprochen!«

Die Tochter dreht den Wasserhahn auf und nimmt die Dusche. »Ich darf dir
nichts geben, solange du Medikamente nimmst.« Die Mutter (weinerlich) beklagt sich unverständlich (»bist ein verdammtes Schwein …«), es beginnt ein
Kampf mit dem Duschkopf, den die Mutter weinend und schimpfend an sich
reißt und damit die Tochter absprüht. Die Tochter wehrt sich »Mama, lass los,
Mama, hör auf! … Mama, hör mal …« Die Mutter jammert und schimpft weiter, nun ganz deutlich: »Bei fremden Menschen in den Haaren rumkrabbeln.
Keiner hält was von dir!« Sie weint. Die Tochter wischt sich die Haare aus
dem Gesicht, sagt besänftigend: »Mama, beruhige dich.« Die Mutter nimmt die
Hände vors Gesicht. »Na los, waschen wir dir jetzt die Haare, dann können
wir danach zum Rauchen runter gehen, in Ordnung?«

Auf die Sequenz folgt der erste Gottesdienst von Pastor Andreas. Die Gemeinde besteht aus zwei Diakonissen und der Organistin. Die Diakonissen wenden sich an letztere, die daraufhin zum Pfarrer sagt: »Die Schwestern weisen darauf hin, dass bei weniger als drei Gemeindegliedern der Gottesdienst ausfallen kann.«

Besuch 2[818]: Der Szene geht erneut ein Besuch im Frisierladen Karens voraus. Hal Finn, der Italienischlehrer will sich die Haare schneiden lassen. Dabei deutet sich eine entstehende zärtliche Berührung zwischen ihm und Karen an, bis Karen durch einen Anruf in das Krankenhaus gerufen wird.

Erneut ist der Krankenhausflur zu sehen, diesmal in kalt-bläuliches Licht getaucht. Karen kommt aus der Mitte des Bildes auf die Kamera zu, legt im Gehen schon den Mantel ab. Der Arzt spielt wieder das gleiche Klavierthema, aber Karen hält nicht inne, sondern geht weiter in das Zimmer der Mutter. Sie öffnet die Tür. Beide Betten sind leer: »Mama?«

Auf dem Flur folgt eine Dialogsequenz mit der Krankenschwester: »Wir haben deiner Mutter ein Einzelzimmer gegeben, die 73« Karen, sich umblickend in Richtung der Zimmer: »Hat sie die anderen gestört?« Die Schwester schüttelt den Kopf: »Nein, wir wollten sie schonen.« (Im Gegenschnitt) Karen sagt mit weit geöffneten Augen, fast vorwurfsvoll: »Ich würde gern wissen, warum ihr am Morphium spart, wenn's ihr so schlecht geht.« Die Schwester hält den Kopf leicht gebeugt, so als wolle sie mehr sagen: »Das machen wir nicht, sie verträgt viel! Wir hatten sie fast schmerzfrei die ganze Zeit jetzt.« Karen weicht mit dem Blick seitlich aus, sagt »Danke« und wendet sich ab. Die Schwester blickt ihr besorgt hinterher.

Im neuen Zimmer schläft die Mutter; das Licht ist kalt und bläulich. Der Blick Karens richtet sich auf eine an einem Ständer hängende Infusionsflasche (Detailaufnahme); sie geht um das Bett, nimmt sich einen Stuhl, setzt sich zur schlafenden Mutter. Die Mutter öffnet die Augen, stöhnt: »Ist es ... leer?« Karen blickt nach oben zur Infusionsflasche: »Nein.« Sie blickt zur Mutter: »Ist das Morphium?«

Die nächste Einstellung ist aus der Vogelperspektive aufgenommen und zeigt das gesamte Zimmer: Links unten schräg das Bett, darin die Mutter liegend, daneben ein Nachttisch mit einem Plastikbecher, dahinter der Infusionsständer. Karen hat Mantel und Handtasche auf die Bettdecke gelegt, sitzt am rechten Ende des Bettes, hält die Hand der Mutter. Der Platz daneben ist frei, auf dem glatten blaugrauen Boden spiegelt sich kalt das Licht aus dem Fenster. Die Mutter sagt schließlich: »Sie haben es nicht weit genug aufgedreht.«

Wieder auf Augenhöhe folgt ein kurzer Dialog, begonnen von der Mutter: »Ich muss dir was erzählen ...« Karen antwortet flüsternd: »Was?« »Drehst du dann weiter auf?« Erneut ist in Detailaufnahme der Infusionsschlauch entlang bis zum Dosierrädchen zu sehen. Karen, nach unten auf die Hand der Mutter in ihrer blickend: »Das darf ich nicht.«

Die Mutter erwidert: »Das kann man doch selbst bestimmen.« Karen entgegnet zögerlich: »Nein.« Die Mutter blickt Karen nun an: »Glaubst du, das steht

---

818 DVD-Kapitel Nr. 12.

dir, was du da anhast?« Karen greift sich an den Hals, nach ihrer Kette (mit einem Goldherz), blickt zur Seite: »Keine Ahnung.« »Du siehst aus wie eine Nutte.« Die Mutter beginnt wieder zu schluchzen. Karen blickt auf die Wand, während die Mutter sagt: »Dreh es jetzt auf. Dreh es auf.« Erneut ist in Detailaufnahme die Infusionsflasche gezeigt. Karen steht auf, geht zum Fenster, blickt hinaus: »Das darf ich nicht.« Die Mutter (in Großaufnahme vorn zu sehen, Karen im Hintergrund mit dem Rücken zur Mutter) beendet das Gespräch: »Dann erzähl ich es dir auch nicht.«

Besuch 3[819]: Die vorausgehenden Szenen zeigen ein Gespräch zwischen Olympia und Pastor Andreas. Soeben ist Olympias (und Karens) Vater gestorben, Andreas erzählt, dass im Mai seine Frau verstorben sei. Direkt an den dritten Krankenhausbesuch schließt sich die Beerdigung des Vaters an. Die Sequenz dauert 98 Sekunden, ist aus statischen Kamerapositionen gefilmt und enthält weitgehend wortlose Detail- und Großaufnahmen.

Karen sitzt am Bett der Mutter; sie trägt einen blauen Wollpullover, die Haare offen. Sie scheint zu schlafen. Kamera beobachtet aus leichter Untersicht halbnah. Als leichte Jammergeräusche zu hören sind, öffnet sie die Augen. Kamera zoomt auf Nahaufnahme, Karen atmet hörbar ein und aus.

Ihr (und unser) Blick fällt auf die im Bett liegende Mutter, die Zudecke bis zum Kinn gezogen, leicht geöffnete Augen: Sie weint. Karen steht auf, legt in Brusthöhe die linke Hand auf die Bettdecke; die Mutter weint, greift nach der Hand der Tochter und leidet offenbar Qualen: Sie verzerrt das Gesicht (Großaufnahme), Karen küsst sie auf die Stirn, bewegt sich dann vom Bett und richtet sich auf. Nun ist ihr Gesicht in Großaufnahme zu sehen: Ihre Augen wandern von Seite zu Seite, werden wässrig, sie überlegt, scheint einen Entschluss zu fassen, zögert, eine Träne läuft ihre Wange herab. Schließlich greift sie (Detailaufnahme) nach dem Regulierrädchen am Infusionsschlauch und dreht ihn ganz auf. Im nächsten Augenblick tritt Karen durch eine automatische Glastür aus dem Krankenhaus nach draußen in das vorabendliche Licht (Totale). Sie läuft mit verschränkten Armen langsam und in Gedanken verloren auf die Kamera zu und geht dann nach links aus dem Bild. Die Kamera folgt ihr von hinten mit einem Schwenk, während Karen über nassen Asphalt auf eine graue fensterlose Betonmauer und eine Straßenlaterne zugeht.

Die Folge dieser drei Sequenzen ist in mehrfacher Perspektive für den vorliegenden Zusammenhang von Interesse. Die drei Besuchsszenen sind beinahe durchgängig gerahmt durch Kontakte mit Pastor Andreas, der schließlich auch die Mutter beerdigen wird. Bei der Trauerfeier werden Karen und Olympia herausfinden, dass sie Schwestern sind. Das gesamte Geschehen spielt sich damit innerhalb eines volkskirchlich-gemeindlichen Rahmens ab, wobei sich Kontakte zwischen Gemeindegliedern und Pastor durch Kasualien ergeben, aber auch in der privaten Lebenswelt des Friseurbesuchs und des Italienischkurses stattfinden. Die Einbettung der drei Sequenzen im Erzählzusammenhang prägt den af-

819 DVD-Kapitel Nr. 15.

fektiven Charakter; sie berichten von Enttäuschung und dem Tod nächster Angehöriger oder zeigen die Störung des als positiv empfundenen Alltags durch den Anruf aus dem Krankenhaus. Das Verhältnis von Tochter und kranker Mutter ist damit bereits durch den Kontext als belastet geschildert. Dies spiegelt sich in der atmosphärischen Darstellung der drei Besuche. Das künstlich-kalte Licht, die nackten, spiegelnden Böden und Wände der Zimmer und Flure sind nüchtern-funktional am Krankenhausalltag ausgerichtet und ohne Bezüge zum privaten Leben der Patientin und ihrer Besucherin. Die Kameraaufnahmen steigern die Fremdheit zwischen privater und Krankenhauswelt, insbesondere die Einsamkeit vermittelnde Aufnahme aus Vogelperspektive und die Enge in der Waschkabine. Die Interaktionen zwischen Mutter und Tochter sind pflegerisch und therapeutisch ausgerichtet als Waschen und Verabreichung von Medikamenten. Die emotionale Beziehung findet nur ansatzweise statt: durch Berührungen, sanfte Worte und Tränen der Tochter, allerdings auch durch harte verbale Gewalt der Mutter gegenüber ihrer Tochter. Dies führt schließlich auch zu einer Entfremdung zwischen beiden.

Der medizinische Kontext der Erzählung spiegelt sich wider in der Einrichtung der Krankenzimmer und den Kontakten zwischen Pflegepersonal und Angehöriger auf dem Flur. Ein Gespräch mit dem klavierspielenden (also an der Therapie nicht sichtlich interessierten) Arzt findet nicht statt; über die Behandlung der Patientin wird die Tochter gar nicht informiert. Lediglich auf Nachfrage erfährt sie informell auf dem Flur von Veränderungen (Morphindosis und Verlegung in ein Einzelzimmer wegen ihres sich verschlechternden Zustands). Entsprechend wenig erfährt der Zuschauer über die Diagnose, die sich lediglich aus den uneindeutigen Informationen aus der Gesamterzählung als eine durch den langjährigen Alkohol- und Suchtmittelmissbrauch der Mutter bedingte Erkrankung erschließen lässt. Der Zustand der Mutter ist gekennzeichnet durch Unfähigkeit zur Verrichtung von alltäglicher Lebenspraxis (Waschen am Waschbecken), Sturzgefahr, Inkontinenz und Erbrechen, Reizbarkeit (Persönlichkeitsveränderung), zunehmenden Schmerzen und höhere Toleranz von Alkohol und Schmerzmitteln (die Erhöhung der Morphingabe bleibt ohne erkennbare Wirkung). Die Mutter ist kontaktfähig, erkennt ihre Tochter und weiß um deren Berufstätigkeit. Die Symptome gehören zum Krankheitsbild einer auf Alkoholmissbrauch zurückzuführenden Demenz in frühem oder mittlerem Stadium.[820]

---

820 Laut Untersuchungen liegt bei bis zu 50 % der älteren Patienten (über 60 Jahre) in internistischen und chirurgischen Abteilungen von Allgemeinkrankenhäusern ein problematischer Alkoholkonsum vor. Alkoholmissbrauch und -abhängigkeit gehen mit körperlichen, psychischen und sozialen Folgeschäden einher. Durch die gleichzeitige Einnahme von Medikamenten, deren Gebrauch meist im Alter erhöht ist, kann es zu vielfältigen Interaktionseffekten kommen. Das Risiko von Stürzen erhöht sich durch die Gabe von schmerzlindernden und sedierenden Medikamenten. Zu den psychischen Befunden gehören Angstneigung, kognitive Defizite, depressive Verstimmungen und erhöhte Reizbarkeit sowie nachlassende Körperhygiene. Vgl. dazu: KARL MANN, GÖTZ MUNDLE, ANDREAS HEINZ, Alkoholismus und Alkoholfolgekrankheiten, in: HANS FÖRSTL (Hg.), Lehrbuch der Gerontopsychiatrie und -psychotherapie. Grundlagen – Klinik – Therapie, Stuttgart/New York 2003, 516–524; M. BODE, M.

Die durch die Erkrankung und die damit verbundenen Symptome ausgelöste emotionale Belastung der pflegenden und betreuenden Tochter bleibt zunächst wenig erkennbar. Die Tochter reagiert besänftigend und bemüht auf die zunehmende Aggressivität. Auf den Wunsch nach einer Erhöhung der Morphindosis reagiert sie abweisend (»das darf ich nicht«); selbst auf den Erpressungsversuch der Mutter geht sie nicht ein, zieht sich allerdings emotional zurück. Auf die Willensäußerung der Mutter reagiert die Angehörige zunächst mit einer Intervention beim therapeutischen Personal; erst als sie dort kein Gehör findet, greift sie selbst – und mit Zeitverzug – ein und erhöht eigenmächtig und ohne erneute Aufforderung die Dosis. Der Film legt hier durch die Erzählstruktur nahe, dass die Mutter an dieser Handlung verstirbt; die nächste die Mutter einbeziehende Handlungssequenz ist ihre Trauerfeier.

Das gesamte Geschehen wird durch die (von Dogma 95 geprägte) Inszenierung wenig emotional überhöht. Es findet in der unterkühlten Atmosphäre der Alltagsumgebung statt. Die Protagonistin (Karen) hat kein Gegenüber und kein soziales Netz, um ihre Belastungen zu schildern. Dennoch hat sie losen Kontakt zum Pastor, der ihr schließlich durch die Trauerfeier einen Kontakt zur ihr bisher unbekannten Schwester bahnt.

Ein im vorliegenden Zusammenhang besonders wichtiger Aspekt der Sequenzfolge ist die narrative Einbettung und Begründung der unbefugten Handlung, die als aktive Herbeiführung des Todes der Mutter auf deren Wunsch zu werten ist. Die Mutter äußert die Bitte nach einer verbesserten Symptomlinderung; dies ist nach Auskunft des Pflegepersonals nicht mehr möglich. Während die Tochter das Ansinnen der Mutter zunächst ablehnt, kommt sie ihm schließlich doch nach. Die Gründe sind nicht eindeutig: Sie können sowohl in der subjektiven Lebensqualität der Mutter liegen (Schmerzen, Qualen, Jammern) als auch durch die Überforderung der Angehörigen bedingt sein. Die Handlung mit Todesfolge, die juristisch als aktive Tötungshandlung zwischen Tötung auf Verlangen und indirekter, den Tod in Kauf nehmender, jedoch intentional auf Schmerzlinderung zielender Sterbehilfe zu verorten ist, wird nicht geahndet – und im Film auch nicht mehr zum Thema gemacht. Damit entspricht sie dem Phänomen von tatsächlich vorkommender Sterbehilfe bei Demenzkranken, der in der öffentlichen Diskussion durch Begriffe wie ›Dunkelziffer‹ und ›Grauzone‹ umschrieben wird. Der Film deutet die Folgen des Handelns lediglich durch das Schlussbild der Sequenzreihe an: Karen verlässt gedankenverloren den Ort des Handelns und geht auf eine fensterlose Mauer zu. Das Thema stellt damit – in der Darstellung eines populären Kinofilms – ein Problem von medizinethischer Relevanz dar, das sich dem pastoralen Handeln erst durch eingehende Gespräche erschließen würde.

HAUPT, Alkoholismus im Alter. Ein Überblick über Diagnostik, Therapie und psychische Folgeschäden, in: Fortschritte der Neurologie und Psychiatrie 66 (1998), 450–458. Zitiert bei THOMAS GUNZELMANN, WOLF D. OSWALD, Gerontologische Diagnostik und Assessment, Stuttgart 2005, 216–220.

Das zweite Beispiel für die Phänomenologie entstammt einem autobiographischen Text: Alex Funke, in den Jahren von 1968 bis 1979 Leiter der von Bodelschwingh'schen Anstalten in Bethel, hat 1998 einen ausführlichen Erfahrungsbericht aus Angehörigenperspektive über den Verlauf der Alzheimerschen Erkrankung seiner Ehefrau, der Ärztin Dr. Marianne Funke, veröffentlicht.[821] Bei diesem Bericht handelt es sich wie bei einem Kinofilm um eine Konstruktion von Wirklichkeit, die Resultat der erzählerischen und inszenatorischen Bemühung ist. Der Autor rekonstruiert die Krankheitsgeschichte seiner Frau aus der Erinnerung, zum Teil auch aus tagebuchförmigen Aufzeichnungen; bei den geschilderten Ereignissen und Entwicklungen handelt es sich folglich immer um subjektive Deutung und unbewusste oder bewusste Setzung. Von Interesse für die Wahrnehmung ist dabei nicht die Frage, ob der Bericht den tatsächlichen Ereignissen entspricht. Abgesehen davon, dass es keinerlei Zugriff auf den tatsächlichen Ablauf gibt, ist zu beachten, dass sowohl die Wahrnehmung der Ereignisse als auch ihre Wiedergabe in Form einer Erzählung nur als selektive Vorgänge denkbar sind. Gerade als solche sind sie aber für die Wahrnehmungskunst theologischer Praktiker und praktischer Theologie von Bedeutung: Der Bericht gleicht in literarischer Form den biographischen Erzählungen von Angehörigen von Demenzpatienten bei Hausbesuchen oder aus Anlass der Bestattung eines verstorbenen Gemeindeglieds, das an einer Demenz litt.[822] Gerade aus der Subjektivität gewinnt die Seelsorgeperson Einblick in die individuelle Verarbeitung und Bewältigung der mit einer Demenz verbundenen Situation, Konflikte und Dynamiken. In diesem Sinn soll im Folgenden der Erfahrungsbericht dargestellt sein.

Im Nachhinein ist es Funke möglich, die zahlreichen frühen Anzeichen der Erkrankung seiner Frau als solche zu registrieren und in einen Zusammenhang zu bringen: Gedächtnislücken, Abnahme von physischen Fähigkeiten und Interesse an Gewohntem. Alex Funke selbst ist physisch bei guten Kräften und hat durch seinen Ruhestand die Möglichkeit, seinen Tagesablauf dem Partner anzupassen; so kann er lange allein für die Frau sorgen, bis er eine Zugeh-Frau benötigt. Die Übernahme von gewohnten Aufgaben im Haushalt und der Verwaltung der Familienfinanzen durch andere empfindet die Kranke als Verletzung: »Sich der Übermacht einer unaufhaltsamen Krankheit beugen ist das eine, das Unvermeidliche; sein eigenes Denken und Wünschen dagegen solange es geht

---

821 ALEX FUNKE, Mit einer Alzheimer-Kranken leben. Ein Erfahrungsbericht, Bielefeld 1998, mit einem Vorwort von Gisela Wehner, Witwe des an der gleichen Krankheit verstorbenen Politikers Herbert Wehner.

822 Wolfgang Drechsel behandelt diese Problematik unter dem Aspekt »Seelsorge und die Wahrheitsfrage«. Die Frage nach der Wahrheit stellt sich dabei nicht als die skeptische Frage, ob der Gesprächspartner der Seelsorge wahrheitsgemäß erzählt, sondern als die Frage nach der Verbindlichkeit der Erzählbeziehung: »Und gerade in dieser Verbindlichkeit, als diese Verbindlichkeit kommt die seelsorgliche, die christliche Wahrheit zum Ausdruck, so wie sich in der lebensgeschichtlichen Erzählung des Seelsorgepartner[s] bzw. als diese lebensgeschichtliche Erzählung ein Stück Vergegenwärtigung der Lebens- und Liebesgeschichte Gottes artikuliert« (WOLFGANG DRECHSEL, Lebensgeschichte und Lebens-Geschichten. Zugänge zur Seelsorge aus biographischer Perspektive, Gütersloh 2002, 379).

zu behaupten, ist das andere, das Persönliche. Das erlebte sie, und wir erlebten es mit.«[823]

Die Ehefrau verändert sich in ihren Verhaltensweisen:

»Marianne zögerte Zeit ihres Lebens nicht, Wünsche zu äußern. [...] Schrittweise, kaum merklich, nahm die Neigung, freimütig Wünsche kundzutun, ab. Immer häufiger war es an uns, Wünsche zu erraten oder sie zu erfragen. Eine erfreuende geistige Regsamkeit schien zu versiegen. Unsere Phantasie war gefragt: Wo und wie läßt sich der Abstumpfung wehren, die sie zunehmend in Beschlag nimmt?«[824]

Lange Zeit wehrt sie einen Arztbesuch ab: Als Ärztin hatte sie die eigene Familie versorgt und behandelt. Aber sie braucht lange, bis sie die Konsultation zunächst eines Haus-, dann eines Facharztes zulässt.

»Im abschließenden Gespräch lautete das Urteil des Chefarztes: ›Alzheimer-Demenz‹. [...] Nun aber hatten wir die lange gesuchte oder eher gefürchtete Gewißheit. Eine Krankheit, gegen die unsere Medizin noch kein durchgreifendes Heilmittel zur Verfügung hat, die unaufhaltsam in den Tod führt, in langsamen, kaum merklichen Schritten. Eine bedrückende Gewißheit!«[825]

Die Familie entscheidet sich für Pflege zu Hause; diese ist emotional belastend, besonders durch die Inkontinenz der Kranken. Plötzliche Stimmungswechsel verunsichern den Angehörigen: Sie sucht Zärtlichkeit und körperliche Nähe,[826] hat plötzliche Gefühlsausbrüche oder weint still vor sich hin.

»Wir begriffen: Sie litt unsagbar. Sie nimmt innerlich Abschied von dem Leben, das sie aktiv gestaltet hat. Sie verspürt ihre Ohnmacht. Sie möchte gerne festhalten, was ihr bislang wert und lieb war, aber es gelingt ihr nicht mehr. Es entgleitet ihr. Nicht einmal sich dagegen aufzubäumen will ihr noch gelingen. Nur mit Tränen vermag sie anzudeuten, daß sie leidet.«[827]

Sie kehrt in ihren Äußerungen in die Zeit des Verlusts ihrer Tochter zurück, durchlebt noch einmal alle Gefühle dieser Zeit.

Zur Unterstützung bei der Pflege kommen zweimal täglich Diakonieschwestern, zu denen die Kranke eine feindliche, aggressive Einstellung hat – trotz aller liebevollen, immer freundlichen Bemühungen. Anders gegenüber den »Nachmittags-Freundinnen«, einer kleinen Gruppe von Frauen, die jeweils einmal pro Woche am Nachmittag kommen. Sie bringen geistige Anregung, auf die die Kranke freudig reagiert. Die Betreuung in einer Tagesklinik, wo sie in einer Gruppe beschäftigt werden könnte, lehnt sie ab: »Wollt ihr mich hierhin abschieben?« Als Alex Funke mitbekommt, dass seine Frau ihre Unterschrift übt, sie aber nicht mehr beherrscht, sieht er die Zeit für einen Notarbesuch gekommen. Dieser lässt sich immerhin darauf ein, ihre Unterschrift unter die Urkunden gelten zu lassen.

---

823 A. FUNKE, Erfahrungsbericht 1998, 23.
824 A. a. O., 25f.
825 A. a. O., 34.
826 Dieser Aspekt wurde in einer nordamerikanischen Studie sowohl im Blick auf das Verhalten von Kranken als auch auf das der Angehörigen nachgewiesen: Vgl. LORE K. WRIGHT, Alzheimer's Disease and Marriage. An Intimate Account, Newbury Park 1993, Zusammenfassung der Ergebnisse: 112.
827 A. FUNKE, Erfahrungsbericht 1998, 41.

Die Krankheit schreitet in der letzten Phase rapide voran; Kommunikation findet lediglich als körperliche statt. Das Ende kommt schließlich überraschend schnell.

Der Erfahrungsbericht enthält Schilderungen aus allen Phasen der Erkrankung, von der Zeit vor der eindeutigen Diagnosestellung über die Zeit der Gewissheit bis hin zur schweren Demenz und dem Tod der Patientin. Er beinhaltet sowohl eine eingehende Darstellung des Krankheitsverlaufs als auch der notwendigen Entscheidungssituationen: von der ärztlichen Untersuchung über die Entscheidung für die häusliche Pflege bis zur Regelung notarieller Angelegenheiten. Während die Entscheidung über den Ort der Pflege bald getroffen wird, fallen die Entscheidungen, an denen die Patientin aktiv zu beteiligen ist, mit deutlicher Verzögerung, fast zu spät. Bemerkenswert ist auch, wie die Umwelt im Geschehen präsent ist: als Haushaltshilfe, als Ärzte, als Pflegekräfte der Diakoniestation und als ehrenamtliche Nachbarschaftshilfe. Die Patientin reagiert auf die externe Unterstützung verletzt, aggressiv oder dankbar. Schließlich gibt der Erfahrungsbericht Aufschluss über die kontinuierliche Abnahme von Kommunikationsfähigkeit und -willigkeit der Patientin. Bemerkenswert ist schließlich, dass gegen Ende die verbalen Mitteilungswege verbaut scheinen, jedoch die nonverbale Kommunikation erhalten bleibt und von der Patientin aktiv praktiziert wird.

Diesem Erfahrungsbericht sei schließlich noch ein Text gegenübergestellt, der die subjektive Betrachtungsweise eines Betroffenen wiederzugeben scheint. Es handelt sich um eine im weltweit verfügbaren Internet auffindbare australische Seite nach Eingabe von Suchbegriffen wie ›Alzheimer‹ und ›Patientenverfügung‹ (›advance directive‹). Die durch eine Selbsthilfevereinigung gestaltete Seite enthält eine speziell für Alzheimerpatienten entwickelte Vorausverfügung im Sinne einer Patientenverfügung.[828]

> »Soviel ich weiß, ist die Alzheimererkrankung eine chronische Erkrankung, eine unbarmherzige, langsam voranschreitende neurologische Störung, die mein Gedächtnis, meine Persönlichkeit, meine Denkfähigkeit und meine Fähigkeit, mit anderen zu interagieren, zerstören wird. Ich werde inkompetent und völlig abhängig werden; in den letzten Phasen wird mein Verhalten höchstwahrscheinlich so weit verkommen, dass ich es inakzeptabel finden werde. Die Krankheit führt unabwendbar zum Tod, letztendlich durch Verhungern, wenn es nicht schon vorher andere Komplikationen gegeben hat. [...]
> Während es oft heißt, dass Menschen mit Alzheimererkrankung nicht leiden, möchte ich ausdrücklich betonen, dass ich meine Persönlichkeit und meine klare Denkfähigkeit für meinen wichtigsten Besitz halte, und dass ich ein Leben ohne diesen Besitz nicht akzeptiere. Es wäre eine Form existenziellen Leidens, vor dem mir graust. [...]
> Darüber hinaus bin ich mir sicher, dass meine fortgesetzte Existenz in einem Stadium der Alzheimererkrankung eine exzessive Belastung (physisch, emotional und existenziell) für meine Familie bedeuten würde, ihnen großes Leid verursacht. Ihr Leiden ist mein Leiden, und darum möchte ich ihnen diese Belastung nicht zumuten.«[829]

---

828 Zu Patientenverfügung und anderen Vorsorgeinstrumenten siehe unten.

829 Formular der ›Voluntary Euthanasia Society of Victoria‹ unter www.vesv.org.au/¬ pdffiles/advdiralzn.pdf (Zugriff am 30.09.2003), Übersetzung TR. Der Text fährt nach dem oben zitierten Teil fort: »Consequently, if I develop Alzheimer's disease, and 1) I am unable to conduct an intelligent conversation, 2) I am unable to recogni-

Die Vorlage für eine spezielle Patientenverfügung im Falle einer Alzheimerdemenz ist in vielfacher Weise bemerkenswert. Sie wird in der weiteren Darstellung eingehend diskutiert werden. An dieser Stelle sei jedoch vermerkt, dass die Verfügung in der 1. Person Singular subjektive Einschätzungen eines komplexen Krankheitsbildes potenziellen Nutzern zur Übernahme nahe legt. Die Formulierung in der Ich-Form impliziert einen Solidarität erzeugenden oder bei Rezeption durch Betroffene Solidarität signalisierenden Affekt, ein Wir-Gefühl, das einer Empfehlung zur Übernahme des Formulars gleichkommt. Dieser Eindruck verstärkt sich dadurch, dass explizit jeglicher Hinweis auf die Möglichkeit subjektiv hoher Lebensqualität im Krankheitsverlauf abgewehrt wird als Fremdbeurteilung durch andere, die konträr zum eigenen Wertempfinden und Selbstbild liegen. Die mit dem Formular verbundenen ethischen Probleme werden auf diese Weise ausgeblendet. Diese Beobachtungen weisen darauf hin, dass Demenzerkrankungen, insbesondere bei einer Alzheimer Demenz, sich keineswegs als rein medizinisches Phänomen bestimmen lassen, sondern emotional und sozial in hohem Maße besetzt sind.

Die drei beschriebenen Phänomene sind eindrucksvoll in ihrer Schilderung des subjektiven Erlebens der mit Demenzerkrankungen verbundenen Symptome, die einerseits ihrer Deutung durch den medizinisch-therapeutischen Kontext bedürfen, andererseits sich nicht auf diese Ebene reduzieren, sondern soziale und psychische Auswirkungen haben. In zweien der beschriebenen Beispiele begegnet ein Konflikt im Zusammenhang mit Sterbehilfe, bzw. mit einer Willensäußerung von Patienten zur Therapie. Diese Problematik stellt sich in Einrichtungen der Altenpflege bei dementen Patienten und Pflegebedürftigen häufig.

1.2 Altersdemenz in Fallschilderungen aus Diakonie und Altenhilfe

Ein Fallbeispiel beschreibt die Problematik in Altenpflegeeinrichtungen, wie sie auch in diakonischen Einrichtungen zum Alltag gehört:

Eine 91-jährige Frau lebt in einem Pflegeheim. Sie leidet an einer Demenz, die eine verbale Verständigung mit ihr unmöglich macht. Betreuer ist ihr Sohn. Die Frau lehnt Nahrung, Flüssigkeit und Medikamente strikt ab. Auf

ze members of my immediate family, 3) I am completely dependent on other people for my care either at home or in an institution, 4) I am behaving in a socially unacceptable manner, displaying violent or unmanageable behavior, or uncontrollable incontinence, then I do not want my life prolonged by any means. [...] If it should be legal to do so at that time, I request my death be hastened by allowing me to ingest a fatal dose of barbiturates.«

das Zureden der Pflegenden reagiert sie aggressiv. Als sie auf 45 kg abgemagert ist, beantragt das Pflegeheim beim Vormundschaftsgericht gegen den Willen des Betreuers und des Hausarztes, eine PEG-Sonde zu legen. Das Pflegeheim begründet die Maßnahme damit, dass die ablehnende Haltung des Betreuers nicht dem Wohl der 91-jährigen Frau entspricht.

Eine schriftliche Patientenverfügung liegt nicht vor. Die Frau hat aber früher mehrmals gesagt, dass sie eine künstliche Lebensverlängerung ›ohne Sinn und Verstand‹ ablehne, wenn ›es einmal so weit ist‹. Sie hat auch ihre starke Ablehnung gegen Krankenhäuser und jede Art von Zwang immer deutlich zum Ausdruck gebracht. In ihrer jetzigen Situation scheint es so, dass ihr die Tragweite ihrer ablehnenden Haltung nicht mehr bewusst ist; insbesondere kann sie nicht mehr erfassen, dass Nahrungsverweigerung den Tod zur Folge hat.[830]

Der kurze Fall, der eine Entscheidungssituation schildert, die sich in vergleichbarer Weise in vielen Einrichtungen der Altenpflege und in vielen Kliniken täglich abspielt, wirft eine Reihe von Fragen nach Information und Beurteilung derselben auf. So liegt zwar einerseits die Information über das Gewicht der Heimbewohnerin vor, doch sagt dies noch nichts aus über die medizinische Notwendigkeit von Nahrungsaufnahme. Das Thema der Ernährung berührt neben den unmittelbaren medizinisch-therapeutischen Aspekten Fragen der öffentlichen Meinungsbildung über den vermeintlich mangelhaften Zustand von Alten- und Pflegeheimen, in denen Menschen ›verhungern‹ und ›verdursten‹ würden, ökonomische Fragen der Hinzuziehung einrichtungsexterner Diätberatung und der Kosten künstlicher Ernährung, nicht zuletzt auch juristische Fragen nach der Einbeziehung gesetzlicher Betreuung in die Entscheidungsfindung über den anstehenden invasiven Eingriff des Anlegens der PEG-Sonde (eine operativ am Magen direkt angenähte Verbindung). Vor all diesen Aspekten stellt sich jedoch die Frage: Muss der Widerstand der Heimbewohnerin respektiert werden oder darf sie zur Maßnahme zum Zweck künstlicher Zuführung von Nahrung und Flüssigkeit genötigt werden? Ist die Patientin in der Lage, die Behandlung abzulehnen? Wer ist in dieser Situation entscheidungsbefugt und wird zu Rate gezogen? Welchen Stellenwert also haben die Willensäußerungen von Menschen mit demenziellen Beeinträchtigungen?

Ein anderer Fall findet sich in der Fachliteratur:

»Sybil is a fifty-four-year-old woman, with advanced Alzheimer's disease. She is cared for in her apartment by an attendant. Her apartment has locks to keep her from slipping out at night and wandering in the park. She tells visitors that she is reading mysteries, but in fact she cannot read at all. Most of the time she sits in a chair, humming to herself and rocking back and

---

830 Der Fall entstammt einer Skizze eines Modellprojekts »Palliativ-geriatrische Beratung in Alten- und Pflegeheimen« des Christophorus-Hospiz-Vereins (CHV) und des Diözesan-Caritas-Verbandes der Erzdiözese München-Freising (Konzeption Sepp Raischl, Christl Orth und Andrea Koppitz, September 2003).

forth. She cannot recognize relatives or friends and is unable to store new memories. Sometimes she appears not to recognize herself when looking in the mirror. Friends say that she is no longer herself. Nevertheless, according to one of them ›...despite her illness Sybil is undeniably one of the happiest people I have ever known.‹

Now imagine that some years earlier Sybil had written an advance directive refusing life-sustaining treatment, including cardio-pulmonary resuscitation (CPR) in case of cardiac arrest. Currently, Sybil is well, but if she were to develop pneumonia or sepsis and has a cardiac arrest, what should be done? Probably, CPR could save her life and allow her to return to her previous life, a rather good one – although diminished – according to her friend's account. Given that she appears happy, it seems that CPR would be in her best interest, but obviously it conflicts with her prior directives. Should these directives remain valid now that Sybil has so changed that many friends say she has become a different person? Is there a risk that following her prior directives imposes on her a decision made by a different person that is contrary to her present interests? «[831]

Die Schilderung des Falles geschieht aus der Perspektive eines Beobachters, der zunächst die Art der Unterbringung einer Patientin mit schwerer Alzheimerscher Krankheit betrachtet, dann ihr Kommunikationsverhalten schildert und schließlich die Aussagen von Menschen zur emotionalen Befindlichkeit der Patientin einfügt, die sie seit längerer Zeit kennen. Der erste Teil der Fallschilderung erweckt den Eindruck hoher subjektiver Lebensqualität der Patientin trotz fortgeschrittener Erkrankung. Der zweite Teil der Fallschilderung benennt eine mögliche Konfliktsituation, die durch eine Vorausverfügung der Patientin zum Verzicht auf eine Reanimation im Falle eines Herz-Kreislauf-Stillstands erzeugt würde. Im Bericht wird dem subjektiven Eindruck einer lebensfrohen Frau die mit dem Reanimationsverzicht verbundene Unterlassung von lebensrettenden Maßnahmen gegenübergestellt. Der Fallbericht verzichtet jedoch über die Angabe von Informationen, welche Erfolgsaussichten und Konsequenzen für die Lebensqualität der Patientin eine Reanimation hätte – und inwiefern sich die früheren Willensäußerungen auf diese und weniger die Maßnahme selbst richten, also die Frage nach dem zu erreichenden Ziel der Behandlung.

In der Fachzeitschrift Bioethics erschien 1996 ein Beitrag, der diese Fragestellungen anhand einer Fallschilderung weiterführt. Dort wird von einem Patienten berichtet, der in einer Patientenverfügung festgehalten hatte, dass intellektuelle Beschäftigung für ihn ein maßgeblicher Wert sei, und der deshalb für den Fall einer Alzheimerdemenz lebensverlängernde Maßnahmen ausgeschlossen hatte. Als er tatsächlich daran erkrankte, scheint er auch bei nicht-intellektuellen Beschäftigungen wie dem Betrachten von Blumen oder beim Teetrinken Lebensfreude zu empfinden.[832] Die knappe Falldarstellung vermittelt den Eindruck,

---

831 CARLO A. DEFANTI, Personal Identity and Palliative Care, in: RAYMOND VOLTZ et al. (Hg.), Palliative Care in Neurology, Oxford 2003, Kap. 31.
832 TONY HOPE, Advance Directives, in: Bioethics 1996, vol. 22/2, 66f.

dass sich bei dem Patienten im Krankheitsverlauf ein Transformationsprozess ereignet, der seine Lebensgestaltung, sein Selbstbild und seine subjektive Lebensqualität betrifft, sodass danach gefragt werden kann, ob nicht gar eine Veränderung der Persönlichkeit zu attestieren ist. Unbeantwortet bleibt allerdings auch, was der geschilderte Patient mit dem Betrachten von Blumen und mit dem Trinken einer Tasse Tee verbindet – und ob dies nicht eine seinen aktuellen kognitiven Fähigkeiten angemessene intellektuelle Beschäftigung sein könnte. Auffällig in diesem wie an anderen Berichten ist, dass sie meist aus der Fremdperspektive geschehen und allenfalls Interesse wecken am subjektiven Erleben der beschriebenen Patienten. Folglich ist auch danach zu fragen, was vom subjektiven Empfinden und Erleben von Demenzkranken bekannt ist und welche Bemühungen es gibt, dem auf die Spur zu kommen.

1.3 Statistische und medizinische Informationen zu Demenzerkrankungen

Nach Schätzungen leben in Deutschland weit über eine Million Menschen mit altersbedingten Hirnleistungsstörungen. Vermutlich wird diese Zahl noch weiter steigen, weil der Anteil alter Menschen an der Gesamtbevölkerung zunimmt.[833] Mit ca. 600.000 Betroffenen stellen Patienten mit einer Demenz vom Alzheimer-Typ (im Folgenden: DAT) den größten Anteil. Mit steigendem Alter nimmt nicht nur die Prävalenz von Demenzerkrankungen annähernd exponentiell zu,[834] sondern auch die Rate der Neuerkrankungen. Für das Jahr 2030 werden 1,5 Mio. Kranke erwartet. Auf die Gesellschaft kommen im Zuge eines sich rasch ändernden Lebensstils, sich ändernder Familienstrukturen und angesichts des demographischen Wandels erhebliche Belastungen zu.[835]

Die Häufigkeit der Erkrankung nimmt mit steigendem Alter deutlich zu. Bei einer unter anderem durch hohen medizinischen Versorgungsstandard älter werdenden Bevölkerung nimmt darum auch die Häufigkeit der Demenzerkrankungen in der Gesamtbevölkerung zu.

Die gesellschaftlichen, sozialen und gesundheitsökonomischen Folgen sind gravierend. Pro Demenzpatient werden Kosten in Höhe von ca. € 44.000 pro Jahr veranschlagt. Nach Angaben des Vierten Altenberichts der Bundesregie-

---

833 http://www.psywifo.klinikum.uni-muenchen.de/klinik/d2/index.html#Info (Zugriff am 06.11.2003).
834 Vgl. HORST BICKEL, Epidemiologie von Demenz und Pflegebedürftigkeit, in: HORST BICKEL, Demenz und Pflegebedürftigkeit, Berlin 2001, 33–52; DERS., Epidemiologische Aspekte. Gegenwärtiger Stand und künftige Entwicklung von Demenzerkrankungen, in: Forum TTN 11 (Mai 2004), 23–35.
835 Vgl. URSULA LEHR, Den Jahren Leben geben – eine Herausforderung in unserer alternden Welt, Vortragsmanuskript, gehalten beim Internationalen Kongress »Altern und Demenz«, Nürnberg 12.11.2003.

rung[836] werden diese Kosten gegenwärtig zu 30 % durch die Pflegeversicherung, zu 2,5 % durch die gesetzliche Krankenversicherung aber zu 67,5 % durch die Familien der Betroffenen getragen.

Der Begriff Demenz bezeichnet einen Verlust erworbener Fähigkeiten durch organische Hirnkrankheiten. Bei Demenz ist der Mensch als ›vernünftiges Wesen‹ in seiner Intellektualität verändert: Logisches Denken, Wissen, Urteils- und Anpassungsfähigkeit an neue Situationen und an das soziale Milieu werden progredient beeinträchtigt.[837] Dieser Verfall betrifft zunächst die Aufnahme bzw. das Wiedergeben neuer gedanklicher Inhalte, sodann die Orientierung (wo bin ich, was passiert gerade?), die Urteilsfähigkeit, aber auch die Sprach- und Rechenfähigkeit. Im Verlauf der Krankheit werden Teile der Persönlichkeit erheblich verändert. Die Erkrankung kann sich in einer erschwerten Bewältigung von Alltagsaktivitäten wie Anziehen, Waschen, Kochen oder Einkaufen niederschlagen. Die Betroffenen können aggressiv oder enthemmt, depressiv oder in ihrer Stimmung sprunghaft werden, was für Angehörige und Pflegekräfte erhebliche Probleme aufwirft.

Prinzipiell können alle Veränderungen im Gehirn das Bild einer Demenz hervorrufen. Vier Unterformen sind zu unterscheiden. Prozentangaben beziehen sich auf den Anteil dieser Demenzform an allen Demenzerkrankungen:

- kortikale Demenz (z. B. Alzheimersche Erkrankung) 45,6 %
- frontale Demenz (Morbus Pick)
- subkortikale Demenz (z. B. bei Chorea Huntington)
- fokale (vaskuläre) Demenz (z. B. bei Multiinfarkt-Demenz nach Schlaganfall) 24,2 %

Dazu kommen

- Mischformen zwischen Alzheimerdemenz und vaskulärer Demenz 16,5 %.

Bei einer Demenz vom Alzheimer-Typ werden drei verschiedene Eiweißmoleküle im Gehirn abgelagert. Es kommt zu Amyloidplaques, charakteristischen Veränderungen im Gehirngewebe und einer Abnahme funktionierender Nervenzellkontakte. Die Entwicklung solcher Plaques dauert unter Umständen bis zu drei Jahrzehnte. Allerdings muss nicht jeder Beeinträchtigung der Gedächtnisleistungen im Alter eine hirnorganische Erkrankung zugrunde liegen.[838] Eine eindeutige Diagnose ist – angesichts der unterschiedlichen Demenzerkrankungen – für den Patienten, für die Angehörigen und für die Behandlung von erheblicher Be-

836 BUNDESMINISTERIUM FÜR SOZIALES, FAMILIE UND JUGEND (Hg.), Vierter Bericht zur Lage der älteren Generation in der Bundesrepublik Deutschland: Risiken, Lebensqualität und Versorgung Hochaltriger – unter besonderer Berücksichtigung demenzieller Erkrankungen, Bundesanzeiger Verlagsgesellschaft, Bonn 2002.
837 TILMAN WETTERLING, Gerontopsychiatrie. Ein Leitfaden zur Diagnostik und Therapie, Berlin u. a. 2001, 52. Dort auch zum Folgenden.
838 Vgl. WOLF D. OSWALD, Kognitive Abbauerscheinungen im Alter und bei dementiellen Prozessen, in: Psychiat Prax 17 (1993), 91–98.

deutung: Manche Demenzerkrankungen lassen sich auf therapeutischem Weg behandeln und beheben. Aber auch die als unheilbar geltenden Formen – wie die Demenz vom Alzheimer-Typ – sind behandelbar und in ihrem Verlauf beeinflussbar. Eine eindeutige Diagnose ist die Voraussetzung für den Erfolg einer Therapie.[839] Aber auch auf der Ebene der alltäglichen Lebensbewältigung ist es hilfreich, den typischen Symptomen der Krankheit auf den feststellbaren Grund zu gehen.

Bei einer Tagung mit Frauen und Männern in der ambulanten Altenpflege mit einem hohen Anteil gerontopsychiatrischer Patienten berichteten die Pflegekräfte davon, wie sehr hinter jeder Form einer Vergesslichkeit oder – wie sie es ausdrückten – »Schusseligkeit« der Begriff Alzheimer gleichsam als ›Gespenst‹ auftaucht, auch wenn es sich dabei lediglich um eine Form altersbedingter Beeinträchtigung kognitiver Fähigkeiten handelt.[840] Alle Anzeichen einer Demenzerkrankung werden von den Betroffenen und ihrem Umfeld unter ›Alzheimer‹ verbucht, was für beide Seiten mitunter psychische Auswirkungen nach sich ziehen kann: Angstzustände, Depressionen, Verdrängungs- und Verbergungsmechanismen. Die Situation der Menschen, die eine Diagnose Alzheimer fürchten, wird durch das soziale Umfeld erschwert; denn in weiten Teilen der Bevölkerung ist das Wissen um diese Erkrankung in Form von Witzen und Klischees vorhanden; seltene Ausnahmen wie Romane[841] oder Fernsehfilme scheinen daran nicht viel zu ändern. Die Pflegekräfte berichteten davon, dass in der Situation der Verunsicherung eine klare Diagnose eine Rückkehr zu Handlungssicherheit ermögliche, weil konkrete Fragen des unmittelbaren Alltags wie der nahen Zukunft absehbar und in vielen Fällen regelbar würden. Problematisch jedoch sei in der Praxis, ob, wann, und wie es zu einer eingehenden Diagnostik kommt.

Diese Phase, die mitunter noch durch Ungewissheit und Befürchtungen geprägt ist, wird von Soziologen als ›soziales Frühstadium‹ bezeichnet, das vom Frühstadium einer diagnostizierten Erkrankung zu unterscheiden ist,[842] mit ihr jedoch korrespondiert: Das Konzept des »sozialen Frühstadiums [...] ist eine Ex-Post-Konstruktion naher Angehöriger«[843]. Wenn die Befürchtungen diagnostisch untermauert sind, beginnt eine Zeit der Rekonstruktion und Rückerinnerung lange zurückliegender ›erster Anzeichen‹ der Erkrankung, die zum tat-

839 Vgl. SABINE ENGEL, Die Alzheimer-Demenz. Ursachen, Verlauf, Diagnostik und therapeutische Möglichkeiten, in: Forum TTN 11 (Mai 2004), 2–13, bes. 6ff.

840 Tagung des Offenen Rings, »Gell, heut geht es wieder auf die Rennbahn ...«, Benediktinerabtei Beilngries, 08.-09.11.2003; Vgl. dazu insbesondere T. GUNZELMANN, W. OSWALD, Gerontologische Diagnostik 2005, bes. 112–118.

841 Etwa MARTIN SUTER, Small World, Zürich 1997.

842 Vgl. die Untersuchungen des an der FH Frankfurt a. M. lehrenden Soziologen LANGEHENNIG, MANFRED, Das ›soziale Frühstadium‹ der Alzheimer Krankheit als kritische Wegstrecke der Krankheitsbewältigung, in: ALDEBERT, HEINER (Hg.), Demenz verändert. Hintergründe erfassen, Deutungen finden, Leben gestalten. Theologisch-philosophische, pflegerische, juristische, kunsttherapeutische, architektonische, gesundheitsökonomische Aspekte im Spannungsfeld von »Demenz und Autonomie«, Hamburg-Schenefeld 2006, 21–53.

843 M. LANGEHENNIG, Soziales Frühstadium 2005, 3.

sächlichen Zeitpunkt entweder ignoriert oder ›alltagstheoretisch‹ erklärt wurden: »In diesem Alter ist man eben etwas vergesslich«. In einer qualitativen Untersuchung von 45 narrativen Interviews mit pflegenden Angehörigen von an der Alzheimerdemenz Erkrankten nach Maßgabe der Grounded Theory von Glaser und Strauss hat die Frankfurter Forschungsgruppe ein sechs Phasen umfassendes Modell dieser frühen sozialen Phase ermittelt, das von der routinemäßigen Aufrechterhaltung von Ordnung (Phase 1 »normalisieren«) und dem »Neutralisieren« von Störungen (Phase 2) über »Beobachten« (Phase 3 »Veränderungen werden mit erwachter Aufmerksamkeit registriert«) bis zum »Deuten« von unübersehbaren Symptomen und dem Bemühen um Erklärungen (Phase 4) reicht. Die beiden letzten Phasen dieses Frühstadiums lassen sich als »Umorientierung« (Phase 5) der Lebensgestaltung und sozialen Beziehungen und schließlich als »Dispensieren« (Phase 6) durch das Durchlaufen des Diagnoseverfahrens beschreiben.[844] Das Durchlaufen dieser Stufen gleicht nicht zufällig den Phasen- und Stufenmodellen, die für die Trauerprozesse nach dem Tod eines Angehörigen oder für den Sterbeprozess entwickelt wurden.[845] Damit belegen die Untersuchungsergebnisse den Beginn der Krankheitsbewältigung zu einem Zeitpunkt vor der Erstdiagnose:

> »Die vielfältige ›Arbeit‹ aller Beteiligten gerade in dieser sozialen Frühphase erodiert und konstituiert ihn schließlich als neue soziale Person (dazu Phase 5). Die in Phase 4 ablaufenden Definitionsprozesse und deren Hervorbringungen bestimmen ganz wesentlich das künftige Leben mit der weiter fortschreitenden Krankheit.«[846]

Die Ergebnisse dieser Untersuchung sind für die Wahrnehmung aus der Perspektive theologischer Praktiker – und hier weniger der Seelsorgerinnen und Seelsorger in Einrichtungen des Gesundheitswesens als vielmehr der Gemeindeseelsorge – von großer Bedeutung. Die an Demenz im »sozialen Frühstadium« erkrankte Person lebt in ihrem gewohnten sozialen Umfeld, gegebenenfalls mit Angehörigen. Seelsorgerinnen und Seelsorger begegnen ihnen bei vielen Gelegenheiten, beim Besuchsdienst, insbesondere bei Geburtstagsbesuchen, bei Kasualkontakten und bei Gottesdiensten. Dabei kann es immer wieder zu Gesprächssituationen kommen, bei denen Hinweise auf eine befürchtete Demenzerkrankung geäußert werden und eventuell die Seelsorgeperson um Rat gefragt wird oder Stellung zum Verdacht beziehen soll.[847] Insbesondere in der Phase, in der Sozialbeziehungen neu sortiert werden, wird es darauf ankommen, dass die Seelsorgeperson sensibel und mit Bedacht auf Impulse reagiert, wenn sie sich weiterhin als Gesprächspartner und Begleitung in der

---

844 Vgl. M. LANGEHENNIG, Soziales Frühstadium 2006, 6–9.
845 Langehennig selbst verweist auf B. GLASER, A. STRAUSS, Interaktion mit Sterbenden 1974.
846 M. LANGEHENNIG, Soziales Frühstadium 2006, 8.
847 Dabei sind Seelsorgepersonen keineswegs die einzigen, die von Betroffenen und Angehörigen befragt und gehört werden. Vor allem die Hausärzte sind hier die primären Gesprächspartner. Umso problematischer ist dann aber, dass »bei 40 bis 60 Prozent der Patienten, die eine Demenz entwickeln, [...] die Erkrankung von den Hausärzten übersehen [wird]« (T. GUNZELMANN, W. OSWALD, Gerontologische Diagnostik 2005, 123).

kommenden Zeit anbieten will. Zudem kann Beratung bei anstehenden Entscheidungen erforderlich sein oder die Anbahnung von Kontakten zu Einrichtungen der Diakonie, der Altenhilfe oder zu ärztlichen Facheinrichtungen. Gerade auch im gemeindlichen Kontext ist in diesem Sinne systemisches Denken und Vernetzung aus Gründen theologischer Ethik geboten (siehe dazu unten).

Diese Hinweise werden unterstützt durch Untersuchungen zur Bedeutung von Religiosität für das Coping und als persönliche Ressource zur Bewältigung von gesundheitlichen Problemen, Stresssituationen und Sinnfindung im Alter. Dabei zeigte sich, dass »alte Menschen bei persönlichen und schwierigen Lebensfragen eher den Rat eines Geistlichen als den eines Arztes oder Psychologen suchen würden«[848]; Geistliche stehen der Untersuchung zufolge auch tatsächlich in häufigem Kontakt mit alten depressiven und suizidalen Menschen, sind allerdings ungenügend ausgebildet, um Suizidalität zu erkennen. Das entsprechende Wissen haben Psychologen; sie wiederum sind jedoch in spirituellen Fragen ungenügend geschult. Die Mängel, so schließen die Autoren, ließen sich nur durch eine verbesserte Zusammenarbeit und gegenseitige fachliche Unterstützung der Berufsgruppen beheben.

Schließlich stellt sich die Frage: Wann und mit welchem Grund, aus welchem Anlass, entschließt sich eine Person zu einer Untersuchung? Die Häufung der Symptome scheint eine genaue Untersuchung unumgänglich zu machen: Gedächtnisstörungen, Orientierungsstörungen, Wortfindungsstörungen, die Verlangsamung der kognitiven Fähigkeiten, Wahnvorstellungen, Verhaltensauffälligkeiten wie fehlende Kooperation, Agitiertheit und ›wandering‹ (unkontrollierte und ziellose Ausflüge der Kranken, die nicht mehr zurückfinden) sowie Schlafstörungen, Veränderungen der Persönlichkeit.[849] Neuropsychologische und psychopathologische Störungen (depressive Verstimmung und Wahnvorstellungen) gehen mit Veränderungen der Persönlichkeit einher.

Ein Beispiel für eine solche Situation schildern Gunzelmann und Oswald:

> »Der 76-jährige Herr F. macht sich Sorgen wegen seiner geistigen ›Frische‹. Es fällt ihm schwer, sich auf seine Briefmarkensammlung zu konzentrieren, und er hat sich deshalb schon länger nicht mehr damit beschäftigt. In den vergangenen vier Wochen hatte er beim Autofahren schon zweimal aus Unachtsamkeit beinahe einen Unfall verursacht. Einmal übersah er sogar das Rotlicht der Ampel, obwohl er mehr als 50 Jahre unfallfrei gefahren ist. Seiner Frau fällt auf, dass er im Gespräch immer häufiger nach den richtigen Worten sucht und Sätze einfach abbricht. In der letzten Zeit ist er außerdem reizbar, wirkt manchmal auch depressiv und zieht sich immer häufiger zurück.

---

848 Martina Hirzel-Will, Suizidalität im Alter. Individuelles Schicksal und soziales Phänomen, Bern u. a. 2002 (Psychoanalyse im Dialog, Bd. 11), 172ff. Vgl. auch Michael Utsch, Religiosität im Alter. Forschungsschwerpunkte und methodische Probleme, in: Zeitschrift für Gerontologie 25 (1992), 25–31; dort auch Literaturübersicht.

849 T. Wetterling, Gerontopsychiatrie 2001, 59. Vgl. auch die empirischen Untersuchungen bei Helmchen et al., 209–213. Vgl. auch American Psychiatric Association, Practice Guideline for the Treatment of Patients with Alzheimer's Disease and Other Dementias of Late Life, in: American Journal of Psychiatry 154:5, May 1997 Supplement.

Sein Hausarzt überweist ihn an eine Gedächtnissprechstunde. Herr F. ist beunruhigt. Hat er etwa ›Alzheimer‹?«[850]

Die klinische Diagnostik von Demenzerkrankungen geschieht meist nach SI-DAM (Strukturiertes Interview für die Diagnose einer Demenz vom Alzheimer Typ, der Multiinfarkt-Demenz und Demenzen anderer Ätiologien)[851] oder vergleichbaren Verfahren, die hauptsächlich auf den Items des Mini-Mental Status Examination (MMSE) beruhen.[852] Der letztgenannte Test überprüft in elf Fragen und Aufgaben Orientierungsfähigkeit, Merkfähigkeit und Aufmerksamkeit, Rechenfähigkeit, Erinnerungsfähigkeit und Sprachverständnis sowie Lese- und Schreibfähigkeit des Patienten oder der Patientin. Die Bewertung erfolgt durch ein Bewertungssystem nach Punkten. In einer Skala von 0 (sehr schwere kognitive Störung, keine Aufgabe gelöst) bis 30 (fehlerfreie Beantwortung, keine Beeinträchtigung) wird das Ausmaß der Demenz bewertet. Die Grenze zwischen einem Normalbefund und einem pathologischen Befund liegt zwischen 24 und 26 Punkten.

MMSE und die darauf basierenden Testverfahren sind allerdings keine Verfahren zur Frühdiagnostik, denn auch Skalenwerte von über 26 können nicht ausschließen, dass eine Demenz im Frühstadium vorliegt. Zudem sind die Ergebnisse noch relativ unsicher. MMSE ist schließlich keine Untersuchung, die endgültige Aussagen zum Typ der Demenz geben kann. Ob es sich um eine Alzheimerdemenz handelt, wird mittels Ausschlussdiagnostik geklärt: Demenzerkrankungen eines anderen Typus werden durch eine schrittweise durchgeführte Differenzialdiagnostik ausgeschlossen.

Obwohl eine klare Diagnose der als bedrohlich empfundenen Unsicherheit ein Ende bereitet, besteht im Vorfeld bei vielen Betroffenen eine große Hemmschwelle, sich auf eine Demenzerkrankung hin untersuchen zu lassen. Dies ist nach Meinung der erwähnten Pflegekräfte in der irrigen, wenn auch weit verbreiteten Ansicht begründet, dass man gegen die Krankheit nichts tun könne und die Diagnose damit dem Patienten bzw. der Patientin nicht nütze. Hier hat sich das niedrigschwellige Angebot von Demenzsprechstunden bewährt.

Trotz aller Entlastung für Betroffene und Angehörige, die Symptomhäufungen nach einer diagnostizierten Demenzerkrankung verstehen und einordnen zu können, ist die Zeit nach der Diagnosemitteilung die wohl schwierigste Phase für den Patienten oder die Patientin: Wie können sie mit dem Wissen umgehen, dass sie viele der gewohnten Fähigkeiten und Fertigkeiten verlieren werden? Dazu kommt das Bewusstsein, dass es im Verlauf der Krankheit zu unabwendbaren Persönlichkeitsveränderungen kommen wird. In der Psychogerontologie werden fünf Dimensionen der Krankheitsverarbeitung unterschie-

---

850 T. Gunzelmann, W. Oswald, Gerontologische Diagnostik 2005, 108.
851 Michael Zaudig, Wolfgang Hiller, SIDAM-Handbuch. Strukturiertes Interview für die Diagnose einer Demenz vom Alzheimer Typ, der Multiinfarkt- (oder vaskulären) Demenz und Demenzen anderer Ätiologie nach DSM-III-R, DSM-IV und ICD-10, Bern 1996.
852 Vgl. dazu: M. F. Folstein, S. E. Folstein, P. R. McHugh, Mini-Mental State: A Practical Method for Grading the Cognitive State of Patients for the Clinician, in: J Psychiat Res 12 (1975), 189–198.

den: Rumination (der Vergleich der Situation vor und während der Erkrankung), Suche nach sozialer Einbindung, Bedrohungsabwehr (der Vergleich mit anderen Personen, denen es schlechter geht), Suche nach Information und Erfahrungsaustausch (beispielsweise mit Fachleuten oder in Selbsthilfegruppen) und Suche nach Halt in der Religion (der Krankheit wird ein höherer Sinn zugeordnet).[853] All diese Verhaltensweisen der Krankheitsverarbeitung vollziehen sich neben, komplementär oder im Kontrast zum medizinischen Ablaufprogramm der verschiedenen Untersuchungsverfahren. Sie stellen eine Strategie dar, einer Medikalisierung der Krankheit und der davon betroffenen Person zu entgehen, sie in anderer Weise sozial, rationalisierend oder religiös zu deuten. Dies ist nach den Erkenntnissen der oben genannten Frankfurter Studie notwendig:

> »Die expertenhafte Interventionsform [der diagnostischen Abklärung] mag unter medizinischen Gesichtspunkten ratsam erscheinen; sie grenzt jedoch konkrete Alltagsumstände und biographische Bedeutsamkeiten des Symptomgeschehens weitgehend aus, damit aber auch die aktuellen Probleme und Sorgen der Ratsuchenden. Die Methodik der Intervention unterstellt, dass mit der diagnostischen Abklärung im wesentlichen auch die Probleme gelöst werden.«[854]

Solche auf dem Wege qualitativer Sozialforschung erhobenen Befunde weisen auf die Gefahr hin, dass die zunehmende Verfeinerung von diagnostischen Methoden die Tendenz zu einer Medikalisierung von Krankheit in sich trägt, die gleichzeitig die sozialen und psychischen, biographischen und spirituellen Dimensionen außer acht lässt, wenn sie nicht durch das Angebot von Beratung und Gespräch ergänzt wird: Das Stellen einer Diagnose ohne begleitende Beratung zur Behandlung, zum rechtlichen Schutz und zur Verlässlichkeit der sozialen Umgebung führt in der Konsequenz, so zeigen verschiedene Studien, zu einem deutlich erhöhten Suizidrisiko.[855] Offensichtlich ist es für diese erste Zeit nach der Diagnose für Patienten und ihr Selbstverständnis in existenzieller Weise wichtig, die Information zu verarbeiten und die Krankheit, ihren Verlauf und ihre Konsequenzen zu deuten. Erst auf der Basis dessen, was die Krankheit für den Einzelnen und sein Umfeld bedeutet und wie sie sich wahrscheinlich

---

853 Diese Dimensionen werden in den Trierer Skalen zur Krankheitsbewältigung TSK verwendet. Vgl. T. GUNZELMANN, W. OSWALD, Gerontologische Diagnostik 2005, 84–86.

854 M. LANGEHENNIG, Soziales Frühstadium 2006, 10.

855 Vgl. AMERICAN PSYCHIATRIC ASSOCIATION, Practice Guideline 1997, 10. Vgl. dazu STEPHEN G. POST, Physician-Assisted Suicide in Alzheimer's Disease, in: *Journal of the American Geriatrics Society* 45(5): 647–651, May 1997: »Clearly the desirability of suicide will increase if we cannot offer assurance to these individuals that their rights and decisions concerning their own health care will be respected.« Vgl. dazu auch KENNETH S. KOSIK, STEPHEN G. POST, KIMBERLY A. QUAID, An Ethical Context for Alzheimer's Disease, in: LEONARD F. M. SCINTO, KIRK R. DAFFNER (Hg.), Early Diagnosis of Alzheimer's Disease, Totowa, N.J. 2000, 317–327, 324. Vgl. HEINZ HÄFNER, Psychiatrie des höheren Lebensalters, in: PAUL B. BALTES, JÜRGEN MITTELSTRASS (Hg.), Zukunft des Alterns und gesellschaftliche Entwicklung (Akademie der Wissenschaften zu Berlin, Forschungsbericht 5), Berlin/New York 1992,151–179, bes. 156.

auswirken wird, ist es möglich, Wünsche und Vorstellungen zu formulieren und den eigenen Willen im Blick auf Therapie und Pflege zu bilden.

In diesem Zusammenhang ist eine Studie unter 277 ambulanten Geriatriepatientinnen und -patienten mit einer leichten bis mittleren Demenzerkrankung (MMSE-Wert größer als 16) im US-Bundesstaat Kansas von Interesse. Sie untersuchte den Zusammenhang zwischen »Religion, Spirituality, and Health Status«.[856] Zur Messung von Religiosität nach diesem Verfahren gehörten (die Häufigkeit der) Teilnahme am Leben einer religiösen Gemeinschaft, die Häufigkeit von Gebet und spirituellen Praktiken, die subjektive Einschätzung der Gottesbeziehung (oder Beziehung zu einer höheren Macht), spirituelle Orientierung und spirituelles Affektiverleben.[857] Der Bezug von Spiritualität zu »well-being« wurde bestimmt als »a congruent, meaningful life scheme and a high degree of positive intentionality, or self-efficacy beliefs«[858]. Die Ergebnisse dieser Studie, die nur vorsichtig formuliert wurden, lassen auf einen positiven Zusammenhang von Spiritualität und subjektivem Wohlbefinden schließen, sehen jedoch keinen Zusammenhang zwischen institutionalisierter Religiosität und subjektivem Wohlbefinden. Auch wenn diese Untersuchung mit Vorsicht zu rezipieren[859] und nicht auf den deutschen oder westeuropäischen Kontext zu übertragen ist, lässt sie doch erkennen, dass die Fähigkeit zu Selbstreflexion und Selbsttranszendenz, die hier eher der Spiritualität zugeschrieben wird, auch bei eingeschränkten kognitiven Fähigkeiten Auswirkungen hat auf das subjektive Befinden.

In jüngerer Zeit ist die Aussicht gestiegen, neben der bisher üblichen klinischen Diagnostik auch andere Möglichkeiten nutzen zu können, die zu einem möglichst frühen Zeitpunkt einen klaren Befund ermöglichen.[860] Mehrere bildgebende, neuroradiologische und molekularbiologische Verfahren sind ent-

---

856 TIMOTHY DAALEMAN, SUBASHAN PERERA, STEPHANIE STUDENSKI, Religion, Spirituality, and Health Status in Geriatric Outpatients, in: Annals of Family Medicine 2 (2004, Heft 1), 49–53. Die Begriffe sind hier im englischen Original wiedergegeben, weil die Begrifflichkeit im angloamerikanischen Sprachraum vor einer direkten Übersetzung interpretationsbedürftig ist: »religion (or religiosity) has been viewed as the various organized, individual, and attitudinal manifestations of different faith traditions, whereas spirituality often connotes and expresses a sense of meaning, purpose, or power either from within or from a transcendent source« (50).

857 Diese Aspekte sind jeweils in hohem Maße reflexionsbedürftig. Sie sind jedoch in ihrem kulturellen Kontext eingeführte und validierte Messverfahren.

858 T. DAALEMAN, S. PERERA, S. STUDENSKI, Religion , Spirituality 2004, 51.

859 Vgl. dazu auch die kritische Replik von DAVID O. MOBERG, Epistemological Issues in Measuring Spirituality. Comments on ›Religion, Spirituality, and Health Status in Geriatric Outpatiens‹, in: Annals of Family Medicine 16. März 2004: http://www.¬ annfammed.org/cgi/eletters/2/1/49#386 (Zugriff am 29.03.2005).

860 Die Gedächtnissprechstunde am Innenstadt-Klinikum der LMU München gibt folgende Untersuchung neben den psychologischen Tests an: Blut- und Urin-Labor, Liquordiagnostik (Untersuchung von Nervenwasser) mit spezieller Analyse von Zellbestandteilen, die beim Absterben von Nervenzellen freigesetzt werden, EKG- und Langzeit-EKG-Untersuchungen, Röntgendiagnostik einschließlich Kernspin- oder Computertomographie des Gehirns, Doppler- und Duplexsonographie der zerebralen Gefäße sowie Positronen-Emissionstomographie zur Darstellung des Gehirnstoffwechsels (PET) und EEG-Untersuchungen.

wickelt worden, die »vermutlich Jahrzehnte vor ersten klinischen Zeichen« eine Alzheimererkrankung direkt – nicht im Ausschlussverfahren – diagnostizieren können.[861] Laborchemische Untersuchungen und computergestützte Tomographie ermöglichen einen direkten Nachweis über Veränderungsprozesse des Gehirns, die eine Alzheimererkrankung zu erkennen geben. Es ist sogar möglich geworden, »den Untergang von Nervenfasern und Leitungsbahnen im Gehirn durch die Methode des sogenannten *Diffusion Tensor Imaging*« direkt zu visualisieren.[862]

Die neuen Verfahren bringen es mit sich, dass noch weit vor den ersten bemerkbaren Symptomen ein künftiger Patient damit konfrontiert wird, dass er mit hoher Wahrscheinlichkeit an der Alzheimerschen Demenz erkranken wird. Es kann lange dauern, bis die Erkrankung deutlich in Erscheinung tritt und klinisch diagnostiziert werden kann. Dies liegt hauptsächlich in der Fähigkeit des menschlichen Gehirns begründet, Schädigungen zu kompensieren.[863]

Abbildung 5 verdeutlicht den zeitlichen Abstand zwischen einer bereits im vorsymptomatischen Stadium diagnostizierbaren Demenz vom Alzheimer-Typ und der klinisch diagnostizierbaren Erkrankung.

Die Krankheit schreitet schleichend fort: Während die pathologischen Beschwerden zunehmen, degenerieren die neuropsychologischen Funktionen, bis es nach der vorsymptomatischen Phase und gegen Ende der vorklinischen Phase zur Situation kommt, dass die Symptome der Erkrankung sich deutlicher erkennbar machen und schließlich klinisch – also durch die beschriebenen Test- und Ausschlussverfahren – diagnostizierbar sind. Der Krankheitsverlauf im klinischen Stadium wird schließlich in drei Stufen eingeteilt: von einer leichten über eine mittlere bis zur schweren Demenz.

Die neuen frühdiagnostischen Methoden eröffnen der betroffenen Patientin/dem betroffenen Patienten das Wissen um den Verlauf der Erkrankung; die Aufmerksamkeit für das Auftreten erster Symptome ist erhöht. Ob und wie die Patientin/der Patient sich mit der Erkrankung auseinandersetzt, ist eine Frage der individuellen Persönlichkeit und des sozialen Umfelds. Für die Selbstbestimmung des Patienten werden durch die frühdiagnostischen Möglichkeiten problematische Fragen aufgeworfen: Warum sollte er eine so frühe Diagnose wünschen? Welchen Nutzen hat sie für den Betroffenen? Das hängt davon ab, ob die Forschung zur Heilbehandlung in gleichem Maß wie die Entwicklung der Diagnostik vorankommt. Diagnostische und therapeutische Forschung stehen in einem dialektischen Verhältnis zueinander:

861 Ärzte Zeitung, 5.5.2003 (Online-Ausgabe: http://www.aerztezeitung.de/docs/2003/¬05/05/082a1301.asp?nproductid=2769&narticleid=259239). Vgl zu Methoden der Frühdiagnostik insbesondere: L. Scinto, K. Daffner (Hg.), Early Diagnosis 2000, bes. 105–190.
862 H. Hampel, H.-J. Möller, Neue Wege der Frühdiagnostik und Therapie, in: MedReport Nr. 10/27. Jg. (März 2003), 1;4.
863 Es hat sich die Ansicht durchgesetzt, dass die Alzheimererkrankung als ein »dynamische[r] Wettlauf [...] zwischen hochspezifischer Pathologie und differenzierter Adaptationsleistung des Gehirns« zu verstehen ist. (http://www.aerztezeitung.de/docs/¬2003/05/05/082a1301.asp?nproductid=2769&narticleid=259239).

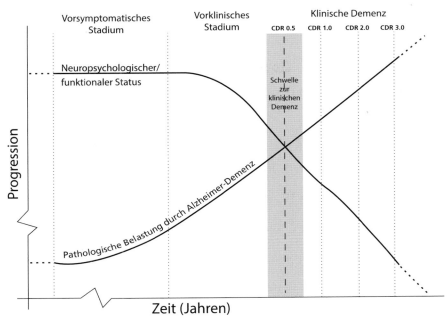

Abb. 5: Zeitlicher Ablauf einer Alzheimererkrankung (nach Scinto, Daffner 2000)[864]

»Ultimately, there is little clinical utility in the development of effective treatments without the capacity for early diagnosis, or in the development of techniques for early diagnosis of the disease without the availability of effective treatments. [...] We need to ensure that diagnostic information is used in humane, socially responsible ways.«[865]

Frühe Diagnose ist nur dann sinnvoll, wenn sie dazu führt, dass früh therapiert werden kann.[866] Ansonsten besteht Gefahr, dass sich die Korrelation zwischen den Frühstadien der Erkrankung und dem Phänomen von Depressionszuständen, wie sie in der Berliner Altersstudie untersucht wurde, verstärkt.[867]

Zudem stellt sich die Frage, welche Auswirkungen ein so früh gestellter Befund für die Lebensplanung und das Selbstkonzept des Patienten hat. Wird er den Befund zum Anlass nehmen, seine Lebensplanung zu ändern? Wie geht er

864 L. Scinto, K. Daffner, Early Diagnosis 2000, 6.

865 L. Scinto, K. Daffner, Early Diagnosis 2000, 17.

866 Vgl. K. Kosik, S. Post, K. Quaid, Ethical Context 2000, 322: »The right to know is a matter of human dignity. Informing the person enables him or her to 1. plan for optimal life experiences in the remaining years of intact capacities. 2 prepare a durable power of attorney [gesetzlicher Stellvertreter] for health-care decisions to be implemented upon eventual incompetence. 3. consider possible enrollment in AD research programs based on comprehended choices and decide about taking new antidementia compounds. 4 participate actively in support groups.«

867 Hanfried Helmchen et al., Psychische Erkrankungen im Alter, in: Karl Ulrich Mayer, Paul B. Baltes (Hg.), Die Berliner Altersstudie, Berlin 1996, 185–219, hier: 202f.

damit beim Abschluss von Kranken- und Lebensversicherungen um? Wird er sich mit der Krankheit, ihrer Entwicklung und ihren Folgen für ihn und seine Umgebung beschäftigen? Wird er den Anlass nutzen, eine Verfügung gezielt für die Situation zu formulieren, in der die Krankheit in vollem Umfang ausbricht?[868]

Im Hinblick auf Therapiemöglichkeiten wird allgemein die Ansicht vertreten, dass eine möglichst frühzeitige Diagnose einer Demenz vom Alzheimer-Typ Voraussetzung einer erfolgreichen Therapie ist. Erfolg und Therapie sind dabei in einem denkbar weiten Sinne zu verstehen: Sie beziehen sich sowohl auf medizinische, medikamentöse, psychiatrische und psychotherapeutische Maßnahmen wie auch auf eine Unterstützung der Patienten bei der Bewältigung des Alltags.

Dem geistigen Verfall wird in keinem Fall einer Demenzerkrankung tatenlos zugesehen. Ziel der Bemühungen ist es, dass Betroffene möglichst lange ihren Alltag bewältigen können.[869] Bundesweit bestehen gegenwärtig Kompetenzzentren, an denen diagnostische, vorbeugende, medizinische und pflegerische Beratung und Versorgung ineinander greifend und aufeinander aufbauend angeboten werden. Sie setzen ein systemisches Therapiekonzept[870] voraus, das die Stabilisierung des sozialen Umfelds als Teil einer gelingenden Behandlungsstrategie und eines Betreuungskonzeptes begreift.[871] In Tageskliniken etwa begleiten Psychologen, Sozialarbeiter und anderes Fachpersonal als multiprofessionelles Team den dementen Patienten durch den Tag und trainieren mit ihm das Zurechtkommen im Alltag. Die therapeutischen Möglichkeiten – auch in einer medizinisch orientierten Einrichtung – sind in einem entsprechend weiten Sinn zu begreifen, die geschilderten Verfahren sind mit medizinischen und medikamentösen Maßnahmen verknüpft. Medikamente (Anti-Dementiva) sind vor allem in den frühen Krankheitsstadien wirksam; sie stabilisieren die kognitive Leistungsfähigkeit und die Alltagsaktivitäten und verzögern den Krankheitsprogress.[872]

---

868 Vgl. dazu die Vorschläge der Rechtsanwälte WOLFGANG PUTZ, BEATE STELDINGER, Patientenrechte am Ende des Lebens. Vorsorgevollmacht – Patientenverfügung – Selbstbestimmtes Sterben, München 2003, 104.

869 Vgl. etwa die Pflegeethik von RUTH SCHWERDT, Eine Ethik für die Altenpflege. Ein transdisziplinärer Versuch aus der Auseinandersetzung mit Peter Singer, Hans Jonas und Martin Buber, Bern u. a. 1998, 19: »Gute Pflege im anthropologischen Sinne meint die Ermöglichung und Förderung größtmöglicher Autonomie (Selbständigkeit) im Vollzug der Aktivitäten des täglichen Lebens, im Rahmen sozial-gesellschaftlicher Einbindung.«

870 Damit nicht zu verwechseln ist das Konzept der systemischen Familientherapie, deren systemisch-konstruktivistische Konzepte, ihr Menschenbild und Krankheitsverständnis.

871 Vgl. INGRID ALBRECHT, RUTH BIEKER, THOMAS GUNZELMANN, SUSANNE HÖFER, WOLF D. OSWALD, Kompetenztraining. Das SIMA-Projekt. Ein Programm für Seniorengruppen, Hogrefe 2001; GABRIELE WILZ, THOMAS GUNZELMANN, Gruppenarbeit mit Angehörigen von Demenzkranken, Hogrefe 2001. Vgl. etwa auch die Hinweise der AMERICAN PSYCHIATRIC ASSOCIATION, Practice Guidelines 1997.

872 Vgl. T. GUNZELMANN, W. OSWALD, Gerontologische Diagnostik 2005, 123f.

Zu den bereits genannten Behandlungsmaßnahmen kommt eine weitere hinzu: die gezielte Arbeit mit den Angehörigen und Vertrauenspersonen. Die Therapie von Alzheimerpatienten denkt auch darin systemisch, dass sie das Umfeld des Patienten, der Patientin mit in den Blick nimmt.

> »The care of a demented patient requires an alliance with the family and other caregivers, as well as the patient. Family members and other caregivers are a critical source of information, as the patient is frequently unable to give a reliable history, they are generally responsible for implementing and monitoring treatment plans, their own attitudes and behaviors have a profound effect on the patient, and they often need the treating psychiatrist's compassion and concern.«[873]

Unter der Maßgabe des Behandlungsziels, dem Patienten ein aktives, selbstbestimmtes Leben zu erhalten und zu ermöglichen, wird sein Wohn- und Lebensumfeld unter Einbeziehung von Architektinnen und Architekten eingerichtet.[874] Dazu versucht Angehörigenarbeit den Nahestehenden des Patienten die Krankheit, ihre Ursachen und ihren Verlauf sowie die Gründe unverständlicher Verhaltensweisen des Patienten verständlich zu machen. Mit den Angehörigen und den Pflegenden werden Verhaltensweisen eingeübt, die dem Krankheitsstadium und der Persönlichkeit des Patienten angemessen sind und Eskalationen vermeiden helfen. Dazu gehören Entlastung durch Tagesbetreuung und Kurzzeitpflege. Alle diese Bemühungen sind begründet in einer gemeinsam vereinbarten Behandlungsstrategie, also dem planvollen Abstimmen von Aktionsweisen, die dem Zweck dienen, ein bestimmtes Ziel zu erreichen. Die Begründung findet sich nicht im Mitgefühl mit den Angehörigen.

In der Gerontopsychiatrie gelten folgende Therapieziele als handlungsleitend:[875]

- Sicherung des Überlebens
- Verhinderung schwerer körperlicher Schäden
- Erhaltung der Alltagskompetenz
- Verhinderung sozialer Isolation
- Einsicht in die Grunderkrankung
- Akzeptanz des Behandlungs-/Hilfebedarfs

Es gehört zur Symptomatik der Krankheit, dass sie die Alltagsfähigkeit des Patienten beeinträchtigt und, verbunden mit einem Verlust der Orientierungsfähigkeit, letztlich beseitigt (Apraxie). Zur Tragik der Krankheit gehört, dass diese Beeinträchtigung in einem frühen Stadium bewusst erlebt und damit auch erlitten wird. Im weiteren Krankheitsverlauf verlieren Patienten häufig

---

873 AMERICAN PSYCHIATRIC ASSOCIATION, Practice Guidelines 1997, 9. In allen Stadien ab der Diagnose einer Alzheimererkrankung finden Information und Hinweise auf Selbsthilfegruppen im Gespräch mit Patient und Familie statt.

874 Vgl. PAULI JUHANI LINDSTRÖM, Philosophie der Häuser für demenziell Erkrankte, Vortrag beim Internationalen Kongress »Altern und Demenz«, Nürnberg 12./13.11.2003, Manuskript. Vgl. auch M. LANGEHENNIG, Soziales Frühstadium 2005, 12f.

875 Vgl. T. WETTERLING, Gerontopsychiatrie 2001, 23ff.

das Bewusstsein dafür, nicht mehr länger alltagstauglich zu sein. Die sich im Alltag stellenden Probleme werden durch in früheren Lebensphasen entwickelte Routinen bewältigt, was in der Logik des Patienten völlig plausibel erscheint und deshalb nicht als fehlerhaft empfunden wird. So kommt es beispielsweise zu dem Phänomen, dass eine Alzheimerpatientin zwar einkaufen geht, im Laden aber nicht mehr weiß, was sie eigentlich kaufen wollte – und deshalb ausschließlich das kauft, was ihr in früheren Zeiten grundsätzlich plausibel schien: Kaffee auf Vorrat.[876] In dem Maße, in dem Alltagsbewältigung unmöglich wird oder zu Selbst- und Fremdgefährdung führt – etwa Autofahren –, ist das Recht auf Selbstbestimmung durch eine zunehmende Rahmenvorgabe bis hin zur gerichtlich angeordneten Betreuung eingeschränkt, allerdings niemals im Grundsatz aufgehoben.

Das Betreuungsgesetz hält deshalb fest: Umfang und Grad der Beeinträchtigungen in der Alltagspraxis sind genau zu definieren, um den Aufgabenkreis einer Betreuung und seine Grenzen festzustellen.[877] Die Betreuung darf nur angeordnet werden, um eine erhebliche Gefahr für die betroffene oder eine andere Person abzuwenden. Ein genau geregeltes Verfahren untersucht das Vorliegen einer gerontopsychiatrischen Erkrankung, die Beeinträchtigung der Fähigkeiten, die Notwendigkeit von Hilfe, alternative Möglichkeiten sowie die Notwendigkeit einer gesetzlichen Betreuung.

In jüngster Zeit hat zudem die Erforschung von subjektiver Lebensqualität von Patientinnen und Patienten auch im Bereich der demenziellen Krankheitsbilder zugenommen. Dabei werden unterschiedliche Verfahren angewandt. Ein Beispiel dafür ist das Instrument DQoL (Dementia Quality of Life), ein Messverfahren, das verschiedene Aspekte von Lebensqualität und Demenz in drei Vergleichsgruppen erfasst: bei pflegenden Angehörigen, professionell Pflegenden und Personen im frühen Stadium einer Demenz. Die Items werden fünf Skalen zugeordnet: Selbstwertgefühl, positiver Affekt (z. B. Humor), negativer Affekt (z. B. Depression, Angst, Ärger), Zugehörigkeitsgefühl und Ästhetisches Empfinden bei sensorischen Eindrücken.[878] Die Problematik dieser Messverfahren liegt darin, dass sie nur in den Phasen einer frühen oder mittleren Demenz valide Ergebnisse liefern, etwa zu dem signifikant positiven Zusammenhang von Selbstwert und Lebensqualität. Mit fortschreitender Erkrankung verlieren diese Messverfahren an Validität. Hier haben sich Verfahren zur Einschätzung von Lebensqualität durch Verhaltensbeobachtung durchgesetzt, die eingesetzt werden, »um die Wirkung therapeutischer Interventionen oder neuer Betreuungsformen auf die erkrankten Menschen zu überprüfen, die nicht mehr unmittelbar befragt werden können«[879]. Die zwar zeitaufwendigen Messverfahren

---

876 Das Beispiel entstammt der Arbeitshilfe von Jutta Becker, ›Gell, heut geht's wieder auf die Rennbahn‹. Die Handlungslogik dementer Menschen wahrnehmen und verstehen, Darmstadt 2000², 9f.

877 Vgl. T. Wetterling, Gerontopsychiatrie 2001, 148f.

878 Entwickelt von M. Brod, A. L. Stewart, L. Sands, P. Walton, Conceptualization and measurement of quality of life in dementia: The Dementia Quality of Life Instrument (DQoL), in: The Gerontologist 39 (1999), 25–35. Dargestellt bei T. Gunzelmann, W. Oswald, Gerontologische Diagnostik 2005, 210f.

haben sich in der Pflege als gut verlässliche Instrumente erwiesen, die subjektive Interpretationen in einem gewissen Maß vergleichbar machen. Ihre Bedeutung liegt vor allem darin, sich um eine Kommunikation mit an einer schweren Demenz Erkrankten zu bemühen und ihre subjektive Befindlichkeit zur Geltung zu bringen. Sie dienen damit der weitestgehenden Erhaltung von Selbstbestimmung. Für Seelsorge mit Demenzpatientinnen und -patienten ist die Kenntnis solcher Verfahren und Methoden ein sinnvolles und hilfreiches Mittel, um den Besuchten und Betreuten den Status von Akteuren in der Kommunikationssituation zu erhalten.

Ein im multiprofessionellen Team gemeinsam zu vereinbarendes Handlungsziel ist demnach die Förderung und Erhaltung der Selbstbestimmung des Patienten oder der Patientin gerade angesichts der abnehmenden physischen Bedingungen ihrer Möglichkeit. Handlungen und Zielabsprachen stehen dabei unter der Bedingung von Autonomie, dass der betroffene Patient/die Patientin selbst darüber bestimmen kann, welche Personen an Entscheidungen und Zielvereinbarungen für therapeutisches Handeln und Betreuung beteiligt sind. Die beteiligten Personen gestalten den Rahmen, in dem er oder sie dann den Möglichkeiten gemäß sein oder ihr Leben führt. Hier wird das Thema einer Betreuungsverfügung und Vorsorgevollmacht berührt.

---

879 T. Gunzelmann, W. Oswald, Gerontologische Diagnostik 2005, 212.

2　Reflexionskunst

Der evangelischen Theologie stellen sich die Fragen nach der Identität der Person mit sich selbst samt ihren pflege- und behandlungsbezogenen Konsequenzen im Kontext der biblischen Texte und der dogmatischen Lehrbildung. Es bedarf auch in diesem Zusammenhang einer Auseinandersetzung mit dem Begriff der Menschenwürde in der Tradition der Lehre von der Gottebenbildlichkeit.[880] Ulrich Eibach erinnert daran, dass diese Argumentationstradition unter dem Einfluss idealistischer Philosophie »fast nur an den höchsten geistigen Fähigkeiten des Menschen« ausgerichtet gewesen sei, »der sich mittels der Vernunft in Freiheit selbst als Persönlichkeit verwirklicht. […] Die kranken und vor allem die psychisch-geistig behinderten Menschen hatte man in diesem Denken weitgehend aus dem Blick verloren.«[881]

2.1　Alter und Verwirrtheit aus historischer Sicht

Michel Foucault hat in seiner Studie »Wahnsinn und Gesellschaft«[882] eingehend beschrieben, welchen Deutungsmustern und Behandlungsstrategien Menschen mit mentalen Störungen insbesondere in der französischen Klassik ausgesetzt waren. Einige der Hinweise sind für heutige Beschreibungen und Konzepte erhellend: Im 18. und bis ins frühe 19. Jahrhundert hinein wurde, so Foucault, ›Wahnsinn‹ (als übergreifende Kategorie für mentale Störungen) nicht individualisiert betrachtet, sondern einem allgemeinen Begreifen zuge-

---

880 Vgl. hierzu neben den bereits oben Genannten REINER ANSELM, Die Würde des gerechtfertigten Menschen. Zur Hermeneutik des Menschenwürdearguments aus der Perspektive der evangelischen Ethik, in: ZEE 43 (1999), 123–136. Einen lohnenden Zugang, der hier nicht ausführlich dargestellt werden kann, vermittelt DAVID KECK, Forgetting Whose We Are, Nashville 1996, 228: »An Alzheimer's hermeneutic learns through the humiliation of disease, dissolution, and death that we approach the Bible's narratives as creatures in need, creatures whose own selfhood is dependent on the support of the family, the church, and God. It is a disposition which acknowledges that, above all, we must interpolate our narratives into the narrative of Christ's suffering, death, and resurrection.«
881 Zitiert bei R. ANSELM, Würde des gerechtfertigten Menschen 1999, 132.
882 MICHEL FOUCAULT, Wahnsinn und Gesellschaft. Eine Geschichte des Wahns im Zeitalter der Vernunft, Frankfurt a. M. 1996[12] (Franz.: Histoire de la folie, Paris 1961).

führt und damit objektiviert. Dabei wird seit dem 17. Jahrhundert die Gruppe der Demenzerkrankungen zwar als eigenständig erkannt, aber dennoch als diejenige Geisteskrankheit beschrieben, »die dem Wesen des Wahnsinns am nächsten bleibt, aber des Wahnsinns im allgemeinen, des in allem, was er an Negativem haben kann, verspürten Wahnsinns: Unordnung, Dekomposition des Denkens, Irrtum, Illusion, Nicht-Vernunft und Nicht-Wahrheit«[883]. Die Betrachtung des Kranken geschah aus der Distanz, die sich durchaus in Form von Gittern manifestieren konnte,

> »unter den Augen einer Vernunft, die keine Verwandtschaft mehr mit ihm hat und sich nicht mehr durch zu große Ähnlichkeit kompromittiert fühlen muß. Der Wahnsinn ist etwas geworden, was man anschauen kann, [...] ein Lebewesen mit eigenartigen Mechanismen, eine Bestialität, in der der Mensch seit langem beseitigt ist.«[884]

Foucault fährt fort mit einem Zitat Blaise Pascals: »Ich kann mir gut einen Menschen ohne Hände, Beine, Kopf vorstellen, denn nur die Erfahrung lehrt uns, daß der Kopf notwendiger ist als die Füße. Aber ich kann mir keinen Menschen ohne Denken vorstellen. Das wäre ein Stein oder ein unvernünftiges Tier.«[885] Die Konsequenz dieser Betrachtungsweise ist, dass der Umgang mit ›Wahnsinnigen‹ und ›Irren‹ nicht vom Handlungsziel einer Besserung/Therapie oder gar einer ›Bekehrung‹ des verirrten Individuums (wie etwa in mittelalterlichen Texten), sondern vom »Bild der Animalität«[886] geleitet ist: Es wird versucht, das Toben zu unterbinden, den Kranken unschädlich zu machen. Denn: »Die Animalität, die im Wahnsinn zum Ausdruck kommt, beraubt den Menschen dessen, was es an Menschlichem in ihm geben kann.«[887] Der Hinweis auf die Epoche der französischen Klassik verdeutlicht, dass die Beschreibung des Wahnsinns als Rückkehr zur »finsteren Welt der Tiere und der Dinge und zu deren gefesselter Freiheit«[888] als Bedrohung der Freiheit des aufgeklärten, rationalen Menschen verstanden werden musste.

Der Hinweis macht damit auch verständlich, welche Logik hinter Aussagen steht, wie sie in der im Eingangsteil beschriebenen Patientenverfügung aus Australien vorliegen. Sie versteht sich als ein Akt der Freiheit des aufgeklärten, rationalen Menschen, die darin ihre Spitze hat, dass sie sich dem Regress zu entziehen vermag. Es kommt damit allerdings auch dem sozialen Verhalten von Familien im 18. Jahrhundert nahe, die aus Gründen der Ehre ein wahnsinniges Familienmitglied internieren ließen, ein Verhalten, das allgemein als gerechtfertigt verstanden wurde.[889]

In der ethischen Diskussion findet diese Tradition ihren Widerhall in der Position des australischen Philosophen Peter Singer und seines Kreises. Die Unterscheidung zwischen Personen und Nichtpersonen wird anhand der intellek-

---

883 M. FOUCAULT, Wahnsinn 1996, 256.
884 A. a. O., 140.
885 Ebd.
886 A. a. O., 142.
887 A. a. O., 143.
888 A. a. O., 152.
889 A. a. O., 137.

tuellen Fähigkeiten und Bewusstseinszustände getroffen.[890] Die Unterscheidung von Person und Nichtperson findet sich auch wieder in H. Tristram Engelhardts einflussreichen »Foundations of Bioethics«: Eine Person ist »self-conscious, rational, free to choose, and in possession of a sense of moral concern«[891]. Der Personenstatus gilt folglich nicht für Menschen mit fortgeschrittener Alzheimerdemenz.

Michel Foucault erinnert in seiner Geschichte des Wahnsinns allerdings auch daran, dass in der Zeit der französischen Klassik die religiöse Deutung des Wahnsinns sich veränderte. Er erhielt

> »in der Wut seiner Animalität eine eigenartige, demonstrative Kraft. [...] Diese den Kräften des Unmenschlichen ausgelieferten Menschen bilden [...] um den herum, der sie [die Vernunft] verkörpert, eine ewige Gelegenheit zur Verherrlichung, weil sie gleichzeitig damit, daß sie ihn umgeben, die Vernunft rühmen, die ihnen abgesprochen worden ist, und ihr einen Vorwand geben, sich zu erniedrigen, zu erkennen, daß sie nur durch göttliche Gnade zugestanden wird.«[892]

Die Christologie und die Inkarnationslehre ermöglichen es, im Wahnsinn

> »jene untere Grenze der menschlichen Wahrheit anzuerkennen, die nicht zufällig, sondern von wesentlicher Bedeutung ist. Wie der Tod der Endpunkt des menschlichen Lebens im Zeitlichen ist, so ist der Wahnsinn auf der Seite der Animalität der Endpunkt des Lebens.«[893]

Die göttliche Gnade reicht so weit, dass sie auch den Menschen im Zustand der Animalität zu retten und zu erheben versteht. Seine lebensweltliche Umsetzung findet dies in der diakonischen Praxis der geistlichen Orden wie dem der Barmherzigen Brüder. In diesen religiösen Deutungsversuchen zeigt sich, dass die Gottesbeziehung als eine alle Brüche überwindende gedacht und geglaubt wurde und deshalb diakonisches Handeln motivieren konnte.

Auf die religiöse Motivation der Zuwendung zu Menschen mit kognitiven und mentalen Störungen lassen auch Untersuchungen zur Geschichte diakonischen Handelns im Protestantismus schließen. Martin Benad beispielsweise hat den Umgang mit den entsprechenden Patientengruppen in den von Bodelschwing'schen Anstalten Bethel untersucht. Abgesehen davon, dass es bis 1906

---

890 Vgl. etwa PETER SINGER, Leben und Tod. Der Zusammenbruch der traditionalen Ethik, Erlangen 1998; HELGA KUHSE, Die ›Heiligkeit des Lebens‹ in der Medizin. Eine philosophische Kritik, Erlangen 1994, 262ff. Singer geht es primär darum, nichtmenschlichen Lebewesen Personenstatus zuzusprechen, die über entsprechende intellektuelle Fähigkeiten und Bewusstseinszustände zu verfügen scheinen. Sein Interesse ist es weniger, einer Gruppe von Kranken den Personenstatus abzuerkennen, um sie damit für Tötung oder unmenschliche Behandlung zugänglich zu machen. Dies zeigt Singers Hinweis, auch das Umfeld des Kranken zu berücksichtigen. Allerdings kann seine Festlegung einer Unterscheidungsgrenze nicht vom Verdacht einer Diskriminierung freigesprochen werden.

891 H. TRISTRAM ENGELHARDT, The Foundations of Bioethics, New York 1986, 105.

892 M. FOUCAULT, Wahnsinn 1996, 149.

893 A. a. O., 150. Foucault bezieht sich ausführlich auf Vincent de Paul, dessen Bruder 1654 als Dementer in Saint-Lazare interniert wurde. Vincent de Paul forderte zu einem Umgang mit Dementen auf, der im Dementen den gemarteten und gefesselten Christus erkennt.

(dem mit Auguste D. ersten dokumentierten Fall einer Alzheimerdemenz) keine wissenschaftliche Differenzierung unterschiedlicher Formen von Demenz gab, stellten die Bewertung und der Umgang mit Kranken, die an – abwechselnd so benannt – ›Idiotie‹, ›Schwachsinnigkeit‹, ›Irrsinn‹ etc. litten, ein Problem dar: So schreibt Friedrich von Bodelschwingh 1883[894]:

> »›Ist schon in den Irrenanstalten die Gewinnung des richtigen Pflegepersonals für die Direktoren die allerschwerste Aufgabe, so ist dieselbe vollends da unmöglich mit nur bezahlten Leuten auszuführen, wo nicht nur vorübergehend schwere Kranke behandelt werden, oder in hoffnungslose Nacht gehüllte einfach verpflegt werden sollen, sondern wo mit so schwierigen, reizbaren, aber keineswegs abgestumpften Kranken ein dauerndes, gemeinsames Leben bei Tag und Nacht in Liebe und Sanftmut vorgelebt, wo jede Arbeit vorgearbeitet und wo die Pfleger und Pflegerinnen den Kranken Freund, Bruder, Schwester, ja Vater und Mutter ersetzen sollen.‹ Ein geeignetes Pflegepersonal sei für diese Kranken nur durch die religiösen Genossenschaften zu beschaffen.«

Daran ist bemerkenswert:

- die Differenzierung der Betreuungsbedürftigen in »in hoffnungslose Nacht gehüllte« und Verhaltensauffällige,
- die Schwierigkeit, qualifiziertes Personal zu finden,
- die ausschließlich religiöse persönliche Motivation der Pflegekräfte[895] und schließlich
- das am Familienmodell orientierte Leitbild der Fürsorgegemeinschaft.

Die Auswirkungen des bürgerlichen Bildungsideals auf den Umgang mit Menschen mit kognitiven Störungen in der Heilpädagogik hat Hans J. Schwager beschrieben: Während die ersten Versuche einer ›Sonderpädagogik‹ vor allem den sinnlich beeinträchtigten Menschen (Blinde, Gehörlose) galten, blieben die ›geistig Behinderten‹ davon unberücksichtigt. Sie wurden im frühen 19. Jahrhundert noch als »Seelenlose« beschrieben, um die man sich zwar therapeutisch bemühte, für die man Therapie jedoch noch als »moral treatment« verstand: »Dieses Familienprinzip ist ein ›Zwangsmittel‹, erlaubt es doch, die Patienten wie Kinder zu betrachten und wie Kinder bei abweichendem Verhalten zu bestrafen.«[896] Die

---

894 FRIEDRICH VON BODELSCHWINGH, Über die öffentliche Fürsorge für Epileptische. Vortrag auf dem Armenpfleger-Kongreß 1883 in Dresden, in: DERS., Ausgewählte Schriften 1872–1910, Bethel 1964, 61.66; zitiert bei: MARTIN BENAD, Bethel als historischer Gegenstand, Vorschlag zur strukturierten Annäherung an die Geschichte der v. Bodelschwinghschen Anstalten, in: MARTIN BENAD, EDMUND WAGNER (Hg.), Diakonie der Religionen. Bd. 1, Studien zu Lehre und Praxis karitativen Handelns in der christlichen, buddhistischen, Hindu- und Sikh-Religion, Frankfurt u. a. 1996 (Theion 7), 11–38.
895 Berufssoziologische Untersuchungen haben ergeben, dass die immateriellen, insbesondere religiösen Beweggründe zur Übernahme erwerbsmäßiger Altenpflege bis in die 1960er Jahre hinein bestimmend waren und heute noch bei Übernahme ehrenamtlicher und privater Pflegetätigkeit bestimmend sind. Vgl.: WOLFGANG VOGES, Pflege alter Menschen als Beruf. Soziologie eines Tätigkeitsfeldes, Wiesbaden 2002, 150–152.
896 HANS J. SCHWAGER, Zwischen Pädagogik, Theologie und Medizin: Zu den Anfängen der Behindertenbildung im 19. Jahrhundert, in: M. BENAD, E. WEBER (Hg.), Diako-

heilpädagogischen Bemühungen ändern sich mit dem Wandel im Gesellschafts-
bild in den Revolutionsjahren um 1848 und mit den verstärkten Bemühungen
um Volksschulbildung. Heinrich Marianus Deinhardt (1821–1880) und andere
kritisieren an den Einrichtungen der Inneren Mission restaurative Tendenzen:

> »Es ist die Art Heimunterbringung, die wegen ihrer Aussonderungstendenzen Anstoß
> erregt. Die Arbeit dient nicht, wie Deinhardt es immer wieder beschrieben hat, als
> Hilfe zur Entwicklungsförderung, sondern als Erziehungs- und Disziplinierungsmittel.
> Die Verfasser wenden sich auch gegen jede Art von Familienersatz. Das richtet sich
> gegen das Familienprinzip des Rauen Hauses. [...] Hinter der Ablehnung des Familien-
> prinzips steht das Erziehungsziel des selbstbestimmten Lebens.«[897]

Die leitenden Bilder waren dabei vom Pietismus bestimmt: Der kognitiv kranke
Mensch verkörpert den ›alten Menschen‹ (im paulinischen Sinne), der durch die
Wiederaufnahme in die als Familie verstandene Pflegeanstalt Vergebung erfährt
und dauerhaft im Status der Unmündigkeit verbleibt.
Für die Reflexionskunst von Seelsorgepersonen, die in Einrichtungen des Ge-
sundheitswesens, hier vor allem der Altenpflege und in Rehabilitationseinrich-
tungen tätig sind, haben die historischen Hinweise vor allem kritische Bedeutung.
Sie offenbaren einen Zusammenhang zwischen dem gesellschaftlich favorisierten
Menschenbild und dem Umgang mit Menschen, die im Vergleich dazu als defizitär gelten. Diskussionen über den Rechtsstatus schwer dementer Patienten gehen
immer wieder einher mit Diskussionen über eine Beschränkung des Zugangs zu
Leistungen des Gesundheitswesens. Die in der Geschichte beobachtbaren religiösen Motive der karitativen Zuwendung zu Menschen mit kognitiven Störungen
sind durchaus ambivalent. Sie wirken sich entsprechend unterschiedlich auf die
Betreuung und Zielrichtung therapeutischer Bemühungen aus. Während die Deutung mittels der Christologie zu einer vorbehaltlosen Zuwendung führte, scheint
sich das Leitbild der christlichen Hausfamilie für die Pflegeanstalt eher entmündi-
gend ausgewirkt zu haben. Entsprechend sollten heutige Bemühungen um eine
Deutung von Demenz immer wieder kritisch betrachtet werden.

2.2 Zum Personenstatus aus theologischer Perspektive: Der Mensch als offenes Wesen und als Fragment[898]

Die Praxis von Diagnostik, Pflege, Begleitung, Behandlung und Forschung im
Zusammenhang mit Demenzerkrankungen ist außerordentlich vielgestaltig und

nie der Religionen 1996, 127–143, 129. So auch KLAUS DÖRNER, Bürger und Irre,
Frankfurt a. M. 1984.
897 H. SCHWAGER, Zwischen Pädagogik, Theologie und Medizin 1996, 138.
898 Der hier dargelegte Ansatz eines theologischen Verständnisses von Person als Person-
in-Beziehung entspricht auch dem Ansatz von JOHN SWINTON, Forgetting whose we

beinhaltet ständig neue Herausforderungen in ständig neuen Situationen. Die eingangs zitierte Patientenverfügung aus Australien umgeht diese Komplexität und die erforderliche Situationsgenauigkeit. Sie erklärt rundum die ganze Lage für inakzeptabel und hält damit alle sich anschließenden Fragen für erledigt. Die eigentliche Pointe dieser Verfügung liegt jedoch in der Bewertung des späteren dementen Patienten durch sich selbst zu einem frühen Zeitpunkt der Erkrankung. Selbst wenn es so sein sollte, dass Alzheimerpatienten nicht leiden sollten, so formuliert die Verfügung, sei doch der Verlust von Denk- und Interaktionsfähigkeit so gravierend, dass damit die Form von Lebensqualität verloren ist, die der Verfügende zur Bedingung einer Erhaltung seines Lebens macht. Die Selbstbewertung des Verfügenden ist dabei von zwei Faktoren abhängig: zum einen vom absehbaren Krankheitsverlauf aufgrund zugänglicher medizinischer Informationen, zum anderen von der subjektiven Deutung des Zustandes des Patienten in späteren Phasen der Krankheit und der Konsequenzen dieser Deutung für den Status als einzigartige und unverwechselbare Person: Der durch den Krankheitsprogress in seiner Persönlichkeitsstruktur veränderte Mensch ist nicht mehr derselbe wie die verfügende Person. Dies knüpft an die beiden vorangegangenen Kapitel an, die medizinischen Beschreibungen des Krankheitsverlaufs einerseits und die Deutungen von Verwirrtheit und abnehmenden kognitiven Fähigkeiten in der Geschichte andererseits. Beides wirft grundlegende Fragen auf im Blick auf das Verständnis von Person, Persönlichkeit und Identität. Die Beantwortung dieser Fragen aus dogmatischer und philosophischer Sicht ist dringend geboten im Blick auf medizinethische Entscheidungs- und Konfliktsituationen, bei denen es darum gehen wird, die Äußerungen und Wünsche von an einer progredienten Demenz Erkrankten zu berücksichtigen oder durch frühere Willensbekundungen zu relativieren. Während die ethische Problematik von Vorausverfügungen im ethischen Reflexionsgang beschrieben wird, sind an dieser Stelle die Voraussetzungen zur Lösung des ethischen Problems zu klären, genauer die Klärung der Frage nach dem Personenstatus von Menschen mit einer mittleren bis schweren Demenzerkrankung.

Eine der oben zitierten und in bioethischen Diskussionen immer wieder begegnenden Bestimmungen stammt von H. Tristram Engelhardt: Eine Person ist demnach selbstbewusst, rational, frei in ihren Entscheidungen und im Besitz eines moralischen Bewusstseins.[899] Auch zurückhaltendere Konzepte kommen darin überein, dass eine Person sich durch die Fähigkeit zu bewussten Erfahrungen und absichtsvollen Handlungen auszeichnet (»capacities for conscious experiences and for purposive agency«).[900]

Ein solchermaßen definierter Status als Person trifft auf Menschen im späten Stadium einer Alzheimer'schen Krankheit kaum zu. Nur in frühen bis mittleren Stadien ist selbstbestimmtes Personsein in diesem Sinn möglich; nur in frühen

are. Theological reflections on successful aging, personhood and dementia, in: JOHAN BOUWER (Hg.), Successful Aging, Spirituality and Meaning. Multidisciplinary Perspectives, Leuwen/Paris/Walpole 2010, 237–261.
899 H. TRISTRAM ENGELHARDT, The Foundations of Bioethics, New York 1986, 105.
900 Vgl. C. DEFANTI, Personal Identity 2003.

Stadien ist gegeben, was als Bedingung eines »informed consent«, einer Entscheidung aus freien Stücken und damit einer Beteiligung an der Entscheidung
über medizinische, pflegerische und versorgungsrechtliche Maßnahmen, gilt:
Nur ein informierter, entscheidungsfähiger Patient, der sich der Tragweite seiner Entscheidungen bewusst ist, kann in therapeutische Maßnahmen einwilli-
gen oder sie ablehnen. Ohne eine solche Einwilligung würde die Vornahme einer therapeutischen Maßnahme erhebliche rechtliche Folgen nach sich ziehen,
weil sie einen Eingriff in die Persönlichkeitsrechte des Patienten bedeuten würde, bis hin zur schweren Körperverletzung.

Wenn eine Person nicht mehr entscheidungsfähig ist und ihre Entscheidungen nicht mehr kommunizieren kann, ist die Frage der Zulässigkeit von Maßnahmen komplexer. Der Patient ist dann zwar im rechtlichen Sinne nicht mehr
entscheidungsfähig. Das bedeutet aber nicht, dass er nicht Wünsche und Präferenzen äußern würde oder erkennbare Interessen hätte. Es kann jedoch vorkommen, dass diese im Widerspruch stehen zu früheren Äußerungen aus Tagen, in denen der Krankheitsverlauf noch nicht die Entscheidungskompetenz in
Mitleidenschaft gezogen hat.

Die im deskriptiven phänomenologischen Teil geschilderten Fallgeschichten
sowie die australische Patientenverfügung bringen dieses Problem im konkreten
Fall der Widersprüchlichkeit von Willensäußerungen derselben Person zum
Ausdruck: Inwiefern handelt es sich zum Zeitpunkt der Verfügung und zum
Zeitpunkt der Entscheidungssituation um dieselbe Person? In welchem Verhältnis stehen die Willensäußerungen zu unterschiedlichen Zeitpunkten? Abstrakter
formuliert handelt es sich um das Problem der personalen Identität. Es stellt
sich zwar generell bei allen Vorausverfügungen, da davon ausgegangen werden
muss, dass die Person zwischen dem Zeitpunkt der Verfügung und dem Zeitpunkt der Entscheidungssituation Entwicklungsprozesse durchlaufen hat. An
einer Identität zwischen beiden besteht jedoch kein Zweifel. Im Falle einer
Demenzerkrankung gehören weitgehende Persönlichkeitsveränderungen zum
Krankheitsbild. Handelt es sich auch in einem weit fortgeschrittenen Stadium
noch um dasselbe Individuum, das vorher seinen Willen bekundete?

Der amerikanische Philosoph David Degrazia geht davon aus, dass ein Patient
oder eine Patientin mit einer Demenzerkrankung sich in seiner, bzw. ihrer Persönlichkeit verändert und es keine Kontinuität über Erinnerung, Absichten und
deren Ausführung, Wünsche und Glaubenseinstellungen gibt. Nur auf einer rein
biologischen Ebene bleibe er oder sie unzweifelhaft dieselbe Person.[901] Andere
Ansätze beschreiben die Entwicklung von Persönlichkeit und personaler Identität als Abfolge von aufeinander folgenden Stufen. Die Grundfrage bleibt dann
aber bestehen: Wie ist mit Gewissheit zu behaupten, dass es sich um miteinander
identische Personen handelt? Im Falle einer Alzheimerdemenz wird dies von
manchen Autoren aus dem Bereich der Psychologie angezweifelt: Von einer
Identität könne nur ausgegangen werden, wenn ein ausreichender Teil des Gehirns existiere und zugleich die Fähigkeit habe, mentale Zustände aufrechtzuer-

---

901 DAVID DEGRAZIA, Advance Directives, Dementia, and the ›Someone Else problem‹,
   in: Bioethics 13:5 (1999), 373–391.

halten und Erinnerungen zu bewahren, die zumindest zum Teil identisch seien mit denen früherer Stufen.[902] Gerade die Fähigkeit des autobiographischen Gedächtnisses wird beim Fortschritt der Alzheimer'schen Krankheit beeinträchtigt, wenn Ereignisse aus ganzen Lebensabschnitten dem aktiven Zugriff dauerhaft und aus neurologisch beschreibbaren Gründen verschlossen bleiben.

In jüngerer Zeit hat sich in der Hirnforschung eine Debatte zum ›Leib-Seele-Problem‹ entwickelt, auf die hier zwar nur ansatzweise eingegangen werden kann, die aber doch Anhaltspunkte für ein differenziertes Verständnis des Problems der personalen Identität liefert: Dort wird diese Frage in Abhängigkeit von Hirnfunktionen gestellt. Antonio R. Damasio[903] unterscheidet in seinen Untersuchungen zwei Formen des Bewusstseins: das »Kernbewusstsein« und das »ausgedehnte Bewusstsein«. Ersteres sei das fundamentale Bewusstsein, das eng mit dem Kurzzeitgedächtnis und der Emotion verknüpft sei: das kurze Gefühl des Selbst im gegenwärtigen Moment. Dieses sei über die gesamte Lebensspanne eines Organismus pulsierend stabil: stabil im Sinne eines beständigen Vorhandenseins eines Kernbewusstseins, pulsierend jedoch in dem Sinn, dass zwischen den einzelnen Inhalten des Kernbewusstseins im Zeitverlauf kein als Kontinuität beschreibbarer Zusammenhang bestehen müsse. Das »ausgedehnte Bewusstsein« verleihe dem Individuum Identität, Bewusstsein für die eigene Vergangenheit und die vorgestellte Zukunft sowie ein Bewusstsein für die Welt, in der es lebe. Dem ausgedehnten Bewusstsein entspreche damit die Fähigkeit zu raum-zeitlicher Orientierung. Das »ausgedehnte Bewusstsein« vermöge autobiographische Erinnerungen zu formen. Beeinträchtigungen des »ausgedehnten Bewusstseins« durch neurologische Schädigungen haben laut Damasio keine Auswirkungen auf das »Kernbewusstsein«.

Diesen beiden Bewusstseinsformen entsprächen zwei Formen des Selbst: das »Kernselbst« und das »autobiographische Selbst«. Das »Kernselbst« sei ein eher flüchtiges Phänomen, das fortwährend neu geschaffen werde. Das in der Diskussion zur personalen Identität infrage gestellte Selbst ist das des »autobiographischen Selbst«, das sich zwar im Laufe der Zeit entwickelt, aber dennoch »irgendetwas wie es selbst bleibt«[904]. Auch wenn die Diktion ›Kernselbst‹ und ›autobiographisches Selbst‹ problematisch ist, weil sie als eine Hierarchisierung der verschiedenen Formen des Selbst missverstanden werden könnte und durch die Zuschreibung einer Kernqualität und einer Ausdehnung eine Wertung der unterschiedlichen Zustände nicht ausschließt, scheint die neurologische Differenzierung der Formen von Bewusstsein und von Selbst hilfreich zu sein für die Bemühung um eine Lösung des beschriebenen Problems.

Die Differenzierungen verhelfen zu einer adäquaten Deutung und Beschreibung der Veränderungsprozesse im Laufe einer Demenzerkrankung.[905] Es dient

---

902 Vgl. C. DEFANTI, Personal Identity 2003.

903 Vgl. zum Folgenden ANTONIO R. DAMASIO, Ich fühle, also bin ich. Die Entschlüsselung des Bewusstseins, München 2002.

904 Vgl. HANS GOLLER, Hirnforschung und Menschenbild. Die Bedeutung von Körper und Emotion für Bewusstsein und Selbst, in: Stimmen der Zeit 2000/9, 578–594.

905 Zur Diskussion vgl. DANIEL CALLAHAN Terminating life-sustaining treatment of the demented, in: Hastings Center Report 25 (1995), 26; RONALD DWORKIN, Life's Do-

dem Verständnis der Äußerungen und Willensbekundungen von Patienten und Patientinnen in einem späten Stadium der Erkrankung, wenn man sie durch ein »Kernbewusstsein« verursacht und als Äußerungen eines zu Selbstbestimmung fähigen »Kernselbst« bewerten kann. Allerdings bedarf es dann der Ergänzung der Wahrnehmung durch die Berücksichtigung der Beeinträchtigungen des »autobiographischen Selbst«. Welche Folgen hat das für die Entscheidungsfreiheit? Eine Konsequenz könnte sein, dass man zwischen dem funktionsfähigen »ausgedehnten Bewusstsein« zu einem frühen Zeitpunkt der Erkrankung und den später vorhandenen »Kernbewusstseins«-Zuständen ein Subordinationsverhältnis denkt. Dies ist jedoch im Blick auf die konkreten Konsequenzen einer Subordination problematisch, denn es würde eine Verfügungsgewalt der Person zum frühen Zeitpunkt der Erkrankung über sich selbst in einer späteren Phase ermöglichen.

Der Ethiker Peter Dabrock scheint eine solche Konsequenz zu kritisieren, wenn er im Rahmen seiner Überlegungen zur Applikationsfähigkeit von Menschenwürde und dem durch sie bedingten Lebensschutz kriteriale Plausibilisierungen wie die eben dargestellte nach ihren Konsequenzen befragt und ihnen das Kriterium der Leiblichkeit gegenüberstellt:

> »[K]riteriale Plausibilisierungen wie (nicht an das Faktum der *leiblichen* Vernunft gebundene Konzepte von) Moralfähigkeit oder Selbstbewusstseinsfähigkeit geraten in ganz andere Beweisnöte, ob geistig Schwerstbehinderten oder schwergradigen Apallikern Menschenwürde originär zugesprochen werden kann. Wenn nämlich die Besonderheit des Menschen, die seine Würde ausmacht, allein festgemacht wird an aktualisierbaren Fähigkeiten wie Vernunftfähigkeit, Leidensfähigkeit, Sprachfähigkeit, Moral- oder Verantwortungsfähigkeit, Selbstbewusstseinsfähigkeit, längerfristige Interessenverfolgungs- und Interessenartikulationsfähigkeit oder Wissen um Zukunft, dann bleibt unklar, wie die Schutzfunktion der Würdezuschreibung auch noch an den vermeintlichen Rändern der Normalverteilung greifen kann.«[906]

Die Bindung der Zuerkennung von Menschenwürde an aktualisierbare Fähigkeiten erschwert jede Bestimmung von Menschenwürde durch ontologische oder ontogenetische Faktoren, verstanden als ein »Kontinuum zwischen den normalen Menschenwürdeträgern und den Menschen [...], die offensichtlich nie oder nicht mehr in der Lage sind, *die* Fähigkeiten auszuüben, die ansonsten die Sonderstellung des Menschen ausmachen«[907]. Wie auch Degrazia die Identität auf biologischer Ebene verortet (siehe oben), aber bei der biologischen Deutung verbleibt, so verweist Dabrock auf die »konstitutive Bindung an die Leiblichkeit« als die »die Menschenwürde ausmachende[] Besonderheit«, deutet diese Leiblichkeit jedoch in einem weiterführenden Sinne sozialphänomenolo-

---

minion, New York 1994; Rebecca Dressler, Dworkin on Dementia. Elegant theory, questionable policy, in: Hastings Center Report 25 (1995), 35; Michael J. Newton, Precedent Autonomy: Life-Sustaining Intervention and the Demented Patient, in: Cambridge Quarterly Healthcare Ethics 8 (1999), 189–199.

906 Peter Dabrock, Bedingungen des Unbedingten. Zum problematischen, aber notwendigen Gebrauch der Menschenwürde-Konzeption in der Bioethik, in: ders., Lars Klinnert, Stefanie Schadrien, Menschenwürde und Lebensschutz 2004, 147–172, 168 (Hervorhebung im Original).

907 A. a. O., 169.

gisch. Die Pointe von Leiblichkeit als »kriteriale Plausibilisierung der Menschenwürde-Konzeption« bestehe darin,

> »dass sie a) das *proprium humanum*, das man tentativ als Fähigkeit zur verantwortlichen Kommunikation umschreiben kann, an seine *körperliche Basis* bindet. Sie beschreibt b) diese biologische Referenz, den *Körper*, wiederum in einer nicht nur biologischen, sondern in einer sozialphänomenologischen Perspektive. [... So] meint der Leib nämlich die soziale *und* kommunikative Verankerung des Körpers in der intersubjektiven Welt.«[908]

Durch die mehrfach vermittelnde Einbettung in kulturelle, biologische und soziale Bezüge ermöglicht ›Leiblichkeit‹ die Integration sowohl der sich erst entwickelnden Vernünftigkeit als auch der abnehmenden und defekten Selbstbewusstseinsfähigkeit in »das normative, d.h. Schutzansprüche gewährende Verständnis des Menschseins«[909]. Die Leiblichkeit ermöglicht Kommunikation auch dann, wenn die kognitiven Fähigkeiten nicht bestehen oder abhanden gekommen sind: Der Mensch befindet sich »in der schon immer sozial und geschichtlich gedeuteten und nicht nur allein biologisch-speziezistisch zu betrachtenden Kontinuität und Relation zu seinen Eltern und Verwandten«[910].

In ähnlicher Weise verweisen auch Seelsorgetheoretiker und -theoretikerinnen auf die Leiblichkeit als anthropologische Kategorie:

> »Die Bedeutung von Zeit und die Einsicht in die Endlichkeit und Brüchigkeit des Lebens werden am Leib des Menschen anschaulich wie nirgendwo sonst. Die Einheit von Leib und Seele beinhaltet darüber hinaus, daß verbale und nonverbale Kommunikation, Wort und Tat, Wort und Verhalten gleichrangig sind, gleichermaßen kommunikativ. Die Art und Weise, wie ein Mensch als Körper – auch in einer spezifischen Krankheit – existiert, ist als dessen Ausdruck, als dessen Sprache zu verstehen.«[911]

Kritisch gegenüber einer Verleiblichung der Seelsorge und einer Tendenz zu einer Absolutsetzung von Leiblichkeit sieht Christoph Schneider-Harpprecht im Anschluss an den Begründer der integrativen Gestalttherapie, Hilarion Petzold, die Leiblichkeit als eine grundlegende Dimension des Menschseins, die jedoch durch weitere, damit systemisch zusammenzudenkende Aspekte zu ergänzen ist. Nach Petzold ist der »Leib eine der fünf Säulen menschlicher Identität (1. Leib, 2. soziales Netzwerk, 3. Arbeit und Leistung, 4. materielle Sicherheiten, 5. Werte).«[912] Durch diese Mehrdimensionalität ist es möglich, den Leib im Sinne Dabrocks als soziale und kommunikative Verankerung des Körpers in der intersubjektiven Welt zu verstehen. Schneider-Harpprecht ergänzt dies um eine explizit theologische Perspektive:

---

908 A.a.O., 167f. (Hervorhebungen im Original).
909 Ebd.
910 A.a.O., 170.
911 MICHAEL KLESSMANN, IRMHILD LIEBAU, Seelsorge als ›Verleiblichung der Theologie‹. Pastoralpsychologische Akzente bei Dietrich Stollberg, in: MICHAEL KLESSMANN, IRMHILD LIEBAU (Hg.), ›Leiblichkeit ist das Ende der Werke Gottes‹. Körper – Leib – Praktische Theologie, Göttingen 1995, 11–23, 14.
912 CHRISTOPH SCHNEIDER-HARPPRECHT, Leib-Sorge? Die Wiederentdeckung des Leibes in der Seelsorge, in: DERS., SUSANNE ALLWINN (Hg.), Psychosoziale Dienste und Seelsorge 2005, 202–222, 208.

»Wir sind in Körpern inkarniert, die in sozialen Diskursen geformt werden und von Anfang an nicht sich selbst gehören. Eine Seelsorge, die sich in Entsprechung zur Inkarnation Gottes in dem Körper Jesu von Nazareth als Leibsorge versteht, kommt an der sozialen und sprachlichen Dimension nicht vorbei. [...] Sie braucht den Diskurs, in dem der Körper zum Thema, seine Sozialisation als Leib zum Gegenstand von Erzählungen und Reflexionen wird, seine Sprache zu Wort kommt, die Kräfte und Mächte, die ihn geformt haben, erkannt werden.«[913]

Die Ausführungen Dabrocks und Schneider-Harpprechts verweisen auf die Bedeutung von Relationalität im theologischen Beitrag zu Diskussionen um Personenstatus und Menschenwürde, insbesondere zu einem Verständnis von personaler Identität, wie es in der Theologie in der Nähe von Sozialpsychologie oder konstruktivistischen Ansätzen entwickelt wurde. Ein wichtiger Hintergrund ist die Dialogphilosophie im Gefolge Martin Bubers, die es beispielsweise der katholischen Fundamentaltheologie ermöglichte, den Personbegriff konstruktiv aufzunehmen.[914] Im dialogischen Prinzip stellt der Bezug zum anderen Menschen die konstitutive Grundvoraussetzung dafür dar, dass überhaupt so etwas wie Personalität entsteht: »Der Mensch wird am Du zum Ich«, »Person erscheint, indem sie zu den anderen Personen in Beziehung tritt«. Die Beziehung zum anderen ermöglicht den Selbststand und die Selbstständigkeit des Menschen.

Auf protestantischer Seite hat vor allem Wolfhart Pannenberg auf die breite fundamentaltheologische Bedeutung der Rede von der Gottebenbildlichkeit des Menschen aufmerksam gemacht und ihre Anschlussfähigkeit an nichttheologische anthropologische Forschung hervorgehoben.[915] Ein theologisch verstandener Personenbegriff ist geeignet, der Bedeutung von Autonomie und Selbstbestimmung der Person nahe zu kommen, wie sie sich im Fall einer Demenzerkrankung stellt. Wie im Folgenden zu zeigen sein wird, ist diese Lehrtradition so realitätsnah, dass sie auch über die Grenzen der eigenen Bekenntnistradition hinaus anschlussfähig bleibt und einen eigenständigen Beitrag zur Lösung ethischer Konflikte darstellt. Wolfhart Pannenberg beschreibt in Anlehnung an Arnold von Gehlen und Max Scheler den Menschen als ein weltoffenes Wesen – fähig zur Selbstreflexion[916], offen für Welterfahrung und offen über die Welt hinaus in die Transzendenz. Weltoffenheit beschreibt dabei aber keinen Zustand, sondern eine »Richtung im Prozeß menschlicher

---

913 C. Schneider-Harpprecht, Leib-Sorge? 2005, 221.
914 ... während sie das Kantische Verständnis verwarf. Vgl. H. Schmidinger, Der Mensch ist Person: Ein christliches Prinzip in theologischer und philosophischer Sicht, Innsbruck-Wien: Tyrolia, 1994, insb. 89ff. Dort auch die folgenden Zitate.
915 Wolfhart Pannenberg, Anthropologie in theologischer Perspektive, Göttingen 1983, 21: »Gegenüber der traditionellen dogmatischen Anthropologie werden die hier zu entwickelnden Untersuchungsgänge zusammenfassend als *fundamentaltheologische* Anthropologie zu bezeichnen sein: Diese argumentiert nicht von dogmatischen Gegebenheiten und Voraussetzungen aus, sondern wendet sich den Phänomenen des Menschseins zu, wie sie von der Humanbiologie, der Psychologie, Kulturanthropologie oder Soziologie untersucht werden, um die Aufstellungen dieser Disziplinen auf ihre religiösen und theologisch relevanten Implikationen zu befragen.«
916 Pannenberg bezieht sich dabei auf den Begriff der Exzentrität von H. Plessner.

›Selbstverwirklichung‹, eines Prozesses, in dem das Selbstsein des Menschen allererst Gestalt annimmt«[917].

Die Zeiterfahrung spielt dabei eine gewichtige Rolle: Der Mensch lebt in der Gegenwart. Die Zeit scheidet sich aber nur für einen Standpunkt im Fluss der Ereignisse selbst in Vergangenheit, Gegenwart und Zukunft. Mittels der Sprache ist es dem Menschen möglich, das Vergangene und Abwesende in der Gegenwart des Bewusstseins abzubilden und festzuhalten, ein zeitüberbrückendes Bewusstsein auszubilden. Die Erfahrung aus der Geschichte und das Bild vom Selbst werden fruchtbar gemacht für die Planung der Zukunft, in der das Selbstsein des Menschen Gestalt annimmt. Von jenseits des Zeitflusses her besehen, fällt alles Geschehen in ewiger Gegenwart zusammen. Das erfahren wir, sagt Pannenberg – Aussagen aus dem 11. Buch der ›confessiones‹ von Augustinus aufgreifend –, schon in unserem eigenen Gegenwartsbewusstsein, das Erfahrungen der Vergangenheit mit einer Antizipation der Zukunft vereint.[918] Im Falle eines Patienten oder einer Patientin mit Demenz kann man auf eine zwar besondere, aber vom Allgemeinen nicht differierende Weise das Ineinanderfallen von Vergangenheit und Gegenwart beobachten: Erfahrungen und Routinen der Vergangenheit sind so präsent, dass sie das Gegenwartsverhalten bestimmen und neue Erfahrungen verdrängen. Dies lässt sich sowohl physiologisch und anatomisch als Ausbildung und Verfall von Synapsen als auch in einer sozialphilosophischen Weise beschreiben. Ebenso scheint die Fähigkeit zur Planung von Zukunft im Falle einer schweren Demenz zu entfallen: Der oder die Demenzkranke lebt in einer nur noch aus der Vergangenheit sich speisenden Gegenwart. Damit radikalisiert sich eine Einsicht, die auch für den nicht-dementen Menschen Geltung beanspruchen kann: Der Mensch kann seine Identität nicht aus sich selbst hervorbringen.[919] Allerdings gehört zum theologischen Verständnis die eschatologische Aussage, dass dem Menschen Zukunft zugesagt ist als eine Zukunft von Gott her.[920] Diese ist prinzipiell offen und nicht beherrschbar, weder für den gesunden noch für den kranken Menschen.

Die Weltoffenheit des Menschen bedeutet damit, dass eine Person sich einem abschließenden Verstehen prinzipiell entzieht, auch dem Verstehen seiner oder ihrer Selbst. Pannenberg nennt dies die »unendliche Bestimmung, die in keiner schon vorhandenen Lebensgestalt aufgeht«[921].

---

917 W. Pannenberg, Anthropologie 1983, 39.
918 Vgl. Wolfhart Pannenberg, Was ist der Mensch? Die Anthropologie der Gegenwart im Lichte der Theologie, Göttingen 1985[7], 57f. Vgl. W. Pannenberg, Anthropologie 1083, 510ff. Augustinus hat vor allem in den Kapiteln 18 und 28 der berühmten Abhandlung über die Zeit im 11. Buch seiner confessiones über Erinnerung des Vergangenen und Erwartung des Zukünftigen im Bewusstsein der Gegenwart geschrieben.
919 Vgl. W. Pannenberg, Anthropologie 1983, 55.
920 Vgl. in ähnlicher Weise P. Dabrock, Bedingung 2004, 165: »Wird der Mensch konstitutiv aus seiner Beziehung von Gott her und auf ihn hin verstanden, dann macht der *Gottesgedanke als Radikalausdruck geschenkter Relationalität* in seiner jedem Begreifen sich entziehenden Dynamik darauf aufmerksam, dass keine innermenschliche Sozialität einen Menschen *ganz* bestimmen darf.«
921 W. Pannenberg, Was ist der Mensch 1985, 60.

»Daraus folgt die Achtung, die den andern nicht nur nach dem beurteilt, was man vor Augen sieht. Person ist das Du. [...] Der andere Mensch ist immer noch mehr als die Rolle, in der er mir entgegentritt, mehr auch als der Charakter, der sich in seinem bisherigen Verhalten ausgeprägt hat.«[922]

Mit der prinzipiellen Unendlichkeit der Person ist auch der Status als Person unverlierbar.

Die Weltoffenheit des Menschen bringt es mit sich, dass der Mensch auf Gemeinschaft hin angelegt ist. Grundgedanken des dialogischen Personalismus weiterführend beschreibt Pannenberg das menschliche Individuum als sozial konstituiert, vor allem durch die Bezogenheit auf andere einzelne Bezugspersonen des persönlichen Lebenskreises. Dabei ist sowohl das Selbst als auch das Ich des Menschen immer schon durch die Sozialbeziehung mit sich vermittelt.[923] Der Mensch als Subjekt des eigenen Handelns und Verhaltens ist nicht ohne diese Sozialbeziehungen zu denken. Für die Frage nach dem Selbstbestimmungsrecht eines dementen Patienten hat dies zentrale Bedeutung.

Die soziale Konstitution des Individuums ist bereits im Begriff der Person angelegt. Der Personenbegriff ist schon in seinen Ursprüngen ein Gemeinschaftsbegriff. Er entstammt ganz ursprünglich der griechisch-lateinischen Theaterwelt. »Person« bezeichnet die Theatermaske, das Angesicht im Theaterspiel.[924] Damit ist schon deutlich, dass es beim Begriff ›Person‹ nie nur um das Für-sich-selbst-Sein des Individuums geht, sondern immer um ein Sein in Beziehung zu anderen – zu anderen Personen im Theater oder zum Publikum. Das relationale Verständnis von Person blieb auch dann erhalten, als der Begriff im Mittelalter primär theologisch verstanden wurde: Im theologischen Verständnis ist der Personenbegriff zunächst auf die Personen der Trinität – Vater, Sohn und heiliger Geist – bezogen. Er beschreibt auch dort die Beziehungen der drei Personen untereinander, die sich als Vaterschaft, Sohnschaft und Liebe bestimmen lassen. Es geht um ein »Füreinandersein«[925].

Hier kommt das durch die Ursprünge des Begriffs im antiken griechischen Drama geprägte Verständnis von ›Person‹ zum Tragen.[926] Die Maske der Schauspieler hieß Prosopon – das Gesicht, das die übrigen Schauspieler und das Publikum zu sehen bekamen und das sich mit der Stimme des Schauspielers verbinden musste, um die Rolle auszufüllen.[927] Prosopon ist damit ein Begriff,

---

922 Ebd.
923 Vgl. W. PANNENBERG, Anthropologie 1983, 176–184.
924 Vgl. a. a. O., 229ff.
925 EILERT HERMS, Art. »Person«, in: RGG⁴ VI, Sp. 1123. Wir bringen dies durch die Namensgebung zum Ausdruck: Der Name wird einem Menschen von anderen verliehen. Er bleibt dem Namensträger und bezeichnet seine gesamte Person, seine Vergangenheit und Gegenwart. Ein Mensch wird bei seinem Namen von anderen gerufen. Der Name ist unaufhebbar mit der Person verbunden. Vgl. dazu ausführlich in Teil B zur Bedeutung des Namens beim Tod eines Kindes während der Schwangerschaft.
926 Auf die der Welt des Theaters entstammende und für den christlichen Personenbegriff wichtige Kategorie der ›Maske‹ geht in seiner ästhetischen Praktischen Theologie ausführlich ein: A. GRÖZINGER, Praktische Theologie und Ästhetik 1987, 193ff.
927 Vgl. CHRISTOPHER GILL, Personality in Greek Epic, Tragedy and Philosophy: The Self in Dialogue. Oxford (reprint) 1998.

der auf Beziehung hin angelegt ist und durch Inszenierung Zeit überschreitet und Substanz transzendiert. Durch die Beziehung zwischen starrer Maske und Träger entwickelt sich die in der Rolle angelegte Identität auf dynamische Weise. Die Person ist die konkrete Seinseinheit von verschiedenartigen Handlungen, die an sich allen wesenhaften Handlungsdifferenzen vorhergeht. Die Person ist in jedem ihrer Akte konkret präsent, ohne darin aufzugehen.

Die Relationalität bleibt erhalten, wenn der Personenbegriff auf den Menschen angewandt wird, wie bei der Definition der Person durch Boethius als vernünftige Individualität, auf die sich die idealistische Philosophie der Neuzeit berief, die wiederum Person durch das Selbstbewusstsein konstituiert sah.[928] Insofern jedoch Selbst und Ich sozial konstituiert sind, ist auch die Person relational zu verstehen. Das Füreinandersein kann in den unterschiedlichen Lebensphasen des Menschen ganz unterschiedlich ausgeprägt sein. Der Personenbegriff leistet zudem, das unabschließbare Ganze des individuellen Lebens auszudrücken: »In der Person kommt das Ganze des individuellen Lebens zu gegenwärtiger Erscheinung. [...] Person ist die Gegenwart des Selbst im Augenblick des Ich.«[929] Zugleich verweist die konstitutive Bedeutung des Selbst für das Personsein auch auf dessen soziale Bedingtheit, die Bestimmung durch die Beziehung zu Bezugspersonen und zur gesellschaftlichen Lebenswelt.[930]

Nach reformatorischer Tradition ist diese soziale Bedingtheit in der Gottesbeziehung nicht aufhebbar. Der einzelne Mensch mag durch Verfehlungen oder Sünde seinen Teil der Beziehungsgestaltung aufgeben; Gott hält aber an der Beziehung fest, hält den Menschen für die Zukunft offen, unabhängig von allen eigenen Leistungen. Luthers Auslegung zum 1. Artikel im Kleinen Katechismus bringt dies gültig zum Ausdruck:

> »Ich glaube, dass mich Gott geschaffen hat [...], mich reichlich und täglich versorgt, [...] mich vor allem Übel behütet und bewahrt; und das aus lauter väterlicher, göttlicher Güte und Barmherzigkeit, ohn all mein Verdienst und Würdigkeit, des alles ich ihm zu danken und zu loben und dafür zu dienen und gehorsam zu sein schuldig bin.«[931]

Dem entsprechend ist auch die Zuschreibung von Würde nicht in Fähigkeiten oder Merkmalen des Menschen begründet: »Die Würde des Menschen resul-

---

928 Vgl. W. Pannenberg, Anthropologie 1983, 229: »Da nun das Selbstbewußtsein vom Ich her verstanden wurde, konnten Ich, Subjekt und Person als Wechselbegriffe gelten.« Vgl. auch H. Schmidinger, Mensch ist Person 1994.

929 W. Pannenberg, Anthropologie 1983, 233.

930 Hartmut Kress hat vor Verkürzungen einer relationalen Anthropologie in der evangelischen Theologie gewarnt, insbesondere in der Frage des Status des Embryos: Sie »droht den Eigenwert des Embryos jedoch beiseite zu rücken«. Kress hofft, »den überlieferten Gegensatz katholisch- und evangelisch-theologischer Anthropologie – Substanzontologie versus relationale Ontologie – hinter sich zu lassen und die berechtigten Gehalte beider Perspektiven, das intrinsische und das relationale Element des Menschseins, gleicherweise zu beachten« (Hartmut Kress, Ethischer Immobilismus oder relationale Abwägungen?, in: Reiner Anselm, Ulrich Körtner (Hg.), Streitfall Biomedizin. Urteilsfindung in evangelischer Verantwortung, Göttingen 2003, 111–134, hier: 125).

931 BSLK 510, 33–511, 8.

tiert [...] gerade nicht aus irgendwelchen Eigenschaften des Menschen. Sie verdankt sich der gnädigen Zuwendung Gottes, und zwar unabhängig von all unseren menschlichen Fähigkeiten und Wesensmerkmalen.«[932] Anstelle von Wesensmerkmalen werden in der lutherischen Rechtfertigungslehre Beziehungen gesetzt, um Menschenwürde zu interpretieren.

Die Offenheit des Menschen ist aber nur eine Weise, um dieses zentrale Phänomen des Menschseins zu beschreiben. Offenheit heißt auch: Unabgeschlossenheit. Henning Luther hat dies durch den Begriff des Fragments präzisiert: Menschliches Dasein ist immer nur fragmentarisch. Henning Luther führt den Begriff des Fragments im Kontext einer grundsätzlichen Kritik an gängigen Identitätskonzepten ein, die in Entwicklungspsychologie, therapeutischen Konzepten und Pädagogik vorherrschend waren und sind.[933] Er erweist sich angesichts der Konkretion am Thema Demenzerkrankungen als zutreffend.

> »Blickt man jedoch auf menschliches Leben insgesamt, d. h. sowohl in seiner zeitlichen Erstreckung als auch in seiner inhaltlichen Breite, so scheint mir einzig der Begriff des Fragments als angemessene Beschreibung legitim. [...] Der Begriff des Fragments entstammt dem ästhetischen Vorstellungsrahmen [... Er] kontrastiert dem der Totalität, also der in sich geschlossenen Ganzheit, der Einheitlichkeit und dauerhaften Gültigkeit. [...] Fragmente lassen Ganzheit suchen, die sie selber nicht bieten und finden lassen.«[934]

Henning Luthers Kritik gilt insbesondere der theologischen Rezeption George H. Meads und Erik H. Eriksons: Die Übernahme des Entwicklungs- und des Identitätsbegriffs in theologisches Denken habe zu Aporien geführt. Meads Verständnis einer gelungenen Identitätsbildung sei durch Vollständigkeit und Ganzheit gekennzeichnet, Eriksons Verständnis durch die Merkmale der Einheitlichkeit und Kontinuität. Dieses vollständige Ganze oder zeitübergreifende Einheitliche werde als durch Bildungsprozesse erreichbar gedacht, weshalb mit einer »prinzipiellen Abschließbarkeit von Bildungsprozessen« gerechnet werde. »Meine These ist, daß die in sich geschlossene und dauerhafte Ich-Identität theologisch nicht als erreichbares Ziel gedacht werden kann – und darf.«[935] Henning Luther schließt damit an Pannenberg an: Es ist dem Menschen nicht möglich, seine Identität aus sich selbst heraus zu entwickeln, sie bleibt ihm als Zukunft von Gott her zugesagt.[936]

Wie Pannenberg befasst sich auch Henning Luther mit den dynamischen Aspekten der Entwicklung eines Menschen, mit der zeitlichen Erstreckung zwischen Vergangenheit, Gegenwart und Zukunft und rechnet dabei explizit mit Brüchen und Verlusterfahrungen. Gerade hier erweist sich der Begriff des Frag-

---

932 R. Anselm, Würde des gerechtfertigten Menschen 1999, 133.
933 H. Luther, Identität und Fragment 1992.
934 A. a. O., 167.
935 A. a. O., 165.
936 Luther zitiert dabei eine Passage aus einem Brief Dietrich Bonhoeffers an seine Eltern (Februar 1943): »Das Unvollendete, Fragmentarische unseres Lebens empfinden wir darum wohl besonders stark. Aber gerade das Fragmentarische kann ja auch wieder auf eine menschlich nicht mehr zu leistende höhere Vollendung hinweisen« (H. Luther, Identität und Fragment 1992, 166).

ments als tragfähig, gerade im Blick auf den vorliegenden Kontext. Die Vergangenheit ist in der Gegenwart immer nur fragmentarisch präsent, gleichsam als Ruine; ebenso gleicht aber auch die Zukunft einer Baustelle, von der man nicht wisse, ob und wie an ihr weitergebaut werde. Die ästhetischen Konnotationen werden von Luther mit den Emotionen des Schmerzes und der Sehnsucht verbunden. Denn das Wissen um das Fragmentarische sei sowohl eine leidvolle Erfahrung, weil sie Brüche und Verluste bewusst mache, als auch eine hoffnungsvolle Perspektive, weil sie die bestehende Wirklichkeit überschreite. Luther verbindet mit dem Begriff Fragment »das Merkmal der ›Selbsttranszendenz‹«[937] und kommt damit den Beschreibungen Pannenbergs nahe.

Ein Mensch ist niemals ganz, sondern immer nur ein Bruchstück dessen, was er war, sein könnte oder sein wird. In der als bruchstückhaft begriffenen Gegenwart steckt jedoch schon immer auch der Verweis auf das Ganze: »Im Fragment ist die Ganzheit gerade als Abwesende auch anwesend.« Diese Beschreibungen gelten wohlgemerkt nicht exklusiv für einen bestimmten Personenkreis, sondern sind generell gültig für alle Menschen. Die Gruppe der an einer Demenzerkrankung Leidenden stellt damit keine Ausnahme von der generellen Regel dar. In ihrem Fall werden die Beschreibungen nur in einem besonderen Ausmaß konkret und alltagsweltlich relevant.

Angewandt auf das Problem, ob für eine an Demenz erkrankte Person noch Identität mit der Person im gesunden Zustand beansprucht werden kann, sind Henning Luthers Ausführungen entsprechend ertragreich. Sie zeigen, dass jede Phase menschlichen Lebens lediglich fragmentarischen Charakter hat und damit nicht gegenüber anderen Phasen normative Bedeutung haben kann. In keiner Phase ist Identität vollständig gegeben. Ebenso wenig gibt es Phasen des Lebens, in denen Identität nicht gegeben ist. Gerade in der Situation Demenzkranker ist Vergangenheit bruchstückhaft prägend für die Erfahrung der Gegenwart. Gerade hier wird aber auch deutlich, dass die Zukunft nur im Modus des Zugesagtwerdens, nicht des Selbstbestimmenkönnens denkbar ist. Luther sieht im Fragment zudem die Relationalität mit gesetzt, »die notwendige über sich hinausgehende Bewegung zum anderen. [...] In jedem Stadium der Ich-Entwicklung sind wir durch andere in Frage gestellt. In jeder Begegnung mit anderen wird unsere Identität neu herausgefordert.«[938]

Henning Luthers Überlegungen legen die theologischen Einwände gegenüber dem Denken Peter Singers und der Konkretion der australischen Patientenverfügung offen: »Sünde ist [...] das Aus-Sein auf vollständige und dauerhafte Ich-Identität, das die Bedingungen von Fragmentarität nicht zu akzeptieren bereit ist.«[939] Theologisches Denken widerspricht dem Anspruch eines Menschen, für eine verständlicherweise als defizitär empfundene zukünftige Situation festzulegen, dass dann keine Identität und damit auch kein Recht auf Leben mehr gegeben sei.

---

937 A. a. O., 169.
938 A. a. O., 169f.
939 A. a. O., 172.

Auch in der fragmentarischen Existenz menschlichen Daseins ist damit von der bleibenden und vollen Gültigkeit des Anspruchs auf Würde auszugehen. An kaum einem anderen Beispiel wird das so konkret wie bei einem Demenzpatienten, dessen Existenz tatsächlich nur noch aus Bruchstücken besteht. Diese können aber nur dadurch verstanden werden, dass aus ihnen das Ganze eines Lebens ahnbar und dennoch immer verborgen sein wird.

Einem solchen Personenbegriff entsprechend kann Autonomie nur relational verstanden werden. Auch Friedrich Schleiermacher hat diese Erkenntnis geleistet, indem er die menschliche Freiheit, die menschliche Autonomie innerhalb eines Gefühls der schlechthinnigen Abhängigkeit von Gott beschrieben hat. Der Mensch, der weiß, dass er nicht aus sich selbst ist und auch immer mehr ist, als er von sich weiß, handelt dennoch frei und entscheidet autonom. Die Entscheidungen, die im Bewusstsein einer Abhängigkeit getroffen werden, rechnen mit der Bedeutung von Beziehungen in allen Lebenssituationen. Dies ist ein mit durchaus ambivalenten Emotionen besetztes Bewusstsein. Im Alterungsprozess allgemein, bei Demenzerkrankungen aber verstärkt, nimmt die Situation von Abhängigkeit von der Umgebung zu. In einem Lehrbuch psychosomatischer Medizin heißt es dazu:

>»Mit dem Erleben dieser neuen Abhängigkeit und Hilflosigkeit kommt es zur Wiederbelebung der Gefühle der Abhängigkeit aus der Kindheit in der Kind-Eltern-Beziehung und damit von entsprechenden früheren Konflikten. Neben dem Verlangen nach Hilfe, psychischer Sicherheit und gefühlsmäßigem Zuspruch durch Verwandte, Freunde, Ärzte, Helfer und Pflegepersonal werden auch frühere Konflikte zu den wichtigen Beziehungspersonen der Umwelt reaktiviert. Entweder wird versucht, diese zu beherrschen und zu manipulieren oder sich mit ihnen auseinanderzusetzen oder sich ihnen zu unterwerfen. Diese Problematik wird in der Interaktion in Form offener Schuldgefühle, von Haß und Ärger oder aber durch Verdrängung und Leugnung aller gefühlsmäßigen Probleme zur Umwelt sichtbar.«[940]

Wie die Abhängigkeit empfunden wird, hängt zum Teil von der Umgebung ab, von der ein Patient abhängig ist, zum Teil eben auch von früheren Erfahrungen von Abhängigkeit. Grundsätzlich gilt, dass die Situation der Abhängigkeit eine Grundkonstante des Personseins des Menschen ist, die in den Phasen zu Beginn des Lebens, in Krankheit oder durch Widerfahrnisse und am Ende des Lebens, insbesondere bei einer chronisch degenerativen Krankheit wie der Alzheimerdemenz, in einem höheren Maße als sonst evident ist. In der Abhängigkeit von anderen, in der Versorgung durch andere, die den Abbau der Fähigkeiten zur selbstständigen Führung des Alltags durch Dienstleistung und Zuwendung kompensieren, sowie in der Abhängigkeit von anderen beim Fällen von Entscheidungen über therapeutische Maßnahmen, Strategien und Versorgung liegen allerdings auch die besonderen ethischen Herausforderungen der Demenzerkrankungen. Dies soll im Folgenden genauer in den Blick genommen werden.

---

940 HARTMUT RADEBOLD, Psychosomatische Probleme in der Geriatrie, in: THURE VON UEXKÜLL (Hg.), Lehrbuch der Psychosomatischen Medizin, München/Wien/Baltimore 1981², 731–747, hier: 736.

2.3 Theologische Ethik – Zur Frage der Autonomie demenziell erkrankter Menschen

Aus den vielen ethisch relevanten Aspekten, die sich in der Begleitung, Beratung und Betreuung von Menschen mit Demenzerkrankungen und ihren Angehörigen ergeben, seien im Folgenden nur einige Aspekte ausgewählt, die im Gang durch die Wahrnehmungskunst und die Reflexionskunst immer wieder begegnet sind.[941]

Die im deskriptiven Teil aufgeführten Fallberichte haben gezeigt, dass manche von einer Demenz betroffenen Menschen nach der Diagnosestellung Planungen für die weitere Zukunft, insbesondere im Blick auf therapeutische Maßnahmen, anstellen. Dies begegnete wieder in den Auseinandersetzungen zur Frage der personalen Identität. Ein erster Problemkreis stellt sich deshalb im Zusammenhang der Diagnosestellung und der durch sie ausgelösten ethischen Konflikte.

Was macht ein Patient oder eine Patientin mit einem früh gestellten Befund? Werden sie den Anlass nutzen, eine Vorausverfügung gezielt für die Situation zu formulieren, in der die Krankheit in vollem Umfang ausbricht?[942] Das Beispiel der Patientenverfügung aus Australien offenbart ihre Problematik. Hier beschreibt der offenbar gut über den Krankheitsverlauf informierte Verfügende zunächst die Krankheit in zutreffender Weise; darüber hinaus bewertet er aber auch die eigene Existenz in seiner späteren Verfassung als Schwerstkranker. Damit stellt sich eine Frage grundsätzlicher Art:[943] Ist der gesunde Verfügende befugt, eine Aussage über den einwilligungsunfähigen Kranken zu treffen, die als Basis einer Entscheidung über Lebenserhaltung oder -verkürzung dient?

Die Darstellung der Abbildung 6 macht dies nachvollziehbar: Ein Patient (P) äußert zum Zeitpunkt A seine Wünsche abhängig von hohen Ansprüchen an subjektive Lebensqualität (P A') und beansprucht Gültigkeit für diese Wünsche auch zu einem späteren Zeitpunkt, etwa zum Zeitpunkt B. Die Ansprüche an die subjektive Lebensqualität sind dann auch zum Zeitpunkt B entsprechend

---

941 Zu beachten ist bei der Lektüre des Folgenden, dass sich die gesetzliche Grundlage seit 2009 geändert hat. Mit dem Inkrafttreten des Dritten Gesetzes zur Änderung des Betreuungsrechts vom 29.07.2009 (BGBl. I S. 2286) am 01.09.2009 ist festgestellt worden, dass schriftliche Vorausverfügungen rechtsverbindlichen Charakter haben. Dennoch bleiben die Fragestellungen, die im folgenden Text angesprochen werden, in der Praxis bestehen und machen Beratung, Begleitung und Unterstützung notwendig. Vgl. dazu die Beiträge aus unterschiedlichen Berufsperspektiven in GIAN D. BORASIO, HANS-JOACHIM HESSLER, RALF J. JOX, CHRISTOPH MEIER (Hg.), Patientenverfügung. Das neue Gesetz in der Praxis, Stuttgart 2012.

942 Vgl. den Vorschlag von W. PUTZ, B. STELDINGER, Patientenrechte am Ende des Lebens 2003, 104.

943 Diese grundsätzliche Anfrage an Vorausverfügungen wird immer wieder gestellt. Im vorliegenden Beispiel stellt sie sich jedoch in radikalisierter Weise; normalerweise enthält eine Vorausverfügung Aussagen über Situationen, in denen eine Entscheidung über die weitere Therapie zu treffen ist, kaum jedoch eine Bewertung der kranken und einwilligungsfähigen Person.

hoch (P A'b). Zum tatsächlichen Zeitpunkt B sind jedoch die Wünsche und Willensäußerungen des Patienten geprägt durch andere, eventuell geringere Ansprüche an subjektive Lebensqualität (P B'). Zwischen P A'b und P B' besteht eine Diskrepanz, die eine Berücksichtigung der Willensbekundung durch das therapeutische Team vor allem dann erschwert, wenn der Patient zum Zeitpunkt B nicht mehr äußerungs- oder einwilligungsfähig ist. Wird P A'b oder P B' dann als Wille des Patienten gewertet?

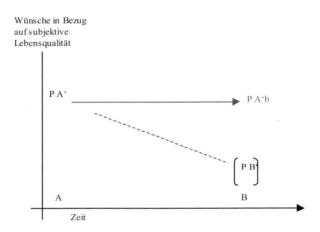

Abb. 6: Ansprüche an subjektive Lebensqualität zu verschiedenen Zeitpunkten

Offensichtlich verschieben sich mit einer Veränderung der Lebensumstände auch die Vorstellungen dessen, was als Lebensqualität gilt. Die vom Arbeitszentrum Fort- und Weiterbildung des Elisabethenstifts Darmstadt herausgegebene Arbeitshilfe »Gell, heut geht's wieder auf die Rennbahn«[944] von Jutta Becker gibt beeindruckende Einblicke in die Handlungslogik dementer Menschen. Sie stellt darin zehn Patientinnen und Patienten vor, beschreibt ihr verwirrendes Verhalten, ihre Aggressivität und Depressionen. Es gelingt ihr, die innere Realität dieser Menschen und die biographischen Bruchstücke, die mit Fortschreiten der Krankheit an handlungsleitender Dominanz gewinnen, transparent werden zu lassen. Nach Lektüre dieser Broschüre fällt es schwer, die Grenzen zwischen Person und Nichtperson so einfach zu ziehen und das Lebensrecht und die Lebensqualität von Menschen mit Alzheimerdemenz zu bestreiten.

Dieser Innenperspektive, die dem Geltungsanspruch des gegebenen Lebens entspricht, korrespondiert die Fremdperspektive der betreuenden Berufsgruppen, die nach dem Dreischritt der theologischen Ethiktheorie im Bereich des Gebens des Lebens zu verorten sind. Für die professionelle Altenpflege hat die Berufssoziologie drei Typen von Altersbildern herausgearbeitet, die im Umgang

---

944 Jutta Becker, ›Gell, heut geht's wieder auf die Rennbahn‹ 1999.

mit den zu pflegenden oder zu betreuenden Patienten verhaltenswirksam werden. Es handelt sich um drei »Alterstheorien«[945]: ein »Mängel-Bild des Alters«, ein »Surplus-Bild des Alters« und ein »Normal-Bild des Alters«: Die dem Normalbild nahestehende Gruppe hat ein Bild des Klienten oder der Klientin, das durch deren oder dessen mittleren Eigenschafts- und Fähigkeitspotenzial gekennzeichnet ist. »Bei einer weiteren Gruppe ist die berufliche Wahrnehmung um Hilflosigkeit und Unselbstständigkeit zentriert.« Das Mängelbild des Alters findet sich überwiegend bei Pflegekräften im Alter von 25 bis 34 Jahren. Die dritte Gruppe, bei der die unter 24-jährigen und über 35-jährigen Pflegekräfte mit Realschulabschluss und höher stärker vertreten sind, neigt zum »Surplus-Bild des Alters«, einer »möglicherweise positiv überhöhte[n] Wahrnehmung des Potenzials Älterer und Hochbetagter«. Die Typen der Alterstheorie haben ihre verhaltensprägende Bedeutung vor allem darin, dass sie mit einer selektiven Wahrnehmung der Patienten korrelieren und dazu führen, dass die Pflegekräfte den Patienten unterschiedlich große Handlungsspielräume gewähren. Dies äußert sich, wie die berufssoziologischen Untersuchungen mittels qualitativer Verfahren feststellen konnten, auch im sprachlichen Umgang, im Duzen und in der Verwendung von Kindersprache. Dies ist von einem außerhalb der Pflegebeziehung liegenden Faktor abhängig, der als »Pflegekultur einer Einrichtung« und Pflege einer »sprachlichen Tradition« beschrieben wird.[946] Ein innerhalb der Pflegebeziehung liegender Faktor wäre demgegenüber die »Validation, mit der die soziale Welt desorientierter und dementer Älterer als ›sozial gültig erklärt‹ werden soll«: Die durch die Erkrankung veränderte subjektive Realität des Patienten wird zum Orientierungspunkt der Beziehung: »Dem Grundsatz der Validation folgend wäre die Babysprache erst einzusetzen, wenn sie in der Kommunikation von demenziell veränderten Klienten ausgeht.«[947] Dieser kurze Exkurs in das Pflegeethos zeigt, dass die Beachtung der Verschiebungen von P A' nach P B' sich nicht nur auf das Binnenverhältnis des Patienten zu sich selbst zu unterschiedlichen Zeitpunkten auswirkt, sondern auch Konsequenzen hat für das Außenverhältnis zum therapeutischen Team. Das Pflegepersonal sieht sich in der geforderten Achtung von Wünschen und Willensäußerungen zunächst mit P B' konfrontiert, muss diese jedoch durch das Vorliegen von früheren Willensäußerungen (P A'b) im Sinne des Wortes ›relativieren‹.

Auf einer philosophischen Ebene wird das Problem, ob der Gesunde über sich selbst im Zustand der Demenz verfügen darf, als »Someone Else Problem« beschrieben:[948] Der oder die Gesunde bestimme eigentlich über jemand ganz anderen als sich selbst. Dieses Problem stellt sich zwar generell bei allen Vorausverfügungen. Im Falle einer Demenzerkrankung stellt es sich jedoch in radikalisierter Weise. In den dogmatischen Reflexionen zur personalen Identität hat sich gezeigt, dass eine ausschließlich ontologische oder naturwissenschaft-

---

945 Vgl. W. Voges, Pflege alter Menschen 2002, 176–179.
946 A. a. O., 178.
947 A. a. O., 179.
948 Bei dem an der George Washington University lehrenden David DeGrazia, Advance Directives 1999, 373–391.

lich-biologische Betrachtungsweise nicht ausreichend ist. Der Beitrag theologischer Ethik in dieser Fragestellung kommt dabei in doppelter Weise zum Tragen: als plausibles Kriterium (Offenheit und Fragmentarität des Menschen) und als kultur-sprachliche Begründung und Motivation (Gottebenbildlichkeit, Rechtfertigung).[949]

Patient P A' und Patient P B' sind zwar verschieden, aber doch sowohl durch ihre Leiblichkeit als auch durch die relationalen Bezüge miteinander identisch. Dies hat Konsequenzen für die Fragestellung, ob die Patientenverfügung eines gesunden Patienten unbedingte Gültigkeit für den Fall einer Demenz vom Alzheimer-Typ beanspruchen darf.[950]

Als Aussage eines Betroffenen über die unmittelbaren Befürchtungen für die Zukunft ist die australische Patientenverfügung nachvollziehbar und mit Kierkegaard als ein Phänomen von Angst und Verzweiflung zu beschreiben: »[I]n der Angst geht es dem Menschen um sich selbst, nämlich um die Einheit seiner selbst«[951]. Aus der Perspektive theologischer Ethik sind dennoch kritische Anfragen angebracht. Dies sei verdeutlicht, indem Vorausverfügungen als Mittel zur Inszenierung von Kommunikation beschrieben werden, wie es im Folgenden in Form eines Exkurses geschehen soll.

2.3.1 Vorausverfügungen als Inszenierung von Kommunikation

Die Probleme von Vorausverfügungen im Falle von Demenzkrankheiten werfen prinzipielle Fragen auf: Welcher Art müssen Vorausverfügungen sein, damit sie den Änderungen der Persönlichkeit Rechnung tragen?

Die im Juni 2004 von der damals amtierenden Bundesjustizministerin eingesetzte Arbeitsgruppe »Patientenautonomie am Lebensende« legte einen Abschlussbericht vor, die zu den Empfehlungen der Enquete-Kommission des Deutschen Bundestags »Ethik und Recht der modernen Medizin« im Widerspruch standen. Die Frage der Demenzpatienten ist dabei einer der Punkte, an dem die Geister sich schieden.

Seit Ende der 1960er Jahre haben sich Vorsorgeverfügungen (»advance directives«) v. a. in Nordamerika als ein Instrument durchgesetzt, um das Selbstbestimmungsrecht eines Patienten im Falle der Unfähigkeit eines Patienten zur Entscheidungsfindung und -mitteilung aufgrund einer Krankheit sicherzustellen.[952] Auch in Deutschland entwickelten sich bis zur Verabschiedung des Patientenverfügungsgesetzes drei unterschiedliche Typen von Vorsorgeverfügun-

---

949 Vgl. zum »Bedingungsgefüge der Menschenwürde-Konzeption in der Bioethik« P. DABROCK, Bedingungen 2004, 162f.
950 Vgl. M.J. NEWTON, Precedent Autonomy 1999. Newton bezieht sich hauptsächlich auf folgende Publikationen: R. DWORKIN, Life's Dominion 1994; SANFORD H. KADISH, Letting Patients Die. Legal and moral reflections, California Law Review 80 (1992), 857–888; D. CALLAHAN, Terminating 1995; R. DRESSER, Dworkin on Dementia 1995.
951 Pannenberg über Kierkegaard. W. PANNENBERG, Anthropologie 1983, 93.

gen: die Patientenverfügung, die Betreuungsverfügung sowie die Vorsorgevollmacht. Am 17. März 2003 hat der XII. Zivilsenat des Bundesgerichtshofes zur Bedeutung von Patientenverfügungen und zu den Aufgaben eines gesetzlich bestellten Betreuers einen grundsätzlichen Beschluss gefasst, der die Grundlage des Gesetzes bildet.

»Ist ein Patient einwilligungsunfähig und hat sein Grundleiden einen irreversiblen tödlichen Verlauf angenommen, so müssen lebenserhaltende oder -verlängernde Maßnahmen unterbleiben, wenn dies seinem zuvor – etwa in Form einer sog. Patientenverfügung – geäußerten Willen entspricht. [...] Nur wenn ein solcher erklärter Wille des Patienten nicht festgestellt werden kann, beurteilt sich die Zulässigkeit solcher Maßnahmen nach dem mutmaßlichen Willen des Patienten, der dann individuell – also aus dessen Lebensentscheidungen, Wertvorstellungen und Überzeugungen – zu ermitteln ist. [...] Liegt eine solche Willensäußerung, etwa [...] in Form einer sogenannten ›Patientenverfügung‹, vor, bindet sie als Ausdruck des fortwirkenden Selbstbestimmungsrechts, aber auch der Selbstverantwortung des Betroffenen den Betreuer.«[953]

Während die Entscheidung des BGH explizit nur die Patientenverfügung und die Rechtsfigur des Betreuers erwähnt, sind doch die drei Formen von Vorsorgeverfügungen genauer in Betracht zu nehmen.

Die drei Arten von Vorsorgeverfügungen lassen sich zwei grundsätzlich verschiedenen Zugangsweisen zu Entscheidungen am Lebensende[954] zuordnen.

---

952 Vgl. dazu und im Folgenden JOCHEN VOLLMANN, IRENE KNÖCHEL-SCHIFFER, Patientenverfügungen in der klinischen Praxis, in: Medizinische Klinik 94 (1999), 398–405. Vgl. auch: HEINZ KEILBACH, Vorsorgeregelungen zur Wahrung der Selbstbestimmung bei Krankheit, im Alter und am Lebensenede, in: FamRZ. Zeitschrift für das gesamte Familienrecht 50 (Heft 14), 969–982; ARNDT T. MAY, STEFAN GAWRICH, KATJA STIEGEL, Empirische Erfahrungen mit wertanamnetischen Betreuungsverfügungen, Bochum 1997; LUTZ SCHÖLLHAMMER, Die Rechtsverbindlichkeit des Patiententestaments, Berlin 1993; URSULA STIER, THOMAS WURM, ANDREAS WURM, Patiententestament. Ein Ratgeber zu Verfügungen und Vollmachten aus medizinischer, juristischer und theologischer Sicht, Bonn 2001. Vgl. zur Diskussion von Vorsorgevollmachten innerhalb der angloamerikanischen bioethischen Diskussion T. BEAUCHAMP, J. CHILDRESS, Principles of Biomedical Ethics 2001, 152–157; H. ENGELHARDT, Foundations of Bioethics 1996, 347–349. Neuerdings verschaffen sich ausgesprochen kritische Stimmen zur Patientenverfügung Gehör: ANGELA FAGERLIN, CARL E. SCHNEIDER, Enough. The Failure of the Living Will, in: Hastings Center Report 34, no. 2 (2004): 30–42; REBECCA DRESSER, Precommitment. A Misguided Strategy for Securing Death with Dignity, in: Texas Law Review 81 (2003): 1823–1847.
953 Aktenzeichen XII ZB 2/03, 17.03.03. In dem Fall, der vom BGH zu beurteilen war, hatte der Patient zwei Jahre vor seiner Erkrankung eine Patientenverfügung erstellt, in der er unter anderem die Einstellung der Ernährung festgelegt hatte, wenn er unter irreversibler Bewusstlosigkeit und dauerhafter Schädigung des Gehirns leide. Dies war dann tatsächlich der Fall. Der Sohn, der auf Anregung der Klinik zum gesetzlichen Betreuer bestellt worden war, beantragte nun in Übereinstimmung mit der Ehefrau und Tochter des Patienten die Einstellung der Ernährung über die PEG-Sonde. Rechtlich gesehen, so die Aussage des BGH, sei der Betreuer dazu verpflichtet, »dem Willen des Betroffenen gegenüber Arzt und Pflegepersonal [...] Ausdruck und Geltung zu verschaffen«. Das Vormundschaftsgericht habe lediglich zu prüfen, ob der Betreuer seiner Pflicht nachkommt, also den Willen des Patienten richtig umsetzt und nicht eigene Wünsche durchsetzen möchte.
954 Vgl. GIAN D. BORASIO, PETER JACOBS, JÜRGEN WEBER, RALF JOX, Empfehlungen zur Frage der Therapiezieländerung bei Schwerstkranken Patienten und zum Umgang

325

Beide Typen gehen unterschiedlich mit der Situation um, für die eine Verfügung getroffen wird. Dazu ist es hilfreich, sich die Situation szenisch vorzustellen, wie auf einer Theaterbühne, in der Kommunikation und Interaktion einschließlich definierter Rollen und Textbeiträge inszeniert werden. Auf einer solchen ›Bühne‹ befindet sich ein Patient in einem Zustand, in dem ein Gespräch nicht mehr möglich ist. Die behandelnden Mediziner stellen sich die Frage: Was sollen wir mit dem Patienten tun? Sie stehen vor der Aufgabe, sich auf ein angemessenes Therapieziel zu einigen. Laut gültigen rechtlichen Vorgaben bedarf das ärztliche Handeln der Zustimmung des Patienten, bzw. der Patientin. Vorsorgeverfügungen versuchen, für diese Situation Kommunikation zu inszenieren. Sie sind gleichsam ein Drehbuch für diese Szene.

1. Im Falle der *Patientenverfügung* fragen die Entscheidungsträger: »Und was sagt eigentlich der Patient, die Patientin dazu?« Die Antwort liefert die Patientenverfügung: Sie enthält die imaginiert verbale Äußerung der Patientin oder des Patienten für genau diese Situation. Ob die Äußerung passt oder nicht – der Text wird gelesen.
2. Im Falle der *Vorsorgevollmacht* und der *Betreuungsverfügung* stehen ärztliches Personal, Angehörige und Pflegepersonal im Besprechungszimmer. An der Stelle, an der gefragt wird: »Was sagt eigentlich der Patient, die Patientin dazu?«, meldet sich ein Vertreter und sagt: »Patient/in Y. kann nicht selbst für sich sprechen, hat aber mich beauftragt. Nach allem, was er/sie mir erzählt hat, würde er/sie sich in folgender Weise äußern: …« Es handelt sich ebenfalls um eine vom Patienten/von der Patientin vorausschauend inszenierte Kommunikationssituation. Der Patient oder die Patientin bestimmt, wer bei diesem Gespräch seine oder ihre Rolle übernehmen soll, gleichsam als Stellvertretung. Die Rolle ist aber nicht mit wörtlichem Text vorgeschrieben, sondern lediglich mit Anweisungen versehen.

In dieser Beschreibung von Vorsorgeverfügungen wird als Bezugsrahmen nicht der sonst übliche juristische oder medizinische Kontext gewählt, sondern der ästhetische Kontext des dramatischen Theaters. Dies findet seine Entsprechung in den oben angestellten Überlegungen zum Personenbegriff und hat weitreichende Folgen für die Beantwortung der Frage nach dem Stellenwert von Vorausverfügungen bei Demenzerkrankungen.

Zu 1) Patientenverfügung: Es ist das zentrale Anliegen, die Subjektivität und die Personenwürde des kranken Menschen zu wahren. Hier stellt eine Patientenverfügung ein Instrument dar, mit dem sich das Individuum in ein Verhältnis zur eigenen Person in der erwartbaren Situation eines nicht entscheidungsfähigen und kommunikativ beeinträchtigten Patienten setzen kann. Ist diese Situation eingetroffen, stellt die Patientenverfügung sicher, dass der erkrankte oder sterbende Mensch nicht auf seine aktuelle Situation reduziert wird – und

mit Patientenverfügungen, in: Christoph Meier, Gian Domenico Borasio, Klaus Kutzer (Hg.), Patientenverfügung. Ausdruck der Selbstbestimmung – Auftrag zur Fürsorge, Stuttgart 2005, 177–180.

allein die aktuelle Situation entscheidungsleitend wird –, sondern seine individuellen, lebensgeschichtlich getroffenen Entscheidungen gewahrt werden. Mit
dem Dokument ist gleichsam die selbstverantwortlich handelnde und entscheidende Person im Krankenzimmer anwesend, die der Patient in seinem gewohnten Umfeld ist oder war.

Dabei kommt besonders dem Instrument der Wertanamnese[955] Bedeutung
zu. Während zahlreiche Vordrucke für Patientenverfügungen sich auf den
Ausschluss bestimmter diagnostischer und therapeutischer Maßnahmen und
die Bitte um Schmerzlinderung und Symptombehandlung beschränken, bemüht sich das Modell der Wertanamnese darum, dem behandelnden Arzt eine
Vorstellung davon zu geben, was die persönlichen Wertvorstellungen des
kranken Menschen waren und sind. Während rein medizinische Vorverfü-
gungen nicht jede potenziell eintreffende Entscheidungssituation voraussehen
können und damit eventuell nicht zur Entscheidungsfindung im akuten Fall
herangezogen werden können, ermöglicht die Wertanamnese eine umfassende
Erkundung des mutmaßlichen Patientenwillens.[956] Eine Wertanamnese enthält
Angaben zur religiösen und weltanschaulichen Orientierung des Patienten
oder der Patientin und zur Einstellung zum eigenen Leben und Sterben. Die
Wertanamnese wird dialogisch erhoben: Die verfügende Person bespricht sich
mit einer beratenden Person oder einer anderen Vertrauensperson, geht eine
Reihe gesprächsgenerierender Impulsfragen durch oder bespricht hypotheti-
sche Fallgeschichten, aus denen sich nach und nach ein Gesamtbild entwickeln
kann. Die dialogische Situation bei Erstellung der Verfügung antizipiert die Situation zwischen behandelndem Arzt und Patienten in der akuten Entscheidungssituation. Das Dokument ist damit ein Kommunikationsmedium im
Behandler-Patienten-Gespräch, das wegen der aktuell beeinträchtigten Ge-
sprächsfähigkeit des Patienten oder der Patientin erschwert wird, aber nicht
ausgeschlossen ist. Mit der Wertanamnese ist der Patient, bzw. die Patientin
als ganze Person an der Entscheidung beteiligt, einschließlich der sozialen und
religiösen Bedürfnisse.

Im Falle einer diagnostizierten Krankheit, die eventuell oder wahrscheinlich
die Entscheidungsunfähigkeit des Patienten oder der Patientin verursachen wird
(etwa einer früh diagnostizierten Demenzerkrankung, einer onkologischen Erkrankung, einer Herz-Kreislauf-Erkrankung oder einer genetisch bedingten Erkrankung) kann die verfügende Person ein zusätzliches Dokument »Patienten-

---

955 Zum Begriff und zum Folgenden: A. MAY, S. GAWRICH, K. STIEGEL, Empirische Er-
fahrungen 1997. Vgl. auch: DAVID J. DOUKAS, LAURENCE B. McCULLOUGH, The
Values History. The Evaluation of the Patient's Values and Advance Directives, in:
Journal of Family Practice 32, no. 2 (1991).

956 Vgl. dazu G. BORASIO, P. JACOBS, J. WEBER, R. JOX, Empfehlungen 2005. Unter
dem mutmaßlichen Willen versteht man den Willen, den ein Patient oder eine Patientin zum gegenwärtigen Zeitpunkt äußern würde, wenn er oder sie dazu in der Lage
wäre. Dieser Wille kann jedoch nur vermutet werden. Um diesen zu ermitteln, sind
Betreuer/Bevollmächtigter und Behandlungsteam gehalten, sich gemeinsam ein möglichst genaues Bild von den individuellen Wertvorstellungen anhand früherer Äußerungen und Lebensentscheidungen zu machen.

verfügung im Fall schwerer Krankheit«[957] im engen Gespräch mit dem behandelnden Arzt erstellen. Dabei werden präzise Angaben zu erwartbaren Komplikationen und Handlungsoptionen gemacht. Sie setzen fachliche Kompetenz des Arztes und Informiertheit des Patienten voraus. Erneut stellen sie ein die Entscheidungssituation antizipierendes Gespräch dar, das mittels des ausgefüllten Formulars abgerufen und zur Entscheidungsfindung fruchtbar gemacht werden kann.

Zu 2) Während die Patientenverfügung die Gesprächssituation Arzt/Behandlungsteam-Patient/in simulierend antizipiert, stellen die Vorsorgevollmacht[958] und die Betreuungsverfügung ein Instrument dar, das eine dialogische Situation im Konflikt- und Entscheidungsfall zu inszenieren versucht. Im Falle der Vorsorgevollmacht soll die bevollmächtigte Person oder die durch einen Beschluss des Vormundschaftsgerichts mit der gesetzlichen Betreuung beauftragte Person an Stelle des Patienten oder der Patientin in allen vom Vollmachtgeber verfügten Angelegenheiten den übrigen Entscheidungsträgern (Arzt, Angehörige, Vormundschaftsgericht) gegenüber die Anliegen des Patienten, bzw. der Patientin vertreten:

> »Sie darf in allen Angelegenheiten der Gesundheitssorge entscheiden, ebenso über alle Einzelheiten einer ambulanten oder (teil-)stationären Pflege. Sofern ich eine Patientenverfügung erstellt habe, muss diese beachtet werden. [...] Sie darf Krankenunterlagen einsehen und deren Herausgabe an Dritte bewilligen. Ich entbinde alle mich behandelnden Ärzte und nichtärztliches Personal gegenüber meiner bevollmächtigten Vertrauensperson von der Schweigepflicht.«[959]

Im Fall einer anstehenden medizinischen oder pflegerischen Entscheidung muss folglich diskursiv verfahren werden, wobei die bevollmächtigte Person die Anliegen und den Willen des Patienten, bzw. der Patientin ins Gespräch bringen soll und damit die Entscheidung maßgeblich beeinflusst.

Voraussetzung einer Vorsorgevollmacht und einer Betreuungsverfügung ist, dass zwischen dem verfügenden Menschen und der Stellvertreterperson ein Vertrauensverhältnis besteht. Um den Willen vertreten zu können, muss sich die bevollmächtigte Person über diesen Willen kundig gemacht haben. Dies geschieht – jedenfalls nach dem Willen der Entwickler und Befürworter solcher Formulare – durch ein oder mehrere intensive Gespräche zu Fragen der Gestaltung der letzten Lebensphase und zum Sterben. Die verfügende Person bespricht mit der Vertrauensperson die erstellte Patientenverfügung und erarbeitet idealerweise mit ihr gemeinsam eine Wertanamnese.

In der akuten Entscheidungssituation muss die bevollmächtigte Person belegen können, dass sie tatsächlich über den Willen des Patienten oder der Patientin informiert ist. Dies geschieht durch Vorlage der Vorsorgevollmacht im Ori-

---

957 Ein Beispiel findet sich in der Vorsorgebroschüre des BAYERISCHEN MINISTERIUMS DER JUSTIZ, Vorsorge 2001, 30–34.

958 Vgl. zu Definitionen: BAYERISCHES MINISTERIUM DER JUSTIZ, Vorsorge 2001, 12f.; Vgl. außerdem: BUNDESÄRZTEKAMMER, Handreichung für Ärzte zum Umgang mit Patientenverfügungen, 1999, www.bundesaerztekammer.de/bak/owa/idms.show?id¬=110780 (Zugriff am 27.07.2000).

959 BAYERISCHES MINISTERIUM DER JUSTIZ, Vorsorge 2001, 15.

ginal, die sowohl von Patient/in als auch von der Vertrauensperson mit Datum unterschrieben ist. Abgesichert durch eine notarielle Bestätigung oder durch Hinterlegung einer Kopie beim Notariat (im Falle der Betreuungsverfügung beim Vormundschaftsgericht) erhält die Verfügung zusätzlich Validität. Diese Verfahrensweise folgt der Einsicht, dass enge menschliche Beziehungen Bedeutung erlangen über die Gegenwart hinaus: Sie werden aufgrund von Erfahrungen in der Vergangenheit auf ihre Tragfähigkeit in der Zukunft geprüft. Vertrauen speist sich aus vergangenen Erfahrungen, wird in die Zukunft projiziert und in der Gegenwart geschenkt und ausgesprochen.

Die Betreuungsverfügung entspricht weitgehend diesen Grundgedanken, allerdings mit der Ausnahme, dass außer dem Patienten und der Vertrauensperson noch eine dritte Instanz am Geschehen beteiligt wird, das Vormundschaftsgericht, das nach § 1897 Abs. 4 BGB die vom Patienten/von der Patientin gewünschte Vertrauensperson mit der Betreuung beauftragt oder einer vom Patienten explizit nicht erwünschten Person die Betreuung nicht überträgt. Nicht nur medizinische, sondern weitreichende Handlungs- und Entscheidungsbereiche sind davon betroffen, von der Vermögensverwaltung bis hin zur Unterbringung in Pflegeeinrichtungen. Dabei gilt auch hier, dass bei einer vorliegenden und gültigen Patientenverfügung den dort getroffenen Entscheidungen Folge zu leisten ist. Die staatliche Behörde wird jedoch immer an Entscheidungen beteiligt, die Grundrechte des Patienten berühren, etwa den Abbruch einer Therapie mit in Kauf genommener Todesfolge.[960] Liegt bei der Vorsorgevollmacht der Schwerpunkt noch auf den unmittelbaren und privaten sozialen Bezügen des Verfügenden, kommt bei der Betreuungsverfügung das weitere soziale Umfeld der Gesellschaft in den Blick: Das Vormundschaftsgericht repräsentiert den gesellschaftlichen Kontext, der sich aktiv in die Entscheidungsfindung einschaltet. Leben in der letzten Lebensphase, Sterben und Sterbenlassen werden damit deutlich dem privaten Raum entzogen und werden zu einer Angelegenheit der Allgemeinheit.

Die verschiedenen Instrumente der Vorsorge für die letzte Lebensphase entsprechen allesamt der Erkenntnis, dass die im Leben von Menschen gewachsenen sozialen Bezüge fruchtbar gemacht werden können für die letzte Lebensphase. Die sozialen Beziehungen bilden das Netz, das auch im Sterben tragen soll und kann, gerade dann, wenn sich kein sanfter oder versöhnlicher Tod abzeichnet, sondern ein durch zahlreiche gesundheitliche Komplikationen erschwertes Sterben, das die behandelnden Ärzte und nichtärztlichen Beteiligten vor Entscheidungen in manchmal dilemmagleichen Situationen stellt. Die Voraussetzung dafür, dass das soziale Netz tatsächlich in der akuten Situation trägt, sind Gespräche über das Sterben, die bewusste Regelung der letzten Dinge und die Einbeziehung persönlicher Wertvorstellungen in die getroffenen Vorsorgeverfügungen.

---

960 Die Einbeziehung und gerichtliche Prüfung ist bei lebensbedrohenden Maßnahmen nach gegenwärtiger Rechtslage auch dann erforderlich, wenn eine Vorsorgevollmacht vorliegt. Vgl. zum Ganzen § 1904 BGB.

Das Thema ließe sich unter systemischen und organisationalen Gesichtspunkten entsprechend beschreiben und analysieren. Dies würde ergeben, dass eine Patientenverfügung keinesfalls lediglich Ausdruck eines individualistisch verstandenen Selbstbestimmungsrechts ist, sondern in einem sozialen System die Aufgabe hat, Problemkonstellationen systemkonform zu lösen.

Im hier vorliegenden ästhetischen Bezugsrahmen für die Deutung von Vorausverfügungen ist wichtig, dass in beiden Fällen – wie im Theater – eine Gesprächssequenz voraus geplant und inszeniert wird, allerdings für ein Theater, dessen Bühne nicht eindeutig festgelegt ist. In beiden Fällen versucht der später als nicht entscheidungsfähiger Patient anwesende Autor seine Beteiligung am Spiel festzulegen. Die Alzheimerdemenz kann im Moment der Dramatisierung den Effekt haben, dass der Patient, bzw. die Patientin sich durch verbale und nonverbale Willensbekundungen dennoch aktiv beteiligt, unter Umständen in Abweichung vom früher vorgesehenen Text.

Das Instrument der Vorsorgevollmacht versucht die Autonomie des Patienten, bzw. der Patientin unter Zuhilfenahme der personalen Bezüge zur Vertrauensperson zur Geltung zu bringen. Die früheren Äußerungen und die Willensbekundungen der Zwischenzeit bis zur aktuellen Situation werden mittels des Stellvertreters in die Kommunikationssituation eingebracht und müssen so aufeinander bezogen werden, dass sie als aktive Kommunikation des Patienten oder der Patientin gewertet werden können.[961]

Im Falle der inszenierten Entscheidungssituation erhält damit die Person mit Demenz die Möglichkeit, präsent zu sein im vollen Bewusstsein der unaufhebbaren Differenz zwischen aktuellem Akt und der diesem zugrundeliegenden Personalität. Die Beziehung zwischen beiden wird durch den Stellvertreter gewährleistet. Durch das Mittel der Inszenierung ist es jedenfalls möglich, dass ein Patient nicht auf eine einmal als normativ bewertete Stufe seiner Entwicklung festgeschrieben wird. Veränderungen der Person werden mit in Rechnung gezogen, immer jedoch mit den vorherigen Stufen in ein Verhältnis gesetzt. In der Diktion von Damasio wäre dies eine mögliche Weise, zwischen ›Kernselbst‹ und ›autobiographischem Selbst‹ so zu vermitteln, dass die Vertrauensperson als Teil des ›ausgedehnten Bewusstseins‹ fungiert und Äußerungen des ›Kernbewusstseins‹ in einen Zusammenhang mit früheren Äußerungen bringt.

Eine Vorsorgevollmacht ist eine Konkretion der sozialen Konstitution der Person. Statt eines autistischen Missverständnisses von Selbstbestimmung kommt in einer Vorsorgevollmacht zum Ausdruck, dass gerade durch die Fürsorge anderer die personale Identität eines Menschen gewahrt und geschützt bleiben kann. Im Blick auf die von Damasio eingeführte Differenz zwischen ›Kernbewusstsein‹ und ›ausgedehntem Bewusstsein‹ muss man ernstnehmen, dass bei einer Demenzerkrankung die Beziehung zwischen beiden Formen des

---

961 Vgl. zur Vertrauensdimension auch: Friedemann Nauck, Barbara Jaspers, Patientenverfügung als vertrauensbildende Maßnahme, in: Gerhard Höver, Heike Baranzke, Andrea Schaeffer (Hg.) Sterbebegleitung: Vertrauenssache. Herausforderungen einer person- und bedürfnisorientierten Begleitung am Lebensende. Würzburg 2011, 175–192.

Bewusstseins und damit auch des Selbst nicht mehr durch den Träger gewährleistet werden kann. Akte des Kernbewusstseins, die Willensäußerungen sind,
können nicht als Willensäußerungen des autobiographischen Selbst gewertet
werden. Dem dialogischen Personalismus entsprechend könnte die Vermittlung
zwischen beiden durch ein Du ermöglicht werden.

Die Inszenierung einer Gesprächssituation durch eine Vorausverfügung reguliert zudem die Abhängigkeit von anderen, indem der Patient über die Beteiligung bestimmter Personen an der Entscheidungssituation befinden kann. Damit
ist der Patient, bzw. die Patientin selbst an dieser Szene beteiligt. Es genügt jedoch nicht, wenn nur der Sprechtext festgelegt ist, also allein eine Patientenverfügung vorhanden ist. Es ist erforderlich, dass die Person in ihrer prinzipiellen
Offenheit und Unabschließbarkeit beteiligt wird. Dies geschieht, indem ihre Lebensgeschichte (als ihre Vergangenheit), ihre Wertvorstellungen und ihre Hoffnungen (als Offenheit für Zukunft) im Spiel repräsentiert sind. Wertanamnesen
als Beiblatt zu Patientenverfügungen und die Bevollmächtigung einer Stellvertreterperson stellen dies sicher, da sie keine abgeschlossenen Definitionen liefern, sondern prinzipiell offen sind.

2.3.2 Patientenverfügung und Vorsorgevollmacht bei Demenzpatienten[962]

Nach diesen Ausführungen zu Vorsorgeverfügungen wird deutlicher, worin das
Problem der australischen Patientenverfügung besteht: Auch hier wird die künftige Situation eines Gesprächs aller Beteiligten, wie es mit dem schwer dementen Patienten weitergehen soll, inszeniert. Ärzte, Angehörige und Pfleger versuchen auch in diesem Fall, ein Ziel ihrer Handlungsstrategie festzulegen. Wird
nun der Text der Patientenverfügung verlesen, wird man feststellen, dass dieser
eine distanzierende Bewertung des dementen Patienten in destruierender Intention enthält: »Ich halte den Kranken für inakzeptabel, denn ihm fehlt, was mir
das Wertvollste ist: Vernunft und Persönlichkeit.« Diese Aussage soll in der
durch die Vorausverfügung inszenierten Situation eine Übereinkunft darüber
ermöglichen, das Leben des dementen Patienten entweder aktiv zu beenden
(sollte die Rechtslage dies zulassen) oder zumindest keine Anstrengung zu einer

---

962 Nach der Gesetzesänderung von 2009 und der Einführung des Hospiz- und Palliativ-
gesetzes von 2015 werden aktuell vor allem die Möglichkeiten gemeinsamer Vorsorgeplanung unter dem Begriff Advance Care Planning diskutiert. Vgl. zum speziellen
Bereich Demenz den Literaturbericht KETAN D. JETHWA, OLUWADEMILADE ONALA-
JA, Advance care planning and palliative medicine in advanced dementia: a literature
review, in: BJPsych Bull. 39 (2015), 74–78. Vgl. zur aktuellen Diskussion in Deutschland: FRIEDEMANN NAUCK, BARBARA JASPERS, Advance Care Planning. Mehr Autonomie am Lebensende, Allgemeinarzt-online, 14. August 2014 (http://www.allge¬
meinarzt-online.de/a/1662043); JÜRGEN IN DER SCHMITTEN, GEORG MARCKMANN,
Sackgasse Patientenverfügung. Neue Wege mit Advance Care Planning am Beispiel
von beizeiten begleiten, in: Zeitschrift für Ethik in der Medizin 59 (2013), 229–243;
MICHAEL COORS, RALF JOX UND JÜRGEN I.D. SCHMITTEN, Advance Care Planning,
Stuttgart 2015.

Aufrechterhaltung der vitalen Funktionen mehr zu unternehmen, also Hilfs-maßnahmen zu unterlassen.

In diesem Fall bestreitet der Gesunde dem Kranken den vollgültigen Perso-nenstatus. Die Pflegeethikerin Ruth Schwerdt hat sich kritisch mit dieser Posi-tion auseinandergesetzt:

»Der zugrundeliegende Irrtum besteht darin, daß von ›Personen‹ ein Recht in Anspruch genommen wird, willkürlich ein (grobes) Maß zu setzen, bis zu dem Men-schen von einem idealen Standard der körperlichen Beschaffenheit und der geistigen Fähigkeiten abweichen dürfen, bis ihnen nicht nur eine Beziehung (Gruppendefinition) und soziale Unterstützung verweigert wird, sondern ihr Leben sogar aktiv beendet werden kann.«[963]

Die Interessen von Personen haben in der Konsequenz gegenüber den Interessen von ›Nichtpersonen‹ Vorrang.

Letztlich muss einem Formular wie der australischen Patientenverfügung eine paradoxe Struktur attestiert werden: Einerseits beansprucht der Verfügen-de Identität mit dem dementen Menschen, die die Voraussetzung einer gültigen Verfügung darstellt (›Selbstbestimmung‹). Die inhaltliche Füllung der Verfü-gung andererseits geht von einer zerbrochenen Identität zwischen Verfügen-dem und Krankem aus, die in der Aussage gipfelt: Ich »möchte […] ausdrück-lich betonen, dass ich meine Persönlichkeit und meine klare Denkfähigkeit für meinen wichtigsten Besitz halte und dass ich ein Leben ohne diesen Besitz nicht akzeptiere«. Hier unterscheidet der Verfügende bewusst zwischen einem als normativ empfundenen Jetzt-Zustand und einem – an dieser Norm gemes-sen – inakzeptablen zukünftigen Zustand, den der Verfügende imaginiert. Die-se Handlungsweise ist als Herrschaft des Verfügenden über den Patienten zu beschreiben, die immer schon zum Problem der Selbstbestimmung des Men-schen gehört, dieses aber scharf pointiert. Wolfhart Pannenberg beschreibt dies folgendermaßen:

»[Das] Sein beim andern [seines Leibes] wird ihm nun zum Mittel, sich in seiner Unter-schiedenheit vom andern zu behaupten. Das Sein beim andern wird zum Mittel der Herrschaft über es und der Selbstbehauptung des Ich durch solche Herrschaft. Auch solche Herrschaft ist noch ambivalent. […] Erst da, wo die Entgegensetzung des Ich gegen das andere totalisiert wird, *alles* andere nur noch Mittel seiner Selbstbehauptung

---

963 R. Schwerdt, Ethik für die Altenpflege 1998, 132f. In der kritischen Position ganz ähnlich Susan Pendleton Jones, L. Gregory Jones, Worship, the Eucharist, Bap-tism, and Aging, in: Stanley Hauerwas, Carole Bailey Stoneking, Keith Mea-dor, David Cloutier (Hg.), Growing Old in Christ, Michigan 2003, 185–201. Die Kritik von Jones und Jones gilt einer als vorherrschend beschriebenen Engführung des Personenbegriffs durch die Naturwissenschaften (›hard sciences‹) und kapitalisti-sche Wirtschaftsordnung. Sie beschreiben die eucharistische Gemeinschaft als ein in-tegratives Gegenbild: »In this essay we want to suggest how Christian worship can play a central role in resisting corrupt notions of human personhood and in resha-ping our habits of life and of thought. In particular, we will suggest that Christian worship provides a site for reclaiming the sense that all of us – from the youngest of children to the oldest of the elderly – are creatures made in the image and likeness of God, destined for communion with God, and worthy of participation in the praise of God« (187).

dem Ich dienstbar gemacht werden soll, erst da wird der Bruch des Ich mit sich selber, mit der es immer schon konstruierenden Exzentrität, akut.«[964]

Ersetzt man das bei Pannenberg beschriebene ›andere des Leibes‹ durch eine temporale Unterschiedenheit, ist das Problem exakt beschrieben: Wo die Entgegensetzung des Ich des Verfügenden zum Zeitpunkt der Verfügung gegen den Patienten zum Zeitpunkt nach Ausbruch der Krankheit totalisiert wird, wird der Bruch des Ich mit sich selber, mit der konstruierten Exzentrität, akut.

Von niemandem wäre ein solcher Bruch mit der Konsequenz eines vernichtenden Urteils hinnehmbar. Es ist fraglich, ob sich dies im Falle einer Vorausverfügung anders darstellt. Hier gerät das Recht auf Selbstbestimmung an die Grenze zu einer ›Perversion‹:[965] Denn der oder die Gesunde urteilt prospektiv über den Wert des Lebens des oder der Kranken. Entsprechend auch das Votum am Ende der zitierten Patientenverfügung: »Sollte es inzwischen legal sein, verlange ich, dass mein Tod beschleunigt herbeigeführt wird durch Injektion einer tödlichen Dosis von Barbituraten.« In theologischer Sprache ist nicht erst die Umsetzung der Verfügung, sondern ihre Formulierung ein »Ausdruck der Sünde«:

> »[W]enn Selbsterhaltung nicht mehr aus Vertrauen, sondern aus Angst und Sorge geschieht, wird sie Ausdruck jener Verkehrung des menschlichen Verhaltens, die daraus resultiert, daß Liebe zum eigenen Ich, die nur noch um sich selber besorgt ist, das Zentrum der Existenz besetzt hält.«[966]

Die aus diesen Überlegungen resultierende Zurückhaltung gegenüber der absoluten Gültigkeit von Patientenverfügungen ist, dies sollte deutlich geworden sein, in dem ihr zugrunde liegenden Verständnis der personalen Identität begründet. In den dogmatisch orientierten Reflexionen wurde die personale Identität jedoch durch das relationale, offene und fragmentarische Verständnis der Person in der christlichen Theologie beschrieben. In der Konsequenz dieser Bestimmungen bedeutet dies, dass es einen Weg zu finden gilt, der das Missverhältnis der Willensäußerungen P A'b und P B' konstruktiv zu nutzen weiß (▶ Abb. 7).

---

964 W. PANNENBERG, Was ist der Mensch 1985, 82 (Hervorhebung im Original).

965 Vgl. W. PANNENBERG, Was ist der Mensch 1985, 82: »In der Gewißheit, selber die Wahrheit der Inhalte seines Bewußtseins und also ›alle Realität zu sein‹, die Wahrheit aller Realität in sich selber zu haben, und in dem Bemühen, solchen vermessenen Anspruch in seinem Weltverhältnis zu realisieren, verkehrt [= pervertiert, T.R.] das Ich seine eigene Konstitution, indem es das Gegenstandsbewußtsein, das Sein beim andern, von dem her es selber ursprünglich konstituiert ist, dem eigenen Sein im Unterschied zum andern unterordnet, statt seine Einheit im Prozeß aufgehoben sein zu lassen.«

966 W. PANNENBERG in Anlehnung an Heideggers Analyse von Angst als Ausdruck der Grundstruktur des menschlichen Daseins als Sorge, Was ist der Mensch 1985, 100. »Die Verkehrung des Verhältnisses von Ichzentrum und exzentrischer Bestimmung des Menschen bedeutet Selbstverfehlung des Menschen, weil er durch sein Streben, sich selbst zu gewinnen, seine exzentrische Bestimmung versäumt. Die Selbstkonstitution des Ich äußert sich vor allem in dem Bestreben, soweit irgend möglich über alles zu verfügen, gerade auch und vor allem über die Bedingungen des eigenen Daseins. Dem steht gegenüber die Notwendigkeit zu vertrauen, sich selbst festzumachen in einer Wirklichkeit außerhalb seiner selbst« (103).

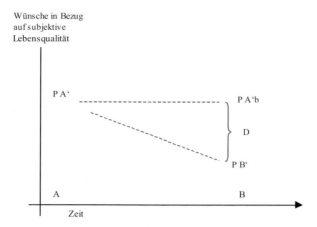

Abb. 7: Differenz der vorgestellten und tatsächlichen Wünsche

Die Aufgabe besteht dann darin, den Differenzbereich D in der Entscheidungssituation zu benennen und im Blick auf die zeitlichen Prozesse des Krankheitsverlaufes (Persönlichkeitsveränderungen etc.) und auf die Biographie des Patienten reflektiert in ein Verhältnis zu bringen. Eine solche Leistung kann nur durch Personen erbracht werden, die zu der betroffenen Person in einer Vertrauensbeziehung stehen. Der Herstellbarkeit dieser Beziehung und damit der Bahnung einer möglichen Lösung des Problems der Entscheidungsbefugnis gelten die Überlegungen zur seelsorglichen Beratung im dritten Schritt, den Überlegungen zu Gestaltungskunst.

2.3.3 Therapiezielfindung in ganzheitlicher Perspektive

Im Blick auf die Therapie von an Demenz erkrankten Patientinnen und Patienten ist es von Bedeutung, dass die in medizinischen Handbüchern formulierten Therapieziele moralisch-normativen Charakter haben: »Gute Pflege im anthropologischen Sinne meint die Ermöglichung und Förderung größtmöglicher Autonomie (Selbständigkeit) im Vollzug der Aktivitäten des täglichen Lebens, im Rahmen sozial-gesellschaftlicher Einbindung.«[967] Die in der Gerontopsychiatrie postulierten Handlungsziele Überlebenssicherung, Vermeidung körperlicher Schäden und Erhaltung von Alltagskompetenz, Verhinderung sozialer Isolation sowie Krankheitseinsicht[968] sind gut vereinbar mit den Prinzipien der Bioethik: Autonomie, Benefizenz, Nonmalefizenz und Gerechtigkeit. Allerdings bedürfen sie angesichts der oben beschriebenen unterschiedlichen Alterstheorien und Altersbilder bei professionellen Helfern eines verlässlichen Regelwerks, erreichbar

---

967 R. Schwerdt, Ethik für die Altenpflege 1998, 19.
968 Vgl. T. Wetterling, Gerontopsychiatrie 2001, 23ff.

durch Einführung von Qualitätskriterien, die in regelmäßigen Abständen über-prüft werden.

Ein Beispiel für einen solchen Ansatz liefert die Direktorin des Demenzzen-trums der Universität Stirling in Schottland, Mary Marshall.[969] Ausgehend von drei sehr unterschiedlichen Modellen im Verständnis von Demenz – dem medi-zinischen Modell, dem Behinderungsmodell (soziale Beeinträchtigungen) und dem Bürgerschaftsmodell – versucht sie, ein gemeinsames Ziel aller im multi-professionellen Team Handelnden zu formulieren. Das medizinische Deutungs-modell hilft vor allem durch die physiologische Erklärung der Vorgänge des Krankheitsverlaufs dazu, auf gesundheitliche Beeinträchtigungen hinzuweisen, die in einer reduzierten Fähigkeit zur Bewältigung eines selbstbestimmten All-tags resultieren. Auf diese Beeinträchtigungen kann über medikamentöse Be-handlung hinaus durch andere Ansätze reagiert werden. Wenn beispielsweise durch Hirnschädigungen die Sicht und damit die Orientierungsfähigkeit von Patienten beeinträchtigt ist, kann durch Gestaltung der Wohnumgebung durch helles Licht, starke farbige Kontraste und Signale die Orientierungsfähigkeit un-terstützt werden. Hier wird das Benefizenz-Prinzip als handlungsleitend begrif-fen. Das Behinderungsmodell hilft zur Einsicht, dass die durch den Krankheits-progress zunehmenden Beeinträchtigungen der Mobilität und Selbstständigkeit nicht ausschließlich durch die Krankheit, sondern auch durch die bauliche Ge-staltung von Einrichtungen der Altenpflege bedingt sind. Ein Beispiel dafür ist die Vermeidung von Stürzen und Unfällen durch den Abbau von Stolperschwel-len oder anderer Gefahrenquellen in der Alltagswelt. Leitendes Prinzip hierbei ist die Nonmalefizenz. Das Bürgerschaftsmodell versucht vor allem, den Prinzi-pien der Autonomie und der Gerechtigkeit zu entsprechen. Es geht davon aus, dass in der Beziehung zwischen Betreuer und Patient bzw. Patientin ein Hierar-chieverhältnis zu vermeiden versucht wird, in dem die hilfebedürftige Person ausschließlich als Empfänger von Leistungen begriffen wird. Stattdessen soll diese eine Stärkung des Selbstwertgefühls (und damit der subjektiven Lebens-qualität) durch Beteiligung am gemeinschaftlichen Leben und durch Förderung kreativer, unter Umständen nonverbaler Ausdrucksformen erfahren. Damit werden sie als Bürgerinnen und Bürger des Gemeinwesens begriffen, die einen produktiven Beitrag zu leisten in der Lage sind und Anerkennung erfahren.

Solche Modelle und Überlegungen, die ihre Umsetzung in zahlreichen multi-professionellen Initiativen finden, leiten bereits über zur Gestaltungskunst, da sie der Wahrnehmung der Erkrankung und ihrer Folgen für die Beteiligten und der Reflexion vor dem Hintergrund historischer Erfahrungen des helfenden Umgangs mit Menschen mit kognitiven Beeinträchtigungen sowie dem Grund-

---

969 MARY MARSCHALL, Dementia. New Approaches, Stirling 2005 (Manuskript eines Vortrags gehalten bei der Winter-School 2005 der Robert-Bosch-Stiftung in Stirling im Februar 2005). Vgl. zur Bedeutung von Architektur die Beiträge von LOTHAR MARX, Leben und Wohnen mit Demenz in eigener Wohnung/Wohngemeinschaft, so-wie JÜRGEN MULTRUS, Kompetenzzentrum Tillypark-Nürnberg. Architektonische, ökonomische, psychogerontologische und pflegewissenschaftliche Konzeption eines exemplarischen stationären Großprojektes, in: H. ALDEBERT, Demenz und Autono-mie 2006.

verständnis von Menschenwürde und personaler Identität entsprechend nach ethisch reflektierten Handlungsmöglichkeiten fragen.

Diesem Ansatz entspricht meines Erachtens auch das Verfahren des Advance Care Plannings (s. o. Fn. 962), wenn es je nach Krankheitsphase die Behandlung und Betreuung immer wieder in kommunikativen Prozessen aushandelt.

3   Gestaltungskunst

Die Überlegungen zu Gestaltungskunst beschränken sich im vorliegenden Zusammenhang auf theologische Praktikerinnen und Praktiker, deren Handlungsfeld im Kontext von Einrichtungen des Gesundheitswesens liegt. Dennoch ist ein zusätzlicher Hinweis notwendig, der insbesondere der in der Parochie verorteten Gemeindeseelsorge gilt. Den Ausgangpunkt bildet darum – der Entwicklung der Krankheit vom sozialen Frühstadium bis zu den klinischen Phasen analog – die Seelsorge in der Kirchengemeinde.

3.1   Demenz als Gestaltungsaufgabe der Gemeindeseelsorge: Besuchsdienst und liturgische Angebote

Die Einsicht in die zunehmende Häufigkeit von alters- oder krankheitsbedingten Demenzerkrankungen stellt für Kirchengemeinden eine zentrale Herausforderung dar, insbesondere in den Handlungsfeldern Seelsorge, Diakonie und Erwachsenenbildung. Dies soll hier im Sinne einer Aufgabenstellung formuliert sein, die in den kommenden Jahren auch von praktisch-theologischer Seite mehr Aufmerksamkeit verlangt. Die Gestaltung des praktischen Handelns sollte sich dabei an den Bedürfnissen der (potenziell) Betroffenen einschließlich der Angehörigen einerseits und an den vorhandenen Ressourcen der Betroffenen und der Gemeinde andererseits orientieren. Der deskriptive Teil der Deutekunst ist dabei ein hilfreiches Mittel, um beides, Bedürfnisse und Ressourcen, zu entdecken.

Statistisch betrachtet (bei etwa einer Million Demenzkranker in der deutschen Gesamtbevölkerung) kommen auf eine Kirchengemeinde in einer Größenordnung von 4.000 Gemeindegliedern etwa 50 Demenzpatienten im klinischen Stadium, von denen ein Teil in der Familie lebt. Diese verteilen sich vor allem auf die älteren und ältesten Gemeindemitglieder; unter Umständen sind auch schon Menschen in Jahren der Berufstätigkeit davon betroffen. Die Einsicht in die verschiedenen Phasen des sozialen Frühstadiums lässt bestimmte Verhaltensmuster der Betroffenen und ihres Umfeldes erkennen, das von einem anfänglichen Neutralisieren über ein erhöhtes Beobachten in ein Bemühen um deutendes Verständnis der beobachtbaren Veränderungen übergeht. Schließlich wird mit Phase 5 (›Umorientieren‹), meist eingeleitet durch ein »extremes, erschütterndes Ereignis, das sich nicht wiederholen darf«[970] und das die Einsicht in das Vorliegen einer ernsthaften Erkrankung geradezu erzwingt, der Alltag neu ausgerichtet. Es kommt wie schon in der vorausgehenden Phase zu einer Neuordnung der Sozialbezüge entsprechend der Krankheitssituation. Im Erfahrungsbericht des Angehörigen Alex Funke (siehe Eingangsteil des Kapitels) ist dies gekennzeichnet durch das Zulassen einer fremden Haushaltshilfe und durch das sich verändernde Kommunikationsverhalten seiner Frau. Die Zeit ist geprägt durch Unsicherheit, die sich aufseiten der Angehörigen und der Patientin einerseits als Befürchtung einer Alzheimerdiagnose, andererseits als Sehnsucht nach Gewissheit und Planungssicherheit äußert.

In der Zeit dieser frühen Stufen gibt es zahlreiche Gelegenheiten zu Kontakten zwischen betroffenen Familien und Seelsorgepersonen im Rahmen der »Alltagsseelsorge«,[971] insbesondere beim institutionellen Geburtstagsbesuch zu Hause oder bereits in einer Einrichtung der Altenpflege. Gerade diese Besuche werden von hauptamtlichen und zunehmend auch von ehrenamtlichen Mitarbeitenden der Kirchengemeinden geleistet, im besten Fall durch einen geschulten Besuchsdienst. Eberhard Hauschildt hat ausgehend von der Besuchsarbeit bei Geburtstagsbesuchen darauf hingewiesen, dass die Alltagsseelsorge naheliegend mit der Diakonie zu verknüpfen ist: »Wie diese dient sie ja alltäglichen Verläufen der Biographie«; Hauschildt warnt jedoch zugleich davor, dass diakonische Anteile nur einen Teil der Wirklichkeit der Besuchsarbeit ausmachen, der die »Alltagsverkündigung« und die »Alltagstherapie« als je eigene Formen hinzugesellt werden können. Insgesamt ist jedoch zu sehen, dass die Themen der Seelsorge »Elemente der alltäglichen Welt, Ausdruck einer spezifischen, in der Alltagswelt gewonnenen Lebenserfahrung«[972] sind. Gerade weil die Gespräche bei Geburtstagsbesuchen oder anderen Gelegenheiten schnell in ihren Interaktionsformen wechseln, vom Small Talk in »kleine ethische, religiöse oder theologische Theorie«, kommt es vor, dass die Veränderungen der Alltagswelt, die mit dem sozialen Frühstadium einer Demenzerkrankung einher gehen, sich am Übergang der Interaktionsformen in kleinen Hinweisen zu erkennen geben. Dies bedeutet für die Schulung der Wahrnehmung von seelsorglich Tätigen, dass sie die Signale von Verunsicherung und die Veränderungen von bisherigen sozialen und kommunikativen Verhaltensmustern aufmerksam registrieren und – im Blick auf die Überprüfung der Verlässlichkeit von Sozialbindungen durch die betroffenen Familien – keinesfalls herunterspielen. Vielmehr sollten Chancen zum Nachfragen und Erkunden der subjektiven Verbindlichkeit und der Sorgen der am Gespräch beteiligten Personen genutzt werden und gegebenenfalls durch Vermittlung von Informationen unterstützt werden.

---

970 Vgl. M. LANGEHENNIG, Soziales Frühstadium 2006, 8.
971 Vgl. EBERHARD HAUSCHILDT, Alltagsseelsorge. Eine sozio-linguistische Analyse des pastoralen Geburtstagsbesuches, Göttingen 1995.
972 Hauschildt zitiert an dieser Stelle WOLFGANG STECK, Der Ursprung der Seelsorge in der Alltagswelt, 1987 (E. HAUSCHILDT, Alltagsseelsorge 1995, 380).

Da in Kirchengemeinden vielerorts die Nähe zu einer Diakoniestation, unter Umständen auch ambulante Diakonie und Nachbarschaftshilfe bestehen, kann ein originärer Beitrag parochialer Seelsorge darin bestehen, ein Netzwerk zu entwickeln, auf das Betroffene zurückgreifen können. Der Erfahrungsbericht von Alex Funke gibt dies im Einsatz der (von der Patientin ungeliebten aber professionellen) Pflegekräfte zu erkennen. Für die Gestaltung eines Netzwerkes ist sicher auch von Bedeutung, dass das Wissen um die unterschiedlichen Formen von Demenzerkrankungen, ihrer Diagnostik und Therapiemöglichkeiten sowohl auf der Ebene niedergelassener Ärztinnen und Ärzte als auch in der Normalbevölkerung noch ungenügend ist. Hier könnte ein Aufgabenfeld der Erwachsenenbildung liegen, im Verbund der unterschiedlichen Professionen das Thema gemeinsam anzugehen, sich informieren zu lassen und damit innerhalb der Kirchengemeinde ein Forum zu schaffen, sich mit allen Aspekten der Erkrankung auseinanderzusetzen. Auf diese Weise werden Demenzkranke nicht aus dem gemeindlichen Leben ausgeschlossen, sondern wird den betroffenen Familien und Patientinnen und Patienten ein kreativer Weg zur Beteiligung am Leben ermöglicht, der dem oben beschriebenen Bürgerschaftsmodell der Erkrankung entspricht und zugleich das Selbstwertgefühl der Betroffenen stützt.

In den letzten Jahren hat die zunehmende Aufmerksamkeit für die Situation von Menschen mit einer Demenzerkrankung und ihre An- und Zugehörigen zur Entwicklung kreativer Gottesdienstangebote auf Ebene von Kirchenkreisen und Diözesen geführt, die in Kirchengemeinden beworben oder dort direkt durchgeführt werden. In der Regel arbeiten Gemeinden dabei mit Selbsthilfegruppen wie der Deutschen Alzheimer Gesellschaft zusammen.

Ein Modell der Erzdiözese München und Freising, das ökumenisch durchgeführt wird, sei stellvertretend erwähnt: »Vergiss-mein-nicht-Gottesdienste«, entwickelt von Maria Kotulek, die dazu mit einem Caritasverband in der Region Rosenheim Kurse durchgeführt und beforscht hat.[973] Kotulek hat dabei vor allem das Potenzial liturgischer Feiern für eine diakonisch orientierte Gemeinde untersucht. Nach einer grundlegenden Darstellung des Verhältnisses von Liturgie und Diakonie nach römisch-katholischem Verständnis kommt sie zu der für eine an Teilhabe und Teilnahme orientierte Spiritual Care bedeutsamen Formulierung: »Da jede Liturgie immer Gottesdienst der ganzen Kirche ist und daher alle Gläubigen deren Träger und Subjekte sind, folgt daraus, dass alle daran mitwirken sollen und müssen.«[974] Musik und die Feier der Eucharistie bieten eine besondere Form der Teilhabe:

»In der Eucharistie eröffnet sich in der Gegenwart ein Ort der Erfahrung des Reiches Gottes und damit des wahren, befreiten Menschseins. [...] Der Eucharistie feiernde

---

973 Vgl. die Dissertation: MARIA KOTULEK, Angehörige von Menschen mit Demenz seelsorglich begleiten. Ein diakonisch-liturgischer Kurs, München 2016 (https://edoc.ub¬.uni-muenchen.de/19103/1/Kotulek_Maria.pdf, Zugriff am 13.10.2016) sowie die Broschüre »Menschen mit Demenz spirituell und religiös begleiten«, herausgegeben von der Erzdiözese München und Freising, München (o. J.) (https://www.erzbistu¬m-muenchen.de/Page072220.aspx, Zugriff am 13.10.2016).
974 M. KOTULEK, Angehörige 2016, 57.

Mensch ist als Person frei [...], teilzuhaben und dementsprechend auch teilzugeben an der Liebe, deren Ursprung und letztes Ziel die Person Gottes des Vaters ist.«[975]

»Der Gläubige hat jetzt bereits Anteil am Heil Gottes, aber noch nicht in seiner Vollendung. Somit wird das Leben der Menschen, der Angehörigen und auch der von Demenz Betroffenen ernst- und aufgenommen. Sie begeben sich mit all ihren Sorgen, Nöten und auch ihrer Dankbarkeit in eine göttliche Wirklichkeit hinein, in der das Leben auch in seiner Gebrochenheit Platz hat.«[976]

In der Liturgie vollzieht sich Seelsorge im Kontext von Spiritual Care als »diakonische Mystagogie«[977], einer Teilhabe an der Wirklichkeit des Geheimnisses. Weil die Teilhabe und Teilnahme reziprok ist, kann es bei Gottesdienstangeboten nicht dabei bleiben, einfach einen solchen durchzuführen und publik zu machen; es bedarf einer gemeinsamen Entwicklung und Vorbereitung mit den von Demenz unmittelbar und mittelbar betroffenen Menschen, eine Weggemeinschaft, auf der das Geheimnis des Lebens sich mit dem Mysterium verbindet.

Einen solchen Kurs, der in vier Einheiten auf die Messfeier bei der fünften Zusammenkunft hinführt, hat Kotulek mit einem Mixed-methods-Design durch Kurzfragebögen und Interviewgespräche evaluiert. Von 60 ursprünglichen teilnehmenden Angehörigen (17 nahmen nicht bis zum Ende teil) gaben 43 den Kurzfragebogen ab, elf Personen standen für ein Gespräch zur Verfügung. Die Ergebnisse zeigen, dass das Angebot vor allem hochreligiöse und positiv spirituelle Personen anspricht, die zum überwiegenden Teil an Gottesdiensten teilnehmen (etwa die Hälfte gibt mind. einmal/Monat an). Für die Akzeptanz des Kurses und der gemeinsamen Messfeier war zentral, dass biblische und liturgische Texte in einer Gruppe von gleichermaßen Betroffenen besprochen und meditiert werden konnten und gemeinsame Rituale verbindend wirkten. Der Zuspruch von Segen in Verbindung mit dem Namen vermittelte zwischen Lebenssituation und Gottesdienst. Insgesamt kann Kotulek zeigen, dass ein spezifisches mit erwachsenenbildnerischen Elementen verbundenes Angebot von Gottesdienst mit ritueller Gestaltung von Segen und Mahlfeier bei kirchlich verbundenen Menschen gern angenommen wird und gute Effekte für ihr Wohlbefinden und für ihre Resilienz erzielt. Es entspricht einem trinitarisch verstandenen Personenbegriff, der durch die Eucharistiefeier die anthro-

---

975 REINHARD MESSNER, Einführung in die Liturgiewissenschaft, Paderborn et al. 2009², zitiert bei M. KOTULEK, Angehörige 2016, 73.
976 M. KOTULEK, Angehörige 2016, 75.
977 A. a. O., 106. Der Begriff diakonische Mystagogie stammt von Hans Hobelsberger. Mit ihm greift Kotulek den Ansatz von Erhard Weiher auf und verbindet ihn mit dem Verständnis von Spiritual Care bei Frick und Roser. »Es geht Spiritual Care und der diakonisch-mystagogischen Seelsorge darum, die Menschen zu ihrer eigenen Geheimnisdimension zu führen. Während Spiritual Care versucht, den Menschen mit diesem Geheimnis in Berührung zu bringen, geht die Seelsorge noch einen Schritt weiter und bietet dem Menschen für dieses Geheimnis eine Deutung an. Schließlich will sie ihn ›am Heiligen teilhaben‹ und sein Leben davon bereichern lassen. Für beide steht das Individuum mit seiner einmaligen Lebensgeschichte, mit seinen Freuden, Sorgen, Problemen und Ängsten im Mittelpunkt« (112).

pologischen und eschatologischen Aspekte von Erinnerung liturgisch vermittelt.[978]

Die Wahrnehmung der Darstellung einer durch Alkoholmissbrauch bedingten Demenz im Film »Italienisch für Anfänger« macht auf einen weiteren Aspekt aufmerksam, dem Seelsorgepersonen bei Besuchen immer wieder begegnen werden: Die Häufung von häuslicher Gewalt in der Beziehung zwischen Demenzkranken und den sie Pflegenden, insbesondere den pflegenden Angehörigen. Die Gewalt, die dabei nicht ausschließlich von den Pflegenden ausgehen muss, sondern bedingt durch Persönlichkeitsveränderungen auch von den Erkrankten ausgehen kann, ist körperlich, sexuell und verbal denkbar.[979] Sie lassen auf eine Überlastung und Überforderung der Beteiligten schließen und bedürfen einer professionellen Beratung zur Vermeidung einer Eskalation.

In seiner Darstellung macht Eberhard Hauschildt auch darauf aufmerksam, dass das Seelsorgegespräch »konstitutive Institutionen« beinhaltet: Die familiäre Situation und lebensgeschichtliche Aspekte, aber auch die Institution Kirche. In einer der empirischen Untersuchungen zur Bedeutung von Spiritualität und Religiosität[980] für den Bewältigungsprozess einer Krankheit wurde nachgewiesen, dass eine selbstständige und die individuelle Situation reflektierende Spiritualität des Erkrankten (zumindest im Stadium einer leichten Demenz) zur Bewältigung und zur positiven Bewertung der subjektiven Befindlichkeit beiträgt, während aktive Beteiligungsformen am gemeindlichen Leben weniger Effekt haben. Dies macht deutlich, dass die Gestaltungskunst in der spirituellen Begleitung der Einzelnen ›klienten- und klientinnenzentriert‹ sein, also vom Subjekt ausgehen muss und weniger von den aktiven Beteiligungsangeboten. Dies soll im nächsten Schritt bedacht sein.

---

978 Vgl. auch die Überlegungen von J. Swinton, Forgetting whose we are 2010, bes. 259–261 (Re-membering and remembering; Faith-in-community).

979 Vgl. zum Thema Missbrauch und Gewalt bei der Pflege alter Menschen: Andrew J. Weaver, Laura T. Flannelly, John D. Preston, Counseling Survivors of Traumatic Events. A Handbook of Pastors and Other Helping Professionals, Nashville 2003, bes. »Case 15: Elder Abuse«, 163–171. Vgl. außerdem die Untersuchung der Auswirkung der Alzheimerschen Erkrankung auf Ehen: L. Wright, Marriage 1993, 112: »Caregiver spouses carry major household responsibilities alone, they often use tension control and displacement as a means of dealing with emotional strains, they have a need for substitute companionship, and they either accept or are frustrated over the lost sexual relationship or are resentful of excessive sexual demands.«

980 Vgl. T. Daaleman, S. Perera, S. Studenski, Religion, Spirituality 2004.

3.2 Spiritual Care bei Demenzpatienten als eine Frage der Organisation von Sorge

Spiritualität wird hier verstanden als eine primär sozial vermittelte Glaubens-kraft, die Teilhabe und Teilnahme am Leben im umfassenden Sinn und seiner individuellen Ausprägung ermöglicht. Im Falle von Demenzkranken, deren selbstständige Teilnahme am Leben und an therapierelevanten Kommunika-tionssituationen durch den Krankheitsprogress bedroht oder verhindert ist, wird eine sich als Spiritual Care verstehende Seelsorge vor allem darin bestehen, die sozialen Konstitutionsbedingungen zu stärken. Dies vollzieht sich durch Ge-spräche, ethische Beratung, rituelle Angebote und geistliche Begleitung der Ver-trauenspersonen in ihrem Bemühen, dem autobiographischen Selbst des Patien-ten bzw. der Patientin Ausdruck zu geben. Spiritual Care im späten Stadium der Erkrankung leistet durch die an der Biographie der betroffenen Person orientierte Stützung des sozialen Umfelds, der Angehörigen und Vertrauensper-sonen einen Beitrag dazu, dass der betroffene Patient bzw. die Patientin Lebens-kraft findet in Übereinstimmungen mit seinen eigenen Glaubens- und Wertvor-stellungen.

Geschieht die spirituelle Begleitung von Demenzpatienten und -patientinnen und ihren An- und Zugehörigen im Kontext einer Pflegeeinrichtung – ambulant oder stationär –, dann wird sie in Absprache mit und Transparenz gegenüber den anderen beteiligten Berufsgruppen im Sinne eines ganzheitlich orientierten integrativen Konzepts geschehen, wie es etwa in der Definition von Palliative Care durch die Weltgesundheitsorganisation zuletzt 2002 (re-)formuliert wor-den ist (siehe dazu ausführlich im nächsten Teil der Arbeit). Die den Therapie-bemühungen zugrunde liegenden Ziele werden dabei von der Seelsorgeperson geteilt: die Abwendung von Schaden, die Förderung des subjektiven Wohlbefin-dens und die Unterstützung der Selbstständigkeit und des Selbstwertgefühls der dementen Person.

Wie bereits bei der spirituellen Begleitung im Umfeld von Schwangerschaft und Geburt sind für die pragmatische Umsetzung vier Leitfragen hilfreich:

Welche Lebensbereiche sind für einen Patienten besonders wichtig? Die Ein-blicke in die sich verändernde Persönlichkeitsstruktur von an einer Alzheimer-demenz oder einer anderen Demenzform erkrankten Person lassen darauf schließen, dass es zu Verschiebungen in der Wertigkeit von Lebensbereichen kommen kann. Wie die Fallbeispiele erkennen ließen, nimmt unter Umständen die Hochschätzung intellektueller Beschäftigungen ab, während die Freude an kreativ-expressivem Schaffen zunehmen kann. Dies festzustellen, ist Aufgabe ei-ner aufmerksamen, interessierten Zuwendung zum Patienten oder zur Patientin. Die Beobachtungen müssen jedoch in ein Verhältnis gebracht werden zur Bio-graphie der dementen Person, soweit diese zugänglich ist. Die physiologischen Prozesse der Erkrankung können dazu führen, dass die subjektive Lebenswelt sich von der Wirklichkeit der Seelsorgeperson oder der Betreuenden deutlich unterscheidet. Hier ist mittlerweile für die Betreuung von Demenzpatienten und -patientinnen erkannt worden, dass ein ›Zurechtrücken‹ der Realität, ein beständiges Erinnern an die Jetzt-Zeit für den Patienten schwer nachvollziehbar ist und ihn immer wieder an seine Krankheitssituation erinnert.[981] Die Wahrnehmung, in welcher subjektiven Lebenswelt sich der Patient oder die Patientin befindet, ermöglicht auch für die Seelsorge einen spannenden Zugang, weil sie mit zurückliegenden Phasen religiöser Sozialisation (Kindergottesdienst, Konfirmationsunterricht etc.) verbunden und damit für die christliche Begleitung anknüpfungsfähig sein kann.

Inwiefern beeinträchtigt der Krankheitsfortschritt diese Lebensbereiche? Die Beeinträchtigung der Lebensbereiche wird insbesondere in den frühen Stadien der Erkrankung bewusst erlebt und erlitten. Im Erfahrungsbericht des Angehörigen Alex Funke macht sich dies durch stilles Weinen und Gefühlsausbrüche der kranken Ehefrau bemerkbar. Wie bei jeder chronischen und zum Tode führenden Erkrankung ist der Abschied von Lebensplänen sowie von einem als intakt und aktiv empfundenen Selbstbild mit Trauer verbunden. Hier gilt es wahrzunehmen, was die betroffene Person als besonders einschneidenden Verlust beschreibt. Die in den Fallberichten und der australischen Patientenverfügung beschriebenen Wertungen sind in diesem Sinne ernstzunehmen und bedürfen ihrer Verbalisierung. Sie offenbaren schmerzliche Verlustängste und Erfahrungen von Verlust, die keinesfalls ignoriert werden dürfen. Henning Luther[982] und ihm folgend andere haben auf die Bedeutung von Schmerz und Sehnsucht für die Seelsorge und für die Theologie aufmerksam gemacht:

> »Eine Theologie, die beim Menschen als religiösem Subjekt ansetzt, wird [...] die leibliche Erfahrung des Bezogenseins auf Gott als den uns entzogenen Anderen ins Zentrum rücken. Dann werden der körperliche Schmerz und die körperliche Sehnsucht zu geistlichen Ausgangspunkten, in denen wir leiblich erleben, wie abhängig, unabgeschlossen und unfertig wir sind, ohne die Heilung und Erfüllung durch einen anderen, die ja utopisch bleiben.«[983]

Gerade diese Perspektive nimmt die physiologisch bedingten Verlusterfahrungen und Beeinträchtigungen des Lebens ernst. Sie zeigt allerdings auch, dass die schmerz- und sehnsuchtsvolle Leiberfahrung bei progredienten Demenzkrankheiten keinen Sonderfall darstellt, sondern eine allgemein menschliche Erfahrung zuspitzt und radikalisiert. Damit stellt sie auch eine radikale und zugespitzte Herausforderung dar, die ihrer Reflexion im Ganzen der Theologie bedarf.

Nicht weniger gilt es, in der Begleitung auch die Einschränkungen in der Lebensgestaltung der Angehörigen wahr- und ernstzunehmen. Dies kann sich beispielsweise bei Ehe- und Lebenspartnern in einer bereits vor dem Tod des Partners einsetzenden Trauer um das an die Krankheit verlorene Gegenüber äußern. Der Verlust der partnerschaftlichen Kommunikation auf allen Ebenen, geistig, alltagspragmatisch und körperlich, kommt der Trauer beim Verlust des

---

981 Vgl. Naomi Feil, Vicki de Klerk-Rubin, Validation: Ein Weg zum Verständnis verwirrter alter Menschen, München/Basel 2013[10].
982 Vgl. H. Luther, Schmerz und Sehnsucht 1987.
983 C. Schneider-Harpprecht, Leib-Sorge? 2005, 221.

Partners durch Tod gleich, befindet sich jedoch in einer ausgedehnten liminalen Phase.

Wie deuten der oder die Patientin, die An- und Zugehörigen seine oder ihre aktuelle Situation ? In der Begleitung von Betroffenen und Angehörigen wird sorgsam darauf zu achten sein, wie die Gesprächspartner selbst die aktuelle Situation und die Beeinträchtigungen deuten. In diesen Zusammenhang gehört zum einen die Notwendigkeit, sich über die Krankheit und die Therapiemöglichkeiten bestmöglich zu informieren; zum anderen gehört dazu, Bewältigungsstrategien kennenzulernen. Es kann dabei zu Verdrängung kommen, die sich in der Distanznahme zu Selbsthilfegruppen äußern kann, weil man sich dort mit dem künftigen Leid konfrontiert sieht, es kann aber auch zu einem aktivistischen Verhalten kommen, das alle möglichen Informationsquellen zu Rate zieht. Zum Dritten gehört zum Deutungsverhalten die Neuorientierung der Sozialkontakte, die als unterstützend oder störend bewertet und sortiert werden. Dazu gehört auch, welche Rolle der individuellen Religiosität bei der Bewältigung der aktuellen Situation zugemessen wird.

Welche spirituellen Ressourcen zur Bewältigung der aktuellen Lebenssituation sind vorhanden? In allen drei vorgenannten Bereichen sind Hinweise auf potenzielle Ressourcen für die aktuelle Bewältigung der Lebenssituation enthalten. Dies können sowohl Sozialkontakte sein als auch die Wiederentdeckung und Wertschätzung kreativer Ausdrucksmöglichkeiten der dementen Person. Für die spirituelle Begleitung ist darauf zu achten, ob die religiöse Erziehung und Sozialisation der betroffenen Person als Aktivposten in der subjektiven Lebenswelt des Patienten begegnet und ob daran angeknüpft werden kann. Dies bedeutet unter Umständen eine Elementarisierung religiöser Praxis in Anknüpfung an Vertrautes und Bekanntes sowie eine fördernde Unterstützung der spirituellen Begleitung des oder der an Demenz Erkrankten durch andere Personen, etwa die Angehörigen. Schließlich ist auch hier der Aspekt der Leiblichkeit besonders zu beachten. Impulse der an integrativer Gestalt- und Bewegungstherapie orientierten Seelsorge sind hier konstruktiv aufzugreifen, indem sie die »komplexe Verfasstheit des Leibes in der Bezogenheit von Mensch und Umwelt, Körperwahrnehmung und Kognition und Emotion, Sprache und Sozialität«[984] aufgreifen. Allerdings bemerkt Schneider-Harpprecht kritisch gegenüber diesen Bemühungen: »Was dies für den Umgang mit religiösen Themen und mit dem menschlichen Transzendenzbezug bedeutet, müsste theologisch aufgearbeitet werden.«[985] Hier liegt ein originärer Beitrag der Seelsorge als Spiritual Care mit Demenzpatienten und -patientinnen, den theologische Reflexionskunst in Zukunft leisten kann.

---

984 C. SCHNEIDER-HARPPRECHT, Leib-Sorge? 2005, 209.
985 A. a. O., 211.

3.3   Ethische Beratung bei der Planung von Vorsorge

Die widersprüchlichen Äußerungen und Willensbekundungen von an Demenz erkrankten Patienten und Patientinnen zu unterschiedlichen Zeitpunkten ihrer Erkrankung erzeugen ethische Konfliktsituationen. Deren Wahrnehmung sowie die Überlegungen zum theologischen Verständnis von Person stellen theologische Praktikerinnen und Praktiker vor die Aufgabe, Patienten, Patientinnen und An- und Zugehörige zu einer reflektierten Vorsorge- und Fürsorgeplanung zu ermutigen, sofern dies gewünscht ist. Dazu gehört auch die emotionale Unterstützung bei der Klärung von Versorgungsfragen, die durch Scham und Schuldempfinden[986] belastet sein können.

Vor allem aber kann es sein, dass die Seelsorgeperson als Berater bei der Erstellung von Vorsorgeverfügungen zu Hilfe gezogen wird. Dies sollte allerdings, insbesondere seit Inkrafttreten des Patientenverfügungsgesetzes 2009, in Zusammenarbeit mit anderen Beratenden, v. a. von ärztlicher oder sozialarbeiterischer Seite erfolgen. Es empfiehlt sich insbesondere in Einrichtungen der stationären Altenhilfe oder bei Zusammenarbeit mit Beratungsangeboten im sozialen Nahraum oder gemeindlichen Umfeld, bei Advance Care Planning Seelsorge als Beratung hinzuzuziehen, um auch für Spiritual Care und Seelsorge Absprachen und Vereinbarungen zu treffen, die in die Planung der künftigen Begleitung und Betreuung einfließen.

Wie bereits oben – bei den Ausführungen zur personalen Identität – deutlich geworden sein dürfte, ist das alleinige Vorliegen einer Patientenverfügung im Falle einer progredienten Demenzerkrankung nicht ausreichend. Stattdessen sollten im Beratungsgespräch vor allem die relationalen Aspekte des christlichen Personenbegriffs zum Tragen kommen. Dabei werden die Nähe des theologischen Personenbegriffs und die Funktion von Vorausverfügungen offensichtlich.

- Der Personenstatus ist unaufhebbar. Er kann von niemandem ›wegdefiniert‹ werden, weder durch andere Personen, noch durch eine Aussage des Menschen in einer früheren Lebensphase. Dies widerspräche der prinzipiellen Offenheit des Menschseins. Auch eine vorausverfügende Person kann sich selbst den Personenstatus zu einem späteren Zeitpunkt nicht absprechen, ohne dabei die Verfügungsgewalt über sich selbst zu verlieren.
- Vorausverfügungen sind – ganz im Sinne der antiken Wurzeln des Personenbegriffs – als ein Inszenierungsgeschehen zu begreifen, als Inszenierung einer Gesprächssituation durch Handlungs- und Rollenanweisungen: eine Vorausverfügung beteiligt bestimmte Personen, zu denen der Patient in einem Grad des Angewiesenseins steht. Die Person des Patienten oder der Patientin ist an dieser Inszenierung doppelt beteiligt, durch den Akt des Inszenierens und durch die stellvertretende Übernahme ihrer Rolle durch eine ausgewählte Vertrauensperson. Damit ist die Person in ihrer prinzipiellen Offenheit und

---

986 Ausgelöst etwa durch den Umstand, den Angehörigen nicht länger häuslich pflegen zu können.

Unabschließbarkeit beteiligt. In der Beratungssituation kann dies konstruktiv umgesetzt werden, indem ermutigt wird, die eigene Lebensgeschichte (als ihre Vergangenheit), die Wertvorstellungen und die Hoffnungen (als Offenheit für Zukunft) darzulegen. Dies geschieht sinnvollerweise durch Wertanamnesen als Beiblatt zu Patientenverfügungen oder eine sonstige Dokumentation.

- Der Personenbegriff ist relational. Er ist auf Gemeinschaft bezogen als ein ›Füreinandersein‹. Die im Leben erprobten Beziehungen im Gottesverhältnis, im Selbstverhältnis und im Verhältnis zu anderen tragen auch dann, wenn der Person die Fähigkeiten abhandenkommen, die ihr Aktivität, Interaktionsfähigkeit, Selbstbewusstsein ermöglichen. Vorausverfügungen vom Typ einer Betreuungsverfügung oder einer Vorsorgevollmacht bringen dies zum Ausdruck, indem ein Stellvertreter die Achtung der Personenwürde garantiert.
- Eine solche Stellvertretung als Betreuung oder Bevollmächtigung konkretisiert bedingte Autonomie. Eine Vorausverfügung stellt eine Möglichkeit dar, dies inhaltlich positiv zu bestimmen. Denn die Verantwortungsträger sind – auch juristisch – an den Willen des Patienten gebunden, wie er sich in seiner Lebensgeschichte einschließlich der Krankheitsgeschichte herausgestellt hat. Die Veränderungen der Persönlichkeit und der Wertvorstellungen werden vom Bevollmächtigten oder der Betreuerperson berücksichtigt.

Damit klärt sich auf der Ebene der Gestaltungskunst im Kontext der ethischen Beratung bei der Planung von Vorsorge ein Problem, das auf der Ebene der Wahrnehmungskunst beschreibbar und durch die Reflexionskunst auf dem Hintergrund historischer, dogmatischer und ethischer Überlegungen durchdacht wurde.

Das Fazit für die Frage, wie Vorausverfügungen für Patientinnen und Patienten mit Demenzerkrankungen beschaffen sein müssten, um der Krankheit angemessen zu sein, deckt sich mit einer Empfehlung des obersten Staatsanwalts des amerikanischen Bundesstaates Maryland zur Frage von Vorsorgeverfügungen im Falle von Alzheimerpatienten. Vorausgesetzt ist die rechtliche Situation in den USA: Bereits im Jahr 1992 hatten alle 50 Staaten ›advance directives‹ (Vorausverfügungen) legalisiert. 1991 wurde das Thema auf nationaler Ebene verhandelt: Das U.S. House of Representatives setzte den Patient Self-Determination Act in Kraft, der alle klinischen und pflegerischen Einrichtungen, die staatliche Mittel erhalten, verpflichtet, sich bei Anmeldung der Patienten und Patientinnen nach dem Vorliegen einer Vorsorgeverfügung zu erkundigen, oder sie zu befragen, ob sie eine solche Verfügung treffen wollen.[987] Diese Situation trifft auch auf den Staat Maryland zu. Der Attorney General hat die gesundheitspolitischen und rechtspolitischen Ziele im Bereich der Demenzerkrankungen beschrieben:[988]

---

987 Vgl. zur Entwicklung außer den bereits Genannten: ALBERT R. JONSEN, The Birth of Bioethics, Oxford: Oxford University Press 1998.
988 J. JOSEPH CURRAN JR ., Alzheimer's Disease. The Impact of Maryland's Legal and Policy Environment on Patients and Caregivers, Discussion Draft October 2001 (Ma-

- Die Rechte des Individuums zu stärken, für seine Gesundheit und andere Belange[989] nach Maßgabe ihrer persönlichen Wertvorstellungen zu planen;[990]
- Individuen vor Missbrauch, Vernachlässigung und finanzieller Ausbeutung zu schützen;[991]
- Die systematische Verbesserung der Pflege, insbesondere in staatlich regulierten Einrichtungen, voranzutreiben;[992]
- Familien und professionelle Hilfeberufe zu unterstützen, die auf sich verändernde Bedürfnisse von Menschen mit Alzheimer'scher Erkrankung reagieren müssen;[993]
- Forschung mit dem Schutz verletzlicher Versuchspersonen in eine Balance zu bringen;[994]
- Die Mobilität [von Demenzpatienten] bei gleichzeitigem Schutz öffentlicher Sicherheit zu erhalten.[995]

Diese Maßnahmen sind mittlerweile auch im deutschsprachigen Raum gängige Praxis.

Eine Analyse dieser Zielbestimmungen zeigt, dass ein Verständnis von Selbstbestimmung zugrunde liegt, das dem oben dargestellten Verständnis von Person und bedingter Autonomie entspricht. Insbesondere durch die Unterstützung für pflegende Angehörige und für helfende Berufe wird deutlich, dass die Förderung der Selbstbestimmung durch eine systemische Unterstützung des Umfelds gelingt. Dahinter steht ein relationales Verständnis von Person.

Verfügungen sollten Gelegenheit geben, auf eine nicht formalisierte Weise den Vorlieben und Wertvorstellungen des Patienten bzw. der Patientin Ausdruck zu verleihen, statt spezifische Instruktionen über lebenserhaltende Maßnahmen zu geben. Ein Stellvertreter oder Bevollmächtigter kann dann in einer akuten Konfliktsituation im Sinne des Patienten oder der Patientin entscheiden.

Spiritual Care ist die Organisation der gemeinsamen Sorge und entspricht dem christlich-theologischen Verständnis von Person-in-Beziehung. Der Beitrag

---

nuskript), www.oag.state.md.us/Healthpol (Zugriff am 27.10.2003), ch. 1, p. 8. Übersetzungen im folgenden von TR. Der Originaltext ist in den folgenden Fußnoten wiedergegeben.

989 Vgl. dazu DANIEL C. MARSON, S. M. SAWRIE, S. SNYDER, ET AL., Assessing Financial Capacity in Patients with Alzheimer's Disease: A Conceptual Model and Prototype Instrument. Archives of Neurology, Jun., 57(6/2000), 877–884. DANIEL C. MARSON, K. S. EARNST, F. JAMIL, ET AL., Consistency of Physicians' Legal Standard and Personal Judgments of Competency in Patients with Alzheimer's Disease. Journal of the American Geriatrics Society, Aug., 48(8/2000), 911–918.

990 »to further the right of individuals to plan for health and other decisions in accordance with their personal values.«

991 »to safeguard individuals against abuse, neglect, and financial exploitation.«

992 »to promote systematic improvement in care, especially in state-regulated facilities.«

993 »to support family and professional care givers as they respond to the changing needs of people with AD.«

994 »to balance support for research with protection of vulnerable research participants.«

995 »to promote mobility while protecting public safety.«

kirchlicher Seelsorge zu dieser gemeinsamen Sorge bezieht sich vor allem auf die Herstellung von Rahmenbedingungen, in denen das In-Beziehung-Sein zu sich selbst, zu anderen, zur religiösen Gemeinschaft und zu Gott erfahrbar ist.

E Spiritual Care – Christliche Seelsorge zwischen systemischer Integration und Distanznahme

Im abschließenden Kapitel sollen Beobachtungen aus den exemplarisch zu verstehenden materialen Teilen zu seelsorglichem Handeln in Kontexten des Gesundheitswesens zusammengetragen werden und als Anregung zu theoretischen Überlegungen über ein systemisches Verständnis von Klinikseelsorge dienen. Neben den genannten Praxisfeldern werden weitere, bislang noch nicht berücksichtigte Aspekte deskriptiv arbeitender Praktischer Theologie zur Geltung kommen (Teil 1) und Impulse für die Reflexionskunst vor dem Hintergrund der nicht praktisch-theologischen Disziplinen (Teil 2) gegeben. Die Darstellung führt in offener Weise zu einem neuen, raumtheoretisch bestimmten Ansatz von Seelsorge im Gesundheitswesen. Da sich die vorliegende Arbeit im Sinne der beschriebenen Deutekunst als Teil eines letztlich unabschließbaren Prozesses zwischen Empirie und Handlungsorientierung versteht, entspricht das offene, zum Gespräch einladende Ende dem eigenen Anspruch.

1   Wahrnehmungskunst

1.1   Spiritual Care in populärer Kultur

1.1.1   »The Straight Story«: Seelsorge unter dem Firmament

Als erster Schritt für die deskriptiv arbeitende Praktische Theologie zur Seelsorge in Einrichtungen des Gesundheitswesens soll auch in diesem Schlusskapitel die Wahrnehmung eines Filmbeispiels dienen. Die ausgewählte Filmsequenz entstammt einem Kinofilm, der sich keinem kirchlichen oder theologischen Entstehungszusammenhang verdankt, sondern eine Seelsorgebegegnung gleichsam aus einer Fremdperspektive schildert. Der im Film inszenierte seelsorgliche Kontakt zwischen einem alten Mann und einem Pfarrer wird ausgewählt, weil er zudem ermöglicht, zum in der Arbeit gewählten Handlungsfeld Seelsorge in klinischen Einrichtungen Distanz zu nehmen und eine Wahrnehmungsstruktur zu entwickeln, die für die Überlegungen des Schlussteils von Ertrag sind. So wird es möglich, mit dem Filmbeispiel andere Wahrnehmungen und ihre Methodik sowie die vorliegende theoretische Reflexion über Seelsorge zu vergleichen.

Das Beispiel entstammt dem US-amerikanischen Film »The Straight Story« des als Kultregisseur geltenden Filmemachers David Lynch.[996] Der Film gilt wegen seiner ruhigen und geradlinigen Erzählweise als Ausnahme im Gesamtwerk des Regisseurs. Er fand bei Filmkritik und Festivals hohe Aufmerksamkeit und gewann zahlreiche internationale Preise. Der Film basiert auf einem realen Ereignis (der deutsche Originaltitel lautet entsprechend: »The Straight Story: Eine wahre Geschichte«), der Reise von Alvin Straight auf einem Rasenmäher durch mehrere US-Bundesstaaten. Alvin Straight (Richard Farnsworth), so erzählt es der Kinofilm, lebt als Witwer zusammen mit seiner geistig leicht behinderten Tochter (Sissy Spacek) in einer Kleinstadt im ländlich geprägten Mittleren Westen. Als er einen Kreislaufzusammenbruch erleidet und sich dadurch seines näher rückenden Lebensendes bewusst wird, entschließt er sich zu einem Besuch bei seinem Bruder Lyle. Dieser hat, so erfährt das Filmpublikum,

---

996 USA 1999, 107 Min., Verleih: Senator; Regie: David Lynch, Kamera Freddy Francis, Schnitt: Mary Sweeney, Musik: Angelo Badalamenti, Drehbuch: John Roach & Mary Sweeney. Erstaufführung in Deutschland: 3. Dezemeber 1999; ausgezeichnet als bester nicht-europäischer Film mit dem Europäischen Filmpreis 1999. Zu Lynch vgl. GEORG SEESSLEN, David Lynch und seine Filme, Marburg 2002.

unlängst einen Schlaganfall erlitten. Zwischen den Brüdern herrschte wegen eines Streits über einen Zeitraum von zehn Jahren kein Kontakt. Nun möchte Alvin seinen Bruder noch einmal sehen und mit ihm Frieden schließen. Seinem als eigensinnig geschilderten Charakter entsprechend will Alvin die Reise unbedingt allein antreten und lässt sich davon auch durch den Umstand nicht abbringen, dass er seinen Autoführerschein längst zurückgegeben hat. Als Reisemittel dient ihm deshalb ein gebrauchter Rasenmäher, an den er einen Anhänger kuppelt und mit dem er sich auf die Reise von Iowa nach Wisconsin macht. Dem Alter des Protagonisten und seinem Reisemittel entspricht der Film durch eine bewusst gemächliche Bildgestaltung und filmische Erzählweise. Die Landschaft ist in frühherbstliche Stimmung getränkt, riesige Mähdrescher fahren die Getreideernte ein. Die endlos lange Fahrt wird jeweils durch Begegnungen mit Menschen auf dem Weg unterbrochen und erzählerisch strukturiert. Dabei erhält das Filmpublikum Einblick in die Lebensgeschichte Alvins sowie seiner Lebensweisheit, die er bei Gelegenheit an Jüngere weitergibt. Auf diese Weise zeichnet sich allmählich das Bild einer Persönlichkeit ab, das als Erklärung für die Unbedingtheit des Wunsches nach einer Aussöhnung mit dem Bruder dient.

Die letzte dieser Begegnungen auf dem Weg ereignet sich am Abend, bevor Alvin Straight sein Ziel erreicht. Soeben hat er auf einer Autobrücke den Mississippi überquert und sucht einen Platz für die Nacht, wo er sein Gefährt aufstellen und im Anhänger schlafen kann. Die ausgewählte Sequenz[997] stellt ein Gespräch mit einem Pfarrer dar, der im Rahmen seiner Gemeindearbeit auch ein Krankenhaus betreut und dort Alvins Bruder Lyle nach seinem Schlaganfall besucht hatte, obwohl dieser weder zur Kirchengemeinde noch zur Konfession des Pfarrers gehört. Zum Gespräch zwischen Alvin und dem Pfarrer kommt es, weil Alvin auf einem historischen Friedhof campiert, der zur Kirchengemeinde des Pfarrers gehört und unmittelbar an die Kirche und das Pfarrhaus angrenzt. Der Pfarrer nimmt Kontakt zu dem alten Mann auf und bietet ihm eine Mahlzeit an. Alvin lehnt das Angebot zu essen zwar ab, geht aber auf das Kontaktangebot bereitwillig ein und bietet seinerseits dem Besucher einen Platz an. Damit schließen beide gleichsam einen seelsorglichen Kontrakt, die Vereinbarung darüber, dass nun ein Gespräch stattfinden kann.[998] Dieses sei im Folgenden (► Tab. 1) in der Weise eines Sequenzprotokolls wiedergegeben.

997 DVD-Kapitel 19 »Hochwürden«, 1:27:16–1:32:59.
998 Vgl. zur Bedeutung der Eingangsphase eines seelsorglichen Gesprächs die Überlegungen zur »Stage I: Coming Together – Therapeutic Alliance« in: RICHARD D. PARSONS, The Counseling Relationship, in: ROBERT WICKS, RICHARD PARSONS, DONALD CAPPS (Hg.), Clinical Handbook 1993, 97–117, bes. 99–105.

Tab. 1: Sequenzprotokoll aus »A Straight Story«

Bildebene	Tonebene (P: Pfarrer, A: Alvin)
Überblendung: vom Mississippi (Panoramablick aus Vogelperspektive) Friedhof: Totale. Horizontaler Kameraschwenk. Blick auf einen alten Friedhof. Nacht. Links eine einfache Holzkirche, von innen beleuchtet. Ein Mann tritt aus der Kirchentür, geht um einen Zaun herum auf den Friedhof.	
Halbtotale: Lagerfeuer, Kameraneigung vertikal aufwärts, Alvin sitzt rechts der Mitte vor einem Feld von Grabsteinen. Er blickt dem Mann entgegen.	
Amerikanische Einstellung. Pfarrer (P.) kommt aus dem Dunklen nach vorn bis zur Großaufnahme. Er hält mit beiden Händen einen Teller.	P.: Ich hab ihr Lagerfeuer gesehen
Halbtotale, Mitte links der Pfarrer stehend, rechts Alvin (A.) sitzend, in der Mitte eine Kiste.	
Halbtotale, P. beugt sich herunter, bietet A. den Teller an. P. stellt den Teller schließlich auf die Kiste Großaufnahme, A. holt von rechts aus dem Anhänger einen Klappstuhl, gibt ihn P. Kamerabewegung vertikal nach unten bis Großaufnahme samt Füßen und Feuer, P. setzt sich. P. hat Hände ineinander gelegt, stützt sich auf Oberschenkel auf, leicht nach vorn zu A. gebeugt.	P: Möchten sie was essen? Hackbraten und Kartoffelpüree. A: Haben sie vielen Dank. Gegessen hab ich schon. Aber (Pause) wären sie so nett, sich ein wenig zu mir zu setzen? P: Ja gern. Danke A: Ich hoff' es stört sie nicht, dass ich mich hier breit mache. P: Oh, nein nein, gar nicht. (Pause) Sie haben eine gute Wahl getroffen. Sie kampieren neben einem der ältesten Friedhöfe im Mittleren Westen: Französisch-katholische Trapper A: Missionare von Marquette
Halbtotale, beide blicken nach hinten zum Gräberfeld	P: Zwei seiner Männer (4 Sek. Pause) (langsam) Sie haben da ein recht, äh, ungewöhnliches Fortbewegungsmittel…
P. blickt zu A. A. blickt nach rechts zum Anhänger, dann zu P., stochert dann im Feuer und blickt zu Boden, dann wieder zu P.	A: Tja, sie sind nicht der Erste, dem das auffällt, Hochwürden. Meine Augen sind schlecht, ich kann nicht mehr Auto fahren. (2) Dass jemand anders mich rumfährt, möchte ich nicht. Und ich muss nun unbedingt mal zu meinem Bruder.
P. nickt.	P: Verstehe.
Im Folgenden immer Vorderansicht. Großaufnahme A. A. blickt hinter P.	P: Wo ist er? A: Er ist so nah, dass ich ihn fast schon spüren kann. Mount Zion.
Großaufnahme P. (nach vorn gebeugt, Gesicht A. zugewandt.	P: Wie heißt ihr Bruder?

353

Tab. 1: Sequenzprotokoll aus »A Straight Story« – Fortsetzung

Bildebene	Tonebene (P: Pfarrer, A: Alvin)
Großaufnahme A. (nach unten blickend, dann mit klaren Augen zu P.)	A: Lyle Straight.
Großaufnahme P., überlegend nach unten, dann zu A.	P: Ist das der Mann, der (Pause) vor ein paar Wochen (Pause) den Schlaganfall hatte?
Großaufnahme A., zu P. blickend	A: Stimmt. Kennen sie ihn?
Großaufnahme P., zu A. blickend, dann überlegend	P: Ich betreue das Krankenhaus drüben in Baskobville und ich weiß noch, wie er eingeliefert wurde.
Großaufnahme A., zu P. blickend, dann Blick nach unten, wieder zu P.	P. weiter: Er fiel mir auf, weil er aus meiner Gemeinde kommt. A. (erstaunt): Er ist doch Baptist?!
Großaufnahme P., nickt, lächelt, nach unten – schüttelt den Kopf, dann zu A.	P: Ja, ich glaub', das hat er mir auch gesagt. (Pause) Ja, er hat mir ne ganze Menge erzählt. Aber von 'nem Bruder hat er mir nichts erwähnt.
Großaufnahme A. nach unten blickend, ernst, dann kurz zu P. blickend, wieder nach unten; Augen blicken unruhig hin und her, Zunge fährt über die Unterlippe	A: Wir hatten beide eine ganze Weile keinen Bruder mehr.
Großaufnahme P., konzentriert zu A. blickend	
Großaufnahme A. zu P. P. blickt nach unten	A: Wie geht es ihm? (Pause) Ist er gesund? P: Ich hab ihn nur das eine Mal gesehen und dann nichts mehr von ihm gehört.
Großaufnahme P., konzentriert zu A.	
Großaufnahme A., ernsthaft nach unten blickend, presst Lippen aufeinander	
Großaufnahme P., ernsthaft vor sich hin sehend, dann zu A.	
Großaufnahme P.; atmet ein, mit kurzem unruhigem Blick, gelegentlich kurzer Blick zu P.	A: Lyle und ich waren uns immer sehr nahe. So wie selten zwei Brüder. (Pause) Wir sind auf einer Farm, oben in Minnesota aufgewachsen. Mhm. Eine schwere Zeit (Pause). Mom und Dad haben sich fast zu Tode geschuftet, dass die Farm überhaupt …
Großaufnahme P., zu A. blickend, hörend	… was abwirft (Pause) Lyle und ich haben …
Großaufnahme A.	… uns bei der Arbeit immer Spiele ausgedacht. (Pause) Wir haben Wetten abgeschlossen, wer schneller das macht oder

Tab. 1: Sequenzprotokoll aus »A Straight Story« – Fortsetzung

Bildebene	Tonebene (P: Pfarrer, A: Alvin)
	jenes – alles nur, um uns abzulenken von dieser Kälte. (zu P.) Gott war das kalt!
Großaufnahme P. lächelt aufmunternd	A.: Im Sommer haben wir nachts immer draußen im Hof geschlafen, (Pause) wenn's nicht grade geregnet hat.
Großaufnahme A. erzählend, in die Ferne blickend	A: Neun Monate Winter. Wir konnten nicht genug kriegen vom Sommer. Immer, wenn die Sonne unterging, haben wir uns hingelegt und, äh, dann solange …
Großaufnahme P., aufmerksam zuhörend; senkt langsam den Kopf	… geredet, bis wir eingeschlafen sind. Wir unterhielten uns über die Sterne und, äh, und ob, äh, es vielleicht
Großaufnahme A., spricht offen, unbeschwert	außer uns noch andere Wesen im All gibt. (atmet) Orte, wo wir hin wollten.
Großaufnahme P. freundlich lächelnd blickt zurück nach unten.	Unser Kummer erschien dadurch weniger schlimm.
Großaufnahme A., kaut, wird ernster	Ja, wir ha'm immer sehr viel geredet – auch nachher noch. (lange Pause)
Großaufnahme P. (blickt ernst und konzentriert)	P: Hat, äh, Was ist (Pause) zwischen ihnen beiden vorgefallen?
Nahaufnahme A. Dreht den Kopf in einem Halbkreis im Uhrzeigersinn	A: Die Geschichte ist so alt wie die Bibel. (zu P.) Kain und Abel. Eitelkeit, Wut und, äh (Pause, atmet), wenn dann noch Alkohol dazu kommt, hat man zwei Brüder, die kein Wort mehr miteinander reden seit zehn Jahren. (atmet)
Großaufnahme P., blickt aufmerksam, keine Bewegung.	Aber alles, was Lyle und mich so …
Nahaufnahme A.: (spricht zu sich selbst)	… so wütend gemacht hat, das spielt keine Rolle mehr. (Pause, betont) Ich will mit ihm Frieden schließen. Ich will neben ihm sitzen (Pause) und in den Himmel seh'n. (Pause, nickend) Genau so wie früher (Pause) in alten Zeiten. (7 Sek. Pause) P: Tja, dazu …
Großaufnahme P., blickt ernst, ohne A. anzublicken	(bestimmt) … kann ich nur Amen sagen.
Nahaufnahme A., schließt die Augen, blickt nach oben rechts, blinzelt.	
Totale: Gräberfeld	
Totale. Gesamte Szene: links Kirche, Gräberfeld im Hintergrund, rechts Baum, vorn	

355

Tab. 1: Sequenzprotokoll aus »A Straight Story« – Fortsetzung

Bildebene	Tonebene (P: Pfarrer, A: Alvin)
Pfarrer, Feuer, Kiste, Alvin, Anhänger, Rasenmäher. Bild wird langsam ausgeblendet.	

Die gesamte Sequenz bleibt ohne Musikuntermalung. Zu hören sind außer den Protagonisten das Knistern des Lagerfeuers, Grillenzirpen und gelegentlich vorbeifahrende Autos und Lastwagen. Gegen Ende der Szene (ab der biographischen Erinnerung) nehmen Windgeräusche zu. Einzige Lichtquelle im Vordergrund ist das Lagerfeuer, das einen warmen, flackernden Schein auf die Gesichter wirft. Das Gräberfeld ist von einer Straßenlaterne hell erleuchtet.

Im Folgenden werden aus der Betrachtung des Films einige für das Thema relevante filmanalytische Aspekte herausgearbeitet.

- Narrativer Kontext: Das Gespräch markiert einen Übergang, der durch die Überquerung des Flusses auch auf bildlicher Ebene symbolisiert wird. Am folgenden Tag (Kapitel 20) begegnen beide Brüder einander. Kurz zuvor wird Alvin motiviert, sein Vorhaben zu verbalisieren.
- Das Setting des Gesprächs ist in mehrfacher Weise mehrfach bestimmt. Es findet in sternenklarer Nacht auf freiem Feld statt, das nach hinten durch einen historischen Friedhof und seitlich durch ein Kirchengebäude begrenzt wird. Zur anderen Seite hin ist wegen der Geräusche die Transitstraße zu vermuten. Nach vorn grenzt ein Lagerfeuer den Raum ab, der sich dann in den Zuschauerraum hinein öffnet. Die Symbole Friedhof und Sternennacht werden im Gespräch verbalisiert und damit in ihrer Sinnhaftigkeit betont: Sterblichkeit, Religiosität, Passage und die Nächtlichkeit der Begegnung bilden den Horizont der Situation.
- Die Kameraführung gliedert den Verlauf des Geschehens durch den Wechsel von einer langen Totalen zu Groß- und Detailaufnahmen. Die Sequenz endet wieder mit einer Totalen. Die Totalen zeigen dabei die Gesamtheit des Settings, während die Nah- und Großaufnahmen den Gesprächsgang selbst in Bilder fassen. Markante Gesprächspausen sind durch Schnitte visuell gedehnt. Dies wird unterstützt durch die vollkommen reduzierte Tonspur. Sowohl auf Bild- wie auf Tonebene ist die Inszenierung komplett auf das Gesprächsgeschehen konzentriert, findet aber in einem symbolisch auf Transzendenz hin angelegten Raum statt (Sternenhimmel, Gräberfeld, Kirche: Rahmenbilder als Totale).
- Das Gespräch untergliedert sich in folgende Teile: Kontaktaufnahme, Einladung zum Gespräch, behutsames Herangehen an den Gesprächsgegenstand: den Wunsch Alvins, seinen Bruder zu sehen. Der Pastor antwortet: »Verstehe.« Hier endet die Totale. Der nächste Teil des Gesprächs ist durch Nahaufnahmen beider Gesprächspartner geprägt; ausgedehnte Pausen heben Themen und Emotionen besonders hervor. Der Pastor gibt mit der Frage

nach dem Aufenthaltsort des Bruders das Stichwort des zweiten Teils: die aktuelle Situation des Bruders nach seinem Schlaganfall, Aufenthaltsort (Krankenhaus; inzwischen entlassen), Vertrautheit (Betreuung des Krankenhauses durch den Pfarrer) und Konfessionszugehörigkeit von Lyle. Nach einer langen Gesprächspause beginnt der dritte Teil, die narrative Sequenz Alvins (Kindheitserinnerung), der gelegentlich durch einen Gegenschnitt auf den aufmerksam zuhörenden Pfarrer unterbrochen wird. Gegen Ende der Erzählung schließt Alvin mit einem abstrahierenden Fazit (»Ja, wir haben immer sehr viel geredet, auch später noch«) und gibt dem Pfarrer Gelegenheit zur Intervention und dem nächsten Gesprächsthema (»Was ist passiert?«). Im folgenden Teil gilt durch Großaufnahmen die Aufmerksamkeit völlig der seinem Innenleben Ausdruck verleihenden Mimik Alvins. Er berichtet vom Bruderzwist und deutet diesen schon einleitend mit einer biblischen Analogie (»Die Geschichte ist so alt wie die Bibel, Kain und Abel, Eitelkeit und Wut …«). Nach dieser äußerst knapp formulierten und zugleich gedeuteten Feststellung der zehnjährigen Beziehungslosigkeit der Brüder formuliert Alvin endlich seine Motivation zur mühsamen Reise: »Ich will mit ihm Frieden schließen.« Das Bild, was Frieden für ihn heißt, entstammt aus der biographischen Erzählung: »Ich will neben ihm sitzen und in den Himmel sehen. Genauso wie früher, in alten Zeiten.« Nach einer erneuten Pause beschließt der Pfarrer das Gespräch mit einer betont religiösen Formel: »Ja dazu kann ich nur Amen sagen.« Die Perspektive wechselt wieder in die Totale und in den nächsten Morgen.

- Außer durch die filmischen Mittel ist das Gespräch durch die Verschiedenheit der narrativen Elemente, durch die unterscheidbaren Stories strukturiert. Diese werden in der Seelsorgetheorie als performative Akte beschrieben: »Stories erzählen wir anderen; der Prozess des Erzählens ist in mehrfachem Sinn ein performativer Akt: Die erzählende Person konstituiert sich als handelnde, im Prozess des Zuhörens entsteht eine Beziehung, und das, was erzählt wird, wird Wirklichkeit.«[999] Die Performativität des Erzählens kommt dabei in doppelter Weise zum Ausdruck: Zum einen wird durch die Erzählung die Begegnung der beiden Brüder als Zielvorgabe der Ereignisse benannt und damit zum Gegenstand einer planvollen Inszenierung gemacht; zum anderen wird in der Vermittlung zwischen Film und Zuschauer die filmische Wirklichkeit des Geschehens konstruiert. Durch den in der filmisch dichtesten Sequenz eingestreuten biblischen Deutungszusammenhang wird die religiöse Deutung Teil der Wirklichkeit des Geschehens auf beiden Ebenen: in der innerfilmischen Wirklichkeit wie auch in der zwischen Film und Publikum sich ereignenden Wirklichkeit.
- Handlung, Haltung und Verhalten des Seelsorgers kommen deutlich zur Darstellung: Er trägt keinen Namen, ist aber durch Ort und Amtstracht als

---

999 M. KLESSMANN, Pastoralpsychologie 2004, 456. Klessmann bezieht sich hierbei auf ROBERT RUSSEL, MARY L. WANDREI, Narrative and the Process of Psychotherapy, in: HUGH ROSEN, KEVIN T. KUEHLWEIN (Hg.), Constructionist Realities. Meaning-Making Perspectives for Psychotherapists, San Francisco 1996, 307–329.

Pfarrer zu identifizieren. Er bringt Nahrung und Zeit mit, wartet aber auf ein Signal des Gesprächspartners, bevor er auf Augenhöhe Platz nimmt. Bereits bevor der erste inhaltliche Gesprächsgegenstand benannt ist, kommt es zu einer Klärung auf der Beziehungsebene[1000] und zur Ermöglichung eines partnerschaftlichen Gesprächs auf Augenhöhe.

- Der Seelsorger bewegt den Partner durch zurückhaltende Impulse (»Sie haben da ein recht ungewöhnliches Fortbewegungsmittel«; »Was ist passiert?«) zum freien Erzählen. In der Pastoralpsychologie wird darauf hingewiesen, dass sich hierbei nicht nur ein Story-telling ereignet, sondern auch ein »restorying: Restorying bezeichnet den Prozess, in dem jene ›Ungeschichten‹, die in der Erfahrung vorhanden waren, aber bisher keine Aufmerksamkeit gefunden haben, in die Kern-Erzählung hineingenommen werden.«[1001] Dabei kann es durchaus zum Einbringen von Vergleichs- und Gegengeschichten kommen, oft aus der biblischen Erzähltradition, die auf ihre Weise die erzählte Geschichte in ein neues Licht stellen. Die besondere Bedeutung des vorliegenden Gesprächs besteht darin, dass die Vergleichsgeschichte nicht durch den Pfarrer eingefügt wird, sondern durch seinen Gesprächspartner, der damit seine eigene religiöse Herkunft zu erkennen gibt.[1002] Mit der Vergleichsgeschichte gelingt es Alvin, die bislang unerzählte Geschichte des Bruderzwists zu verbalisieren und in den Rang einer Wirklichkeit zu heben.
- Die religiöse Ebene des Gesprächs muss durch den Seelsorger nicht explizit gemacht werden. Durch seine Identifizierbarkeit als Repräsentant institutionalisierter Religion (Anrede »Hochwürden«) ist diese Ebene bereits integraler Bestandteil des Kontakts.
- Die letzte, rituell bedeutsame Äußerung des Pfarrers verweist auf die Bestätigung und Rechtfertigung der Lebensgeschichte Alvins, die Gegenwart, Vergangenheit und Zukunft umfasst, durch »Ja, dazu kann ich nur Amen sagen.«

Während die beschriebenen Wahrnehmungen anhand des Filmbeispiels für eine theoretische Reflexion jeglicher Seelsorgebeziehung einen geeigneten Ausgangspunkt bilden können, bedarf es im Blick auf die in dieser Arbeit besonders interessierende Frage drei weiterer Aspekte der Beachtung:

1000 Das zweite Axiom der Kommunikationstheorie Paul Watzlawicks lautet entsprechend: »Jede Kommunikation hat einen Inhalts- und einen Beziehungsaspekt, derart, daß letzterer den ersteren bestimmt und daher eine Metakommunikation ist.« PAUL WATZLAWICK, JANET H. BEAVIN, DON JACKSON, Menschliche Kommunikation, Bern/Stuttgart 1972³, 56.

1001 M. KLESSMANN, Pastoralpsychologie 2004, 458. Hier bezieht sich Klessmann auf CHRISTIE COZAD NEUGER, Counseling Women. A Narrative, Personal Approach, Minneapolis 2001.

1002 Aus diesem Grund eignet sich die Filmsequenz nicht als Beleg für die von PETER BUKOWSKI in die Poimenik eingebrachte Forderung: Die Bibel ins Gespräch bringen, Neukirchen-Vluyn 1994.

- Der seelsorgliche Kontakt ereignet sich in einer mehrfach als Krise beschreibbaren Lebenssituation: Die Krankheit Alvins und die Krankheit Lyles konfrontieren den Protagonisten mit seiner Sterblichkeit. Dabei ist eigentlich nicht Krankheit Thema des seelsorglichen Gesprächs, sondern die durch diese Konfrontation problematisierte Lebensführung mit dem ungelösten Bruderzwist. Der Film verdeutlicht auf diese Weise ein lebensgeschichtliches und systemisches Verständnis von Krankheit, nicht in der Weise, dass die Erkrankung als Ausdruck einer Störung des Familiensystems zu begreifen wäre, sondern in dem Sinn, dass die Krankheit Auswirkungen auf das Familiensystem hat, die im Seelsorgekontakt zum Gegenstand des Gesprächs werden.
- Das Gespräch ist als eine Beratung in einer als Konflikt empfundenen Lebenssituation zu verstehen. Ohne dass die Seelsorgeperson explizit als Ratgeber fungiert, unterstützt sie doch durch aktives, intervenierendes Zuhören die deutende Selbstexploration des Gesprächspartners und die ethische Reflexion seiner Lebensführung vor dem Hintergrund der christlichen Überlieferung. Sie entspricht damit der ›vorläufigen Definition‹ von Seelsorge Klaus Winklers: »Allgemein ist Seelsorge zu verstehen als Freisetzung eines christlichen Verhaltens zur Lebensbewältigung. Im Besonderen ist Seelsorge zu verstehen als die Bearbeitung von Konflikten unter einer spezifischen Voraussetzung.«[1003] Der Freisetzung eines christlichen Verhaltens entspricht die seelsorgliche Haltung des Zuhörens und der Klientenzentrierung: Verlauf und Inhalt des Gesprächs werden nicht durch die Seelsorgeperson bestimmt, sondern durch den Gesprächspartner.
- Der bislang kaum in Betracht gekommene organisationale Kontext des Gesprächs ist in zweierlei Hinsicht zu identifizieren: Die Seelsorgeperson ist eindeutig als Repräsentant institutionalisierter Religion dargestellt und als solche dem Filmpublikum auch vermittelbar. Im Gespräch wird zudem deutlich, dass der Pfarrer im Rahmen seiner kirchengemeindlichen Tätigkeit auch das örtliche Krankenhaus betreut und dabei wie selbstverständlich den Patienten Lyle besucht, obwohl er einer anderen Konfessionsgemeinschaft angehört. Die seelsorgliche Tätigkeit in der klinischen Einrichtung beschreibt damit ein pastorales Handlungsfeld, das nicht deckungsgleich mit der Parochie ist, sondern situativ-kasuell bedingt ist.

Die an der kurzen Filmsequenz gemachten Beobachtungen stellen an die im Weiteren auszuübende Reflexionskunst folgende Themenkomplexe:

- Für die seelsorgliche Begleitung ist, der Kommunikationstheorie entsprechend, die Frage nach dem Zusammenhang von Beziehungs- und Inhaltsebene seelsorglicher Kommunikation zu beachten. Dies findet seine Umsetzung idealerweise in einer symmetrischen statt einer komplementären oder hierarchischen Beziehung.
- Zur Subjektorientierung – im Sinne Henning Luthers – gehört die inhaltliche Fokussierung auf Situation, Anliegen und Ressourcen des Gesprächspartners.

1003 K. Winkler, Seelsorge 1997, 3.

Dazu gehört die in den Materialteilen immer wieder hervorgehobene Frage der subjektiven Lebensqualität und der Spiritualität des Individuums.

- Das Subjekt bedarf zu seiner reflexiven Selbstdarstellung des Gegenübers. Im Gesprächsgeschehen, insbesondere im Erzählen (re-)konstruiert der Gesprächspartner seine Wirklichkeit und seine Lebensgeschichte, erkennt und formuliert Sinnhaftigkeit. Im Gespräch mit einer Seelsorgeperson findet diese Reflexion in Relation zur institutionalisierten Religion statt, zu der sich der Gesprächspartner auf eine zu bestimmende Weise verhält.
- Der Seelsorgekontakt ist durch Gesprächs- und rituelle Elemente gekennzeichnet. Er ist durch Erzählungen und theoretisierende Sequenzen, durch Pausen und durch ritualisierte Muster strukturiert.
- Die Kommunikation ereignet sich auf verbaler und nonverbaler Ebene. Die im Gespräch vorherrschende Interaktionsform ist abhängig von den Kommunikationskompetenzen, über die der Gesprächspartner verfügt.
- Der Seelsorgekontakt ereignet sich aufgrund eines biographisch relevanten Ereignisses, verbunden mit einer Krankheitserfahrung oder einer krisenhaften Situation. Die Krankheit oder die Krise wird dabei systemisch verstanden, in ihrer Auswirkung auf oder Bedingtheit durch soziale, psychische, somatische und spirituelle Bereiche. In diesem Sinn ist der Anlass zur Seelsorge im Blick auf seine Bedeutung für zentrale Lebensbereiche des Gesprächspartners und auf seine subjektive Lebensqualität zu betrachten.
- Seelsorge als ethische Beratung dient der Reflexion des Gesprächspartners über die eigene Lebensführung. Dies kann sowohl retrospektiv im Blick auf die Lebensgestaltung in der Vergangenheit geschehen und dabei auf dem Weg der narrativen Rekonstruktion mit dem Ziel einer Rechtfertigung von Lebensgeschichte.[1004] Ethische Beratung kann aber auch prospektiv im Blick auf aktuell oder zukünftig anstehende Entscheidungen, Haltungen und Handlungen geschehen.
- Seelsorge ist als dialogische Begegnung zweier oder mehrerer Menschen in einem organisationalen Rahmen zu verstehen und findet in einem durch Institutionen zumindest mitbestimmten Setting statt.

Diese anhand des Filmbeispiels erarbeiteten Themenkomplexe bilden im Weiteren den Referenzpunkt bei der Wahrnehmung empirischer Untersuchungen und Erfahrungen, auch entlang der bereits ausgearbeiteten Materialteile. Der Phänomenologie anhand massenmedialer Kommunikation sollen auf Ebene der deskriptiven Praktischen Theologie weitere Beobachtungen an die Seite gestellt werden.

1004 Vgl. ALBRECHT GRÖZINGER, Seelsorge als Rekonstruktion von Lebensgeschichte, in: WzM 38 (1986), 178–188.

1.1.2 Begegnung im Krankenhaus: Raumsoziologische Beobachtungen am Roman »Oskar und die Dame in Rosa«

Im Rahmen einer Abschlussarbeit hat sich Julia Herrmann, Studentin und Teilnehmerin an einem Hauptseminar Krankheit, Sterben und Trauer im Film, mit dem viel gelesenen Briefroman »Oskar und die Dame in Rosa«[1005] von Eric-Émmanuel Schmitt befasst.[1006] Der französische Autor erzählt von einem an Leukämie erkrankten 10-jährigen Jungen (Oskar), der während seiner Behandlung im Krankenhaus von einer geheimnisvoll wirkenden Frau (Oma Rosa) besucht wird, die im Roman zunehmend Züge einer ehrenamtlichen Seelsorgerin annimmt und den jungen Patienten bis zu seinem Tod begleitet. Julia Herrmann, die neben Evangelischer Theologie Germanistik studiert, analysiert die Erzählung anhand der Darstellung von Räumen im Roman unter Verwendung raumwissenschaftlicher Theorien wie Martina Löws Raumsoziologie[1007] und raumsemantischer Ansätze in der Analyse literarischer Texte.[1008] Sie bestimmt Raum aufgrund der »Belegung von topographischen, topologischen, insbesondere aber semantischen Merkmalen und durch die (oppositionelle) Abgrenzung zu anderen Räumen«[1009]. Zu den beschriebenen literarischen Räumen gehört im Roman auch die Kapelle, die sich im Krankenhausgarten befindet und von Oskar als »leer« beschrieben wird, ausgestattet lediglich mit figürlicher Darstellung eines friedlich aussehenden gekreuzigten Jesus, den der Protagonist mit Gott identifiziert. Der Roman enthält keine weiteren Beschreibungen der Kirche, in denen sich als einzige Personen Oma Rosa und Oskar befinden. Während der Patient die Kapelle zum ersten Mal betritt, scheint seine Besucherin mit ihr vertraut.

Die Krankenhauskapelle wird sowohl durch die Beschreibung ihrer Ausstattung als auch des dort handelnden Personals, der mit ihr verbundenen begrifflichen Assoziationen im Text und des Verhaltens der Figuren im und zum Raum kontrastiert mit dem umgebenden Krankenhaus. Aus der Analyse der Räume entwirft Julia Herrmann eine vergleichende Gegenüberstellung der Krankenhauskapelle zum Krankenhaus selbst (▶ Tab. 2).

1005 ERIC-ÉMMANUEL SCHMITT, Oskar und die Dame in Rosa. Frankfurt a. M. 2005. Der Roman wird v. a. in der Religionspädagogik stark rezipiert, da er aus kindlicher Perspektive die Themen Krankheit und Sterben, Glauben und Hoffnung angeht. Vgl. beispielsweise ANTJE ROGGENKAMP-KAUFMANN, Theologisieren »mit« (Kinder-)Literatur am Beispiel »Oma Rosa«, in: ANTON A. BUCHER, GERHARD BÜTTNER, PETRA FREUDENBERGER-LÖTZ, MARTIN SCHREINER (Hg.), »Gott gehört so ein bisschen zur Familie«. Mit Kindern über Glück und Heil nachdenken. (Jahrbuch für Kindertheologie. Band 10), Stuttgart, 198–209.
1006 Vgl. Bachelorarbeit von JULIA HERRMANN, Das Krankenhaus als literarischer Ort. Eine Analyse anhand des Romans »Oskar und die Dame in Rosa«, WWU Münster, FB01, Sommersemester 2016 (unveröffentlichtes Manuskript).
1007 Vgl. MARTINA LÖW, Raumsoziologie, Frankfurt a. M. 2015[8].
1008 Anhand JURJI M. LOTMAN, Die Struktur literarischer Texte, München 1972 und HANS KRAH, Einführung in die Literaturwissenschaft/Textanalyse, Kiel 2006.
1009 J. HERRMANN, Krankenhaus als literarischer Ort 2016, 7.

Tab. 2: Kontrastierung Krankenhaus und Kapelle im Roman »Oskar und die Dame in Rosa« (aus: Herrmann 2016[1010])

Krankenhaus	Kapelle
	Getrennt vom Krankenhausgebäude
Versuch des Ignorierens von Tod	Positive Konfrontation mit dem Tod
Angst	Überwindung der Angst/Grund der Furcht wird thematisiert
Distanzierung vom Todkranken	Jesus als (Mit-)Leidender, Nähe und Verständnis Gottes
Skepsis gegenüber Glauben und Gott	Begegnung mit Gott
	Frieden/Vertrauen
Fokus auf Leiden und Krankheit	Fokus auf Beziehung zu Gott und Vertrauen statt Schmerz

Die topographische Verschiedenheit der Krankenhauskapelle wird durch die Verschiedenheit der Interaktionen verstärkt, die dort stattfinden, die verhandelten Themen und ihre emotionale Aufladung, insbesondere im Umgang mit dem Tod, sowie durch eine mit der Leere verbundene Atmosphäre der Stille. Der Besuch der Kapelle, die dort stattfindenden Gespräche mit Oma Rosa und die reflektierende Verarbeitung des Erlebten in den Briefen führen zu einer Veränderung in der Beziehung Oskars zu Gott. Die Analyse zeigt allerdings, dass die Veränderungsprozesse nicht nur das Innenleben des Patienten betreffen, sondern dass dank der Überschreitung des Krankenhausraums in die Kapelle und in das Privathaus der Besucherin auch eine »zeitweilige Raumtransformation« stattfindet, die sich in einem veränderten zwischenmenschlichen Umgang und einem offeneren Umgang mit Oskars nahendem Sterben auswirkt. Der Raum »Krankenhaus« bleibt Ort medizinischer Behandlung und einer vermeidenden Umgangsweise mit Sterben und Tod. Er wird aber, dank der Kontrastierung mit und Überschreitung durch die Krankenhauskapelle, zu einem Raum der Entwicklung und Reifung des Patienten und seiner Bezugspersonen, der eine Vision erhofften Lebens zulässt. Oma Rosa, die Oskar in die Kapelle führt und ihm Fragen beantwortet, fungiert als »Vermittlerin zwischen dem Raum Krankenhaus und der Kapelle«[1011].

Ertragreich an der Analyse des Romans »Oskar und die Dame in Rosa« sind für Krankenhausseelsorge folgende Aspekte:

• Seelsorge geschieht im Krankenhaus an unterschiedlichen Orten, die durch Interaktion, Ausstattung, Atmosphäre, Personal und Umgang mit existenziellen Themen als Raum bestimmt sind.

1010 A.a.O ., 16.
1011 A. a. O., 30.

- Die Seelsorgerin hat, auch wenn sie Besuche im Krankenzimmer unternimmt, einen eigenen Raum auf dem Gelände des Krankenhauses, der anders ist, mit religiösen Zeichen und Symbolen ausgestattet und dennoch atmosphärische Stille ausstrahlend. An diesem Ort ist Religion lokalisiert.
- Der eigene Ort Krankenhauskapelle ist der Seelsorgerin vertraut, nicht aber dem Gegenüber, das im Kontakt mit der Seelsorge eine neue Raumerfahrung macht.
- Raumerleben führt zu anhaltenden Transformationsprozessen von Menschen und zeitweiligen Transformationsprozessen der umgebenden Räume.
- Der Raum der Seelsorge eröffnet Möglichkeiten eines anderen Umgangs mit den Themen Krankheit, Sterben, Hoffnung und Glauben. Die Änderungen im Umgang bleiben nicht auf den Raum und die dort handelnden Personen beschränkt.

1.2 Erfahrungen und Ergebnisse einer explorativen Untersuchung zur Rolle von Seelsorgerinnen und Seelsorgern in Beratungsgremien klinischer Ethik

Nicht nur in der direkten Begleitung und Beratung von Menschen in Konfliktsituationen am Anfang und am Ende des Lebens oder bei anderen medizinethischen Fragen sind Seelsorgerinnen und Seelsorger in ihrer ethischen Kompetenz gefragt. Auch im Gespräch mit anderen Berufsgruppen und Mitarbeitenden, also im unmittelbaren Kontext klinischer Ethik, sind Seelsorgende herausgefordert, selbst Position zu beziehen, Informationen über kirchliche Stellungnahmen zu liefern, über religiöse Lehren und Traditionen der Glaubens- und Weltanschauungsgemeinschaften aufzuklären, aufgrund vertraulicher Gespräche Anwaltschaft für Betroffene und Beteiligte zu übernehmen, die sich selbst nicht aktiv vertreten können. Zur ethischen Kompetenz gehört auch, Abläufe und Regelverfahren in medizinischen und pflegerischen Einrichtungen kritisch zu begleiten und gegebenenfalls zu verändern. Im Kontext von Spiritual Care als Organisation spiritueller Begleitung von Menschen im Gesundheitswesen geht es darum, wie spirituelle und religiöse Aspekte bei Entscheidungsfindungen in medizinethischen Konflikten berücksichtigt und eingebracht werden können. Ethische Kompetenz im Zusammenhang von Spiritual Care ist damit eine Frage sowohl der Individualethik als auch der Organisationsethik, die Integration kirchlicher Seelsorge ist bei ethischen Fragen eine Frage der Berufsethik und des Rollenverständnisses. Ergänzend zu den Erfahrungsberichten in den materialen Kapiteln sollen an dieser Stelle Erfahrungen, Gespräche und Studien eingebracht werden.[1012]

Als Inhaber der Koordinationsstelle Medizinethik der Evangelisch-Lutherischen Kirche Bayern, angesiedelt am Institut Technik Theologie Naturwissenschaft (TTN), führte ich als Teil der mit der Projektstelle verbundenen Aufgabenstellung im Jahr 2001 eine explorative Studie zur Bedeutung von medizinethischen Fragestellungen in der Seelsorgetätigkeit von bayerischen Pfarrerinnen und Pfarrern mit einem Dienstauftrag für Klinikseelsorge durch.[1013] Anliegen der Umfrage war laut Vorgabe des Kuratoriums der Projektstelle eine Orientierung über die Einbindung von Klinikseelsorge unter anderem in medizinethische Diskussionsforen und Beratungsgremien oder Ethikunterricht an Pflegeschulen. Die Umfrage war nicht als empirische Forschung konzipiert, sondern diente als ein erster Überblick über die ethischen Aufgaben der bayerischen Krankenhausseelsorgerinnen und -seelsorger für die Evangelisch-Lutherische Kirche in Bayern. Entsprechend wurden die Ergebnisse auch nicht bei einer wissenschaftlichen Zeitschrift zur Veröffentlichung eingereicht. Einige der Ergebnisse gaben aber schon damals Hinweise auf eine zunehmende Bedeutung von Medizinethik in der seelsorgerlichen Tätigkeit, was mittlerweile durch eine Reihe weiterer Untersuchungen erhärtet werden konnte. Sie zeigen, dass Krankenhausseelsorge mehr umfasst als die Gesprächskontakte zu Patientinnen und Patienten. Im Duktus dieser Arbeit haben die Ergebnisse ihren Ort auf der deskriptiven Ebene, als Wahrnehmung des Feldes, wie sie unter theologischen Praktikerinnen und Praktikern im gegenseitigen Erfahrungsaustausch sowie in Untersuchungen[1014] vorkommt. Die damals vorläufigen Ergebnisse und Beobachtungen werden in diesem Kapitel ergänzt durch aktuelle Literatur und eine mittlerweile abgeschlossene quantitative Untersuchung unter Seelsorgenden in ganz Deutschland, die in einem internationalen Fachjournal publiziert wurde.

Den Ergebnissen der bayerischen Befragung zufolge ist Gespräch zwar das vorrangige Medium der Seelsorge, die Gesprächskontakte verteilten sich jedoch auf unterschiedliche Partner: 60 % der Gespräche finden mit Patientinnen und

---

1012 Leider kann in diesem Kapitel die wichtige und soeben erschienene Studie von Thorsten Moos, Simone Ehm, Fabian Kliesch und Julia Thiesbonenkamp-Maag zur Rolle von Seelsorgerinnen und Seelsorgern in klinischer Ethikberatung nicht mehr berücksichtigt werden. Die Studie entstand an der Forschungsstätte der Evangelischen Studiengemeinschaft (FEST) im Rahmen eines größeren Forschungsvorhabens zum Thema Gewissen und gilt drei Leitfragen: 1. Wie sind Seelsorgerinnen und Seelsorger in der Klinik mit Ethik befasst? 2. Wie gehen sie mit ethischen Problemen um, und welche Spannungen treten dabei auf? 3. Welche ›ethische Kompetenz‹ brauchen sie, und wie ist diese auszubilden? Dazu wurden leitfadengestützte Interviews mit Seelsorgenden geführt sowie auf dem Weg ethnologischer Feldforschung gearbeitet. Die Arbeit ergänzt und vertieft Einsichten aus der hier vorgestellten quantitativen Forschungsarbeit. Vgl. Thorsten Moos, Simone Ehm, Fabian Kliesch und Julia Thiesbonenkamp-Maag, Ethik in der Klinikseelsorge. Empirie, Theologie, Ausbildung, Göttingen 2016.

1013 Der Fragebogen wurde am 5. März 2001 an 100 Adressatinnen und Adressaten verschickt. 34 gültige Bögen kamen zurück, drei rückgesandte Bögen erwiesen sich als nicht gültig ausgefüllt.

1014 Vgl. die Meinungsumfrage des Klinikseelsorgers Michael Hüfner, die den Anstoß zur Einrichtung eines klinischen Ethikkomitees gab: Michael Hüfner, Der Stellenwert ethischer Entscheidungsfindung im Klinikalltag. Die Entstehung eines Ethikkomitees, in: WzM 56 (2004), 486–500.

Patienten statt, 16 % mit Pflegepersonal, 14 % mit Angehörigen und 7 % mit ärztlichem Personal. Daneben wurden noch die Klinikverwaltung und andere als Gesprächspartner genannt.

Der weitaus größte Teil der auskunftswilligen Klinikseelsorgepersonen war auch in lehrender Funktion an der Klinik tätig. 14 der 34 Teilnehmerinnen und Teilnehmer gaben regelmäßig Unterricht an Pflegeschulen, elf in unregelmäßigen Abständen. Am häufigsten wurden Ausbildung (12), Ethikunterricht (10) und innerbetriebliche Fortbildungen (11) genannt, dazu Seminare zu Sterbe- und Trauerbegleitung (3), Workshops (3) und die Ausbildung ehrenamtlicher Mitarbeitender (1). Seelsorgerinnen und Seelsorger sind damit in vielen Fällen an Unterricht und Fortbildung an der Einrichtung oder an einer zur Einrichtung gehörigen Bildungsstätte beteiligt; dies fand sich lange Zeit kaum als eigens thematisiertes Handlungsfeld in den einschlägigen Publikationen zur Krankenhausseelsorge.[1015]

Mittlerweile hat sich dies sowohl in der internationalen Literatur als auch in deutschsprachigen Publikationen geändert: Christoph Morgenthaler schreibt in seinem Lehrbuch zur Seelsorge:

> »Ethische Fragen stellen sich dort [in der Krankenhausseelsorge] bei der Einführung neuer Behandlungstechniken, aber zunehmend auch wegen der Notwendigkeit, bestimmte medizinische Therapien zu rationieren [...] Beratung in ethischen Fragen kann neben der Lebensdeutung als eine der Grundaufgaben der Seelsorge überhaupt verstanden werden.«[1016]

Michael Klessmann widmet dem Thema Seelsorge und Ethik in seinem Lehrbuch ein ganzes Kapitel und stellt gleich zu Beginn fest: »Seelsorge hat eine besondere Affinität zur Ethik, weil es in der Thematisierung von Lebens- und Sinnfragen häufig auch um die Lebensführung im Allgemeinen und um Handeln in konkreten Situationen im Besonderen geht.«[1017] Klessmann erkennt in

---

1015 Udo Schlaudraff thematisiert zwar die zunehmende Bedeutung des Themenbereichs Ethik in der Medizin für die Ausbildung von Ärztinnen und Ärzten und das Desiderat einer solchen Unterrichtung im Rahmen der Seelsorgeausbildung, befasst sich aber nicht mit der Frage, wer für dieses Lehrangebot verantwortlich ist: »Seelsorgende sind gut beraten, wenn sie sich mit ihrer ethischen Kompetenz nicht aufdrängen, aber sie wären schlechte Seelsorgerinnen oder Seelsorger, wenn sie diesen Teil ihrer beruflichen Existenz vernachlässigten. Das gilt für Seelsorgende, die im Krankenhaus arbeiten, umso mehr, als auch auf ärztlicher und pflegerischer Seite Fragen von *Ethik in der Medizin* nicht nur zunehmend als persönlich relevant angesehen werden, sondern auch Bestandteil von Ausbildung werden« (UDO SCHLAUDRAFF, Krankenhausseelsorge und Ethik, in: M. KLESSMANN (Hg.), Handbuch 2013⁴, 251–262, 353). Während auf ärztlicher Seite Ethik in der Medizin ordentliches Lehrfach und damit Bestandteil des Medizinstudiums ist (vgl. G. MARCKMANN [Hg.], Praxisbuch Ethik in der Medizin 2015), wird dies auf pflegerischer Seite durch die Pflegeausbildung in nicht wenigen Fällen an die Seelsorge delegiert. Das Thema bleibt ebenfalls unberücksichtigt in der ausführlichen Darstellung von ethisch-moralischer Kompetenz von Krankenhausseelsorge durch C. SCHNEIDER-HARPPRECHT, S. ALLWINN (Hg.), Psychosoziale Dienste und Seelsorge 2005, 175–201.
1016 C. MORGENTHALER, Seelsorge 2009, 89. Keine explizite Berücksichtigung ethischer Fragestellungen enthält WILFRIED ENGEMANN (Hg.), Handbuch der Seelsorge. Grundlagen und Profile, Leipzig 2009².

der ethischen Dimension eine neben anderen, der kerygmatischen, therapeutisch-kommunikativen und der rituellen. Er schließt sich prinzipiell einer Beschreibung von Ethik als Theorie der Lebensführung (wie sie Trutz Rendtorff geliefert hat) an und bestimmt die Aufgaben von Seelsorge als Orientierungsarbeit im Sinne einer methodisierten ethischen Urteilsbildung mit dem Ziel einer »Einübung in die Praxis einer *endlichen* Freiheit«[1018] Insbesondere bei Fragen am Lebensende sieht Klessmann Seelsorge herausgefordert, beschreibt die diversen Handlungsoptionen zwischen Beihilfe zur Selbsttötung und Begleitung im Sterben und fasst – etwas allgemein und ohne Hinweis auf die Gestaltung entsprechender Intervention – zusammen:

> »Von diesem theologischen Zusammenhang [der Gottebenbildlichkeit des Menschen] her hat auch die christliche Seelsorge den Auftrag, das Selbstbestimmungsrecht der Menschen zu stärken. Das ist in totalen Institutionen wie Gefängnissen oder Krankenhäusern, die in ihrer Systemlogik die Freiheit des Einzelnen tendenziell übergehen, besonders notwendig.«[1019]

Fragen der Ethik werden als Fragen der Organisationsethik zu einer Herausforderung an Seelsorge nicht nur in Bezug auf konkrete Themen und Konflikte, sondern auch in Bezug auf die Gestaltung des multiprofessionellen Diskurses und die Verfahren der Entscheidungsfindung in Einrichtungen des Gesundheitswesens. Zum Nachdenken über die ethische Dimension von Krankenhausseelsorge gehört aber auch das Bewusstsein, dass Seelsorge nicht selbst klinische Ethik ist oder sich darin erschöpfen würde. Wie Klessman warnt auch Ulrich Körtner davor, Seelsorge in Ethik aufgehen zu lassen, und setzt sich 2015 im Themenheft »Lebenskunst. Ein Leitbegriff zwischen Ethik und Seelsorge« der Zeitschrift für Evangelische Ethik kritisch mit der Ambivalenz des neuen Interesses der Seelsorge an der Ethik auseinander.[1020]

Klärungsbedarf über die ethischen Anteile von Seelsorge im Gesundheitswesen besteht auch in anderen Ländern. Im 2012 publizierten Oxford Textbook of Spirituality in Healthcare findet sich im Kapitel »Health Care Chaplaincy« eine Bemerkung, die Gültigkeit für Großbritannien, die USA und Australien beansprucht: Zusätzlich zu ihren eigenen Aus- und Fortbildungen sei es notwendig festzuhalten, dass Klinikseelsorgende häufig in der Lehre zu spirituellen Fragestellungen in der Ausbildung zahlreicher anderer Gesundheitsberufe eingesetzt würden, v. a. bei Pflegekräften (größte Gruppe), aber auch bei Physiotherapeutinnen und Psychotherapeuten, Medizinerinnen und Medizinern, Psychologinnen und Psychologen, Pathologinnen und Pathologen und Hebammen und Geburtshelfern.[1021] Klassischerweise gehören zu diesen Themen auch Themen theologischer Ethik, bezogen auf den Kontext von Krankheit und Sterben. Ne-

---

1017 M. Klessmann, Seelsorge 2008⁴, 300–319, 300.
1018 A. a. O., 309.
1019 A. a. O., 319.
1020 Vgl. U.H.J. Körtner, Ethik, Seelsorge und Beratung 2015, in: ZEE 59 (2015).
1021 Vgl. die Ausführungen von Chris Swift, George Handzo, Jeffrey Cohen, Healthcare Chaplaincy, in: Mark Cobb, Christina M. Puchalski, Bruce Rumbold (Hg.) Oxford Textbook of Spirituality in Healthcare, Oxford 2012, 185–190, 188.

ben der unmittelbaren Beratung ist ethische Kompetenz im Rahmen von Aus-
und Fortbildung gefragt.[1022]

Zahlreiche der Klinikseelsorgerinnen und -seelsorger sind eingebunden in
Gremien und Gesprächsrunden zu klinischer Ethik. Meine Befragung bayeri-
scher Seelsorgender erkundigte sich, wo diese Gesprächsforen institutionalisierten Charakter hatten. Dazu wurde zwischen Klinischen Ethikkomitees und anderen fest installierten Gesprächsforen unterschieden.

Klinische Ethikkomitees und klinische Ethikberatung haben sich inzwischen
in der deutschen Krankenhauslandschaft etabliert. Eine Welle von Gründungen
derartiger Gremien setzte nach 1997 ein, als die beiden großen konfessionellen
Krankenhausverbände, der Deutsche Evangelische Krankenhausverband und
der Katholische Krankenhausverband Deutschlands, die ihnen angehörenden
Einrichtungen zur Gründung von Ethikkomitees aufforderten.[1023] Dieser Entwicklung trug die Zentrale Ethikkommission der Bundesärztekammer im Jahr
2006 durch eine »Stellungnahme [...] zur Ethikberatung in der klinischen Medizin« mit Empfehlungen und Standards für diese Einrichtungen Rechnung:[1024]
Darin wird die Gründung solcher Beratungseinrichtungen ausdrücklich begrüßt, eine Position, die sich 2010 auch der Vorstand der Akademie für Ethik

---

1022 Joachim Reber, verantwortlich für die Mitarbeiterseelsorge und spirituelle Bildung
in einem südwestdeutschen Caritasverband, liefert dafür ein Beispiel mit einem Seminar für Führungskräfte verschiedener Ebenen der Caritas zur »Einführung in die
christliche Sozialethik« mit dem Lernziel, anhand dreier Leitprinzipien katholischer
Sozialehre eine »klare(re) theoretische Basis sowohl für die Konzeption ihrer Arbeit
als auch für die sozialpolitische Argumentation bezüglich ihres Fachgebiets« zu haben (JOACHIM REBER, Spiritualität in sozialen Unternehmen. Mitarbeiterseelsorge –
spirituelle Bildung – spirituelle Unternehmenskultur, Stuttgart 2009, 91).
1023 Vgl. VORSTAND DER AKADEMIE FÜR ETHIK IN DER MEDIZIN E. V., Standards für
Ethikberatung in Einrichtungen des Gesundheitswesens, in: Ethik Med 22 (2010),
149–153; doi: 10.10007/s00481-010-0053-4. Einen umfassenden Überblick über
die Entwicklung und Arbeitsweise bietet die Dissertation von STEPHANIE CLEMM,
Die Rolle von Seelsorgerinnen und Seelsorgern bei Therapieentscheidungen und
Ethikberatung am Lebensende, vorgelegt 2015 (https://edoc.ub.uni-muenchen.de/¬
18950/1/Clemm_Stephanie.pdf, Zugriff am 16.08.2016). Vgl. zur Entstehungsge-
schichte: T. ROSER, Ethik im klinischen Alltag 2002. Vgl. außerdem C. SCHNEIDER-
HARPPRECHT, Ethisch-moralische Kompetenz 2005, 184–188. Zur Bedeutung von
Klinischen Ethikkomitees als Organisationsform klinischer Ethik für den multiprofessionellen und interdisziplinären Diskurs wurde zwischen 2002 und 2009 ein Forschungsprojekt durch die Deutsche Forschungsgemeinschaft eingerichtet, das auf
dem Weg teilnehmender Beobachtung und biographischer Interviews Sitzungen und
Teilnehmende an Ethikkomitees untersuchte. Das Projekt »Klinische Ethik-Komitees: Weltanschaulich-konfessionelle Bedingungen und kommunikative Strukturen
ethischer Entscheidungen in Organisationen« unter der Leitung des Sozialwissen-
schaftlers Armin Nassehi fand im Verbund mit dem Lehrstuhl für Systematische
Theologie der Universität Göttingen (Prof. Dr. Reiner Anselm) und dem Lehrstuhl
für Praktische Theologie der LMU München (Prof. Dr. Michael Schibilsky) statt.
Aus dem Forschungsprojekt sind mehrere Publikationen hervorgegangen, z. B. F.
LEY, Rationalisierung und Rationierung 2004.
1024 Vgl. Stellungnahme der ZENTRALEN KOMMISSION ZUR WAHRUNG ETHISCHER
GRUNDSÄTZE IN DER MEDIZIN UND IHREN GRENZGEBIETEN (Zentrale Ethikkommission) bei der Bundesärztekammer zur Ethikberatung in der klinischen Medizin
(24. Januar 2006), in: Deutsches Ärzteblatt 103 (2006), A 1703–1707, A 1703.

in der Medizin zu Eigen gemacht hat.[1025] Neben dieser institutionalisierten Form klinisch-ethischen Diskurses gab und gibt es eine ganze Reihe weiterer Formen der Arbeit an medizinethischen Fragen: Ethik-Konsile, ethischen Konsildienst und Ethik-Cafés für Fallstudien mit Weiterbildungscharakter, etc.[1026] Von den 34 bayerischen Pfarrerinnen und Pfarrern berichteten 28, dass die Arbeit in ihren Einrichtungen an medizinethischen Themen in einer als institutionalisiert zu bezeichnenden Weise geschehe. Zum Zeitpunkt der Befragung zählte zu den zentralen Beratungsthemen vor allem Behandlungsbegrenzung am Lebensende.

Innerhalb dieser Diskursforen übernahmen die teilnehmenden Krankenhausseelsorgerinnen und -seelsorger in vielen Fällen die Funktion des Initiators, der das Anliegen in die Einrichtung hineinträgt und sie zur Gründung anregt. Wo Foren bestanden, übernahmen die Seelsorgerinnen und Seelsorger die Moderation. Dies entspricht den Beobachtungen zur Rolle von Seelsorgepersonen in klinischen Ethikkomitees in den USA, wo diese Diskursform sich bereits zwei Jahrzehnte vor ihrer Einführung in Deutschland etabliert hat.[1027] Interessant war bereits in der genannten Befragung ein Vergleich der Umfrageergebnisse zwischen Seelsorgenden, die aktiv an Ethikforen beteiligt sind, mit jenen, die nicht aktiv beteiligt sind: In Einrichtungen, in denen ein Ethikforum tagte, nahmen Klinikseelsorgerinnen und -seelsorger häufiger an Stations- und Teambesprechungen teil, beschäftigten sich Qualitätszirkel verstärkt mit ethischen Fragen und schätzten Klinikseelsorgerinnen und -seelsorger ihre aus der Ausbildung resultierende ethische Kompetenz zurückhaltender ein. Nach ihrem Selbstverständnis befragt, geben die Pfarrerinnen und Pfarrer in der Mehrheit an, dass es ihnen kein Problem bereite, die Herausforderungen der neuen zugedachten Rolle als Ethikspezialisten in ihr Berufsverständnis zu integrieren.

Als vorsichtiges Fazit aus dieser Vorstudie ergab sich, dass ethische Fragestellungen im Handeln von Seelsorgerinnen und Seelsorgern an Krankenhäusern, Pflegeeinrichtungen und Rehabilitationszentren einen beschreibbaren Platz haben. In vielen Einrichtungen ist das Seelsorgepersonal in ethische Fragestellungen fest eingebunden. Damit verbinden sich allerdings auch hohe Erwartun-

---

1025 Vgl. VORSTAND DER AKADEMIE FÜR ETHIK IN DER MEDIZIN E. V., Standards für Ethikberatung in Einrichtungen des Gesundheitswesens, in: Ethik Med 22 (2010), DOI 10.10007/s00481-010-0053-4, 149–153.

1026 Vgl. zu den unterschiedlichen Konzepten EVA C. WINKLER, Sollte es ein favorisiertes Modell klinischer Ethikberatung für Krankenhäuser geben? Erfahrungen aus den USA, in: Ethik Med 21 (2009) DOI 10.1007/s00481-009-0027-6, 309–322. Vgl. auch C. SCHNEIDER-HARPPRECHT, Ethisch-moralische Kompetenz 2005, 185.

1027 Dies spiegelt sich wider in regelmäßig erscheinenden Fachpublikationen wie beispielsweise HEC Forum (Hospital Ethics Committee). Vgl. den Literaturbericht von LAURA JANE BISHOP, M. NICHELLE CHERRY, MARTINA DARRAGH, Organizational Ethics and Health Care. Expanding Bioethics to the Institutional Arena, in: Kennedy Institute of Ethics Journal 9 (1999), 189–208; ELIZABETH HEITMAN, RUTH ELLEN BULGER, The Healthcare Ethics Committee in the Structural Transformation of Health Care. Administrative and Organizational Ethics in Changing Times, in: HEC Forum 10/2 (Juni 1998), 152–176. Zur Rolle von Seelsorgerinnen und Seelsorgern: RICHARD C. EYER, Clergy's Role on Medical Ethics Committees, in: The Journal of Pastoral Care 39 (1985), 208–212.

gen der Einrichtungsträger, des ärztlichen wie pflegerischen Personals und nicht zuletzt der Patientinnen und Patienten an die ethische Kompetenz der Seelsorge.

Da es sich lediglich um eine Vorstudie handelte, kommt diesen Beobachtungen kein Status empirisch validierter Ergebnisse zu. Sie waren allerdings Ausgangspunkt für weitere Studien zur ethischen Kompetenz von Seelsorgerinnen und Seelsorgern in Einrichtungen des Gesundheitswesens, die mittlerweile einen besseren Einblick in die Bedeutung des Themas institutionalisierter Ethikberatung für Klinikseelsorge ermöglichen. Wie schon im Bereich der Ausbildung von Gesundheitsberufen werden vor allem in Nordamerika, England und Australien Seelsorgende für die ethische Beratung komplexer Behandlungsentscheidungen hinzugezogen, zum Teil aufgrund der Richtlinien staatlicher Gesundheitsbehörden.[1028]

Schon im Jahre 1985 veröffentlichte das »Journal of Pastoral Care« einen Aufsatz von Richard C. Eyer, in dem er die Rolle von Pfarrerinnen und Pfarrern in Medizinethischen Komitees genauer bestimmt.[1029] Eyer setzt mit einer allgemein-beschreibenden Bestimmung ein, die zunächst selbstverständlich anmutet: »[The] Clergy's role is always that of a pastor more than philosophical ethicist«. Eyer versucht, die Eigenheit genauer zu bestimmen, indem er die pastorale Rolle als symbolische Rolle beschreibt: Pastorinnen und Pastoren seien »symbols of a ›different reality‹. [...] The presence and caring of the clergy on ethics committees is taken to be God's presence and caring«. Mit der Anwesenheit von Pfarrerinnen und Pfarrern in klinischen Ethikkomitees würden diese gleichsam transzendiert, werde ihr Bezugsrahmen des säkular-klinischen Kontexts religiös aufgeladen. Diese Bedeutung fasst Eyer abschließend in ein geradezu heroisch anmutendes Bild: »[T]he clergy person may be able to cut

---

1028 Vgl. LINDSAY B. CAREY, JEFFREY COHEN, Health Care Chaplains and their Role on Institutional Ethics Committees: An Australian Study, in: J Relig Health 49 (2010), 221–232; DIES., Religion, Spirituality and Health Care Treatment Decisions: The Role of Chaplains in the Australian Clinical Context, in: J of Health Care Chaplaincy 15(2009), 25–39. Vgl. auch EIKE-HENNER KLUGE, The Roles and Functions of Hospital-Based Ethics Committees, in: CAN MED ASSOC J 154/7 (April 1 1996), 1094–1095: » [I]f educational committees are to be successful, their members must have sufficient expertise in bioethics to be able to identify and produce properly structured educational programs. This is becoming increasingly difficult as bioethics matures as a discipline and the standard for ethical acceptability is no longer what colleagues think, but what is defensible in terms of professional ethics.« Vgl. weiter: ROBERT LYMAN POTTER, From Clinical Ethics to Organizational Ethics: The Second Stage of the Evolution of Bioethics, in: Bioethics Forum 12.2 (1996), 3–12: »Clinical ethics should be expanded into health care organizational ethics. This movement is the next logical and practical step toward achieving the patient-oriented goals of clinical ethics and is a turn to the broad ecological version of bioethics. This step will require the reorientation of clinical ethics from issues concerning the individual patient to a wider sociological context. A set of assumptions about the behavior of health care systems can guide this movement. Practical action can be implemented by an integrated ethics program, which is a re-engineering of the institutional ethics-committee. The outcome of an integrated ethics program will be an ethical corporate culture for health care organizations« (3).

1029 R. EYER, Clergy's Role 1985. Dort auch die folgenden Zitate.

through the morass of secular casuistry and clarify the ultimate theological questions being raised. Clergy may be the ones who are most used to analyzing the implications of these ultimate questions.« Die pastorale Rolle als letzter verlässlicher Wegweiser im Morast ethischer Konflikte verlangt mindestens nach einer Überprüfung.

Die Bedeutung, die beteiligtem Seelsorgepersonal in Ethikkonsultationsdiensten zugeschrieben wird, hat sich im Zuge der Entwicklung verändert. Noch immer sind Geistliche unterschiedlicher Religionen und Konfessionen Mitglieder der Komitees; sie haben aber nicht immer führende Positionen in diesen. Verhältnismäßig zurückhaltend klingt dementsprechend das, was das Board of Directors der Association of Professional Chaplains im November 2000 als Leitlinien formuliert hat:

> »As members of health care ethics committees, Chaplains play a crucial role in health care ethics reflection. Chaplains may be of assistance to health care ethics committees as they discuss the questions of philosophy, theology, spirituality, human values, and morals which are integral to ethical questions.«[1030]

Die Stimmen mehren sich, welche die Begründbarkeit der Mitgliedschaft von Geistlichen in Ethikkomitees für diskussionswürdig halten und die tatsächliche Bedeutung ihres Beitrags in Zweifel ziehen, insbesondere dann, wenn ein professioneller, zertifizierter Ethikspezialist in ein klinisches Ethikkomitee berufen ist.[1031] Die zusätzliche Mitgliedschaft eines Klinikseelsorgers scheint dann nicht mehr vonnöten. Eine Untersuchung innerhalb von 35 Ethikkomitees in Australien scheint diese Kritik zu rechtfertigen: Die Beteiligung der Geistlichen innerhalb der Sitzungen wurde von anderen Mitgliedern als signifikant weniger aktiv als die anderer Mitglieder beurteilt.[1032] Dies hat dazu geführt, dass Versuche unternommen werden, den genuin theologischen Beitrag klarer herauszustellen. In besagten Leitlinien der Association of Professional Chaplains wird von vornherein zwischen Ethikern und Geistlichen unterschieden:

> »Chaplains identify and clarify the patient's spiritual and moral perspectives as essential ingredients in the process of health care ethics reflection. Integration of these perspectives with those of other health care disciplines fosters a holistic approach to health care ethics.«[1033]

Konkret sollen Seelsorgepersonen Fachwissen für spirituelle Fragen und Wertefragen bereitstellen – auch dann, wenn ein Patient oder eine Patientin und seine

---

1030 ASSOCIATION OF PROFESSIONAL CHAPLAINS, Guidelines for the Chaplain's Role in Health Care Ethics, unveröffentlichtes Manuskript (National Reference Center for Bioethics Literature, Kennedy Institute der Georgetown University, Washington D. C., USA), Illinois 10/2000.

1031 Vgl. z. B. die Kritik bei HELGA KUHSE, PETER SINGER, Should the Baby live? The Problem of Handicapped Infants, Oxford 1985; PAUL M. MCNEILL/CATHERINE A. BERGLUND/IAN W. WEBSTER, Ethics at the Borders of Medical Research: How much Influence do various members have within Research Ethics Committees?, in: Cambridge Quarterly of Healthcare Ethics 3 (1994), 522–532.

1032 Vgl . P. M. MCNEILL, C. A. BERGLUND, I. W. WEBSTER, Ethics at the borders of medical research 1994.

1033 ASSOCIATION OF PROFESSIONAL CHAPLAINS, Guidelines 2000.

oder ihre Familie keiner oder einer anderen religiösen Gruppierung angehören – und damit innerhalb des multiprofessionellen Konzepts zur Einlösung einer beanspruchten Ganzheitlichkeit der therapeutischen Strategie verhelfen.[1034] Seelsorgepersonen haben damit eine Brückenfunktion zwischen der medizinisch-therapeutischen Einrichtung und der privaten Lebenswelt des Patienten inne, genauer: seiner gelebten Religiosität und Spiritualität. Ihre Kompetenz liegt weniger im Bereich klinischer Ethik als vielmehr im Bereich Spiritualität, Religiosität und Weltanschauung. Wenig ist darüber bekannt, ob die Erwartungen mit den Selbsteinschätzungen von Seelsorgerinnen und Seelsorgern übereinstimmen, die tatsächlich in der Ethikberatung involviert sind.

Eine qualitative Studie in vier klinischen Ethikkomitees aus dem Jahr 1999 konnte zudem die kommunikative Kompetenz von Seelsorgenden belegen:[1035] Die Rolle der Geistlichen im kommunikativen Geschehen hat bestimmte Merkmale. Die Geistlichen initiieren aktiv Kommunikation und sind häufig Adressaten von Diskussionsbeiträgen anderer Komiteemitglieder. Verglichen mit ihnen verlangen sie häufiger nach zusätzlichen Informationen und erkundigen sich genauer über die Situation der Patientinnen und Patienten, etwa über ihren religiösen und sozialen Hintergrund. Ihre Beiträge bei den Sitzungen werden als evaluierend eingeschätzt, was als Nutzung hermeneutischer Kompetenz beschrieben werden könnte. Von Interesse ist auch, wie sich das Fehlen eines Geistlichen auf die Arbeit des Komitees auswirkt: »[I]f clergy weren't present, which occurred during several sessions, religious issues were not expressed with the same frequency nor with same degree of clarity as when clergy were present.«[1036] Der Studie zufolge fungieren Klinikseelsorgerinnen und -seelsorger in Ethikkomitees nicht als Ethikspezialisten und sind deshalb auch nicht durch professionelle Ethiker zu ersetzen. Es sind gerade das besondere Verhältnis zum Patienten und seiner Lebens- und Alltagswelt und die religiöse Dimension ihres beruflichen Handelns, die den originären Beitrag von Seelsorge in institutionalisierten Formen von Ethikberatung kennzeichnen. Die Ergebnisse der qualitativen Untersuchung werden bestätigt durch eine quantitative Studie unter 327 australischen Seelsorgerinnen und Seelsorgern im Zusammenhang mit der Beratung bei Wiederbelebungsmaßnahmen bzw. Anweisungen, dass eine Wiederbelebung zu unterbleiben hat (Do Not Resuscitate – DNR-Order). Hier zeigte sich, dass 24 % aller befragten Seelsorgenden direkten Kontakt mit den Patientinnen und Patienten und ihren An- und Zugehörigen in Bezug auf die Anweisung gehabt und 18 % das Behandlungsteam bera-

---

1034 Guideline 1: »Chaplains offer pastoral/spiritual care to health care ethics committee members and to medical and health care professionals involved in health care ethics discussion and consultation.« Guideline 2: »Chaplains serve as resource persons to religious/faith group leaders and to the health care ethics committee concerning the spiritual and value dimensions and values of illness and health even if patients or their families have no apparent religious affiliation« (ASSOCIATION OF PROFESSIONAL CHAPLAINS, Guidelines 2000).
1035 Vgl. CHARLOTTE MCDANIEL, Clergy Contributions to Healthcare Ethics Committees, in: HEC Forum 11 (1999), 140–154.
1036 A. a. O., 149.

ten hatten.[1037] Aber auch diese Studien zeigten, dass eine gewisse Unsicherheit sowohl auf der Seite des Seelsorgenden als auch auf der Seite der anderen Berufsgruppen besteht, worin die spezifische Rolle der Seelsorge besteht.

Vor diesem Hintergrund wollten wir, ein multiprofessionelles Forschungsteam an der Universität München, der Medizinethiker und Palliativmediziner Ralf Jox, der Inhaber des Lehrstuhls für Palliativmedizin Gian Dominico Borasio (beide jetzt in Lausanne, Schweiz), die Medizinstudentin Stephanie Clemm und ich, die Rolle von Klinikseelsorgenden in Ethischen Beratungsgremien in Deutschland genauer untersuchen.[1038] Im März 2011 versandten wir postalisch Fragebögen an insgesamt 256 Krankenhausseelsorgende, die sowohl den beiden großen christlichen Konfessionen als auch evangelischen Freikirchen angehörten. Die Liste der Adressaten setzte sich zusammen aus Mitgliedern der Sektion Seelsorge der Deutschen Gesellschaft für Palliativmedizin sowie aus Adressen, die von Kirchenbehörden zur Verfügung gestellt wurden. Für das »convenience sample« (eine Stichprobe, die vor allem nach Aspekten der Verfügbarkeit ausgewählt wurde) wurde wegen der heterogenen konfessionellen Landschaft auf eine möglichst repräsentative Verteilung innerhalb der Bundesrepublik Deutschland geachtet: Seelsorgerinnen und Seelsorger in Bayern als überwiegend katholischer Gegend, in Württemberg als einer gemischten Region und Berlin-Brandenburg als überwiegend säkularisierte Bevölkerung erhielten die Fragebögen. Das Studiendesign und der Fragebogen, bestehend aus insgesamt 27 Items, basierten auf einer früheren Untersuchung unter Ärztinnen, Ärzten und Pflegepersonal auf deutschen Intensivstationen[1039], die von der Ethikkommission der Universität München genehmigt waren. Der Versand der Fragebögen fand nach Genehmigung durch die jeweiligen Verantwortlichen in den Kirchenbehörden und in der Sektion Seelsorge statt. Neben demographischen Daten wurden sowohl geschlossene als auch offene Fragen gestellt sowie Fragen zu Aus- und Weiterbildung, zu klinischem Umfeld, Krankenhausträger und Krankenhausgröße, Berufserfahrung, Zugehörigkeit zu Teams. Die Beantwortung der Fragen nahm ca. zehn bis 15 Minuten in Anspruch. Im Blick auf Entscheidungen über Beendigung lebenserhaltender Maßnahmen entsprechend den gesetzlichen Vorgaben in Deutschland wurde nach der Häufigkeit pro Jahr gefragt sowie nach einer Selbsteinschätzung bezüglich der eigenen Sicherheit, der eigenen Kompetenz und der Zufriedenheit mit getroffenen Entscheidungen und der Entscheidungsprozesse.

1037 Vgl. LINDSAY B. CAREY, CHRISTOPHER J. NEWELL, Chaplaincy and Resuscitation, in: European Journal of Resuscitation 75 (2007), 12–22.

1038 Vgl. S. CLEMM, Die Rolle 2015. Ein Teil der Ergebnisse der Untersuchung wurde veröffentlicht: STEPHANIE CLEMM, RALF J. JOX, GIAN D. BORASIO, TRAUGOTT ROSER, The role of chaplains in end-of-life decision making: Results of a pilot survey, in: Palliative and Symptom Care 2013, 45–51, doi:10.1017/S1478951513000266.

1039 Vgl. RALF J. JOX, MIRJAM KREBS, MARTIN FEGG, STELLA REITER-THEIL, LORENZ FREY, WOLFGANG EISENMENGER, GIAN D. BORASIO, Limiting life sustaining treatment in German intensive care units: A multiprofessional survey, in: Journal of Critical Care Medicine 25(2010), 413–419.

151 ausgefüllte Fragebögen (59 %) wurden zurück gesandt, von denen 141 (n=141) auswertbar waren (bei den zehn übrigen fehlten demographische Daten), was ein uns überraschend hoher Rücklauf war. 33,3 % der Seelsorgenden waren römisch-katholisch (n=47), 60,3 % evangelisch (EKD) (n=85) und 6,4 % freikirchlich (n=9). Beinahe alle der teilnehmenden Seelsorgerinnen (weiblich: 47,5 %; n=67) und Seelsorger (n=74) bewerteten die Fragen der Studie als hochrelevant (n=138, 98 %). Gut zwei Drittel (68,1 %) waren zumindest teilweise im Palliativbereich tätig; 67,4 % in der Intensiv- oder Notfallmedizin.

Im Blick auf die hier interessierende Fragestellung ist von den Ergebnissen insbesondere die Einbindung in Teams und Ethikberatung von Bedeutung. Während 105 Seelsorgende (75 %) zu einem Seelsorgeteam gehörten, gaben 88 (62 %) Zugehörigkeit zu einem multiprofessionellen Team und 73 (52 %) zu einem Ethikberatungsteam – darunter auch klinische Ethikkomitees – an. Die Häufigkeit der Konfrontation mit Entscheidungen bezüglich Therapiebegrenzung betrug im Mittel 18,02/Jahr (Standardabweichung 28,48; Spannweite 156).

Seelsorgende, die Zugehörigkeit zu einem multiprofessionellen, einem Ethikberatungsteam oder einem Palliative-Care-Team angaben, hatten signifikant höhere Raten der Konfrontation mit einer Situation, in der über Therapiebegrenzung zu entscheiden war (im Median jeweils 24 zu 12 Konfrontationen/Jahr) als Seelsorgende ohne Teamanbindung.[1040]

Zwei Drittel der Studienteilnehmenden fühlten sich sicher im Umgang mit Therapiebegrenzung (67 %; n=94), über die Hälfte fühlte sich durch Aus- und Fortbildung gut vorbereitet, wobei Anmerkungen darauf hinweisen, dass sich dies nicht auf das Hochschulstudium bezog, sondern auf praxisbasiertes Lernen und Fortbildungskurse. Auch in diesem Zusammenhang ergaben sich signifikante Unterschiede abhängig von Teamzugehörigkeit: Seelsorgende, die im Palliativbereich (p=0,032) eingesetzt waren, und diejenigen, die in einem multiprofessionellen Behandlungsteam (p=0,022) arbeiteten, gaben signifikant häufiger an, sich in Situationen, in denen es um Fragen nach einer Therapiebegrenzung geht, sicher zu fühlen. Die Werte bezüglich der situativen Sicherheit sind deutlich höher als die Angaben, die Assistenzärztinnen, -ärzte und Pflegende mit nicht führenden Positionen auf einer deutschen Intensivstation machten, bei denen jeweils nahezu die Hälfte angab, sich in diesen Situationen unsicher zu fühlen.[1041]

Über die Hälfte (n=73, 52 %) der Seelsorgerinnen und Seelsorger berichteten, dass die Therapieentscheidungen kooperativ vom medizinischen Team getroffen wurden. Seelsorgende, die multiprofessionelle Teamzugehörigkeit angaben, berichteten signifikant häufiger, dass Angehörige des Patienten oder der Patientin, Pflege und Seelsorge aktiv in den Entscheidungsprozess eingebunden

---

1040 Daten, soweit sie nicht der genannten Publikation entstammen, sind den Unterlagen von Stephanie Clemm im Rahmen ihrer medizinischen Doktorarbeit entnommen.
1041 Vgl. R. J. Jox, M. Krebs, M. Fegg, S. Reiter-Theil, L. Frey, W. Eisenmenger, G. D. Borasio, Limiting 2010.

waren. Während sich drei Viertel der Befragten zufrieden mit den Ergebnissen der Entscheidungen zeigten (n=104, 74 %), war nur knapp die Hälfte (n=68; 48 %) zufrieden mit den Prozessen der Entscheidungsfindung.

Schließlich wurden die Seelsorgenden befragt, wie sie ihre eigene Rolle im Entscheidungsprozess beschreiben würden. Die meisten bezeichneten sich als Anwalt/Anwältin des/r Patienten/in (n=91; 65 %) bzw. der Familie des/r Patienten/in (n=81; 57 %). Weniger als die Hälfte verstand sich als Teil des Behandlungsteams (n=65; 46 %), als theologisch-ethische/r Berater/in (n=62; 44 %), Moderator/in (n=50; 36 %) oder Repräsentant/in der Religionsgemeinschaft (n=9; 6 %). Die statistische Analyse per Kreuztabelle zeigte, dass Mitglieder multiprofessioneller Teams sich signifikant häufiger als Berater/in aus theologisch-ethischer Fachperspektive (p=0,007) und als Moderator (p=0,000) verstanden; diese Werte wiesen auch die Mitglieder klinischer Ethikberatungsteams auf. Offensichtlich führt die Einbindung in Teams, die aus unterschiedlichen Professionen zusammengesetzt sind, zu einer Klärung der professionsspezifischen Rolle. Interessanterweise gab es keine signifikanten Unterschiede im Blick auf die eigene Rolle als Anwalt/Anwältin von Patient/in oder Familie in Korrelation zur Teamzugehörigkeit: Die Zugehörigkeit zu Ethikberatungsteams oder multiprofessionellen Teams führt nicht zu einer Einschränkung in der Wahrnehmung der Anwaltsrolle. Auffällig ist in jedem Fall die niedrige Rate bei der Selbstbeschreibung als Repräsentant/in oder Vertreter/in der Religionsgemeinschaft/Kirche und damit des Werte- und Normensystems der eigenen Glaubensgemeinschaft.

Bislang noch nicht veröffentlicht wurden die Ergebnisse bezüglich der fachlichen Kompetenz der Klinikseelsorgenden, die im Folgenden nur knapp dargestellt werden. Im Studienbogen wurden den Teilnehmenden Fragen zu Problemstellungen und Rechtslage klinischer Ethik gestellt, etwa zu Patienten- und Vorsorgeverfügungen, Tötung auf Verlangen, assistiertem Suizid, Therapiebegrenzung und Sedierung am Lebensende. Die Ergebnisse wurden mit den übrigen Angaben im Fragebogen (Ausbildung, Einsatzbereich, Teamzugehörigkeiten etc.) verglichen. Hier zeigte sich, dass die Erfahrung als Mitglied einer institutionalisierten Ethikberatung positiv mit einer signifikant höheren Sicherheit in der Beurteilung rechtlicher Fragestellungen korreliert. Stephanie Clemm stellt dabei folgende Beobachtung an:

> »Seelsorgende, die in Arbeitsumfelder eingebunden sind, die signifikant häufiger mit Therapieentscheidungen am Lebensende konfrontiert sind (multiprofessionelles Behandlungsteam, Ethik-Team), machten im Bereich dieser Fragen zum Teil auch signifikant häufiger korrekte Angaben [als Vergleichsuntersuchungen unter Assistenzärztinnen, -ärzten und Pflegpersonal auf Intensivstationen]. In diesem Fall lässt sich die hohe rechtliche Sicherheit vermutlich mit einer vermehrten Konfrontation begründen. Sicherlich spielt auch die große Bandbreite an zusätzlichen Qualifikationen, die in dem vorliegenden Kollektiv vorhanden sind, bei der hohen rechtlichen Kompetenz eine große Rolle.«[1042]

1042 S. CLEMM, Die Rolle 2015, 71.

Gegenüber der oben beschriebenen Vorstudie unter Klinikseelsorgenden und der knappen Literatur zur Rolle von Klinikseelsorgenden in klinischer Ethikberatung zeichnet sich ein deutlich präziseres Bild ab. Bio- und medizinethische Fragen gehören zum statistisch beschreibbaren Alltag der Seelsorge im Krankenhaus, wobei die Einbindung in institutionalisierte Formen der Zusammenarbeit (multiprofessionelle Behandlungsteams, Palliative-Care-Teams und Ethikberatung) diese Tendenz positiv verstärkt, aber auch eine höhere Zufriedenheit mit den Kommunikationsprozessen und Ergebnissen der Entscheidungsfindung mit sich bringt. Die Seelsorgenden geben ein hohes Maß an Sicherheit in ethisch komplexen Fragen und rechtlichen Fragestellungen an, ein Umstand, der jedoch nicht der akademischen Ausbildung zugeschrieben wird, sondern der Berufserfahrung und speziellen Fortbildungsmaßnahmen. Die Seelsorgenden nehmen am häufigsten die Rolle des Anwalts/der Anwältin oder des Fürsprechers/der Fürsprecherin für Patienten und Patientinnen und ihre Familien ein, eine Rolle, die auch mit einer Einbindung in organisationale Strukturen nicht abnimmt. Zunehmend korrelieren mit dieser Integration dagegen ihre Rolle im Kommunikationsprozess und die fachliche Rolle als Experte für theologische Ethik und Spiritualität.

Diese Ergebnisse stimmen mit der Wahrnehmung in den materialen Teilen dieser Arbeit überein, in denen die Beratungsfunktion in konkret vorliegenden medizinethischen Entscheidungssituationen beschrieben wurde. Sowohl im Bereich der Beratung bei Schwangerschaftskonflikten und Bewältigung zurückliegender oder aktueller Entscheidungen über Tod im Umfeld der Geburt als auch bei Entscheidungssituationen im Falle fortgeschrittener Demenzerkrankungen bestand ein Großteil der seelsorglichen Beratung in der Eröffnung eines Raumes, in dem die betroffene Person ihre Entscheidung im Blick auf ihre Biographie erzählen und im Gegenüber zur durch die Seelsorge vertretenen institutionalisierten Religion selbst deuten konnte. Durch die Präsenz und die Einbindung einer Seelsorgeperson in das therapeutische Geschehen, die Entscheidungsprozesse und ihre Reflexivität sowie die Entwicklung von Standards und Leitlinien kommt es dazu, dass biographische, spirituelle und religiöse Aspekte zu der Geltung kommen, die ihnen in der privaten Lebensführung entsprechen. Auf diese Weise kommt es zu einer Vermittlung von Öffentlichem und Privatem am Ort der Einrichtung des Gesundheitswesens.[1043] Zugleich

---

1043 Vgl. zur Unterscheidung von öffentlicher und privater Lebenswelt und ihrer Verwobenheit im modernen Krankenhaus W. STECK, Praktische Theologie 2000, 269ff. Das moderne Krankenhaus stellt »als eine geradezu exemplarische Repräsentanz der von der Öffentlichkeit gesetzten und überwachten Zweckrationalität dar. [Aber in] der sozialen und kulturellen Physiognomie der klinischen Lebenswelt finden sich vielmehr auch deutliche Charakterzüge und Stilelemente der privaten Lebenssphäre.« Dies spiegelt sich in der Krankenhausseelsorge wider: im Rahmen der »privateste[n] Form der Kommunikation im Krankenhaus«, dem Besuch, kommt es zu einer »Begegnungssituation [...] von einer solchen Intimität, daß sie selbst in der wirklichen Privatwelt kaum Vorbilder findet«. Gleichwohl ist der Besuch professionell veranlasst – so wie auch die ›Besuche‹ im Rahmen der ärztlichen Visite und pflegerischer Tätigkeit. Mehr noch als bei diesen ist der seelsorgliche Besuch um »die private Konturierung ihrer beruflichen Kommunikationssituationen« bemüht; es kommt zu einer gegenseitigen Durchdringung privater Christentumspraxis

übernehmen Seelsorgende in den Entscheidungsprozessen und -abläufen ihrer Einrichtungen eine wichtige Funktion und verfügen, gerade im Vergleich mit anderen Berufsgruppen, über beträchtliche Wissens- und Urteilskompetenz, die sich aus Fach- und Erfahrungswissen speist. Die kommunikative Funktion wird deutlich, insbesondere im Blick auf Moderation und auf die Anwaltschaft der Betroffenen. Das Erfahrungswissen ist deutlich korreliert mit der Integration in Behandlungs- und Beratungsteams. Seelsorgende verhalten sich in Distanz zu normativen Positionen der Religionsgemeinschaft, die sie repräsentieren.

Die Ergebnisse sind m. E. Resultat einer mittlerweile über zwei Jahrzehnte dauernden Entwicklung.[1044] In zahlreichen Arbeitsfeldern haben sich Seelsorgende der christlichen Konfessionen Kompetenzen erworben, sich in Diskurse eingebracht und zur Entwicklung einer ethisch reflektierten Kultur in Einrichtungen beigetragen, sodass gerade auch nicht-seelsorgliche Berufe im Gesundheitswesen den Beitrag der Seelsorgenden schätzen. Die Forschungen des australischen Seelsorgeforschers Lindsay B. Carey zeigen, dass Vertreterinnen und Vertreter der Gesundheitsberufe insbesondere den nichtmedizinischen Beitrag von Seelsorgenden und eine Relativierung naturwissenschaftlichen Denkens schätzen, Informationen über religiöse Vorstellungen und Lehrmeinungen und die Unterstützung von Patientinnen und Patienten und der Mitarbeitenden sowie rollenspezifische Informationsvermittlung erwarten. Diese Gründe für die Beteiligung von Seelsorgenden in der Ethikberatung unterscheiden sich von denen, die Seelsorgende in derselben Untersuchung angaben. Hier wurde die Repräsentanz einer theologischen/spirituellen und oder religiösen Sichtweise in den Diskussionsforen als wichtigster Grund angegeben, ebenso der dezidiert ›holistische‹ Zugang zu Betreuung und schließlich die Rolle eines ›Gewissens des Ethikkomitees‹.[1045]

1.3 Spiritual Care als integrierter Bestandteil von Palliative Care

Spiritualität in der *Palliative Care*[1046] gehört in den weiteren Kontext holistisch orientierter medizinischer Behandlungsansätze. Ganzheitlichkeit als eine handlungsleitende Kategorie therapeutischen Handelns bezieht sich auf die bekannte Definition von Gesundheit in der Präambel der Konstitution der Weltgesund-

---

und institutionalisierten Formen öffentlicher Christentumskultur, die sich nach ihren charakteristischen Organisationsmustern idealtypisch in Kontaktgespräche, Gesprächskette und rituell-symbolische Seelsorge unterscheiden lassen.

1044 Vgl. zur Geschichte M. PUSCHMANN, Evangelische Krankenhausseelsorge in Bayern 2010.

1045 Vgl. L.B. CAREY, J. COHEN, Health care chaplains 2010.

1046 In Deutschland hat sich bislang nur der Begriff Palliativmedizin etablieren können, der den multidisziplinären und multiprofessionellen Ansatz von *Palliative Care* nur ungenügend wiedergibt, weshalb hier das Original zur Verwendung kommt.

heitsorganisation WHO von 1946 bzw. 1948: »Die Gesundheit ist ein Zustand des vollständigen körperlichen, geistigen und sozialen Wohlergehens und nicht nur das Fehlen von Krankheit oder Gebrechen.«[1047]

1.3.1 Spiritualität und Gesundheit: Was ist Well-being?

Diese Gesundheitsdefinition ist bis heute vielfach Gegenstand von Kritik, insbesondere aufgrund des Verdachts eines »hybriden gesundheitlichen Maximalismus«[1048], eines zu erreichenden Ideals und zum Teil auch aufgrund einer missverständlichen Übertragung des zentralen Begriffs »well-being« ins Deutsche. Entsprechend kritisch hat die Deutsche Ärztekammer durch einen Beschluss des 89. Deutschen Ärztetags in Hannover 1986 angemerkt: »Dieser Gesundheitsbegriff ist irreal.«[1049] Die Kritik hallt wider in poimenischer Literatur, wenn Gesundheit als herstellbares, durch Technik und Techniken machbares Ziel und Kriterium eines – letztlich vom Individuum zu verantwortenden – gelingenden Lebens verstanden würde. Zum Beispiel warnt Michael Klessmann vor

»Tendenzen, *Gesundheit zum ›höchsten Gut‹*, zum letztgültigen Wert zu deklarieren. Der Wert der Gesundheit kann und darf nicht die Regeln für eine gute Gesellschaft und für ›gelingendes Leben‹ vorgeben. [...] Der gegenwärtige Gesundheitsdiskurs droht jedoch die ethischen und transzendentalen Bezugspunkte für die Vorstellung von einem guten Leben biologistisch aufzulösen. Gesundheit als Ideal, das es durch individuelle Leistung und Selbstverwirklichung (Joggen, Fitness, Wellness, Ernährung, Spiritualität etc.) zu erreichen gilt, wird zum Ausdruck des Lebens selbst, verliert seine partielle Bedeutung als etwas *im* Leben.«[1050]

Die Kritik verschärft sich, wenn aus der Orientierung an einem Ziel (ob erreichbar oder nicht) eine Idolisierung wird, eine Utopie oder eine »Gesundheitsreligion« mit einem entsprechenden hedonistischen Wellness-Kult und »Wohlfühlglauben«[1051]. Der Verdacht einer »Funktionalisierung von Religion und

---

1047 »Health is a state of complete physical, mental and social well-being and not merely the absence of disease or infirmity.« Preamble to the Constitution of the World Health Organization as adopted by the International Health Conference, New York, 19–22 June, 1946; signed on 22 July 1946 by the representatives of 61 States (Official Records of the World Health Organization, no. 2, p. 100) and entered into force on 7 April 1948. Deutsche Übersetzung: https://www.admin.ch/opc/de/¬classified-compilation/19460131/201405080000/0.810.1.pdf (Zugriff am 28.09. 2016).

1048 Vgl. die Darstellung des Diskussionsstandes aus dem Sozialwissenschaftlichen Institut der EKD: PETER BARTMANN, Hintergrundinformation Gesundheit, zuletzt modifiziert 2014, 2; online abrufbar unter https://www.ekd.de/sozialethik/download/¬Bartmann_Gesundheit_-_Sozialethik_online_Endfassung.pdf (Zugriff am 28.09. 2016).

1049 Zitiert bei LOTHAR STEMPIN, Gesundheit als Gabe. Zur Wiederkehr religiöser Begründungen von Gesundheit und spirituell geprägter Gesundheitspraxis, Göttingen 2014, 51.

1050 MICHAEL KLESSMANN, Seelsorge 2008, 326.

1051 Begriffe in kritischer Intention verwendet bei L. STEMPIN, Gesundheit als Gabe 2014, 59. Stempin zitiert ausführlich aus der Predigt zur Eröffnung der ›Woche für das Leben‹ 2008 des damaligen Ratsvorsitzenden der EKD, Bischof Wolfgang Hu-

Seelsorge für Gesundheit oder Wellness«[1052] liegt nahe, den u. a. Isolde Karle ausgesprochen und anhand der Leitunterscheidung des Medizinsystems ›krank/gesund‹ begründet hat, in die sich Religion und religiöse Kommunikation nicht ohne Verluste einfügen lassen:

> »Religion überführt Unbestimmbares in Bestimmbares [...] Insofern dient sie der Kontingenzbewältigung. Zugleich kultiviert die Religion *Mehr- und Uneindeutigkeiten*, die sich einer schlichten Instrumentalisierung von Religion für die Gesundheit von Gläubigen entzieht und das Bewusstsein *für das Nichtwissbare, für das nicht Berechenbare, für den grundlegenden Zweifel*, der den Glauben begleitet, wach hält.«[1053]

Skeptisch äußert sich auch Ulrich Eibach in seinem systematisch-theologischen Beitrag zum Handbuch der Krankenhausseelsorge, allerdings sieht er das Problem bereits darin, dass die WHO-Definition subjektive Parameter zur Beschreibung von Gesundheit heranziehe, während Ärzte darauf angewiesen seien, einigermaßen objektiv zwischen ›gesund‹ und ›krank‹ unterscheiden zu können, denn davon hängt ab, ob jemand als arbeitsunfähig eingestuft wird, Rente beziehen darf u. a.«[1054] Ihm scheint es wenig sinnvoll, Gesundheit entsprechend der WHO zu definieren, denn eine »solche Definition stuft jede Art von Mißempfindungen [sic!] als pathologische Erscheinungen ein und verstärkt damit die Fiktion eines leidfreien Lebens[1055]. Eibach spricht damit einen für Krankenseelsorge zentralen Punkt an, der im Zentrum christlichen Umgangs mit Gesundheit und Krankheit und christlicher Begleitung kranker, sterbender und trauernder Menschen steht als Da-Sein und Aushalten der Situation ohne Verdrängung von Krankheit und Leid und ohne Machbarkeits-Fantasien. Steve Nolan beschreibt dies als »dwelling«:

> »Dwelling implies active engagement with another, but without any well-meant intention to manipulate them. [...] And in being physically present (being-there) and emotionally available (being-with), the chaplain not only experiences something of the dying person's experience, but contains and, crucially, survives the experience in a way that allows the person to experience their own experience as contained.«[1056]

---

ber: »Wo es früher noch um das Heil der Seele ging, geht es heute nur noch um den heilen Körper. Unsere Großeltern hofften auf die Erlösung; wir hoffen nur noch auf Gesundheit. [...] Die Werbung redet uns das ein. Ihre Botschaft heißt: Gesundheit ist machbar – für den, der sie bezahlen kann [...] Aber es ist nicht richtig, die Gesundheit zum Idol zu machen, Gesundheit – höchstes Gut« (A. a. O., 59f.).

1052 ISOLDE KARLE, Perspektiven der Krankenhausseelsorge. Eine Auseinandersetzung mit dem Konzept des Spiritual Care in: WzM 62 (2010), 537–555, 548.

1053 A. a. O., 543.

1054 ULRICH EIBACH, Gesundheit und Krankheit. Anthropologische, theologische und ethische Aspekte, in: M. KLESSMANN (Hg.), Handbuch der Krankenhausseelsorge 2013⁴, 271–282, 272. Vgl. auch ISOLDE KARLE, Die Sehnsucht nach Heil und Heilung in der kirchlichen Praxis: Probleme und Perspektiven, in: DIES., GÜNTER THOMAS (Hg.), Krankheitsdeutung in der post-säkularen Gesellschaft. Theologische Ansätze im interdisziplinären Gespräch, Stuttgart 2009, 543–556.

1055 A. a. O., 273.

1056 STEVE NOLAN, Spiritual Care at the End of Life. The Chaplain as a ›Hopeful Presence‹, London 2012, 72. Ganz ähnlich KAROLINE LABITZKE, Seelsorge auf der Palliativstation: Grenzen erleben, in: M. KLESSMANN (Hg.) Handbuch der Krankenhausseelsorge 2014⁴, 125–144: »Es geht in der Seelsorge darum, die Ambivalenz

Nicht die Wiederherstellung eines vermeintlichen Idealzustands ist Ziel von Seelsorge. Heutige Seelsorgeansätze orientieren sich an der Warnung Henning Luthers davor, dass Seelsorge zu »einer – bestenfalls religiös verbrämten Technik der Lebensbewältigung, der Glückssuche oder der mental-health-Bewegung werden«[1057] könnte. Auch theologisch ist es relevant, im Da-Sein und Dabei-Bleiben die gegebene Situation in ihrer existenziellen Bedeutung ernstzunehmen, statt sie mit dem Ziel eines idealen Zustands überwinden zu wollen: »Nicht das schnelle, zielstrebige Durchschreiten der Passagen, sondern das Verweilen (oder Flanieren) in den Passagen wäre praktisch-theologisch relevant.«[1058] Das Ernstnehmen von Leid als Bestandteil des Lebens, in dem es zwischen Krankheit und Gesundheit nur gleitende Übergänge gibt, ist zentral für den Beitrag von Seelsorge. Gesundheit könne nur Ziel von Begleitung sein, wenn sie als »Fähigkeit verstanden [wird], mit Einschränkungen der Lebenskraft zu leben [, als] ›Kraft zum Menschsein‹, zur Verwirklichung der aufgegebenen Lebensbestimmung.«[1059]

Die Kritik am Gesundheitsverständnis der WHO und ihr Widerhall innerhalb seelsorgetheoretischer Positionen übersieht – bei aller inhaltlichen Berechtigung – jedoch sowohl die historische Genese und Ausrichtung der Definition als auch ihre Fortentwicklung in verschiedenen medizinischen Disziplinen. Insbesondere wird übersehen, welchen Einfluss die Hospizbewegung und Palliativmedizin auf ein Verständnis von Gesundheit ausgeübt haben, weil sie Krankheit und Sterben nicht zu beseitigen versuchen, sondern die subjektiven Erfahrungen zum Ausgangspunkt der Frage machen, was Wohlergehen und Wohlbefinden auch im Fall chronischer Krankheit, Behinderung und im Kontext des Sterbens bedeuten könnte. Wohlbefinden bleibt dabei Ziel von Begleitung und Behandlung – und damit des Gesundheitssystems selbst –, aber die Unterscheidung krank/gesund ist nicht mehr leitend.

- Mit dem englischen Begriff Well-being und seiner Verwendung in der WHO-Definition ist in keiner Weise ›wellness‹ oder ein Wohlfühlen gemeint, sondern ein »inhaltsvoller Ausdruck für Gesundheit«[1060]. Theologisch ist es eher angemessen, auf die Zugehörigkeit des Begriffs well-being im Sinne von Wohlbefinden und Wohlergehen zum Wortfeld des hebräischen Schalom

---

des Lebens auszuhalten, die Spannung zwischen Angst und Hoffnung, Glück und Unglück, Freude und Leid, Immanenz und Transzendenz zu halten. Der christliche Glaube lässt dem Leiden und dem Tod einen Platz im Leben, dafür steht das Kreuz.« (143)

1057 HENNING LUTHER, Alltagssorge und Seelsorge. Zur Kritik am Defizitmodell des Helfens, in: DERS., Religion und Alltag. Beusteine zu einer Praktischen Theologie des Subjekts, Stuttgart 1992, 224–238, 226.

1058 HENNING LUTHER, Schmerz und Sehnsucht. Praktische Theologie in der Mehrdeutigkeit des Alltgs, in: DERS., Religion und Alltag 1992, 239–256, 254. Luther bezieht sich allerdings auf die Begleitung von Lebensübergängen und Schwellenzuständen bei kirchlichen Kasualien. Die Bemerkung gilt m. E. aber gleichermaßen für Begleitung in seelsorglichen Kontexten.

1059 U. EIBACH, Gesundheit und Krankheit 2014, 273.

1060 L. STEMPIN, Gesundheit als Gabe 2014, 59.

hinzuweisen, einem Begriff, dessen semantische Breite sich nicht in einem einzelnen Begriff (auch nicht als Ganzheit) abbilden lässt. Rüdiger Liwak sieht »als semantische Basis [für das Wortfeld von Schalom] ein ›Wohlbefinden‹ (von Rad) bzw. ein kollektives Wohlergehen (Westermann)«[1061], warnt aber davor, dies als Zustand zu deuten, sondern als Verhältnisbestimmung inmitten von politischen, rechtlichen, kultischen, sozialen und kreatürlichen Kontexten. »Seine vielen Aspekte, die im weitesten Sinne ungefährdetes Wohlergehen, Glück, Ruhe und Sicherheit umfassen, kommen jedenfalls dem sehr nahe, was im Alten Israel als Inbegriff des Segens verstanden wurde.«[1062] Ein theologisch qualifiziertes Verständnis von well-being kann dann mit Recht darauf hinweisen, dass Schalom nicht menschlich machbar ist, sondern sich Gott verdankt und darin letztlich unverfügbar ist. Schalom verbleibt aber zugleich immer im Bereich des menschlich Erwünschten und Erhofften, gerade in Situationen der Abwesenheit von Wohlergehen. In den Psalmen des Alten Testaments impliziert Schalom Aspekte, die für Seelsorge und Spiritual Care relevant sind: neben politischer Ruhe und Landbesitz (als ökonomischem Aspekt) auch Fruchtbarkeit und Gesundheit. Bei einem solchermaßen theologisch qualifizierten Sinn von Wohlbefinden und Wohlergehen kann Seelsorge sich nicht von einer Zielbestimmung der eigenen Praxis distanzieren. Gerade das Da-Sein, Dabei-Bleiben und Aushalten am Ort des Leids und Schmerzes wird m. E. erst möglich im eschatologischen Hoffnungs- und Sehnsuchtsraum (um Henning Luther aufzugreifen) von Schalom. Wohlergehen lässt sich im biblischen Sinn nicht reduzieren auf religiöse Aspekte, sondern umfasst alle Ebenen des Menschseins, ohne sich dem menschlich Machbaren zu verdanken. Die Frage ist, auf welche Weise Seelsorge ein theologisch qualifiziertes Verständnis von Well-being am durch das Gesundheitswesen bestimmten Ort Krankenhaus oder Krankenbett vermittelt, sowohl im Diskurs als auch im Gespräch und im darstellenden Handeln.[1063]

1061 Rüdiger Liwak, Art. »Friede/Schalom«, in: Wibilex (als semantische Basis ein »Wohlbefinden« (von Rad, 400) bzw. ein kollektives Wohlergehen (Westermann, 1974, 198–203, Zugriff 29. September 2016). Dort findet sich weitere Literatur.
1062 Ebd.
1063 Kritisch äußert sich Peter Bartmann zu vorliegenden Leitbildern von Krankenhausseelsorge: »Wenn die evangelischen Krankenhausseelsorger eine aktuelle Programmschrift mit dem Titel ›Die Kraft zum Menschsein stärken‹ überschreiben, so machen sie deutlich, dass Seelsorge und Gebet aus ihrer Sicht nicht in erster Linie der Gesundung der Krankenhauspatienten dienen, sondern den Patienten bei der Deutung und Führung seines durch Krankheit wie auch immer eingeschränkten Lebens unterstützen sollen. Diese Deutung ihres professionellen Handelns entspricht der klassischen Aufgabenverteilung, die in den akademischen Bezugsdisziplinen Medizin und Theologie reflektiert und begründet wird. Danach hat es die Theologie ausschließlich mit der Seele des Menschen zu tun, während die Medizin sich auf seinen Körper konzentriert. Diese Arbeitsteilung ist noch nicht grundlegend revidiert worden, auch wenn die Medizin die Psychosomatik zu ihren Fächern zählt und umgekehrt die meisten Seelsorger über eine psychologisch fundierte Zusatzausbildung verfügen.« (P. Bartmann, Hintergrundinformation Gesundheit, 8).

- Der Entstehungszusammenhang der WHO-Definition ist politisch bestimmt als Setzung eines Ziels internationaler und supranationaler Anstrengungen, die nicht nur Gesundheitspolitik betreffen, sondern Sozialpolitik, Bildungswesen, Arbeitsschutz und anderes umfassen und damit an Kriterien von Gerechtigkeit und Teilhabe orientiert sind. Diesem Ansatz entsprechend hat die WHO 1986 in der Ottawa Charter for Health Promotion die Gesundheitsdefinition vertieft: »Gesundheit steht für ein positives Konzept, das die Bedeutung sozialer und individueller Ressourcen für die Gesundheit ebenso betont wie die körperlichen Fähigkeiten. Die Verantwortung für Gesundheitsförderung liegt deshalb nicht nur bei dem Gesundheitssektor, sondern bei allen Politikbereichen und zielt über die Entwicklung gesünderer Lebensweisen hinaus auf die Förderung.«[1064] Ausgangspunkt von gesundheitsfördernden Maßnahmen ist die Fähigkeit des Individuums, eingebettet in soziale Kontexte für die eigene Gesundheit sorgen zu können, sprich: sich selbst Ziele zu setzen, die eigenen Bedürfnisse zu befriedigen und auf die Anforderungen der Umgebungen gut zu reagieren unter der Voraussetzung, »dass Beeinträchtigungen zum normalen Leben gehören.«[1065] In diesem Sinne geht es (nicht zuletzt gesundheits-)politisch um die Gestaltung gesundheitsförderlicher Lebenswelten.
- Lothar Stempin weist darauf hin, dass die Ottawa Charter der WHO vom Weltrat der Kirchen 1990 durch eine eigene Definition von Gesundheit rezipiert wurde: »Gesundheit ist eine dynamische Seinsart des Individuums und der Gesellschaft, ein Zustand körperlichen, seelischen, geistigen, wirtschaftlichen, politischen und sozialen Wohlbefindens, der Harmonie mit den anderen, mit der materiellen Welt und mit Gott.«[1066] In dieser Definition finden sich Aspekte, die später wieder in internationalen Begriffsbestimmungen zu Spiritualität begegnen werden.
- Die WHO hat erstmals in der Bangkok Charta für Gesundheitsförderung in einer globalisierten Welt 2006 explizit den Begriff Spiritualität im Zusammenhang von Well-being und Lebensqualität gestellt (auch wenn dieser Begriff in der offiziellen deutschen Übersetzung zugunsten des wesentlich weniger eindeutigen »geistig«[1067] entfiel): »Health promotion is based on this critical human right and offers a positive and inclusive concept of health as a determinant of the quality of life and encompassing mental and spiritual well-being.«[1068] Was genau an dieser Stelle und in diesem Kontext mit Spiri-

---

1064 Zitiert bei P. BARTMANN, Hintergrundinformation Gesundheit, 3.
1065 Ebd.
1066 Healing and Wholeness. The Churches' Role in Health. The report of a study by the Christian Medical Commission, Geneva, WCC, 1990, 5, zitiert nach: L. STEMPIN, Gesundheit als Gabe 2014, 53.
1067 »Die Vereinten Nationen erkennen an, dass das Erreichen des höchstmöglichen Gesundheitsstandards eines der fundamentalen Rechte aller Menschen ohne Unterschied darstellt. Gesundheitsförderung basiert auf diesem wesentlichen Menschenrecht. Dieses positive und umfassende Konzept begreift Gesundheit als einen Bestimmungsfaktor für Lebensqualität einschließlich des psychischen und geistigen Wohlbefindens.« (http://www.who.int/healthpromotion/conferences/6gchp/BCHP_¬ German_version.pdf?ua=1, Zugriff am 29.09.2016).
1068 http://www.who.int/healthpromotion/conferences/6gchp/hpr_050829_ %20BCH¬ P.pdf?ua=1, Zugriff am 29.09.2016.

tualität gemeint ist, ist einigermaßen unklar und kann nicht unmittelbar als Ergänzung um die »religiöse Dimension« gedeutet werden. Eine Klärung der entsprechenden Begriffe wird in einem späteren Schritt bei einer Begriffsbestimmung von Spiritualität im Gesundheitswesen erfolgen. An dieser Stelle ist wichtig, dass im internationalen Kontext des Gesundheitswesens erstmals Spiritualität als Gesundheitsfaktor bezeichnet wird.

Die Kategorie des Well-being ist nach wie vor noch leitende Kategorie in den politischen Bemühungen der WHO, als »target 4 enhancement of well-being« in der aktuellen Beschreibung der Ziele und Indikatoren für gesundheitsfördernde Maßnahmen (2016) formuliert,[1069] das sich beschreiben lässt durch eine Kombination aus subjektiven und objektiven Messdaten. Wohlergehen schließe das individuelle Erleben des Menschen (subjektive Komponente) und vergleichbare Lebensumstände ein. Während die objektiven Messgrößen sich auf Daten entlang der medizinischen, ökonomischen und sozialpolitischen Größen Krankheiten, Mortalität, Lebenserwartung, Geburtenrate, Bildung, Wohlstand etc. erheben lassen, beziehe sich die Messung von Lebenszufriedenheit auf subjektives Erleben.[1070] Mittlerweile wird auch in einzelnen Bereichen des Gesundheitswesens und in Berufsverbänden, etwa in der World Psychiatric Association (WPA), gefordert, »den Gesundheitsbegriff, derzeit definiert als physisches, mentales und soziales Wohlbefinden, um den Begriff der Spiritualität zu erweitern«[1071]. Eine Arbeitsgruppe hat 2010 ein Positionspapier[1072] veröffentlicht, das in seinen abschließenden neun Thesen formuliert, dass Spirituelles Wohlbefinden ein wichtiger Aspekt von Gesundheit sei, religiöse und spirituelle Glaubensvorstellungen nachweislich Auswirkungen auf das gesundheitliche Befinden hätten und deshalb von Psychiaterinnen und Psychiatern ein sorgsamer Umgang mit religiösen und spirituellen Einstellungen von Patientinnen und Patienten zu verlangen sei. Unabhängig von der eigenen Einstellung oder ihrer eigenen religiösen Zugehörigkeit sollen Psychiaterinnen und Psychiater sensibel mit spirituellen und religiösen Einstellungen ihrer Klienten umgehen und, wo immer möglich, mit Seelsorgenden zum Wohl der Patientinnen und Patienten zusammenarbeiten.

1069 WHO Europe, Targets and Indicators for Health 2020, Genf 2016.
1070 Vgl. A. a. O., 35.
1071 Ahmed Okasha, A letter from the President: WPA Meeting on ›Religion, Spirituality and Mental Health‹ St. Catherine Monastery, 15.–18. Oktober, zitiert bei Michaela-Elena Seyringer, Fabian Friedrich, Thomas Stompe, Patrick Frottier, Beate Schrank, Stefan Frühwald, Die ›Gretchenfrage‹ für die Psychiatrie. Der Stellenwert von Religion und Spiritualität in der Behandlung psychisch Kranker, in: Neuropsychiatrie 21 (2007), 239–247.
1072 Vgl. Peter J. Verhagen, Christopher C.H. Cook, Epilogue: Proposal for a World Psychiatric Association Consensus or Position Statement on Spirituality and Religion in Psychiatry, in: Peter J. Verhaagen, H. M. Praag, et al. (Hg.), Religion and Psychiatry: Beyond Boundaries, k. O. 2010, 615–632.

1.3.2 Vorreiter Hospizbewegung und Palliative Care

Die geschilderte Entwicklung ist nicht vorstellbar ohne die Entwicklungen in Hospizbewegung und Palliative Care. Eng damit verbunden ist die Gründerin von St. Christopher's in London, Cicely Saunders. Nachdem die WHO 1996 sich auf eine erste Definition von Palliative Care geeinigt hatte, schrieb Saunders:

> »Jetzt, da Palliative Care weltweit Anwendung findet, ist es wichtig, immer wieder in Erinnerung zu rufen, was die WHO-Definition betont: Dass es bei Palliative Care auch immer um die spirituellen Bedürfnisse der Patienten und ihrer Familien geht. Dies beruht auf einem Verständnis von Personsein, welches davon ausgeht, dass der Mensch eine unteilbare Einheit ist: Er ist sowohl ein körperliches als auch ein geistiges Wesen: Die einzig angemessene Haltung gegenüber einer Person ist der Respekt; das heisst [sic!] auch, jede einzelne Person im Kontext ihrer Kultur und ihrer Beziehungen wahrzunehmen und so jeder Person ihren individuellen Wert zuzubilligen. [...] Diejenigen, die in Palliative Care tätig sind, sollten begreifen, dass auch sie selbst aufgefordert sind, all diese Dimensionen des Lebens und Fragens wahrzunehmen.«[1073]

Lothar Stempin stellt die These auf, durch den Hospizgedanken habe sich die Vorstellung von Gesundheit um die religiöse und spirituelle Dimension erweitert.[1074] Seinen Niederschlag hat dies wiederum in der WHO gefunden: Die aktuell gültige WHO-Definition von Palliative Care aus dem Jahr 2002 hat den ganzheitlichen Ansatz von und für Versorgung präzisiert: ›Wohlbefinden‹ umfasst physische, psychische, soziale und spirituelle Aspekte. Spiritualität hat sich in der Palliativmedizin zu einer der vier tragenden Säulen entwickelt:[1075]

> »Palliativmedizin/Palliative Care ist ein Ansatz zur Verbesserung der Lebensqualität von Patienten und ihren Familien, die mit Problemen konfrontiert sind, welche mit einer lebensbedrohlichen Erkrankung einhergehen. Dies geschieht durch Vorbeugen und Lindern von Leiden durch frühzeitige Erkennung, sorgfältige Einschätzung und Behandlung von Schmerzen sowie anderen Problemen körperlicher, psychosozialer und spiritueller Art.«[1076]

Zur Definition gehören auch folgende Konkretionen:

> »Palliativmedizin:

- ermöglicht Linderung von Schmerzen und anderen belastenden Symptomen
- bejaht das Leben und erkennt Sterben als normalen Prozess an

---

1073 Aus dem Text »Eine Lebensreise im Bereich der Therapie« von 1996, veröffentlicht in: CICELY SAUNDERS, Sterben und Leben. Spiritualität in der Palliative Care, Zürich 2009, 56–65, 64.

1074 Vgl. L. STEMPIN, Gesundheit als Gabe 2014, 83. Stempin weist – wie auch andere Autorinnen und Autoren (z. B. Peter Godzik, Andreas und Birgit Heller) – auf Unterschiede zwischen Hospizbewegung und Palliativ*medizin* hin.

1075 Vgl. dazu SUSANNE ROLLER, CHRISTOPH SCHEYTT, Spirituelle Aspekte, in: CLAUDIA BAUSEWEIN, SUSANNE ROLLER, RAYMOND VOLTZ (Hg.), Leitfaden Palliativmedizin, München/Jena 2004², 499–527.

1076 WHO, 2002, Deutsche Übersetzung: https://www.dgpalliativmedizin.de/images/st¬ories/WHO_Definition_2002_Palliative_Care_englisch-deutsch.pdf (Zugriff am 29. 09.2016). Englische fassung: http://www.who.int/cancer/palliative/definition/en/ 8Zugriff am 12.10.2004).

- beabsichtigt weder die Beschleunigung noch Verzögerung des Todes
- integriert psychologische und spirituelle Aspekte der der Betreuung
- bietet Unterstützung, um Patienten zu helfen, ihr Leben so aktiv wie möglich bis zum Tod zu gestalten
- bietet Angehörigen Unterstützung während der Erkrankung des Patienten und in der Trauerzeit
- beruht auf einem Teamansatz, um den Bedürnissen der Patienten und ihrer Familien zu begegnen, auch durch Beratung in der Trauerzeit, falls notwendig
- fördert Lebensqualität und kann möglicherweise auch den Verlauf der Erkrankung positiv beeinflussen
- kommt frühzeitig im Krankheitsverlauf zur Anwendung, auch in Verbindung mit anderen Therapien, die eine Lebensverlängerung zum Ziel haben, wie z. B. Chemotherapie oder Bestrahlung, und schließt Untersuchungen ein, die notwendig sind, um belastende Komplikationen besser zu verstehen und zu behandeln.«[1077]

Wenn das Ziel hospizlicher und palliativer Begleitung und Versorgung die Verbesserung der Lebensqualität bis zum Ende des Sterbeprozesses ist, dann hat dies Auswirkungen auf das Verständnis von Gesundheit und Wohlbefinden. Entsprechend stellt Lothar Stempin fest:

> »Die Palliativmedizin hält der reparativen Medizin, ihrem Drang zur Lebensverlängerung, ein anderes Bild entgegen. Angesichts des Sterbens steht das Lindern der Schmerzen im Vordergrund, auf alle grandiosen maschinenmedizinischen Möglichkeiten muss verzichtet werden. Die Heiltechnik wird, wenn es gut geht, in der Palliativmedizin in eine neue Balance mit der Heilkunde gebracht.«[1078]

Wenngleich diese Einschätzung wohl etwas euphorisch sein dürfte und die Palliativmedizin selbst immer wieder in Gefahr eines Rückfalls in Medikalisierungs- und Ökonomisierungstendenzen steht,[1079] kann doch behauptet werden, dass durch die Hospiz- und Palliative-Care-Bewegung die mit Krankheit und Sterben verbundenen Erfahrungen von Leid ernstgenommen werden und danach gefragt wird, wie sich auch in diesen existenziellen Situationen Wohlbefinden und Wohlergehen ereignen kann. Die Entwicklung von Palliative Care und Hospizbewegung geht einher mit einem Paradigmenwechsel innerhalb des Gesundheitssystems. Ein wesentlicher Faktor dabei ist Spiritualität. Ein Gesundheitswesen nach diesem Ansatz unterstützt den deutenden Umgang mit Krankheit durch den Betroffenen und Angehörige, auch unter Rückgriff auf religiöse Überlieferungen; denn was Leben ist, transzendiert einen rein biomedizinischen Ansatz in Medizin und Pflege.[1080]

1077 Ebd.
1078 L. STEMPIN, Gesundheit als Gabe 2014, 83.
1079 So beispielsweise DORIS NAUER, Spiritual Care statt Seelsorge?, Stuttgart 2015, 123–133.
1080 Eckhard Frick greift die von Paul Unschuld geprägte Formel »Leben = Körper plus x« auf: »Es geht um ein x, das über den objektivierbaren Körper hinausgeht. [...] Die Medizin hat es mit dem messbaren, physikalisch und biochemisch beeinflussbaren Körper zu tun. Aber sie weiß auch, dass zum Leben ein steuerndes Zentrum, ein ›x‹ gehört, dass nicht auf das organische Substrat zentralnervöser Funktionen, z. B. im Hirnstamm, reduzierbar ist. Dieses x kann die Medizin nicht objektivieren und messen wie den Körper, aber sie kann es respektieren, auch in der Diagnostik und Therapie von Krankheiten. [...] Der Arzt hat keine Definitionshoheit über das

In seinem in vielfacher Auflage erschienenen Bestseller »Über das Sterben«[1081] hat der in Lausanne tätige Palliativmediziner Gian Domenico Borasio einer breiten Öffentlichkeit die zentrale Bedeutung von Spiritualität für den Ansatz palliativer Versorgung und Betreuung nahe gebracht. »Was brauchen die Menschen am Lebensende?«, fragt er am Anfang, antwortet mit der WHO-Definition von Palliative Care und setzt dann fort: »Zum ersten Mal in der Medizingeschichte werden hier bei der Definition eines medizinischen Fachgebiets die physischen, psychosozialen und spirituellen Probleme auf der gleichen Höhe gesehen.«[1082] Im vierten Kapitel des Bandes beschreibt er, dass Menschen am Lebensende neben Kommunikation, medizinischer Therapie und psychosozialer Betreuung auch »spirituelle Begleitung« brauchen. Während er zunächst auf die Leistungen der kirchlichen Seelsorge in Krankenhäusern eingeht, beschreibt er als »parallel dazu verlaufende Entwicklung [...] die Loslösung des Begriffs ›Spiritualität‹ von einer ausschließlich religiösen, kirchengebundenen Vorstellung hin zu einer persönlichen Angelegenheit des Einzelnen (believing without belonging – glauben ohne dazuzugehören)«[1083]. Borasio lehnt Definitionsbemühungen kategorisch ab: »Jeder Versuch, Spiritualität zu definieren, ist zum Scheitern verurteilt. Man kann sich dem Begriff bestenfalls annähern.«[1084] Er bezieht sich auf eine Arbeitsdefinition, die in der medizinischen Fachgesellschaft Deutsche Gesellschaft für Palliativmedizin im Arbeitskreis Seelsorge erstellt wurde. Hier kommt der zentrale Begriff ins Blickfeld, unter dem Spiritualität in Palliative Care verbucht wird: Sie ist als Ressource für den Einzelnen zu verstehen, die es in der Begleitung zu aktivieren gilt. Borasio stellt ausgewählte Untersuchungen vor, die vermuten lassen, dass »Spiritualität als potentiell sinngebender Bereich am Lebensende sehr gut«[1085] zu erkennen sei. In der Palliativbetreuung und Hospizbegleitung ist es dann aber auch die »Aufgabe der verschiedenen Berufsgruppen [...], diese Ressource zu aktivieren«[1086]; Spiritual Care ist »im Grunde allen Berufsgruppen im Gesundheitswesen gemeinsam«[1087], wobei Ärztinnen und Ärzten sogar eine mindestens ebenso wichtige Rolle zukomme wie Seelsorgenden. Die Tätigkeit der Seelsorgenden beschreibt Borasio unter Verweis auf Untersuchungen von Mitarbeitenden und international tätigen Forschungsgruppen als Biographiearbeit, sinnbasierte Begleitung unter Rückgriff auf psychotherapeutische Methoden sowie Begleitung durch Rituale. Borasio verweist zudem auf die

x, aber er versucht, dem lebendigen Menschen gerecht zu werden, der als Patient (in) zu ihm kommt« (ECKHARD FRICK, Spiritual Care zwischen Grenzüberschreitung und Notwendigkeit. Vorlesung 21.12.2010, Manuskript München 2010).

1081 GIAN DOMENICO BORASIO, Über das Sterben. Was wir wissen – wie wir tun können – wie wir uns darauf einstellen, München 2011. Einen konzentrierten Überblick über die Entwicklung und Bedeutung in Deutschland gibt GIAN D. BORASIO, Spiritualität in Palliativmedizin/Palliative Care, in: E. FRICK, T. ROSER, Spiritualität und Medizin 2011², 112–118.

1082 A. a. O., 55.
1083 A. a. O., 88.
1084 A. a. O., 89.
1085 A. a. O., 91.
1086 Ebd.
1087 A. a. O., 93.

Rolle des Teams, der aufeinander abgestimmten Zusammenarbeit verschiedener Berufsgruppen, die manchmal dazu führe, dass die Rollengrenzen nicht mehr scharf definiert seien.

Borasio beschreibt zentrale Aspekte, die mittlerweile in der Hospizarbeit und in der Palliativmedizin sowohl in stationären Settings als auch in ambulanten Versorgungsstrukturen zum Standard gehören und Eingang in Verlautbarungen und Leitlinien, Konzepte und Lehrbücher[1088] gefunden haben, mit der Einschränkung, dass zur Vielfalt der Berufsgruppen auch die ehrenamtlichen Hospizbegleiterinnen und -begleiter zu zählen sind.[1089] Gian Domenico Borasios Buch ist aber auch dahingehend aufschlussreich, dass der Begriff Spiritualität in Hospiz- und Palliativbegleitung nicht ausschließlich christlich konnotiert ist, auch wenn er ohne christliche Traditionen nicht denkbar ist, wie aus dem Werk Cicely Saunders[1090] hervorgeht. Der Neurologe Borasio beruft sich neben christlichen ebenso auch auf östliche Traditionen, indem er eingehend die Bedeutung buddhistischer Meditationspraxis für die Bewältigung schwerer Krankheit beschreibt. Er bezieht sich auf Studien und Publikationen von Jon Kabat-Zinn und die Lehren des tibetischen Buchs vom Leben und Sterben von Sogyal Rinpoche. Sowohl für Patientinnen und Patienten als auch für Betreuende empfiehlt Borasio ein »Ausprobieren« und verweist auf Effekte von Stressreduktion durch Achtsamkeitsübungen.

Aus Sicht des Theologen Ralph Charbonnier ist der durch Palliative Care bewirkte Wandel im Denken ein Glücksfall:

> »Die Entwicklung der Palliativversorgung kann als Glücksfall für die Seelsorge bezeichnet werden: [Die] anthropologischen sowie individual- und organisationsethischen Grundlagen der Palliativversorgung sind gegenüber biblischer und protestantischer Anthropologie und Ethik ohne Abstriche anschlussfähig.«[1091]

1088 Nur exemplarisch seien genannt: CLAUDIA BAUSEWEIN, SUSANNE ROLLER, RAYMOND VOLTZ (Hg.), Leitfaden Palliativmedizin, München 2015⁵, SUSANNE KRÄNZLE, ULRIKE SCHMID, CHRISTA SEEGER (Hg.), Palliative Care: Handbuch für Pflege und Begleitung, Berlin/Heidelberg 2014⁵, RAINER SABATOWSKI, BERND O. MAIER, CHRISTOPH OSTGATHE, ROMAN ROLKE (Hg.) 1000 Fragen Palliativmedizin, Stuttgart 2013, MARTIN W. SCHNELL, CHRISTIAN SCHULZ, Basiswissen Palliativmedizin, Berlin 2014², MATTHIAS THÖNS, THOMAS SITTE (Hg.), Repetitorium Palliativmedizin, Berlin/Heidelberg 2016².

1089 Das für die Hospizarbeit zuständige Bayerische Staatsministerium für Arbeit und Sozialordnung, Familie und Frauen hat 2012 dazu angeregt, ein Konzept für die Ausbildung von ehrenamtlichen Hospizbegleiterinnen und -begleitern zu entwickeln, das gezielt auf den Bereich spirituelle Begleitung in einer plurireligiösen und multikulturellen Gesellschaft vorbereiten sollte. Dies fand seinen Niederschlag in M. GRATZ, T. ROSER, Curriculum Spiritualität 2016.

1090 Vgl. zum Verständnis von Spiritualität bei Cicely Saunders: MARTINA HOLDER-FRANZ, »... dass du bis zuletzt leben kannst.« Spiritualität und Spiritual Care bei Cicely Saunders, Zürich 2012; vgl. auch BIRGIT HELLER, ANDREAS HELLER, Spiritual Care: Die Wiederentdeckung des ganzen Menschen, in: DIES. Spiritualität und Spiritual Care 2014, 19–44.

1091 RALPH CHARBONNIER, Seelsorge in der Palliativversorgung, in: CHRISTIANE BURBACH (Hg.), ... bis an die Grenze. Hospizarbeit und Palliative Care, Göttingen 2010, 165–189, 174. Vgl. DERS., Seelsorge in der Palliativversorgung. Konzeptio-

In der Konzeption und – wichtiger noch – in der Praxis der Versorgung und Betreuung schwerkranker Menschen ist Spiritual Care längst zu einem integralen Bestandteil geworden. Dafür gibt es zahlreiche Indizien und Belege:

- Im September 2010 wurde der deutschen Öffentlichkeit die »Charta zur Betreuung schwerstkranker und sterbender Menschen in Deutschland«[1092] vorgestellt, Ergebnis eines Prozesses, an dem rund 200 Expertinnen und Experten aus 50 gesellschaftlich und gesundheitspolitisch relevanten Organisationen und Institutionen mitwirkten. Die Charta formuliert in fünf Leitsätzen Aufgaben, Ziele und Handlungsbedarfe, um die Betreuung schwerstkranker und sterbender Menschen zu verbessern. 2015 hatten bereits 988 Organisationen und Institutionen sowie knapp 12.000 Einzelpersonen die Charta unterzeichnet. Die Unterzeichnung gilt als Selbstverpflichtung zur Umsetzung von Strukturen und Rahmenbedingungen in Versorgung, Forschung und Ausbildung. Spirituelle Begleitung gehört explizit dazu. Unter Leitsatz 2 heißt es: »Jeder schwerstkranke und sterbende Mensch hat ein Recht auf eine umfassende medizinische, pflegerische, psychosoziale und spirituelle Betreuung und Begleitung, die seiner individuellen Lebenssituation und seinem hospizlich-palliativen Versorgungsbedarf Rechnung trägt. Die Angehörigen und die ihm Nahestehenden sind einzubeziehen und zu unterstützen.«[1093] Aktuell wird in Zusammenarbeit von Verbänden und zuständigen Ministerien eine nationale Strategie entwickelt, die die hehren Ziele und Selbstverpflichtungen in konkrete und finanzierbare Versorgungsstrukturen umsetzt.
- Absichtserklärungen und Forderungen decken sich nicht immer mit der Realität. Deshalb ist eine weitere Entwicklung umso bemerkenswerter, deren Ergebnisse 2015 der Öffentlichkeit vorgestellt wurden, die sogenannte »S3-Leitlinie Palliativmedizin«, Bestandteil des Leitlinienprogramms »Onkologie«.[1094] Die Arbeitsgemeinschaft der Wissenschaftlichen Medizinischen Fachgesellschaften, die Deutsche Krebsgesellschaft und die Deutsche Krebshilfe fassen in der S3-Leitlinie systematisch entwickelte Entscheidungshilfen für Leistungserbringer und Patientinnen und Patienten zur angemessenen Vorgehensweise bei speziellen Gesundheitsproblemen zusammen. Die Kriterien für eine Leitlinie sind: Evidenz (ausreichend empirische Belege zur Wirksamkeit), Adaption (Operationalisierbarkeit und konkrete Handlungsempfehlungen)

---

nelle, kommunikative und organisatorische Aspekte einer berufsübergreifenden Zusammenarbeit, in: WzM 60 (2008), 512–528.

1092 Deutsche Gesellschaft für Palliativmedizin e. V./Deutscher Hospiz- und PalliativVerband e. V./Bundesärztekammer, Charta zur Betreuung schwerstkranker und sterbender Menschen in Deutschland, 2010.

1093 A. a. O., 11.

1094 Vgl. Leitlinienprogramm Onkologie der Arbeitsgemeinschaft der Wissenschaftlichen Medizinischen Fachgesellschaften e. V. (AWMF), Deutschen Krebsgesellschaft e. V. (DKG) und Deutschen Krebshilfe (DKH) (Hg.), S3-Leitlinie Palliativmedizin für Patienten mit einer nicht heilbaren Krebserkrankung, Stuttgart 2015. Die S3-Leitlinie ist in unterschiedlichen Versionen (auch an Patientinnen und Patienten gerichtet) erhältlich: vgl. http://leitlinienprogramm-onkologie¬.de/Palliativmedizin.80.0.html (Zugriff am 29.09.2016).

und Konsens (Übereinstimmung von Expertinnen und Experten). Leitlinien stellen verlässliche Indikatoren für Struktur-, Prozess- und Ergebnisqualität von Versorgung dar und sind ab Erscheinung der maßgebliche Kriterienkatalog für eine Betreuung Krebskranker nach dem sog. state of the art.

Es wird nicht überraschen, dass spirituelle Begleitung in diesem streng medizinisch orientierten Programm vorkommt.[1095] Die Frage ist aber das wie – und durch wen? Überraschend ist zum Beispiel, dass spirituelle Bedürfnisse kranker Menschen proaktiv angesprochen werden sollen, auch wenn eine Patientin oder ein Patient sie nicht von sich aus thematisiert. Es gibt ausreichend Evidenz, dass bei zahlreichen Symptomen einer schweren Erkrankung spirituelle und religiöse Faktoren Bedeutung haben. Im Symptomkomplex »Tumorschmerz« wird auf Cicely Saunders Begriff des ›Total pain‹ verwiesen, der neben physischen Komponenten auch die psychische, soziale und spirituelle Dimension von Schmerz mit umfasst.[1096] Entsprechend bedarf es bei der Anamnese von Schmerzsymptomen eines Screenings, das auch spirituelle Aspekte anspricht. Ähnlich lauten die Bestimmungen bei Depression und sogar im Symptomkomplex Obstipation: Dort heißt es zum Hintergrund nicht-medikamentöser Verfahren der Behandlung: »Eine Obstipation kann von weitreichenden subjektiven Vorstellungen wie innerer Vergiftung und Unreinheit begleitet sein. Dem kann in einfühlsamen Gesprächen begegnet werden. Dabei sind Patienten häufig dankbar für einen Gesprächsbeginn, den sie selber nicht wagen. […] Die Hilfe soll individuell auf den Patienten abgestimmt sein, auf die Wahrung von Schamgefühlen soll geachtet werden.«[1097] Im Kapitel »Sterbephase« sind die Handlungs- und Begleitungsmöglichkeiten durch kirchliche Seelsorgeangebote fest verankert, etwa das Angebot von Gesprächen und Ritualen (z. B. Aussegnung). So lautet die »Konsensbasierte Schlüsselempfehlung«: »Nach dem Tod soll den Angehörigen ein Abschied vom Verstorbenen entsprechend ihren Bedürfnissen und Ressourcen, den kulturellen Gepflogenheiten und religiösen Pflichten ermöglicht werden.«[1098] Die S3-Leitlinie Palliativmedizin ist in Deutschland eine der ersten Maßnahmen, die theoretische Konzepte und Absichtserklärungen zu einer ganzheitlichen und interprofessionellen Versorgung und Betreuung kranker Menschen in handhabbare und operationale Handlungsanweisungen umsetzen, mit guten Gründen, nämlich Nachweis der Wirksamkeit und Übereinkunft durch Konsens. Spiritual Care kommt darin ein begründeter Anteil zu; für die hier interessierende Fragestel-

---

1095 Etwa in Schlüsselempfehlung 4.3: »Die in der Palliativversorgung Tätigen sollen sich durch eine Haltung auszeichnen, die den Patienten als Person in seiner physischen, psychischen, sozialen und spirituellen Dimension wahrnehmen und seine Angehörigen mit einbeziehen, wahrhaftig im Umgang mit den Betroffenen sind und Sterben und Tod als einen Teil des Lebens akzeptieren.« Alle vier Dimensionen werden als gleichwertig beschrieben. Dabei wird auf die Patientenorientierung und den Respekt vor Präferenzen des Patienten hingewiesen, zu denen auch Werte, Wünsche, Sehnsüchte und Träume gehören. Diese sind in der Patientenakte zu dokumentieren (S3-Leitlinie 2015, 32).
1096 Vgl. S3-Leitlinie, Kapitel 6, 58ff.
1097 A. a. O., 104.
1098 A. a. O., 169.

lung ist wichtig festzuhalten, dass die Zuständigkeit für spirituelle Fragen interprofessionell geregelt ist und sowohl als Auftrag an therapeutische Berufe als auch an Seelsorge gerichtet ist. Die Offenheit im Spiritualitätsbegriff und die besondere Kompetenz von Seelsorge im Gesamtkonzept von Spiritual Care bleiben im Blick.

Es gibt eine Reihe weiterer Indizien für die »wachsende Bereitschaft [...], spirituelle Aspekte in der Patientenbehandlung wahrzunehmen und sich diesen gegenüber zu öffnen«[1099], wie der Schweizer Psychosomatiker René Hefti im Vorwort der deutschen Ausgabe des Standardwerks von Harold Koenig schreibt und einige davon aufzählt. Das hier relevante Fazit lautet: Im Gesundheitswesen umfasst die Sorge für den schwerkranken und sterbenden Menschen, für An- und Zugehörige und für Mitarbeitende längst die Sorge für spirituelle Bedürfnisse. Spiritual Care ist selbstverständlicher Bestandteil, der in Medizin, Pflegewissenschaften und Psychologie auch intensiv beforscht wird. Der Zusammenhang von Gesundheit und Spiritualität entzieht sich dabei auch nach Erkenntnis nordamerikanischer Untersuchungen funktionaler und kausaler Zuschreibungen und erweist sich als sehr viel komplexer.[1100]

Konkret umgesetzt wurde die von der WHO vorgegebene Linie des Interesses an subjektiver Lebensqualität in der Entwicklung von Instrumenten zur Messung von Lebensqualität, die auch Items zu Religiosität und Spiritualität enthalten.[1101] Die Entschränkung des Forschungs- und Behandlungsfokus von kurativen Therapien hin zu Symptomlinderung und die Ermöglichung von Le-

---

1099 RENÉ HEFTI, Geleitwort, in: HARLOD G. KOENIG, Spiritualität in den Gesundheitsberufen. Ein praxisorientierter Leitfaden, Stuttgart 2012, 5–8, 7.

1100 Vgl. die Literaturübersicht von CINDY C. CRAWFORD, WAYNE B. JONAS, A comprehensive bibliography of spiritual healing, ›energy‹ medicine, and intentionality research, in: DIES., Healing, Intention and Energy Medicine. Science, Research Methods and Clinical Implications, Edinburgh u. a. 2003, 343–391; RENÉ HEFTI, Spiritualität und Medizin. Ein empirischer Beitrag zur Spiritualitätsforschung, in: RALPH KUNZ, CLAUDIA KOHLI REICHENBACH (Hg.), Spiritualität im Diskurs. Spiritualitätsforschung in theologischer Perspektive, Zürich 2012, 241–261; ECKHARD FRICK, Glauben ist keine Wunderdroge, Freiburg 2002, 41–46; Vgl. auch die Beiträge im Sammelwerk E. FRICK, T. ROSER (Hg.), Medizin und Spiritualität 2011; SIMON PENG-KELLER, Spiritual Care als theologische Herausforderung. Eine Ortsbestimmung, in: ThLZ 140 (2015), 454–467; CHRISTINA M. PUCHALSKI, BETTY FERRELL, Making Health Care Whole. Integrating Spirituality into Patient Care, West Consohocken 2010; MICHAEL UTSCH, CONSTANTIN KLEIN, Religion, Religiosität, Spiritualität. Bestimmungsversuche für komplexe Begriffe, in: CONSTANTIN KLEIN/HENDRIK BERTH/FRIEDRICH BALCK (Hg.), Gesundheit-Religion-Spiritualität. Konzepte, Befunde und Erklärungsansätze. Weinheim 2011, 25–45. Einen detaillierten Überblick über historische Entwicklung, unterschiedliche religiöse Traditionen, einzelne Aspekte von Spiritualität und Religiosität sowie einzelne medizinische Disziplinen, Forschung, Lehre und Gesundheitspolitik ermöglicht: MARK COBB, CHRISTINA M. PUCHALSKI, BRUCE RUMBOLD (Hg.), Oxford Textbook of Spirituality in Healthcare, Oxford 2012.

1101 Vgl. über die unter 1.2.3 genannte Literatur hinaus: HERMANN DIETZFELBINGER, Spiritualität in der Onkologie, in: BERNHARD KLEINING, ANDREA SCHUMACHER (Hg.), Spiritualität in der Onkologie. dapo-Jahrbuch 2003, Lengerich 2004, 34–45.

ben mit Krankheit, trotz der durch sie bedingten Beeinträchtigungen, macht die Berücksichtigung der subjektiven Befindlichkeit der Patientin oder des Patienten unverzichtbar.

Spiritual Care ist damit ein Thema, dessen Herkunft im Gesundheitswesen, präziser: im Kontext der Hospizbewegung und Entwicklung von Palliative Care, auszumachen ist und das nicht vonseiten der Seelsorge oder religiöser Einrichtungen an das Gesundheitswesen herangetragen wird. Dies ist für das Selbstverständnis von Seelsorge innerhalb der Palliativmedizin und darüber hinaus in anderen Bereichen des Gesundheitswesens von erheblicher Bedeutung, weil sie systemisch als integraler Bestandteil von Spiritual Care verstanden und nicht mehr als Krankenseelsorge systemextern begründet wird. Wie die Integration aber auszugestalten ist, bedarf noch einer Klärung. Entsprechend beschreibt Eberhard Hauschildt Konvergenzen und Differenzierungsbedarf zugleich:

> »Spiritual Care ist Teil des Gesundheitssystems, folgt seiner Logik, ist Teil seiner Organisationsstruktur. Es soll das System optimieren. Seelsorge ist Teil des Religionssystems. Dieses begrenzt den Anspruch des Gesundheitssystems. Es macht dessen Grenzen sichtbar, kann auch dessen Logik hinterfragen, ihm dabei helfen, seine eigene Logik komplex genug zu halten.«[1102]

Deutlich wird aber, dass die juristische Begründung von ›Anstaltsseelsorge‹, die verfassungsrechtlich garantiert ist, die Kooperation von Seelsorge und anderen Akteuren in Spiritual Care nicht umfassend bestimmt, aber auch keineswegs obsolet geworden ist. Die grundsätzliche Möglichkeit zu seelsorglichen Angeboten in Krankenhäusern und anderen Pflegeeinrichtungen, wie auch in anderen Institutionen wie Gefängnissen oder beim Militär, ist bekanntlich verfassungsrechtlich geregelt.[1103] Das Grundrecht auf freie Ausübung der Religion (Art. 4 Abs. 1 GG) ist in zwei Richtungen zu deuten, als negative und als positive Religionsfreiheit:

Die »negative« Ausrichtung besagt, dass niemand zu einer bestimmten Praxis der Religion oder zur Mitgliedschaft in religiösen Gemeinschaften gezwungen werden darf. Für die rechtliche Regelung von Seelsorge in einem Krankenhaus bedeutet dies, dass sie immer nur ein Angebot darstellen kann, über dessen Annahme oder Ablehnung ausschließlich die Patientin oder der Patient entscheidet. Ob also ein seelsorglicher Kontakt zustande kommt, liegt rechtlich in der Autonomie der Patientin oder des Patienten begründet. Entsprechend ist auch die Ausgestaltung des seelsorglichen Kontaktes Sache der Absprache der

---

1102 E. Hauschildt, »Spiritual Care« – eine Herausforderung, in: Materialdienst der EZW 3 (2013), 89.

1103 Art. 4 GG: (1) Die Freiheit des Glaubens, des Gewissens und die Freiheit des religiösen und weltanschaulichen Bekenntnisses sind unverletzlich. (2) Die ungestörte Religionsausübung wird gewährleistet. (3) Niemand darf gegen sein Gewissen zum Kriegsdienst mit der Waffe gezwungen werden. Das Nähere regelt ein Bundesgesetz. Art. 141 WRV: Soweit das Bedürfnis nach Gottesdienst und Seelsorge im Heer, in Krankenhäusern, Strafanstalten oder sonstigen öffentlichen Anstalten besteht, sind die Religionsgesellschaften zur Vornahme religiöser Handlungen zuzulassen, wobei jeder Zwang fernzuhalten ist. (gleichlautend – mit Ausnahme »im Heer« – Art. 148 BV).

Gesprächspartnerinnen und Gesprächspartner und kann sich im Verlauf verändern und modifizieren. Dies entspricht dem Ansatz von Spiritual Care auch dann, wenn proaktiv nach der Spiritualität/Religiosität eines Patienten oder einer Patientin gefragt wird.

Nicht übersehen werden darf aber, dass Religionsfreiheit auch positiv zu begreifen ist: Jeder Mensch hat das Recht, seine eigene Religion in der ihm oder ihr entsprechenden Weise auszuüben. Es gehört zu den Pflichten des Staates, die Voraussetzungen für eine freie Ausübung der Religion zu schaffen, sofern es nicht zu einem Konflikt mit anderen Grundrechten oder den Grundrechten anderer kommt. Zur Religionsfreiheit gehört deshalb im gesundheitlichen Kontext, dass niemandem die Möglichkeit zu seelsorgerlichem Kontakt vorenthalten werden darf. Dem entspricht der Ansatz aktueller gesundheitspolitischer Maßnahmen im Bereich von Hospizarbeit und Palliative Care, etwa durch die bereits erwähnte Charta zur Betreuung schwerstkranker und sterbender Menschen in Deutschland oder durch das 2015 in Kraft getretene Hospiz- und Palliativgesetz[1104].

Vor diesem Hintergrund wird die Neuerung einer zum therapeutischen Gesamtkonzept gehörenden und medizinisch begründbaren Spiritual Care deutlich.

1.4 Multiprofessionelle Erhebung spiritueller Bedürfnisse und Ressourcen: Spirituelle Anamnese[1105]

Die Integration von Spiritual Care in das Gesamtkonzept der Palliativmedizin wird besonders deutlich am Forschungsprojekt ›SPIR – Erhebung der spirituellen Überzeugungen und Bedürfnisse des Patienten‹, das durch den Arbeitskreis Medizin und Spiritualität an der LMU München entwickelt und am Interdisziplinären Zentrum für Palliativmedizin der Ludwig-Maximilians-Universität München durchgeführt wurde.[1106] Die Studie stand unter der Forschungshypo-

---

1104 Gesetz zur Verbesserung der Hospiz- und Palliativversorgung in Deutschland (Hospiz- und Palliativgesetz – HPG) vom 7.12.2015, in: Bundesgesetzblatt, Teil I, Nr. 48, 2114–2118. § 132g (Gesundheitliche Versorgungsplanung für die letzte Lebensphase) Abs. 2 sieht beispielsweise für Fallbesprechungen auch regionale Betreuungs- und Versorgungsangebote vor, um die »umfassende medizinische, pflegerische, hospizliche und seelsorgerische Begleitung nach Maßgabe der individuellen Versorgungsplanung für die letzte Lebensphase sicherzustellen«.

1105 Einen kurzen Überblick über das Konzept Spiritueller Anamnese, das Instrument SPIR und andere im deutschen Sprachraum verfügbare Instrumente bieten CAROLA RIEDNER, THOMAS HAGEN, Spirituelle Anamnese, in: E. FRICK, T. ROSER, Spiritualität und Medizin. Gemeinsame Sorge für den kranken Menschen, Stuttgart 2011², 234–241. Eine kritische Auseinandersetzung mit dem Instrument einer Spirituellen Anamnese findet sich bei D. NAUER, Spiritual Care statt Seelsorge? 2015, 105–109.

1106 Das Akronym SPIR dient zur Vergegenwärtigung der vier Schritte bei der Erfassung spiritueller Bedürfnisse und Ressourcen: Spirituelle und Glaubens-Überzeugungen,

these, dass es möglich sein müsse, spirituelle Bedürfnisse und spirituelle Ressourcen von Patienteninnen und Patienten in einer geregelten Weise zu erheben. Dazu wurde ein halbstrukturiertes Interview entwickelt, das mit vier Leitfragen eine ›spirituelle Anamnese‹ ermöglichen sollte. Die vier Leitfragen galten der Selbstbeschreibung der Patientin/des Patienten als gläubiger (im Interview zu erläutern als religiös/spirituell) Mensch, der Wichtigkeit und des Einflusses der religiösen/spirituellen Überzeugungen für das Leben des Patienten, der Integration der Patientin/des Patienten in einer spirituellen oder religiösen Gemeinschaft sowie der Rolle, die die Patientin/der Patient im Umgang mit diesen Fragen der Ärztin, dem Arzt oder der Seelsorgeperson zuschreibt.

Die Studie wurde randomisiert unter erwachsenen onkologischen und Palliativpatienten konsekutiv ab Stichtag in drei unterschiedlichen Settings durchgeführt: in einer niedergelassenen ambulanten onkologischen Praxis, einer ambulanten psychoonkologischen Praxis und stationär am Klinikum der LMU, Standort Großhadern. Die Befragung in Großhadern wurde in zwei Vergleichsgruppen durchgeführt, zum einen Teil durch die palliativmedizinische Einrichtung (und dort randomisiert nach somatisch tätigen Ärztinnen/Ärzten und Seelsorgenden), zum andern Teil zum Vergleich randomisiert durch die Mitarbeitenden an der Klinikseelsorge.

Das Ziel der Untersuchung war zunächst, die Praktikabilität einer solchen geregelten Befragung, die Akzeptanz bei Untersuchern und Untersuchten sowie die sich ergebenden Belastungen für alle Beteiligten zu prüfen. Zu diesem Zweck wurden die Teilnehmenden an der Studie gebeten, auf einer numerischen Rating-Skala (0–10) zu bewerten, ob sie die Befragung als hilfreich oder belastend empfunden hätten. Zudem wurden sie gefragt, ob sie zu diesem Themenkreis eine Fortsetzung des Gesprächs wünschten und mit wem sie dies führen wollen. Die Fragen, ob sie das Gespräch als hilfreich oder als belastend empfunden hätten, wurden auch den Interviewern vorgelegt.

113 Bögen befragter Patientinnen und Patienten wurden insgesamt erfasst (Anteil von Männern und Frauen etwa gleich hoch), 63 der Befragungen wurden durch Ärztinnen und Ärzte, 50 durch Seelsorgende durchgeführt.[1107] Die Akzeptanz[1108] bei den befragten Patientinnen und Patienten erwies sich als

---

Platz und Einfluss, den diese Überzeugungen im Leben des Patienten einnehmen, Integration in eine spirituelle, religiöse, kirchliche Gemeinschaft/Gruppe, Rolle des Arztes im Umgang mit spirituellen Erwartungen und Problemen. Vgl. dazu Susan B. Weber, Eckhard Frick, Zur Bedeutung der Spiritualität von Patienten und Betreuern in der Onkologie, in: Almuth Sellschopp, Martin Fegg, Eckhard Frick, U. Gruber, Doris Pouget-Schors, Harald Theml, A. Vodermaier, T. Vollmer (Hg.) Manual Psychoonkologie, München 2002, 106–109; Gian Domenico Borasio, Irma Biechele, Peter Frör, Carola Riedner, Eckhard Frick, Who should assess the patient's spiritual care needs? A randomized study, Poster beim Kongress der European Association of Palliative Care, Aachen 2005. Vgl. Eckhard Frick, Carola Riedner, Martin Fegg, S. Hauf, Gian Domenico Borasio, A clinical interview assessing cancer patients' spiritual needs and preferences, European Journal of Cancer Care (2006), S. 238–242. Voraussetzung der Studie sind die Arbeiten von Chrstina Puchalski, Anna L. Romer, Taking a spiritual history allows clinicians to understand patients more fully. Journal of Palliative Medicine 3 (2000), 129–137.

hoch: So bezeichnete die von Ärztinnen und Ärzten befragte Patientengruppe das Gespräch mit dem höchsten Wert als hilfreich und gab eine äußerst geringe Belastung dadurch an. Die Vergleichswerte der Seelsorge fielen bezüglich der Belastung etwas höher aus, wurden jedoch von Patientinnen und Patienten beinahe als ebenso hilfreich angegeben. Im Durchschnitt wurde auf der Skala »hilfreich« (0 = nicht hilfreich, 10 = extrem hilfreich) ein Wert von 7,3 (alle Befragungsgruppen) angegeben. Die Belastung (0 = keine; 10 = extreme) betrug im Durchschnitt 1,02.

Von Interesse ist, dass die Bewertung der Patientinnen und Patienten im Falle einer spirituellen Anamnese von ärztlicher und seelsorglicher Seite sehr hoch ausfiel: Auf der Skala (0 = nicht hilfreich; 10 = hilfreich) wurde unter den stationären Patientinnen und Patienten ein Mittelwert von 7,6 (Ärzte) und 7,98 (Seelsorge) ermittelt. Die Frage, ob sie das Interview als nicht belastend (= 0) oder belastend (= 10) empfunden hätten, erbrachte sehr niedrige Werte, insbesondere bei den Ärztinnen und Ärzten: 0,3 (Ärzte), 0,94 (Seelsorge). Die Gesprächsdauer im Vergleich von seelsorglicher und ärztlicher Befragung war dabei signifikant unterschiedlich: Während der Mittelwert bei Ärztinnen und Ärzten bei 19,1 Minuten (Minimum: 8, Maximum: 60 Minuten) Dauer lag, wurde bei der seelsorglichen Gesprächsführung ein Mittelwert von 32,1 Minuten (Minimum: 5, Maximum: 90 Minuten) ermittelt.

Die Selbsteinschätzung der Interviewer wich im stationären Setting zwischen Seelsorge und ärztlichem Personal deutlich voneinander ab. Die Ärztinnen und Ärzte empfanden das Gesprächsmittel SPIR zwar als hilfreich, jedoch mit einem geringeren Wert als das Seelsorgepersonal (Ärzte: 5,58, Seelsorge: 7,1); sie werteten das Gespräch aber in höherem Maß als belastend (2,5 Ärzte; 1,14 Seelsorge).

Tab. 3: Einschätzung eines Gesprächs entlang SPIR-Fragebogen

	Spirituelle Fragen (nicht) wichtig für mein Leben	Gespräch (nicht) belastend	Gespräch (nicht) hilfreich	Überzeugungen (Pat.) wichtig für sein Leben	Gespräch (nicht) belastet	Gespräch (nicht) hilfreich
	Patient			Befrager		
Stationär (Ärzte & Seelsorger)	7,06	0,76	7,86	7,2	1,53	6,89
Ambulant/Praxis	6,37	1,31	6,67	5,9	1,12	7,4
Stationär (Ärzte)	6,68	0,3	7,6	6,72	2,5	5,58
Stationär (Seelsorger)	7,14	0,94	7,98	7,42	1,14	7,1

1107 Die Studie hatte eine Dropout-Quote von 34,9 % auf ärztlicher Seite (n = 22), die meist durch den sich verschlechternden Zustand der Patientinnen und Patienten begründet wurde. Auf seelsorglicher Seite betrug die Dropout-Quote 50 % (n = 25).

1108 Die folgenden Angaben basieren auf der Auswertung durch Gudrun Linke und Traugott Roser.

Die Religionszugehörigkeit der befragten Patientinnen und Patienten war überwiegend römisch-katholisch (56 %), 14 % waren evangelisch, 9 % ohne
Konfessionszugehörigkeit, 9 % gaben eine andere Religionszugehörigkeit an, in
12 % der Fälle gab es keine Angabe. Die erste inhaltliche Frage des Gesprächs,
die der Selbsteinschätzung der Patientin oder des Patienten als gläubig (religiös/
spirituell) galt, brachte als Ergebnis: 58 der 63 Befragten bezeichneten sich als
gläubig, sieben als nichtgläubig. Spirituelle/religiöse Fragen hatten in allen Er-
hebungssettings eine Wertigkeit zwischen 6,37 und 7,14 auf einer Skala von 0
bis 10.

Erste Ergebnisse der Studie wurden beim Europäischen Kongress für Palliativmedizin 2005 in Aachen vorgestellt. Dabei zogen die Autorinnen und Autoren folgendes Fazit: Ein Instrument zur Erhebung spiritueller Bedürfnisse und
Ressourcen von Patientinnen und Patienten ist aus Sicht beider Seiten des Gesprächs (Patienten sowie Ärzte und Seelsorgepersonen) hilfreich und wenig belastend. Patientinnen und Patienten wünschten sich, eher von ärztlichem Personal als von Seelsorgepersonen auf spirituelle Fragen angesprochen zu
werden.[1109] Damit ist aus Sicht der Forschungsgruppe die Akzeptanz für ein
Assessment (Erhebung) spiritueller Bedürfnisse und Ressourcen hoch. Die Autorinnen und Autoren diskutieren zugleich die hohe Dropout-Quote aufseiten
der Seelsorge und vermuten, dass dies Gründe in der unterschiedlichen Vertrautheit mit klinischen Studien auf ärztlicher Seite und auf seelsorglicher Seite
haben könnte:

>»Some members of the chaplaincy report ambivalent feelings about their double role
as pastoral care workers and researchers in this context. The involvement of chaplains
in a scientific study aimed at evaluating practical aspects of spiritual care is a new step
in the multiprofessional cooperation in palliative care at our hospital.«[1110]

Die Studie SPIR zur Erhebung spiritueller Bedürfnisse und Ressourcen von Patientinnen und Patienten mit einer ernsthaften Erkrankung war als Vergleichs-
studie zwischen ärztlichem und seelsorglichem Personal konzipiert und konnte
zeigen: Spirituelle Aspekte sind aus Sicht der Forschungsgruppe nicht auf den
Kontakt mit der Seelsorge zu begrenzen, sondern haben auch im Rahmen der
Arzt-Patient-Beziehung Wertigkeit.[1111] Dies lässt sich auf andere Berufsgruppen

---

1109 Dies diskutiert vor allem GIAN DOMENICO BORASIO, Über das Sterben 2011, v. a.
      93ff.
1110 G. BORASIO, I. BIECHELE, P. FRÖR, C. RIEDNER, E. FRICK, Who should assess the
      patient's spiritual care needs? 2005.
1111 So auch der Palliativmediziner Stein Husebø: »Die Hospizbewegung hat von An-
      fang an Seelsorge als eine wichtige Aufgabe angesehen. Hierbei wurde Seelsorge
      nicht nur im religiösen oder existentiellen Sinne gesehen. […] Wenn der Patient es
      wünscht, kann der Krankenhausseelsorger oder ein anderer ›professioneller‹ Seel-
      sorger für die religiösen Fragen gerufen werden. Aber alle Patienten haben in den
      Grenzsituationen des Lebens das Bedürfnis, Probleme, Fragen, Befürchtungen, Ge-
      fühle und Ängste mit jemandem zu teilen. Diesen Dingen Raum zu geben, ist eine
      Aufgabe für alle, die diese Patienten betreuen, und dies ist unabhängig von deren
      religiösen Einstellungen. […] Die Aufgabe der Ärzte ist auf diesem Gebiet größer
      und wichtiger, als es ihnen bewußt ist. Weil sie während des Krankheitsverlaufes
      der Patienten die Rolle des Vermittlers von schlechten und guten Nachrichten hat-

in Palliative Care übertragen, etwa auf Soziale Arbeit, Psychologische Betreuung und andere Therapien.[1112]

Die Studie zeigte, dass die Anwendung eines Instruments wie SPIR Schulung und Training erforderlich macht. Ein entsprechendes Fortbildungskonzept – mit einer Zeitdauer von 180 Minuten – wurde an der Professur für Spiritual Care der LMU München erarbeitet und in mehreren Settings (Kliniken, Tumorzentrum, Kongresse) bei freiwilliger Anmeldung durchgeführt; in der Begleitforschung wurde die Machbarkeit evaluiert.[1113] Studienziele waren, ob sich ein Effekt einer Fortbildung zu Spiritueller Anamnese nachweisen lässt, ob sich durch eine Fortbildung theoretische Kenntnisse zu Spiritualität und Religiosität bei Teilnehmenden verbessern lassen, ob sich Unterschiede zwischen Berufsgruppen erkennen lassen und ob eine Implementierung in den klinischen Alltag gelingt. Die insgesamt 247 Probandinnen und Probanden kamen aus den Berufsgruppen Ärzteschaft (n=79), Pflege (n=61), Psychotherapie (n=35), Seelsorge (n=33), Sozialarbeit (n=6) sowie sonstigen Gesundheitsberufen (n = 39) (Mehrfachnennungen waren möglich). 54 % der Teilnehmenden waren römisch-katholisch, 31 % gehörten einer evangelischen Landeskirche an, 7 % gehörten keiner Religionsgemeinschaft an, 7 % waren aus einer Religionsgemeinschaft ausgetreten, 10 % folgten anderen religiösen Traditionen (Mehrfachnennungen waren möglich), von den restlichen fehlten die Angaben. Der Großteil der Teilnehmenden war weiblich (81 %). Die Teilnehmenden konnten Fragebögen zu drei Zeitpunkten beantworten: vor und nach der Fortbildung und in einem Abstand von drei Monaten. Unmittelbar nach der Fortbildung zeigte sich eine hochsignifikante Verbesserung theoretischer Kenntnis und praktischer Fähigkeiten (p<0.001) sowie die Einschätzung einer Implementierbarkeit in die eigene klinische Praxis im Rahmen allgemein-klinischer Anamnese (p<0.001). Hinsichtlich etwaiger Unterschiede zwischen den verschiedenen Berufsgruppen zeigte sich in der Gruppe der Ärztinnen und Ärzte der größte Unterschied im Vorher-Nachher-Vergleich sowohl in theoretischen Kenntnissen über Spiritual Care als auch in der praktischen Kompetenz. Die Autorinnen und Autoren der Studie räumen allerdings einen möglichen Selections-Bias einer spirituell hochmotivierten Gesamtstichprobe im Vergleich zum Durchschnitt der Gesundheitsberufe ein, da die Teilnahme an den Schulungen freiwillig war.

Die Ergebnisse zur praktischen Anwendbarkeit im klinischen Umfeld wurden Anfang 2016 veröffentlicht.[1114] Dabei interessierten die Einschätzung des

ten, haben sie Zugang zu ihnen und Kenntnisse über sie, die kein anderer besitzt.« STEIN HUSEBØ, Psychosoziale Fragen, in: DERS., EBERHARD KLASCHIK, Palliativmedizin. Praktische Einführung in Schmerztherapie, Ethik und Kommunikation, Berlin/Heidelberg 2000², 263–333, 316f.

1112 Vgl. die entsprechenden Beiträge aus der Feder unterschiedlicher Berufsgruppen in E. FRICK, T. ROSER (Hg.), Spiritualität und Medizin 2011².

1113 Vgl. zum Folgenden: EVA ELHARDT, CAROLA RIEDNER, PIRET PAAL, TRAUGOTT ROSER, ECKHARD FRICK, Evaluation einer Fortbildung zur Spirituellen Anamnese SPIR in Klinik und Praxis, in: Spiritual Care 2 (2013), 27–34.

1114 BEATE MAYR, EVA ELHARDT, CAROLA RIEDNER, TRAUGOTT ROSER, ECKHARD FRICK, PIRET PAAL, Die Kluft zwischen eingeschätzten und tatsächlichen Fähigkei-

Durchführenden der Anamnese zu Nutzen und Praktikabilität und die Einschätzung aus Perspektive befragter Patientinnen und Patienten. Beide Gruppen wurden getrennt voneinander mit semistrukturierten Evaluationsbögen (14 Fragen für Patient/in, 16 Fragen für Durchführende, jeweils Freitext) befragt. Insgesamt wurden 56 spirituelle Anamnesen nach SPIR durch 15 Teilnehmende an der Fortbildung durchgeführt. Die geringe Teilnahmequote von 6 % wird von der Forschungsgruppe als Problem benannt. Dennoch sind die Ergebnisse für die hier interessierende Frage aufschlussreich, auf welche Herausforderungen eine konkrete Integration spiritueller Aspekte im klinischen Alltag des Gesundheitswesens und insbesondere in Palliative Care stößt. Die Religionszugehörigkeit umfasste neben 46 % römisch-katholischen, 41 % evangelischen, 7 % aus einer christlichen Kirche ausgetretenen auch einen Patienten/eine Patientin mit muslimischer Religionszugehörigkeit. Die Einschätzung der beiden befragten Gruppen (anamnesedurchführende Mitarbeiter und Patienten) zeigt eine hohe Übereinstimmung. Es werden übereinstimmend positive Auswirkungen mit dem Anamneseverfahren in Verbindung gebracht. So wird beschrieben, dass die Belastungssituation für Patientinnen und Patienten im Verlauf des Gespräches erträglicher wird und das Gespräch dazu beitragen kann, dass sich Patientinnen und Patienten ihrer Kraftquellen bewusst werden. Die Auseinandersetzung mit für den Befragten eventuell bedeutsamen Fragen trägt auch zu einem Gefühl des sich ernstgenommen Fühlens bei. Die Professionellen berichten allerdings auch von Unsicherheit:

»einer Scheu, dem Patienten zu nahe zu treten bzw. zu tief in seine Privatsphäre einzudringen [...] Auch ein Gespräch über Sachinhalte, zu denen wenig oder gar kein Wissen vorhanden ist, wie zum Beispiel zu spezifischen religiösen Fragestellungen, kann bei den Befragern ein Gefühl der Unsicherheit auslösen. [...] Ebenfalls geeignet, Unsicherheit auszulösen, sind Gefühlsausbrüche von Patienten. Dies betrifft einerseits Traurigkeit und Tränen, andererseits aber auch eigentlich positive Äußerungen, die mit großer Dankbarkeit und einer hohen Erwartungshaltung von Seiten des Patienten verknüpft werden: ›Die Aussagen der Patientin waren für mich emotional sehr berührend, die Dankbarkeit der Patientin für meine Fürsorge hat mich überrascht und tief getroffen, auch die Erwartungen, die sie in mich setzt‹. Gleichzeitig zeigt sich auch Unsicherheit was die eigene Professionalität betrifft, wenn Gespräche in esoterische Inhalte abgleiten.«[1115]

Gerade die beobachteten Unsicherheiten weisen darauf hin, dass auch geregelte Verfahren wie eine geschulte spirituelle Anamnese eine Form spiritueller Kommunikation initiiert, die mit hohen Ansprüchen an die Beziehungsqualität verbunden ist. Die Forschungsgruppe um Beate Mayr, Eva Erhardt und Piret Paal beobachtet:

»Das zentrale Ziel von Spiritual Care ist es, Mitarbeitern im Gesundheitswesen einen Rahmen zu schaffen, innerhalb dessen sie Verbindung zu ihren Patienten herstellen und deren Ängsten, Schmerzen und Träumen Aufmerksamkeit schenken können. [...] In diesem Zusammenhang haben verschiedene Studien darauf hingewiesen, dass Mitarbeiter Unsicherheiten und Ängste haben, die sich oftmals auf die Grenzen zwischen

---

ten bei der Erhebung der spirituellen Anamnese, in: Spiritual Care 5 (2016), 9–16 (DOI 10.1515/spircare-2016-0003).
1115 A. a. O., 11.

persönlichen und professionellen Einstellungen beziehen. Gleichzeitig darf nicht vergessen werden, dass zur therapeutischen Beziehung auch Vertrauen von Seiten des Patienten gehört und dies erst einmal entstehen und wachsen muss. Trotzdem herrscht ein echtes Interesse an Spiritual Care und am Aufbau dieser Beziehungen. [...] Spiritual Care [wird] nicht in gleichem Maße als Domäne der Mitarbeiter im Gesundheitswesen betrachtet wie andere – eher technische – kurative Maßnahmen.«[1116]

Schulungsmaßnahmen in Spiritual Care verlangen neben einer Sensibilisierung für spirituelle Fragen, persönliche und professionelle Überzeugungen, Wertesysteme und Einstellung zu Sterblichkeit auch Schulung in Gesprächsführung. Eine Beobachtung betrifft auch den Aspekt, dass eine zeitlich auf »7 bis 12 Minuten« begrenzte Anamnese bei Menschen mit längeren oder kritischen Krankheitsverläufen nicht mehr als ein »an die Tür klopfen« sein kann, das als eine »Entscheidungshilfe für das Setzen der Therapieziele und die Pflegeplanung« dienen kann. Dennoch kann es zu einer bedeutsamen spirituellen Kommunikation kommen, die von allen beteiligten Seiten Erhebliches in professioneller und persönlicher Hinsicht verlangt und Wirkung beim Gegenüber hat. Dazu gehört auch, dass die Probandinnen und Probanden der Studie von Widerständen auf Patientenseite berichteten. Die Forschungsgruppe zieht folgendes Fazit:

»Es hat sich eine Kluft zwischen den eingeschätzten und tatsächlichen Möglichkeiten der und Fähigkeiten zur Implementierung von Elementen von Spiritual Care gezeigt, die sich aber durch Arbeit am eigenen Bewusstsein, durch kontinuierliches praktisches Anwenden, die Auseinandersetzung im Team und konsequentes Mentoring verringern lässt.«[1117]

Gerade im Zusammenhang der Fragen, ob Spiritual Care zu einer Verdrängung bisheriger Seelsorge oder einer Minderung professioneller Ansprüche führen würde, sind die Ergebnisse der Untersuchungen anhand des Instruments SPIR aufschlussreich.

Einerseits lässt sich beschreiben, dass interessierte Vertreterinnen und Vertreter unterschiedlicher Berufsgruppen mit Erfolg und nach einem zeitlich sowie methodisch klar umrissenen Konzept in einzelnen Bereichen spiritueller Begleitung geschult werden können und sie dies in mehrfacher Hinsicht als Zugewinn an Kompetenz verstehen. Andererseits zeigt sich gerade im Rahmen der klinischen Anwendung nach der Schulungsmaßnahme, dass die in Gang gesetzte spirituelle Kommunikation voraussetzungsreich ist, präziser: gerade die Kompetenzen voraussetzt, die in theologischer und pastoralpsychologischer Ausbildung geschult werden. Damit ist nicht gesagt, dass eine spirituelle Anamnese nur durch Seelsorgepersonal durchzuführen ist. Vielmehr ist deutlich, dass auch bei Implementierung eines Verfahrens spiritueller Anamnese der professionsspezifische Beitrag von Seelsorge im Rahmen von Lehre, Supervision und Mentoring unverzichtbar erscheint. Weil es in den Anamnesegesprächen zu spiritueller und religiöser Kommunikation kommen kann, muss die Präsenz ausgewiesenen Expertenwissens im Hintergrund gewährleistet sein.

1116 A. a. O., 12f.
1117 A. a. O., 14.

Die Studien werfen darüber hinaus weitere Fragen für die Seelsorgetheorie auf, beispielsweise im Blick auf das Verhältnis einer Gesprächsführung im Rahmen anamnestischer Verfahren zur als zentral erachteten Subjektzentrierung in seelsorglicher Gesprächsführung. Sollten Seelsorgende selbst eine standardisierte Anamnese durchführen, steht das direktive Verfahren eines halbstrukturierten Fragebogeninterviews in einer zu klärenden Spannung zu offenen Kommunikationsstrategien der Seelsorge (vgl. das oben analysierte Filmbeispiel, in dem die aktiven Anteile der Seelsorgeperson sich auf Zuhören und zurückhaltende Impulse beschränkten und einen Fragenkatalog ausschließen würden). Ein weiterer Aspekt betrifft die Besonderheit der Seelsorge im Umgang mit Fragen der Vertraulichkeit von Informationen. Das Ziel einer nicht nur zu Forschungszwecken, sondern in der klinischen Praxis regelhaft durchgeführten spirituellen Anamnese – ob als Screening[1118], als Spiritual History[1119] oder als Faith Development Interview[1120] durchgeführt – ist ja die kontrollierte Gewinnung von Informationen zur Planung weiterer Maßnahmen von Begleitung und Betreuung. Aber auch in diesen Gesprächen können Inhalte zur Sprache kommen, die den Rahmen eines vertraulichen Vier-Augen-Gesprächs nicht verlassen sollen. Nicht zuletzt angestoßen durch die Erfahrungen mit SPIR und anderen Instrumenten sah sich die Deutsche Gesellschaft für Palliativmedizin veranlasst, eine Positionsbestimmung zu seelsorglicher Vertraulichkeit und Dokumentationspraxis zu verfassen, die kirchenrechtliche Vorgaben, seelsorgliche Standards und das behandlungsbezogene Interesse an Informationsweitergabe und Dokumentation konstruktiv miteinander verbindet.[1121]

Damit zeigen die Studien zu spiritueller Anamnese exemplarisch, dass die Integration von Spiritual Care in Palliative Care, insbesondere in die für den klinischen Kontext unerlässliche Erforschung und Entwicklung diagnostischer und therapeutischer Handlungsweisen, nicht ohne Reibungen geschieht. Gerade aufgrund drohender und vorhandener Reibungen ist der konstruktive Beitrag vonseiten professioneller Seelsorge unerlässlich, der neben den kommunikativen und supervisorischen Kompetenzen auch durch das fachspezifische Wissen begründet ist. Denn auch der Gegenstand Spiritualität ist im Gesundheitswesen keineswegs eindeutig.

1118 Vgl. z.B. George Fitchett, Screening for Spiritual Risk. Chaplaincy Today, 15 (1999), 2–12.

1119 Vgl. z.B. C. Puchalski, A.L. Romer, Taking a spiritual history 2000; Suzanne Bushfield, Use of spiritual life maps in a hospice setting, in: Journal of Religion, Spirituality & Aging 22 (2010), 254–270.

1120 Im Anschluss an Fowlers Theorie religiöser Entwicklung. Vgl. James W. Fowler, Heinz Streib, Barbara Keller, Manual for Faith Development Research. 2004 Edition, Atlanta/Bielefeld 2004.

1121 Vgl. Michael Coors, Dorothee Haart, Dietgard Demetriades, Das Beicht- und Seelsorgegeheimnis im Kontext der Palliativversorgung. Ein Diskussionpapier der Deutschen Gesellschaft für Palliativmedizin, in: WzM 66 (2014), 91–98.

1.5 Unschärfe des Begriffs Spiritualität im Gesundheitswesen als Chance

Der Bedeutungszuwachs von Spiritualität in der Palliative Care geht mit einer begrifflichen Unschärfe einher, die sowohl durch den multikulturellen Kontext der Palliativmedizin und der Hospizbewegung als auch durch das subjektzentrierte Anliegen bedingt ist. Spiritualität wird dabei zunächst als Differenz erfahrbar: Als Unterscheidungsmerkmal zwischen Menschen, die sich zwar als spirituell bezeichnen, den Begriff jedoch ganz unterschiedlich füllen, abhängig nicht zuletzt von ihrer religiösen Sozialisation und ihrer Biographie. Der Beitrag der Seelsorge kann dabei in einem konstruktiven Umgang mit der Differenz bestehen, etwa darin, die Differenzerfahrung produktiv zu gestalten.[1122]

1.5.1 Pragmatischer Umgang mit Unschärfe

Die Frage nach Spiritualität, wie sie im Gesundheitswesen und insbesondere in Palliative Care erhoben wird, ist nicht primär religionswissenschaftlich oder religionssoziologisch geprägt, sondern gilt, wie oben dargestellt, der Förderung subjektiver Lebensqualität von Patientinnen und Patienten als zentraler Faktor eines Wohlbefindens oder Wohlergehens. Das Interesse bezüglich der individuellen Spiritualität orientiert sich an »persönlichen Glaubensvorstellungen« (»*personal beliefs*« – WHOQOL-100, Item F24.1–4) und ihrer Bedeutung für Lebenssinn, Deutungsarbeit und Krisenbewältigung. Nicht nur begriffliche Unschärfe kann sich dabei aber als Problem erweisen; je nach Begriffskonstrukt wird auch der Bezug zwischen Spiritualität oder Religiosität und Gesundheit/ Krankheit unterschiedlich konstruiert. Dies wurde bereits deutlich im Zusammenhang der Überlegungen zum Beitrag von Religiosität und Spiritualität zur subjektiven Einschätzung des gesundheitlichen Befindens bei häuslich versorgten geriatrischen Patientinnen und Patienten (▶ Kap. D 2.1.3). Die Studie in der Region um Kansas City hat gezeigt, dass Spiritualität als Kategorie individualisierten Transzendenzbezugs und Selbstreflexivität verstanden wird, während institutionalisierte Formen der Teilnahme am religiösen Leben der Gemeinschaft

---

1122 Dies hat zentral Albrecht Grözinger für die Seelsorge festgestellt: »Die multikulturelle Gesellschaft wird daran gelingen oder scheitern, wie weit es den Menschen möglich ist, Differenz wahrzunehmen, Differenzen auszuhalten und mit Differenzen umzugehen. Kurz gesagt: Die Fähigkeit zu produktiven Differenzerfahrungen ist eine der Grundbedingungen der multikulturellen Gesellschaft. Hierzu jedoch kann christliche Seelsorge Entscheidendes beitragen« (ALBRECHT GRÖZINGER, Differenz-Erfahrung. Seelsorge in der multikulturellen Gesellschaft. Ein Essay, Waltrop 1994 [Wechsel-Wirkungen Bd. 11, 26]. In ähnlicher Weise auch JÜRGEN ZIEMER, Pastoralpsychologische Seelsorgeausbildung im Kontext des Wandels von Kirche und Gesellschaft, in: Pastoraltheol. 92 (2003), 82–97, 91: »Seelsorgeausbildung sollte dazu befähigen, die *Unterschiede wahrzunehmen* und die Partner des Gesprächs gerade darin als andere, vielleicht auch als Fremde wertzuschätzen« (Hervorhebung im Original).

und der regelmäßigen Religionspraxis weniger bedeutsam schienen.[1123] An diese und andere Studien ist aber die Frage zu richten, mit welchen Messinstrumenten[1124] und Begrifflichkeiten sie Religiosität und Spiritualität erfassen und was das leitende Interesse ist, vor allem wenn Spiritualität mit Religiosität kontrastiert wird. In vielen Untersuchungen wird Spiritualität als offener Begriff verwendet, während Religiosität als Zugehörigkeit zu einer fest bestimmbaren Gemeinschaftsgröße und einer regelmäßigen Religionspraxis (Teilnahme an religiösen Feiern, Gebet etc.) verstanden wird. Nicht erst aus der professionsbedingten Perspektive der Seelsorge wäre dies problematisch, sondern auch aus theoretischer Sicht.

Positiv an der begrifflichen Unschärfe ist, soviel ist an dieser Stelle bereits festzuhalten, dass sie im Interesse an der Patientin oder am Patienten als einem autonomen Subjekt, das über den gesundheitlichen Status in all seinen Bereichen auch subjektiv Auskunft geben soll, als Kategorie eine gewisse Offenheit ermöglicht. Im Interesse an der Patientenautonomie verbinden sich dabei medizinisch-therapeutisches, juristisches und seelsorgliches Interesse als Interesse an der individuellen Spiritualität, in praktisch-theologischer Semantik formuliert an gelebter Religion und ihrer Bedeutung in der Lebensphase schwerkranker Patientinnen und Patienten. Die definitorische Uneindeutigkeit ist Mangel und Stärke zugleich: Der Begriff hat sich über konfessionelle Grenzen hinweg für religiöse und nicht-religiöse Weltanschauungen als anschlussfähig erwiesen. Es bedurfte und bedarf jedoch noch immer einiger Anstrengungen, um den Begriff Spiritualität nicht zu einem leeren Sammelbehälter geraten zu lassen, der alles in sich aufnimmt, was keinen anderen Kategorien zugeordnet werden kann.[1125] Christian Zwingmann stellt fest: »Eine einheitliche Definition von ›Spiritualität/Religiosität‹ gibt es in der Literatur zur gesundheitsbezogenen Lebensqualität nicht.«[1126] Es wäre allerdings nicht richtig, Palliative Care insgesamt in den Verdacht einer bewussten begrifflichen Unschärfe zu stellen. Vielmehr gibt es erhebliche Bemühungen, hier zu Klärungen zu kommen, wie später anhand der Bemühungen um Konsentierung und Arbeitsdefinitionen in Palliative Care gezeigt werden wird.

Michael Wright, Senior Research Fellow an der Lancaster Universität in Großbritannien, bemühte sich als einer der Ersten um eine differenzierte und empirisch validierte Bestimmung, kommt jedoch ebenfalls zum Ergebnis, dass eine begriffliche Bestimmung kaum zu erreichen ist. Wright vergleicht in einem grundsätzlichen Beitrag zu Modellen von Spiritualität in der Hospizarbeit[1127] ein postmodernes Verständnis von Spiritualität mit einem Diamanten, dessen vielfältige Facetten sich je nach Betrachtungswinkel zeigen oder verborgen blei-

1123 Vgl. T. DAALEMAN, S. PERERA, S. STUDENSKI, Religion, Spirituality 2004.
1124 Vgl. ELLEN L. IDLER, Religion, Health, and Nonphysical Senses of Self, in: Social Forces 74 (1995), 683–704.
1125 So die Befürchtung von ANN HOPPER, Meeting the spiritual needs of patients through holistic practice, in: EJPC 7(2) 2000, 60–62.
1126 CHRISTIAN ZWINGMANN, Spiritualität/Religiosität, in: WzM 57 (2005), 70.
1127 MICHAEL WRIGHT, Hospice Care and Models of Spirituality, in: EJPC 11 (2004 Heft 2), 75–78.

ben. Im besten Falle würden inklusive Modelle von Spiritualität Resonanzen mit den Ansätzen von Ganzheitlichkeiten und vorurteilsfreier Akzeptanz bilden, wie sie handlungsleitend in der Hospizarbeit sind.[1128] Da nach Wright begriffliche Klarheit kaum möglich scheint, verortet er Spiritualität in einem Begriffsfeld, das er »spiritual domain« nennt:

> »This model recognizes the significant place occupied by religion, and by the dimensions of ›self‹, ›others‹ and the ›cosmos‹. It acknowledges the major questions of life and death, and the spiritual activities of becoming, connecting, finding meaning and transcending.«[1129]

Spiritualität vollzieht sich demnach als persönlichkeitszentrierte Entwicklung und Wachstum (Werden/becoming), als Leben in Relationen zu Gemeinschaft, Kultur und Beziehungen (connecting), als Sinnfindung in Situationen der Verwundbarkeit (finding meaning) und schließlich als Transzendenzbezug (transcending). Die Notwendigkeit, Spiritualität im Modus einer Domäne, einer Dimension oder von ›spiritual activities‹ zu beschreiben, begründet Wright damit, dass ein aus dem Christentum abgeleitetes Verständnis von Spiritualität den Ergebnissen kirchen- und religionssoziologischer Forschung nicht gerecht werde, die die Differenz zwischen Teilnahme am kirchlichen Leben und dem Glauben an Gott oder ein höheres Wesen im Osten wie Westen Europas gezeigt hätten.

1.5.2 Begriffliche Unschärfe als religionstheoretisches Problem

Die Unschärfe des Spiritualitätsbegriffs bleibt nicht auf Publikationen im Gesundheitsbereich beschränkt. Heinz Streib und Barbara Keller haben im Rahmen eines internationalen Forschungsprojekts 2015 ein grundlegendes Werk zur Bedeutung von Spiritualität in Deutschland vorgelegt, das empirische Untersuchungen durch quantitative Analysen und Fallstudien mit einer sorgfältigen Einordnung in theologische Diskurse zum Verständnis von Religion im Anschluss an Traditionslinien von Schleiermacher über Troeltsch zu Tillich (Religion als *ultimate concern*) sowie Schütz und Luckmann (Religion als Transzendenzbezug) verbindet.[1130] Ausgehend von Ergebnissen des Religionsmonitors der Bertelsmann-Stiftung im Jahr 2012 stellen Streib und Keller fest:

> »›Spiritualität‹ ist offenkundig eine attraktive Selbstbezeichnung sowohl für Menschen innerhalb, als auch außerhalb der Grenzen der Kirchen und Religionsgemeinschaften (nicht nur der christlichen). Und bei einem Viertel (Ost) bzw. einem Drittel (West) der

---

1128 M. Wright, Hospice Care 2004, 77f.: »At best, inclusive models of spirituality resonate with hospice concepts of holism and the values of acceptance and non-judgemental compassion. Such models recognise that among patients drawn from pluralistic societies, there is no single spiritual source, but a variety of spiritual explorations, interpretations and expressions.«

1129 M. Wright, Hospice Care 2004, 75.

1130 Vgl. Heinz Streib, Barbara Keller, Was bedeutet Spiritualität? Befunde, Analysen und Fallstudien aus Deutschland, Göttingen 2015 (Research in Contemporary Religion 20).

AtheistInnen in Deutschland scheint ›Spiritualität‹ als Selbstbezeichnung gegenüber ›Religion‹ präferiert zu werden.«[1131]

Weil aus den Erhebungen aber nicht hervorgehe, »was die Probanden unter ›Spiritualität‹ verstehen« und die Semantik von Spiritualität unklar bleibe, untersuchten sie mittels einer Online-Befragung (n=740) und mittels 48 ›Faith Development Interviews‹ das Verständnis von Spiritualität bei den Befragten selbst. Die These Streibs und Kellers ist, dass »gegenwärtige ›Spiritualität‹ [...] ›Religion‹ [ist], die durch Erfahrungsorientierung und Privatisierung als spezifische Differenz gekennzeichnet ist und somit der Mystik entspricht«, wie sie bereits Troeltsch als »Drängen auf Unmittelbarkeit, Innerlichkeit und Gegenwärtigkeit des religiösen Erlebnisses«[1132] bestimmt habe.

In der Online-Befragung konnten Probandinnen und Probanden per Freitext eigene Definitionen von Spiritualität formulieren, die per Hauptkomponentenanalyse ausgewertet wurden, wobei sich zehn semantische Komponenten von Spiritualität herauskristallisierten.[1133] Aus einer sekundären Faktorenanalyse konnten diese zehn Komponenten entlang dreier Achsen in einen dreidimensionalen Raum aufgespannt werden. »Die Schlussfolgerung aus dieser semantischen Analyse ist, dass große Zurückhaltung geboten ist gegen alle Tendenzen und Versuche, das, was die Menschen auf der Straße ›Spiritualität‹ nennen, auf *einen* Begriff bringen zu wollen.«[1134] Auch nach einer weiteren Analyse entlang spezifischer Fokusgruppen bleibt das Ergebnis bestehen:

> »›Spiritualität‹, wie dieses Wort von unseren ProbandInnen – und vermutlich darüber hinaus von vielen Menschen in Deutschland – verwendet wird, hat mehr als *eine* Bedeutung [...] Vielmehr zeigt sich ›Spiritualität‹ als mehrdeutig und wir haben mit Methoden der Dimensionsreduktion die vorgefundene Vielfalt in zehn unterschiedlichen Bedeutungen geordnet, die teils gegensätzlich sind, teils einander nahestehen.«[1135]

Die drei Polaritäten beziehen sich auf das Verhältnis zu Religion (Nähe oder Opposition), auf eine Beziehungsebene (vertikale – zu Gott etc. – oder horizontale – Verbundenheit mit Universum, Natur etc. – Transzendenz) und auf eine Richtung nach innen (mystisch, auf unspezifiziertes Jenseits) oder nach außen

---

1131 A. a. O., 24.
1132 Beide Zitate a. a. O., 32.
1133 1: (All-)Verbundenheit und Harmonie mit dem Universum, der Natur und dem Ganzen, 2: Teil von Religion, von christlichem Glauben, 3: innere Suche nach einem (höheren) Selbst, nach Sinn, Frieden und Erleuchtung, 4: Festhalten an und Einhalten von Werten und Moral in Bezug zur Menschheit (Ethik), 5: Glaube an eine höhere Macht, höhere Mächte, höhere Wesen (Gottheiten, Götter), 6: Intuition von Sphären/Wesen, die zwar unspezifiziert und jenseits sind, 7: Erfahrung von existenzieller Wahrheit, Ziel und Weisheit jenseits rationalen Verstehens, 8: Bewusstsein für eine nicht-materielle, unsichtbare Welt, übernatürliche Energien und Wesen (z. B. Geister) (Esoterik), 9: Opposition zu Religion, dogmatischen Regeln und Traditionen und 10: individuelle religiöse Praxis, Meditation, Gebet, Gottesdienst. (Vgl. A. a. O., 41 mit einer Aufschlüsselung anhand von Zitaten 41–50). Es wird sich später zeigen, dass alle diese Elemente sich mehr oder weniger ausgeprägt in den Konsensdefinitionen der Spiritual-Care-Literatur wiederfinden lassen.
1134 A. a. O., 52, Hervorhebung im Original.
1135 A. a. O., 62, Hervorhebung im Original.

(Ethik, Achtsamkeit). Das Interesse der Forschungsgruppe gilt im Weiteren – wie die These schon sagt – der Frage nach dem Mehrwert der Semantik von Spiritualität gegenüber dem der Religion. Bezogen auf die Fokusgruppen zeigt sich:

> »[F]ür diejenigen, die sich als ›mehr spirituell als religiös‹ bezeichnen, [bietet] die Semantik von ›Spiritualität‹ einen Mehrwert [...], weil sie ermöglicht, Erfahrungen, Weltbildvorstellungen und Suchbewegungen, besonders wenn diese als horizontale Transzendenz symbolisiert werden, zu explizieren und zu kommunizieren. Besonders deutlich wird dieser Mehrwert für die ›spirituellen Atheisten‹.«[1136]

Hilfreich für unsere Fragestellung ist, dass aus dem Projekt hervorgeht, dass auch im deutschen Sprachraum die Bedeutungen von Religion und Spiritualität weder deckungsgleich noch problemlos voneinander zu unterscheiden sind und auf den Gebrauch des Begriffs Spiritualität nicht verzichtet werden kann. Dass manche Menschen sich mal mehr spirituell als religiös beschreiben, mal mehr religiös als spirituell, mal beides in gleichem Maße oder beides für sich ablehnen, gleicht einer Matrix, die durch das wenig schöne Begriffspaar »spirituell/religiös« abgebildet und zugleich offengehalten werden kann. Dies entspricht auch biographischen Verläufen, über die die Probandinnen und Probanden dem Forschungsteam von Streib und Keller Auskunft gegeben haben. Religiöse und spirituelle Sozialisationsverläufe weisen Anfang des 21. Jahrhunderts erhebliche Varianzen auf, zum Teil abhängig davon, wo Menschen geboren und aufgewachsen sind.[1137] Dafür verwenden Gratz und Roser in der Ausbildung hospizlich-palliativer Begleitung den Begriff »Patchwork-Spiritualität«:

> »In postmodernen Gesellschaften besteht individuelle Spiritualität häufig aus einem Patchwork verschiedener kultureller, ethnischer und religiöser Einflüsse, die im Lauf einer Biographie an Bedeutung gewinnen und wieder verlieren. So entwickelt sich eine einzigartige Ausprägung von Spiritualität, die in Lebenskrisen herausgefordert wird.«[1138]

Nicht immer ist damit gesagt, dass es bei den Individuen zu einem jeweils in sich stimmigen Verständnis von Religiosität/Spiritualität kommt. Die zunehmende religiös-spirituelle Individualisierung bringt mit sich, dass Vielfalt und Widersprüchlichkeiten ausgehalten werden müssen.[1139]

Leider verzichten Heinz Streib und Barbara Keller völlig darauf, auf den Spiritualitätsdiskurs innerhalb des Gesundheitswesens einzugehen, wie er im Kapitel A 3.1.3 dieses Bandes ausführlich dargestellt ist.[1140] Dies ist bedauerlich –

1136 A. a. O., 65.
1137 A. a. O., 233. Vgl. dort auch 241–243.
1138 M. Gratz, T. Roser, Curriculum Spiritualität 2016, 82.
1139 Vgl. Birgit Heller, Wie Religionen mit dem Tod umgehen. Grundlagen für die interkulturelle Sterbebegleitung, Freiburg 2012, 292–297.
1140 Es finden sich weder – mit Ausnahme Kenneth I. Pargaments – international im Spiritual-Care-Diskurs führende Autorinnen und Autoren wie George Fitchett, Harold G. Koenig, Christina M Puchalski, Paul D. Sulmasy noch – mit Ausnahme Constantin Kleins – die im deutschen Sprachraum etablierten Autorinnen und Autoren wie Arndt Büssing, Eckhard Frick, Birgit und Andreas Heller, René Hefti, Simon Peng-Keller, Ralph Kunz, Michael Utsch, Erhard Weiher oder Christian

nicht nur vor dem Hintergrund der hier interessierenden Verhältnisbestimmung von christlicher Seelsorge und Spiritual Care, bei dem christliche Seelsorge gerade einen informiert-kritischen Umgang mit dem Spiritualitätsbegriff zu leisten hat, sondern auch im Blick auf die Ausblendung eines umfangreichen und gesellschaftlich relevanten Spiritualitätsdiskurses, der von einem tatsächlich dialogischen Austausch mit Theologie und Religionswissenschaft profitieren würde und dazu einiges beizusteuern hätte. Streib und Keller untersuchen den deutschsprachigen Gebrauch von Spiritualität gezielt im Vergleich zu den USA, was ebenfalls im internationalen Spiritual-Care-Diskurs ein wichtiges Thema ist. Die deutschsprachige Zeitschrift Spiritual Care wurde nicht zuletzt deshalb gegründet, um einen deutschsprachigen Diskurs unter Forschenden, Lehrenden und Praktikerinnen und Praktikern zu ermöglichen, der nicht einfach US-amerikanische oder englische Diskurse repliziert.[1141] Streib und Keller können eindrücklich belegen, dass in den USA »der Begriff ›spirituell‹ als Selbstbezeichnung die Rolle eingenommen zu haben [scheint], die vormals die Selbstbezeichnung ›religiös‹ innehatte. Dies kann man für Deutschland absolut nicht behaupten.«[1142] Das ist nicht nur für die religionssoziologische, religionspsychologische oder insgesamt religionswissenschaftliche Forschung von Interesse, sondern erhält im Blick auf Konzepte zur Praktikabilität von Spiritual Care unmittelbar Relevanz. Schon die Frage, mit welcher Begrifflichkeit Patientinnen und Patienten oder An- und Zugehörige auf religiöse/spirituelle Bedürfnisse und Ressourcen hin angesprochen werden[1143] (und von welcher Berufsgruppe diese Begrifflichkeit verwendet wird), kann entscheiden, ob sich das Gegenüber auf ein Angebot einlässt. Constantin Klein, Sonja Gottschling und Christian Zwingmann haben zu dieser Frage deutschsprachige validierte Fragebögen untersucht, die in Gesundheitsforschung und in Gesprächen zur Vorbereitung oder Unterstützung von Spiritual-Care-Interventionen zur Verwendung kommen.[1144] Es handelt sich sowohl um Adaptionen angloamerikanischer Instrumente als auch um genuin

---

Zwingmann. Diese entstammen unterschiedlichen Disziplinen, konfessionellen und professionellen Zusammenhängen.

1141 Vgl. das Editorial der ersten Ausgabe: Traugott Roser, Eckhard Frick, Editorial, in: Spiritual Care 1 (2012), 3–6.
1142 H. Streib, B. Keller, Was bedeutet Spiritualität? 2015, 235.
1143 Vgl. dazu die oben geschilderten Bestimmungen der S3-Leitlinie Palliativmedizin. Vgl. zur Verwendung der Begriffskombination die Ausführungen in Kapitel A 3.1.1.3; vgl. insbesondere die Hinweise von Michael Utsch, Constantin Klein, Religion, Religiosität, Spiritualität. Bestimmungsversuche für komplexe Begriffe, in: Constantin Klein, Hendrik Berth, Friedrich Balck (Hg.), Gesundheit – Religion – Spiritualität: Konzepte, Befunde und Erklärungsansätze. Weinheim 2011, 25–45.
1144 Vgl. Constantin Klein, Sonja Gottschling, Christian Zwingmann, Deutschsprachige Fragebögen zur Messung von Religiosität/Spiritualität. Ein empirisch gestützter Vergleich ausgewählter Skalen, in: Spiritual Care 1.3 (2012), 22–35. Vgl. zur Praxis der Verwendung die von Nolan und Fitchett gesammelten Fallberichte (▶ Kap. A 3.1.2), in denen einige der Seelsorgerinnen und Seelsorger von der eigenen oder in multiprofessionellen Teams praktizierten Verwendung von Screening-Instrumenten berichten.

deutschsprachige Eigenentwicklungen, die allesamt über hohe interne Konsistenz und hohe Reliabilität verfügen. Klein und Kollegen stellen fest, dass

> »die Messung von Religiosität im Sinne theistischer Überzeugungen und institutioneller Bindung für den deutschsprachigen Kontext weiter gediehen ist als die Messung einer außerhalb der so verstandenen Religiosität liegenden Spiritualität, obgleich durchaus entsprechende Ansätze existieren. Zugleich spiegeln die berichteten Analysen zu bisherigen S-Skalen aber wohl auch die Schwierigkeit, ein komplexes und nach wie vor kontrovers diskutiertes Konstrukt ›Spiritualität‹ trennscharf zu operationalisieren.«[1145]

1.5.3 Offen für Individualität: Bestimmtheit durch Begegnung

Die religionstheoretisch bedeutsamen Befunde und Überlegungen Streibs und Kellers treffen sich mit der Verwendung des Spiritualitätsbegriffs in den Gesundheitswissenschaften und der Spiritual-Care-Literatur genau in der Beschreibung von Unschärfe und Unbestimmtheit, die sowohl Anlass zur Kritik als auch eine Chance bieten, um sie vom Gegenüber füllen zu lassen.

> »Tatsächlich könnte ›Spiritualität‹ ein Beispiel dafür sein, was Koschorke einen ›Gemeinplatz‹ im nicht-pejorativen Sinne nennt, der [...] ›die Verhandelbarkeit von Positionen sichert, ohne einen allgemeingültigen Konsens zu etablieren‹. Vielleicht wird ›Spiritualität‹ sogar nicht nur von ›Menschen auf der Straße‹, sondern auch in einschlägigen Forschungsbereichen, [sic!] als ›leerer Signifikant‹ genutzt, als Begriff, der das ›Versprechen von Fülle‹ transportiert, und der durchaus mit einigem Pathos versehen verwendet wird? [... D]er ›Mehrwert‹ von ›Spiritualität‹ [liegt] darin, dass damit ein Spielraum für Artikulationen und Erkundungen persönlich erfahrener Transzendenzen eröffnet wird. Dass dieser Spielraum frei bleibt von Festlegungen und Vereinnahmungen, verleiht ihm eine Unbestimmtheit, die einem wissenschaftlichen Begriff schlecht ansteht, die jedoch im alltäglichen Gebrauch gerade die Vielfalt einlädt, die sich, wie wir gezeigt haben, systematisch untersuchen und dokumentieren läßt [sic!].«[1146]

Für Spiritual Care als Organisation spiritueller Begleitung von Menschen im Kontext von Krankheit und Gesundheit geht es aber über die systematische Untersuchung und Dokumentation zu theoretischen Zwecken hinaus um die konkrete Begleitungssituation. Aus diesem Grund habe ich an mehreren Stellen dafür geworben, die Unschärfe des Begriffs als Chance zugunsten einer Subjektzentrierung der Begleitung zu verstehen, als spezifische Stärke in der Begleitungssituation:

> »Die Unschärfe des Begriffs ›Spiritualität‹ ist nicht nur ein Defizit, sondern auch eine Chance. [...] Die Zuschreibung von Spiritualität bestimmt den Menschen als offenes Wesen (prozessorientiert und offen in einer zeitlichen Perspektive), relational (auf physische, soziale, räumliche und transzendente Beziehungen hin angelegt) und fragmentarisch (verwundbar und endlich). Jenseits der definitorischen Problematik hat die Unbestimmtheit des Spiritualitätsbegriffs ihren Wert auch in einer prinzipiellen Unverfügbarkeit. Der Ausgangspunkt bei einem offenen Spiritualitätsbegriff und einer prinzipiellen anthropologischen Kategorie hat eine Schutzfunktion für den Einzelnen, sei

---

1145 A. a. O., 33.
1146 A. a. O., 25f.

er Patient oder Betreuender: Sie bewahrt die Subjekte vor den Übergriffen sowohl des Gesundheitswesens als auch von Religionsgemeinschaften.«[1147]

Etwas genauer:

> »[I]m Kontext einer existentiellen Bedrohung erweist sich die Funktion von Spiritualität als Faktor von prinzipiell unverfügbaren – auch gegenüber therapeutischen Maßnahmen – Entwicklungsprozessen, Sinnfragen und tragfähigen Bezugssystemen der Person als notwendig. [...] Denn die Versuche eine eindeutige, generalisierbare Spiritualität [zu therapeutischen Zwecken] zu instrumentalisieren, hat es im Feld mehrfach gegeben [...] Auch die Religionsgemeinschaften machen ihren Mitgliedern normative Vorgaben im Blick auf moralisch umstrittene medizinische und pflegerische Maßnahmen, beispielsweise Aufrechterhaltung lebensverlängernder Maßnahmen wie Beatmung oder Versorgung mit Kalorien und Flüssigkeit. Hier zählt dann statt individueller Spiritualität die Zugehörigkeit zu einer bestimmten und überindividuell Geltung beanspruchenden Religiosität.«[1148]

An der Beschreibung von Unschärfe als Chance hat sich einige Kritik entzündet, etwa durch Birgit Heller, die hinter der pragmatischen Verwendung doch eine Dominanz religiöser Normierung oder zumindest einer religiösen oder spirituellen Vereinnahmung von Menschen, die weder den einen noch den anderen Begriff für sich in Anspruch nehmen möchten, vermutet.[1149] Isolde Karle greift vor allem den Aspekt auf, dass die Chance der Unschärfe darin besteht, dass Unbestimmbarkeit selbst symbolisiert wird, was der Religion die Aufgabe des Umgangs mit dem Problem der Unbestimmbarkeit zuweist. Unter Verweis auf Armin Nassehi weist Karle darauf hin, dass die Kraft religiöser Kommunikation darin bestehe, dass authentisch gesprochen werde. Durch die Begriffsverschiebung weg von religiöser hin zu spiritueller Kommunikation in Spiritual Care befürchtet Karle einen Substanz- und Inhaltsverlust mit einer »Tendenz zur *Entkonkretisierung von Religion* [und einer] zunehmenden *Entkirchlichung*«:

> »So geht es bei der Suche nach Spiritualität nicht unbedingt um die Suche nach Gott, sondern eher um die Suche nach dem Ich, um die Suche nach Sinn in Situationen, die als unbarmherzig kontingent erfahren werden, in denen man die Kontrolle über das eigene Leben verloren hat und zutiefst verunsichert ist. Moderne Spiritualität ist ein synkretistisches Phänomen, collagiert mit Elementen von Esoterik, New Age, Christentum und Buddhismus.«[1150]

Die Unschärfe und Unbestimmtheit verwandelt sich durch spirituelle Kommunikation im Kontext von Krankheit und Gesundheit, Sterben und Trauer, Begleitung und Versorgung in eine durch die Beteiligten erzeugte Bestimmtheit und Konkretheit. In der konkreten Begegnung wird die individuelle Spiritualität klar, spezifisch und biographisch bestimmt. Ausgangspunkt jeder Begegnung im Rahmen von Spiritual Care muss aber die offene und nicht-normative Hal-

---

1147 T. ROSER, E. FRICK, Editorial 2012, 5.
1148 TRAUGOTT ROSER, Spiritualität und Gesundheit. Überlegungen zur Bedeutung eines unbestimmbaren Begriffs im interdisiplinären Diskurs, in: RALPH KUNZ, CLAUDIA KOHLI REICHENBACH (Hg.), Spiritualität im Diskurs, Zürich 2012, 227–240, 235f.
1149 Vgl. BIRGIT HELLER, Spiritualität versus Religion/Religiosität?, in: DIES., ANDREAS HELLER, Spiritualität und Spiritual Care, Bern 2014, 45–68.
1150 I. KARLE, Perspektiven 2010, in: WzM 62 (2010), 545.

tung der Begleitung anbietenden Person sein: »*Spiritualität ist das, was der Patient dafür hält.*«[1151]

Im Unterschied zur rein wissenschaftlichen Betrachtung bleibt es aber nicht dabei, sondern es kommt in der unmittelbaren spirituellen Kommunikation zu einer gegenseitigen Bestimmung und, sofern eine Seelsorgeperson einer bestimmten Religionsgemeinschaft in der Kommunikation präsent ist, zu einer zwischen spiritueller und religiöser Kommunikation changierenden *Begegnung*. Die individuelle, aus der einzelnen Lebensgeschichte resultierende und aktuell durch eine existenzielle Situation herausgeforderte Spiritualität eines Menschen (Patient, Patientin, An- oder Zugehörige, Mitarbeitende) ist ein »Raum der Freiheit«[1152], in dem Fragen aufbrechen können und schöpferische Umorientierung möglich wird. Dieser Raum ist am Ort Krankenhaus untrennbar mit der einzelnen Person, manchmal auch einer Gruppe von Personen (etwa Mutter und Kind, Paar, Peer-group, Familie, Team etc.) verbunden. Als erfahrbarer Raum bedarf er aber eines Zugangs durch Thematisierung, Symbolisierung oder Personalisierung. Ein Beispiel mag dies erläutern:

Ein Patient ist in den letzten Lebenstagen umgeben von seiner umfangreichen Familie, der Ehefrau und zwölf erwachsenen Kindern. Der Patient, der sich im Aufnahmegespräch der Stationsleitung gegenüber als einer Freikirche angehörig identifiziert hat, nimmt das Angebot eines Seelsorgebesuchs an. Als der evangelische Pfarrer am Wochenende die Familie im Krankenzimmer besucht, entwickelt sich ein intensiver Gesprächskontakt, in dem vor allem religiöse Hoffnung und Dankbarkeit zum Ausdruck kommen, die für die Bewältigung des Abschiednehmens als hilfreich erlebt werden. Der Glaube des Patienten an einen persönlichen Gott und an Christus als Erlöser wird thematisiert; der Patient berichtet, dass er in seiner freikirchlichen Gemeinde als Prediger gewirkt hat. Die Familienmitglieder gehören, so der Eindruck, nach wie vor der Gemeinde an. Der Patient geht bewusst auf sein Sterben zu, die Ehefrau und die Familie wirken harmonisch und gefasst. Auf das Angebot des Pfarrers, ein gemeinsames Gebet oder einen Segen zu sprechen, reagieren sie allerdings ablehnend: »Danke, aber wir können selbst beten und tun das auch.« Für die Familie sprechend wünscht aber der älteste Sohn beim Abschied an der Zimmertür dem Pfarrer Segen für seine Arbeit. Beim Pfarrer

1151 TRAUGOTT ROSER, Spiritual Care – neuere Ansätze seelsorglichen Handelns, in: ULRICH KÖRTNER, SIGRID MÜLLER, MARIA KLETECKA-PULKER, JULIA INTHORN (Hg.), Spiritualität, Religion und Kultur am Krankenbett, New York/Wien 2009 (Schriftenreihe Ethik und Recht in der Medizin), 81–90, 89. Vgl. DERS., Innovation Spiritual Care. Eine praktisch-theologische Perspektive, in: E. FRICK, T. ROSER (Hg.), Spiritualität und Medizin 2011², 45–55 Zugespitzt lässt sich sogar formulieren: »Spiritualität im Palliativkontext ist diesem Verständnis nach ›genau – und ausschließlich – das, was der Patient dafür hält‹« (TRAUGOTT ROSER, MARGIT GRATZ, Spiritualität in der Sterbebegleitung, in: S. KRÄNZLE, U. SCHMID, C. SEEGER [Hg.], Palliative Care 2014⁵, 57–63, 61).

1152 Vgl. T. ROSER, Spiritual Care – neuere Ansätze 2009, 89. Hier wird verwiesen auf das Verständnis von Spiritualität nach RICHARD RIESS, Sehnsucht nach Leben, Göttingen 1991, 250.

bleibt allerdings ein Gefühl von Unbehagen, das er erst durch eine spontane Intervision mit einer Psychologin des Teams klären kann. In der Teambesprechung zu Beginn der Folgewoche kann der Seelsorger berichten, dass die Familie über spirituelle Ressourcen verfügt und in der Lage ist, Unterstützungsbedarf zu signalisieren.

Das wenig spektakuläre Beispiel lässt erkennen, dass durch die Praxis der Station, nach spirituellen und religiösen Aspekten zu fragen, der Patient seine Zugehörigkeit zu einer Glaubensgemeinschaft mit geprägter Tradition formulieren kann. Durch die vom Behandlungsteam initiierte Intervention des Seelsorgebesuchs expliziert der Patient für sich und seine Familie konkrete Aspekte seiner Religiosität, akzeptiert den zu einer anderen Glaubensgemeinschaft gehörenden Seelsorger als Gesprächspartner, aber nicht in einer rituellen Funktion. Seine eigene Spiritualität nutzt der Patient als Raum der Freiheit, im konkreten Fall sowohl im Sinne positiver als auch negativer Religionsfreiheit. Die Spiritualität des Seelsorgers selbst ist durch die Begegnung nachhaltig berührt worden.

In der Begegnung mit der Person eines Seelsorgers oder einer Seelsorgerin als identifizierbarer Repräsentant einer bestimmten Religions- und Glaubensgemeinschaft wird es dem Einzelnen möglich, die eigene Spiritualität näher zu bestimmen, zu erzählen oder auch offen zu lassen und nicht zu bestimmen. Armin Nassehi sieht genau darin die Chance der Rede von Spiritualität in Palliative Care:

> »Die Palliativmedizin scheint [...] deshalb etwa auch auf Spiritualität zu setzen – auf Sätze, deren Eindeutigkeit in ihrer Uneindeutigkeit liegen und die den Willen des Patienten nicht einfach voraussetzen, sondern in seinen Brüchen kommunizierbar machen. In solchen Settings kehrt das alte Verhältnis wieder, dass es gerade Professions- und Organisationskontexte sind, die den Willen von Klienten formen und ermöglichen, nun aber in einer völlig neuen Gestalt.«[1153]

Nicht geklärt ist mit dieser positiven Einschätzung aber, worin die Aufgabe einer koordinierten Organisation spiritueller Begleitung besteht, die weder alle Berufsgruppen gleichermaßen für Spiritualität zuständig erklärt, noch die Zuständigkeit diffus dem Team als Ganzem überträgt. Im Fallbeispiel ist es im Behandlungsteam geklärt, dass – der S3-Leitlinie entsprechend – spirituelle und religiöse Aspekte im Aufnahmegespräch angesprochen werden und auf das Angebot eines Seelsorgebesuchs aufmerksam gemacht wird. Damit ist ein offenes Verständnis als Grundlage des gemeinsamen Vorgehens vorausgesetzt; das Angebot eines Kontakts eröffnet die Möglichkeit einer Begegnung, in der beide Seiten, Patientin oder Patient und Angehörige, Seelsorgeperson und Team, in ihrer je bestimmten Spiritualität berührt werden und sich Resonanzen bilden, ohne dass es zu Übergriffen käme. Bedeutsam ist aber, dass die Resonanz von der positionellen, bestimmten und im Kontakt transparenten Zugehörigkeit der Seelsorgeperson zu einer bestimmten konfessionellen Tradition geprägt ist, die

---

1153 ARMIN NASSEHI, Spiritualität. Ein soziologischer Versuch, in: E. FRICK, T. ROSER (Hg.), Spiritualität und Medizin 2011², 35–44, 41f.

sich nicht als allgemeine oder generelle Spiritual Care versteht.[1154] Die professionsbedingte Bestimmtheit der Spiritualität der Seelsorgeperson als durch eine Religionsgemeinschaft beauftragte Amtsperson – unabhängig von der individuellen Füllung – verhindert aber keinesfalls die Kontaktaufnahme mit und Begleitung von Menschen anderer Spiritualität.[1155] Eberhard Hauschildt beschreibt dies m. E. überzeugend:

»Spiritual Care durch Seelsorger bietet einen Schutz davor, dass bei angeblicher Neutralität von Spiritual Care die Manipulationsgefahr versteckt und insofern gefährlicher auftritt, gerade weil das Bedürfnis nach unmittelbar religiöser Kommunikation eben doch da ist. Bei der Seelsorge ist erkennbar, dass keine Neutralität besteht und dass dann gegebenenfalls Spiritual Care in einer Konstellation der Religions- und Weltanschauungsverschiedenheit erfolgt und auch erfolgen kann.«[1156]

Spiritualität in Palliative Care wird als anthropologische Kategorie verstanden, die mit einem Anliegen verbunden ist, das sich aus dem ganzheitlichen Personenverständnis ableitet und dem Offenhalten von Uneindeutigkeit und von unabschließbaren Prozessen dient. Dieses Anliegen teilen Seelsorgende auch und gerade als Vertreter einer bestimmten religiösen Tradition. Mit der Verwendung der Begriffe ›spirituelles Bedürfnis‹, ›spirituelle Ressourcen‹ und ›spirituelle Begleitung‹ wird Sorge dafür getragen, dass auch in der Situation einer lebensbedrohlichen Erkrankung eine Patientin oder ein Patient nicht pathologisiert, medikalisiert und nicht der Definitionsmacht medizinischer Diagnostik und Prognostik im totalen System Krankenhaus überlassen wird.[1157]

1154 In Abgrenzung zu STEFAN GÄRTNER, Seelsorge *wird* Spiritual Care vs. Spiritual Care *und* Seelsorge, in: Spiritual Care 4 (2015), 202–214. Gärtner berichtet von der spezifischen Entwicklung der ›geestelijke Verzorging‹ in den Niederlanden: »*In den Praxisbezügen* [...] ist das konfessionelle Profil in der niederländischen Spiritual Care immer weniger erkennbar. Das kommt zum Beispiel darin zum Ausdruck, dass die Liturgie im Krankenhaus häufig ökumenisch ist oder dass die Einrichtungen auf Distanz zu den kirchlichen Institutionen gegangen sind. Gleiches gilt für manche Mitarbeiter in der Spiritual Care. Statt auf die für die meisten Patienten nicht mehr plausible Rolle als kirchlicher Amtsträger setzen sie auf die Ausfaltung berufsspezifischer Kompetenzen als Profession neben anderen in den säkularen Organisationen. [...] Eine kirchliche Beauftragung der *geestelijk verzorger*, die vom Gesetz her eigentlich vorgesehen ist, wird dementsprechend im Gesundheitswesen von den Arbeitgebern und im Berufverband nicht mehr unbedingt als verpflichtend angesehen« (206f, Hervorhebung im Original). Kritisch zu Gärtner auch: RALPH KUNZ, Steilpass! Replik auf den Artikel von Stefan Gärtner (2015), in: Spiritual Care 5 (2016), 245–246.

1155 Dies scheint Gärtner für Krankenhausseelsorge in Deutschland zu befürchten: »In Deutschland ist Religion hauptsächlich über Konfessionsgemeinschaften konzipiert: Seelsorge wird dann zu einem Angebot für deren Mitglieder. [...] Eine weitere Gefahr im deutschen Kontext kann eine Monopolisierung von Spiritualität sein. Das konfessionelle Christentum wird zur impliziten Norm und zum dominanten Deutungsschema für alles, was mit Religiosität, Ritualen oder Geistlichem zu tun hat. Diese Messlatte soll dann auch an Spiritual Care angelegt werden« (S. GÄRTNER, Seelsorge wird Spiritual Care 4 [2015], 209).

1156 EBERHARD HAUSCHILDT, ›Spiritual Care‹ – eine Herausforderung für die Seelsorge?, in: Materialdienst der EZW 3 (2013).

1157 In ganz ähnliche Richtung weisen die von Johannes Degen in einer Umfrage unter Klinikpersonal erhobenen Erwartungen an die Integration von Seelsorge ins Team:

Als Person soll ihr oder ihm in der aktuellen Situation der Verwundbarkeit die Möglichkeit offen gehalten werden, einen biographisch stimmigen und mit den eigenen Wert- und Glaubensvorstellungen übereinstimmenden Sinn zu finden und die eigene Situation zu deuten. Als relational zu verstehender Person sollen die der Patientin oder dem Patienten eigenen Bezüge zu Gott, zu Kultur, (religiöser) Gemeinschaft und Familie/Angehörigen erhalten bleiben. Nicht zuletzt soll die Patientin oder der Patient die Möglichkeit haben, die Erfahrung einer Krise oder des nahenden Lebensendes in das eigene Selbstverständnis und die persönliche Entwicklung zu integrieren. Dem Begriff ›Spiritualität‹ eignet damit die Funktion, das Verständnis des Menschen als offene, relationale und fragmentarisch zu begreifende Person zu gewährleisten. Gerade darin offenbart sich ›Spiritual Care‹ als ein systemischer Begriff.

1.5.4 Bemühungen um Bestimmung des Unbestimmten als Aufgabe von Seelsorge in Spiritual Care

Die Wahrnehmung der Bemühungen um eine Bestimmung dessen, was Spiritual Care als integraler Bestandteil von Palliative Care ist – unter Verzicht auf eine klare Definition des Begriffs Spiritualität –, wird durch die im Materialteil gesammelten Aspekte und Beobachtungen weitgehend bestätigt. Die Einbindung von Seelsorge in Entscheidungssituationen und in die Bewältigung von konflikt- und krisenhaften Erfahrungen galt jeweils dem Anliegen, die Personenwürde unmittelbar und mittelbar Betroffener zu wahren, einer Medikalisierung zu entgehen und einer Subjektzentrierung in Therapie, Betreuung und Begleitung zu entsprechen. Aufgabe seelsorglicher Beratung und Begleitung waren Unterstützung bei der Lebensvergewisserung und Lebenssättigung[1158] in Situationen der Bedrohtheit von Leben. Lebensvergewisserung umfasst dabei sowohl Fragen der aktiven Lebensführung und Lebensgestaltung als auch Fragen des Selbstverständnisses, das durch Kontingenzen bedroht ist oder sich durch Rekonstruktion der eigenen Biographie weiterentwickelt. Zur Lebensvergewisserung gehört auch die Wahrnehmung der Bedeutung von Relationalität und schließlich des Transzendenzbezugs. Lebenssättigung verweist auf die transzendente Gegebenheit des Lebens und insbesondere auf die Vorstellung von well-being im theologischen Sinn als nicht machbare, sondern sich ereignende Teilhabe an einem Leben in Fülle. Seelsorge in den geschilderten Zusammenhängen geschieht nicht

---

»[Es] findet sich offensichtlich bei allen Berufsgruppen ein ernst zu nehmendes Interesse daran, die reale Situation des Patienten zur Kenntnis zu nehmen und das eigene Handeln hierauf abzustimmen. Die Ambivalenz des eigenen Handelns wird weithin gesehen. [...] Die Frage bleibt, wie weit der Krankenhausseelsorger und dann auch der jeweilige Träger des Krankenhauses diese Grundhaltung aufnehmen und bestärken kann« (JOHANNES DEGEN, Distanzierte Integration. Materialien zur Seelsorge in den Strukturen des Krankenhauses, in: WzM 32 [1980], 2–14, 14).

1158 Vgl. Zum Begriff TRAUGOTT ROSER, Lebenssättigung als Programm. Praktisch-theologische Überlegungen zu Seelsorge und Liturgie an der Grenze, in: ZThK 109 (2012), 397–414.

separiert von den Bemühungen der anderen im Gesundheitswesen tätigen Berufsgruppen, sondern ist organisational eingebunden und leistet einen eigenen Beitrag in der theologischen Bestimmung zentraler Begriffe wie ›well-being‹, ›Lebensqualität‹ oder ›total pain‹ im Diskurs und in der Praxis. Entsprechend argumentiert Ralph Kunz im Blick auf die Wissenschaftlichkeit von Seelsorge als theologische Disziplin:

> »Seelsorge ist ja nicht nur eine Profession, sondern auch eine Wissenschaft, die in der praktisch-theologischen Forschung präsent ist und sich seit Jahrzehnten mit eben diesen Fragen der Individualisierung religiöser und spiritueller Ausdrucksformen beschäftigt. [...] Die relative Privilegierung der Kirchen in Deutschland hilft den theologischen Fakultäten und sorgt für eine wissenschaftliche Begleitung der Praxis, von der sowohl Spiritual Care wie Seelsorge profitieren können: sei es hinsichtlich einer praxistheoretisch fundierten interprofessionellen Kooperation, sei es mit Blick auf interdisziplinäre Forschung.«[1159]

Die Einbindung von Seelsorge in Palliative Care unter dem Vorzeichen von Spiritual Care ist damit kein Sonderfall von Seelsorge in Einrichtungen des Gesundheitswesens, sondern stellt eine besonders deutliche Form der Integration von Seelsorge in das Krankenhaussystem auf organisationaler Ebene dar.

Diese hat zumindest im angloamerikanischen Sprachraum ihren Widerhall in Lehrbüchern klinischer Seelsorge und Beratung gefunden, in denen verschiedene Modelle einer organisationalen Einbindung von Seelsorge in ein multiprofessionelles Team diskutiert werden: Unter der Voraussetzung, dass sich die Seelsorgeperson oder die pastorale Beratung insgesamt mit dem breiteren Spektrum der heilenden und helfenden Berufe im Gesundheitswesen identifiziert, werden drei Modelle der Zusammenarbeit vorgestellt: ›Consultation, Collaboration und Referral‹.[1160] Als ›Consultation‹ werden dabei klientenzentrierte Fallkonsultation oder beraterzentrierte Fallkonsultation beschrieben. In beiden Fällen geht es darum, sich als Seelsorgeperson oder beratende Person in einer als unklar empfundenen Beratungssituation zur besseren Klärung und einer objektivierenden Distanznahme mit einem Spezialisten einer anderen Berufsgruppe zu besprechen. Bei der ›Collaboration‹ ist die systemische Einbindung deutlicher:

> »In collaboration, whether work is focused on a client or on the development and operation of a program, two or more people work together to solve a common problem and share responsibility for the process and outcome.‹ [...] Such collaboration may occur in any setting in which the pastoral counselor shares responsibility with other professionals.«[1161]

1159 R. Kunz, Steilpass! 2016, 246.
1160 Sr. Madonna Marie Cunningham, O.S.F., Consultation, Collaboration and Referral, in: R. Wicks, R. Parsons, D. Capps (Hg.), Clinical Handbook 1993, 162–170. »The discussion assumes that the spiritual and psychological healing ministry of the pastoral counselor, by its very nature, identifies itself with the broader body of professions which make up the mental health community« (162). Cunningham hat diese Typologie für die Mitarbeit von Seelsorge in einer Einrichtung entwickelt, die Patientinnen und Patienten mit mentalen Problemen betreut.
1161 M. Cunningham, Consultation 1993, 165.

Zur Kategorie der ›Collaboration‹ gehört auch die ›Coordination‹, bei der zwei professionell an einem Klienten Handelnde einander vom Vorgehen informieren und sich für weiteres Handeln absprechen, um Kontraproduktivität und Doppelstrategien zu vermeiden. Ansatzpunkt für ›Collaboration‹ ist die Wahrnehmung, dass ohne eine konstruktive Zusammenarbeit spirituelle und religiöse Aspekte als Teil einer ganzheitlichen Strategie vernachlässigt werden.[1162] Das dritte Modell, ›Referral‹, meint die Fähigkeit der verschiedenen Berufsgruppen und Berater, Klienten und Patientinnen oder Patienten an eine andere Berufsgruppe zu überweisen, wenn die eigene Kompetenz für die Beratungssituation nicht ausreichend ist. Die programmatisch-pragmatische Unschärfe des Spiritualitätsbegriffs wird durch Seelsorge in Spiritual Care in individuelle Bestimmtheit durch Konsultation, Zusammenarbeit und Koordination und durch Überweisung überführt. In der multiprofessionellen und transdisziplinären Zusammenarbeit liegt die Chance für Seelsorge, die Ambivalenz zwischen Offenheit und Bestimmtheit prozesshaft und im Diskurs aufrechtzuerhalten.

Die systemische Einbindung von Seelsorge und Spiritual Care in den multiprofessionell strukturierten Kontext macht es bei aller Offenheit und multiprofessionellen Anschlussfähigkeit umso erforderlicher, eine kritische Reflexion über die begrifflichen Unschärfen und die Folgen für das Seelsorgeverständnis zu unternehmen. Bevor dies geschieht, soll jedoch – noch auf der Ebene der Wahrnehmungskunst – die aktuelle Seelsorgetheorie im Blick auf organisationale Aspekte befragt werden.

1.6 Systemische und organisationale Aspekte der Seelsorge in Einrichtungen des Gesundheitswesens

Nach Michael Klessmann findet Krankenhausseelsorge im »Zwischen‹-Raum«[1163] statt: zwischen Kirche und Krankenhaus, zwischen gesicherter Rechtsstellung und struktureller Bedeutungslosigkeit, zwischen Patienten, Patientinnen und Mitarbeitenden, Alltagsgespräch und Psychotherapie, Professionalität und Betroffenheit. Die Seelsorgeperson ist dabei weitgehend von der Institution Krankenhaus unabhängig. Seelsorge kooperiert mit den Patienten und Patientinnen, den anderen Berufsgruppen und der Krankenhausleitung, steht jedoch zwischen ihnen. Seelsorge geschieht zwischen dem Pol des Beziehungserlebens zu den Partnern und Partnerinnen der Seelsorge und einem von den institutionellen Erwartungen und Vorgaben geprägten Pol, nach dem Seelsorgepersonen Repräsentanten institutionalisierter Religion sind. Die Rolle im Zwischen-

---

1162 Vgl. M. CUNNINGHAM, Consultation 1993, 166.
1163 M. KLESSMANN, Handbuch 2013, 16 und öfter.

Raum ermöglicht Freiheit und Flexibilität in der Gestaltung der eigenen Tätigkeit. Krankenhauspfarrerinnen und -pfarrer sind nicht im Diagnose- und Behandlungsablauf verplant und können sich – beispielsweise – Zeit für ein patientenzentriertes Gespräch nehmen. Christoph Schneider-Harpprecht sieht dieses »Leitbild« der Seelsorge im Zwischen-Raum kritisch, weil

»damit ihre strukturelle Marginalität festgeschrieben wird. Rolle und Funktion der Seelsorge bleiben für die MitarbeiterInnen und PatientInnen des Krankenhauses letztlich undurchschaubar. Für die Beteiligten ist nicht deutlich, inwiefern sich die Seelsorge mit den Zielen des Unternehmens Krankenhaus identifiziert, welcher Beitrag hier von ihr erwartet werden kann, wie er sich dem Beitrag der anderen Berufsgruppen im Krankenhaus zuordnet und wie diese systematisch mit der Krankenhausseelsorge kooperieren können.«[1164]

Professionssoziologisch sind sie den medizinischen Berufen gleichrangig und zeichnen sich durch ein hohes Ausbildungsniveau mit Zusatzqualifikationen, die Fähigkeit zum Umgang mit existenziellen Situationen, durch Vertrauensvorschuss und hohe gesellschaftliche Anerkennung, Vertraulichkeit und Berufsethos aus.[1165] Dies ermöglicht der Seelsorgerin/dem Seelsorger eine respektierte Stellung.

Wie im Bisherigen beobachtet, findet Seelsorge zunehmend institutionalisierte Einbindung dort, wo ethische, theologische und pastoralpsychologische Kompetenz gefragt ist: etwa bei innerbetrieblichen Fortbildungen und berufsethischem Unterricht in Krankenpflegeschulen. Auf diese Weise ist die Seelsorge disziplinenübergreifend in das Krankenhaus eingebunden und im Gegenzug auf geklärte Kooperationsformen angewiesen. Dies ist eine Frage nach der organisationalen Verortung von Seelsorge: In einer Organisation kommt es zur »strukturellen Kopplung« unterschiedlicher Funktionssysteme.[1166] Es bedarf

1164 CHRISTOPH SCHNEIDER-HARPPRECHT, Das Profil der Seelsorge im Unternehmen Krankenhaus, in: WzM 54 (2002), 424–438, 427f.
1165 Vgl. dazu, durchaus kritisch, I. KARLE, Seelsorge 1996. Zur Professionstheorie: HANSJÜRGEN DAHEIM, Zum Stand der Professionssoziologie. Rekonstruktion machttheoretischer Modelle der Profession, in: BERND DEWE, WILFRIED FERCHHOFF, FRANK-OLAF RADTKE (Hg.), Erziehen als Profession. Zur Logik professionellen Handelns in pädagogischen Feldern, Opladen 1992, 21–35; BERND DEWE, HANS-UWE OTTO, Professionalisierung, in: HANNS EYFERTH, HANS-UWE OTTO, HANS THIERSCH (Hg.), Handbuch zur Sozialarbeit/Sozialpädagogik, Darmstadt 1984, 775–811. Im Blick auf den Pfarrberuf insgesamt: I. KARLE, Pfarrberuf als Profession 2001.
1166 Vgl. zur Unterscheidung und Aufeinander-Bezogenheit der Begriffe (Funktions-)System und Organisation ARMIN NASSEHI, IRMHILD SAAKE, Die Religiosität religiöser Erfahrung. Ein systemtheoretischer Kommentar zum religionssoziologischen Subjektivismus, in: Pastoraltheol. 93 (2004), 64–81. Nassehi und Saake machen dabei auf drei Missverständnisse der systemtheoretischen Gesellschaftstheorie im Gefolge Niklas Luhmanns aufmerksam: »Erstens ist zu betonen, dass Funktionssysteme letztlich keine ›Adressen‹ sind, keine Akteursfiktionen oder irgendwie zentralisierte Einheiten, die mit einer Stimme sprechen. Diese Systeme sind lediglich kommunikativ geschlossene Einheiten [...] Zweitens sind Funktionssysteme keineswegs ›unabhängig‹ voneinander autonom in dem Sinne, dass sie tun und lassen können, was sie wollen. Abgesehen davon, dass Funktionssysteme nichts *wollen* können, sind sie radikal aufeinander bezogen, strukturell gekoppelt und in ihrer Strukturbildung

zur Wahrnehmung des Ortes von Seelsorge im Krankenhaus also sowohl systemtheoretischer als auch organisationaler Reflexion.

Diese doppelte Betrachtungsweise stellt beispielsweise Fragen an die systemtheoretisch konzipierte Seelsorgetheorie Isolde Karles. Karle zufolge gehört Seelsorge ausschließlich zum Religionssystem.[1167] Die oben beschriebene Wahrnehmung zu Spiritual Care lässt eine solch eindeutige und abgrenzende Zuschreibung nicht zu, sondern hält an der (von Karle kritisierten) strukturellen Beteiligung am therapeutisch orientierten Kontext fest. Die Kopplung der Funktionssysteme durch die Organisation bedarf einer genaueren Betrachtung: Während Karle für das Gesundheitssystem die Gesundung als Ziel bestimmt, lässt sich dies zumindest für die Palliativmedizin, aber auch für die in den Materialteilen beschriebenen Einrichtungen des Gesundheitswesens nicht als das alleinige oder auch primäre Handlungsziel bestätigen.[1168] Gerade hier sind Krisen, Brüche und Probleme[1169] im Leben der Gesprächspartner und -partnerinnen die Ausgangssituationen für seelsorgliches Handeln.

Die Seelsorge repräsentiert innerhalb der Organisation Krankenhaus ein Funktionssystem, das sich in einer Spannung zum rational-naturwissenschaftlichen System befindet. Durch ihre Einbindung kommen systemfremde Aspekte zur Geltung. In der Person des Seelsorgers oder der Seelsorgerin werden dabei nicht nur ganzheitliche Aspekte des Patienten als Person in Erinnerung gerufen, sondern sind auch Personenanteile aller Akteure und Betroffenen symbolisch präsent, die sich nicht allein auf die medizinisch-therapeutische Funktion beziehen. Darin ist begründet, dass die Klinikpfarrerin/der Klinikpfarrer auch als Seelsorgerin oder Seelsorger von Ärzteschaft und Pflegepersonal ins Vertrauen gezogen werden kann oder im Rahmen einer Einrichtung oder einer Station rituelle Feiern für alle gestalten kann – etwa die in Teil B beschriebenen Gedenkfeiern. Die Seelsorgeperson bietet ein bestimmtes Wirklichkeitsver-

---

aufeinander angewiesen. Das streng systemtheoretische und operative Design dieser Theorie besagt lediglich, dass es keinen Ort außerhalb dieser Systeme gibt, von dem sie koordiniert werden könnten. [...] Drittens sind die Funktionssysteme nicht mit Organisationen zu verwechseln. Erst Organisationen ermöglichen es den Funktionssystemen, so etwas wie Inseln mit geringerem Variationsrisiko zu bilden. Ferner finden *in Organisationen* strukturelle Kopplungen statt. Man denke etwa an ein Krankenhaus, in dem viel mehr geschieht als Medizinisches, nämlich Rechtliches, Ökonomisches, Religiöses, bisweilen Wissenschaftliches« (69; Hervorhebungen im Original).

1167 »[Seelsorge] ist Teil des Religions- und nicht des Gesundheitssystems. Ihr primäres Ziel ist es nicht, die Gesundheit eines Menschen zu erreichen, sondern Menschen im Horizont christlicher Welt- und Lebensdeutung und damit im Vertrauen auf eine letzte Geborgenheit in Gott sensitiv und kompetent zu begleiten« (ISOLDE KARLE, Was ist Seelsorge? Eine professionstheoretische Betrachtung, in: U. POHL-PATALONG, F. MUCHLINSKY, Seelsorge im Plural 1999, 36–50, 40). Isolde Karle bezieht sich für ihre Argumentation vor allem auf die Systemtheorie Niklas Luhmanns.

1168 Ähnlich zum Einfluss der Hospizbewegung und der Palliativmedizin auf das ›System Krankenhaus‹: Vgl. CHRISTOPH MORGENTHALER, Sterben im Krankenhaus – systemische Aspekte, in: WzM 52 (2000), 408–424, 410f.

1169 Gegen I. KARLE, Was ist Seelsorge 1999, 45. In ihrer Monographie hat Karle dies, meines Erachtens zu Unrecht, insbesondere an der Theorie Henning Luthers kritisiert.

ständnis an und spricht eine im sonstigen Klinikbetrieb unübliche Sprache oder »Grammatik«[1170]. Insbesondere durch explizit religiöse Kommunikation (wie Gottesdienste, Gebete, Segen) ermöglicht sie allen Beteiligten Distanznahme und Relativierung von vorherrschenden sozialen (naturwissenschaftlichen) Semantiken. Damit verhilft sie in der Betrachtungsweise systemtheoretischer Religionssoziologie, eine »Engführung an der Logik eines der Funktionssysteme [zu vermeiden]. Ihr grundlegendes Problem ist die Frage, wie in sozialen Systemen Kontingenzen weggearbeitet werden und wie es Kommunikation gelingt, sich anschlussfähig zu halten.«[1171]

Innerhalb des sozialen Systems kommt der Seelsorge damit zunächst entlastende und stabilisierende Funktion zu. Sie eröffnet am Ort des Gesundheitssystems einen Raum, in dem Konflikte zwischen systemkonformem Handeln der Berufstätigen und davon abweichendem Denken der Privatpersonen ausgetragen werden können. Die Nähe zu Supervision oder zu Balintgruppen ist evident. Andererseits hat sie aber auch eine das soziale System verändernde Funktion. Durch psychologische und pastorale Kompetenzen und als Sachkundige in nicht-medizinischen Fragen birgt sie einen Unruhefaktor, der auf verdrängte Aspekte aufmerksam macht, wie es oben am Modell der ›Collaboration‹ expliziert wurde. Deutlich ist dies beispielsweise beim Thema Hirntod im Rahmen der Transplantationsmedizin der Fall, wo Psychologie und Theologie bleibende Bezugswissenschaften der Kritiker des Hirntodkonzeptes sind.[1172]

Mitunter spricht die Seelsorgetheorie von einer systemverändernden Funktion im Sinne einer »prophetische[n] Dimension der Seelsorge im Krankenhaus«[1173], deren »widerständige Haltung« in der Tradition alttestamentlicher Prophetie sich auf vieles beziehen kann:

1170 Vgl. I. Karle, Seelsorge 1996, 216. Weiher verwendet den Begriff Grammatik als Untertitel seines Bandes: Eine Grammatik für Helfende, allerdings nicht spezifisch für Seelsorge, sondern für spirituelle Begleitung unterschiedlicher Berufsgruppen. Die Seelsorge hat dennoch eine spezielle Funktion in der Überführung von Alltagsspiritualität in Glaubensspiritualität: »Die Seelsorgenden helfen also, im Alltagsbild, in der Alltagserzählung das darin erfahrene Heilige zu entdecken. [...] Menschen meinen, ohne dass sie sich das bewusst machen, mit ihrer Alltagsspiritualität auch etwas Transzendentes. Dieses kann in der Kommunikation mit dem spirituellen Begleiter ausdrücklich Anschluss an die ›große‹ Transzendenz der Religion finden« (Erhard Weiher, Das Geheimnis des Lebens berühren. Spiritualität bei Krankheit, Sterben, Tod. Eine Grammatik für Helfende, Stuttgart 2008, 122).

1171 A. Nassehi, I. Saake, Religiosität 2004, 80.

1172 Vgl. Hans Jonas, Technik, Medizin und Ethik, Frankfurt 1987, 219–241; Andreas von Heyl, Wohnt die Seele im Gehirn? Die Hirntod-Problematik aus seelsorgerlicher Perspektive, in: B. Hepp, E. Hildt, Organtransplantationen 2000, 96–106; Klaus-Peter Jörns, Organtransplantation: Eine Anfrage an unser Verständnis von Sterben, Tod und Auferstehung, in: BThZ 9 (1992), 15–39; vgl. aus praktisch-theologischer Perspektive: Traugott Roser, Die Aufgabe kirchlicher Begleitung im Kontext der Transplantationsmedizin. Ein diakonietheoretischer Entwurf, in: B. Hepp, E. Hildt, Organtransplantationen 2000, 107–119.

1173 So lautet ein Beitrag von Michael Klessmann, Die prophetische Dimension der Seelsorge im Krankenhaus, in: WzM 49 (1997), 413–428. Vgl. das Kapitel mit gleichem Titel in M. Klessmann (Hg.), Handbuch 2013[4], 283–295.

»Auf die religiösen Vorstellungen eines einzelnen oder einer Gruppe und die damit zusammenhängenden kultischen Vollzüge; auf die Vorstellung vom Menschen und die Art und Weise des Umgangs miteinander; auf die realen sozialen Verhältnisse, auf gesellschaftliche Anschauungen vom Miteinanderleben und -arbeiten, auf die impliziten und expliziten Normen einer Gesellschaft usw.«[1174]

Die angedeuteten Beiträge zur Verortung von Seelsorge im Krankenhaussystem verweisen auf die umfangreiche Theoriediskussion zu systemischen Ansätzen in der Seelsorge. Während sich die maßgeblich von Christoph Morgenthaler vertretene systemische Seelsorge[1175] vor allem der Beziehung zwischen Seelsorgeperson und Gesprächspartner widmet, hauptsächlich unter Beachtung des familiären und sozialen Umfelds des Gesprächspartners, kommt es hier auf eine systemische Betrachtung des Kontextes der Seelsorge, insbesondere im geschilderten Sinn einer organisationalen Integration im sozialen System Krankenhaus, an. Auch in seiner Weiterentwicklung des systemischen Ansatzes von Seelsorge zu einem systemischen Verständnis von Sterben im Krankenhaus geht Morgenthaler davon aus, dass sich das »Problemsystem [...] ums individuelle Geschick eines Patienten bildet«[1176].

In den letzten Jahren hat es mehrfach Versuche gegeben, Ansätze systemischer Beratung und Therapie für die Seelsorgepraxis fruchtbar zu machen oder diese mit Hilfe der Systemtheorie theoretisch zu durchdringen.[1177] Noch zeich-

---

1174 Vgl. M. Klessmann, Prophetische Dimension 1997, 414.

1175 Christoph Morgenthaler, Systemische Seelsorge. Impulse der Familien- und Systemtherapie für die kirchliche Praxis, Stuttgart u. a. 1999; vgl. dazu auch Christoph Morgenthaler, Systeme als Bezugsrahmen der Seelsorge, in: Wilfried Engemann (Hg.), Handbuch der Seelsorge. Grundlagen und Profile, Leipzig 2009², 292–307.

1176 C. Morgenthaler, Sterben im Krankenhaus 2000, 415: »[U]m das Sterben eines einzelnen Menschen, im Schnittbereich der beteiligten Systeme, beginnt sich ein ganz eigenes Subsystem zu bilden, das ›Problemsystem Sterben‹, das System all jener Personen also, die vom Sterben einer einzelnen Person direkt betroffen sind. [...] Sterben geschieht [...] im Schnittbereich ganz unterschiedlicher sozialer Subsysteme. Vergegenwärtigen wir uns einige wichtige Akteure: Angehörige; Freunde, Bekannte, Nachbarn; Ärzte; Pflegepersonal; Seelsorgende; Angestellte der Spitalverwaltung. Diese Personen treten zwar als einzelne Menschen mit einer schwer kranken Person in Kontakt. Sie sind in ihrem Fühlen und Handeln aber eingebunden in ihre je eigenen Systeme. In jedem dieser Bezugssysteme gelten andere Ziele, Wertvorstellungen und Menschenbilder. Jedes dieser Systeme kennt seine eigene Sprache, seine eigenen Zeitrhythmen und Rituale« (413).

1177 Vgl. dazu: Martin Ferel, ›Willst du gesund werden?‹ – Das systemische Verständnis von Krankheit und Heilung als Orientierung für die Seelsorge, in: WzM 48 (1996), 359–374; Peter Held, Systemische Praxis in der Seelsorge, Mainz 1998; Peter Held, Uwe Gerber, (Hg.), Systemische Praxis in der Kirche, Mainz, 2003; Isolde Karle, Seelsorge in der Moderne, Neukirchen-Vluyn 1996; Günther Emlein, Seelsorge als systemische Praxis. Grundlagen für eine systemische Konzeption der Seelsorge, in: WzM 53 (2001), 158–178. Eine umfassende kritische Auseinandersetzung mit diesen Entwürfen findet sich bei Christian Albrecht, Systemische Seelsorge. Therapie und Beratung im Horizont der Seelsorgekonzeption Friedrich Schleiermachers, in: IJPT 4 (2000), 213–252. Vgl. auch den Literaturbericht von Michael Klessmann, Seelsorge zwischen Energetik und Hermeneutik. Ein Literaturbericht, in: Pastoraltheol. 90 (2001), 39–54, bes. 44–47 zu P. Held, C. Morgenthaler und Anna Christ-Friedrich.

net sich keine einheitliche Linie ab, die es zuließe, ›Systemische Seelsorge‹ als Gesamtzuschreibung für die diversen Entwürfe gelten zu lassen. Sie stimmen in ihrer Orientierung an Konzepten systemischer Beratung und Therapie überein, die sich, wie Christian Albrecht zusammenfassend festhält,

> »einer komplexen Wirklichkeitssicht verdankt, der zufolge sie in ihrer praktischen Anleitung zur Bewältigung von problemgenerierenden Dimensionen dieser Wirklichkeit nun den großen geschlossenen und in sich einheitlichen Theorieentwürfen und Praxisanleitungen mißtraut, sondern sich je fall- und zweckbezogen der der Selbstreflexion angemessen erscheinenden Theoriefragmente und praktischen Arbeitsweisen bedienen kann.«[1178]

Es würde an dieser Stelle zu weit führen, die unterschiedlichen Entwürfe im Einzelnen darzustellen. Ausgehend von dem hier vorgestellten organisationalen Problemhorizont der Seelsorge im Umfeld von Einrichtungen des Gesundheitswesens sollen jedoch ausgewählte Entwürfe auf ihre Tragfähigkeit hin befragt werden.

Die Entwürfe teilen eine kritische Einstellung gegenüber der ›psychoanalytisch orientierten Seelsorgelehre‹ insofern, als sich diese vor allem auf die Betrachtung der Interaktion der Seelsorge als Gespräch konzentriert. In den überwiegenden Entwürfen einer systemischen Seelsorgetheorie ist meist das Familiensystem der Seelsorge suchenden Person im Blick. Erst allmählich hat sich auch ein Interesse am weiteren sozialen Umfeld des Gesprächspartners der Seelsorge entwickelt, etwa am Freundeskreis, beruflichem Kontext, Wohnumfeld etc. Dies macht Sinn, wo es – wie bei Morgenthaler – primär um die Seelsorgetätigkeit in der Parochie[1179] geht; zwischen der Parochie und dem ›Ort‹, an dem der ›Alltag‹ der beteiligten Personen stattfindet, als einem Leben in Familie, Nachbarschaft, Beruf oder Freizeit, kommt es zu Überschneidungen. Die aus systemischer Familientherapie und Beratungspraxis bekannten Konzepte[1180] sind in diesem Verständnis besonders anschlussfähig für Alltagsseelsorge.[1181] Eine systemtheoretische Betrachtung des Praxisfeldes Krankenhausseelsorge muss anders charakterisiert sein. Der Gesprächspartner der Seelsorge begegnet hier in der Regel nicht in seiner alltäglichen Lebenswelt, sondern in der durch den klinischen Kontext definierten Rolle des Patienten oder der Patientin.[1182] Systemische Seelsorge wird einem Betroffenensystem begegnen, das durch den klinischen Kontext maßgeblich bestimmt ist.

Gute Ansätze zu einem solchen Verständnis finden sich insbesondere in zwei Arbeiten: Peter Helds Entwurf einer Systemischen Praxis in der Seelsorge stellt

---

1178 C. ALBRECHT, Systemische Seelsorge 2000, 226.

1179 Vgl. hierzu jüngst CHRISTOPH MORGENTHALER, Seelsorge als Kompetenz der Gemeinde, in: RALPH KUNZ (Hg.), Seelsorge. Grundlagen – Handlungsfelder – Dimensionen, Göttingen 2016, 201–213.

1180 Vgl. SUSANNE ALTMEYER, FRIEDEBERT KRÖGER, Theorie und Praxis der Systemischen Familienmedizin, Göttingen 2003.

1181 Zur Komplexität dieser parochialen Seelsorgeform vgl. EBERHARD HAUSCHILDT, Seelsorge auf Besuch, in: R. KUNZ (Hg.), Seelsorge 2016, 53–65.

1182 Vgl. dazu HANS O. MAUKSCH, Der organisatorische Kontext des Sterbens, in: ELISABETH KÜBLER-ROSS (Hg.), Reif werden zum Tode, Gütersloh 1995[7], 39–60.

eine gründliche Auseinandersetzung sowohl mit den theoretischen Voraussetzungen systemischer Praxis als auch mit den Vorbildern systemischer Beratung und Therapie, insbesondere des Heidelberger Modells nach Helm Stierlin, dar. Er untersucht maßgebliche Seelsorgetheorien auf ihre Anschlussfähigkeit an systemisches Denken, auf ihre Bewertung der in der Postmodernedebatte beschriebenen Individualisierungsschübe und des Pluralismus. Schließlich skizziert Held ein eigenes Modell systemischer Praxis in der Seelsorgearbeit. Ziel einer solchen Praxis ist in Anlehnung an Stierlin die »bezogene Individuation« des »Pastoranden« durch die Seelsorge:[1183]

> »Als systemische Seelsorge-Modelle werden daher solche verstanden, bei denen sich das seelsorgerliche Handeln nicht allein auf das Individuum beschränkt, sondern bei denen der einzelne Pastorand bezogen auf ein oder mehrere Systeme, in die er eingebunden ist oder werden soll, gesehen wird.«[1184]

Peter Helds Entwurf enthält einige weiterführende Beschreibungen, die sich für eine systemisch-organisationale Darstellung von Krankenhausseelsorge als fruchtbar erweisen. Held nimmt über den familialen und sozialen Kontext des Seelsorgepartners auch das Seelsorgesystem in den Blick: So führt er aus, dass das Umfeld der Seelsorge von Bedeutung sei. Das Seelsorgesystem sei durch den institutionellen Kontext Kirche und Konfession mitbestimmt sowie durch die davon geprägte Wirklichkeitskonstruktion des Seelsorgers oder der Seelsorgerin.

> »Das Konzept der ›bezogenen Individuation‹ würde bei einer Rezeption durch die christliche Seelsorge deren Blick stärker auf das Zusammenspiel von Subjekt und Beziehungssystem lenken und von ihr verlangen, Beziehungsgeflechte, Generationsfolgen und Lebenskontexte hermeneutisch und methodisch zu reflektieren [mit der] Konsequenz, daß der Seelsorger sich seine eigenen Setzungen von Wirklichkeit und seine Deutungen stärker bewußt machen müßte. Seine Rolle als Beobachter des Pastorandensystems und des Seelsorger-Pastorandensystems würde von ihm verlangen, seine kommunikative Kompetenz stärker auszubilden.«[1185]

Held beschreibt dabei die Kommunikation zwischen den Gesprächspartnern in der Seelsorgesituation in weiterführender Weise, beispielsweise die Interaktion beider Partner als lebensdienliche Deutung von Lebensvollzügen mittels religiöser Semantik:

> »Die Intervention des Umdeutens scheint mir besonders für den Kontext der Seelsorge geeignet, da es innerhalb der Kirche stets um den Zusammenhang von Glauben und Leben geht. Das seelsorgerliche Gespräch wird wesentlich davon bestimmt sein, zu erkunden, ob Glaubenssätze als persönliche oder auch kollektive Konstrukte dem Leben dienlich sind oder Begrenzungen in Denken, Fühlen, Handeln und in der persönlichen Individuation darstellen.«[1186]

Gerade in der Bewertung der Interaktion daran, ob die ›Umdeutung‹ dem Leben dient oder als beengend gelten kann, wird sie für die Interaktion im Kon-

---

1183 Vgl. etwa P. HELD, Systemische Praxis 1998, 221 sowie zahlreiche andere Stellen.
1184 A. a. O., 109.
1185 A. a. O., 101.
1186 A. a. O., 228f.

text des Gesundheitswesens anschlussfähig, weil sie sich mit der handlungsleitenden Kategorie der subjektiven Lebensqualität trifft. In diesem Sinne spricht Held vom Seelsorgesystem als »koevolutionäre[m] Beziehungsgefüge«[1187].

Trotz dieser Hinweise und trotz eines ausführlichen Rekurses auf die »*drei Beziehungsfelder*« systemischer Therapie nach Helm Stierlin,[1188] zu denen auch das multiprofessionelle Umfeld der Therapie gehört, lässt Held eine ausführlichere Darstellung des polyinstitutionellen und multiprofessionellen Kontexts der Seelsorge in Einrichtungen der Pflege oder des Gesundheitswesens vermissen. Auch bei ihm bleibt es bei einer letztlich einengenden Konzentration auf die Beziehung zwischen Seelsorgeperson und Gesprächspartner.[1189]

Günther Emlein kritisiert in einem Beitrag in »Wege zum Menschen« an den zu diesem Zeitpunkt vorliegenden Entwürfen zu systemischer Seelsorge, dass sie trotz erkennbarer Theorieorientierung gerade auf theoretischer Ebene Unklarheiten erkennen ließen. Er fasst seine Kritik in einigen Fragen zusammen:

> »Was ist mit ›System‹ gemeint? Welche Systemtheorie ist für beraterische und seelsorgerliche Prozesse geeignet? Systemische Praxis arbeitet mit mehreren Personen. Wie lässt sich ein solches Setting konzeptualisieren? Arbeitet sie auch mit Einzelnen? Wie versteht systemische Praxis ›Probleme‹, wenn sie keine Diagnosen benützt?«[1190]

Emleins Überlegungen erweisen sich für den Bereich der Krankenhausseelsorge als ausgesprochen hilfreich. Statt sich mit der Seelsorgebeziehung zwischen Seelsorgesuchendem und Seelsorgeperson zu begnügen, verweist er auf den sozialen Kontext, allerdings nicht als eine Realität ontologischen Rangs, sondern eine von der Beobachtung abhängigen Beschreibung. Im Anschluss an Luhmann stellt Emlein fest: »Systemisches Denken beobachtet seine Gegenstände *als Systeme.*«[1191] Ein solcher Zugang ermöglicht eine beobachtende Haltung gegenüber dem sozialen System Krankenhaus und eröffnet dem spezifisch praktisch-theologischen Interesse an Seelsorge in diesem sozialen System neue Frage-

---

1187 A. a. O., 221.
1188 »1. Das Feld des Klientensystems, also etwa seiner Familie oder eines Paares. 2. Das Feld der unmittelbaren Beziehung zwischen Therapeuten und Klienten. 3. Das weitere Umfeld der Therapie, zu dem etwa überweisende Ärzte, Institutionen, Einzeltherapeuten, Sozialarbeiter etc. gehören« (P. HELD, Systemische Praxis 1998, 90).
1189 Diese Tendenz verstärkt sich sogar im Beitrag Peter Helds zu dem von ihm und Uwe Gerber herausgegebenen Aufsatzband zu Systemischer Praxis in der Kirche: Über die vorletzte seiner »Handlungsmaximen für eine systemische Seelsorge« schreibt Held: »Im seelsorglichen Prozess begegnen sich zwei autonome, nicht triviale Systeme. Versuchen Sie, Ihren/Ihre Gesprächspartner/in nicht zu trivialisieren, sondern fördern Sie seine/ihre Selbstbestimmung und seine/ihre Autonomie!« (PETER HELD, Vom systemischen Denken zur systemischen Praxis. Theoretische Grundannahmen und Praxismaximen für einen systemischen Seelsorgeprozess, in: P. HELD, U. GERBER, Systemische Praxis in der Kirche 2003, 18–22, 22). Das komplexe System, innerhalb dessen es zu dieser Begegnung überhaupt kommt und zu dessen Komplexität der Seelsorger/die Seelsorgerin durch ihren organisationalen Kontext beiträgt, gerät außer Acht.
1190 G. EMLEIN, Seelsorge als systemische Praxis 2001, 161.
1191 G. EMLEIN, Seelsorge als systemische Praxis 2001, 162 (Hervorhebung im Original).

horizonte. Während Emlein selbst sich in seiner Konkretion erneut auf eine Reihe von Gesprächen des Seelsorgers mit einem Patienten und seiner Frau konzentriert,[1192] erweisen sich seine Ausführungen über soziale Systeme darüber hinaus als anschlussfähig: »Soziale Systeme bezeichnen Kommunikationskontexte mit mehreren psychischen Adressen. Weil wir nicht alles mitteilen, was wir wahrnehmen, entsteht aus den Selektionen des jeweils Mitgeteilten ›zwischen‹ den Beteiligten ein eigener Bedeutungskosmos.«[1193] Zur Kommunikation zählt dabei Sprache ebenso wie nonverbale Interaktion in Form von Gestik, Mimik, Ritual(en) usw. Die Leitunterscheidung ist ›mitgeteilt – nicht mitgeteilt‹.

> »Soziale Systeme bilden sich aufgrund von Differenzen zwischen psychischen Adressen. Es sind also nicht die Individuen, die Kommunikation erschaffen, sondern das ›Zwischen‹, der Unterschied zwischen den Positionen. [...] Es entsteht ein Bedeutungskosmos, der seinen Ursprung in einer Differenz hat und der sich jetzt autopoietisch am Leben erhält: Diese Differenz wird verarbeitet und entfaltet. [...] Ein eigener Bedeutungskosmos, zu dem mehrere Beteiligte beitragen, konstituiert sich – als System.«[1194]

Eine solche Beschreibung lässt es zu, das soziale System Krankenhaus als einen Kontext zu beschreiben, in dem die Notwendigkeit zu Kommunikation sich durch die Differenzen zwischen den Beteiligten ergibt. Die Differenzen entstammen nicht zuletzt den unterschiedlichen Funktionssystemen, den Professionen und Berufsgruppen, die innerhalb des Krankenhauses zusammenarbeiten müssen. In dem Maß, in dem die Differenzen zwischen den Berufsgruppen sowohl in hierarchischer Hinsicht als auch auf der Ebene der Deutungshoheit über Sachverhalte wie Diagnostik und Bestimmung angebrachter Therapiestrategien offenkundig werden – etwa durch Professionalisierungsprozesse von Berufsgruppen, die lange Zeit in der Hierarchie nachgeordneten Rang innehatten und als Weisungsempfänger übergeordneter Professionen galten[1195] –, steigt der Be-

---

1192 Recht konkret und anschaulich wird die Kommunikation zwischen den drei Akteuren beschrieben. In der Kommunikation bietet der Patient eine Geschichte zweier Frösche an, die eine symbolische Kommunikation zwischen »Betroffenensystem« und »Seelsorgesystem« (170) ermöglicht. Emlein lässt jedoch den Fakt unkommentiert, dass die seelsorgerliche Kommunikation durch die Aktion zweier weiterer Berufsgruppen des Krankenhauses ermöglicht und ergänzt wird: Die Stationsschwester, die den Pfarrer bittet, den Patienten zu besuchen, da dieser sich ›hängen‹ lasse. Und die Krankengymnastin, die für den gesamten therapeutischen Aspekt zu stehen scheint (vgl. G. EMLEIN, Seelsorge als systemische Praxis 2001, 172ff).
1193 A. a. O., 165.
1194 A. a. O., 165f.
1195 M. LACHMANN, Gelebtes Ethos 2005, 38ff., hat diese Entwicklung für die Pflegeberufe beschrieben. Die Professionalisierungsdebatte, die seit Beginn der 1990er Jahre die deutsche Pflegelandschaft bestimmt, verfolgt das Ziel, Pflege als Profession zu etablieren und damit gegenüber der klassischen Profession der Ärzteschaft zu positionieren. Im Hinblick auf die klassischen Professionen und die entsprechende Professionstheorie kann die Pflege allerdings lediglich als typische »Semiprofession« (40) gelten. Diese zeichnet sich u. a. aus durch die Ableitung von einer etablierten Profession (hier der Ärzte und Ärztinnen) und die Einschränkung durch institutionelle Vorgaben, die den unter Umständen ganz eigenen Charakter der Semiprofessionen nicht zur Geltung kommen lassen und dadurch den Mangel an sozial eindeutiger Durchsetzungsfähigkeit prägen. Vgl. dazu: DORIS SCHAEFFER, Zur Professionalisier-

darf an Kommunikation zwischen Vertretern und Vertrerinnen dieser Berufsgruppen, um Handlungsoptionen zu diskutieren und gemeinsames Handeln zu
vereinbaren. Als ein Indiz erhöhten Kommunikationsbedarfs lässt sich auch die
bereits mehrfach beschriebene Entstehung gremienbasierter Instanzen der
Ethikberatung, insbesondere von klinischen Ethikkomitees, in den vergangenen
Jahren beschreiben: »Ethik-Komitees an Krankenhäusern finden ein Organisa-
tionsgeflecht vor, in dem sich die Systeme der Medizin, Ökonomie, Moral,
Recht, Religion und Gesellschaft in mehrfacher Weise überschneiden.«[1196] Sie
stellen eine Verfahrensweise dar, die an einer auf Kommunikation basierenden
Überwindung systemparalysierender Konflikte arbeitet.[1197]
Die beschriebenen Prozesse können als Teil der Selbststeuerung von sozialen
Systemen beschrieben werden:

>»Eigene Regeln spielen sich ein (Eigendynamik) und stabilisieren sich. Durch ›Nachle-
gen‹ wird der thematische Fokus am Leben gehalten, verändert oder verschoben. In
diesem Sinne braucht ein soziales System die Menschen als Ideenlieferanten ausgewählter Mitteilungen (Selektionen), auch wenn es selbst nicht aus Menschen besteht, sondern aus kommuniziertem Sinn.«[1198]

Für eine systemische Betrachtung von Seelsorge in Einrichtungen des Gesundheitswesens ergibt sich, dass die Seelsorgeperson in ihrer Teilnahme an der
Kommunikation wahrgenommen wird, die die seelsorgliche Interaktion mit Patienten mit einschließt, aber weit über sie hinausgeht. Die Formen seelsorglichen Handelns im Krankenhaus (Da-Sein, Gespräch und rituelles Handeln)
sind als ein eigenständiger Beitrag, in der Diktion Emleins als ›Ideenbeitrag‹ des
durch die Seelsorgeperson repräsentierten Funktionssystems Religion zu werten, der keineswegs systemfremd bleibt, sondern neben anderen Beiträgen in
die Selbstregulierung des Systems einfließt und seiner Stabilisierung dient.[1199]
Gespräch und rituell-geistliches Handeln stellen zweckbezogene Bearbeitungs-

barkeit von Public Health und Pflege, in: Dies., Martin Moers, Rolf Rosen-
brock (Hg.), Public Health und Pflege. Zwei neue gesundheitswissenschaftliche Disziplinen, Berlin 1994, 103–126.
1196 Friedrich Ley, Rationalisierung und Rationierung, in: GGW2 4 (2004), 10. Die
Arbeit in klinischen Ethikkomitees ist prinzipiell interdisziplinär und multiprofessionell.
1197 Vgl. auch C. Albrecht, Systemische Seelsorge 2000, über das »die systemische
Therapie ebenso wie die Schleiermachersche Seelsorge prägende lösungsorientieren-
de Verfahren der Seelsorge und der Beratung. Denn für beide Konzeptionen gilt,
daß das einschlägige Problem nicht erst dann als gelöst gelten kann, wenn es nicht
mehr ›besteht‹, sondern wenn dessen systemparalysierende oder selbständigkeits-
hemmende Wirkungen als überwunden gelten können« (244). Vgl. auch die Ausführungen unter E 1.2.
1198 G. Emlein, Seelsorge als systemische Praxis 2001, 166.
1199 Emlein weist darauf hin, dass die Berücksichtigung von Positionen nicht von ihrer
Anwesenheit in der Kommunikationssituation abhängt: »Um ein soziales System
aufrecht zu erhalten, müssen nicht alle Positionen, die jemals etwas beigetragen haben, anwesend sein. Das System schließt selbstreferenziell die geäußerten Ideen zusammen und hält den Bedeutungskosmos autopoietisch stabil und macht ihn damit
ein Stück weit von den Beitragenden unabhängig« (G. Emlein, Seelsorge als systemische Praxis 2001, 166).

strategien dar, die auf bestimmte und unterscheidbare Konfliktlagen reagieren. Während der rituell-geistliche Umgang mit Konflikten in den Entwürfen systemischer Seelsorge reflektiert wird, bleiben der Bereich ethischer Konflikte und die ethische Kompetenz von Seelsorge unter organisationalen Aspekten weitgehend unberücksichtigt. Aus dem Bereich der Seelsorge in Palliative Care und Hospizbegleitung kommt mit der Kategorie einer »hopeful presence« ein aus dem Religionssystem gespeistes Verständnis von Hoffnung zur Geltung, das ein therapeutisches Verständnis von Hoffnung verändert: »[H]ope itself may become reconfigured: no longer as *hope for recovery*, but hope now as *hope beyond recovery*.«[1200]

Die Abhängigkeit der Seelsorge vom organisationalen Kontext ist in der poimenischen Diskussion allerdings nicht gänzlich unberücksichtigt geblieben: »Seelsorge findet sich in der Kirche vor als Ausrichtung des Wortes Gottes an den Einzelnen«[1201], formulierte bereits Eduard Thurneysen. Lange vorher hat Friedrich Schleiermacher – der Rekonstruktion Christian Albrechts zufolge – die Grundfunktion der Seelsorge in der Dynamik und Mehrdimensionalität des sozialen Kontexts bestimmt: »Er [der Seelsorger] hat, in allen seinen Aktivitäten, spezifische *Vermittlungsfunktionen* inne. Und zwar besteht die dem Seelsorger obliegende Vermittlung erstens als Vermittlung zwischen dem Seelsorgebedürftigen und der Gemeinde, zwischen dem Einzelnen und dem Ganzen.«[1202] Damit ist »die Pastoraltheologie in ihren seelsorgebezüglichen Aspekten durchgeführt als Organisationstheorie desjenigen sozialen Systems, in dem die Seelsorge stattfindet«[1203]. Diese Beschreibung verdeutlicht die zur Kybernetik gehörende Aufgabe, die Eigenheiten des sozialen Systems zu bestimmen, in dem Krankenhausseelsorge stattfindet und das die gesteigerte Komplexität des Praxisfeldes Krankenhausseelsorge ausmacht. Peter Held hat – auf Ebene des Individuums – dafür den Begriff des »polykontextuellen Eingebundenseins« geprägt.[1204]

Klinikseelsorge findet statt im organisationalen Kontext eines Krankenhauses, im Falle eines Universitätsklinikums auch im Kontext von Forschung und Lehre. Seelsorge geschieht – je nach gesetzlicher Grundlage und nach vertraglichen Vereinbarungen – im Auftrag und unter Aufsicht durch die kirchliche Institution. In vielen Fällen – insbesondere wenn Seelsorge in Kliniken oder Altenpflegeeinrichtungen zu den ordentlichen Tätigkeiten im Rahmen des Dienstauftrags eines Gemeindepfarrers oder einer Gemeindepfarrerin gehört oder dies thematisch bedingt ist (vgl. dazu in den Materialteilen zu Seelsorge im neonatalen Umfeld und im Kontext von Demenzerkrankungen die Ausführungen zur parochialen Situation) – findet die Seelsorge im Kontext einer Kirchengemeinde statt. Die Seelsorgerin oder der Seelsorger steht dabei vor der Aufgabe, die un-

1200 S. Nolan, Spiritual Care at the End of life 2012, 96.
1201 Eduard Thurneysen, Die Lehre von der Seelsorge, München: Christian Kaiser, 1948, 9.
1202 C. Albrecht, Systemische Seelsorge 2000, 234 (Hervorhebung im Original).
1203 A. a. O., 235.
1204 P. Held, Systemische Praxis 1998, 16.

terschiedlichen sozialen Systeme strukturiert zu koppeln. Zugehörig zu unterschiedlichen sozialen Systemen muss die Seelsorgeperson gleichsam ein »inwendiges diskursethisches Verfahren«[1205] entwickeln, das es ihr ermöglicht, den eigenen – durch ein anderes Funktionssystem geprägten – Beitrag zur Kommunikation zu leisten.

Die Beschreibung Michael Klessmanns von Klinikseelsorge im »Zwischenraum«[1206] wird dieser Komplexität nicht völlig gerecht. Im Zusammenhang der Steuerungslehre sozialer Systeme, genauer: im Zuge der Selbstregulierung des Krankenhaussystems, zeigt sich, dass die Beschreibung Klessmanns zumindest nicht dauerhaft zutrifft. Was Klessmann mit dem Begriff des ›Zwischenraums‹ beschreibt, trifft bei genauerer Prüfung in abgestufter Weise auch auf die anderen Professionen im Krankenhaus zu, die allesamt in systemischen Zusammenhängen auch außerhalb des klinischen Kontexts stehen. Gerade die Differenzen zwischen den Professionen und ihren Repräsentanten führen zum erhöhten Bedarf an Kommunikation in der Organisation. Der eigenständige Beitrag von Seelsorgern zu dieser Kommunikation – und damit über die Kommunikation zwischen Seelsorger und Patient hinaus – hat in den letzten Jahren dazu geführt, dass Seelsorge in zunehmendem Maße als systemimmanente Leistung des Krankenhauses und des Gesundheitswesens betrachtet wird.[1207] Mehrere Indizien aus den Materialteilen und darüber hinaus belegen dies und zeigen die

---

1205 C. Albrecht, Systemische Seelsorge 2000, 247, in Kritik an der Situations- und Gesinnungsethik verschiedener systemischer Therapie-Konzepte.

1206 M. Klessmann, Handbuch 2013.

1207 Eine Entwicklung, die ihr Vorbild in den USA und in Kanada hat, wo pastoral care fest im Klinikwesen verankert ist und unabhängig von konfessionellen und religiösen Bindungen geschieht. Dies wird beispielsweise in der Filmsequenz aus »The Straight Story« deutlich, als der Pfarrer den Bruder Alvins von Klinikbesuchen kennt, obwohl er nicht zu seiner Denomination gehört. Bemerkenswert ist jedoch, dass diese allgemein verbreitete Praxis unter dem Begriff »generic chaplaincy« durchaus kritisiert wird, insbesondere vonseiten der Communitarians. So hat H. Tristram Engelhardt (nach seiner Konversion zum orthodoxen Christentum) 1998 eine pointierte Polemik in der von ihm maßgeblich geprägten Zeitschrift Christian Bioethics veröffentlicht. Darin zieht er das Fazit: »Many chaplains have come to regard themselves as providing a very special form of comfort care. This redirected version of spiritual care fits well within the politically correct, post-traditional religious world of many hospitals and many religions […] it becomes embarrassing at best, if not morally disturbing and offensive, to suggest that one religion's or denomination's spiritual care is better than another's« (H. Tristram Engelhardt Jr., Generic Chaplaincy. Providing Spiritual Care in a Post-Christian Age, in: Christian Bioethics 4 [1998], 231–238, 234). Bedenken meldet Engelhardt vor allem aus ethischen Gründen an, weil nur konfessionelle Beratung auch tatsächlich eine durch die Glaubensgemeinschaft vermittelte Entscheidungshilfe – etwa bei Schwangerschaftskonflikten – gewährleisten könne, wolle sie sich nicht zu comfort-care herabstufen lassen. Vgl. zur Diskussion in den USA auch: Kurt W. Schmidt, Gisela Egler, A Christian for the Christians, a Muslim for the Muslims? Reflections on a Protestant View of Pastoral Care for all Religions, in: Christian Bioethics 4(1998), 239–256. Zu beachten ist allerdings auch die in den Niederlanden voranschreitende Entwicklung zu einer allgemeinen, nicht durch eine Konfessionsgemeinschaft entsandte ›geestelijke Verzorging‹; vgl. S. Gärtner, Seelsorge wird Spiritual Care, in: Spritual Care 4 (2015), 202–212.

Vermittlungsleistung von Seelsorge im Krankenhaus, die sich auf die jeweiligen Systeme resonanzbildend auswirkt:

- Die Berücksichtigung eines qualifizierten Seelsorgeangebots bei den Kriterien des Qualitätsmanagements zum Zweck der Zertifizierung im Gesundheitswesen: Die von den konfessionellen Krankenhausverbänden getragene Zertifizierungsgesellschaft proCumCert GmbH hat der Seelsorge und den Implementierungsbemühungen medizinischer Ethik große Aufmerksamkeit gewidmet.[1208]
- Spiritualität (als eigenes Kapitel 7 ab der KTQ 4.0) und Ethik sind spezifische Qualitätsmerkmale im Wettbewerb.[1209] Dies folgt einer Entwicklung, die in den USA schon sehr weit voran geschritten ist: »Dort ist man mit dem Qualitätsbegriff anders und selbstverständlicher umgegangen. Schon 1991 formulierte das American College of Surgeons fünf Minimalstandards für Krankenhäuser, externe Qualitätssicherung hat insofern lange Tradition, Zertifizierung ist die Norm. Da Klinikseelsorge über den Pflegesatz abgerechnet wird, existieren strenge Vorschriften zur Dokumentation, es gibt regelmäßige Befragungen zur Mitarbeiter- und Patientenzufriedenheit.«[1210] Auch in Deutschland gibt es Initiativen, sich um eine adäquate Berücksichtigung von Spiritualität und Spiritual Care in den Indikatorensets für Strukturqualität, Prozessqualität und Ergebnisqualität zu bemühen, insbesondere in Krankenhäusern in konfessioneller Trägerschaft.[1211]

1208 In dem von proCumCert vorgelegten Qualitätshandbuch kommt Fragen der Medizin- und Pflegeethik ein hoher Stellenwert zu. Es wird sowohl nach institutionalisierten Diskursen (Ethikforen etc.) gefragt, wie auch nach der Bedeutung von Ethik in der Ausbildung von Fachpersonal. Vor allem aber verdient Beachtung, dass für den Zertifizierungsprozess die Krankenhausseelsorge große Bedeutung hat. Dabei wird ebenso nach dem Vorliegen eines Seelsorgekonzepts gefragt wie nach der Einbindung der Seelsorge in die Einrichtung. Vgl. dazu das Themenheft von »Wege zum Menschen« 54(2002): »Qualitätsmanagement als Dimension der Krankenhausseelsorge«.

1209 Vgl. zum Folgenden: WOLFGANG GRUBER, Ist Seelsorge evaluierbar? Die Frage nach dem Ob, dem Wie und dem Wozu, Vortrag auf der Tagung »Die Sicherung seelsorgerlicher Standards im Unternehmen Krankenhaus« vom 25./26.09.2002 in der Evang. Akademie Hofgeismar (Manuskript).

1210 B. MEHLER, Seelsorge nach EN ISO 9000, 420f. Mehlers Beitrag in WzM weist – im Abgleich mit dem Vortragsmanuskript (18. Mai 2001, Hofgeismar) – einen Druckfehler auf; fälschlicherweise wird das Jahr 1919 statt – richtigerweise – 1991 genannt.

1211 Vgl. die Initiative QKK: Qualitätsindikatoren für Kirchliche Krankenhäuser, die »Indikatoren zur Christlichkeit« formulieren, die sich sowohl auf die Unternehmenskultur als auch auf die Berücksichtigung spiritueller und religiöser Dimensionen in der Behandlung, auf Sterbebegleitung, Umgang mit ethischen Problemstellungen und spezielle Angebote der Seelsorge beziehen. Vgl. JÜRGEN STAUSBERG, Qualitätsindikatoren für Kirchliche Krankenhäuser (QKK). Projekt der Arbeitsgemeinschaften Katholischer Krankenhäuser Rheilnad-Pfalz und Saarland, München 2012 (http://www.qkk-online.de/fileadmin/user_upload/dokumente/empfehlung_2¬0120110.pdf, Zugriff am 03.10.2016).

- Die internationale Seelsorgeszene hat die Anfragen an Qualitätssicherung rezipiert und bei der 7. Konsultation in Turku vom 12.–16.06.2002 ›*Standards for Health Care Chaplaincy*‹ verabschiedet, »die Krankenhausseelsorge deutlich in Beziehung [zu] setzen zum Gesundheitswesen und z. B. Präsenz im multidisziplinären Team [zu] formulieren«[1212]. Auch in der deutschen Diskussion zu seelsorglichen Angeboten von Kirche in nicht-kirchlichen Einrichtungen wird mit dem Qualitätsbegriff gearbeitet und auf Ansätze des Qualitätsmanagements aus dem Gesundheitswesen zurückgegriffen, ohne diese unhinterfragt zu rezipieren. Kerstin Lammer formuliert in der aus der Ständigen Konferenz zur Seelsorge der EKD hervorgegangenen Schrift »Menschen stärken«: »Gute Seelsorge braucht nicht nur gute Seelsorgerinnen und Seelsorger. Sie muss auch organisiert werden. Sie braucht strategische Ausrichtung, Struktur und Leitung. [...] Die auf der Organisationsebene angesiedelten Qualitätsdimensionen der Seelsorge können (nach Maria Dietzfelbinger und Christoph Morgenthaler) wie folgt gegliedert werden: Konzept- und Strukturqualität, Prozessqualität, Ergebnisqualität.«[1213] Die strukturelle Kopplung unterschiedlicher Systeme wird aber auch an folgendem Zitat deutlich, in der nicht systemfremde Kategorien, sondern professionsspezifische Kategorien eingefordert werden: »Die Arbeit professioneller Seelsorgender basiert darüber hinaus auf umfangreichen theologischen und interdisziplinär erweiterten Qualifizierungen.«[1214] Hier finden sich v. a. die aus pastoralpsychologischer Theoriebildung abgeleiteten Maßstäbe persönlicher und fachlicher Eignung unter besonderer Berücksichtigung der im Rahmen eines Theologiestudiums erworbenen Kompetenzen.
- Dieser Entwicklung folgend finden die Konzepte von Spiritual Care als Teil einer multiprofessionell vereinbarten Behandlungsstrategie insbesondere bei terminalen und inkurablen Erkrankungen zunehmend Beachtung.[1215] Bernd Mehler hat dies für die Entwicklung staatlicher und behördlicher Vorgaben in Großbritannien nachgezeichnet: In einer *Patient Charter* hatte die Nationale Gesundheitsbehörde (National Health Service) sich verpflichtet, »die geistlich/religiösen und kulturellen Bedürfnisse« von Patienten ernstzunehmen.[1216] Während dies auch in der Finanzierung von Klinikseelsorge seinen Niederschlag fand (in einer Aufstockung des Gesamtpersonals der Klinikseelsorge um 30 %), wurde Spiritual Care als Aufgabe über die primär dafür zuständige Krankenhausseelsorge hinaus auch anderen Berufsgruppen zugewiesen: »Chaplaincy is not the only element in the provision of spiritual care, but it is an essential one.«[1217]

1212 W. GRUBER, Ist Seelsorge evaluierbar? 2002, 7.
1213 KERSTIN LAMMER, Welche organisationale Qualität braucht Seelsorge?, in: DIES., S. BORCK, I. HABENICHT, T. ROSER, Menschen stärken 2015, 93–112, 93f.
1214 KERSTIN LAMMER, Welche operative Qualität braucht Seelsorge?, in: DIES., S. BORCK, I. HABENICHT, T. ROSER, Menschen stärken 2015, 81–92, 92.
1215 Vgl. dazu außer den bereits oben unter Spiritual Care erwähnten: J. BROWN, A. WILLIAMS, Spirituality in nursing. A review of the literature, in: Journal of Advances in Health and Nursing Care 4 (1993), 42–66.
1216 B. MEHLER, Seelsorge nach EN ISO 9000, 419.

- Zu den Konsequenzen gehört, dass bei Bewertungen von Einrichtungen des Gesundheitswesens entlang der im Gesundheitssystem üblichen Kriterien z. B. ›Behandlungskosten‹ Spiritual Care berechnet werden. Entsprechende Untersuchungen in den USA haben einiges Aufsehen in der Fachwelt erregt, konnte doch nicht nur gezeigt werden, dass mangelhafte Organisation spiritueller Begleitung zu höheren Behandlungskosten am Lebensende führt,[1218] sondern auch, dass die mangelnde Bereitstellung spiritueller Begleitung durch fehlende Schulung des medizinischen und pflegerischen Personals in Spiritual Care und Unsicherheiten in der professionellen Zuständigkeit bedingt ist.[1219]
- Im Rahmen der Reform des Medizinstudiums wurden spirituelle Aspekte im Zusammenhang des Gegenstandskatalogs und der Lernziele für Studierende der Medizin zum Pflichtcurriculum und zur Voraussetzung der Approbation als Arzt oder Ärztin hinzugefügt. Themen sind Hoffnungsbilder, Lebensbilanz, Glaubensbilder. Zu den Lernzielen gehört die Sensibilisierung für die Differenzierung zwischen Spiritualität und Religiosität, für eigene Spiritualität und für die Wahrnehmung der Spiritualität des Patienten.[1220]
- Auch in der Ausbildung anderer Berufsgruppen[1221] und Ehrenamtlicher in der Hospizbegleitung[1222] gehören spirituelle Aspekte zum Pflichtcurriculum.

Offensichtlich verändert sich mit Spiritual Care die Einschätzung der strukturellen Einbindung von Seelsorge im sozialen System Krankenhaus. Die eigentliche Neuerung in der Begründung von Seelsorge besteht dabei darin, dass nicht mehr allein vom Recht des Patienten auf seelsorgliche Begleitung als Konkretion der Religionsfreiheit her argumentiert wird, sondern ein konzeptionelles, institutionelles und nach Kriterien einer Organisation (Qualitätsmanagement) zu beschreibendes Interesse angeführt wird, das seinerseits in dem Sinne konsequent patientenorientiert ist, dass die subjektive Zufriedenheit und Lebensqua-

---

1217 A. a. O., 420.
1218 Vgl. Tracy Balboni, Michael Balboni, M. Elizabeth Paulk, Andrea Phelps, Alexi Wright, John Peteet, Susan Block, Chris Lathan, Tyler VanderWeele, Holly Prigerson, Support of cancer patients' spiritual needs and associations with medical care costs at the end of life, in: Cancer 11 (2011), 5383–5391.
1219 Vgl. Michael J. Balboni, Adam Sullivan, Andrea C. Enzinger, Zachary D. Epstein-Peterson, Yolanda D. Tseng, Christine Mitchell, Joshua Niska, Angelika Zollfrank, Tyler J. VanderWeele, Tracy A. Balboni, Nurse and physician barriers to spiritual care provision at the end of life, in: Journal of Pain and Symptom Management 48 (2014), 400–410.
1220 Vgl. Deutsche Gesellschaft für Palliativmedizin, Curriculum: Grundlagen der Palliativmedizin. Gegenstandskatalog und Lernziele für Studierende der Medizin, ohne Ort 2009², 10 (https://www.dgpalliativmedizin.de/images/stories/pdf/ag/¬090810 %20AG %20AFW %20Curriculum %20Studierende %20Elsner %20St¬and %20090810.pdf, Zugriff am 03.10.2016).
1221 Vgl. Piret Paal, Yousef Helo, Eckhard Frick, Spiritual Care Training Provided to Healthcare Professionals. A Systematic Review, in: Journal of Pastoral Care & Counseling 69 (2015), 19–30.
1222 Vgl. Margit Gratz, Piret Paal, Traugott Roser, Spiritual Care in der Schulung der ehrenamtlichen Hospizbegleiter in Bayern, in: Zeitschrift für Palliativmedizin 15 (2014), 174–179.

lität von Patienten zentrale Bedeutung für das Verständnis von Qualität haben.[1223]

Einer der wenigen Seelsorgetheoretiker, die diesen Umstand bereits 1999 beachteten, ist Hans Duesberg.[1224] Er berücksichtigt nicht nur die Teamzuordnung der Seelsorge, sondern auch die systemische Funktion von Seelsorge, die durchaus prophetische, systemkritische und -ändernde Aspekte haben kann. Duesberg unterscheidet zu diesem Zweck die *Orte* der Seelsorge:

1. Am Krankenbett. Hier bewirkt Seelsorge entweder eine »*Unterbrechung* einer immer ausgedehnteren Therapie und Pflege« oder fungiert als »*Ergänzung und kooperative Unterstützung der Behandlung und Pflege*«.
2. Im Stationszimmer als »symbolischer Ort unmittelbarer Kommunikation« geht es um die Abstimmung der patientenbezogenen Arbeit, aber auch um Seelsorge für die Mitarbeitenden.
3. Im und gegenüber dem System Klinik. Hier kommt besonders die Unabhängigkeit der Seelsorge gegenüber der Hierarchie zur Geltung. Sie ermöglicht der Seelsorge priesterliche und prophetische Funktionen und wirkt dadurch systemkorrigierend.
4. Die »Kapelle als Feier-Ort«.

Duesberg schließt seine Überlegungen mit der Formulierung, Krankenhausseelsorge komme die Rolle praktisch-theologischer Organisationsentwicklung zu und trage damit zur »Qualitätssicherung« der Institution bei. Die Verwendung des Begriffs »Ort« wird im Rahmen der Reflexion zum Beitrag von Seelsorge in klinischen Kontexten noch zu vertiefen sein (vgl. E 2.4).

In systemischer und organisationaler Perspektive markiert Seelsorge in Einrichtungen des Gesundheitswesens die strukturelle Kopplung verschiedener Funktionssysteme. Sie wirkt sich transformierend auf das soziale System aus, indem sie eine Integration von Aspekten ermöglicht, die vorher als systemfremd gelten konnten, sich jedoch zunehmend von der ausschließlichen Zuordnung zu einer Berufsgruppe (Seelsorge) weg hin zu einer alle Berufsgruppen betreffenden Handlungsperspektive entwickeln. Sie bewirkt eine ›Umdeutung‹ von Phänomenen und Sachverhalten. In dem Maß, wie es zu einer Veränderung des sozialen Systems kommt, steht jedoch auch die Seelsorge in Gesundheitseinrichtungen selbst vor Veränderungen:

»Die Zwischenstellung der Klinikseelsorge zwischen Kirche und Dienstleister Krankenhaus lässt sich nicht mehr nur rechtlich rechtfertigen. Kirche, Krankenhaus und Klinikseelsorge sind inhaltlich gefragt und müssen neu Beziehungen klären. Wir haben in den letzten Jahren entweder innerkirchlich oder in der Teilnahme an krankenhausinternen QM-[Qualitätsmanagement-]Maßnahmen Regelungen und Verfahren entwickelt, die sich lohnen, aufgenommen und fortentwickelt zu werden. Dazu gehören [...] diverse Statistikformblätter und Erfahrungen mit unterschiedlichen Formaten seelsorgerlicher Dokumentation; Standards, die Struktur, Prozess und Ergebnis klar umgrenz-

---

1223 Vgl. B. Mehler, Seelsorge nach EN ISO 9000, 421f.
1224 Hans Duesberg, Perspektiven der Seelsorge in der Institution Klinik, in: WzM 51 (1999), 289–303. Die folgenden Zitate 293f. (Hervorhebungen im Original).

ter seelsorgerlicher Herausforderungen, z. B. Tod auf der Aufnahmestation, beschreiben.«[1225]

Auf der Ebene der Wahrnehmung kann damit die Feststellung getroffen werden, dass sich die Personenzentrierung von Seelsorge aus Anlass einer Krisen- oder Krankheitserfahrung, wie sie sich in der Seelsorgebewegung herausgebildet hat und sich in massenmedialer Kommunikation widergespiegelt findet, mit den Entwicklungen im Gesundheitswesen, insbesondere mit der an Well-being orientierten Palliative Care unter der Bemühung um subjektive Lebensqualität von Patienten und Patientinnen trifft. Auch die Einbindung von Seelsorge in institutionalisierte Formen von Ethik in der Klinik sowie die systemtheoretische Reflexion über Seelsorge weisen auf eine organisationale Integration von Seelsorge unter dem Begriff »Spiritual Care«. Den Ausgangspunkt der Reflexionskunst bildet darum das Bemühen um diesen Begriff.

1225 B. MEHLER, Seelsorge nach EN ISO 9000, 423.

2 Reflexionskunst: Spiritualität im Gesundheitswesen

Der mit dem Begriff Spiritualität bezeichneten ›Domäne‹ wird im Gesundheitswesen zunehmend Bedeutung zugemessen. Spirituelle Bedürfnisse von Patientinnen und Patienten, An- und Zugehörigen und Mitarbeitenden werden wahrgenommen, erhoben und diagnostiziert, spirituelle Ressourcen werden erschlossen zum Zweck der Bewältigung von Kontingenzen und Verlusterfahrungen. Spirituelle Begleitung wird als vierte Säule einer somatisch, psychisch und sozial ausgerichteten ganzheitlichen Therapie begriffen. Spirituelle Begleitung wird zu einer Dienstleistung, die zu den Qualitätsmerkmalen von Einrichtungen des Gesundheitswesens zählt. Mit der definitorischen Unbestimmtheit des Begriffs Spiritualität wird schließlich Distanz zu den institutionalisierten Formen von Religion gewährleistet im Sinn von Individualisierung und Subjektivität. Spiritualität in ihren verschiedenen Begriffsvarianten hat damit eine bedeutende Rolle in den an Ganzheitlichkeit orientierten Transformationsprozessen des Gesundheitswesens.

2.1 Gesundheitsbezogene Spiritualität als Thema einer Theologie der Seelsorge

2.1.1 Zurückhaltende Rezeption des Spiritualitätsdiskurses in poimenischer Literatur

Angesichts der oben vorgestellten Rolle von Spiritualität im Gesundheitswesen muss es umso mehr verwundern, dass diese Entwicklung lange Zeit in den Lehrbüchern zu Seelsorge keinen erkennbaren Widerhall fand, was sich in den vergangenen zehn Jahren allerdings deutlich verändert hat.[1226] In Klaus Wink-

---

1226 Vgl. zum Folgenden auch die bereits 1980 veröffentlichten Hinweise zur ökumenischen Bedeutung einer »Wiederentdeckung der spirituellen Dimension christlicher Frömmigkeit« von DIETRICH STOLLBERG, Heiliger Geist und Spiritualität in der deutschsprachigen Praktischen Theologie der Gegenwart, in: KLAUS KREMKAU (Hg.), Das Religiöse Bewusstsein und der Heilige Geist in der Kirche. Beiträge zur fünften theologischen Konferenz zwischen Vertretern der Evangelischen Kirche in Deutschland und der Kirche von England, Frankfurt a. M. 1980 (Beiträge zur Öku-

lers großem Lehrbuch zur Seelsorge[1227] begegnet das Begriffsfeld Spiritualität meist in den Abschnitten, welche die auf »Restitution und Kontinuität ausgerichteten Bestrebungen« der Seelsorgelehre darstellen, die mit den Namen Manfred Seitz und Henri J. M. Nouwen verbunden sind. Spiritualität ist dabei vor allem auf die spirituelle Lebensgestaltung des Seelsorgers/der Seelsorgerin bezogen.[1228] Winkler selbst macht sich schließlich dieses Verständnis von Spiritualität zu Eigen in seinem Plädoyer für eine Seelsorge an Seelsorgern und Seelsorgerinnen, wenn er auf das Prozessgeschehen aufmerksam macht, in dem Seelsorgepersonen sich beständig als »Lernende begreifen und [...] die eigene Person mit deren Betroffenheit, Wahrnehmungseinstellung und Spiritualität in diesen Lernvorgang einbeziehen«[1229]. An keiner Stelle wird der Begriff Spiritualität selbst zum Gegenstand von Theoriebildung, noch kommt Spiritualität in der Weise zur Geltung, wie sie in den oben beschriebenen Wahrnehmungshorizonten begegnet.

Noch deutlicher ist der Befund in Jürgen Ziemers Seelsorgelehre:[1230] Auch hier wird das Wortfeld ›Spiritualität‹ nicht eigens thematisiert. Es findet sich aber auch nicht im Zusammenhang der Darstellung anderer Positionen oder im Sachregister, scheint also für die Theoriebildung keine wichtige Bedeutung zu haben. Dies bestätigt sich, wenn man mit Michael Klessmann einen Gang durch die zum Ende des letzten Jahrhunderts erschienene poimenische Literatur unternimmt. Bei der Darstellung entlang der Bereiche ›Energetik versus Hermeneutik‹: Manfred Josuttis, Anne Steinmeier (als Gegenpol zu Josuttis), Reinhold Gestrich, ›Seelsorge in und mit Systemen‹ (siehe oben), ›Seelsorge im Krankenhaus‹: Erhard Weiher, Elisabeth Naurath, Barbara Städtler-Mach, Hanjo von Wieterheim, ›Zur Geschichte der Seelsorge‹ (Thomas Stahlberg) und schließlich ›Seelsorge im Plural‹: Ursula Riedel-Pfäfflin, Julia Strecker, Hartwig von Schubert und die Aufsatzsammlung von Uta Pohl-Patalong und Frank Muchlinsky begegnet das Begriffsfeld Spiritualität lediglich im Zusammenhang der energetischen und mystagogischen Seelsorge Manfred Josuttis' (als Handwerkszeug für

---

menischen Rundschau 40), 45–52, 51. Stollberg bezieht sich dabei v. a. auf Manfred Seitz, Rudolf Bohren und Manfred Josuttis.

1227 K. WINKLER, Seelsorge 1997. Vgl. dazu die Rezension von EBERHARD HAUSCHILDT, Endlich wieder ein Lehrbuch der Seelsorge. Klaus Winklers ›Seelsorge‹, in: Pastoraltheol. 90 (2001), 55–62.

1228 Winkler über Manfred Seitz: »Die Frage nach dem rechten Seelsorger ist also stets auch die Frage nach dessen bewußter Spiritualität, dessen ständigem Ringen um eine geistliche Haltung, die Lebensformen des Glaubens in der Welt nicht nur predigt, sondern sie in der Nachfolge Christi vorlebt« (K. WINKLER, Seelsorge 1997, 220; vgl. auch die Darstellung des Ansatzes von Seitz in der Ehe- und Familienberatung, 383). Zu der katholischen Pastoraltheologie Henri J. M. Nouwens: »Spiritualität und Seelsorge bedingen einander, weil nur so der Weg der Kontemplation eröffnet wird, der zum wachen Zustand des Menschen führt. ›So besehen, ist Kontemplation nicht nur ein wichtiger Aspekt im Leben des Priesters oder eine unerläßliche Bedingung für eine fruchtbare Seelsorge. Seelsorge *ist* Kontemplation‹« (K. WINKLER, Seelsorge 1997, 224; Winkler zitiert aus HENRI J. M. NOUWEN, Schöpferische Seelsorge, Freiburg/Basel/Wien 1989, 104).

1229 K. WINKLER, Seelsorge 1997, 502.

1230 J. ZIEMER, Seelsorgelehre 2000.

empfohlene »spirituelle Gymnastik«) und in enger Bezugnahme dazu bei Erhard Weiher.[1231] Entsprechend findet sich auch in Klessmanns 2005 erschienenem Lehrbuch der Pastoralpsychologie Spiritualität lediglich in ihrer Bedeutung für die berufliche und religiöse Identität des Pfarrers oder der Pfarrerin.[1232]

Im 2007 erstmals und zwei Jahre später bereits in zweiter Auflage erschienenen Handbuch der Seelsorge Wilfried Engemanns wird der Themenbereich Spiritualität oder Spiritual Care nicht eigens Gegenstand, sondern kommt lediglich am Rand vor: Peter Bukowski verweist auf die Bedeutung einer »persönliche[n] Spiritualität« des Seelsorgers oder der Seelsorgerin, die zu einer »gereiften Bibelkenntnis«[1233] führe. Erneut wird Spiritualität im Blick auf die Seelsorgeperson thematisiert, in klarer Zuordnung zu einer biblisch orientierten Glaubenspraxis, die Bukowski für die gesamte Gemeinschaft der (christlichen) Seelsorgenden beansprucht.[1234] Konstruktiv für den Spiritualitätsdiskurs ist dabei, dass für Seelsorgende einer Religionsgemeinschaft eine durch diese bestimmte positive Spiritualität geltend gemacht wird.

Im Kapitel 4 (Anlässe und Situationen der Seelsorge) wird, obwohl es sich z. T. um Kontexte des Gesundheitswesens handelt, der in Psychologie und Gesundheitswissenschaften geführte Spiritualitätsdiskurs nicht aufgegriffen, ist aber implizit präsent, etwa bei Seelsorge im Kontext von Trauma und Krise: Die von Ingeborg Roessler beschriebene Situation enthält implizit Aspekte der in Spiritual-Care-Literatur beschriebenen spirituellen Krise:

> »Der traumatisierte Mensch verliert die Beziehungen zu sich selbst, zu den eigenen Gefühlen und Empfindungen, und er verliert das Vertrauen zu sich selbst, in die Mitmenschen, in Gott. Glaube als Ort des Vertrauens ist nicht (mehr) erfahrbar. Das ist vor allem für Menschen, die zuvor aus einer lebendigen Frömmigkeit schöpften, eine scham- und schuldbesetzte Erfahrung. ›Nicht der Glaube trug mich, sondern ich musste den Glauben tragen‹. Deshalb wird die Gottverlassenheit und der verborgene Gott zentrales Thema der Seelsorge sein.«[1235]

Die Beschreibung der zentralen Beziehungen entspricht den Konsensdefinitionen von Spiritualität[1236] mit einem wichtigen Unterschied, nämlich, dass dort die Offenheit auch für nichttheistische Spiritualität erhalten bleibt, die in der Beschreibung von Seelsorge in Krise und Trauma auf die christlich geprägte Gottesbeziehung eng geführt wird. Die potenziell christlich bestimmte Spiritualität der Seelsorgeperson wird unter der Hand zur Zielvorgabe für deren Gegenüber.

Auch der Beitrag von Martina Plieth zu Seelsorge im Kontext von Sterben, Tod und Trauer lässt einen Hinweis auf den Spiritualitätsdiskurs im Feld von

---

1231 M. KLESSMANN, Seelsorge zwischen Energetik und Hermeneutik 2001, bes. 41, 48.

1232 Vgl. M. KLESSMANN, Pastoralpsychologie 2005, 479, 641f.

1233 PETER BUKOWSKI, Die christliche Tradition im Blickpunkt der Seelsorge, in: W. ENGEMANN, Handbuch 2009², 187–201, 194.

1234 So ist m. E. die wiederholte Verwendung der 1. Pers. Plural »wir«, »unser Glaube« etc. zu verstehen, etwa a. a. O., 201.

1235 INGEBORG ROESSLER, Krise, Trauma und Konflikt als Ausgangspunkt der Seelsorge, in: W. ENGEMANN (Hg.), Handbuch 2009², 354–376, 369.

1236 Etwa die Definition der US-amerikanischen Consensus-Conference oder die Arbeitsdefinition der EAPC (vgl. dazu unten).

Hospizarbeit und Palliative Care vermissen, obwohl sie explizit auf deren Bedeutung in der Überwindung von Hospitalisierung und Medikalisierung von
Sterben und Tod hinweist.[1237] Die Hospiz- und Palliativbewegung in Deutschland konnte zum Zeitpunkt der Abfassung des Beitrags bereits auf zwei Jahrzehnte erfolgreicher Arbeit zurückblicken. Die aktuell gültige WHO-Definition
von Palliative Care von 2002, die spirituelle Aspekte explizit mit umfasste,
wird im Beitrag komplett übergangen, was ein Indiz dafür ist, dass der jenseits
kirchlicher Praxis bereits intensiv geführte Spiritualitätsdiskurs des Gesundheitswesens in der Seelsorgetheorie nicht wahrgenommen oder ausgeblendet
wurde. Nur Bruchstücke der dort diskutierten Aspekte wie Sinnfindung, Transzendenzbezug etc. begegnen, etwa in der Formulierung:

>»Seelsorge im Umfeld von Sterben, Tod und Trauer lässt sich als ›freie Sinn-Sorge‹ mit
spezifischer Ausrichtung beschreiben. [... A]ndererseits ist darauf zu achten, dass diejenigen, die durch herannahende bzw. hereinbrechende Todeswirklichkeit direkt oder
indirekt beeinträchtigt sind und unter Umständen in eine Sinn-Krise geraten, dazu
befähigt werden bzw. bleiben, sich quasi von innen auf die mit Sterben, Tod und
Trauer verbundenen Veränderungen einzulassen und darauf Bezug nehmende (Lebens-
)Perspektiven zu erarbeiten und zu kommunizieren.«[1238]

Zielpunkt ist auch hier ein Freiheitsbegriff, der aus der Gottesbeziehung abgeleitet wird. Bemerkenswert ist allerdings, dass Plieth vor einer »Orthothana-
sie«[1239] warnt, also vor normativen Mustern des Sterbens, und stattdessen die
Ausbildung eines »Möglichkeits-Sinn[s]«[1240] unterstützt.

Der sich abzeichnende Beitrag von Seelsorge in Kontexten des Gesundheitswesens wird in den Beiträgen zum Handbuch Seelsorge in der Eröffnung von
Freiheit und Selbstsorge gesehen. In dieser Argumentationslinie begegnet der Begriff Spiritualität unter Rückbezug auf Michel Foucault und im Rahmen einer
kritischen Auseinandersetzung mit dem Lebenskunstdiskurs, der sich Anfang
des 21. Jahrhunderts intensivierte. Rolf Schieder weist auf Foucaults Auseinandersetzung mit der Pastoralmacht hin, wobei Foucaults Interesse »der Freiheit
des Subjektes angesichts ausgefeilter Techniken seiner Beherrschung«[1241] gegol-

1237 Vgl. Martina Plieth, Seelsorge im Kontext von Sterben, Tod und Trauer, in: W.
Engemann (Hg.), Handbuch 2009², 446–463. Plieth hat v. a. stationäre Einrichtungen wie Palliativstationen und stationäre Hospize im Blick; die Hospizbewegung in
Deutschland allerdings begann vor allem als Unterstützung Kranker, Sterbender
und ihrer An- und Zugehörigen zu Hause, einschließlich der Familien.
1238 A. a. O., 450f.
1239 A. a. O., 462.
1240 A. a. O., 463; Plieth bezieht sich dabei auf Robert Musil. Zum Begriff Möglich-
keitssinn vgl. W.-E. Failing, H.-G. Heimbrock, Ausblick 1998, 283f (▶ Kap. A
2).
1241 Rolf Schieder, Seelsorge und Lebenskunst, in: W. Engemann (Hg.), Handbuch
2009², 377–389, 384. Vgl. zur Rezeption des Lebenskunstdiskurses in der Seelsorgetheorie (v. a. aber in der Religionspädagogik) Peter Bubmann, Gut leben lernen.
Lebenskunst als Leitbegriff in Ethik und Praktischer Theologie, in: ZEE 59 (2015),
250–261. Bubmann verweist neben Michael Schibilsky auf Engemanns Zielbestimmung von Seelsorge als Unterstützung der »Kompetenz, in Freiheit zu leben« (254).
Bubmann selbst versteht lebenskunstorientierte Seelsorge als Orientierungsarbeit:
»Lebenskunstseelsorge will dazu helfen, dass Menschen dem Leben Ziel und Rich-

ten habe. Die Techniken der Pastoralmacht hätten in der westlichen Kultur unter dem Imperativ der Wahrheitsfrage gestanden, der durch eine neue Form des Die-Wahrheit-Sagens, der Parrhesia, verflüssigt worden sei. An dieser Stelle führt Schieder mit Foucault den Spiritualitätsbegriff in seiner Freiheit ermöglichenden Funktion ein:

> »Parrhesia und Spiritualität gehören zusammen. Mit Freimut die Wahrheit sagen kann nur, wer sich selbst gegenüber nicht nur wahrhaftig ist, sondern wer an seiner Selbstregierung arbeitet. ›Unter Spiritualität verstehe ich (...) das, was sich präzise auf den Zugang des Subjektes zu einer Seinsweise und zu Transformationen bezieht, die das Subjekt selbst vollziehen muss, um diese Seinsweise zu erreichen.‹ Spiritualität ist also eine gesteigerte Form der Selbstsorge oder auch: der Gouvernementalität seiner selbst, die durchaus auch Machtwirkungen auf andere haben kann. Nicht den Tod des Subjektes intendierte Foucault, sondern – um einen Anglizismus zu gebrauchen – sein *Empowerment*.«[1242]

Dies schließt unmittelbar an die in Kapitel E 1 beschriebene Subjektzentrierung des Spiritualitätsbegriffs in den Diskursen des Gesundheitswesens an. Schieders Empfehlungen an Seelsorgerinnen und Seelsorger im Blick auf den Umgang mit Spiritualität gelten entsprechend weniger einem Anschluss an philosophische Lebenskunstliteratur, sondern einerseits einer Wiederentdeckung der Weisheitsliteratur der Bibel und eines Traditionsbewusstseins, andererseits aber einer Haltung der Offenheit gegenüber der Selbstsorge der seelsorgesuchenden Menschen: Seelsorgende als »Spezialisten für Parrhesia können [...] freundschaftliche Begleiter sein, die den anderen stark machen wollen, und mächtig, sich selbst zu führen, die aber auch den Mut haben, ihm offen die Wahrheit [zu] sagen«[1243]. Wenn im Spiritual-Care-Diskurs Spiritualität mit der freien und aus der eigenen Biographie resultierenden Spiritualität/Religiosität des Einzelnen verbunden wird, Spiritualität letztlich das ist, was der oder die Einzelne dafür hält, liegt dies auf dieser Linie. Leider verzichtet aber auch der Beitrag Schieders auf eine Bezugnahme auf entsprechende Diskurse im Praxisfeld, in dem Seelsorgende als Spezialisten für Parrhesia fungieren.

Lediglich am Ende des Beitrags von Michael Klessmann zu Seelsorge im Krankheitsfall begegnet ein expliziter, wenngleich noch vorsichtiger Hinweis auf die im »angloamerikanischen Sprachraum« geführte Debatte zur Bedeutung von »Religiosität bzw. Spiritualität« für Gesundungsprozesse und Krankheitsbewältigung. Dort

> »zeigt sich dementsprechend die Tendenz, kranken Menschen ›spiritual care‹ anzubieten, also eine Begleitung, die sich nicht mehr an Religions- und Konfessionsgrenzen gebunden sieht, sondern, je nach den Bedürfnissen des Patienten, eine patchwork-Religiosität und -Lebensphilosophie anbietet.«[1244]

---

tung geben. Dies geschieht insbesondere (aber keinesfalls ausschließlich) dort, wo sie sich mit biblischen und anderen Texten und kulturellen Ausdrucksformen (etwa Liedern) verbindet, die grundlegenden Lebensperspektiven thematisieren und prägend für die eigene Religiosität und das Leben geworden sind« (258). Spirituelles Leben wird dabei v. a. mit christlicher Frömmigkeitspraxis in Verbindung gebracht.
1242 A. a. O., 387.
1243 A. a. O., 389.

Klessmann geht auf die Berücksichtigung der Kategorie im Qualitätsmanagement von Krankenhäusern nach proCumCert ein, teilt aber bereits die Skepsis, die auch Karle, Nauer und andere gegenüber einem ›äußerst vagen‹ Spiritualitätsbegriff äußern, der den spezifisch christlichen Auftrag von Seelsorge verwässere.

Eine Veränderung der poimenischen Diskussionslage markiert Christoph Morgenthalers Lehrbuch Seelsorge, in dem er »dafür plädiert, dass sich Seelsorge nicht einfach gegen den Begriff [Spiritualität] und seine Erweiterungen abgrenzt, sondern den Begriff mit Inhalten der christlichen Tradition in Verbindung bringt und so auch für sich reklamiert«[1245].

Selbstverständlich wäre es nur redlich, Lehr- und Handbücher nicht nur auf Vorkommen und Zuordnung von Begriffen, sondern intensiver auf das mit durch das Begriffsfeld ›Spiritualität‹ Gemeinte hin zu untersuchen, auch wenn die Begrifflichkeit im Kontext des Gesundheitswesens und von Palliative Care unbestimmt bleibt. Dem entspräche etwa das Verständnis von Glauben bei Klaus Winkler im Zusammenhang von »Christlicher Seelsorge als Konfliktbearbeitung«: »Glaube repräsentiert [...] neben der formalen Möglichkeit des individuellen Bekennens den *inhaltlichen* Bekenntnisakt des Individuums«, »die ›vitale Erwartung an das Dasein‹. Er fungiert als ein ›innerer Standort‹, dem Plausibilitätsstruktur und Gefühlsidentität eignen und der sich gegebenenfalls auf ein bestimmtes Gottesbild bezieht«[1246]. Seelsorge geht es dann um die »*Ermöglichung eines persönlichkeitsspezifischen Credos*«[1247].

2.1.2 Chancen einer konstruktiven interdisziplinären Auseinandersetzung

Dennoch erscheint es als ein Desiderat der Seelsorgetheorie, dass ein Begriff, dem im Kontext von Seelsorge in Einrichtungen des Gesundheitswesens ein so hoher Stellenwert eingeräumt wird, nicht nur eine eigene kritische und würdigende Reflexion erfährt, sondern Seelsorge am Diskurs in den Gesundheitswissenschaften und in der klinischen Praxis teilnimmt, indem sie den spezifisch theologischen Beitrag deutlich macht und dabei auch das Spiritualitätsverständnis in anderen Religionen – so es dieses gibt – mit ins Gespräch bringt. Dies haben in den letzten Jahren vor allem der Schweizer Praktische Theologe Ralph Kunz und der katholische Theologe Simon Peng-Keller, Inhaber der Professur für Spiritual Care in Zürich, unternommen, auf deren Publikationen bereits ausführlich eingegangen wurde bzw. in den nächsten Abschnitten eingegangen wird. Neben ihnen ist aber auch die in Bern lehrende Praktische Theologin Isabelle Noth, Nachfolgerin Christoph Morgenthalers am Institut für Praktische

---

1244 Michael Klessmann, Seelsorge im Krankheitsfall, in: W. Engemann (Hg.), Handbuch 2009², 390–410, 410.
1245 C. Morgenthaler, Seelsorge 2009, 221.
1246 K. Winkler, Seelsorge 1997, 356f.
1247 A: a. O., 356.

Theologie, zu nennen, die mehrfach internationale Symposien zur Bestimmung des Spiritualitätsverständnisses und der Spiritual-Care-Konzepte im interdisziplinären Diskurs durchgeführt und deren Ergebnisse publiziert hat.

Isabelle Noth und ihre Gesprächspartnerinnen und -partner nutzen den Spiritual-Care-Diskurs als eine Chance für den Dialog zwischen Pastoralpsychologie und Religionspsychologie, die »Zwillinge, die früh voneinander getrennt wurden und einander nach wie vor kaum zur Kenntnis nehmen«[1248]. Die acht Kapitel des Sammelbandes, jeweils im Dialog eines Autorenteams verfasst, widmen sich unter der Grundfrage des Verhältnisses von Religionspsychologie und Pastoralpsychologie den Themen Gesundheit, Psychoanalyse, Anthropologie und Neurowissenschaften, Meditation, Multireligiosität, Entwicklungspsychologie, Geschlecht und Gerontologie. Dabei steht die Frage nach Spiritualität und Spiritual Care nicht im Vordergrund, etwa als zentrale Kategorie; sie wird aber insbesondere thematisiert und bearbeitet in den Teilen zu Gesundheit, Meditation, Multireligiosität und Gerontologie. Stärker im Mittelpunkt ist, welchen Auftrag, Beitrag oder Kompetenz christliche Seelsorge in den genannten Bereichen hat oder wie Religiosität in Psychotherapie integriert werden kann. Von daher allerdings kommt dem Themenfeld Spiritualität eine besondere epistemologische und heuristische Funktion zu. Zu den Autorinnen und Autoren gehören namhafte Vertreterinnen und Vertreter unterschiedlicher Professionen, etwa Hisham Abu-Raiya, in Tel Aviv lehrender Religionspsychologe mit einem Schwerpunkt im Bereich Islam, und Kenneth I. Pargament, praktizierender jüdischer Psychotherapeut, Professor für Psychologie in Ohio und führender Forscher zu Fragen religiöser Krankheitsverarbeitung. Auf deren Verständnis von Religiosität als Faktor in Krankheitsverarbeitung und Gesundungsprozessen geht Michael Klessmann kritisch ein und präzisiert damit seine Zurückhaltung gegenüber dem Spiritualitätsdiskurs: »Die Autoren berücksichtigen viel zu wenig die Ambivalenz von Religion.«[1249] Insbesondere liegt dies Klessmann zufolge an einer Austauschbarkeit der Begriffe Spiritualität und Religiosität, die Religion letztlich nur formal, aber nicht substanziell bestimme und Religion, Religiosität und Spiritualität letztlich auf ihren therapeutischen Beitrag funktionalisiere. Klessmann geht in religionskritischer Absicht auf die »Ambivalenzen von Religion« ein, die Pargament in seiner Unterscheidung positiver und negativer religiöser Copingstile für die Psychotherapie nuanciert beschrieben hat. Klessmann schildert, dass die Berücksichtigung religiöser und spiritueller Fragen sich zwischen der psychotherapeutischen und der seelsorglichen Beziehung deutlich unterscheide. Ein weiterer Unterschied ist denn auch im Mangel an einer theologischen oder mit Klessmann: »fachliche[n] Kompetenz, um mit religiösen/spirituellen Fragen angemessen umzugehen«[1250] begründet. Gerade

---

1248 Isabelle Noth, Christoph Morgenthaler, Kathleen J. Greider (Hg.), Pastoralpsychologie und Religionspsychologie im Dialog. Pastoral Psychology and Psychology of Religion in Dialogue, Stuttgart 2011 (Praktische Theologie heute 115) (Klappentext).

1249 Michael Klessmann, Religion und Gesundheit, in: I. Noth, C. Morgenthaler, K.J. Greider (Hg.), Pastoralpsychologie 2011, 28–40, 29.

1250 A. a. O., 38.

reduktionistische, etwa funktionalistische Konzepte von Religion, Religiosität und Spiritualität werden dem Gegenstand nicht gerecht, sondern verlangen auch eine inhaltliche Auseinandersetzung. Im Sinne Klessmanns ist gerade die theologische Fähigkeit zur Religionskritik ein Alleinstellungsmerkmal der Seelsorge.

Durch die Entwicklung von Spiritual Care als ein integratives Konzept im Rahmen des Gesundheitswesens wird das Verhältnis der Disziplinen und Professionen und damit nötige Abgrenzungen und Zuständigkeiten neu bestimmt werden müssen. Während in der Seelsorgetheorie die Aneignung psychotherapeutischer Kompetenzen und die Entwicklung der Pastoralpsychologie konzeptbildend waren und damit vor allem einer Selbstreflexion und Theoriebildung der Seelsorge dienten, lässt sich dies nun auch für die Psychotherapie beschreiben: Die Integration religiöser und spiritueller Fragen in psychotherapeutische Ansätze entwickelt auch hier einen Innovationsschub. Inwieweit damit wirklich von Interdisziplinarität gesprochen werden kann, ist noch weitgehend offen; aber in der Praxis kommt es bereits zu Gerangel um Patienten und Kompetenzen. Ein Beispiel dafür ist die Replik des Religionswissenschaftlers Sebastian Murken, psychologischer Psychotherapeut, Gruppenanalytiker und Supervisor (DGSv), auf die Darstellung von Pamela Cooper-White zu Impulsen der Psychoanalyse für Seelsorge. Die von ihr vertretene Integration psychoanalytischer Konzepte in die seelsorgliche Beziehung lässt Murken zufolge die Reflexion theologischer Inhalte vermissen. Murken bemängelt ein

> »zunehmend konstruktivistisches Verständnis von Spiritualität und von religiösen Inhalten [...], dessen [...] Bedeutung für die Psyche (Denken, Fühlen und Handeln) unbestritten sind, dem jedoch aus psychologischer Sicht natürlich kein absoluter Wahrheitsgehalt zugeschrieben werden kann. Religiöse Inhalte werden dabei eher als kulturell verfügbare Symbolsysteme angesehen, an die sich die psychologische Dynamik bindet. Welche Bedeutung hat dieser Gedankengang für die Seelsorge? Wie verhält sich Seelsorge zur theologischen Wahrheitsfrage?«[1251]

Oder noch pointierter formuliert: »Wird [...] Seelsorge in den Dienst eines individualisierten Wohlgefühls um den Preis der Abschaffung eines kollektiven Heils bzw. Heilsversprechens gestellt?«[1252]. Murken fasst damit die Kritik am Ansatz von Spiritual Care als Integration von Seelsorge in die gesundheitliche Versorgung von Patienten zuspitzend zusammen: Bedeutet die Integration nicht die Aufgabe der eigentlichen theologischen Grundfrage, der Wahrheitsfrage, zugunsten eines individualistischen Zwecks, der Erzeugung von Wohlgefühl als Inbegriff von Gesundheit? Man wird nicht übersehen können, dass der Gesundheitsbegriff und das Verständnis von Well-being verkürzt wird. Die Herausforderung an theologisch qualifizierte Seelsorge bleibt bestehen: Selbstvergewisserung und Reflexion der eigenen Rolle als einer kritischen Instanz.

1251 SEBASTIAN MURKEN, Psychoanalyse und ihre Implikationen für die seelsorgerische Praxis – eine Erwiderung aus religionspsychologischer Perspektive, in: I. NOTH, C. MORGENTHALER, K.J. GREIDER (Hg.), Pastoralpsychologie 2011, 59–66, 64.
1252 A. a. O., 64f.

Ein echter Gewinn für Spiritualitätsdiskurse sowohl in Theologie als auch in den Gesundheitswissenschaften ist der Band von Noth, Morgenthaler und Greider durch die Diskussion in Teil V: »Multireligiosität«, in dem ein selten thematisiertes Phänomen, das auch in der Spiritualitätsdiskussion nur am Rande begegnet, bearbeitet wird: das Phänomen multipler Religionsidentität, also der gleichzeitigen Zugehörigkeit zu unterschiedlichen Religionen, religiösen Traditionen oder spirituellen Gemeinschaften. Kathleen J. Greider[1253] unterscheidet drei Gründe von Multireligiosität: erzwungene Multireligiosität (z. B. Migration, aggressive Mission etc.), vorgefundene (ererbte) Multireligiosität (z. B. Kinder in einer multireligiösen Familie) oder gewählte Multireligiosität. Dies stelle Seelsorge oder Psychotherapie vor neue Herausforderungen. Der Beitrag erweitert die Diskussion um den Spiritualitätsbegriff um einen wichtigen postmodernen und postkolonialen Aspekt, dessen Bedeutung bislang unterschätzt wurde, insbesondere – wie die Replik durch Christoph Morgenthaler und Isabelle Noth verdeutlicht – in den Forschungen zu Religiosität und Spiritualität. Morgenthaler und Noth kommen zu dem Schluss, dass das »Faktum multipler religiöser Identitätsbildungen eine Erweiterung quantitativ empirischer Religionsforschung um hermeneutische Ansätze«[1254] notwendig mache. Nicht zuletzt müssten die kulturspezifischen Voraussetzungen, Denkhorizonte und -schemata in Religionspsychologie und Pastoralpsychologie bewusst gemacht werden, die einer »christlichen Standortgebundenheit« geschuldet sind. Das Kapitel ist eine innovative und grundsätzliche Betrachtung der Themenstellung mit Konsequenzen für das Anliegen von Spiritual Care. Während die Dominanz des Christentums in der Religionspsychologie offengelegt wird, zeigt ihre Darstellung der beispiellosen »Karriere des Spiritualitätsbegriffs in den letzten Jahrzehnten«[1255], weshalb dieser Begriff anschlussfähig ist in Medizin und Pflege, vor allem aufgrund der in »Seelsorge- und Beratungssetting [begegnenden] immense[n] Bandbreite gelebter Religion u. a. im Migrationszeitalter«[1256].

> »Während unter Religiosität die an spezifische Formen von Religion gebundenen Lebensorientierungen rubriziert werden, steht Spiritualität für eine Orientierung, die sich von solchen Bezügen auf spezifische religiöse Traditionen emanzipiert hat und auf ein allgemein menschliches Existenzial verweist, nämlich das eigene Leben als zutiefst verbunden mit umfassenderen Horizonten zu verstehen.«[1257]

Morgenthaler und Noth warnen zugleich vor einer »Vereinheitlichung eines extrem komplexen Feldes religiöser Orientierungen [...] eine Ausblendung der Bezüge auf konkrete Formen gelebter Religiosität, die meistens in der Wirkungsgeschichte klassischer religiöser Traditionen stehen.«[1258]

1253 KATHLEEN J. GREIDER, Religious Multiplicity and Care of Souls, in: I. NOTH, C. MORGENTHALER, K.J. GREIDER (Hg.), Pastoralpsychologie 2011, 119–135.
1254 CHRISTOPH MORGENTHALER, ISABELLE NOTH, Eine kulturell sensible Religionspsychologie und klinische Beratungspsychologie – Wunsch oder Wirklichkeit?, in: I. NOTH, C. MORGENTHALER, K.J. GREIDER (Hg.), Pastoralpsychologie 2011, 136–154, 136.
1255 A. a. O., 140.
1256 Ebd.
1257 A. a. O., 141.

Die Bedeutung des Konzepts multipler Religionsidentität liegt darin, dass es – unter Aufnahme des Ansatzes von William James (1902) – eine Infragestellung des religionspsychologisch üblichen »Zentralitätsmodells« von Persönlichkeit und Religiosität ermöglicht. Etwa das Allport'sche Modell einer intrinsischen und extrinsischen Religiosität. »Interessanterweise erwiesen sich die empirischen Resultate immer neu als inkonsistent. Individuelle Religiosität scheint sich systematisierenden Zugriffen kontinuierlich zu entziehen.«[1259]

Noth und Morgenthaler sehen im Umgang mit diesen Fragen die Aufgabe von Seelsorge:

> »Läge nicht gerade darin eine Kernkompetenz der Seelsorge, nämlich aufgrund des ihr zugrundeliegenden spezifischen Professionswissens ins Gespräch über Religion und Spiritualität einzuführen? Hier eröffnen sich neue und noch viel zu wenig beachtete Wege interdisziplinärer Zusammenarbeit.«[1260]

Der sich anschließende Dialog zwischen Ralph Kunz und dem Gerontopsychologen Mike Martin geht noch einmal auf den Aspekt des Well-beings ein. Spiritualität wird als eine von mehreren Ressourcen innerhalb jeder Person begriffen, die gleichwertig zu anderen Ressourcen eine Person in die Lage versetzen könne, ihr Wohlbefinden zu stabilisieren.[1261] Es geht um »Bereithaltung als Stabilisierungswerkzeug«, nicht »die Steigerung von Spiritualität, sondern die Vermittlung von Interpretationsrahmen für eigene Handlungen und Lebensplanung, der bei Bedarf oder Wunsch genutzt werden kann«[1262].

Schon 1991 hatte Richard Riess ein offenes und an Freiheit orientiertes Verständnis von Spiritualität in der Seelsorge beschrieben: In einer Sammlung von Aufsätzen und vorher unveröffentlichten Texten unter dem Titel »Sehnsucht nach Leben« fragt Riess auch nach der »Spiritualität der Seelsorge«.[1263] Er verortet Seelsorgepraxis in den »elementaren Lebensprozessen [...] der Religiosität und der Sexualität, der Partnerschaft und der Ehe, der Gewißheit und des Zweifels und der ganzen Sehnsucht nach Zukunft im Angesicht von viel Erschöpfung, Zerstörung und Leid«[1264]. Seelsorge wird bei Riess institutionell gefasst als »Seelsorge der Kirche« und in ein ›geschwisterliches‹ Verhältnis zu einer »Spiritualität des Glaubens« gestellt. Seelsorge schöpft »aus dem Brunnen der Spiritualität«[1265]. Spiritualität gehört für Riess zu den Phänomenen, »in denen *Religion als verborgene Dimension* präsent ist«[1266], als Kennzeichen insbesondere des Empfindens und Erlebens der jungen Generation, das nicht kirch-

---

1258 Ebd.
1259 A. a. O., 143.
1260 A. a. O., 151.
1261 Ralph Kunz, Mike Martin, Seelsorge und Beziehungen in der späten Lebensphase, in: I. Noth, C. Morgenthaler, K.J. Greider (Hg.), Pastoralpsychologie 2011, 221–235, 228.
1262 A. a. O., 299.
1263 Richard Riess, Sehnsucht nach Leben. Spannungsfelder, Sinnbilder und Spiritualität der Seelsorge, Göttingen 1991².
1264 R. Riess, Sehnsucht 1991, 5f.
1265 A. a. O., 6.
1266 A. a. O., 20.

lich oder kirchenkonform sein müsse. Spiritualität begegnet auch bei Riess in den Entwicklungsprozessen in der Lebensgeschichte von Menschen als ein »Raum der Freiheit«[1267], in dem Fragen aufbrechen können und schöpferische Umorientierung möglich wird. Das Verständnis von Spiritualität ist damit erneut durch Individualisierung in Relation und Distanznahme zur Institution bestimmt, zugleich aber auch mit der Raummetaphorik verbunden. Gerade deshalb sind die Seelsorge der Kirche und die Spiritualität des Glaubens in ein Beziehungsgefüge gestellt. Gegen Ende seiner Auseinandersetzung mit den ›Träumen‹ von Seelsorge der Kirche (in biblischen Texten, Reformationszeit und den Aufbrüchen der Seelsorgebewegung in der Klinik) entwirft Richard Riess »Szenarien über den Menschen in der Welt von morgen«[1268] – und stellt den Begriff selbst in den theoretischen Zusammenhang der Folgen und Fortentwicklung der Säkularisierung:

> »Die Aufklärung und die Säkularisierung haben uns insofern nicht nur eine Entmythologisierung von Religiosität, Tradition und Kirche, sondern – genauer betrachtet – eine *Remythologisierung* ganz anderer Lebensbereiche beschert, die nun mit archaischen Bildern besetzt werden. Mehr noch. Menschen der nahen oder der mittleren Zukunft, die nicht in kindlicher Abhängigkeit verharren möchten, sehen sich sogar dazu veranlaßt, eine eigene weitreichende Sicht der Wirklichkeit zu entwickeln – eine Art Spiritualität, die in einer sonst sinnlos erscheinenden Welt erst Sinn stiftet.«[1269]

Spiritualität ist Riess zufolge eine Reaktion auf technologischen Fortschritt, Differenzierungsprozesse und tiefgreifende Verunsicherung der Gesellschaft; ihre Funktion ist Sinnorientierung. Die folgenden Sätze machen schließlich die Nachbarschaft eines so verstandenen Spiritualitätsbegriffs deutlich:

> »Frank Capra (mit seinem Buch ›Wendezeit‹) oder Marilyn Ferguson (mit ihrem Bestseller ›Die sanfte Verschwörung‹) rufen sogar ausdrücklich dazu auf, die mechanistischen Bilder der Welt hinter sich zu lassen und zu einer neuen Sicht von Wirklichkeit vorzustoßen – einer Sicht, die der Vorstellung von Ganzheit, Transzendenz, Phantasie oder Spiritualität einen hohen Stellenwert einräumt.«[1270]

Sehnsucht nach Leben ist Sehnsucht nach einem ›authentischen Leben und unverfälschter Menschlichkeit‹ – und hier liege der Anknüpfungspunkt für Seelsorge und eine »Kirche der Seelsorge«[1271].

Die Darstellung der Rezeption des Begriffs bei Richard Riess macht auf zwei Aspekte aufmerksam, die sich mit der oben beschriebenen Verwendung berühren: Die Distanznahme zu institutionalisierter Christentumspraxis und die Orientierung an Ganzheitlichkeit; gleichzeitig fällt auch hier die Unbestimmtheit des Begriffs sowie eine angedeutete Nähe zu Esoterik auf. Diese Aspekte könnten zu einer Erklärung der nach wie vor verhaltenen Aufnahme des Begriffs in der Seelsorgetheorie beitragen, zugleich aber – in der Richtung des bei

---

1267 A. a. O., 250. Riess sieht die Zeit für die Entwicklungs- und Veränderungsprozesse in der Lebensmitte gegeben.
1268 A. a. O., 278ff.
1269 A. a. O., 285.
1270 Ebd.
1271 A. a. O., 286.

Kunz, Noth, Morgenthaler und Greider Beschriebenen – zu deren kritisch-kon-
struktiver Überwindung beitragen.

Im Folgenden soll nun versucht werden, ausgehend von der integrativen
Funktion des Begriffsfeldes Spiritualität, insbesondere in ihrer Handlungsorientierung als Spiritual Care, Impulse für ein praktisch-theologisches Nachdenken
über Seelsorge zu geben, wie es dem im methodischen Teil dargestellten Ansatz
einer Deutekunst entspricht. Während alles darauf hindeutet, dass durch Spiritual Care Seelsorge als Akteur in das soziale System integriert wird, bedarf die
Verschiedenheit der Sprachen in den beteiligten Theorien des Handelns zumindest einer Erklärung.

Dies beginnt mit der beinahe banalen Feststellung, dass der Begriff ›Spiritualität‹ in seiner Variationsbreite zumindest Assoziationen weckt, die christlicher
Theologie nicht fremd sind, sondern zu den ureigensten Kernbereichen gehören.
Dabei wird es zunächst darauf ankommen, mit Hilfe der theologischen Disziplinen den reichen Bedeutungsgehalt des Begriffsfeldes Spiritualität, insbesondere
auch ›christlicher Spiritualität‹ zu erarbeiten, seine zurückhaltende Aufnahme
in die Seelsorgetheorie zu deuten und zugleich die Anschlussfähigkeit in interre-
ligiöser und interdisziplinärer Hinsicht zu erkunden.

Im Verständnis der Deutekunst sind die drei Schritte einer Wahrnehmungskunst, Reflexionskunst und Gestaltungskunst nicht als abschließende Schrittfolge zu verstehen, sondern sind als ein unabschließbarer Prozess zu denken. In
diesem Sinne soll im Folgenden auch nicht abschließend ein Programm von
Seelsorge als Spiritual Care entwickelt, sondern für die Integrationsfähigkeit
von Spiritual Care gerade für christliche Seelsorge argumentiert werden. Im
Folgenden sind Impulse für eine Weiterarbeit an der aus der Wahrnehmung
und den Materialteilen sich ergebenden Bedeutung von Spiritual Care formuliert. Die Impulse verstehe ich einerseits als Aufgabenstellung für das eigene
Weiterdenken über Seelsorge, aber auch als Gesprächsangebot an andere, insbesondere an den weiteren Kreis der theologischen Disziplinen, sich auf diese
aus deskriptiver Praktischer Theologie stammenden Fragen einzulassen und zu
einer kritischen Standortbestimmung beizutragen. Zum Teil ist diese Arbeit in
den vergangenen Jahren bereits geleistet worden, zum Teil zeichnen sich weitere
Aufgabenbereiche ab.

Dazu werden in den folgenden Abschnitten den einzelnen Disziplinen entsprechend Frageimpulse formuliert (ohne Anspruch auf eine dem Selbstverständnis und der Methodik der einzelnen Disziplinen entsprechende Darstellung).

2.1.3 Die Herkunft des modernen Spiritualitätsbegriffs

Gerade wegen seiner Unbestimmtheit bedarf das Begriffsfeld Spiritualität einer
begriffsgeschichtlichen Betrachtung. Der Begriff ›Spiritualität‹ begegnet im deutschen Sprachraum bereits vereinzelt im 19. Jahrhundert, bürgert sich jedoch
erst nach 1950 ein; er hat seitdem eine erstaunliche Karriere gemacht, freilich
in der geschilderten diffusen Vagheit.[1272] Die Arbeiten von Simon Peng-Kel-

ler[1273] haben aufmerksam gemacht, dass die Annahme einer Einbürgerung in den deutschen Sprachraum über zwei Traditionslinien, eine romanische und eine angelsächsische,[1274] nicht ganz adäquat ist. Diese für eine an der Verhältnisbestimmung institutionalisierter Religiosität und freier Spiritualität interessierte attraktive Unterscheidung[1275] war wie folgt konstruiert:

- Romanische Traditionslinie: Verstehe man unter Spiritualität eine Eindeutschung des französischen ›spiritualité‹, dann verbinde sich damit der Bedeutungshorizont der katholischen ›Ordenstheologie‹ in Frankreich um 1900 als »Lehre vom religiös-geistlichen Leben«[1276], zurückgreifend auf die schon seit dem 17. Jahrhundert als spiritualité bezeichnete ›persönliche Beziehung des Menschen zu Gott‹. Diese Linie nehme Motive von ›Frömmigkeit‹ und ›Leben aus dem Geist Gottes‹ in sich auf, beginne jedoch zunehmend, diese Begriffe zu verdrängen, bzw. ihre inhaltliche Füllung zu verändern.[1277]
- Die angelsächsische Traditionslinie (›spirituality‹) sei erst seit 1870 nachweisbar und verstehe darunter in einem weiteren Sinn »Religiosität, die auf direkter, unmittelbarer, persönlicher Erfahrung von Transzendenz beruht [...] *Spirituality* steht seither für die Verinnerlichung von Religion; sie ist universal, transzendiert die Grenzen von Religionen, Kulturen und Nationen. *Spirituality* kann im weitesten Sinn gefasst sein als Bezogenheit auf das umgreifende eine Sein, das den Menschen als unfassbares Geistiges, Transmaterielles, Metaphysisches erscheint.«[1278]

1272 Vgl. zum Folgenden CHRISTIAN SCHÜTZ, Art. »Christliche Spiritualität«, in: CHRISTIAN SCHÜTZ (Hg.), Praktisches Lexikon der Spiritualität, Freiburg/Basel/Wien: Herder, 1988, Sp. 1170–1180; CHRISTOPH BENKE, Was ist (christliche) Spiritualität? Begriffsdefinitionen und theoretische Grundlagen, in: PAUL ZULEHNER (Hg.), Spiritualität – mehr als ein Megatrend, Ostfildern 2004, 29–43; ULRICH KÖPF, Art. ›Spiritualität II. Kirchengeschichtlich‹, in: RGG⁴, Bd. 7 (2004), Sp. 1591–1593.

1273 Vgl. SIMON PENG-KELLER, Zur Herkunft des Spiritualitätsbegriffs. Begriffs- und spiritualitätsgeschichtliche Erkundungen mit Blick auf das Selbstverständnis von Spiritual Care, in: Spiritual Care 3 (2014), 36–47. Vgl. auch DERS., Einführung in die Theologie der Spiritualität, Darmstadt 2010.

1274 So erstmals bei CHRISTOPH BOCHINGER, »New Age« und moderne Religion. Religionswissenschaftliche Analysen, Gütersloh 1994, 377ff.

1275 Der ich mich in der ersten Auflage angeschlossen hatte.

1276 C. BENKE, Spiritualität 2004, 31.

1277 So C. SCHÜTZ, 1170.

1278 C. BENKE, Spiritualität 2004, 32 (Hervorhebung im Original). Vgl. dazu schon bei WILLIAM JAMES, The Varieties of Religious Experience. A Study in Human Nature, London/New York/Bombay 1902: »Religion [...] shall mean for us *the feelings, acts, and experiences of individual men in their solitude, so far as they apprehend themselves to stand in relation to whatever they may consider the divine.* Since the relation may be either moral, physical, or ritual, it is evident that out of religion in the sense in which we take it, theologies, philosophies, and ecclesiastical organizations may secondarily grow« (31, Hervorhebungen im Original). James führt bei der Diskussion des Begriffs *deity* den als transzendentalen Idealismus beschriebenen Emersonianismus an, bei dem die Gottheit nicht als persönlich vorgestellt ist, sondern als »the immanent divinity in things, the essentially spiritual structure of the universe« (31f.)

Tatsächlich stellt eine eingehende und differenzierte Darstellung diese Genese in Frage, ohne allerdings ihre Impulse für die Praxis von Spiritual Care vollends zu verlieren. Im Rahmen der vorliegenden Arbeit kommt es nicht zuletzt auf die Feststellung an, dass die letztere, angelsächsische Traditionslinie unverkennbar in der Verwendung des Begriffsfeldes Spiritualität in der Hospizbewegung in Palliative Care widerhallt, was erneut die Frage aufwirft, wie der Spiritualitätsbegriff überhaupt in die WHO-Diskurse eingeführt wurde. Unabhängig davon geht es um eine universal für alle Menschen gültige anthropologische Kategorie jenseits konfessioneller und geprägt-religiöser Bestimmung, deren Pointe jedoch in der persönlichen Erfahrung, in der persönlichkeitsspezifischen Ausprägung liegt.[1279]

Peng-Keller zeichnet die Transformationen der Begrifflichkeit seit den antiken Ursprüngen nach. *Spiritualitas* finde sich erstmals in Texten des 5. Jahrhunderts, in einem Brief, möglicherweise aus der Feder des Theologen Pelagius an einen neu getauften Christen, der zum Studium der Heiligen Schrift und einem entsprechenden Leben ermahnt wird, um so »in der Spiritualität fortzuschreiten«. Peng-Keller bestimmt hier *Spiritualitas* als »christliche Vollkommenheit: ein geisterfülltes und gottzentriertes Leben, das durch Schriftmeditation und ein dem Evangelium entsprechendes Handeln gefördert wird.«[1280] Schon hier stehe im Hintergrund das paulinische *pneumatikos*, ein Leben, das vom heiligen Pneuma des erhöhten Christus durchdrungen sei. Schon im Brief des 5. Jahrhunderts und verstärkt in den nachfolgenden Jahrhunderten zeige sich aber eine »Verschiebung von einem pneumatologischen Geistverständnis zu einer stärker anthropologisch akzentuierten Rede [...], die zudem mit einer perfektionistischen Note versehen ist (Spiritualität als ›Fortschreiten‹ und ›Heiligung‹)«[1281]. Im 13. Jahrhundert habe sich ein kirchenrechtliches Verständnis von *espiritualité* etabliert, das den kirchlichen Geltungsbereich beschreibe (und im heutigen Sprachgebrauch ›Geistlicher‹ oder ›Geistlichkeit‹ nachklinge). Über mehrere Transformationen kommt es im 19. Jahrhundert zu der bis heute nachhaltig wirkenden mystischen Prägung des Begriffs: »Der *renouveau mystique*, den [Auguste] Saudreau zusammen mit anderen französischen Autoren initiierte, färbte den Begriff ›spiritualité‹ nachhaltig ein und gibt ihm bis heute einen warmen Klang.«[1282] Diese sei allerdings stärker als gedacht von Laien und Weltpriestern geprägt, weniger monastisch, und beziehe sich auf ein mystisch geöffnetes Christsein. Saudreaus Werk sei bereits 1907 ins Englische übersetzt worden und könne den englischen Begriff mit beeinflusst haben. Die Unabhängigkeit einer englischsprachigen Linie von spirituality stellt Peng-Keller auch

---

1279 Ganz anders bestimmt allerdings Ulrich Köpf Spiritualität aus kirchengeschichtlicher Perspektive als »ein elitäres Phänomen in der Gesch[ichte] christl[icher] Frömmigkeit«: »Während man von der Frömmigkeit des einzelnen rel[igiösen] Subjekts wie von der variabler Populationen [.] zu sprechen pflegt, bezieht sich S[piritualität] immer auf eine klar umgrenzte Personengruppe. [...] deshalb ist S[piritualität] in hohem Maß ein soziales Phänomen« (U. Köpf, Spiritualität 2004, Sp. 1591).
1280 S. Peng-Keller, Zur Herkunft 2014, 38.
1281 A. a. O., 39.
1282 A. a. O., 40.

dadurch infrage, dass er die erste Verwendung des Begriffs in einem Buchtitel in der Übersetzung der französischen mehrbändigen Spiritualitätsgeschichte Pierre Pourrats vorfindet: »Der erste Band erscheint 1922 unter dem Titel ›Christian Spirituality‹.«[1283]

Auch das Spiritualitätsverständnis in der angelsächsischen Theologie ist, wie Peng-Keller belegen kann, komplexer in seiner Entstehung und seiner Ausrichtung. Das durch die von Bochinger und in der Folge von Benke beschriebene Verständnis von spirituality (s. o.), entpuppe sich bei näherer Betrachtung als »Amalgam aus unterschiedlichen Traditionen«[1284], insbesondere einem antikolonialistischen Reformprogramm mit neohinduistischem Hintergrund mit klarer Abgrenzung gegen westlichen Materialismus. Auch hier verbinden sich »ein hohes Ethos mit mystischer Unmittelbarkeit [in Unterscheidung zu] rituellen Formen des Religiösen«[1285]. Unabhängig davon begegne der Begriff auch in Schriften von Unitariern und Transzendentalisten, etwa bei Walt Whitman: Spirituality sei nach Whitman die höchste Gestalt von Religion, die nicht in Kirchen und Glaubensbekenntnissen zu finden sei, sondern in einsamer Meditation und frommer Ekstase[1286]; die Pointe dieser Verwendung macht Peng-Keller aber in ihrer politischen Umsetzung aus: es gehe nicht um Vervollkommnung des Individuums, sondern des demokratischen Gemeinwesens. Peng-Keller versucht nun nachzuweisen, dass zwischen dieser amerikanischen Verwendung und der französischen Begrifflichkeit ein Zusammenhang besteht, der die katholische Relativierung kirchlicher Instanz in eine ausdrückliche Distanz zu institutionalisierter Kirche überführe. Eine eigene Linie verläuft zwischen der mystisch gefärbten »spiritualité« im Frankreich des 17. Jahrhunderts und der transzendentalistischen »spirituality« in den USA des 19. Jahrhunderts.

Bei Saunders ließen sich, so Peng-Keller, die Traditionslinien der Bestimmtheit und der transreligiösen Offenheit wiederfinden, die in der Unterscheidung Bochingers einleuchten; allerdings habe die WHO Saunders Konzeption abgelöst von dessen christlichem Hintergrund aufgegriffen – eine »vielfach vermerkte Leerstelle«[1287].

Die differenzierte Aufarbeitung der Begriffsgeschichte ist trotz Aufgabe einer vermeintlichen doppelten Begriffsgeschichte hilfreich, um die Probleme einer Begriffsbestimmung und weiterhin die Unschärfe des Begriffs als Chance zu verstehen. Zahlreiche der heute verwendeten Aspekte individueller wie auch gemeinschaftlicher Formen von Spiritualität finden sich in der Begriffsgeschichte wieder, angefangen von der Vorstellung eines ethisch verantwortlichen Lebens über eine Teilung in Geltungsbereiche bis hin zu Aspekten von Mystik, Transzendenz, Unmittelbarkeit von Erfahrung, eines zivilreligiösen Verständnisses und einer Kritik bestehender (materialistischer) Verhältnisse. Statt Unbe-

---

1283 A. a. O., 41.
1284 A. a. O., 42.
1285 A. a. O., 42.
1286 Vgl. a. a. O., 43.
1287 A. a. O., 45.

stimmtheit ergibt sich der Eindruck einer vielfachen Bestimmtheit von Spiritualität.

Peng-Kellers Analyse macht auch darauf aufmerksam, dass Seelsorgetheorie und Theologie den Spiritualitätsbegriff im Gesundheitswesen nicht vorschnell Modernisierungs- und Säkularisierungsschüben zuordnen können. Vielmehr enthalten die angedeuteten Traditionslinien Potenzial für interreligiöse Entdeckungen und eine Entdeckung des gesundheitspolitischen und gerechtigkeitsorientierten Potenzials des Begriffs. Offensichtlich ist es zu einfach gedacht, sich auf zwei europäische Sprachtraditionen und ihre Aufnahme in US-amerikanischen Diskursen zu beschränken.

2.1.4 Interreligiöse Vermittelbarkeit des Spiritualitätsbegriffs im Gesundheitswesen

Erste Untersuchungen der Diskussionen innerhalb der WHO lassen vermuten, dass die Rezeption des Spiritualitätsbegriffs durch die WHO nicht allein durch westliche Diskurse bestimmt war.[1288] Bislang gibt es kaum Quellenforschung in medizin- und begriffshistorischer Hinsicht, eine Aufgabe, der sich die an der Universität Zürich befindliche Professur für Spiritual Care widmet.

Erstmals ist in einer Resolution von 1984 die Rede von einer »spirituellen Dimension«, die den Bereich von Glaubensüberzeugungen und Wertorientierungen umfasse und im Einsatz für »Gesundheit für alle« nicht zu vernachlässigen sei, weil sie im Leben der Menschen unterschiedlicher Kulturen eine bedeutende Rolle spiele. Wie es aber zu diesem gesundheitspolitischen Paradigmenwechsel kommen konnte, soll in dem genannten Forschungsprojekt geklärt werden. Allerdings fiel auch 1984 und während der vorbereitenden Diskussionen die terminologische Unklarheit auf, weshalb der damalige Generaldirektor Halfdan Mahler auf das Oxford English Dictionary zurückgriff, wo »spirit« als »the intelligent or immaterial part of man«, und »spiritual« als »opposed to matter« definiert wurde. Eine in den 1990er Jahren eingesetzte Expertengruppe im Bereich Palliative Care bestimmte – ausgehend vom allgemeinen Ziel »well-being of the whole person« – ›spiritual‹ mit Aspekten des menschlichen Lebens, die sich auf Sinnliches transzendierende Erfahrungen beziehen, nicht deckungsgleich mit ›religiös‹ seien, obwohl für viele Menschen spirituelle Dimensionen auch religiöse Komponenten beinhalten würden.

> »The spiritual aspect of human life may be viewed as an integrating component, holding together the physical, psychological and social components. It is often perceived as being concerned with meaning and purpose and, for those nearing the end of life,

---

1288 Vgl. hierzu und zum Folgenden das SNF-Forschungsprojekt von Simon Peng-Keller, Die Integration spiritueller Aspekte in die Gesundheitspolitik der WHO seit 1984. Spiritualitäts- und medizinhistorische Untersuchung zur Grundlegung interprofessioneller Spiritual Care. Herr Peng-Keller hat mir seine Unterlagen freundlicherweise vor deren Veröffentlichung zur Verfügung gestellt und erlaubt, mich darauf zu beziehen.

this is commonly associated with a need for forgiveness, reconciliation and affirmation of worth.«[1289]

Die Ergebnisse der Arbeitsgruppe basieren noch stark auf christlichen Kontexten und entsprechender Literatur.[1290] Die 51. Weltgesundheitsversammlung von 1998 bekräftigte das Programm und betonte die Aspekte individueller Suche nach Sinn und Zugehörigkeit. Das muslimisch geprägte WHO-Regionalbüro für den östlichen Mittelmeerraum bekräftigte dies und forderte, die spirituelle Dimension in der WHO-Charta zu verankern, worauf sich die Weltgesundheitsversammlung 1999 aber nicht einigte. Die in Kapitel E 1 beschriebenen Deklarationen und Definitionen aus dem Raum der WHO setzen das Anliegen bereits um, wie auch außerhalb der WHO ein fortschreitender Prozess beobachtbar ist, verstärkt durch die weltweit zunehmenden Migrationsbewegungen, die nationale und regionale Gesundheitsversorgungssysteme vor neue Herausforderungen stellen.

Den Einfluss christlicher Organisationen, besonders des Ökumenischen Rates der Kirchen (ÖRK) und der Christian Medical Commission (CMC), aber auch des African Religious Health Assets Programme auf die WHO haben Publikationen bereits nachzeichnen können;[1291] aber auch aus der muslimischen Welt äußerten sich bereits in den 1980er Jahren Stimmen, die eine Einbeziehung der spirituellen Dimension bei gesundheitspolitischer Strategieentwicklung forderten.[1292] Allerdings wurde auch kritisiert, dass in den WHO-Diskursen ein kolonialistischer Blick vorherrsche, der v. a. afrikanische Heilpraktiken ausblende, die in ihren Ländern gesamtgesellschaftlich akzeptiert seien.[1293] Ähnli-

---

1289 WORLD HEALTH ORGANISATION, Cancer pain relief and palliative care, Genf 1990, 51. (http://apps.who.int/iris/bitstream/10665/39524/1/WHO_TRS_804.pdf, Zugriff am 06.10.2016).

1290 Etwa einem Beitrag des Episkopalischen Pastors, Professors und Vorsitzenden des Department of Humanities des Milton Hershey Medical Center der Penn State University in Hershey, Pennsylvania E. A. VASTYAN, Spiritual Aspects of the Care of Cancer Patients, in: CA – A Cancer Journal for Clinicians 36 (1986) 110–114; einem frühen Beitrag zu Spirituellem Assemessment in einer pflegewissenschaftlichen Zeitschrift der Professorin an der University of Kentucky, RUTH I. STOLL, Guidelines for Spiritual Assessment, in: American Journal of Nursing 79 (1979), 1574–1577.

1291 Peng-Keller verweist auf SOCRATES LITSIOS, The Christian Medical Commission and the Development for the World Health Organization's Primary Health Care Approach, in: American Journal of Public Health 94 (2004), 1884–1893; BEATE JAKOB, PETER BARTMANN, Gesundheit und Gesundheitsförderung. Ansätze zur Integration der spirituellen Dimension in Konzepte und die Arbeit der WHO, in: JÜRGEN ARMBRUSTER, PETER PETERSEN, KATHARINA RATZKE (Hg.), Spiritualität und seelische Gesundheit, Köln 2013, 48–62.

1292 So laut Peng-Keller Abdul Rahman Al Awadi, Vertreter Kuwaits in der WHO.

1293 Eine Dissertation von Michael Mayer im Rahmen eines Forschungsprojekts zusammen mit der Neurologin Andrea Winkler konnte religiöse und traditionelle Deutungen von Epilepsieerkrankungen in unterschiedlichen religiösen Traditionen in Tansania belegen, die in Form einer Doppelstrategie ergänzend oder alternativ zu westlicher Medizin eingesetzt werden. »Interesting in the context of the cause of epilepsy was also that many people were very dualistic in their answers. One sentence frequently heard was, that if epilepsy is treatable with western medicine the

ches lässt sich auch für indische Regionen beschreiben.[1294] Das Vorhaben der Spiritual-Care-Professur in Zürich gilt neben der Rekonstruktion der Entwicklungen, die zur Rezeption des Spiritualitätsbegriffs im Gesundheitswesen führten und der Einflussnahme durch Persönlichkeiten und/oder durch Verbände auch der Frage, ob von östlichen Religionen geprägte westliche Spiritualitäten und traditionelle Medizin zu den Einflussfaktoren zählen.

Unabhängig von der Diskussion in der WHO findet in unterschiedlichen religiösen Gemeinschaften und Kulturen eine Auseinandersetzung mit dem Konzept von Spiritual Care statt, die an dieser Stelle nicht vertieft dargestellt werden kann. Minimale Hinweise müssen genügen, um auf die Notwendigkeit einer Befassung vonseiten Praktischer Theologie und Seelsorgetheorie hinzuweisen. Dabei werden sich m. E. sowohl Übereinstimmungen zeigen, die etwa die Entwicklung professioneller Standards und Qualifizierungen oder die Suche nach Implementierungskonzepten und Finanzierungsmodellen betreffen als auch zunehmend Unterschiede im Verständnis von Spiritualität und Spiritual Care als Organisation.

- Aufgrund von Initiativen nordamerikanischer Verbände wie der National Association of Jewish Chaplains hat sich in Israel ein Jewish Spiritual Care Network formiert, das nach dem Konzept Klinischer Seelsorgeausbildung (C.P. E.) Ausbildungen, Konzepte und Projekte jüdischer Spiritual Care entwickelt und Health Care Chaplains für Krankenhäuser, Traumazentren und Pflegeeinrichtungen ausbildet. Ein Teil der Entwicklung gilt einer Aufarbeitung der Geschichte jüdischer Seelsorge, wie sie in Deutschland bis zur Shoah in jüdischen Krankenhäusern vorhanden war und in den USA – ausgehend von Militär- und Gefängnisseelsorge – ab den 1980er Jahren über Religionsgrenzen mit christlicher Klinikseelsorge zusammenarbeitete. Die Abgrenzung zu Tätigkeiten von Rabbinern in Krankenhäusern spielt dabei eine wichtige Rolle, ebenso aber auch eine auf den spezifisch multireligiösen Kontext Israels abgestimmte Entwicklung von Spiritual Care. Ziel der Bestrebungen ist es, das Gesundheitsministerium dafür zu gewinnen, in jeder

---

cause has to be a physical problem. If no significant benefit through hospital medicine can be achieved spiritual reasons, witchcraft or supernatural powers were responsible. This dualism could be seen equally within all groups« (MICHAEL MAYER, Socio-Cultural Aspects of Epilepsy in a rural community of Tanzania, Innsbruck 2005, 28). Die Untersuchung wurde an 167 Personen durchgeführt, davon 59 Patientinnen und Patienten der Haydom Lutheran Hospital Epilepsy Clinic, 62 Angehörige und 46 nach Zufall ausgewählte Passanten. Religiöse/spirituelle Ursachen wurden von mehr als der Hälfte (52,3 %) der Befragten als Hauptursache für Epilepsie angegeben. Die Befragten gehörten unterschiedlichen Religionen an. Zwischen Religionszugehörigkeit und Glauben an traditionelle Heilungsmethoden besteht kein signifikanter Unterschied; sowohl bei Christen als auch bei Muslimen liegt die Zustimmung zu Traditionellen Heilmethoden bei ca 40 % (Männer mit höherem Wert als Frauen).

1294 Vgl. Peng-Kellers Hinweise auf WALTER BRUCHHAUSEN, Medizin zwischen den Welten. Vergangenheit und Gegenwart des medizinischen Pluralismus im südöstlichen Tansania, Göttingen 2006.

öffentlichen Klinik und Pflegeeinrichtung einen qualifizierten »spiritual care giver« zu finanzieren, um nicht länger auf Finanzierung durch Privatpersonen oder ausländische Organisationen angewiesen zu sein.[1295]

- Michael Petery hat in seiner Dissertation die aktuelle Betreuung Schwerkranker und Sterbender in jüdischen Gemeinden in Bayern untersucht,[1296] ausgehend von der Beobachtung, dass Lehrbücher bei der Darstellung spiritueller und religiöser Bedürfnisse Sterbender und ihrer Angehörigen häufig deduktiv vorgehen und normative Vorgaben der Schriften, Codices, Traditionen und Lehrbücher wiedergeben ohne Überprüfung der tatsächlich geleisteten Unterstützung. Häufig gehen sie von Spiritualitätskonzepten aus, die christlicher Lehrtradition entsprechen. Aus diesem Grund hat Petery in einer explorativ-deskriptiven Studie mit der Methodik qualitativer Sozialforschung nach Mayring insgesamt 21 Interviewpartner aus 12 jüdischen (orthodoxe und liberale) Gemeinden befragt. Ihn interessierten Angebote der Betreuung (auch bezüglich der Kooperation mit Einrichtungen des Gesundheitswesens), Bedürfnisse jüdischer Patienten und Probleme in der Betreuung. Petery überprüft dabei insbesondere die im internationalen Spiritual-Care-Diskurs gebräuchlichen Definitionen auf ihre Anschlussfähigkeit für jüdische Patientinnen und Patienten oder Betreuer. Eines der wichtigsten Ergebnisse bezieht sich auf biographische Aspekte und ihre religiöse Bindung: Jüdische Gemeinden bestehen nach der Einwanderungswelle der 1990er Jahren zu 95 % aus Mitgliedern, die aus den GUS-Staaten stammen und deren Status als ›jüdisch‹ innerhalb der Gemeinden durchaus umstritten ist. Dennoch sind die Gemeinden intensiv und v. a. durch Sozialarbeiterinnen und Sozialarbeiter in der Betreuung der Kranken, Sterbenden und Trauernden involviert. Sozialarbeit ist Bestandteil einer Form religiös motivierter gemeinschaftlicher Fürsorge: Der Spiritual-Care-Begriff erweitert sich erheblich in eine Richtung, die sich in der Forschung bereits angedeutet hat und nun durch die Untersuchung Peterys empirisch belegt wird. Entsprechend unterscheidet Petery bei der Darstellung der Angebote durch jüdische Gemeinden zwischen Sozialabteilung (im christlichen Bereich würden diese Beratungs- und diakonische/karitative Angebote umfassen), Ehrenamt (Bikkur cholim und Chewra kaddischa) und Betreuung durch Rabbiner. Rituelle Formen der Begleitung, die in Hand- und Lehrbüchern als normativ gesetzt

---

1295 Vgl. zur Entwicklung in Israel die Angaben unter http://www.kashouvot.org/what-is-spiritual-care/pastoral-care-in-israel/ (Zugriff am 07.10.2016). Gespräche und Teilnahmen an israelischen und internationalen Konferenzen zu Spiritual Care vermitteln ein Bild einer äußerst dynamischen Entwicklung. 2010 beispielsweise wurde »Kashouvot« gegründet.»It is the only organization dedicated solely to placing C. P. E. (or equivalent) trained chaplains in hospital and nursing home settings. We are dedicated to advancing the field in Israel and seek partnerships with other organizations. We are committed to working with patients of all faiths and backgrounds and offering the highest quality care« (ebd.).

1296 Vgl. MICHAEL PETERY, Die Betreuung Schwerkranker und Sterbender in Bayerischen Jüdischen Gemeinden heute, München 2015 (Manuskript, Publikation angekündigt für 2017). Die Arbeit wurde 2016 mit dem Preis der Internationalen Gesellschaft für Gesundheit und Spiritualität ausgezeichnet.

werden, spielen in der Realität aus Sicht der Experten keine oder eine untergeordnete Rolle. Die Untersuchung leistet hier einen wichtigen Beitrag für die Entwicklung einer jüdischen Konzeption von Krankenhaus- und Altenheim*seelsorge* im deutschsprachigen und westeuropäischen Gesundheitswesen, weil sie jüdische Spiritual Care nicht auf religiös-rituelle Versorgung begrenzt, sondern auf die soziale Unterstützung als spirituelle Unterstützung verweist. Petery kann damit zahlreiche Stereotypien jüdischer Seelsorge und Begleitungspraxis korrigieren.

- Einen anderen Weg zum Verständnis von Spiritual Care in nicht-christlichen Traditionen geht ein im Iran arbeitendes Forschungsteam, das eine Konzeptanalyse zu Spiritual Care anhand historischer islamischer Quellen in der Zeitschrift Religions veröffentlicht hat.[1297] Ihren Ausgangspunkt nehmen die Forscher beim ganzheitlichen Gesundheitskonzept, wie es in der WHO verwendet wird und das kulturelle Gegebenheiten berücksichtigt. »Spiritual care according to Islamic view and tenets is one of the rights of Muslim patients. Delivering high-quality care to Muslim patients signifies having a deep knowledge of the Islamic faith and beliefs. It is important therefore to analyze the concept of spirituality in Islamic culture to understand the influences these have on the concept of spiritual care for Muslim patients.«[1298] Einem ›humanistischen Ansatz‹ im westlichen Spiritualitätsverständnis wird das Verständnis von Spiritualität im Koran und in überlieferten Kommentaren gegenübergestellt: »According to Islamic literature, spirituality in Islamic theology is based on knowledge and faith in God. Allah is depicted as having key attributes of an attachment figure: namely, one who is close, responsive, and compassionate; and one who provides security and protection in times of danger. The ultimate goal of human deportment, and the real perfection of human being is to be closer to God. Therefore, faith in God is a prerequisite for the realization of Islamic spirituality.«[1299] Entsprechend wird die Umsetzung von Spiritual Care in der Gesundheitsversorgung durch bestimmte Maßnahmen gewährleistet: Bereitstellung von Bedingungen zur Verrichtung der Gebete; Begleitung von Patientinnen und Patienten bei der Suche nach Bedeutung von Krankheit; Vermittlung von Hoffnung bei drohender Verzweiflung (Sünde); Aufrechterhaltung von Beziehungen; Sterbebegleitung unter Berücksichtigung ritueller Vorschriften; Beachtung genderspezifischer Vorschriften; Beachtung von Reinheitsvorschriften bei der Ernährung. Diese Maßnahmen sollen durch Pflegekräfte hergestellt werden, für die zudem gilt, dass sie der Glaubensgemeinschaft angehören, islamische Anthropologie teilen und aus einer Haltung der Aufrichtigkeit (»sincerity«[1300]) heraus handeln. Der Ansatz

---

1297 Vgl. Rahmatollah Marzband, Seyed Hamzeh Hosseini, Zeinab Hamzehgardeshi, A Concept Analysis of Spiritual Care Based on Islamic Sources, in: Religions 7 61 (2016); doi:10.3390/rel7060061; doi:10.3390/rel7060061. Open access unter http://www.mdpi.com/2077-1444/7/6/61.
1298 A. a. O., 2.
1299 A. a. O., 3.
1300 A. a. O., 6.

dieser Darstellung von Spiritual Care im Islam der Schia ist aufgrund seiner historisch und normativ ausgerichteten Argumentation interessant, weil er sich gezielt als Beitrag zu einem international geführten Spiritual-Care-Diskurs versteht. Er verwendet dabei auch die übliche Begrifflichkeit und Systematik, etwa bei der Unterscheidung von Spiritual Care durch Pflegepersonal und durch Geistliche: »[S]ome of attributes of spiritual care is religious care [sic!]. In this way, the trained clergy men or chaplains should be deployed in hospitals in specified times to resolve the religious issues of patients«.[1301] Pflegekräfte haben die Aufgabe einer spirituellen Anamnese und der Überweisung an Seelsorger. Entsprechend wird Spiritualität wie folgt definiert: »In Islamic literature, spirituality means awareness of the origin of the universe, worshiping God, seeking the satisfaction of God, humility, and submission, and trust which man demonstrates in all of his actions. In this way, an individual's relationship with Allah is the focal point of Islamic spirituality.«[1302]

- Ein phänomenologischer oder qualitativer Forschungsansatz zu Spiritual Care im islamischen Kontext in Deutschland würde möglicherweise ein eigenes Bild zeichnen. Ausbildungen zu islamischer Seelsorge für ehrenamtliche Mitarbeiterinnen und Mitarbeiter und Imame in Notfall- und Krankenhausseelsorge werden an mehreren Orten und von mehreren Organisationen angeboten, oft in Kooperation mit kirchlichen Partnerinstituten.[1303]

2.1.5 Konsensusdefinitionen von Spiritualität

Die Anschlussfähigkeit eines offenen Verständnisses von Spiritualität und eines multiprofessionellen Ansatzes von Spiritual Care für unterschiedliche religiöse Traditionen hat sich im November 2015 durch die gemeinsame Erklärung von Vertreterinnen und Vertretern der großen Weltreligionen gezeigt, die in Rom erarbeitet und unterzeichnet wurde. Um die weltweite Erreichbarkeit palliativmedizinischer Versorgung (in diesem Fall im Bereich Pädiatrie) in Zukunft sicherzustellen und keinen Zweifel am Recht jedes Kindes darauf zuzulassen, lud die in Rom basierte Fondatione Maruzza in Kooperation mit der Päpstlichen Akademie für das Leben am 10. und 11. November 2015 betroffene Familien, Experten, Menschenrechtler, Meinungsführer, Theologen und hochrangige Vertreter der Religionen aus allen fünf Kontinenten in die Vatikanstadt ein. Bei der Konferenz tauschten sich die Teilnehmer nicht nur über ihre Erfahrungen aus,

---

1301 A. a. O., 7. »Chaplains are clergy that provide religious care; however, in healthcare settings, the board-certified chaplains, regardless of their religious affiliations, provide expert spiritual care« (a. a. O., 8).

1302 Ebd.

1303 Vgl. die Internetportale der Deutschen Islam Konferenz (http://www.deutsche-is¬lam-konferenz.de/DIK/DE/Magazin/Lebenswelten/Seelsorge/seelsorge-mld-node.ht¬ml), des Mannheimer Instituts für Integration und interreligiösen Dialog (http://¬www.mannheimer-institut.de/downloads/mannheimer-institut-islamische-seelsorge¬-flyer.pdf) oder zur Islamischen Notfallseelsorge-Ausbildung (https://www.iisev.de¬/news/ausbildung-islamische-notfallseelsorge/), jeweils Zugriff am 11.10.2016.

sondern erarbeiteten eine »Charta der Welt-Religionen für Pädiatrische Palliative Care«[1304]. Anders als in den internationalen Gremien wie WHO oder UNESCO bildete nicht die Gesundheitspolitik den Ausgangspunkt für die Integration von Spiritualität, Religionen und Kulturen, sondern Repräsentantinnen und Repräsentanten von Religionsgemeinschaften äußerten sich gemeinsam zur Versorgung einer vulnerablen Gruppe von Patientinnen und Patienten aus religiöser Perspektive. Aus unterschiedlichen religiösen Lehr- und Frömmigkeitstraditionen stammend, einigten sie sich auf ein gemeinsames Statement, das auf die ganz speziellen spirituellen Bedürfnisse von Kindern aufmerksam macht und die Religionsgemeinschaften in die Verantwortung nimmt. Sie fordern ihre eigenen Gemeinschaften und Institutionen dazu auf, ausgebildetes Seelsorgepersonal bereitzustellen, durch Aus- und Weiterbildung Gesundheitspersonal für spirituelle Fragen zu sensibilisieren und nicht zuletzt auf Kliniken, Pflegeeinrichtungen (in religiöser und in weltlicher Trägerschaft) einzuwirken, mit religiösen Lehrenden, Geistlichen und Gelehrten auch anderer Traditionen zusammenzuarbeiten. Am Entstehungsprozess und der Abfassung der Erklärung waren namhafte Forscherinnen und Forscher zu Spiritual und Palliative Care aus aller Welt beteiligt.[1305] Zentrales Anliegen der Erklärung ist es, den Wert und die Würde jedes Kindes unabhängig von Alter und Entwicklungsstand und sein Recht auf bestmögliche Versorgung und Linderung von Leid festzustellen. Für den hier interessierenden Kontext sind zwei Aspekte der Charta der Weltreligionen von Bedeutung:

• Buddhisten, Muslime, Hindus, Juden, Taoisten, Vertreter unterschiedlicher christlicher Kirchen – allen gemeinsam war das Bemühen, die positive Ein-

---

1304 Die Charta ist unter http://religionsworldcharter.maruzza.org/ zu finden (Zugriff am 07.10.2016). Übersetzungen liegen aktuell vor auf Arabisch, Deutsch, Englisch, Hebräisch, Italienisch, Portugiesisch und Spanisch. Die deutsche Übersetzung ist veröffentlicht in Spiritual Care 5 (2016), Heft 4.

1305 Unter anderen die 2014 für den Friedensnobelpreis nominierte Ärztin Dr. Anne Merriman, Gründerin von Hospiz Uganda; die Neurologin Kathleen Foley, Chair am Memorial Sloan Kettering Cancer Center und an der Johns Hopkins University School of Medicine; die an der Harvard Universität lehrende Pädiatrische Palliativmedizinerin Prof. Joanne Wolfe; Jyh-Gang Hsieh, Allgemeinmediziner am Hualien Tzu Chi Hospital, Taiwan, und Leiter der Buddhist Tzu Chi Medical Foundation; Richard Hain, Senior Lecturer in Pädiatrischer Palliativmedizin in Cardiff (UK); Margaret Al-Sayer, Repräsentantin der Kuwait Association for the Care of Children in Hospital; die hinduistische Kinderärztin Kshama Metre aus Indien, Vorsitzende eines landesweiten Verbundes für die medizinische Versorgung in ländlichen Gebieten Indiens; Muttacaud R. Rajagopal, Gründer und Vorsitzender der Indischen Palliativgesellschaft, Kerala; Renzo Pegoraro, Kanzler der Päpstlichen Akademie für das Leben am Vatikan; Christina Puchalski, Leiterin des Departments of Medicine and Health Sciences der George Washington University; Lukas Radbruch, ehemaliger Präsident der Europäischen Palliativgesellschaft EAPC und aktuell Präsident der Deutschen Gesellschaft für Palliativmedizin DGP; Stefano Semplici, ehemaliger Präsident der Internationalen Ethikkommission der UNESCO; Alexander Tkachenko, Russisch-Orthodoxer Erzpriester und Gründer des Kinderhospizes in St. Petersburg; Rabbi Avraham Steinberg, Kinderneurologe am Shaare Zedek Medical Center und Vorsitzender des Nationalen Bioethik-Rates in Israel.

stellung der Religionen gegenüber einer ganzheitlich denkenden und arbeitenden hospizlichen Versorgung zu unterstreichen. Sie einigten sich dabei auf eine gemeinsame Definition von Spiritualität, die auf die US-Konsensusdefinition von Spiritualität von 2009[1306], die Arbeitsdefinition der Europäischen Palliativgesellschaft EAPC von 2011[1307] und die beide in eine internationale überführende Konsensusdefinition von 2014[1308] zurückgeht. Diese drei Definitionen sind Marksteine eines Prozesses, der auf internationaler Ebene, in interreligiösen Diskursen und in unterschiedlichen Bereichen des Gesundheitswesens an Fahrt aufgenommen hat und fortgeführt wird. Letztere Definition wurde in die Charta der Weltreligionen übernommen und mit Konsequenzen für die praktische Organisation von Spiritual Care in der Pädiatrie versehen:

> »Spiritualität ist ein dynamischer und intrinsischer Aspekt des Menschlichen, durch den Personen letzten Sinn, Bedeutung und Transzendenz suchen und Verbindung zum Selbst, Familie, anderen, Gemeinschaft, Gesellschaft, Natur und zum Signifikanten oder Heiligen erfahren. Spiritualität findet Ausdruck in Glaubensvorstellungen, Wertvorstellungen, Traditionen und Praktiken. Sie ist eine universale Domäne; ein Bedürfnis, das in Palliative Care dieselbe Beachtung und Ausbildung verlangt wie physische oder psychosoziale Domänen, das aber gegenwärtig bemerkenswert weniger entwickelt ist. In Pädiatrischer Palliative Care muss es im spezifischen Kontext des Kindes betrachtet werden; ein in Entwicklung befindliches Wesen, dessen Verständnis sich kontinuierlich verändert.
>
> Religion ist für viele Menschen ein Ausdruck von Spiritualität. Sie beschreibt die Traditionen und Praktiken, die Möglichkeiten eröffnen, ihre Glaubens- und Wertvorstellungen auszudrücken. Religion bezieht sich auf ein System von Regeln oder Leitlinien (einschließlich Ritualen), die mit einem bestimmten Glaubenssystem ver-

---

1306 CHRISTINA PUCHALSKI, BETTY FERRELL, ROSE VIRANI, SHIRLEY OTIS-GREEN, PAMELA BAIRD, HARVEY CHOCHINOV, GEORGE HANDZO, HOLLY NELSON-BECKER, MARYJO PRINCE-PAUL, KAREN PUGLIESE, DANIEL SULMASY, Improving the Quality of Spiritual Care as a Dimension of Palliative Care: The Report of the Consensus Conference, in: Journal of Palliative medicine 12 (2009), 885–904. Die Definition lautet: »Spirituality is the aspect of humanity that refers to the way individuals seek and express meaning and purpose and the way they experience their connectedness to the moment, to self, to others, to nature, and to the significant or sacred.«

1307 STEVE NOLAN, PHILIPP SALTMARSH, CARLO LEGET, Spiritual care in palliative care: working towards an EAPC Task Force, in: European Journal of Palliative Care 18 (2011), 86–89. Die Arbeitsgruppe bezog sich bewusst auf die US-Konsensus-Konferenz, sah aber die Notwendigkeit einer Anpassung an die vielgestaltigeren religiösen und weltanschaulichen Gegebenheiten Europas. Die Definition lautet: »Spirituality is the dynamic dimension of human life that relates to the way persons (individual and community) experience, express and/or seek meaning, purpose and transcendence, and the way they connect to the moment, to self, to others, to nature, to the significant, and/or the sacred.«

1308 CHRISTINA M. PUCHALSKI, ROBERT VITILLO, SHARON K. HULL, NANCY RELLER, Improving the Spiritual Dimension of Whole Person Care: Reaching National and International Consensus, in: Journal of Palliative Medicine 17 (2014): DOI: 10.1089/jpm.2014.9427. »Spirituality is a dynamic and intrinsic aspect of humanity through which persons seek ultimate meaning, purpose, and transcendence, and experience relationship to self, family, others, community, society, nature, and the significant or sacred. Spirituality is expressed through beliefs, values, traditions, and practices.«

bunden sind, die Struktur und Raum zur Verfügung stellen für emotionale Energie und intensives Leidempfinden sowie Gelegenheiten für gemeinschaftlich geteilte Sinnvorstellungen und Bestätigung gemeinschaftlicher Verbundenheit.«[1309]

- Religionsgemeinschaften und Verantwortliche im Gesundheitswesen sind verpflichtet zur Organisation von Spiritual Care durch Qualifizierung von Seelsorgepersonal, Zugang von Geistlichen der Religionsgemeinschaften und Trainingsmaßnahmen für medizinisch-pflegerisches Personal:

  »In vielen Teilen der Welt betreiben Glaubensgemeinschaften Einrichtungen des Gesundheitswesens. In jedem Kontext des Gesundheitswesens, auch in nicht-religiösem, können Geistliche wichtige Mitglieder von Betreuungsteams sein. Mit entsprechender Ausbildung können Geistliche unterschiedliche Rollen in der praktischen Betreuung schwerkranker Kinder und ihrer Familien übernehmen. Es gibt drei Ebenen, auf denen Geistliche sich an der Betreuung der Kinder beteiligen können. Sie können Pflege und Versorgung des individuellen Kindes unterstützen, indem sie beispielsweise auf konstruktive Weise vorhandene Vorstellungen über Ursachen und Sinn kindlichen Leidens in Frage stellen. Sie können das Behandlungsteam sensibilisieren und ausbilden, Themen der spirituellen Domäne aktiv anzusprechen. Sie können und sollten immer Einfluss auf die Kultur ihrer Gemeinschaft und Gesellschaft nehmen.«[1310]

Die Charta der Weltreligionen ist ein weiteres, aber wahrscheinlich nicht das letzte Ergebnis einer Diskussion zur Bedeutung von Spiritualität für das Gesundheitswesen und der Operationalisierung von Spiritual Care in der klinischen Versorgung, in Aus- und Fortbildung, Gesundheitspolitik, Implementierung in unterschiedliche medizinische Disziplinen, ambulante Versorgungsstrukturen und nicht zuletzt in Forschungsprojekten. Sie ist ein wichtiger Beleg dafür, dass die Sorge für kranke Menschen, ihre An- und Zugehörigen als gemeinsame Aufgabe begriffen wird, zu der Religionsgemeinschaften durch ihre Mitglieder (in unterschiedlichen Berufen), ihre Institutionen (als Träger von Krankenhäusern und Pflegeeinrichtungen), ihren gesellschaftlichen und politischen Einfluss und nicht zuletzt durch ihr professionelles Personal in der Seelsorge einen unverzichtbaren Beitrag leisten. Dies geschieht sowohl auf lokaler und regionaler als auch auf nationaler und globaler Ebene.[1311]

Ein Beitrag christlicher Seelsorge in Deutschland zu dieser Klärung und Operationalisierung ist neben dem intensiven Gespräch mit nicht-christlicher Seelsorge und nicht-christlichen Religionsgemeinschaften über die Möglichkei-

---

1309 Übersetzung von MARIA UNGLAUB, ECKHARD FRICK, TRAUGOTT ROSER, Veröffentlichung in Spiritual Care 5:4 (2016).

1310 Ebd.

1311 In diese Richtung weist auch das Fazit der Internationalen Konsensuskonferenz von 2014: »These conferences provided opportunities to explore ways to operationalize spiritual care and create global guidelines for dissemination based on the experiences and expertise of a global community. Some general observations were made as well. Going forward, we need to consider multigenerational views of spirituality, avoid assuming that all spiritual care should be administered by professionals in this field, and take into account regional political and other historical contexts when considering the approaches to offering spiritual care« (PUCHALSKI ET AL., Improving the Spiritual Dimension 2014, 7).

ten eines gemeinsamen Verständnisses eine konstruktiv-differenzierte Auseinandersetzung aus theologischer Perspektive.

Im Folgenden soll der Versuch unternommen werden, einige Aspekte spezifisch *christlicher Spiritualität und theologisch qualifizierter Seelsorge im Gesundheitswesen* zu benennen und damit Impulse für die weitere Arbeit zu geben.

2.1.6 Offenheit und Bestimmtheit als forschungspragmatische Herausforderung

Die Bemühungen um eine Definition erfolgen in einem gesundheitspolitischen Interesse, dessen Ziele letzten Endes ein inklusives Verständnis von Gesundheit und eine entsprechend umfassende Versorgung sind, die religiöse und spirituelle Aspekte mit umfassen, wenn dies den Bedürfnissen und Ressourcen der Patientinnen und Patienten entspricht. Die geschilderte Unschärfe des Begriffs ist dabei eine Chance in der Praxis und im Theoriediskurs. Der bereits erwähnte Vergleich Michael Wrights von Spiritualität mit einem Diamanten, dessen vielfältige Facetten sich je nach Betrachtungswinkel zeigen oder verborgen bleiben, scheint mir nach wie vor treffend. ›Spiritualität‹ dient als anthropologische Kategorie zur Beschreibung von existenziellen menschlichen Lebensvollzügen insbesondere in Situationen der Bedrohung des Lebens. Die Zuschreibung von Spiritualität bestimmt den Menschen als offenes Wesen (prozessorientiert und offen in einer zeitlichen Perspektive), relational (auf physische, soziale, räumliche und transzendente Beziehungen hin angelegt) und fragmentarisch (verwundbar und endlich).

Gerade dieses mehrdimensionale Verständnis macht das Interesse an Spiritualität im Gesundheitswesen einsichtig, denn im Kontext einer existenziellen Bedrohung erweist sich die Funktion von Spiritualität als Faktor von prinzipiell unverfügbaren – auch gegenüber therapeutischen Maßnahmen – Entwicklungsprozessen, Sinnfragen und tragfähigen Bezugssystemen der Person als notwendig.

Das grundlegende Verständnis des Personseins des Menschen, wie es der Offenheit und Facettenvielfalt der Beschreibungen und der genannten Definitionen von Spiritualität zugrunde liegt, schließt unmittelbar an die theologischen Überlegungen zum Personenstatus am Anfang des Lebens – im Umfeld von Schwangerschaft und Geburt – und in der Situation einer Demenzerkrankung an.

Der Begründer des amerikanischen Pragmatismus, William James (1848–1910), hat in seinen Vorlesungen über die vielfältigen Erscheinungsformen religiöser Erfahrung, 1902 publiziert als »The Varieties of Religious Experience«, bleibend Spannendes formuliert. »James ist«, so Klaus Oehler, »nicht an einem Gottesbeweis interessiert, sondern an den psychischen und moralischen Wirkungen des Gottesglaubens auf den Menschen, für deren Leben dieser Glaube einen qualitativen Unterschied macht.«[1312] In den Worten von William James selbst:

1312 KLAUS OEHLER, Art. James, William, in: RGG⁴, Bd. 4, Göttingen 2001, Sp. 367.

»[W]ir können tun, was wir wollen mit unserer Definiererei, endlich müssen wir der Wahrheit doch standhalten, dass wir uns mit einem Erfahrungsbereich beschäftigen, in dem es keinen einzigen Begriff gibt, der scharf umrissen werden kann. Unter solchen Umständen könnte der Anspruch, in unseren Begriffen ›streng‹, wissenschaftlich oder exakt zu sein, nur ein mangelhaftes Verständnis unserer Aufgabe beweisen.«[1313]

James empfiehlt eine Wende zum Subjekt und zur Empirie:

»Daher soll Religion in dem willkürlichen Sinne, in dem ich sie jetzt aufzufassen bitte, für uns bedeuten: die Gefühle, Handlungen und Erfahrungen von einzelnen Menschen in ihrer Einsamkeit, sofern diese sich selber als Personen wahrnehmen, die in Beziehung zu etwas stehen, das sie in irgendeinem Sinne als das Göttliche betrachten.«[1314]

Im Anschluss daran bleibt es bei der Aufgabenstellung bei zwei doppelten und in Spannung stehenden, obgleich unverzichtbaren Polen: Es geht um wissenschaftliche Erforschung vs. pragmatische Viabilität. Auf der einen Seite erscheint es notwendig, den Begriff Spiritualität differenziert zu betrachten und ihn von anderen Konzepten wie Religion, Religiosität oder Sinnfindung abzugrenzen, damit er als autonomer Forschungsgegenstand greifbar wird. Arndt Büssing, Michael Utsch, Constantin Klein, Heinz Streib und andere haben für den deutschsprachigen Kontext bereits Maßgebliches geleistet, das einer vertieften Rezeption in der systematischen Theologie bedürfte. Auf der anderen Seite, und dies ist ein eher phänomenologischer sowie pragmatischer Zugang, könnte es geradezu eine Forderung sein, den Begriff der Spiritualität seiner begrifflichen Unschärfe nicht zu berauben und artifiziell zu verengen, damit er für die religiösen und nicht-religiösen Weltanschauungen der Patienten anschlussfähig bleibt und diese für Forschung fruchtbar macht.

Spiritualität ist ein systemischer Begriff, der in verschiedene Ebenen der Wirklichkeitskonstruktion eingebettet ist und sich einer konkreten Festlegung entzieht. Es kommt zu einer Verschränkung der kulturellen, organisationalen, familiären und der individuellen Ebene, die sich jeweils zueinander verhalten wie Makro- zu Mikroebene (▶ Abb. 8).

Spiritualität auf allen Ebenen

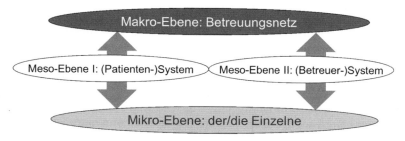

Abb. 8: Spiritualität als systemischer Begriff

1313 WILLIAM JAMES, Die Vielfalt religiöser Erfahrung, Olten/Freiburg i.Br. 1979, 49.
1314 A. a. O., 41.

In der Forschung zu Spiritualität im Gesundheitswesen wird deutlich zwischen den einzelnen Ebenen und Bezugssystemen zu unterscheiden sein. Für theologische Fragestellungen ist dies ausgesprochen hilfreich, wenn etwa nach der Bedeutung der konfessionell geprägten Geschichte eines Trägers und seiner dadurch bestimmten »spirituellen Kultur«[1315] für die Gewinnung und Prägung der individuellen Spiritualität und Religiosität (oder Religionszugehörigkeit) von Mitarbeitenden gefragt wird.[1316]

Spiritualität im Gesundheitswesen als ein Begriff, der sich neben der Spiritualität der einzelnen Person und des Familiensystems auch für die konfessionsgeschichtlich geprägte und gewordene Spiritualität von Trägern interessiert, bietet Perspektiven für einen Beitrag der Kirchengeschichte, insbesondere der Diakoniegeschichte und der Theologiegeschichte, der bislang im Gesundheitsdiskurs noch wenig präsent ist. Diese Perspektive ist m. E. noch zu wenig berücksichtigt worden, wenn über Spiritual Care in sozialkaritativen Einrichtungen in kirchlicher Trägerschaft nachgedacht wird. Bislang scheint es vor allem um die Frage zu gehen, wie Seelsorge in karitativen und diakonischen Einrichtungen sichergestellt werden kann, welche Vereinbarungen zwischen Kirche und Träger dabei sinnvoll und stabil sind und ob und wie andere Berufsgruppen (inkl. Ehrenamtliche) seelsorgliche Teilaufgaben übernehmen sollen und können.[1317] Jenseits einer Berufsstandsicherung kann eine konkrete Aufgabe von Seelsorgenden in konfessionell geprägten Krankenhäusern und Pflegeeinrichtungen die differenzierte Auseinandersetzung mit der Frömmigkeits- und Spiritualitätsgeschichte des Trägers sein sowie der hermeneutisch ausgerichtete Auftrag, diese Tradition in unterschiedlichen Kontexten einzubringen, zu aktualisieren und zu rekonstruieren.[1318]

1315 JOACHIM REBER, Spiritualität in sozialen Unternehmen. Mitarbeiterseelsorge – spirituelle Bildung – spirituelle Unternehmenskultur, Stuttgart 2009, 103–120. Reber untersucht v. a. die spirituelle Kultur eines katholischen Trägers.

1316 Vgl. zu dieser Fragestellung JOHANNA HABERER, Für die Seele eines Hauses sorgen. Erfahrungen aus der Leitung eines Einrichtungsträgers, in: E. FRICK, T. ROSER, Spiritualität und Gesundheit 2011², 263–269. Haberer stellt die Konzeption eines evangelischen Trägers vor. Vgl. auch die Broschüre der Diakonie-Rheinland-Westfalen Lippe: BARBARA MONTAG (Red.), Ein Zuhause auf Zeit. Spiritualität in Evangelischen Krankenhäusern, Wuppertal 2013.

1317 Vgl. dazu ausführlich und kritisch (exemplarisch am Beispiel der katholischen Vinzenz-Gruppe) DORIS NAUER, Spiritual Care statt Seelsorge? 2015, 195–204.

1318 Weitere Aufgabenbeschreibungen finden sich bei THOMAS STEINFORTH, Wie kommt Spiritualität in die Organisation? Förderung spiritueller Kompetenz, in: Spiritual Care 2 (2013) Heft 3, 8–20. Steinforth betont v. a. Organisations- und Kulturentwicklung

2.2 Seelsorge in der Kraft des Geistes: Die Parakleten-Perikopen des Johannesevangeliums neu gelesen

An der Wurzel des Wortes ›Spiritualität‹ steht das lateinische *spiritualis* und im Hintergrund das paulinische *pneumatikós* als Leben, das vom Geist Christi durchdrungen ist.[1319] Das paulinische Verständnis des Lebens aus dem Geist Gottes bildet für christliche Seelsorge über die oben beschriebenen Verständnisse von Spiritualität hinaus eine Resonanz zwischen der Begriffsverwendung im Gesundheitswesen und in der Theologie als professionsspezifische akademische Theologie.

Christliche Seelsorge lässt sich durch die paulinische Wurzel des Begriffs Spiritualität anregen zu einer Reflexion biblischer Leitbilder.[1320] Auch hier seien exemplarisch wieder Jürgen Ziemer und Klaus Winkler herangezogen.

Jürgen Ziemer unterscheidet drei Beziehungsmöglichkeiten zwischen Bibel und Seelsorge: »Seelsorge der Bibel, Seelsorge mit der Bibel und Seelsorge in der Bibel«[1321]. Um letzteres geht es hier: »Findet sich in den Schriften des Alten und Neuen Testaments der Niederschlag einer kommunikativen Praxis, die wir Seelsorge nennen könnten?«[1322] Ziemer ist sich der wissenschaftstheoretischen Problematik eines solchen Unterfangens bewusst und legt zunächst einen verhältnismäßig formalen Seelsorgebegriff fest, der vor projektiven Fallen schützen solle. »Es geht um einen kommunikativen Vorgang zwischenmenschlicher Hilfe mit dem Ziel einer konkreten Stärkung und Hilfe für Glauben und Leben.«[1323] Ohne Anspruch auf Vollständigkeit hebt Ziemer mit dieser formalen Bestimmung »Einzelaspekte von ›Seelsorge‹ in der Bibel« hervor: im Alten Testament das »Wirken der ›Weisen‹ [als] ›Sensibilisierung für Erfahrungen mit Gott und den Menschen‹«[1324] und die Reflexion von Seelsorgeerfahrungen im Buch Hiob. »Auch hinter den Psalmen dürften Erfahrungen seelsorgerlicher Praxis ebenso verborgen sein wie bei manchen prophetischen Texten.«

Für das Neue Testament stellt Ziemer eingangs fest: »Schnell sind wir bereit, Jesu Verhalten zu seinen Mitmenschen in Not als das Urbild für Seelsorge überhaupt anzusehen.« Dies ist aber schon allein wegen der offen bleibenden Frage nach dem ›historischen Jesus‹ schwierig. Dennoch: Bei Jesus sei eine »seelsorgerliche Grundhaltung zu erkennen, die Jesus selbst wohl charismatisch umsetzte, die aber doch auch einen Maßstab setzte für ein Verhalten aller derer, die in seiner Jüngerschaft leben wollen.« Seelsorge geschieht damit nach Ziemer in

---

1319 So die Hinweise von C. Benke, Spiritualität 2004, 31 und S. Peng-Keller, Zur Herkunft 2014, 38.
1320 Hier ist ausdrücklich nicht die methodische Verwendung biblischer Texte und Erzähltraditionen in der Seelsorge gemeint.
1321 J. Ziemer, Seelsorgelehre 2000, 41.
1322 A. a. O., 43.
1323 A. a. O., 44.
1324 A. a. O., 44f. Dort auch die folgenden Zitate.

der Nachfolge Jesu, in Übereinstimmung mit einem »Kanon jeder Seelsorge in seinem Namen«[1325]. Als Zugang zur seelsorglichen Praxis Jesu führt Ziemer die Gleichnisse und die Begegnungserzählungen Jesu als seelsorgliche Kommunikationsprozesse an. Weitere neutestamentliche Beispiele erkennt Ziemer schließlich in der paulinischen Briefliteratur sowie in der aus den Texten erkennbaren seelsorglichen Praxis innerhalb der Gemeinden.

An den knappen Ausführungen Ziemers wird deutlich, dass es einerseits problematisch ist, heutige Seelsorgepraxis in Beziehung zur Bibel zu setzen, dies andererseits aber auch nicht unterlassen werden kann. Wenn es denn durchgeführt wird, geschieht es als Analogie zwischen Handlungs- und Verhaltensmustern der Protagonisten biblischer Überlieferung und heutiger Seelsorge, vor allem aber als Nachfolge Jesu.

In anderer Weise, aber mit ähnlich zurückhaltendem Ergebnis stellt Klaus Winkler fest: »Ausgangspunkt für den Versuch einer Erschließung dessen, was Christentum eigentlich ›von vornherein‹ mit Seelsorge zu tun hat, ist naheliegenderweise die *Gestalt Jesu Christi* selbst.«[1326] Jesus von Nazareth werde in der Geschichte der Seelsorgelehre als »Inaugurator alles seelsorgerlichen Verhaltens«[1327] gesehen, der auferstandene Jesus Christus »wirke als ein *Urbild* der Seelsorge bzw. der Gestalt des Seelsorgers«[1328]. Schließlich gelte als Leitbild christlicher Seelsorge die Vermittlung eines neuen Wirklichkeitsverständnisses durch Jesus als dem Christus. Die generelle Bezugnahme auf Jesus Christus wird ergänzt durch eine zurückhaltende Rezeption der zahlreichen Rezitationen von Bibelstellen, welche die Verarbeitung seiner Impulse in der Phase der Gemeindebildung bezeugten: »Alles seelsorgerliche Handeln ist also von seinen benennbaren Anfängen her auf das engste mit der kirchlichen Gemeindebildung verknüpft.«[1329] Die biblischen Wurzeln bilden in historischer Perspektive damit den Ausgangspunkt einer Nachzeichnung der Strukturentwicklung seelsorglicher Bemühungen in den einzelnen kirchengeschichtlichen Epochen, wobei ungeklärt sei, inwieweit sich daraus Impulse oder Korrektive für ein modernes Seelsorgeverständnis ergeben. Es geht also darum, sich »einem die gegenwärtige Wahrnehmung erweiternden Lernprozeß auszusetzen«[1330].

Gemeinsam ist beiden, Winkler und Ziemer, dass christliche Seelsorge ihren Ausgangspunkt bei Jesus Christus nimmt. In beiden Fällen werden die wissenschaftstheoretischen Schwierigkeiten eines solchen Unterfangens benannt.

Christian Möller greift in seiner Geschichte der Seelsorge in Einzelporträts die Fragestellung in anderer Weise auf und kommt schließlich auch zu einem anderen Ergebnis. Indem er für den Begriff Seelsorge auf die platonischen Ursprünge aufmerksam macht, kann er die Sperrigkeit sowohl des Alten wie auch des Neuen Testaments gegenüber dem Seelsorgebegriff beschreiben:

1325 A. a. O., 46.
1326 K. Winkler, Seelsorge 1997, 79.
1327 A. a. O., 80. Winkler bezieht sich auf Ernst Christian Achelis und Oskar Pfister.
1328 A. a. O., 81. Hier verweist Winkler auf Alfred Dedo Müller und Otto Haendler.
1329 A. a. O., 84.
1330 A. a. O., 86.

>»Das Neue Testament kennt ebenso wenig wie das Alte Testament die Verbindung von ›Seele‹ und ›sorgen‹. Ganz im Gegenteil heißt es in der Bergpredigt: ›Sorgt euch nicht um eure Seele‹ (Mt 6,25). Luther hat nicht nur an dieser, sondern an vielen anderen Stellen *psyche* durch ›Leben‹ übersetzt, um dem ganzheitlichen Verständnis von psyche im Neuen Testament Rechnung zu tragen. ›Seele‹ ist das mir von Gott geschenkte und tagtäglich vor Gott, vor meinem Nächsten und mir selbst zu verantwortende Leben. Seele ist dasjenige Leben, das von mir geatmet wird und eines Tages von mir ausgehaucht wird. [...] Leben heißt Ein- und Ausatmen. Eben auf diese Grundbewegung des Lebens geht Jesus in seinem Wort vom Erhalten und Verlieren der Seele zurück.«[1331]

Um sachliche Äquivalente für seelsorgliches Handeln in biblischen Texten zu finden, müsse man sich vom »platonischen Sog des Begriffes« freimachen.

Bemerkenswert ist an diesem Zugang, dass er nicht über Verhaltensanalogien geschieht und damit auch nicht auf die Vorbildfunktion Jesu fokussiert ist. Vielmehr verweist Möller auf die Abschiedsreden des Johannesevangeliums:

>»Jesus will seinen Jüngern deutlich machen: Der Sohn muß seine psyche aushauchen und sein Leben dem Vater wieder zurückgeben, damit von diesem Vater her größeres Leben zu den Jüngern wie überhaupt zu der ganzen Welt kommen kann, nämlich Leben in Gestalt des Heiligen Geistes. Der Paraklet ist der eigentliche und wahre Seelsorger für das neue Leben, das in Jesus zur Erscheinung gekommen ist und sich mit seinem Namen und seiner Person ein für allemal verbündet hat. Wenn der Auferstandene seinen Jüngern Leben geben will, so bläst er sie an und spricht: ›Nehmet hin den Heiligen Geist!‹ (Joh 20,22). Heiliger Geist ist nichts anderes als Wind und Hauch, Pneuma, und das heißt wiederum Leben von Gott her.«[1332]

Möller greift an dieser Stelle eine selten zitierte Schrift von Julius Schniewind auf:[1333]

>»›Seelsorge heißt (im Neuen Testament) Paraklese.‹ Diese These läßt sich besonders für Paulus erhärten, weil Paraklese bei ihm sowohl Trost wie Mahnung als auch Ermutigung und Einladung heißt. Die johanneischen Abschiedsreden, die das Kommen des Parakleten verheißen und zugleich das Sterben Jesu verarbeiten, sind ein geradezu einzigartiges Modell für seelsorgliche Trauerarbeit.«[1334]

Der anregende Impuls der Hinweise Möllers besteht darin, dass er bei der Reflexion biblischer Leitmotive von Seelsorge weniger handlungs- und verhaltensorientiert als vielmehr situativ und strukturell argumentiert und dabei die Entdeckung macht, dass christliche Seelsorge nicht unbedingt in der (historisch problematischen) Nachfolge Jesu als vielmehr in der Pneumatologie ihren biblischen Ausgangspunkt nehmen kann.[1335] Zudem macht Möller auf den Zusam-

---

1331 C. MÖLLER, Geschichte 1994, 12f.
1332 C. MÖLLER, Geschichte 1994, 13.
1333 JULIUS SCHNIEWIND, Theologie und Seelsorge, in: JULIUS SCHNIEWIND, Geistliche Erneuerung, Göttingen 1981, 117–122 (zuerst in: ZdZ, 1946, 5–8). Auch bei Manfred Seitz findet sich – allerdings in anderer Weise – das Stichwort einer parakletischen Seelsorge.
1334 C. MÖLLER, Geschichte 1994, 15.
1335 Auch hier hatte Stollberg schon 1980 den »Christomonismus« kritisiert und an die Pneumatologie verwiesen: »Für die Seelsorgebewegung liegt hier noch ungenütztes theologisches Potential, wenn sie ihre Theologie der Kommunikation, der Gemeinschaft in der Gruppe und des Konsensus deutlicher als bisher ekklesiologisch und

menhang mit einem biblischen Verständnis von Leben als Leben von Gott her aufmerksam, das somatisch in der Atemfunktion widergespiegelt sei.[1336] Dies ist zumindest anschlussfähig für eine Reflexion des Begriffs Spiritual Care im paulinischen Sinne christlicher Existenz. Wie Möller feststellt, ist dabei nicht nur die begriffliche Resonanz von Spiritualität in den beiden beschriebenen Traditionslinien bemerkenswert, sondern auch die Situation der Trauer und des Abschiednehmens. So kommt es in der Situation von Trauer und Sterben zu einer Resonanz zwischen der Verheißung des Parakleten und dem Verständnis von Spiritual Care in der Palliative Care.

Diese Resonanzen wären meines Erachtens lohnend für eine tiefer gehende Reflexion, wie mit Hinweis auf zwei wichtige Publikationen[1337] zur Verheißung des Parakleten in den Abschiedsreden kurz skizziert werden soll:

Die temporale Struktur der Parakletverheißungen in den johanneischen Abschiedsreden ist dabei von besonderer Bedeutung, aber auch das Verhältnis von Parakletvorstellung und der sonstigen Pneumavorstellung. Christian Dietzfelbinger markiert dies mit der Beobachtung,

»daß nirgendwo im Neuen Testament das Abwesendsein Jesu und die dadurch entstandene und andauernde Krise so intensiv bedacht wird wie in den johanneischen Abschiedsreden. Eigenartigerweise sind die Abschiedsreden, weit davon entfernt, den mit dem Tod Jesu entstandenen Bruch herunterzuspielen, bemüht, jenen Bruch in seiner Endgültigkeit und Schmerzlichkeit ins Bewußtsein zu heben.«[1338]

Dem Parakleten, der mit dem Geist identisch gedacht wird, kommt die Fortführung relationaler Bezüge zwischen den Jüngern und Jesus in der durch Abschied und Tod bestimmten Zeitstruktur zu, allerdings als eine Fortführung unter gewandelten Umständen; denn die frühere Beziehung wird nicht wiederhergestellt. Die Situation der Jünger ist die der Trauer, die in eindringlichen Begriffen geschildert wird: sie sind ratlos (Joh 14,5.18), verängstigt (14,1.27), hilflos (13,33; 14,22). Die soziale Situation der Gemeinde hat sich geändert – in einer negativ bestimmten Wehrlosigkeit gegenüber dem Hass und dem Spott der

---

pneumatologisch fundieren will« (D. STOLLBERG, Heiliger Geist und Spiritualität 1980, 46).

1336 Stollberg hatte auch diesen Aspekt schon für christliche Spiritualität fruchtbar gemacht, indem er »das durchaus körperliche Atmen als Grundvoraussetzung sinnvoller Spiritualität« bezeichnete: »Einatmen und Ausatmen als von Gott gegebener Rhythmus des Lebens wird zum Rhythmus des Heiligen Geistes, der die Form der Gegenwart des Leben schaffenden und Leben erhaltenden Gottes darstellt« (D. STOLLBERG, Heiliger Geist und Spiritualität 1980, 50).

1337 Vgl. dazu CHRISTINA HOEGEN-ROHLS, Der nachösterliche Johannes. Die Abschiedsreden als hermeneutischer Schlüssel zum vierten Evangelium, Tübingen 1996. Vgl. neuerdings auch CHRISTIAN DIETZFELBINGER, Die theologische Bewältigung von Tod und Abwesenheit Jesu in den Abschiedsreden des Johannesevangeliums, in: JBTh 19 (2004), 217–241. Vgl. darüber hinaus FERDINAND HAHN, Das biblische Verständnis des Heiligen Geistes. Soteriologische Funktion und ›Personalität‹ des Heiligen Geistes, in: CLAUS HEITMANN, HERIBERT MÜHLEN (Hg.), Erfahrung und Theologie des Heiligen Geistes, Hamburg/München 1974,131–147, bes. 144f. FERDINAND HAHN, Theologie des Neuen Testaments, Bd. 1, Tübingen 2002, 586–732.

1338 C. DIETZFELBINGER, Tod und Abwesenheit 2004, 222.

Welt (15,18–21). In dieser Situation kommt den fünf Parakletsprüchen (14,15–17; 14,25f.; 15,26f.; 16,8–11; 16,12–15) besondere Bedeutung zu. Er wird der Gemeinde helfen, die Abwesenheit Jesu zu bewältigen. Er hat als Beistand tröstende Funktion. Das Wirken des Parakleten ist eindeutig retrospektiv am vorösterlichen Jesus orientiert: »Die nachösterliche Zeit gründet in der vorösterlichen, da sie an das Wort des Vorösterlichen gebunden ist.«[1339] Zugleich ist aber der Beistand des Geistes der Grund der bleibenden Erfahrung der Gottesgegenwart für die Glaubenden. Auch in diesem Sinn verbürgt der Geist Relationalität. Dem Parakleten werden die Handlungsweisen Anamnese und Lehre zugeschrieben: Das »erinnernde Wirken des Parakleten« steht »sachlich hinter der zu Einsicht, Deutung und gläubigem Verstehen führenden Erinnerung der Jünger«[1340]. Mit der Lehre kommt eine prospektive Komponente der Geistwirksamkeit zum Ausdruck. Dabei ist besonders zu beachten, dass unter Lehre keine neuen Lehrinhalte zu verstehen sind: »Vielmehr setzt der Paraklet die Gemeinde instand, das von Jesus *heute* gesprochene Wort zu hören, zu verstehen und weiterzugeben.«[1341] Dies ist – in heutiger Terminologie – als ›empowerment‹ zu begreifen, als Unterstützung und Befähigung zum deutenden und lebensbezogenen Umgang mit Wort und Werk Jesu, sodass darin die eigentliche Ressource zur Bewältigung der Abwesenheit steckt. In Verbindung mit dem theologischen Verständnis von Leben verbindet sich diese Relationalität mit der eschatologisch zu verstehenden Offenheit des Lebens. Im Erinnern geschieht klärende Vergegenwärtigung der Vergangenheit und stellt diese zugleich in das Licht der verheißenen Zukunft. Dem Geist kommt dabei soteriologische und ekklesiologische Funktion zu: »Soteriologie [wird] zu einem Strukturmoment der Pneumatologie«; als »Ort der Inkorporation des Geistes [gilt] der einzelne Glaubende (partitiv verstandenes Pronomen υμεις) und das corpus der Gemeinde (kollektiv verstandenes Pronomen υμεις).«[1342]

In der dritten, vierten und fünften Geistverheißung schließlich (Joh 15,26f.; 16,7–11. 12–15) wird das Verhältnis der Jünger zur ›Welt‹ beschrieben. Der nachösterlichen Zeit wird ausdrücklich ein eigenständiger Wert zugemessen als eine Zeit der Verstehensprozesse und der Schriftauslegung. Die Glaubenden werden als in der Welt vorgestellt und haben durch »die Liebe der Jünger untereinander deiktische Funktion [...] für die Welt«[1343]. Das In-der-Welt-Sein, aber dieser gegenüber dennoch eine aufdeckende und kritische Funktion einzu-

---

1339 C. Hoegen-Rohls, Abschiedsreden 1996, 115.
1340 A. a. O., 141.
1341 C. Dietzfelbinger, Tod und Abwesenheit 2004, 226. Vgl. dazu auch die Überlegungen zur Hermeneutik von Udo Schnelle, Die hermeneutische Bedeutung der Pneumatologie im Zusammenhang der johanneischen Rede vom Prakleten, in: Joachim Heubach (Hg.), Der Heilige Geist. Ökumenische und reformatorische Untersuchungen, Erlangen 1996, 9–20, 16: »›Erinnern‹ bezeichnet den lebendigen Prozeß vergegenwärtigender Anwendung und Neuerschließung der Jesus-Geschichte durch den Parakleten.«
1342 C. Hoegen-Rohls, Abschiedsreden 1996, 159.
1343 A. a. O., 213.

nehmen, wird im Schlussteil dieses Bandes noch einmal unter raumsoziologischen und zeittheoretischen Aspekten aufgegriffen werden.

Der Bezug auf die Ausführungen von Christina Hoegen-Rohls und Christian Dietzfelbinger über die Parakletverheißungen in den Abschiedsreden des Johannesevangeliums hat seinen Sinn darin, die Überlegungen zur Begriffsgeschichte von Spiritualität um ein dezidiert theologisches Verständnis zu erweitern, um das pneumatologische Verständnis von christlicher Spiritualität. In parakletischer Perspektive bedeutet Spiritual Care eine Sorge um ein Leben, das vom Geist Christi durchdrungen ist, aus der Kraft des nachösterlichen Geistes schöpft und damit in eschatologischer Perspektive zu verstehen ist. Dies kann mit dem Anliegen und Verständnis von Spiritual Care insbesondere in Palliative Care konstruktiv verbunden werden.

Die Resonanzen sind in der Situation der Trauer gegeben, in der tröstenden und beistehenden Funktion spiritueller Begleitung, in der kommunikativen Struktur als Erinnerung und Vergegenwärtigung von Vergangenheit und Eröffnung von Zukunft. Resonanzen bestehen auch in der kritischen und forensischen Funktion als ›Geist der Wahrheit‹.

Zu ergänzen wären diese Hinweise auf ein parakletisches Verständnis von Seelsorge durch Überlegungen zu biblischer Spiritualität. Corinna Dahlgrün nennt dabei sechs Punkte:[1344]

> »1. Biblische Spiritualität ist immer konkret. Lebendige Menschen machen benennbare religiöse Erfahrungen [...] Diese Erfahrungen prägen ihr Leben, sie helfen es zu bestehen, im alltäglichen Verlauf wie auch in extremen Situationen. [...] 2. Biblische Spiritualität ist auf die jeweilige Lebenssituation bezogen, sie hat einen Alltagsbezug [...] 3. Biblische Spiritualität hat immer einen Gottesbezug, und zwar in Gestalt der Erfahrung eines konkreten und durchaus personalen Gegenübers [...] 4. Biblische Spiritualität hat Auswirkungen auf die Gemeinschaft, insofern diese an der religiösen Erfahrung Anteil bekommt, sei es durch direkte Mitteilung, sei es indirekt durch das Wirken desjenigen, der die Erfahrung gemacht hat. 5. Biblische Spiritualität bleibt jedoch von Alltag auch unterschieden [...] Sie weist ebenso nach innen, in die Gottesbeziehung des Menschen, wie nach außen in seine Gemeinschaftsbeziehung. 6. Biblische Spiritualität ereignet sich im Spannungsfeld zwischen Gott und Welt, sie hat Teil an beidem.«[1345]

Das Potenzial einer als Spiritual Care verstandenen Seelsorge besteht darin, den durch das Gesundheitswesen angebotenen Begriff Spiritualität konstruktiv in die Seelsorgetheorie aufzunehmen, mit einem Verständnis der Theologie neutestamentlicher Texte zu vergleichen und die aus Feldkompetenz und theologischer Kompetenz gewonnenen Erkenntnisse in beide Diskurse einzubringen: sowohl den Spiritualitätsdiskurs des Gesundheitswesens als auch den Spiritualitätsdiskurs der Theologie.

1344 Vgl. den Abschnitt bei CORINNA DAHLGRÜN, Christliche Spiritualität. Formen und Traditionen der Suche nach Gott, Berlin 2009, 157–178.
1345 A. a. O., 177f.

2.3 Lebenssättigung: Spiritualität als theologische Bestimmung von Leben

Nach Elisabeth Gräb-Schmidt meint Spiritualität »das *Gründen des Lebens* in einem *innersten geistigen Grund* und *Antrieb*, dem *Denken und Handeln* eines Menschen *entspringen*«[1346]. Drei Ebenen sind dabei am Ort des Individuums miteinander verschränkt: eine fundamentale, eine kognitive und eine aktive. Die Ebenen werden durch den Lebensbegriff miteinander verbunden.

Der Bezug zum Lebensbegriff macht aufmerksam auf die Schnittmengen theologischen, religionswissenschaftlichen und medizinischen Verständnisses: Spiritualität hat es mit der Lebensweise des Menschen zu tun, wie er in Lebenseinstellung, Wertehaltung und Selbstverständnis sowie in der aktiven Lebensgestaltung zum Ausdruck kommt. Spiritualität leistet »Selbstorganisation christlicher Existenz«[1347]. »Trägt man die verschiedenen Beschreibungen zusammen, erscheint Spiritualität als multidimensionales Konstrukt mit verhaltenswirksamen kognitiven und emotionalen Aspekten.«[1348]

Was hier mit Spiritualität bezeichnet ist, lässt sich mit dem Begriff des Glaubens als *Lebenskraft* beschreiben, unterschieden von den Inhalten und Vorstellungen des Glaubens: Dietrich Stollberg verweist dabei auf die dogmatische Unterscheidung zwischen *fides qua creditur* und *fides quae creditur*.[1349] Glaube als Lebensenergie sei eine »anthropologische Grundkonstante«, während die Inhalte kulturspezifisch und zeitbedingt seien.

Spiritualität hat ihren primären Ort im Leben. Auch dort, wo Spiritualität vor allem als Transzendenzbezug verstanden wird, geht es um das jeweils konkrete Leben, das durch Bedeutungszuschreibungen transzendiert wird: etwa als Geschenk Gottes, als Ort der Bewährung etc. Diese Nähe von Glaubenskraft und Spiritualität zum Lebensbegriff besteht schon in den jüdisch-christlichen Wurzeln. Dort verweist Spiritualität auf die in der Atemtätigkeit des Menschen vorhandene *dynamis*, die direkt auf Gottes Leben schaffendes und erhaltendes Handeln zurückgeht. *Ruach* und *Naephaesh*, die alttestamentlichen Begriffe für Seele und Leben, gehen unmittelbar von Gott aus und werden wie der Atem am Ende des Lebens auch zu Gott hin ausgehaucht.[1350] Der Atem als Lebens-

---

1346 ELISABETH GRÄB-SCHMIDT, Art. Spiritualität V. Dogmatisch, in: RGG⁴, 1594f, 1995.
1347 WOLFGANG NETHÖFEL, Biotechnik zwischen Schöpferglauben und schöpferischem Handeln, in: EvTh 49/1989, 179–199.
1348 C. ZWINGMANN, Spiritualität/Religiosität 2005, 71.
1349 DIETRICH STOLLBERG, Befund, Befinden und Glaube. Ein Aspekt der Kooperation von Ärzten, Psychologen und Seelsorgern, in: IJPT 5 (2001), 205–215, bes. 206f. Die Unterscheidung erinnert an Klaus Winklers ›persönlichkeitsspezifisches Credo‹.
1350 Ferdinand Hahn beschreibt die strafende und vernichtende Macht der *ruach*, die Gottes Gerichtsmacht und Heilsmacht zugleich sei. Neben dem dynamistischen Charakter weist er noch auf die Antithetik von Geist und Fleisch (Sach 4,6; Jes 31,3), wobei ›Fleisch‹ sich auf Kreatürliches, ›Geist‹ auf die schöpferische Gottesmacht bezieht (vgl. FERDINAND HAHN, Das biblische Verständnis des Heiligen Geistes. Soteriologische Funktion und ›Personalität‹ des Heiligen Geistes, in: CLAUS

kraft steht für den tiefsten und letzten Sinngehalt des Lebens. Auch im neutestamentlichen Verständnis geht es bei *psyche* und *pneuma* um die Lebendigkeit
des Menschen im weitesten Sinn, um das Leben in seiner jeweiligen Vorfind-
lichkeit und das Leben, das dieses transzendiert. Leben heißt Ein- und Ausatmen, Teilnahme am Leben in einem ganz umfassenden Sinn, also in allen Dimensionen der Selbstwerdung, der Sinnfindung, der sozialen Einbindung und
der Transzendenz.[1351]

In diesem Sinne ist es das Anliegen der Seelsorge als Spiritual Care im Kontext von Palliative Care, auf ihre Weise Sorge zu tragen, dass der Patient oder
die Patientin in der ihm oder ihr entsprechenden individuellen Weise am Leben
im umfassenden Sinn teilhat. In der Situation einer Erkrankung ist diese Teilhabe am Leben bedroht. Die Situation von Spiritual Care ist die Bedrohung von
Leben. Nicht immer ist jedoch klar, welches Leben eigentlich bedroht ist und
ob das physische Leben, dessen Marker mit naturwissenschaftlichen Methoden
gemessen und aufrechterhalten werden können, der zentrale Lebensbezug ist,
auf den sich Spiritual Care konzentriert.

Alle im Krankenhaus Tätigen bemühen sich um die Förderung einer selbstbestimmten und persönlichkeitsspezifischen Teilhabe am Leben. Dem entspricht
christliche Seelsorge durch die Vermittlung von Glauben als Lebenskraft in die
konkrete Situation hinein. Dies kann nur geschehen, wenn die Kraftquellen und
Ressourcen des Patienten erkannt und geachtet werden, wenn es Resonanzen
zwischen der Spiritualität des Patienten und dem Angebot von christlicher Seelsorge gibt. Dies entspricht der Definition von christlicher Seelsorge nach Klaus
Winkler: »Allgemein ist Seelsorge zu verstehen als Freisetzung eines christlichen
Verhaltens zur Lebensbewältigung«[1352], insofern durch die Seelsorge christliche
Überlieferung als Bezugsrahmen, Gesprächspartner und Lebensraum zur individuellen Lebensbewältigung angeboten wird. Glaubenskraft ist nach pastoral-
psychologischem Verständnis ein System von Ressourcen, das über die individuelle Ausprägung hinaus primär sozial vermittelt ist. Ressourcen können in
Biographien verschüttet sein oder verschlossen werden, insbesondere dann,
wenn die soziale Vermittlung gestört und unterbrochen wird. Seelsorge beteiligt
sich damit am Bemühen um Spiritual Care. Dem entspricht folgende Bestimmung von Spiritual Care im Zusammenhang mit dem Lebensbegriff:

*Spiritual Care ist die Organisation gemeinsamer Sorge um die individuelle
Teilnahme und Teilhabe des Patienten an einem als sinnvoll erfahrenen Leben
im umfassenden Verständnis.*

Der etymologische Ursprung des Begriffs Sorge[1353] ist im Wortfeld »Befürchtung, Unruhe, Kummer« einerseits, »Bemühung um Abhilfe und Fürsorge« an-

HEITMANN, HERIBERT MÜHLEN [Hg.], Erfahrung und Theologie des Heiligen Geistes, Hamburg/München 1974, 131–147).
1351 Michael Wright hat diese vier Dimensionen beschrieben: *Becoming, Finding Meaning, Transcending* und *Connecting*. M. WRIGHT, Hospice Care and models of spirituality 2004.
1352 KLAUS WINKLER, Seelsorge 1997, 3.
1353 Etymologisches Wörterbuch des Deutschen, bearb. von WOLFGANG PFEIFER, München 2003⁶, 1310–1311.

dererseits zu sehen. Sämtliche Bedeutungen in Dialekten oder im Mittelhochdeutschen bilden sich um die »Belastung des Körpers oder der Seele, Feindseligkeit resultierend aus Krankheit«. Dazu kommt aus der Verbindung zum lateinischen *servare* (*ser-*) der Bedeutungsstrang »Sorge tragen/schützen«. Beide Bedeutungsvarianten fallen im Deutschen zusammen in Sorge als »Furcht vor Gefahr« und dem »Bemühen, Gefahren zu beseitigen«.

Sorge bezieht sich darum sowohl auf den Grund zur Sorge als auch auf kognitive, emotionale und pragmatische Reaktionen auf denselben: »besorgt sein« und »Sorge tragen«. Im Kontext von Palliative Care und im Horizont der WHO-Definition von Palliative Care von 2002 entspricht das Bemühen um eine genaue Diagnose der Grunderkrankung und der die Lebensqualität einschränkenden Symptome als Grund zur Sorge sowie die angemessene therapeutische Strategie zur Symptomprophylaxe und Symptombehandlung (Für- und Vorsorge). Dazu gehören auch die beschriebenen Bemühungen von Spiritual Care als Diagnose der spirituellen Bedürfnisse in einer lebensbedrohlichen Situation sowie der Erschließung spiritueller Ressourcen. Im Rückblick auf das zum Eingang dieses Teils der Arbeit dargestellte Filmbeispiel ist diese Doppelstruktur von Sorge in der Seelsorgesituation erkennbar: Ein Ereignis (Krankheit) führt zur Sorge um ein im Horizont der Biographie (Kindheit in der Familie) und der überkommenen religiösen Tradition (biblische Geschichte, Blick in den Himmel) stimmiges Verhältnis zum eigenen Leben angesichts seiner zeitlichen Begrenztheit. Darauf reagiert Alvin mit seiner Reise zum Bruder, um sorgfältig das als existenziell wichtig erachtete Geschwisterverhältnis in Ordnung zu bringen.

Gerade im Zusammenhang mit dem Lebensbegriff bedarf es allerdings einer kritischen Auseinandersetzung mit dem Spiritualitätsbegriff im Blick auf ein Verständnis von Religion in der postmodernen Gesellschaft, die durch »Prozesse der Säkularisierung und zugleich der Respiritualisierung« gekennzeichnet ist:

> »Je unübersichtlicher und unvertrauter eine von ständigen Innovationen geprägte Gesellschaft wird, umso notwendiger werden offenkundig kulturelle Widerlager, die Wirklichkeitsvertrautheit, Biographiekohärenz und Identitätsvergewisserung ermöglichen. Unbestreitbar sind dagegen Funktions- und Bedeutungsverluste auf gesamtgesellschaftlicher Ebene für die institutionellen Ausprägungen religiöser Weltdeutungen.«[1354]

Hans-Joachim Höhn bezeichnet diese Prozesse als »Dispersion«, die sich als »Dekonstruktion« (»zerlegendes Zusammensetzen [...] bisherige[r] Zuordnung religiöser Inhalte, Funktionen und Institutionen«) und »Deformatierung« (»zitierende Weiterverwendung bei einer gleichzeitigen ›Umbuchung‹ in nicht-religiöse Deutungs- und Handlungszusammenhänge«), »›Inversion‹ transzendenzorientierter Weltdeutungen«, »Diffusion« (»Durchmischung von Glaubensinhalten unterschiedlicher Herkunft«) und schließlich »›mediale Adaption‹ religiöser Stof-

---

1354 HANS-JOACHIM HÖHN, Auf dem Weg in eine postsäkulare Kultur? Herausforderungen einer kritischen Phänomenologie der Religion, in: P. ZULEHNER (Hg.), Spiritualität – mehr als ein Megatrend 2004, 15–28, 15. Dies trifft sich mit der Beschreibung bei Riess.

fe und Motive« beschreiben lasse[1355]. Während Höhn dies überwiegend fest-
macht an der Aufnahme und Verfremdung religiöser Motive in den Massenmedien und der Werbebranche, sieht er dies auch in einem nicht genauer spezifizier-
ten therapeutischen Kontext gegeben. Die im Wahrnehmungsteil bei der
englischsprachigen Literatur zu Spiritual Care gemachten Beobachtungen spiegeln sich hier ansatzweise wider in dem Sinn, dass der Begriff Spiritualität para-
doxerweise gelegentlich Verwendung findet als nicht-religiöse Spiritualität. Zur
Entwicklung von Kriterien zu einer Urteilsbildung bemüht Höhn eine anthropologische Bestimmung: »Religion als Einstellungssache zu bezeichnen, impliziert
den Versuch, in ihr ein spezifisches Verhältnis des Menschen zu seinen Lebensverhältnissen zu sehen. Damit ist zunächst auf die relationale Struktur des
Menschseins angespielt.«[1356] Als religiös lässt sich

> »eine solche Einstellung zu diesen Lebensverhältnissen bezeichnen, welche diese
> Lebensverhältnisse ›transzendiert‹, d. h. auf das bezieht, was den Menschen unaus-
> weichlich betrifft, und sich zugleich über dieses Unausweichliche ›hinwegsetzt‹. Zu die-
> sem Unausweichlichen gehören die Aporien, Paradoxien und Widersprüche, die mit
> der Befristung menschlicher Lebenszeit, der Erschöpfbarkeit der Lebensressourcen
> sowie der Ungewissheit künftiger Lebenslagen gegeben sind.«[1357]

Auffällig ist hierbei zunächst die Konzentration auf das religiöse Individuum
und seine ›private Einstellung‹, des Weiteren jedoch auch der Hinweis, dass es
um eine Verhältnisbestimmung und in diesem Sinne eine Deutungsbemühung
aktueller Lebensverhältnisse in der Situation ihrer ›Knappheit‹ und Bedrohung
geht. Dies ist eine angemessene Beschreibung von Spiritual Care, wie sie im
Materialteil wie in der Wahrnehmung ihres Verständnisses im Kontext von Palliative Care begegnete, wo Well-being als subjektive Lebensqualität die Zielgrö-
ße darstellt. Maßgeblich sind der Lebensbezug sowie die Orientierung am Individuum.
　Die Herausforderung an christliche Theologie besteht darin, ihre »Resonanzfähigkeit bezüglich religiöser Phänomene im nicht-religiösen Kontext« zu erhalten und sie nicht ausschließlich im Modus der Kritik wahrzunehmen. Mit dieser
Resonanzfähigkeit[1358] ist jedoch besonders die Achtsamkeit auf Funktionalisie-

---

1355 H.-J. Höhn, Auf dem Weg 2004, 19f.
1356 A. a. O., 24.
1357 A. a. O., 25. Höhns Erwägungen lohnten eine ausführlichere Diskussion, etwa im
　　　Vergleich zu Wilhelm Gräbs Beschreibung der Identität und Differenz von ästheti-
　　　scher und religiöser Erfahrung. Vgl. W. Gräb, Lebensgeschichten 1998, 100–118.
1358 Der Resonanzbegriff wird in der Soziologie aktuell von Hartmut Rosa im Sinne
　　　einer kritischen Theorie der Weltbeziehung aufgegriffen: »Meine These ist, dass es
　　　im Leben auf die Qualität der *Weltbeziehung* ankommt, das heißt auf die Art und
　　　Weise, in der wir als Subjekte Welt erfahren und in der wir zur Welt Stellung neh-
　　　men; auf die Qualität der *Weltaneignung*. Weil die Modi der Welterfahrung und
　　　Weltaneignung aber niemals einfach individuell bestimmt werden, sondern immer
　　　sozioökonomisch und soziokulturell vermittelt sind, nenne ich das Vorhaben, das
　　　ich in diesem Buch ausarbeiten möchte, eine *Soziologie der Weltbeziehung*. Die zen-
　　　trale Frage, was ein gutes von einem weniger guten Leben unterscheidet, lässt sich
　　　dann übersetzen in die Frage nach dem Unterschied zwischen gelingenden und miss-
　　　lingenden Weltbeziehungen« (Hartmut Rosa, Resonanz. Eine Soziologie der Welt-
　　　beziehung, Berlin 2016, 19f.). Eine intensivere Auseinandersetzung kann an dieser

rungen und Verzweckungen des Religiösen verbunden: »einen Anhalt für [die] Widerständigkeit [des Religiösen] gegenüber nicht-religiösen Absorptionen zu finden und zugleich die Lebensrelevanz dieser Widerständigkeit zu identifizieren«[1359]. Dazu gehört auch die kritische Phänomenologie therapeutischer Instrumentalisierung des Religiösen.

Diese Hinweise Höhns treffen einen spannenden Punkt im Verständnis von Spiritual Care und der Bereitschaft von Seelsorge in Einrichtungen des Gesundheitswesens, genau hier ihre organisationale Integration in das soziale System zu sehen. Konkret wäre Höhns Hinweis auf die Gefahr der Instrumentalisierung von Religion als Mahnung zu werten, darauf zu achten, ob im medizinisch-therapeutischen Kontext Spiritual Care instrumentalisiert wird zur Erreichung eines bestimmten Ziels: »Religion und Glaube haben verspielt, wenn sie bei der Frage, was ein religiöses Verhältnis zu Lebensverhältnissen konstituiert, unmittelbar Bezug nehmen auf Dinge und Ereignisse im Leben, für deren Bewältigung sie sich nützlich machen möchten.«[1360]

Die Aufgabe von Spiritual Care durch christliche Seelsorge wird auch in einem Offenhalten von Unverrechenbarem im sozialen System bestehen, das in theologischer Anthropologie durch Offenheit und Fragmentarität, durch die Kreuzestheologie und die Rechtfertigung des Gottlosen christologisch und schließlich eschatologisch gekennzeichnet ist. Als Spiritual Care ist Seelsorge dabei prinzipiell subjektorientiert – also an der subjektiven Verhältnisbestimmung des Gesprächspartners zu seinen Lebensverhältnissen in der aktuellen Situation auszurichten. Die Resonanzfähigkeit christlicher Seelsorge besteht dann in einer Unterstützung und Förderung der religiösen Deutungskompetenz des Partners, in der Förderung spiritueller Autonomie als bedingter Autonomie. Klaus Winkler hat dies als »*Ermöglichung eines persönlichkeitsspezifischen Credos*«[1361] bestimmt, das dem Subjekt zugesteht, die Bedeutung des eigenen Glaubens für die aktuelle, unter Umständen konflikthafte Lebenslage wahrzunehmen, sich in der kommunikativen Situation durch Verbalisierung oder Gestaltung dessen klärend bewusst zu werden und darin »eine Basis für gezielt vermittelten *Trost*«[1362] zu finden. Wie Winkler in diesem christlichen Seelsor-

---

Stelle nicht erfolgen; die Differenzierung Rosas zwischen Lebens- und Weltbegriff macht aber verstärkt auf ein theologisches Verständnis von Leben aufmerksam, wie es hier vorgelegt wird.

1359 H.-J. Höhn, Auf dem Weg 2004, 27. Vgl. zur ›Verzweckung‹ auch D. Stollberg, Befund 2001, 214.

1360 H.-J. Höhn, Auf dem Weg 2004, 27.

1361 K. Winkler, Seelsorge 1997, 267.

1362 K. Winkler, Seelsorge 1997, 269. In ähnlicher Ausrichtung auch Jan Hermelink in seiner Darstellung Ernst Langes: »Die Religion ist dann nicht mehr fraglose Voraussetzung der Wirklichkeitswahrnehmung, sondern wird hinsichtlich der *Motive und Ziele* des Handelns thematisch, wenn der einzelne ›nach dem Auftrag und der Verheißung [...] seines Tuns, nach der Orientierung seines Daseins‹ fragt. Angesichts ständig wechselnder Situationen nimmt er auch zur Religion ›ein gleichsam experimentelles Verhältnis‹ ein, er *wählt* Religion unter der ›Frage nach der Wirklichkeitsgemäßheit und Wirklichkeitsmacht dessen, woran sie sich hält‹« (Jan Hermelink, Die homiletische Situation. Zur jüngeren Geschichte eines Predigtproblems, Göttingen 1992 [Arbeiten zur Pastoraltheologie 24], 171).

gegeschehen lebensgestaltende und emanzipatorische Wirkung erkennt, kann dies auch in Spiritual Care als Wahrnehmung persönlichkeitsspezifischer spiritueller Bedürfnisse und als Erschließung spiritueller Ressourcen des Individuums geschehen. Gerade durch die Wahrung und Würdigung der persönlichkeitsspezifischen Aspekte im Sinne des Offenhaltens von Unabschließbarem und durch die Beziehung zu einem theologisch verstandenen Begriff von Leben kann sie einer Verzweckung im sozialen System Krankenhaus entgehen.

Der Lebensbegriff erweist sich als zentrales Kriterium für die Integration von Seelsorge in Spiritual Care im Gesundheitswesen; der Beitrag von Seelsorge ist eine kritische Auseinandersetzung mit den Lebensverhältnissen, der Deutung von Leben und der Möglichkeit der Anteilhabe an Leben und Lebensverhältnissen aller Beteiligten. An anderer Stelle habe ich diesen Aspekt unter dem Begriff »Lebenssättigung«[1363] als programmatisches Konzept für seelsorgliches Handeln an der Grenze konkretisiert, insbesondere im Blick auf seelsorgliche Beratung und liturgisch-rituelles Handeln. Ausgehend von einer Entscheidungssituation in einer Altenpflegeeinrichtung geht es um die Frage, was Sorge um die Teilhabe am Leben konkret bedeutet, für die betroffene Person, die Mitarbeitenden und die Leitung der Einrichtung. Die Seelsorgeperson kommuniziert auf allen Ebene, sowohl mit der betroffenen hochaltrigen Dame, die ihr Leben gern beenden möchte, mit den Angehörigen und mit den pflegenden Betreuerinnen, die sich fragen, ob sie die Dame nicht proaktiv zum Leben ermutigen sollten, als auch mit der Einrichtungsleitung, die nach einem verantwortlichen Umgang mit Sterbewünschen sucht und dabei neben der Gesetzeslage auch nach dem eigenen konfessionellen Profil fragt. Seelsorge ist beteiligt an einer gemeinsamen Sorge um Leben auf unterschiedlichen Ebenen, aber nicht ausschließlich durch Beratung, sondern auch durch die Darstellung eines christlichen Verständnisses von Leben angesichts des Todes. Die Aufgabe von Seelsorge im Gesamten von Spiritual Care ist es, die religiösen Valenzen des Grenzraumes zwischen Tod und Leben zu erkunden und im Gesundheitswesen zu kommunizieren, auch und gerade gegenüber den dort tätigen Berufsgruppen und herrschenden Disziplinen Medizin, Ökonomie und Rechtswissenschaften. Spiritual Care fragt, wie trotz der Todesnähe Teilhabe und Teilnahme am Leben möglich ist und wie sie gefördert werden kann. Gerade bei alten Menschen wird fraglich, inwieweit sie trotz Pflegebedürftigkeit ein eigenes Leben führen können: Ist dies noch mein Leben? Autonomie vor diesem Hintergrund ist die Berücksichtigung biographischer Aspekte der Selbstbestimmung. Teilhabe am sozialen Leben ist sowohl auf das Leben mit den lebenden, für hochaltrige Menschen aber mehr und mehr auch mit bereits toten Familienangehörigen und Freunden zu denken. Soziales und religiöses Leben schließt zudem und ganz elementar die Teilnahme am Leben der Glaubensgemeinschaft ein, die wiederum eine diachrone und synchrone Gemeinschaft der jetzt und früher Lebenden ist. Das Le-

---

1363 Vgl. im Folgenden TRAUGOTT ROSER, Lebenssättigung als Programm. Praktischtheologische Überlegungen zu Seelsorge und Liturgie an der Grenze, in: ZThK 109 (2012), 397–414.

ben mit Gott gehört schließlich für ein christliches Verständnis zum zentralen Verständnis von Leben.

Dieses komplexe Lebensverständnis bildet den Horizont der Situation der Grenze und existenziellen Bedrohung konkreten Lebens. Die seelsorglich vermittelte Sorge um Leben kann als »Lebenssättigung« verstanden werden: Das Ziel ist die Ermöglichung der aktiven Teilnahme und passiven Teilhabe an einem Leben im vollen Sinn von Well-being, von Schalom. Es geht um die Teilhabe am eigenen Leben wie dem der Gemeinschaft und dem Leben Gottes, die vermittelt wird durch segnendes und das Leben feierndes Handeln. Lebenssättigung ist in diesem Sinne ein Leitbegriff für Seelsorge.

- Lebenssättigung vollzieht sich als Zeugenschaft für das konkrete Leben durch Da-Sein und Dabei-Bleiben. Die Seelsorgeperson wird durch ihre Präsenz Zeugin für das bedrohte Leben gegenüber einer Umwelt, die diese Situation behandeln, verändern, verbessern oder verdrängen will, bis hin in die Verhandlungssituation in ethischen Beratungsgremien. Die Situation wird aber bezeugt gegenüber Gott, allein schon durch die Präsenz der Seelsorgeperson, gesteigert durch das stellvertretende (und manchmal lautlos gesprochene) Gebet des Seelsorgers oder der Seelsorgerin.
- Lebenssättigung vollzieht sich als Gespräch, das über Strecken biographisch orientiert ist. Seelsorge ermutigt die seelsorgesuchende Person, durch rekonstruierendes Erzählen der Lebensgeschichte Sinnzusammenhänge im eigenen Leben zu ergründen und auf die aktuelle Situation zu beziehen. Es geht dabei um einen Prozess des ›gemeinsamen Redigierens‹ in der Hoffnung, »aus Krankheitsgeschichten Lebensgeschichten«[1364] zu machen.
- Seelsorge vollzieht sich als liturgisches Handeln durch Segnen und Beten, Salben und in sakramentaler Weise das Krankenabendmahl, einst zentral für die kirchliche *Versorgung* Kranker. Vor allem das Abendmahl eröffnet eine Möglichkeit zur Teilnahme am Leben, die biologisches und soziales Leben transzendiert. Es nimmt die Intention menschlicher Fürsorge durch Nähren des Bedürftigen auf und stellt diese in einen Raum *coram Deo*, einem Segensraum. Als Erinnerungsraum werden frühere Mahlgemeinschaften in der Familie und in der Gemeinde ins Gedächtnis gerufen. Zugleich wird das Krankenabendmahl erinnerungsfähig für künftige Abendmahlsteilnahme der Trauernden. Mehr noch, das Abendmahl stellt ein Sattwerden durch Christus dar, ein Stillen von Bedürfnissen, das sich (in reformatorischem Verständnis) der Herstellbarkeit durch Menschen prinzipiell entzieht, zugleich aber durch die Darreichung in einem heiligen Vollzug ereignet. Das Abendmahl ist wie die Taufe ein Geschehen, das Lebensgewissheit vermittelt an der Grenze zwischen Tod und Leben und das den Fakt des Todes in grundsätzlicher Weise infrage stellt. Dies ist in ganz prinzipieller Weise das, was

---

1364 Vgl. MARTIN FEREL, Die Verwandlung von Krankengeschichten in Lebensgeschichten und die Konstruktion von Biographien, in: AGNES LANFERMANN, HEINRICH POMPEY (Hg.), Auf der Suche nach dem Leben begegnet dir Gott. FS für Karl Frielingsdorf, 2003, 76–86.

Steve Nolan als »hopeful presence« beschreibt, »hope in the Present« und »hope beyond recovery«[1365].

Der Beitrag von Seelsorge zur Organisation von Spiritual Care als gemeinsamer Sorge und Teilhabe und Teilnahme am Leben im umfassenden Sinn besteht gerade auch in der Bereitschaft zur Organisation der Vermittlung von Lebensgewissheit. Der Organisationsbegriff verweist dabei dezidiert auf ein systemisches Verständnis von Seelsorge, denn gerade im religiösen Handeln als rituelles Handeln kommt es zu Resonanzen und Transformationsprozessen aller beteiligten Systeme; dafür bedarf es aber der kompetenten Bereitstellung, Organisation und Supervision entsprechender Rahmenbedingungen am konkreten Ort Pflegeeinrichtung oder Krankenhaus. Seelsorge verweist auf das theologische Verständnis des Gegründetseins des Lebens und steht damit in einer produktiven, aber unauflösbaren Spannung zu anderen Verständnissen von Leben.

Der Aspekt »Lebenssättigung«[1366] ermutigt zu einer Wiederentdeckung des Krankenabendmahls[1367], und zwar gerade ausgehend von der Seelsorge am Ort der Grenze. Es bietet aber auch Impulse für die kirchliche Abendmahlspraxis insgesamt. Der Liturgietheoretiker Gordon W. Lathrop hat im Rahmen seiner dreibändigen Liturgischen Theologie die Komplexität der kulturellen Symbolik christlicher Abendmahlspraxis herausgearbeitet, die hellenistische Gebräuche des Gastmahls und ihre Transformation im hellenistischen Judentum mit einer gezielten Christozentrik aufgreift und zugleich symbolisch bricht.[1368] Die Mahlgemeinschaften des irdischen Jesu werden durch die Mahlgemeinschaft der jungen christlichen Gemeinden erinnert im Glauben, im Brotbrechen dem gekreuzigten und auferstandenen Christus zu begegnen. Schon der erzählte Ursprung des Abendmahls am Abend der Gefangennahme ist eine Situation der Ambivalenz: die drohende und schmerzende Abwesenheit Jesu und die Verheißung tröstlicher Gegenwart Christi in Brot und Wein gehören unlösbar wie zwei konträre Pole zusammen. Die Stillung eines Bedürfnisses ist mit dem Ausgangspunkt des Verlangens verbunden. Im Johannesevangelium ist dies eng verbunden mit den Abschiedsreden mit der Ankündigung des Parakleten. Auch die johanneischen Ich-Bin-Worte gehen von einer Lebenssituation des Hungers und des Durstes aus, die ihre endgültige Stillung erst in Christus finden: »Ich

---

1365 Vgl. das 5. Kapitel bei S. NOLAN, Spiritual Care at the End of Life 2012, hier: 95f.

1366 Der folgende Abschnitt ist zu großen Teilen dem angegebenen Text T. ROSER, Lebenssättigung als Programm 2012 entnommen.

1367 Eine Wiederentdeckung scheint angesichts der dramatischen Abnahme der Praxis des Krankenabendmahls in den letzten zwei Jahrzehnten an der Zeit. Christian Grethlein merkt nach einer ausführlichen Darstellung entsprechender Statistiken an: »Schließlich setzt sich bis in die Gegenwart der Rückgang der Haus- und Krankenabendmahl-Feiern fort. Dass dies vor fünfzig Jahren die häufigste Form der Mahlfeier war, erscheint wie eine Nachricht aus längst vergangenen Zeiten. Ihr Anteil an der Gesamtzahl der Abendmahl-Feiern sank auf deutlich unter 10 %« (CHRISTIAN GRETHLEIN, Abendmahl feiern in Geschichte, Gegenwart und Zukunft, Leipzig 2015, 128f.).

1368 Vgl. insbesondere GORDON W. LATHROP, Holy People. A Liturgical Ecclesiology, Minneapolis 1999, 185ff.

bin das Brot des Lebens. Wer zu mir kommt, den wird nicht hungern; und wer an mich glaubt, den wird nimmermehr dürsten« (Joh 6, 35). Welche existenzielle Bedeutung ein solches Wort hat, wenn ein Mensch am Ende des Lebens nicht mehr essen und trinken möchte oder kann, aber das Abendmahl empfängt – selbst wenn dies nur angedeutet geschehen mag – ist leicht nachzuvollziehen.

In einer Dokumentation von über eineinhalbtausend Zuschriften nach einem ›Schreibaufruf‹ im Vorfeld des Ökumenischen Kirchentags 2003 finden sich Texte, die dieses Verständnis bestätigen, eucharistische Frömmigkeit widerspiegeln und auf eine Theologia Prima[1369] des Abendmahls hindeuten. Eine 50-jährige katholische Frau schreibt:

> »Mein vor knapp zwei Jahren an Krebs verstorbener Mann wurde während seiner letzten vier Lebensmonate intravenös ernährt. Bei der Umstellung ermutigte ihn die Ärztin jedoch, deshalb nicht auf jegliches Essen und Trinken zu verzichten, sondern sich zu gönnen, was ihm noch Freude machte und den Körper nicht belaste. Gegen ein Glas Wein am Abend sei z. B. nichts einzuwenden. Wir machten es uns von da an zur täglichen Gewohnheit, abends noch gemeinsam ein Gläschen Wein zu trinken, [...] Bei diesen Gelegenheiten konnten wir uns ganz offen zeigen und mitteilen [...] Im Rückblick erscheint mir dieses ›Abendritual‹ als unsere persönliche ›Abendmahlsgeschichte‹, die sowohl meinem Mann als auch mir Kraft gegeben hat bzw. gibt für den je eigenen weiteren Weg.«[1370]

Auch eine 39-jährige evangelische Frau berichtet davon, warum sie das Abendmahl als Erinnerungsmahl feiert:

> »Heute fühle ich mich beim Abendmahl meinem verstorbenen Mann ganz besonders nahe. Kurz bevor er starb, konnten wir noch ein letztes Mal gemeinsam das Abendmahl empfangen auf der Intensivstation. Es war das letzte, worauf er noch in seinem Leben gewartet hatte, so schien es, dann konnte er ruhig einschlafen. Ich glaube, dass er auch in seiner Welt das Abendmahl mit mir gemeinsam feiert. Dass er mit dabei ist, wenn wir uns um den Altar versammeln. Das gibt mir eine gewisse Geborgenheit.«[1371]

Im Krankenabendmahl verdichten sich die vielfältigen Bedeutungsebenen und geben diesen situative Relevanz. Beispielsweise wird der Zusammenhang der rituellen Mahlgemeinschaft mit der diakonischen Speisung der Armen in einer Situation der Pflegebedürftigkeit in einer diakonischen Einrichtung neu bewusst, wenn dies vom Seelsorger oder der Seelsorgerin aktiv thematisiert wird. Nähren und Sättigen sind zwei Pole kirchlich-diakonischer und kirchlich-liturgischer Praxis, die sich gegenseitig bedingen und einander transzendieren.

1369 Vgl. zum Begriff und seinem Gebrauch im ökumenischen und internationalen liturgiewissenschaftlichen Diskurs DOROTHEA HASPELMATH-FINATTI, Theologia Prima. Liturgische Theologie für den evangelischen Gottesdienst, Göttingen 2014: »*Theologia prima* meint bei den verschiedenen Autoren, die im Folgenden vorgestellt werden, entweder das göttliche Tun innerhalb des Gottesdienstes oder die spontane, primäre und noch nicht tief durchdachte menschliche Reaktion auf dieses göttliche Handeln, oder beides zugleich« (12).

1370 Zitiert bei C. GRETHLEIN, Abendmahl 2015, 140. Das Zitat stammt aus DOROTHEA SATTLER, FRIEDERIKE NÜSSEL, Menschenstimmen zu Abendmahl und Eucharistie. Erinnerungen – Anfragen – Erwartungen, Frankfurt 2004, 125.

1371 Zitiert bei C. GRETHLEIN, Abendmahl 2015, 141, bzw. D. SATTLER, F. NÜSSEL, Menschenstimmen 2004, 227f.

Das Feiern des Krankenabendmahls vermittelt An- und Zugehörigen, Pflegekräften und ärztlichem Personal ein spirituelles Verständnis basaler Lebensvollzüge. Das Krankenabendmahl stellt einen Beitrag der Seelsorge zum Gesamtkonzept von Spiritual Care dar, der durch nichts anderes ersetzt werden kann und zugleich die Spiritualität auf allen Ebenen (s. o.) mit einschließt.

2.4 Seelsorgetheorie und theologische Ethik im Rückgriff auf ihre Geschichte

Klaus Winklers Beschreibung von Seelsorge wird ergänzt durch seine Definition von Seelsorge und soll im abschließenden Schritt dieser Arbeit den Impuls für das Gespräch zwischen Seelsorgetheorie und theologischer Ethik bilden. Winkler definiert:»Allgemein ist Seelsorge zu verstehen als Freisetzung eines christlichen Verhaltens zur Lebensbewältigung. Im Besonderen ist Seelsorge zu verstehen als die Bearbeitung von Konflikten unter einer spezifischen Voraussetzung.«[1372] Auch wenn Winklers Definition manche Frage offen lässt, stimmt sie doch mit den hier beobachteten Funktionen und Herausforderungen von Seelsorge in Einrichtungen des Gesundheitswesens überein. Als Freisetzung eines christlichen Verhaltens geht es um die Förderung und Stärkung von Freiheit und Verantwortung im Sinne relationaler Autonomie; als Ermöglichung von Lebensbewältigung geht es um Befähigung zu Deutungskompetenz im Umgang mit konflikt- und krisenhaft erfahrenen Lebenssituationen; als Bearbeitung von Konflikten geht es um Beratung in und Bewältigung von Konflikten unter der Voraussetzung eines persönlichkeitsspezifischen ›Credos‹. Winklers Definition von Seelsorge zeichnet sich sowohl durch eine Nähe zu einem christlich konnotierten Begriff von Spiritual Care aus als auch durch eine deutliche Nähe zu theologischer Ethik.

Seelsorgetheorie und theologische Ethik sind auf je eigene Weise anwendungsorientierte Theologie – nicht Anwendungswissenschaft, sondern in ihrer Theoriebildung auf Praxis bezogen. Sie befassen sich mit dem Leben, dem kirchlichen und gesellschaftlichen Leben oder aber der Lebensführung Einzelner im sozialen Kontext. Sie wenden sich den Fragen der Lebensführung[1373] zu und

---

1372 K. WINKLER, Seelsorge 1997, 3. Eberhard Hauschildt rätselt allerdings über den Sinn der Struktur dieser Definition: »Zum einen frage ich mich: Welchen Zweck hat die Unterscheidung von ›allgemein‹ und ›im besonderen‹? Ist das eine Fortführung des Unterschieds von cura animarum generalis als allgemein kirchliches Handeln und cura animarum specialis als auf Individuen bezogene Seelsorge? [...] Soll der Seelsorgebegriff offengehalten werden auch für so etwas wie nicht-christliche Seelsorge oder nicht? Wozu nützt eine ›ebenso vorläufige wie formale Definition‹ (3)« (E. HAUSCHILDT, Endlich wieder ein Lehrbuch 2001, 57).

1373 Trutz Rendtorff wählt, wie schon im methodischen Teil ausgeführt, den Zugang zu den Aufgaben der Ethik über den Begriff der ›Lebensführung‹: »Der Zugang zur

sind damit durch ihren Gegenstand als Nachbardisziplinen zu verstehen.[1374] »Ethische Fragen sind Lebensfragen, die dem Menschen im Vollzug des Lebens begegnen und zu denen er in der Realität des eigenen Lebens Stellung nehmen muß.«[1375] Die Praktische Theologie als Theorie kirchlichen Handelns befasst sich insgesamt mit Fragen, wie das Individuum in seiner Lebensführung gefördert, gestützt und begleitet werden kann. Dies hat, wie im Folgenden exemplarisch zum Ausdruck kommen soll, Vorbilder in der Geschichte der Seelsorgetheorie und im Gesamten der Praktischen Theologie. In der Tradition Friedrich Schleiermachers etwa ist es Ziel der Seelsorge, dass Gemeindeglieder »selbst ihr Gewissen aus dem göttlichen Wort berathen«[1376] und damit in christlich verantworteter Freiheit ihr Leben führen können.

In kaum einem Bereich zeigt sich – dies dürften die Materialteile kenntlich gemacht haben – die Nähe von Praktischer Theologie und theologischer Ethik so deutlich wie in der theoretischen Reflexion der Seelsorge in Einrichtungen des Gesundheitswesens.

In der Geschichte der Praktischen Theologie ist es – wie in Kapitel A 3.2 bereits ausgeführt – besonders Christian Palmer gewesen, der schon früh auf den Zusammenhang von Praktischer Theologie und Ethik aufmerksam gemacht hat. In seinen Überlegungen zur Verhältnisbestimmung von Praktischer Theologie und Pastoraltheologie kommt letzterer gleichsam eine Brückenfunktion zwischen Praktischer Theologie und Ethik zu: Die Pastoraltheologie »ist eine durch den aus der praktischen Theologie entlehnten Amtsbegriff bedingte Anwendung der allgemeinen christlichen Moral auf den Pfarrer. Als solche geht sie weiter, als die christliche Ethik gehen kann.«[1377] In der Konsequenz geht es dann lediglich um eine Theorie des Handelns des Pfarrers, also um die theoretische Durchdringung des Berufs- oder Standesethos des Pfarramts. Dies erklärt sich durch die Beschränkung theologischer Ethik auf Individualethik. Entsprechend sind ethische Fragen einer Pastoraltheologie Probleme der Amtsführung des einzelnen Pastors und der Gestaltung seiner seelsorglichen Tätigkeit: »Wie die Moral das Handeln des Christen zum Gegenstande hat, so diese das Handeln des Pastors.«[1378] Allerdings sieht Palmer im sittlichen Verständnis des Pfarrberufs

---

Ethik über die menschliche Lebensführung macht also den praktischen Bezugspunkt namhaft, der auf den oft verwirrenden Pfaden von Ethikdebatten leicht aus dem Auge verloren werden kann [...] Das Handeln des Menschen, mit dem sich Ethiker befassen, wenn sie die Frage erörtern, was man tun oder lassen solle und nach welchen Kriterien sich die Antwort zu richten habe, besteht niemals nur in einzelnen Handlungen. Es steht in dem Kontext, der durch die Lebensführung der Menschen gebildet wird« (T. RENDTORFF, Ethik Bd 1 1990, 14).

1374 So auch J. ZIEMER, Seelsorgelehre 2000, der als Kontext heutiger Seelsorgepraxis das »Leben im Ungewissen« und mit Berger und Beck die beständigen Herausforderungen des ethischen Subjekts ausmacht: »Der ethische Diskurs gehört zu den Notwendigkeiten des Alltags der Individuen. Hier zeichnen sich neue Aufgaben und Dimensionen für die Seelsorge ab« (33).

1375 T. RENDTORFF, Ethik Bd. 1 1990, 18. Verzicht auf Hervorhebung des Originals.

1376 F. SCHLEIERMACHER, Praktische Theologie 1850, 430.

1377 CHRISTIAN PALMER, Evangelische Pastoraltheologie, Stuttgart 1863², 11f.

1378 A. a. O., 1.

das besondere protestantische Profil einer evangelischen Pastoral: »Es ist wichtig, diese innere Einheit des Pastoralen mit dem Sittlichen gleich von Anfang nachdrücklich zu betonen, denn dadurch zumeist unterscheidet sich der ächtprotestantische Begriff des Hirtenamtes von jenem katholisierenden.«[1379]

Während Palmer für die Bereiche der Homiletik und der Liturgik stärker vom Begriff und einer dogmatischen Bestimmung der Tätigkeiten ausgeht, kommt die Nähe zur Ethik gerade in seiner Seelsorgetheorie zum Ausdruck. Er entspricht damit der Systematisierung, die Schleiermacher vorgenommen hatte, indem er erziehende Tätigkeit und Seelsorge als Befähigung der einzelnen Christin und des einzelnen Christen zur Lebensführung bestimmt hat.

> »[W]ie der Zweck der Erziehung wesentlich sittlich gefaßt werden muß, – sittlich im evangelischen Sinne, so daß das Religiöse mitbefaßt, aber allerdings die Willensbestimmung als Erstes und Letztes bezweckt wird, – so hat auch die Seelsorge, im Unterschiede vom Cultus, von der Katechese, vom Kirchenregiment u. s. f. eine vorwiegend sittliche Tendenz. [...] Also mit Einem Wort: es ist das Ethische, was die beiden, sonst nach verschiedenen Seiten gewendeten Disciplinen verbindet, was eine zusammenfassende Darstellung erlaubt, ja von selbst dazu einladet.«[1380]

Dieses »Ethische« ist »sein persönliches Verhalten gegenüber den Personen in der Gemeinde, also ganz dasselbe Subject zuerst als sittlich bestimmtes, dann als sittlich bestimmendes dargestellt.«[1381] Ethik im Kontext der Seelsorgetheorie ist damit bei Palmer als Theorie pastoralen Handelns zu begreifen. Dies gilt selbst dort, wo es darum geht, die Gesprächspartner des Seelsorgers zu moralischem Verhalten zu bewegen.[1382]

Entsprechend lesen sich die Ausführung Palmers zur Praxis der Seelsorge in seiner Pastoraltheologie als eine Beschreibung guter seelsorglicher Praxis. Dabei gelingen Palmer allerdings Einsichten, die auch heutigen Ansprüchen poimenischer Theorie standhalten, etwa wo Palmer gelungene Gesprächsführung beim Krankenbesuch beschreibt, die der Kranken oder dem Kranken vorrangig Gelegenheit zur Schilderung der eigenen Lebens- und Krankheitsgeschichte gibt und damit einen Einblick in ihre oder seine eigenen Deutungsmuster gewährt. Palmer ermutigt zu einem pastoralen Verhalten, das heute als ›aktives Hören‹ beschrieben würde, und warnt vor einer liturgischen Überformung des Gesprächs. Er setzt sich mit der Frage der Wahrheit am Krankenbett auseinander, die der Seelsorger möglicherweise anders beantworte als Ärzte und Angehörige.[1383]

1379 A. a. O., 3.
1380 A. a. O., 13.
1381 A. a. O., 13f.
1382 Vgl. A. a. O., 398: »So weit es wirklich eine geistliche Therapeutik in diesem Sinne gibt, fällt sie wesentlich der Ethik, nemlich dem ascetischen Theile derselben anheim; der mündige Christ kann nicht durch den Pastor geheilt werden, wenn er sich nicht selbst heilt, d. h. selber in Zucht nimmt; dazu ihm den richtigen Weg zu weisen, ihm die Mittel zu nennen, durch die er z. B. die Reizungen zur Wollust, die Versuchungen zum Trunk überwinden könne, das ist allerdings Sache des Seelsorgers, aber das Material, den Zeug dazu [sic!], um solchen Rath geben zu können, liefert ihm die Ethik.«
1383 Vgl. A. a. O., 425ff.

Die Bemühungen Palmers geben der Poimenik bis in die Gegenwart noch immer Impulse. So verkünden seit geraumer Zeit einige Autorinnen und Autoren in der deutschen Seelsorgeliteratur einen Aufbruch, endlich die ethische Dimension der Seelsorge zu beachten. Sie beziehen sich dabei durchgängig auf ein viele Jahre singulär gebliebenes Themenheft »Seelsorge und Ethik« der Fachzeitschrift Pastoraltheologie von 1991.[1384] Inzwischen finden ethische Aspekte in der Seelsorgetheorie zunehmende Berücksichtigung und beschränken sich auch nicht mehr auf die begrenzte Darstellung der Beratung des unmittelbaren Gesprächspartners, der sich in einer ethischen Konfliktsituation befindet.[1385] Das Anliegen wird zunehmend geteilt, doch der Blick auf den Ort von Entscheidungsprozessen sowie auf die Vielgestaltigkeit der Tätigkeit von Seelsorgerinnen und Seelsorgern in klinischen Einrichtungen zeigt, dass eine Engführung auf die Interaktion der Seelsorgeperson mit einem Gesprächspartner nicht ausreicht.

Vor allem Ulrich H. J. Körtner hat auf die Verbindung von Seelsorge und Ethik verwiesen, allerdings davor gewarnt, die »Ethik geradezu zur neuen Gesamttheorie der Seelsorge zu erklären«[1386]. Körtner verhält sich zurückhaltend gegenüber der oben bereits genannten Ethik als Theorie menschlicher Lebensführung (Rendtorff), u. a. weil diese zu personalethisch ausgerichtet sei und zu sehr Lebensverlauf als Resultat von Lebensführung verstehe. Er erwartet, dass »die Ethik auch die Grenzen menschlicher Handlungsmöglichkeiten und aktiver, bewusster Lebensführung, und d. h. auch die Grenzen des Ethischen, stets mitzubedenken hat«[1387]. Auch Rendtorff habe Seelsorge nicht in Ethik aufgehen lassen. Dennoch habe er zu wenig Situationen mit bedacht, in denen unverschuldetes Leiden, Krankheit und Tod als schicksalhaft erfahren werden, in de-

---

1384 Darin der lange Zeit maßgebliche Artikel von EILERT HERMS, Die ethische Struktur der Seelsorge, in: Pastoraltheol. 80 (1991), 40–61, in dem Herms auf die ethische Dimension der Haltung, Gesprächsführung und Berufsausübung von Seelsorgepersonen aufmerksam macht.

1385 So noch J. ZIEMER, Seelsorgelehre 2000, 119–121; vgl. auch HERMANN EBERHARDT, Pastorale Ethik. Praktische Seel-Sorge-Theologie II, Bielefeld 1999. Ohne den normativen Zuschnitt, dennoch aber theologische Ethik auf Individualethik begrenzend: MICHAEL ROTH, Die Seelsorge als Dimension der Ethik. Überlegungen zur seelsorgerlichen Struktur der Ethik, in: Pastoraltheol. 92 (2003), 319–333.

1386 ULRICH H.J. KÖRTNER, Ethik, Seelsorge und Beratung, in: ZEE 59 (2015), 279–291, 280. Er erkennt darin ein Phänomen von Modernisierungsprozessen: »Systematisch-theologisch betrachtet scheint die Verbindung von Seelsorge und Ethik ebenso wie der allgemeine Aufschwung der Ethik in unserer Gesellschaft das neuprotestantische Konzept einer ethischen Theologie zu bestätigen, die in der ethischen Transformation theologischer Gehalte die einzig angemessene Antwort auf die Umformungskrise des Christentums in der Moderne sieht« (ebd.). Zuletzt haben THORSTEN MOOS, SIMONE EHM, FABIAN KLIESCH UND JULIA THIESBONENKAMP-MAAG, Ethik in der Klinikseelsorge. Empirie, Theologie, Ausbildung, Göttingen 2016 aufgrund empirischer Untersuchungen Perspektiven einer Ethik der Seelsorge beschrieben, die sowohl eine Zuordnung von Ethik und Seelsorge umfasst: »In der Seelsorge begegnen sich moralische Subjekte auf transmoralischem Grund« (289), als auch auf den Bedarf an Ausbildung ethischer Kompetenz bei Seelsorgenden hinweist (▶ Kap. D 1.2.1).

1387 A. a. O., 283.

nen nicht ›gelingendes Leben‹ mehr Thema sei: »Mit Friedrich Wintzer möchte ich daher *neben* der ethischen die religiöse und die therapeutische bzw. kommunikationsfördernde Dimension der Seelsorge betonen.«[1388] Körtner unterscheidet Konflikte, die durch ethische Vernunft gelöst werden können, von Situationen, in denen ein Individuum sich mit einem Schicksal konfrontiert sieht. In diesen Situationen kann eine sich ausschließlich als ethische Beratung verstehende Seelsorge nicht viel ausrichten; wohl aber haben geistliche und rituelle Begleitung in einer als leidvoll erlebten Situation ihren spezifischen und unvertretbaren Ort.[1389] Es ist Aufgabe reflektierter seelsorglicher Kompetenz, beide Situationen voneinander unterscheiden zu können und auf beide Situationen professionell zu reagieren.

Die Konzeption von Seelsorge als Teil von Spiritual Care berücksichtigt Situationen, in denen Lebensführung nicht länger als aktive Gestaltung denkbar ist, sondern als (mitunter nur mehr passive) Teilhabe an Leben erscheint. Dennoch fällt theologische Ethik hier nicht aus, sondern verlangt nach einer ethisch reflektierten Gestaltung von Teilhabe- und Teilnahmemöglichkeiten des Einzelnen, nach einer ethisch reflektierten Organisationskultur. Erst in einer solchen ist denkbar, was Körtner im Anschluss an Henning Luther beschreibt und was in den Seelsorgekonzeptionen Steve Nolans oder Christopher Swifts in ähnlicher Weise geschildert wird.

»Zum christlich motivierten Ethos des Seelsorgers gehört es, sich der Gebrochenheit einer fremden Biographie auszusetzen, die so – unbeschadet der Maxime distanzierter Nähe – als Beschädigung auch des eigenen Lebens erfahren wird. In Klage und Verzweiflung liegt, wie Henning Luther zu bedenken gibt, unter Umständen ›mehr ehrliche Hoffnung als in Beteuerung von Sinn und Lebensgewißheit.‹ Wohl wahr: ›Eine Seelsorge ohne Tränen dementiert den Trost, den sie verspricht.‹«[1390]

Ethik, Ethos und die Haltung des Aushaltens – diese Aspekte einer ethisch reflektierten Seelsorgetheorie entsprechen auch der internationalen Seelsorgediskussion: Howard W. Stone[1391] hat sämtliche nordamerikanischen Monographien im Bereich Seelsorge und Beratung zwischen 1949 und 1991 untersucht und festgestellt, dass die Seelsorgetheoretikerinnen und -theoretiker fast ausschließlich den Pfaden der Psychoanalyse und der Psychotherapie folgten. Ihre

---

1388 A. a. O., 286. Hervorhebung im Original.
1389 In etwas anderer Absicht – mit Blick auf die gegenseitige Durchdringung von öffentlicher und privater Christentumspraxis – beschreibt Wolfgang Steck drei Idealtypen des seelsorglichen Kontakts: Kontaktgespräche, Gesprächskette und rituell-symbolische Seelsorge (vgl. W. STECK, Praktische Theologie 2000, 272–282). In diesen drei Idealtypen erkennt Steck das »Grundmuster« der um die Individualität zentrierten protestantischen Religionskultur, der »Verwebung der dialogischen, selbstreferentiellen und symbolischen Kommunikationsformen [...] in der privaten wie in der öffentlichen und der kirchlichen Christentumspraxis« (a. a. O., 281).
1390 A. a. O., 288. Vgl. auch U. KÖRTNER, Unverfügbarkeit des Lebens? 2001, insbesondere Kapitel 6: Seelsorge und Ethik. Zur ethischen Dimension seelsorgerlichen Handelns, 61–79.
1391 HOWARD W. STONE, The Congregational Setting of Pastoral Counseling: A Study of Pastoral Counseling Theorists from 1949–1991, in: JPC 55 (2001), http://www¬.jpcp.org/samples/stone_55_2.html (Zugriff am 17.05.2002).

individualistische Fokussierung blende den sozialen Kontext, in den die Beratungssituation eingebettet sei, beinahe vollständig aus. Diese Ergebnisse sind um einen Perspektivwechsel aus der theologischen Binnenpersektive in eine Betrachtung von außen auf die Klinikseelsorge zu ergänzen, die Diskussion über die Bedeutung von Klinikseelsorge aus Perspektive der Medizinethik. Die nationale Bioethik-Referenz-Bibliothek des Kennedy Institute der Georgetown University in Washington D.C. sowie die führenden medizinethischen Journale heben die Bedeutung von Klinikseelsorge in den ethischen Diskursformen des Gesundheitssystems hervor, innerhalb einzelner Kliniken und insbesondere innerhalb von klinischen Ethikkomitees. Die Beiträge machen deutlich, dass zu den Funktionen auch die Repräsentanz einer konfessionell bestimmten Glaubensgemeinschaft und ihrer Tradition und die Ausübung spiritueller Autorität gehören, ein Aspekt, der sich für deutsche Ethikberatung nicht erhärten lässt (▶ Kap. E 1.2).[1392]

Die Nähe zwischen Seelsorgetheorie und theologischer Ethik ist damit mit den organisationalen und systemischen Aspekten zu verknüpfen: Seelsorge als integraler Bestandteil von Spiritual Care, der aber nicht im Gesundheitssystem aufgeht. Dabei ist die Gestaltungskunst seelsorglicher Praxis in ethischer Hinsicht genauer in den Blick zu nehmen. In dieser Richtung arbeitet Christoph Schneider-Harpprecht die ethisch-moralische Kompetenz in der Seelsorge heraus:

>»Ethisch-moralische Kompetenz in der Seelsorge ist die Befähigung der an der Seelsorgesituation beteiligten Personen, Probleme und Kontexte des moralischen Handelns realitätsbezogen wahrzunehmen, begründete ethische Urteile zu fällen und sie auf angemessenen Wegen in die Praxis umzusetzen. Anders gesagt: Ethisch-moralische Kompetenz in der Seelsorge ist die Befähigung von Personen zu verantwortlichem Handeln in der Gemeinschaft im Rahmen der von theologischen, sozialen, psychischen und rechtlichen Vorgaben geprägten Seelsorgesituation.«[1393]

Der Ethikdiskurs in der Klinikseelsorge findet seinen Niederschlag in der Entwicklung kodifizierter ethischer Standards. Bereits 2004 haben sich sechs Seelsorgeverbände in den USA und Kanada auf einen konfessions- und religionsübergreifenden »Common Code of Ethics« geeinigt,[1394] der über grundlegende

---

1392 Vgl. beispielsweise H. ENGELHARDT, Generic Chaplaincy 1998; R. EYER, Clergy's Role 1985; GERALD FATH, Pastoral Counseling in the Hospital Setting, in: R. WICKS, R. PARSONS, D. CAPPS (Hg.), Clinical Handbook, 349–359. Vgl. zur Einschätzung in Deutschland: C. SCHNEIDER-HARPPRECHT, Ethisch-moralische Kompetenz 2005, bes. 195–201.

1393 C. SCHNEIDER-HARPPRECHT, Ethisch-moralische Kompetenz 2005, 176. Ein anderes Beispiel für diesen weiteren Blick findet sich bei JÜRGEN HÜBNER, Theologische und medizinische Ethik: Wie gehen wir mit menschlichem Leben um? Künstliche Befruchtung, genetische Beratung, Sterbehilfe, in: WzM 45 (1993), 399–411. Entsprechend auch das bereits erwähnte Themenheft zu Alltagsethik im Krankenhaus der Themen der Seelsorge 38 (2004).

1394 Das Dokument findet sich in den Internetauftritten der beteiligten Organisationen, beispielsweise unter http://www.professionalchaplains.org/content.asp?contentid¬=254 (Zugriff am 11.10.2016). Common Code of Ethics for Chaplains, Pastoral Counselors, Pastoral Educators and Students. Die beteiligten Verbände sind die Association of Professional Chaplains, die American Association of Pastoral Counselors, die Association for Clinical Pastoral Education, die National Association of

Wertvorstellungen und verbindliche Standards der Seelsorgenden Auskunft gibt. Zum Ethos der Seelsorgenden gehören dabei sowohl das Gegründetsein in einer Glaubensgemeinschaft als auch eine professionelle Ausbildung. Der Respekt für die Würde des Individuums und gegenüber unterschiedlichen Glaubensgemeinschaften ist die Basis konkreter Prinzipien für das Verhalten in Seelsorgebeziehungen, in Ausbildungs- und Supervisionskontexten, in der Gestaltung des Verhältnisses zur eigenen Glaubensgemeinschaft, im Umgang mit anderen Berufsgruppen und Kolleginnen und Kollegen sowie in Öffentlichkeitsarbeit und Forschung. Ähnlich ist auch die Anlage des britischen Verbandes United Kingdom Board of Healthcare Chaplaincy von 2014.[1395] Die ebenfalls 2014 beschlossenen Standards der Sektion KSA der DGfP[1396] enthalten einen eigenen Abschnitt zu Ethik in Seelsorge, Supervision und Kursleitung (ethische Themen) und Ethik der Seelsorge, Supervision und Kursleitung (ethische Grundsätze und Berufsethik), entsprechen aber nicht der grundsätzlichen Anlage eines Code of Ethics.

Die Offenlegung des eigenen ethisch begründeten und reflektierten Selbstverständnisses nicht nur nach innen, als Kommunikation innerhalb der eigenen Berufsgruppe, sondern auch nach außen gegenüber der Kirche und anderen Religionsgemeinschaften, gegenüber anderen Berufsgruppen und Leitungen von Einrichtungen des Gesundheitswesens, gegenüber gesellschaftlicher Öffentlichkeit, vor allem aber gegenüber den Gesprächspartnerinnen und -partnern ist ein auf Kommunikation ausgerichteter Beitrag zur Organisationskultur von Spiritual Care.

Dies entspricht in weiterführender Weise dem Seelsorgeverständnis Friedrich Schleiermachers, das bereits an mehreren Stellen angeführt wurde und nun – erneut in der Rekonstruktion durch Christian Albrecht – noch einmal erinnert werden soll. In seiner Kurzen Darstellung beschreibt Schleiermacher die Aufgabe von Seelsorge im Zusammenhang von spezieller Seelsorge als Dienst am Einzelnen im Verhältnis zum Ganzen der Gemeinde: »Einzeln können solche Mitglieder der Gemeine Gegenstände für die Seelsorge werden, welche ihrer Gleichheit mit den anderen durch innere oder äußere Ursachen verlustig gegangen sind«[1397]. Seelsorge dient dem Zweck, dem Individuum die geistige Freiheit des Gemeindeglieds zugänglich zu machen, Mündigkeit und Selbstständigkeit zu fördern und ihm damit zu ermöglichen, als Individuum am sozialen Leben der Gemeinde voll Anteil zu nehmen.[1398] Die Aufgabe des Seelsorgers ist nach

Catholic Chaplains, die National Association of Jewish Chaplains und die Canadian Association for Spiritual Care.

1395 UKBHC, Code of Conduct for Healthcare Chaplains, Cambridge 2014.

1396 http://www.pastoralpsychologie.de/uploads/media/Standards_KSA_Freising_2014.¬pdf (Zugriff am 11.10.2016).

1397 F. SCHLEIERMACHER, KD 299. Vgl. dazu CHRISTIAN MÖLLER, Einführende Bemerkungen zur Seelsorge im 19. und 20. Jahrhundert, und VOLKER WEYMANN, Friedrich Daniel Ernst Schleiermacher, beide in: CHRISTIAN MÖLLER (Hg.): Geschichte der Seelsorge in Einzelporträts. Band 3. Von Friedrich Schleiermacher bis Karl Rahner, Göttingen/Zürich 1996, 9–17. 20–40.

1398 Vgl. C. ALBRECHT, Systemische Seelsorge 2000, 229: »Die Seelsorge leistet die von ihr geforderte Integration des Einzelnen in die Gemeinschaft der religiös selbständigen Individuen am Maßstab eines je konkreten und individuellen Bildes vom Leben

Schleiermacher zunächst, das Individuum durch pädagogische Bemühungen zu befähigen, sich selbst und die eigenen Bedürfnisse zu verstehen und auszudrücken.

In diesem Sinne ist heute etwa die Beratungstätigkeit von Seelsorgepersonen beim Erstellen von Vorausverfügungen und Patientenverfügungen zu verstehen:[1399] Die Beratung vermittelt sachgerechte Information mit der Möglichkeit, sich über eigene Bedürfnisse, Befürchtungen, Wünsche und Wertvorstellungen zu orientieren. Schließlich leistet die seelsorgliche Beratung eine Deutung der individuellen Vorausverfügung im Kontext der eigenen Biographie, der eigenen Lebensführung und des christlichen Glaubens. Auf diese Weise gelingt es der oder dem Gesprächssuchenden, zu einer im Schleiermacher'schen Wortsinn ›inneren Einheit‹, einer ›Beruhigung des Gefühls‹ zu finden.

Schleiermacher ordnet in der Praktischen Theologie[1400] diese erste seelsorgliche Bemühung dem Themenbereich »Probleme der Lebensführung« zu, bei denen kaum vom sozialen Kontext der Probleme abgesehen werden kann. Der Seelsorge kommt hier eine mehrdimensionale Vermittlungsaufgabe zu: zwischen dem bürgerlichen Leben und dem gemeindlichen Leben, zwischen dem Individuum und dem Sozialkontext: »Der soziale Kontext ist der Prägegrund für das einzelne Bewußtsein, das also nicht anders als im Verhältnis zu diesem Sozialkontext gesehen und verstanden werden kann.«[1401] Noch einmal im Blick auf die Konkretion einer seelsorglichen Beratung bei Vorausverfügungen formuliert, bedeutet die Vermittlungsaufgabe, dem Individuum angesichts der im gesellschaftlichen Kontext vorliegenden juristischen Rahmenbedingungen und der medizinisch-technischen und pflegerischen Möglichkeiten sowie eines moralischen Konsenses der Gemeinschaft zu einer freiheitlichen Entscheidung zu verhelfen, die eine Integration in die bürgerliche und religiöse Kommunikationsgemeinschaft gewährleistet. In einer Krisensituation ist jedoch die Fähigkeit der oder des Einzelnen eingeschränkt, Informationen sachgerecht zu verarbeiten, Orientierung zu gewinnen und sich mit dem biographischen oder tradierten Bedeutungshorizont auseinanderzusetzen. Dies wurde insbesondere in den Überlegungen zum Tod im Umfeld von Geburt deutlich. Die Krise hat die oder den Seelsorgebedürftigen gleichsam »aus der bisherigen Lebenseinheit herausgeworfen«[1402].

---

christlicher Freiheit, das seinerseits in der reflexiven Vermittlung von überlieferten Idealvorstellungen und faktischen Realgestalten dieses christlichen Lebens gewonnen wird.«

1399 Vgl. dazu Michael Mädler, Traugott Roser (Red.), Meine Zeit steht in Gottes Händen. Handreichung der Evangelisch-Lutherischen Kirche in Bayern zu Vorsorgevollmacht, Betreuungsverfügung und Patientenverfügung, München 2002, sowie: Traugott Roser, Der Würde des Lebens Rechnung tragen. Gemeindepädagogische Impulse der neuen Handreichung zu Vorsorgevollmacht, Betreuungsverfügung und Patientenverfügung, in: Nachrichten der Evangelisch-Lutherischen Kirche in Bayern 58 (2003), 9–11. Vgl. dazu oben die Ausführungen zu Patientenverfügung und zur Autonomie von Demenzpatienten.
1400 F. Schleiermacher, Die Praktische Theologie 1850.
1401 C. Albrecht, Systemische Seelsorge 2000, 234.
1402 F. Schleiermacher, Die Praktische Theologie 1850, 447. Vgl. C. Albrecht, Systemische Seelsorge 2000, 238.

Kontingenzerfahrungen von Leiden, Sterben und Tod führen dazu, dass eine Einzelne oder ein Einzelner sich nicht in gewohnter Freiheit und Mündigkeit am gemeinschaftlichen Leben beteiligen kann, zumindest solange nicht, wie die Kontingenzerfahrung nicht in die individuelle Lebensgeschichte integriert ist. Die Seelsorge hat hier die Aufgabe, (nicht nur) religiöse Kommunikation im Kontakt zweier Individuen subjektorientiert zu ermöglichen, frei von Reglementierungen des größeren Kontextes Gemeinde und Gemeindeleitung.[1403] Die Herstellung von Freiheitsräumen in kontingenten Situationen und die Ermöglichung des Zugangs und damit zu einer gesellschaftlichen Teilhabe gehört daher auch zu den ethischen Aufgaben von Seelsorge im größeren Zusammenhang der Organisationsformen des Gesundheitswesens. Dass die Organisationsformen in der Moderne vielfältiger sind als in den Texten Schleiermachers, stellt diesen Ansatz nicht prinzipiell in Frage, sondern verlangt nach einer modernisierenden Fortführung.

Schleiermacher erweist sich für die gegenwärtige Situation der Krankenhausseelsorge anschlussfähig, obwohl dieser Horizont weder in der ›Kurzen Darstellung‹ noch in der ›Praktischen Theologie‹ angelegt ist. Schleiermachers kritische (im Sinne einer zur Unterscheidung anleitenden) Beschreibung der Themen der Seelsorge sowie der Anlässe zum seelsorglichen und beratenden Gespräch geben eine sinnvolle Systematik zur Beschreibung der Funktionen von Seelsorge in Einrichtungen des Gesundheitswesens vor:

Im Krankenhaus zeigt sich die beeinträchtigte Stellung der Einzelnen oder des Einzelnen oftmals in einer Schwächung der Patientenautonomie. Patientinnen und Patienten verlieren ihre im Alltag gewohnte Stabilität und Selbstständigkeit; sie geben ihre gewohnte Alltagsrolle zugunsten der Rolle eines ›Patienten‹ auf; Stella Reiter-Theil hat dies nach M. Balint mit dem Begriff der »ethischen Kränkung« beschrieben.[1404] Diese besteht primär darin, dass der Patient seine Souveränität und Freiheit zu einer selbstständigen Lebensführung als eingeschränkt erfährt.

In den oben von Ulrich H. J. Körtner benannten Situationen sowie auch in den von Schleiermacher beschriebenen Anlässen zum seelsorglichen und beratenden Gespräch sind die Gesprächspartner der Seelsorge in besagter Weise in ihrer Patientenautonomie geschwächt. In der Situation, die Körtner als durch eine ethische Beratung zu lösenden Konflikt beschreibt, besteht nach Schleiermachers Beschreibung der Anlass zum seelsorglichen Kontakt in einem Problem der Lebensführung. Ziel des Gesprächs ist es, die Patientin oder den Patienten in der Mündigkeit zu stärken und ihm damit volle Teilnahme am

---

1403 Vgl. C. Albrecht, Systemische Seelsorge 2000, 240.

1404 Vgl. Stella Reiter-Theil, Art. ›Patientenethik‹, in: Lexikon der Bioethik, Gütersloh, 1998, 842–844. In der krisenhaften Situation im Krankenhaus ist noch einmal zugespitzt, was T. Rendtorff, Ethik Bd. 2 1991, 218 über die Konfliktsituationen formuliert: »Gerade in Situationen des Konfliktes und der Schuld ist der Mensch nicht Herr seiner Handlungsbedingungen, seiner Umwelt. Deren Veränderung, die Einwirkung auf sie, steht ihm nicht unmittelbar zu Gebote. Der Politiker, der in Gewissenskonflikt gerät, gerät deswegen in Konflikt, weil er Zwängen ausgesetzt ist, die er nicht beherrscht.«

Diskurs zu ermöglichen. Den als Konfrontation durch das Schicksal beschriebenen Fall stellt Schleiermacher als (lebensgeschichtlich-kontingente) Krisenerfahrung dar, auf die die Seelsorgeperson in anderer Weise so zu reagieren hat, dass der Weg in eine Integration der Erfahrung in die Lebensgeschichte geebnet werden kann. Hier ist deshalb auch nicht Ethik als Referenzrahmen geeignet, sondern primär rituelles Handeln angebracht. Gerade auf diese Weise ist dieser doppelte Ansatz nicht als Rückfall hinter die durch Henning Luther eingebrachte radikale Subjektorientierung zu sehen. Weder die ethische Beratung noch die geistlich-rituelle Begleitung fallen unter den Verdacht der ›Lügen der Tröster‹ oder des ›Defizitmodells des Helfens‹ (so die programmatischen Formulierungen von Henning Luther). Im Gegenteil: Sie geschehen prinzipiell diakonisch und solidarisch und nehmen die Fragmentarität des Lebens ernst, indem sie sich den Grenzsituationen des Lebens stellen – und nicht auf Restitution eines ›falschen Ganzheitsideals‹ aus sind.[1405]

In beiden Situationen erscheint deshalb auch der von der Seelsorgebewegung lange favorisierte Weg eines psychotherapeutisch orientierten Gesprächs als wenig hilfreich, weil es die Patientin bzw. den Patienten in der Empfindung von Isolation nur bestärken würde. Antworten und Hilfe müssten aus dem Individuum im Sinne einer idealisierten ganzheitlichen Identität selbst entwickelt werden. Dank der Teameinbindung und der professionellen Kompetenz der Seelsorgeperson ist es möglich, die Funktionssysteme am Ort der Patientin bzw. des Patienten – strukturell gekoppelt am Punkt Spiritualität – zu unterstützen, nicht in einer normativen Funktion, sondern zum Schutz der Mündigkeit der Person. Dieser bei Schleiermacher deutlich erkennbare systemische Aspekt[1406] wäre völlig ausgeblendet; das komplexe Verhältnis von individueller Freiheit und sozialem Kontext als Prägegrund des individuellen Bewusstseins fände keine Berücksichtigung. Bei ethischen Konflikten kommt dies besonders zum Tragen.

Die Unterscheidung Körtners zwischen ethischer und geistlich-ritueller Kompetenz wie auch die Unterscheidung der Seelsorgeanlässe und -themen Schleiermachers helfen zu einem differenzierten Verständnis, worin der Beitrag der Seelsorge im klinischen Kontext besteht: Zum einen in der Hilfeleistung, einen

---

1405 Vgl. Henning Luther, Diakonische Seelsorge, in: WzM 40 (1988), 475–484; Religion und Alltag 1992. Vgl. auch: Dietrich Stollberg, Seelsorge nach Henning Luther, in: Pastoraltheol. 81 (1992), 366–373.

1406 Vgl. C. Albrecht, Systemische Seelsorge 2000, bes. 213ff. So auch Reinhard Schmidt-Rost, Seelsorge zwischen Amt und Beruf. Studien zur Entwicklung einer modernen Seelsorgelehre seit dem 19. Jahrhundert, Göttingen 1988. Schmidt-Rost diagnostiziert einen Trend der Seelsorgelehre des 19. Jh.s, der bis in die Gegenwart wirksam sei: »In der Spannung zwischen ekklesiologischem und anthropologischem Moment der Seelsorgelehre muß im Zusammenhang der Entwicklung der Lebensverhältnisse im 19. Jahrhundert ein Grundzug der speziellen Seelsorge gesehen werden, der auch heute noch wirksam ist, wobei sich die spezielle Seelsorge sachlogisch stets in einem Trend gegen ihre ekklesiologische und praktisch-kirchliche Verankerung befindet, indem sie zunächst die Eigenständigkeit und dann sogar die Eigentümlichkeit des Individuums zum Ausgangspunkt ihrer Theoriebildung nimmt, sich empirisch begründet und damit das System-Denken Schleiermachers hinter sich läßt« (43).

ethischen Konflikt im Horizont eines persönlichkeitsspezifischen Credos und in Auseinandersetzung mit ›christlichen Werten‹ zu betrachten und nach Lösungen zu suchen, die dem autonomen Individuum und seinen Wertvorstellungen entsprechen. Zum anderen aber bietet Seelsorge geistlichen Beistand in Begleitung, Gespräch und Ritus. Dieses differenzierende Verständnis von Seelsorge ermöglicht mehrere Formen seelsorglicher Interaktion im klinischen Umfeld: Seelsorge kann sowohl integrierte Partnerin in den multiprofessionellen Teams eines Krankenhauses sein als auch Handlungsweisen anbieten, die im medizinisch-pflegerischen und rational-ökonomischen Kontext Krankenhaus ›fremd‹ anmuten: zeitlich nicht quantifizier- und verrechenbare Gespräche mit verschiedenen Gesprächspartnern und Rituale wie Gebet, Segnung, Salbung, Abendmahl etc.

Seelsorge ist »Konkretion religiöser Praxis«, als »Bejahung des Lebens im Konflikt«[1407]. Spiritual Care bietet beiden Handlungsweisen von Seelsorge die Möglichkeit einer auf konkrete Kontexte bezogenen Umsetzung. Sie hat zugleich – als systemtheoretisch zu verstehende strukturelle Kopplung unterschiedlicher funktionaler Systeme im sozialen System der Einrichtung des Gesundheitswesens – individualethisches sowie organisationsethisches Potenzial. Gerade dieses Potenzial des Begriffs gilt es, für die Seelsorge im Rahmen Praktischer Theologie als Deutekunst und darin insbesondere als Gestaltungskunst zu entwickeln.

Deshalb soll im abschließenden Kapitel dieses Bandes der Versuch unternommen werden, ein Modell für die Gestaltung des Beitrags von Seelsorge in der Organisation von Spiritual Care im Gesundheitswesen zu entwickeln.

1407 T. Rendtorff, Ethik Bd. 2 1991, 218.

3 Deutekunst: Seelsorge als Heterotopie und Heterochronie – Spiritual Care als ortsbezogener Transformationsprozess

Anders als in Deutschland und den deutschsprachigen Nachbarländern (oder Schweden) wird in vielen Ländern Europas Klinikseelsorge nicht überwiegend durch die Kirchen finanziert, sondern – je nach Gesundheitssystem – durch staatliche Einrichtungen, die zuständigen Kostenträger oder die jeweiligen Einrichtungen selbst. Während die Ausbildung fast überall weitgehend den Konzepten von CPE/KSA entspricht, sind die Arbeitsbedingungen, Anstellungsverhältnisse und Dienstordnungen sehr unterschiedlich. In allen Ländern sieht sich Seelsorge – von unterschiedlicher Seite ausgehend – mit drohenden Stelleneinsparungen bedroht; andererseits berichten Seelsorgende aus fast allen europäischen Ländern von Chancen und Aufbrüchen im Zusammenhang mit Spiritual Care.[1408] Je nach Anstellungsverhältnis sehen sich Seelsorgeverantwortliche genötigt, Sinn, Bedeutung und Begründung christlicher Seelsorge in Einrichtungen im Gesundheitswesen in einer Weise zu formulieren, die der eigenen Tradition entspricht, sie aber zugleich auf aktuelle Kontexte bezieht, was einer Übersetzungsleistung gleichkommt. Insbesondere in Ländern, in denen Seelsorge durch weltanschaulich neutrale Institutionen bereitgestellt und finanziert wird, das Personal aber in einem Auftragsverhältnis zur Religionsgemeinschaft steht, sind Seelsorgerinnen und Seelsorger in zwei Richtungen auskunftspflichtig: gegenüber dem Gesundheitswesen und der entsendenden Kirche oder Glaubensgemeinschaft.

3.1 Drohende Verdrängung von Seelsorge?

Christopher Swift, als Seelsorger an einem universitären Lehrhospital in Mittelengland tätig, greift für seine grundlegende Darstellung der Krankenhausseelsorge in England in Geschichte und Gegenwart einen Begriff Michel Foucaults auf, der die gleichzeitige Zugehörigkeit und Fremdheit von Seelsorge zum britischen Gesundheitswesen und zur verfassten Kirche beschreibt: Heterotopie. Dieses Konzept wird, nach einer kurzen Darstellung der Argumentation Swifts,

---

1408 Vgl. Traugott Roser, Tony Jung-Hankel, Bericht von der Tagung des ENHCC (European Network on Health Care Chaplaincy) in Debrecen vom 1.–5.6.2016, in: Spiritual Care 5 (2016) (doi 10.1515/spircare-2016-0177).

482

anhand der Texte Foucaults vertieft und mit neueren raumsoziologischen Überlegungen verbunden.

Swift sah sich und seine Kolleginnen und Kollegen im Sommer 2006 mit einer Entscheidung der Verwaltungsbehörde des Nationalen Healthcare Systems (NHS) im Distrikt Worcestershire konfrontiert, die zur Entlassung von zwei Dritteln der Klinikseelsorgerinnen und -seelsorger an Akutkrankenhäusern (in einer ersten Stufe bis zur völligen Schließung der Seelsorgeabteilungen) geführt hätte. Seelsorge sollte aus Kostengründen nicht länger durch das staatliche Gesundheitswesen finanziert werden, wie es bis dato üblich war. Aufgrund erheblicher landesweiter Proteste in Medien und Öffentlichkeit wurde die Entscheidung rückgängig gemacht, hatte aber zur Konsequenz, dass die Arbeit der Seelsorge nicht länger als selbstverständlich galt, sondern einem Rechtfertigungsdruck ausgesetzt war, der nicht nur ökonomisch, sondern auch politisch und medizinisch begründet sowie Ausdruck gesellschaftlicher Veränderungsprozesse war:

> »The altered landscape of the hospital reveals a process of social and religious transformation which is still underway, and whose destination is uncertain. Without doubt this ›re-housing‹ of religion in the NHS has impacted on the identity of the chaplain.«[1409]

Den Streichungen in Worcesterhire waren seit 2004 erhebliche Kürzungen auch in anderen Regionen vorausgegangen sowie – im direkten beruflichen Umfeld Swifts – eine heftige Auseinandersetzung mit der Klinikleitung wegen eines aus privaten Geldern finanzierten Neubaus der Onkologie mit 300 Betten und einer großen onkologischen Tagesklinik. In den Plänen war kein Raum für Gebet, Meditation oder Stille vorgesehen; bei Bedarf könnten im Voraus Besprechungsräume der psychosozialen Berufsgruppen gebucht werden. Erst nach Vorlage von Studien über die Bedeutung spiritueller Aspekte in der Krebstherapie planten die Verantwortlichen ein »Faith Centre« ein; ein Gefühl der Verunsicherung über den Status von Seelsorge im Krankenhaus blieb und passte zu den landesweiten Erfahrungen. Nach Angaben des landesweiten Verbands von Seelsorgerinnen und Seelsorgern konnten wegen der Kürzungen lediglich 61 % der Vorgaben des Gesundheitsministeriums zur seelsorglichen Begleitung erfüllt werden.

Den Seelsorgeverbänden wurde bewusst, dass sie sich zur Rechtfertigung ihrer Tätigkeit nicht nur auf Unterstützung von kirchlicher und politischer Seite verlassen dürfen, sondern Forschungsergebnisse vorlegen müssen, die sowohl aus empirischen Daten als auch in einer praktisch-theologischen Theoriebildung zum Verständnis von Seelsorge bestehen.[1410] Swift, zu dieser Zeit Präsi-

---

1409 CHRISTOPHER SWIFT, Hospital Chaplaincy in the Twenty-first Century, 2nd edition: The Crisis of Spiritual Care on the NHS, Farnham/Burlington 2014, 5. Zu den Auseinandersetzungen in Worcestershire vgl. S. 85–99.

1410 Swift geht ausführlich darauf ein, dass Praktische Theologie als akademisches Fach an staatlichen Universitäten wenig etabliert ist, weil ihre Themen zu stark kirchlich und durch pastorales Handeln bestimmt und ihre Methodik zu eklektisch seien (vgl. a. a. O., 151f.).

dent des nationalen Klinikseelsorgeverbands College of Health Care Chaplains, bestimmt aus der Perspektive des theoretisch informierten Praktikers und praxiserfahrenen Theoretikers heraus die Rolle und Funktion von Klinikseelsorge im Spannungsfeld von Kirche, Krankenhaus und Kostenträgern einerseits und Pluralität, Professionalität und persönlicher Integrität andererseits, einem »betwixt and between the worlds of secular employment, pastoral ministry among the sick and the perceived hardening of religious conservatism«[1411].

In seiner Forschung entscheidet sich Swift im Gefolge Michel Foucaults für die qualitative Methodik der Auto-Ethnographie, auf dessen diskurstheoretische Schriften er sich auch in den Ausführungen zur Geschichte der christlichen Seelsorge bezieht. Wie dies im deutschsprachigen Raum v. a. der Zürcher Praktische Theologe Ralph Kunz tut, erfolgt der Bezug auf Foucault in kritischer Intention. Bei einer Beschreibung von Seelsorge im Gesundheitswesen geht es zwar auch darum, Widerständiges (Bruchstellen) zu benennen, aber auch darum, Übereinstimmungen herauszuarbeiten: Der Theologie ist aufgegeben, »ernsthaft darum zu ringen, konvergierende Optionen zu benennen, die Anschlussstellen (und Bruchstellen) zwischen dem theologischen und dem humanwissenschaftlichen Spiritualitätsdiskurs identifizieren lassen«[1412]. Letztlich geht es um das spannungsreiche Aushandeln und Erkämpfen von Machtansprüchen, um Exklusion und Inklusion.

Michel Foucault hat sich in verschiedenen Schriften mit den Bedingungen für das Entstehen humanwissenschaftlicher Erkenntnisse und der Durchsetzung dieser als Geltungsansprüche befasst.[1413] Die Ordnung von Räumen legt die Hierarchie gesellschaftlichen Wissens offen, gibt sie doch zu erkennen, wie räumliche Anordnung von Gegenständen und Prozessen einer Struktur vorherrschenden Wissens folgen. In der »Archäologie des Wissens« (1969) beschreibt Foucault, »daß der klinische Diskurs ebenso eine Gesamtheit von Hypothesen über das Leben und den Tod, von ethischen Entscheidungen, von therapeutischen Entscheidungen, von institutionellen Regelungen, von Unterrichtsmodellen wie eine Gesamtheit von Beschreibungen war«[1414]. Gerade in der Klinik machen sich Geltungsansprüche an der organisationalen Gestaltung des Raumes fest: Es geht entweder um eine ständige Erweiterung des Raums (etwa Neubaumaßnahmen) durch Verschiebung der Grenzen (und damit territoriale Ansprüche) oder, bei begrenztem Raum, um eine strenge Kontrolle dessen, was im Raum geschieht und um Beanspruchung vorhandener Räume durch Umwidmung. Swift greift sowohl in seinen historischen Überlegungen zur Seelsorge

---

1411 A. a. O., 8.
1412 RALPH KUNZ, Spiritualität im Diskurs. Ein diskurskritischer Versuch, in: DERS., CLAUDIA KOHLI-REICHENBACH (Hg.) Spiritualität im Diskurs. Spiritualitätsforschung in theologischer Perspektive, Zürich 2012, 211–226, 224.
1413 Vgl. MICHAEL RUOFF, Foucault-Lexikon. Entwicklung – Kernbegriffe – Zusammenhänge, Paderborn 2013³, 27–30.
1414 MICHEL FOUCAULT, Archäologie des Wissens, in: DERS., Die Hauptwerke. Mit einem Nachwort von Axel Honneth und Martin Saar, Frankfurt a. M., 2008, 471–699, 507.

auf den Ansatz Foucaults zurück als auch in der Analyse seiner auto-ethnographischen Texte.

»Crowded around the patient's body, the professions stake out their territory, and each claims space for the exercise of its own discipline. In turn, the relative status of carers fluctuates depending how effectively they can sell their story of success to other disciplines and political masters.«[1415]

Er liefert Beispiele aus seiner Tätigkeit, etwa bei der Aussegnung eines stillgeborenen Kindes, dessen Status als Person in den Abläufen der Pathologie bedroht war und das nur noch als ›Ding‹ bezeichnet wurde. Die Seelsorge handelt dabei allerdings nicht ohne Macht und Autorität:

»The stole, baptismal kit, oil and office equipment all have precedents. They lend authority and significance to the role the chaplain performs on certain occasions, and it is useful to reflect on what effects they have on the performance of the chaplain and how his or her presence is received. Without doubt, they relate to a popular image, and while the operation of the chaplain may be restricted (as by ward regulations on the lighting of candles), there remains an accepted territory for the chaplain to authenticate what occurs.«[1416]

Seelsorgerinnen und Seelsorger beanspruchen durch ihr geschichtlich gewordenes und bewährtes Handeln, durch die Insignien ihres Berufsstands (vom Namensschild mit Amtsbezeichnung über klerikale Kleidung bis hin zu liturgischem Handwerkszeug), durch eine altertümliche rituelle Sprache und durch professionelle[1417] und institutionell gewährleistete[1418] Autorität und nicht zuletzt durch persönliche Authentizität in ihrer Rolle Geltung. Die gesellschaftlichen Umbrüche und ihr Niederschlag in Stellenreduktion, Kostendruck oder Nichtbeachtung bei neuen baulichen Maßnahmen, stellen diese Ansprüche infrage.

In der Auseinandersetzung um das Verhältnis von Spiritual Care und Seelsorge wird vielfach die Besorgnis ausgedrückt, dass es zu einer Verdrängung von Seelsorge kommen könnte, indem sich die Gesundheitswissenschaften, insbesondere die Medizin, des Themas Spiritualität in einer Weise bemächtigen, dass nur noch Gesundheitsberufe für spirituelle Bedürfnisse von Patientinnen und Patienten zuständig wären. Nicht nur würde das Verständnis von Spiritualität nicht länger theologisch, sondern ausschließlich humanwissenschaftlich bestimmt werden; vielmehr würde Spiritualität auch für therapeutische Zwecke instrumentalisiert oder als ökonomischer Faktor verrechnet werden.

Sebastian Murken beispielsweise kritisiert in einer Auseinandersetzung mit der Psychoanalytikerin Pamela Cooper-White ein

»zunehmend konstruktivistisches Verständnis von Spiritualität und von religiösen Inhalten [...], dessen [...] Bedeutung für die Psyche (Denken, Fühlen und Handeln) unbestritten sind, dem jedoch aus psychologischer Sicht natürlich kein absoluter Wahrheitsgehalt zugeschrieben werden kann. Religiöse Inhalte werden dabei eher als kultu-

---

1415 C. Swift, Hospital Cahplaincy 2014, 125.
1416 A. a. O., 124.
1417 Z. B. Akademisches Studium.
1418 Indem sie Religionsgemeinschaften und Kirchen als gesellschaftlich relevante Größen repräsentieren.

rell verfügbare Symbolsysteme angesehen, an die sich die psychologische Dynamik bindet. Welche Bedeutung hat dieser Gedankengang für die Seelsorge? Wie verhält sich Seelsorge zur theologischen Wahrheitsfrage?«[1419]

Oder noch pointierter formuliert: »Wird [...] Seelsorge in den Dienst eines individualisierten Wohlgefühls um den Preis der Abschaffung eines kollektiven Heils bzw. Heilsversprechens gestellt?« Murken fasst damit die Kritik am Ansatz von Spiritual Care als Integration von Seelsorge in die gesundheitliche Versorgung von Patientinnen und Patienten zuspitzend zusammen: Bedeutet die Integration nicht die Preisgabe der eigentlichen theologischen Grundfrage, der Wahrheitsfrage, zugunsten eines individualistischen Zwecks, der Erzeugung von Wohlgefühl als Inbegriff von Gesundheit?

Die Aufgabe einer Praktischen Theologie von Seelsorge im Kontext von Spiritual Care kann sich nun aber gerade nicht darin erschöpfen, überkommene Wahrheitsansprüche der Theologie und Machtansprüche der Seelsorge zu verteidigen oder ihre Geltungsansprüche in Kliniken auszuweiten. Auch diese Gefahr besteht zweifelsfrei, wenn Seelsorge für sich das Deutungsmonopol über spirituelle und religiöse Fragen im Gesundheitswesen beansprucht, im Sinne einer Arkandisziplin Informationen wie Geheimwissen hütet und anderen Berufsgruppen das Recht verweigert, im Rahmen der eigenen Professionalität Patientinnen und Patienten spirituell zu begleiten.[1420] Eine Praktische Theologie der Seelsorge als Deutekunst ist bemüht, ausgehend von den Wahrnehmungen der Seelsorgepraxis ihre Funktion zu beschreiben und unter Rückgriff auf ihre Reflexionskunst präziser zu bestimmen. Das Denken Michel Foucaults macht nicht nur auf die Fallstricke aufmerksam, die Wahrheits- und Geltungsansprüche im klinischen Diskurs mit sich bringen; es bietet, wie Christopher Swift zeigt, noch weitere Anhaltspunkte zu einem geklärten Verständnis für die Rolle der Seelsorge im Kontext der Spiritual Care.

3.2 Seelsorge als Raum- und Zeiterfahrung am Ort klinischen Geschehens

»The presence of the chaplain is frequently experienced as the incursion of religious space into the clinical world.«[1421]

1419 SEBASTIAN MURKEN, Psychoanalyse und ihre Implikationen für die seelsorgerische Praxis – eine Erwiderung aus religionspsychologischer Perspektive, in: ISABELLE NOTH, CHRISTOPH MORGENTHALER, KATHLEEN J. GREIDER (Hg.), Pastoralpsychologie und Religionspsychologie im Dialog. Pastoral Psychology and Psychology of Religion in Dialogue, Stuttgart 2011 (Praktische Theologie heute 115), 59–66, 64f. Dort auch das folgende Zitat.

1420 Ralph Kunz warnt davor, Theologie als »Fürsprecherin einer Pastoralmacht« zu missbrauchen. Vgl. R. KUNZ, Spiritualität im Diskurs 2012, 224.

1421 C. SWIFT, Hospital Chaplaincy 2014, 167.

Eine der Rollen, die Swift im Rückgriff auf Foucault beschreibt, ist die des Hüters oder Wächters: Auch wenn eine Seelsorgerin (oder ein Seelsorger) eine konkrete Figur im konkreten Kontext eines Krankenhauses sei, sei sie auch Hüterin unterschiedlicher zeitlicher und örtlicher Räume, die den konkreten Zeitpunkt und den konkreten Ort des Geschehens überlagern würden. Ein behelfsmäßig aufgestellter Altar auf der Frühgeborenenstation, komplett mit Kreuz und Kerzen, selbst wenn sie aus feuerpolizeilichen Gründen nicht entzündet werden dürfen, öffnet und erweitert den medizinisch-therapeutischen Raum um andere Dimensionen voller historischer Assoziationen und religiöser Sinnzuschreibung. Um dieses Phänomen genauer zu verstehen, bezieht sich Swift auf die »Heterotopien« Michel Foucaults, vor allem wegen deren Fähigkeit »to juxtapose ›in a single real space several spaces, several sites that are in themselves incompatible‹«[1422].

In sechs an Foucaults Ausführungen orientierten Punkten führt Swift seine Rezeption des Ansatzes aus, der insbesondere die diskurskritische Perspektive mit einbezieht:

- In der Geschichte der Seelsorge gehörte es zur Aufgabe pastoralen Dienstes, die soziale und kosmische Ordnung am Ort des Hospitals als einem Krisenort aufrechtzuerhalten.
- Während sich die dominierenden Leitvorstellungen im klinischen Umfeld über die Jahrhunderte gewandelt haben, ist Seelsorge in Gestalt von Personal und Krankenhauskapellen (chaplain and chapel) Teil einer Erinnerungskultur, die eine Verbindung zu überkommenen Vorstellungen darstellt.
- Seelsorge wird insbesondere dann gerufen, wenn normative Ansprüche zueinander in Widerspruch geraten: die alles bestimmende Ausrichtung auf eine saubere, optimistische, fortschrittsorientierte Kultur des Heilens und Reparierens wird durch widersprüchliche Erfahrungen des Scheiterns unterlaufen. Diese Situationen des Innehaltens und Schweigens sind Ort und Zeit seelsorglicher Präsenz.
- Das Leben auf einer Station gleicht für Patientinnen und Patienten sowie Mitarbeitende bisweilen einem »zeitlosen Raum« (timeless space), abgekapselt vom Stunden- und Tagesrhythmus oder den Jahreszeiten »draußen«. Die Situationen, in denen Seelsorge gerufen wird, markieren bei den Beteiligten Zeitpunkte, die im Fortlauf der Zeit erinnert werden: Seelsorglich-liturgisches Handeln in einer unspezifisch fortlaufenden Zeit verbindet biographisch bedeutsame Momente mit der Ewigkeit.
- Aufnahme in das Krankenhaus und Entlassung aus dem Krankenhaus waren früher mit rituellen Handlungen verbunden (Gebete, Reinigungen) und damit geistlichem Personal übertragen; in der Gegenwart sind sie durch Routinen anderer Berufsgruppen ersetzt. Die Kontaktaufnahme mit Seelsorge erfolgt auf Wunsch.
- Im klinischen Kontext wird ein Patient oder eine Patientin nach der Logik medizinischer Klassifikation zerteilt und den verschiedenen Abteilungen

---

1422 A. a. O., 168.

(HNO, Innere, Physio etc.) zugewiesen. Der »Mythos medizinischer Ordnung« (the myth of medical order and mastery) wird dadurch regelmäßig bestätigt. Seelsorgepersonal »reguliert« die Ereignisse, die diese Ordnung unterlaufen, insbesondere das Ereignis des Todes: »The heterotopia therefore projects its perfection by enabling the subject of death to be managed and contained – drawing on the chaplain's expertise to contain the consequences of what may be seen as medical failure.«[1423]

Christopher Swifts Beschreibungen erinnern in manchem an Michael Klessmanns Beschreibung von Seelsorge im ›Zwischen-Raum‹, die in der deutschsprachigen Fachliteratur vielfach aufgegriffen wurde. Sie geht aber darüber hinaus, indem sie den Raum nicht nur mit Koordinaten durch Gegensatzpaare konstruiert, sondern im Feld kontextualisiert. Das Raum- und Zeitkonzept, das Michel Foucault in kleinen Schriften und Vorträgen entwickelt und anschaulich beschrieben hat, ist für Seelsorge im Zusammenhang von Spiritual Care spannend, weil es Kohärenzen und Bruchstellen zwischen Seelsorge und Gesundheitswesen gleichermaßen deutlich macht und zugleich ein grundlegendes Verständnis für die Freiräume seelsorglichen Handelns und Gestaltens vermittelt.[1424]

3.3 Seelsorge als Heterotopie und Heterochronie? Michel Foucault

Michel Foucault hat den Begriff der Heterotopie im Rahmen seiner Raumphilosophie entwickelt. Erstmals im Vorwort zu »Die Ordnung der Dinge« (1966) verwendet, prägt Foucault den Begriff in einem Radiovortrag am 7. Dezember 1966, allerdings nicht anhand einer Analyse von Diskursen, sondern von Räumen, von Friedhof, Bordell und Feriendorf, Fest, Museum und Bibliothek.[1425] Heterotopien – Ander-Orte oder Gegen-Orte – sind gleichsam real-konkrete Utopien, also tatsächliche Orte, nicht visionäre oder virtuelle Orte. Es sind reale Räume, mitten im Alltagsraum, deren Merkmal es ist, dass sie anders sind, dass sie sich der funktionalen Ordnung entziehen, sie außer Kraft setzen und sie unterbrechen. Foucault präzisiert 1967: Es sind »tatsächlich verwirklichte

---

1423 A. a. O., 170.
1424 Auch Ulrike Wagner-Rau hat bereits die Räume, in denen Seelsorge stattfindet, als Heterotopie beschrieben, beispielsweise in: ULRIKE WAGNER-RAU, Räume: Theoretische Zugänge, in: K. EULENBERGER, L. FRIEDRICHS, U. WAGNER-RAU (Hg.), Gott ins Spiel bringen 2007, 15–22.
1425 Auf Deutsch veröffentlicht in MICHEL FOUCAULT, Die Heterotopien. Der utopische Körper: Zwei Radiovorträge, Berlin 2013 (= 2005), 9–22. Vgl. dort auch DANIEL DEFERT, Raum zum Hören, 67–92.

Utopien, in denen die realen Orte [...] zugleich repräsentiert, in Frage gestellt und ins Gegenteil verkehrt werden«[1426].

> »Es sind gleichsam Orte, die außerhalb aller Orte liegen, obwohl sie sich durchaus lokalisieren lassen. Da diese Orte völlig anders sind als all die Orte, die sie spiegeln und von denen sie sprechen, werde ich [Foucault] sie im Gegensatz zu den Utopien als Heterotopien bezeichnen.«[1427]

Foucault selbst nennt als Beispiele solcher Räume nicht eben Seelsorgeräume, sondern neben den bereits genannten: Gärten, »Irrenanstalten« oder Gefängnisse. Wie bei Christopher Swift sei auch im Folgenden den sechs von Foucault beschriebenen Aspekten entlang Seelsorge als Heterotopie und Heterochronie beschrieben:

- Jede Kultur kennt solche Räume; sie gehören zu den Konstanten menschlicher Gesellschaftsformen. Sie existieren entweder als »Krisenheteropie«, als »privilegierte, heilige oder verbotene Orte, die solchen Menschen vorbehalten sind, welche sich im Verhältnis zu der Gesellschaft oder dem Milieu, in denen sie leben, in einem Krisenzustand befinden«[1428]. Die Zuweisung der betroffenen Orte an einen vom Alltagsgeschehen abgesonderten Ort hat die Funktion, den Alltag und die Alltagsordnung nicht zu gefährden, und dient damit einer Stabilisierung der gesellschaftlichen Ordnung. Über die Schutzfunktion hinaus scheint – gerade im Blick auf eine Deutung seelsorglichen Agierens in Einrichtungen des Gesundheitswesens – aber wichtig, dass dort Krisensituationen mit existenziellen und spirituellen Erfahrungen verbunden sind, die von allen beteiligten Berufsgruppen als möglich eingeräumt werden, die aber zugleich als unverfügbar gelten. Im klinischen Geschehen, in dem Erkennbarkeit, Messbarkeit und Behandelbarkeit als Dreischritt von Anamnese, Diagnose und Intervention Verfügungsgewalt beschreiben, sind damit Situationen der Unverfügbarkeit bekannt und gestattet und werden einer Berufsgruppe zugewiesen, von der zugleich erwartet wird, dass die Krisen sich nicht störend auf die Alltagsabläufe auswirken, sondern vorübergehend sind. Das Unverfügbare wird handhab- und regelbar, bleibt aber dennoch unverfügbar.
- Heterotopien kommt Foucault zufolge eine ganz bestimmte und festgelegte Funktionsweise zu, die sich im Zuge grundlegender gesellschaftlicher Veränderungen zwar ändern kann, die aber an der Heteropie selbst als identifizierbarer Verortung nichts ändert. Während Foucault dies am Beispiel von Friedhöfen und ihrer Anlage um Kirchen und später am Stadtrand be-

---

1426 MICHEL FOUCAULT, Von anderen Räumen, in: DERS., Schriften in vier Bänden. Dits et Ecrits, Bd. 4, hg. von DANIEL DEFERT und FRANÇOIS EWALD, Frankfurt a. M. 2005, 931–942, hier zitiert nach dem Abdruck in JÖRG DÜNNE, STEPHAN GÜNZEL (Hg.), Raumtheorie. Grundlagentexte aus Philosophie und Kulturwissenschaften, Frankfurt a. M. 2015⁸, 317–329, 320.
1427 Ebd.
1428 A. a. O., 322. Foucault schildert für ›primitive Gesellschaften‹ Heterotopien für Heranwachsende, Frauen in der Menstruation, Frauen im Kindbett, Greise – letztere gerade im Kontext dieser Arbeit interessant.

schreibt, lässt auch dies sich im Blick auf Krankenhaus- und Anstaltsseelsorge bestätigen: Seelsorge ist identifizierbar auf den Kontext bezogen, ihre Funktionszuschreibungen sind aber Veränderungen ausgesetzt. Sie bewahrt aber frühere Funktionszuschreibungen in einem ›Gedächtnis‹, das sowohl den Angehörigen des Berufs als auch anderen bewusst ist.

- Heterotopien besitzen die »Fähigkeit, mehrere reale Räume, mehrere Orte, die eigentlich nicht miteinander verträglich sind, an einem einzigen Ort nebeneinander zu stellen«[1429]. Foucault denkt dabei vor allem an Räume, in denen über Inszenierung Gegenräume oder Bezugsräume an einem Ort gestaltet werden, der diese gar nicht vorsieht. Auch dies lässt sich für Seelsorge beschreiben: sowohl in der Präsenz einer Seelsorgeperson als Repräsentantin oder Repräsentant einer Religionsgemeinschaft, einer Kirche oder Gemeinde als auch im rituellen, v. a. im sakramentalen Handeln wird am ansonsten medizinisch/therapeutisch bestimmten Ort ein anderer Raumbezug hergestellt. Ein zentraler Aspekt taufenden Handelns bei einer Stillgeburt oder perinataler Lebensgefährdung ist es, dem Kind einen identifizierbaren Platz in einer Welt jenseits des klinischen Kontextes zu schaffen, ohne dass dieser Ort außerhalb der Klinik jemals erfahrbar wäre. Zugleich wird aber der Ort des Geschehens zu einem den Alltag transzendierenden Raum, auch wenn er mit sich selbst identisch bleibt: Die Geburtsstation bleibt eine Geburtsstation, auch wenn sie vorübergehend während der Tauffeier ein Segensraum ist.

- Damit kommt der Erfahrung von Zeit wesentliche Bedeutung zu. Foucault spricht von Heterotopien der Zeit, wenn er Museen, Bibliotheken und Archive als Orte beschreibt, in denen Zeit (und Wissen) angesammelt und aufgestapelt werden – Orte außerhalb der Zeit und zugleich Orte für alle Zeiten. Dies schlägt sich in der Gedenkkultur nieder, deren Gestaltung in Einrichtungen des Gesundheitswesens häufig Seelsorgerinnen und Seelsorgern übertragen ist – als regelmäßige Gedenkfeier mit Verlesung von Namen oder als Anlegen von Büchern zum Gedenken und für Fürbitten. Es bestehen aber auch Heterochronien in Form von »flüchtigsten, vergänglichsten, prekärsten Aspekten der Zeit [...] in Gestalt des Festes«[1430]; in der Seelsorge wird diese Form einer Heterochronie insbesondere durch die Verwendung von Zeichen und Sprache hergestellt, durch Verwendung ritueller Kleidung, die nicht durch eine klinisch plausible Funktionalität bestimmt ist wie die Berufskleidung medizinischen Fachpersonals, sondern durch Kennzeichen religiöser Tradition. Die Verwendung archaisch anmutender Sprache und frömmigkeitsgeschichtlich bewährter Texte schafft eine Erfahrung von Zeit, die einen konkreten Moment der Gegenwart in einen Generationen umspannenden Raum stellt oder gar mit einer Ahnung von Ewigkeit verbindet.[1431] Der Fo-

---

1429 A. a. O., 324. Beispiele sind Gärten, Theater, Kino.
1430 A. a. O., 325.
1431 Vgl. THOMAS KLIE, Alte im Gottesdienst, zitiert in: RALPH KUNZ, Gottesdienst im Altersheim, in: KATRIN KUSMIERZ, ISABELLE NOTH (Hg.), »... mitten unter ihnen«. Gottesdienste in Institutionen und an Orten öffentlichen Lebens, Zürich 2014, 23–

kus bleibt aber immer auf die aktuelle Situation ausgerichtet, der besondere Geltung, Würde oder Sinn verliehen wird. Auch jenseits rituellen Handelns beschreiben Seelsorgerinnen und Seelsorger ihre Seelsorgekontakte mit einer Begrifflichkeit, die auf eine begrenzte Zeitdimension aufmerksam macht und nicht funktional bestimmt ist: Begegnung. Begegnung beschreibt eine durch einen Beginn und ein Ende markierte Situation (mindestens) zweier personaler Größen, einer Synchronizität von Erfahrung, die als Unterbrechung erlebt wird und – egal wie flüchtig sie ist – nachhaltig wirken kann.

- Der Zugang zu Heterotopien ist nach Foucault mit Eingangs- und Reinigungsritualen verbunden, selbst dort, wo Heterotopien scheinbar vollkommen offen scheinen. Während der Zugang zur Klinik oder anderen Einrichtungen des Gesundheitswesens (oder ihr Verlassen) durch eine Reihe von Aufnahme- und Entlassprozeduren verbunden ist, an denen Seelsorgepersonal nicht länger beteiligt ist, wie Christopher Swift beschreibt, lässt sich aber gerade im Zusammenhang von Spiritual Care ein Ringen um Prozeduren des Zugangs beobachten. Die Diskussionen um Verfahren wie spirituelle Anamnese, spirituelles Screening etc. sind ein Hinweis darauf, dass es selbst bei Offenheit gegenüber Spiritual Care einer geklärten Vereinbarung auf Ebene der Organisation (Behandlungsteam, gesamte Einrichtung, Träger, Gesundheitswesen) bedarf: wie Spiritualität im Patientenkontakt angesprochen wird, ob und wie spirituelle Bedürfnisse erfragt und erhoben werden und ob und wie der Kontakt zu Seelsorge hergestellt wird. Soll aus dem Kontakt eine seelsorgliche Begegnung werden, muss es – einem pastoralpsychologisch orientierten Verständnis von Seelsorge zufolge – in der Kontaktnahme zwischen Seelsorgeperson und Gegenüber zu einem ›Kontrakt‹ kommen, einem identifizierbaren Moment, in dem die Gesprächspartner ein Gespräch oder auch ein Da-Sein und Dabei-Bleiben vereinbaren. Auch bei Feier eines Rituals bedarf es einer gemeinsam getroffenen Übereinkunft und zusätzlich einer Markierung von Anfang und Ende.
- Als letztes Merkmal beschreibt Foucault die Funktion der Heterotopie zum übrigen Raum: Entweder sie schafft einen illusionären Raum, der »den ganzen realen Raum und alle realen Orte, an denen das menschliche Leben eingeschlossen ist, als noch größere Illusion entlarvt«, oder sie schafft einen Raum, der »im Gegensatz zur wirren Unordnung unseres Raumes eine vollkommene Ordnung aufweist«[1432]. In beiden Fällen geht es um eine kritische Funktion, die die als real geltenden Orte prinzipiell infrage stellt oder aufhebt. Im Bereich Krankenhausseelsorge wird diese Funktion erfüllt, wenn Seelsorgerinnen und Seelsorger ihre Rolle in Anknüpfung an das Prophetenamt in alttestamentlichen Texten beschreiben und damit auszudrücken ver-

---

41, 40: »In der liturgischen Feier wird Zeit als ästhetisches Artefakt vergegenwärtigt; inszeniert wird eine dramaturgische Abbreviatur vielfältiger Zeiterfahrungen. Das gemeinsame darstellende Handeln im Gottesdienst hält Zeitverläufe präsent, deutet sie im Blick auf die Geschichte Gottes wie auf den Lebenslauf des Menschen und verdichtet sie zur Option auf religiöse Gewissheit.«

1432 A. a. O., 326.

suchen, dass sie eine prinzipiell begründete Distanz zum Gesundheitswesen einnehmen. Der Transzendenzbezug von Seelsorge hat eine aufdeckende Funktion, die inhumane und auf Machtstrukturen basierende Zustände offenlegt und den an den Rand gedrängten Menschen Stimme gibt.[1433] In Kapitel E 2.2 des vorliegenden Bandes wird dieses Konzept mit einem parakletischen Verständnis von Seelsorge verbunden. In der Kraft des Geistes kommt Christen in ihrem Weltbezug eine »deiktische Funktion«[1434] zu. Die illusorische und kompensatorische Heterotopie, die Foucault beschreibt, ist aber auch dann denkbar, wenn Seelsorge sich nicht als fremd und abständig begreift, sondern das eigene Ander-Sein bewusst integrativ einsetzt. Durch seelsorgliches Handeln und Beteiligen am klinischen Geschehen, in Ethikberatung oder Aus- und Fortbildungsangeboten wird eine bestimmte Ordnung zur Geltung gebracht, die, gerade weil sie an Bruchstellen erfolgt, die herrschende Ordnung immer wieder auffordert, normative Geltungs- und Absolutheitsansprüche aufbrechen zu lassen, alternatives Denken möglich zu machen und eingefahrene Verfahrensregeln zu überdenken. Die Entwicklung von »Würde«-basierter Pflege und Therapie (dignity-care, dignity-therapy) oder die Hospizbewegung sind Beispiele dafür, wie es innerhalb der Gesundheitsberufe zu einer Neuausrichtung kommen kann, insbesondere dann, wenn die Entwicklung im intensiven Kontakt mit Seelsorgenden erfolgte oder sogar von ihnen Impulse erhielt.

Meines Erachtens lässt sich das Verständnis von Seelsorge als Heterotopie gerade an der Architektur von Seelsorgeorten in Kliniken aufzeigen, an Klinikkirchen und zunehmend an den sogenannten ›Räumen der Stille‹.[1435] Nicht nur in Krankenhäusern oder pflegenden Einrichtungen in kirchlicher Trägerschaft, sondern auch in vielen alten kommunalen und staatlichen Einrichtungen handelt es sich bei Klinikkirchen oder -kapellen häufig um einen Raum, der von innen wie außen einen klaren Kontrast zum medizinisch oder therapeutisch geprägten Ort bildet.[1436] Dennoch gehören Krankenhauskirchen und -kapellen

---

1433 Johann Baptist Metz erkennt den Wahrheitsanspruch der christlichen Gottesrede in der Thematisierung des Leids der anderen. In der von Christus her kommenden gerechtigkeitssuchenden Compassion liegt ein Weltprogramm des Christentums, das sich den politischen, sozialen und kulturellen Konflikten stellt. Vgl. JOHANN BAPTIST METZ, Compassion. Zu einem Weltprogramm des Christentums im Zeitalter des Pluralismus der Religionen und Kulturen, in: DERS./LOTHAR KULD/ADOLF WEISBROD (Hg.), Compassion. Weltprogramm des Christentums, Freiburg i. Br. 2000, 9–18.

1434 CHRISTINA.HOEGEN-ROHLS, Der nachösterliche Johannes: Die Abschiedsreden als hermeneutischer Schlüssel zum vierten Evangelium, Tübingen: Mohr, 1996, 212. Zu denken ist v. a. an Joh 16,7–11: die richtende Funktion des Parakleten besteht im Öffnen der Augen gegenüber der Welt aus der Perspektive des Himmelreichs – also aus der Perspektive einer vollkommenen Ordnung gegenüber einer fragmentierten Realität.

1435 Nicht ohne Grund beginnt auch Christopher Swift seine Darstellung von zeitgemäßer Klinikseelsorge mit der Auseinandersetzung, ob bei einem Neubau der Onkologie ein Raum für spirituelle Praxis einzuplanen ist. Vgl. C. SWIFT, Hospital Chaplaincy 2014, 2f.

topographisch zum Klinikgelände. Sie sind, auch wenn sie als separates Gebäude konzipiert sind, nur zu erreichen, wenn vorab der Haupteingang des Klinikgeländes durchquert wird. Der liturgisch sowohl von Einzelnen als auch Gruppen nutzbare und genutzte Raum gehört zum Gelände, übernimmt aber keine aus dem Krankenhaus ableitbare Funktion. In ihm vollziehen Angehörige von Glaubensgemeinschaften Gottesdienste und Andachten, die immer – ob implizit oder explizit – in einem Bezug zum klinischen Kontext stehen, selbst wenn es sich um einen Gottesdienst der örtlichen Kirchengemeinde handelt. Durch die Teilnahme von Patientinnen und Patienten, deren Besucherinnen und Besuchern sowie Klinikmitarbeitenden, durch in der Stille formulierten oder laut ausgesprochenen Gebete und Fürbitten ist der Ortsbezug immer gegeben. Katrin Kusmierz beschreibt die Gottesdienste in Krankenhauskapellen als eine »doppelte Heterotopie«:

> »Gottesdienste sind im Grunde genommen noch einmal aus diesen heterotopischen Orten [Krankenhäuser und Altenheime] ausgesonderte Räume: Sie sind eingebettet in diese, stehen in Bezug dazu, unterliegen, wie gesagt, gewissen Regeln und sind beeinflusst von den geltenden Rahmenbedingungen; sie stehen aber gleichzeitig in einem gewissen Widerspruch oder Kontrast zu ihnen.«[1437]

Foucault formuliert in seinem Vortrag: »Wir leben [...] innerhalb einer Menge von Relationen, die Orte definieren, welche sich nicht aufeinander reduzieren und einander absolut nicht überlagern lassen.«[1438] Die Elemente des Raumes bilden Konstellationen und erscheinen als nebeneinandergestellte, einander entgegengesetzte bzw. ineinander enthaltene Elemente. In ein und demselben Raum sind unterschiedliche Orte vorhanden, die sich aufeinander beziehen, nicht voneinander trennbar sind, sich aber nicht ineinander auflösen lassen. Die am Raum ablesbare Ordnung der Dinge ist durch Heterotopien nicht beseitigt, aber relativiert, in Relation zu einer anderen Ordnung gesetzt. Ander-Orte »stehen in direktem Austausch mit dem umgebenden Raum, der immer präsent bleibt«[1439]. Abgeschnitten von ihrem Kontext verlöre die Krankenhauskirche

---

1436 In einer in Zusammenarbeit evangelisch-reformierter, evangelisch-lutherischer und römisch-katholischer Kirchenleitungen herausgegebenen Schrift zur gemeinsamen Nutzung von Gebets- und Andachtsräumen heißt es unter Bezug auf die Leuchtturm-Metaphorik des EKD-Reformprozesses: »Nach außen sind Kirchen jedenfalls gut sichtbare und mit ihren Glocken auch hörbare Symbole für die Gegenwart Gottes in einer Welt, die sich viel zu oft selbst genug ist. Dazu Bischof Wolfgang Huber: ›Kirchen sind Zeichen in der Zeit, Stein gewordene Mahnwachen in der Landschaft, Leuchttürme in der Mitte unseres Lebensraumes‹« (KONFERENZ DER LEITENDEN GEISTLICHEN DER EVANGELISCH-LUTHERISCHEN KIRCHEN, DER EVANGELISCH-REFORMIERTEN KIRCHE UND DER RÖMISCH-KATHOLISCHEN BISTÜMER IN NIEDERSACHSEN UND BREMEN [Hg.], Ökumenisch genutzte Kirchenräume. Eine Praxishilfe, Osnabrück 2008, 24.

1437 KATRIN KUSMIERZ, Gottesdienste andernorts – eine Einleitung, in: DIES., ISABELLE NOTH (Hg.), » ... mitten unter ihnen«. Gottesdienste in Institutionen und an Orten öffentlichen Lebens, Zürich 2014, 9–22, 13.

1438 M. FOUCAULT, Von anderen Räumen, 320.

1439 WIEBKE AMTHOR, Heterotopie aus Fakt und Fiktion. Beispiel Venedig, in: Querelles-net 10/3 (2009): http://www.querelles-net.de/index.php/qn/article/view/779, DOI: http://dx.doi.org/10.14766/779

ihre Identität und ihren Sinn; aber auch ohne erkennbaren und bezeichneten Bezug zu religiösen Traditionen würde sich die anstößige Fremdheit in funktionelles atmosphärisches Design oder einen Funktionsraum auflösen.

Gerade an der Gestaltung von speziellen Räumen, die der religiösen und spirituellen Nutzung gewidmet sind, lässt sich die kritisch-konstruktive Verhältnisbestimmung von Seelsorge und Spiritual Care beschreiben, wie sie oben stellvertretend von Sebastian Murken mit seiner Warnung vor einer Instrumentalisierung und Enttheologisierung angemahnt wurde. Während vielerorts Kirchengebäude umgenutzt und verkauft werden, entstehen im Bereich des Gesundheitswesens, aber auch andernorts neue Raumformationen, häufig ökumenisch und vereinzelt durch unterschiedliche Religionsgemeinschaften genutzt.[1440] Für Thomas Erne repräsentieren sie eine »situative Ekklesiologie. Kirche, die an den Orten und zu den Zeiten präsent wird, wo das Bedürfnis nach religiöser Lebensdeutung und Gottesbegegnung in der modernen Gesellschaft entsteht.«[1441] Allerdings versteht sich einerseits nicht von selbst, dass spirituell konzipierte Räume zu Orten religiöser Lebensdeutung und Gottesbegegnung werden, und andererseits muss nicht jeder Raum, der für religiöse Nutzung vorgesehen ist, offen für individuelle spirituelle Erfahrung sein.

Im Kontext der Palliativmedizin hat sich das Konzept des ›Raums der Stille‹ durchgesetzt, das sich von der Vorstellung eines separaten Gebäudes oder Gebäudetrakts verabschiedet und einen spirituell konzipierten Raum inmitten der Station platziert. Die Planungshilfe »Palliativstationen« der Bauministerkonferenz macht für einen Raum der Stille folgende Vorgaben:

> »Dieser Raum ist sowohl für Patienten und Besucher, als auch für das Personal gedacht und kann verschiedene Funktionen erfüllen: Andachtsraum, Therapieraum (Klangraum/Entspannungsraum/Lichtraum/Musiktherapie), Verabschiedung, Personalgespräche. Es gibt die Möglichkeit, sich in einer besonderen Raumatmosphäre zurückzuziehen oder auch ein ungestörtes vertrauliches Gespräch zu führen. Als Platz und Gelegenheit für Spiritualität ist der Raum stimmungsvoll zu gestalten und auszustatten (Licht, Wand- und Deckenbehänge, Sitzgelegenheiten etc.).«[1442]

In Räumen der Stille auf Palliativstationen ist Möglichkeit zum Abschied von Verstorbenen, für monatliches Gedenken mit Verlesen der Namen, für vertrauliche Gespräche mit Patientinnen und Patienten oder An- und Zugehörigen oder mit einzelnen Mitarbeiterinnen und Mitarbeitern. Wenn ein religiöses Zeichen sichtbar (z. B. eine Osterkerze zu entzünden) wird, verwandelt sich der Raum in einen liturgischen Ort, definiert durch Zeichen, die unschwer zu dekodieren sind. Diese Räume stehen aber auch in der Gefahr von Uneindeutigkeit

---

1440 Dies ist nicht auf den Gesundheitsbereich beschränkt, sondern auch bei anderen öffentlichen Orten zu beobachten, in Innenstädten, an Autobahnen und Transitorten. Vgl. C. GRETHLEIN, Praktische Theologie 2016, 524–527.

1441 Zitiert nach C. GRETHLEIN, Praktische Theologie 2016, 525.

1442 BAUMINISTERKONFERENZ, KONFERENZ DER FÜR STÄDTEBAU, BAU- UND WOHNUNGSWESEN ZUSTÄNDIGEN MINISTER UND SENATOREN DER LÄNDER (ARGEBAU), AUSSCHUSS FÜR STAATLICHEN HOCHBAU, FACHKOMMISSION BAU- UND KOSTENPLANUNG, NETZWERK KRANKENHAUSBAU, Palliativstationen: Baulich-funktionale Anforderungen, 2011 (http://www.dgpalliativmedizin.de/images/stories/Planungshilfe_Palliativstationen.pdf; Zugriff am 22.08.2016).

und Beliebigkeit, vor allem dann, wenn die religiösen Zeichen austauschbar, ein- und ausschaltbar sind; sie stehen im Verdacht, den Andreas Mertin gegenüber Abschiedsräumen äußert: »Sie haben ihre Funktion angesichts einer Gesellschaft, die selbst dem Tod gestalterisch begegnen will.«[1443] Eine Instrumentalisierung von Räumen der Stille zum Zweck mehrfunktionaler Nutzung, die spirituelle Zeit und Raumangebote so portionierend plant, dass der reibungslose Ablauf der umliegenden Stationszimmer nicht gestört wird, lässt die mit Heterotopie und Heterochronie verbundene Störung und Infragestellung nicht zu, sondern wirkt allenfalls kompensatorisch. Seelsorgerinnen und Seelsorger haben hier ein Wächteramt für die Brüche und Reibungsflächen: Ein Raum der Stille durchbricht die Hierarchien der Station und ihre zeitlichen Abläufe. Die hier verhandelten Gesprächsthemen sind andere und das handelnde Personal ist ein anderes; die Zeit für Gespräche und Begegnungen ist anders getaktet als im sonstigen Ablauf. An diesem Ort findet statt, was sich der herrschenden Logik entzieht; das, was dort verhandelt wird, muss nicht in die Dokumentationsbögen eingehen, sondern kann im Bereich des Geheimnisses bleiben, das Wesensmerkmal von Spiritualität und der Person ist.[1444] An diesem Ort hat Unbestimmbares Platz, eben und vor allem Spiritualität. Der Ort gehört aber schon von seiner Planung als auch von seiner Nutzung eindeutig zur Klinik, von Krankenhausplanern vorgesehen und konzipiert.[1445] Eine der Regeln, die Foucault für die Heterotopie benennt, lautet: Die Heterotopie vereint an einem einzigen Ort mehrere Räume oder Platzierungen, die an sich unvereinbar sind.[1446] Foucault verweist auch darauf, dass Heterotopie und Hete-

---

1443 ANDREAS MERTIN, Einladung zur Erfahrung. Religiöse Räume in nichtkirchlichen Einrichtungen befremden die Kirchen, in: Zeitzeichen 2009.1 (http://zeitzeichen.net¬/archiv/religion-kirche-theologie/religioese-raeume/, Zugriff am 22.08.2016).

1444 Dazu ausführlich und grundlegend ERHARD WEIHER, Das Geheimnis des Lebens berühren. Spiritualität bei Krankheit, Sterben, Tod. Eine Grammatik für Helfende, Stuttgart 2011³, insbesondere S. 45–48.

1445 Andreas Mertin berichtet von der heftigen Auseinandersetzung beim Neubau der Krankenhauskapelle des kommunalen Krankenhauses in Minden (Westfalen), deren Gestaltung der Künstlerin Susanne Tunn übertragen wurde. Die Kapelle wurde auf Wunsch der evangelischen Krankenhausseelsorge und an einem zentralen Ort – gegenüber vom Haupteingang – errichtet. Ziel der künstlerischen Gestaltung war ein Raum als offene Einladung zu konzentrierter Wahrnehmung und konkreter haptischer Erfahrung; die offene Einladung stieß – nicht bei den Seelsorgerinnen – auf heftige Kritik der örtlichen Vertreterinnen und Vertreter der katholischen und evangelischen Kirche, die die Ausstattung mit einem Christuskorpus verlangten, der die Nutzung der Kapelle für reformierte Christinnen und Christen, Jüdinnen und Juden sowie Muslima und Muslime erschwerte. Auch und gerade am Ander-Ort der Krankenhauskapelle sind offensichtlich Machtdiskurse wahrscheinlich. Vgl. A. MERTIN, Einladung zur Erfahrung 2009. Dass die Praxishilfe für die Gemeinsame Nutzung von Kirchen- und Andachtsräumen (KONFERENZ DER LEITENDEN GEISTLICHEN, Ökumenische genutzte Kirchenräume 2008) auf die Anbringung eines solchen Zeichens eingeht, entspricht der Kritik Mertins. Viel stärker stehen die Gegenstände im Vordergrund, die funktionalen Charakter haben: die liturgischen Funktionsorte Altar/Abendmahlstisch, Ambo/Lesepult, Kanzel, Priester- oder Vorstehersitz, Ort der Taufe und Orte für Musikinstrumente (vgl. ebd., 34).

1446 Vgl. M. FOUCAULT, Von anderen Räumen 2015, 324.

rochronie verbunden sind: An diesen Orten verläuft die Zeit anders, bleibt stehen, wird angehalten oder gedehnt; Hierarchien und Regeln werden für einen kurzen Moment außer Kraft gesetzt und egalisiert. Aber sie sind nicht auf lokalisierbare, festgelegte Krankenhausräume beschränkt, sondern können sich überall im klinischen Geschehen ereignen, sie sind auch nicht auf regelmäßig stattfindende und planbare Zeiten beschränkt, sondern ereignen sich unplanbar bei Gelegenheit.

In den Fallberichten von und Studien unter Hebammen war die Rede davon, dass die Geburt als eine »Kairos-Zeit«[1447] erlebt wird, eine Zeiterfahrung, die sich von der Chronos-Zeit und ihren maschinell messbaren, ökonomisch dokumentierbaren, therapeutisch portionierbaren Regelungen im klinischen Kontext prinzipiell unterscheidet. Klinikseelsorgerinnen und -seelsorger verkörpern diese andere Erfahrung von Zeit – aber diese Zeiterfahrung ist nicht an das Seelsorgepersonal gebunden, sondern ereignet sich unabhängig von Berufsrollen, abhängig vom Ereignis, das selbst die planbaren Abläufe unterbricht und stört. Als Unterbrechung und Störung kann diese Zeiterfahrung in Form einer Krise oder eines Stillstandes als verstörend empfunden werden mit Auswirkungen auf alle Betroffenen. Deshalb verlangt die Heterochronie als Ander-Zeit danach, strukturiert und begrenzt zu werden und einen eigenen Rahmen zu haben, der sich nicht aus der aktuellen Situation ableitet, sondern diese mit ähnlichen Situationen anderer Zeiten verbindet und deshalb ein Standhalten gewährleistet und Sicherheit vermittelt.[1448] Die unterschiedlichen Berufsgruppen im Gesundheitswesen entwickeln ihre jeweiligen Routinen: Hebammen und Geburtshelfer schöpfen aus altem Wissen wie auch Seelsorgerinnen und Seelsorger auf alte Umgangsweisen zurückgreifen können, die als rituelles Handeln überwiegend aus dem Bereich der Liturgie stammen. Die Seelsorger Pascal Mösli und Hubert Kössler beschreiben ihr Handeln in den

> »seelsorglich alltäglichen Unterbrechungen [...als] den eigentlichen ›Sitz im Leben‹ des Gottesdienstes in der Spitalseelsorge. In ihnen werden die Erfahrungen der Patientinnen und Patienten aufgenommen und mit Formen der Tradition in Beziehung gesetzt und verschränkt.«[1449]

Die geschulte und ritualkompetente Gestaltung von Heterotopie und Heterochronie eröffnet dem übrigen Raum und den darin Tätigen (angefangen bei den Patientinnen und Patienten) neue Möglichkeiten und neue Spielräume, setzt

---

1447 Vgl. S. CROWTHER, E. SMYTHE, D. SPENCE, Kairos time 2015.
1448 Vgl. K. KUSMIERZ, Gottesdienst andernorts 2014, 19 (Hervorhebung im Original): »Andernorts, beispielsweise im sonntäglichen Flughafengottesdienst, oder im Gottesdienst in der Psychiatrie [...] zeigt sich eher eine Tendenz zur Stabilität der Liturgie. In Bezug auf das Altersheim fordert *Ralph Kunz* diese aus guten Gründen geradezu ein: Hier erhält das Vertraute, Regelmässige einen hohen Stellenwert.« Das Vertraute bezieht sich auf die regelmäßigen Abläufe und verwendeten Texte der Liturgie.
1449 HUBERT KÖSSLER, PASCAL MÖSLI, Unterbrechung des Krankenhausalltags. Gottesdienste im Inselspital Bern, in: KATRIN KUSMIERZ, ISABELLE NOTH (Hg.), »... mitten unter ihnen«. Gottesdienste in Institutionen und an Orten öffentlichen Lebens, Zürich 2014, 57–72, 59.

Kreativität frei und hat damit weit mehr als nur eine das Umfeld befriedende Wirksamkeit. Sie ist ein Beitrag zur Respektierung von Würde und zum Empowerment zur aktiven Teilhabe am Leben vor Ort und darüber hinaus.

Foucault spricht von der Epoche des Simultanen, der Juxtaposition, des Nebeneinanders, des Auseinanders, einem Moment, wo sich die Welt als ein Netz erfährt, das seine Punkte verknüpft und sein Gewirr durchkreuzt.[1450] Seelsorge leistet einen unvertretbaren Beitrag in diesem Netz, wenn sie sich just an den Brüchen positioniert oder dort, wo sie nicht Naheliegendes, Erwartbares einbringt, sondern Irrationales, Illusionäres, Abseitiges, eine andere Rationalität, andere Narrative, andere Deutungen möglich macht. Das Entzünden einer Kerze durch die Seelsorgerin oder den Seelsorger auf einer Intensivstation[1451], wenn Angehörige von einem hirntod-diagnostizierten Patienten oder einer Patientin Abschied nehmen ist ein solcher Moment, an dem Zeit- und Raumerfahrungen sich überlagern und verbinden und sich als Netz verknüpfen. Alle Teilnehmenden sind aus hygienischen Gründen in Schutzkleidung mitsamt Mundschutz gehüllt; die Überwachungsmaschinen halten alle medizinisch relevanten Daten in Echtzeit fest. Die Seelsorgerin oder der Seelsorger zündet die kleine Kerze an, obwohl Feuer streng verboten ist. Die Kerze, mit ihrer ungreifbaren Flamme, besetzt den Raum neu, ohne dass dieser seine Funktionalität verlöre. Durch ein gesprochenes Gebet, einen Text aus einer völlig anderen Zeit, mit Protagonisten, die auf der Intensivstation fremd wirken, hält eine andere – diachrone – Zeitrechnung Einzug, ohne die maschinelle Zeittaktung und den Zeitdruck bis zur Entnahme der Organe zu mindern, und führt zu einer anderen Erfahrung von Zeit. Voraussetzung ist allerdings, dass die Beteiligten mit den Texten und ihrer Sprache bereits vertraut sind oder sie zumindest nicht als befremdend empfinden.

Ein zentraler Beitrag von Seelsorge als Heterotopie und Heterochronie im Gesundheitswesen, in Krankenhäusern, Pflegeeinrichtungen oder auch in anderen Institutionen ist, dass sie nicht nur einen anderen Raum gestaltet oder eine andere Zeiterfahrung ermöglicht, sondern die in Raum und Zeit agierenden Personen anders zur Geltung bringt, als dies am Aufenthaltsort und während der Aufenthaltszeit in der Einrichtung vorgesehen ist. Ralph Kunz beschreibt dies eindrücklich für den Gottesdienst im Altenheim. Er stellt die These auf, dass ein Gottesdienst nicht Bestandteil des Dienstleistungsangebots von Seelsorge oder der Pflegeeinrichtung sei, sondern als Feier der Kirche eine Feier der Teilnehmenden ist – und damit einen anderen Sozialraum voraussetzt:

>»[A]lte Menschen bleiben auch in der Versorgungssituation mündige Christenmenschen und als solche Subjekte. Es sind Heilige, die Heiliges in Empfang nehmen. Sie

---

1450 »Die Welt wird heute nicht so sehr als ein großes Lebewesen verstanden, das sich in der Zeit entwickelt, sondern als ein Netz, dessen Stränge sich kreuzen und Punkte verbinden« (M. Foucault, Von anderen Räumen 2015, 317).

1451 Mir sind keine Intensivstationen bekannt, die eine solche Handlung ausschließen würden. Anders aber Swift, der – offensichtlich aus der Erfahrung in Großbritannien – das Anzünden von Kerzen im gesamten klinischen Areal für ausgeschlossen hält. Wenn dies so ist, finden sich zeichenhafte Handlungen mit Verweischarakter auf Kerzenlicht, etwa durch künstliches Kerzenlicht.

bleiben es auch dann, wenn sie schwer demenzkrank sind oder im Sterben liegen. Und genau das ist seelsorglich relevant. Für die Menschen, die sich in einer Altersheimka-pelle oder einem Andachtsraum zum Gottesdienst versammeln, ist es wichtig, dass sie nicht auf sich allein gestellt sind. Sie sind Teil einer grösseren [sic!] Gemeinschaft, die ihnen Würde und Identität verleiht. Die Versammlung der Würdeträger hält die Erin-nerung an die einzigartige Herkunft eines jeden Individuums wach. Es ist eine Gemein-schaft, die grösser [sic!] als das Heim, und die Versammelten empfehlen sich einer Lei-tung an, der auch die Hausleitung zu gehorchen hat.«[1452]

Seelsorgerinnen und Seelsorger – Repräsentationsfiguren der Gemeinschaft von Christen und Christinnen – als Heterotopie und Heterochronie bringen Perso-nen anders zur Geltung; dies gilt auch für die Einrichtungen insgesamt und für die dort tätigen Akteure. Die Veränderung ist mit dem Konzept Spiritual Care insgesamt beschrieben, an dem Seelsorge nicht am Rand, sondern initiativ be-teiligt ist. In der Literatur wird davor gewarnt, dass das Konzept von Spiritual Care in der Gefahr stehe, Spiritualität zu Wohlfühl- und Gesundheitszwecken zu instrumentalisieren, also das Änderungspotenzial ausschließlich zu Lasten der von Seelsorge vertretenen Themen gehe, während Medizin/Therapie und Ökonomie beherrschend und unberührt blieben. Der Seelsorge kommt m. E. aber gerade aufgrund ihres Selbstverständnisses als Heterotopie und Hetero-chronie in einem »integrativen Konzept von Spiritual Care« eine kritisch-kor-rektive Funktion in Bezug auf Spiritualität zu. Mit dem Einzug von Spiritual Care im Gesundheitswesen kann bereits eine Öffnung beschrieben werden hin zu einem ganzheitlichen Verständnis von Krankheit, Gesundheit, Betreuung und Versorgung, hin auch zu einer weltanschaulich neutralen allgemeinen Spiri-tualität, die keine religiöse Tradition priorisiert, sondern sich ganz am Einzel-nen Menschen ausrichtet. Es bleibt aber immer die Gefahr bestehen, dass diese Öffnung zu einer Funktionalisierung führt, bei der Glaube und Religion, vor al-lem religiöse und spirituelle Praxis wie Meditation, Gebet und Achtsamkeits-übungen instrumentalisiert werden: zur Förderung der Gesundheit, zur Hei-lung, zum Sich-abfinden-Müssen mit einem unabwendbaren Schicksal, zur Quelle von Hoffnung und Trost, oder auch – und dies ist keineswegs fernlie-gend – zu ökonomischen Zwecken, wenn Spiritual Care Aufnahme findet in Hochglanzbroschüren und als wichtiger Faktor von Patientinnen- und Patien-tenzufriedenheit gemessen wird. Im Blick auf diese oder ähnliche Tendenzen haben Seelsorgerinnen und Seelsorger die Funktion von Hüterinnen und Wäch-tern und können dank ihrer theologischen Ausbildung (unter Einbezug der pastoralpsychologischen und erfahrungsorientierten Aspekte), ihrer Beauftra-gung durch eine Religionsgemeinschaft sowie aufgrund einer auf den Kontext vorbereitenden speziellen Ausbildung dieser Funktion nachkommen. Seelsorge »gehört zum System, aber sie entzieht sich gleichzeitig, wenn sie zu systemkon-formen Zwecken instrumentalisiert werden soll. Sie stellt die Rationalität und leitenden Diskurse in Frage, ohne sie beseitigen zu wollen.«[1453]

Wo auch immer Seelsorge sich im Gesundheitswesen einbringt, verlangt sie ei-nen Perspektivwechsel, besetzt sie einen Ander-Ort und markiert eine Ander-

---

1452 R. Kunz, Gottesdienst im Altersheim 2014, 29.
1453 T. Roser, Wie positioniert sich Seelsorge 2015, 275.

Zeit. Begreift Seelsorge ihr Handeln, Da-Sein und Begleiten in diesem Sinn, dann sagt sie bewusst Ja zum Kontext des Gesundheitswesens und beteiligt sich am Diskurs, im Bewusstsein dessen, dass es auch um Macht und Geltungsansprüche geht. Seelsorge ›besiedelt‹ gezielt die zunehmend für Spirituelles freigehaltenen Räume und Zeiten und tut das, was ihrer Tradition entspricht: Sie führt Gespräche, die pastoralpsychologisch geschult sind, aber keine Psychotherapie darstellen, sie berät in ethischen Fragen und Fragen der Therapieentscheidung, ohne normative Ansprüche geltend zu machen, sie ermöglicht der Gesprächspartnerin oder dem Gesprächspartner freie Bestimmung der individuellen Spiritualität, des Glaubens und der Wertvorstellungen, ohne normative Vorgaben zu machen. Sie eröffnet damit ihrem Gegenüber Raum, um sich anders zu zeigen, sich anders zu beteiligen und anders gesehen zu werden, als dies im System vielleicht vorgesehen ist und geschieht. Heterotopie und Heterochronie sind damit primär gar nicht nur mit der Person der Seelsorgerin oder des Seelsorgers verbunden, sondern mit deren Gesprächspartnerin oder Gesprächspartner.

Diese Heterotopie stellt aber auch die vertrauten Räume samt Orientierungswissen und Sprachmuster der Seelsorgerinnen und Seelsorger selbst infrage. Die Situationen, in der Seelsorge tätig ist, befinden sich oft jenseits dessen, was man »mainstream theology« nennen kann, sie befinden sich am Rande auch des Lebens der Kirche.[1454] Seelsorge »reguliert« damit die Widersprüche zwischen Anspruch und Realität, auch der Kirche und der Theologie.[1455]

Die Überlegungen Michel Foucaults haben bereits Aufnahme in die Seelsorgetheorie gefunden und erweisen sich in einem auf Spiritual Care bezogenen Ansatz als fruchtbar. Das Verständnis von Raum/Räumen und Zeit/Zeiten der Seelsorge ist dennoch weiterhin klärungsbedürftig, wenn im Gefolge von Spiritual Care-Konzepten spirituelle Begleitung im Gesundheitswesen durch unterschiedliche Berufsgruppen erfolgen oder beansprucht werden kann. Worin besteht das unterscheidende Andere der Seelsorge? Zur Klärung dieser Fragen soll im Folgenden auf weitere raumtheoretische Theorien Bezug genommen werden.

1454 In diesem Sinn ist folgender Hinweis zu verstehen: »Seelsorge ist ›Muttersprache der Kirche‹. Sprachen sind auf lebendigen Gebrauch und dynamische Fortentwicklung angewiesen. Sonst werden sie zu toten Sprachen. Die Kirche muss Ernst damit machen, die eigene Sprache, ihre Grammatik, ihren Wortschatz und ihre Verständlichkeit beständig weiterzuentwickeln. Dazu gehört auch die Bereitschaft zu Neuentdeckungen und Veränderungen im Kontakt zu ›Fremdsprachigen‹. Evangelium ist Kommunikation. Seelsorgende kommunizieren das Evangelium sowohl an vertrauten Orten als auch auf fremdem Terrain« (SEBASTIAN BORCK, TRAUGOTT ROSER, Wohin soll die Entwicklung der Seelsorge gehen?, in: K. LAMMER, S. BORCK, I. HABENICHT, T. ROSER [Hg.], Menschen stärken 2015, 113–119, 118).

1455 Darauf weist auch Christopher Swift hin: »Chaplains are at the front line of ministry among the imprisoned, the sick and young people serving in the armed forces. Probably no other group of clergy is so aware of social change, faith diversification and the spiritualities of modern Britain [...] theology written out of intensive care may well look somewhat different from that emerging out of academia« (C. SWIFT, Hospital Chaplaincy 2014, 161).

3.4   Von Orten, Raum und Praktiken: Michel de Certeau

Michel de Certeau gilt als einer der Wegbereiter kulturwissenschaftlicher Rezeption von Theorien des Performativen. Er setzt sich kritisch mit Foucaults räumlichem Modell gesellschaftlicher Ordnung auseinander und interessiert sich vor allem für Raumpraktiken; von ihm kann Seelsorgetheorie und Seelsorgepraxis ein Bewusstsein für die Unterscheidung von »Ort« und »Raum« übernehmen: Praktiken konstituieren einen relationalen Raum der Erfahrung, während die Bestimmung eines Ortes Ausdruck einer vorgegebenen Ordnung hinsichtlich ihrer technischen Fixierung im geometrischen Raum ist.[1456]

> »Ein Ort ist also eine momentane Konstellation von festen Punkten. [...] Ein *Raum* entsteht, wenn man Richtungsvektoren, Geschwindigkeitsgrößen und die Variabilität der Zeit in Verbindung bringt. Der Raum ist ein [...] Resultat von Aktivitäten, die ihm eine Richtung geben, ihn verzeitlichen und ihn dahin bringen, als eine mehrdeutige Einheit von Konfliktprogrammen und vertraglichen Übereinkünften zu funktionieren. [...] Insgesamt *ist der Raum ein Ort, mit dem man etwas macht*.«[1457]

Die Handlungen, die einen Raum erzeugen, sind verbunden mit einer Bewegung, die ihn mit einer Geschichte verbinden. Die Geschichtlichkeit ist mit Erzählungen vom Raum verbunden, »die es erlauben, den Raum an einem aufgezwungenen und nicht ›eigenen‹ Ort trotzdem zu ›verändern‹«[1458]. Es kann zu einer Steigerung und Vertiefung dessen kommen, was sich im Raum in der Regel ereignet.

Mit Michel de Certeau ist es möglich, seelsorgliches Handeln neben dem Handeln anderer Berufsgruppen in Bezug zu seinem Ort zu setzen und damit die Praktiken in ihrem Bezug zu ihrer jeweiligen Geschichte als besonderes Merkmal in den Blick zu nehmen.[1459] Während die diskurstheoretischen Aspekte der Konzeption Foucaults auf die Bruchstellen und die kritische Funktion von Seelsorge aufmerksam machen, relativiert die Konzeption de Certeaus das Besondere der Seelsorge im Blick auf die Praktiken anderer Berufsgruppen. Wenn die professionellen Handlungen etwa der Pflegekräfte, des psychotherapeutischen oder des medizinischen Personals Spirituelles mit umfassen – von einer spirituellen Anamnese bis hin zur Mitwirkung an einer Gedenkfeier –, sind diese nicht losgelöst von ihrer Geschichte her zu betrachten, sondern durch diese konstituiert. Spirituelle Begleitung, egal von welcher Berufsgruppe sie ausge-

---

1456 Vgl. Jörg Dünne, Einleitung, in: Ders., S. Günzel, Raumtheorie 2015, 289–303.
1457 Michel de Certeau, Praktiken im Raum (zuerst 1980), abgedruckt in: J. Dünne, S. Günzel, Raumtheorie 2015, 343–352, 345. Hervorhebung im Original.
1458 A. a. O., 351.
1459 Dieser Bestimmung des Raums durch die am Ort vollzogenen Praktiken entsprechen die Hinweise in der Praxishilfe für ökumenisch genutzte Andachts- und Kirchenräume, die vor allem auf die liturgischen Vollzüge und die Möglichkeit des persönlichen Gebets als bestimmende Praktiken für die Raumgestaltung eingehen. Vgl. Konferenz der leitenden Geistlichen, Ökumenische genutzte Kirchenräume 2008, 34f.

übt wird, steht in einem historisch gewachsenen Bezugsrahmen zur Geschichte der Seelsorge. Das Verhältnis von Seelsorge und Spiritual Care ist damit ein durch die Praktiken und ihre Geschichte bestimmtes Verhältnis. Nur in dieser Weise sind sie in der Lage, aus einem Ort einen gemeinsamen Raum zu machen: Es entsteht ein Raum, der sich konstituiert durch die verschiedenen unterschiedlichen Protagonisten. Alle arbeiten ausgehend von ihrem eigenen Standpunkt aus an dem Raum von Seelsorge mit bzw. konstituieren diesen.

3.5   Spuren im Raum: Klaus Raschzok

In der raumtheoretischen Diskussion zu kirchlichen Räumen greift auch der Neuendettelsauer Theologe und Kunstwissenschaftler Klaus Raschzok[1460] diachrone Aspekte auf. Er verweist in seiner theoretischen Beschreibung auf Ansätze von Hermann Schmitz (Kirchenräume als »atmosphärische Speicher des Göttlichen«), Hans-Georg Söffner (Kirchenräume als »kollektive Identitätssymbole«) und Hans Asmussen (»Spurenträger gottesdienstlicher Nutzung«). Vor allem das Verständnis von Kirchenraum als »Netz miteinander verbundener Spuren […], [die] sich aus Spuren der Lebensgeschichte der Nutzer wie aus Spuren des göttlichen Wirkens, vermittelt durch die im Raum gefeierten Gottesdienste«[1461] zusammensetzen, verknüpft nach Raschzok die Zeitachsen Gegenwart, Vergangenheit und Zukunft und die Lebensgeschichten der Nutzerinnen und Nutzer: Die im Raum und dank seiner Atmosphären spürbaren und wahrnehmbaren Spuren früherer Nutzerinnen und Nutzer, Ereignisse und Wirkungen teilen sich aktuellen Nutzerinnen und Nutzern mit, unabhängig von der Zugehörigkeit des Individuums zur Institution Kirche. Zugleich aber hinterlässt auch aktuelle, selbst einmalige Nutzung Spuren: »Wer einen Raum benutzt, fügt ihm auch immer seine Spuren hinzu. Er bleibt kein distanziert Außenstehender, sondern wird selbst ein Teil des Raumes.«[1462] Während Klaus Raschzok bei seinen Überlegungen vor allem Kirchenraum und Kirchengebäude als solche im Blick hat, sind Spuren im Zusammenhang von Seelsorge am Ort medizinischer und pflegerischer Einrichtungen in doppelter Hinsicht von Bedeutung: zum einen im Blick auf die Nutzung von besonderen, für religiöse Zwecke bestimmten Räumen wie Krankenhauskapellen und -kirchen sowie für die Räume der Stille, zum anderen aber auf Veränderungen von Raumerfahrung an nicht explizit religiös bestimmten Orten wie Station, Krankenzimmer und Besprechungszimmer. In den Krankenhauskirchen und Kapellen in Pflegeeinrich-

---

1460 Vgl. im Folgenden (jeweils Zwischenüberschriften aufgreifend): KLAUS RASCHZOK, Kirchenbau und Kirchenraum, in: MICHAEL MEYER-BLANCK, KARL-HEINRICH BIERITZ, HANS-CHRISTOPH SCHMIDT-LAUBER (Hg.), Handbuch der Liturgik, Göttingen 2003³, 391–412.
1461 K. RASCHZOK, Kirchenbau 2003, 399.
1462 Ebd.

tungen sind häufig nicht nur Spuren der Lebensgeschichten früherer Nutzerinnen und Nutzer zu erkennen (z. B. unmittelbar an Artefakten und durch Einträge in ausliegenden Fürbittbüchern, brennende Kerzen, Verschleißspuren bei Möbeln, eher vermittelt durch die Vorstellung, wer hier schon alles gebetet und gedankt haben könnte). Sondern auch die mit religiösen Bezügen verbundene Geschichte des Krankenhausträgers oder einer Stifterpersönlichkeit ist in der Kirche der Einrichtung entweder zeichenhaft repräsentiert oder durch die Existenz und architektonische Ausgestaltung des Raumes als Spur erkennbar. Brisant wird dies, wenn Spuren gelöscht oder ausradiert werden sollen, wie dies durch die Auflösung von vorhandenen Krankenhauskirchen oder -kapellen bei Übernahmen durch neue, nicht-religiös gebundene Träger denkbar ist. Ohne den intensiven Einsatz der Seelsorge im Verbund mit anderen Berufsgruppen sowie Patientenvertreterinnen und -vertreter würden neben der aktuellen Nutzung auch die Spuren der Vergangenheit und die Offenheit für künftige aufgelöst.

Die Frage, ob Räume der Stille sich in vergleichbarer Weise als Spurenträger eignen, ist offen und hängt wiederum sowohl von ihrer Nutzung als auch von erkennbaren kollektiven Identitätssymbolen ab. Das Vorhandensein von eindeutigen religiösen Symbolen unterschiedlicher Herkunft ermöglicht Einzelnen die Bezugnahme zu kollektiven Identitätssymbolen. Das Nebeneinander unterschiedlicher Symbole entspricht in öffnender Weise postmoderner Patchwork-Spiritualität und wirkt – am Ort des Krankenhauses – inkludierend und nicht exkludierend, ermöglicht es der einzelnen Nutzerin oder dem einzelnen Nutzer aktualisierende Selbstbestimmung als spirituellem Akteur unter Bezug auf religiöse Institutionen und ihre Geschichte.

Der Kirchenraum, der in Kapitel D 1 anhand des Romans »Oskar und die Dame in Rosa« geschildert wurde, reduziert die Spurenvielfalt auf eine christliche (durch das Kreuz): Am Ort der Kirche, vermittelt durch die Relationen der agierenden Personen und Gegenstände, kommt es zu einer Raumerfahrung, die Spuren im jungen Patienten hinterlässt, die seine religiöse Entwicklung prägen. Gleiches geschieht auch im Film »The Straight Story« (vgl. D1): Am Ort des Friedhofs sind die Spuren früherer Lebensgeschichten und einer identifizierbaren kirchlichen Nutzung unmittelbar erkennbar. Relevant für die Lebensgeschichte des Besuchers Alvin werden sie aber erst durch die Interaktion zwischen ihm und dem Pfarrer, hier sogar verbunden durch eine die Geschichte des Ortes aufgreifende Gesprächspassage. Der Seelsorgeraum entsteht auch hier durch professionsspezifische Praktiken (Reden, Schweigen, Da-Sein, Nähren und Ritual) an einem geschichtlich bestimmten Ort. Erst als solcher bewirkt er Veränderungsprozesse bei den Beteiligten.

Der katholische Seelsorger Erhard Weiher greift für das seelsorgliche Handeln an unterschiedlichen Orten im Krankenhaus auf die Metaphorik der Spur zurück: Seelsorge begibt sich auf die Spur der Spiritualität von Patientinnen und Patienten sowie An- und Zugehörigen im Kranken- und Sterbebett, bei Mitarbeitenden verschiedener Professionen, in Reflexionen über das Selbstverständnis der Berufe (z. B. in Supervision und Exerzitien), in Fortbildung und Personalbegleitung und im Unternehmen Krankenhaus insgesamt.[1463]

Seelsorgende suchen nach vorhandenen Spuren und hinterlassen mit ihrem Suchen ihrerseits Spuren an Orten, die durch ihre Geschichte bislang nicht religiös, sondern medizinisch oder pflegerisch markiert sind. Rituelle Handlungsformen von Seelsorgenden in Krankenzimmern oder auf Intensivstationen hinterlassen nach der Konzeption von Klaus Raschzok Spuren im Raum, die sich, v. a. bei besonderer Intensität (etwa der Taufe eines Stillgeborenen auf der Geburtsstation) oder bei mehrfacher Wiederholung, dem kollektiven Raumgedächtnis – zumindest für einen erinnerbaren Zeitraum – einprägen. Dies betrifft aber auch die Präsenz von Seelsorgenden in anderen Raumkonstellationen. Wie die Untersuchungen zur Beteiligung von Seelsorgerinnen und Seelsorgern an Klinischen Ethikkomitees gezeigt haben, sind die von Seelsorge repräsentierten Fragen und Themen auch dann in den Gremien präsent, wenn die Seelsorgeperson einer Sitzung nicht beiwohnt. Auch hier hinterlässt Seelsorge durch ihr professionelles Agieren Spuren, die auf die im Diskursraum eines Ethikgremiums ausgeübten Praktiken einwirken und diesen Raum weiterhin prägen, etwa in der ›im Raum stehenden‹ Frage: Was würde unsere Seelsorgerin jetzt sagen? Allerdings kann eine solche Spur nur dann hinterlassen werden, wenn Seelsorge sich aktiv und wiederholt am Geschehen im Diskursraum beteiligt und sich nicht distanzierend ausklammert. Im hier vertretenen Konzept kann die Entstehung von Spiritual Care, vor allem im Kontext von Palliative Care und Hospizarbeit, insgesamt als eine Auswirkung der Präsenz und des Handelns von Seelsorgerinnen und Seelsorgern sowie spirituell motivierten Persönlichkeiten wie Cicely Saunders[1464] verstanden werden. Das jahre- und jahrzehntelange Engagement in Kontexten klinischer Ethik und in der Hospiz- und Palliativbewegung hat Spuren hinterlassen, die den Raum verändern, auch wenn die aktuellen Protagonisten im Raum andere sind.

3.6 Transformierter Raum: Martina Löws Raumsoziologie

Abschließend seien Aspekte der Raumsoziologie Martina Löws berücksichtigt, die meines Erachtens die diskurstheoretischen Beobachtungen Michel Foucaults mit den Differenzierungen zwischen Raum, Ort und Praktiken bei de Certeau und den Hinweisen auf Geschichtlichkeit und Atmosphäre nach Raschzok aufgreift und weiterentwickelt.

Martina Löw, Professorin für Architektur- und Planungssoziologie an der TU Berlin, entwickelt ihren raumsoziologischen Ansatz sowohl in theoretischer

---

1463 Vgl. Erhard Weiher, Seelsorge – das machen doch alle!? Kompetenzen und Grenzen in Spiritual Care, in: Diakonia 46 (2015), 241–248, 243.
1464 Vgl. zu Cicely Saunders: Martina Holder-Franz, ›... dass du bis zuletzt leben kannst.‹ Spiritualität und Spiritual Care bei Cicely Saunders, Zürich 2012.

Auseinandersetzung mit vorliegenden Konzepten als auch anhand empirischer Forschung, etwa zu Schulräumen, städtischen Räumen oder geschlechtsspezifischen Räumen.[1465] Ihr Interesse gilt nicht nur der theoretischen Bestimmung von Raum; sie schlägt einen »prozessualen Raumbegriff« vor, der es ermöglicht, »Veränderungen der Raumphänomene« zu erfassen, wenn »Raum aus der Struktur der Menschen und sozialen Güter heraus abgeleitet wird«[1466].

Löw greift eine Untersuchung zur Schulbildung von Arbeiterkindern in Großbritannien auf[1467], die das Verhalten der Schülerinnen und Schüler (›Lads‹) beobachtete und sie interviewte. Diese bewegen sich zwischen dem Schulareal und der Straße, zwei Bereichen, die voneinander abgegrenzt sind. Die Schülerinnen und Schüler etablieren einen eigenen Raum, der Schulgebäude und Straße verschmilzt:

> »Der Raum der Lads ist flüchtig; er ist an ihre körperliche Präsenz gebunden. Institutionalisiert ist der Schulraum [... Die] institutionalisierten (An)Ordnungen sind erstens materiell festgeschrieben (Mauern, Zäune, Bebauungspläne, Eigentumsverhältnisse), und basieren zweitens auf symbolischen Verknüpfungen, zum Beispiel der Eingangspforte mit dem Beginn/Ende eines Raums.«[1468]

Die Straße wird durch die Grenzziehung als anderer Raum bestimmt.

> »Die Lads sind nun [...] bemüht, dieser Raumkonstruktion eine eigene entgegenzusetzen. In diesem Sinne handeln sie gegenkulturell. Sie verfügen aber weder über rechtliche noch über planerische oder bauliche Mittel, ihren Raum materiell festzulegen. Daher können sie nur mit dem Einsatz ihres eigenen Körpers die gegenkulturelle Raumkonstruktion materiell und symbolisch markieren oder aber mit kurzzeitigen symbolisch/materiellen Besetzungen wie herumliegende Zigarettenstummel oder Graffitti an den Wänden arbeiten. Plaziert [sic!] und verknüpft werden kann nur, was in einer Handlungssituation zur Verfügung steht.«[1469]

Durch einen stetigen Wechsel der Jugendlichen zwischen beiden Orten – Schulgebäude und Straße – synthetisieren sie einen eigenen Raum, der auch den gegenkulturellen Ort einschließt, sie »integrieren ›neues Land‹, und zwar mittels bewegten Körpereinsatzes«; trotz des Mangels an Macht, Herrschaftswissen und Mitteln verändern sie dank ihres Körpereinsatzes, den Löw als »spacing« (»Spacing bezeichnet also das Errichten, Bauen oder Positionieren«[1470]) und »demonstrativ bewegt«[1471] beschreibt, den gemeinsamen Raum, der von den Herrschenden (Lehrkräften) (zum Teil strafend) anerkannt wird.

Um Raum und Raumkonstruktionen wird gerungen, wobei, wie das Beispiel aus der britischen Schulwelt zeigt, nicht nur Machtpositionen, Wissensvorsprung oder materielle Mittel über Veränderungen und Anpassungsprozesse der Raumkonstruktion entscheiden, sondern auch der Körpereinsatz und der Habi-

---

1465 Vgl. im Folgenden MARTINA LÖW, Raumsoziologie, Frankfurt a. M. 2015⁸.
1466 Alle Zitate M. Löw, Raumsoziologie 2015, 264.
1467 Es handelt sich um eine Studie von Paul Willis aus den 1970er Jahren. Vgl. M. Löw, Raumsoziologie 2015, 231–246.
1468 A. a. O., 238.
1469 Ebd.
1470 A. a. O., 158.
1471 A. a. O., 240.

tus (Verhalten und Handeln) der Personen. Seelsorgerinnen und Seelsorger im Gesundheitswesen haben auch und gerade in ihrer ambivalenten Rolle des ›Dazwischen‹[1472] einen nicht zu unterschätzenden Anteil an der veränderlichen Raumkonstruktion, zum Teil in Aushandlungsprozessen.

Wie de Certeau (»Ein Ort ist also eine momentane Konstellation von festen Punkten«, s. o.) unterscheidet Löw zwischen Ort und Raum. Nach Löw werden Orte »durch die Besetzung mit sozialen Gütern oder Menschen kenntlich gemacht, verschwinden aber nicht mit dem Objekt, sondern stehen dann für andere Besetzungen zur Verfügung. *Der Ort ist somit Ziel und Resultat der Plazierung* [sic!]«[1473]. Transformationsprozesse sind damit mit der Möglichkeit verbunden, dass an einem Ort unterschiedliche Räume synthetisiert werden können, abhängig von Personengruppen und ihrem Habitus.[1474] Die am Ort anwesenden Menschen und sozialen Güter entwickeln in ihrer Präsenz oder in ihrem Handeln eine »Außenwirkung«, die »im gemeinsamen Arrangement eine eigene Potentialität« entwickeln, die Löw als »Atmosphäre« bezeichnet.[1475] Die Atmosphäre macht den Raum als solchen wahrnehmbar, der wiederum Menschen in Stimmungen versetzt, also selbst produktiv und verändernd wirkt. Atmosphäre ist machbar und basiert auf der »Kenntnis szenischer Funktionen sozialer Güter«[1476]. Seelsorgende verfügen über solche professionsspezifischen Kenntnisse und symbolische Zeichen (Kleidung, Artefakte, Texte, Rituale), die sie an vorfindlichen Orten gezielt einsetzen, um Atmosphäre zu erzeugen und mit den anderen präsenten Menschen einen anderen Raum zu konstituieren. Meines Erachtens entstammen die symbolischen Zeichen und Artefakte anderen Zeiten (und sind geschichtlich), sodass die Raumerfahrung auch eine andere Zeiterfahrung umfasst. Seelsorgende agieren in Form von »Spacingprozessen, also [als] das Plazieren [sic!] von sich selbst, anderen Menschen oder Gütern, auch [durch] die Inszenierungsarbeit«[1477]. Das Ziel dieses Handelns ist aber nicht der (flüchtige) Raum selbst, sondern der Ort, der verändert wird.

Die Veränderungsprozesse haben dabei, wie dies schon bei Michel Foucault zentral war, eine wichtige soziale Funktion, denn sie sind in der Lage, soziale Ungleichheit zu reproduzieren, zu stabilisieren oder aufzuheben: »(An)Ordnungen haben Inklusions- und Exklusionseffekte«[1478]. Dies ist ein für Seelsorge im Kontext des Gesundheitswesens zentraler Aspekt, vor allem im Zusammenhang mit dem Verständnis multiprofessioneller Spiritual Care. Wie in den materialen Teilen zu Seelsorge im Kontext perinatalen Sterbens und im Kontext von De-

---

1472 Um an dieser Stelle Michael Klessmanns Leitbild von »Krankenhausseelsorge im ›Zwischen‹-Raum« aufzugreifen. Seelsorge agiert »zwischen gesicherter Rechtsstellung und struktureller Bedeutungslosigkeit«, »zwischen Professionalität und Betroffenheit«, »zwischen Macht und Ohnmacht« (M. KLESSMANN, Einleitung: Seelsorge in der Institution ›Krankenhaus‹ 2013, 16.18.23.24).
1473 M. Löw, Raumsoziologie 2015, 198. Hervorhebung im Original.
1474 Vgl. A. a. O., 202.
1475 Alle Zitate A. a. O., 204f.
1476 A. a. O., 207.
1477 A. a. O., 208.
1478 A. a. O., 217.

menz deutlich wurde, kennen beide Personengruppen (und ihr soziales Umfeld) eine lange Geschichte der Ausgrenzungs- und Diskriminierungserfahrung sowohl in der Gesellschaft als auch in den Kirchen, die sich bis in die Gegenwart im therapeutischen, medizinischen und pflegerischen Umgang mit ihnen auswirkt.[1479] Seelsorge – in der Tradition der Seelsorgebewegung – ist darum bemüht, auf soziale Benachteiligung und Ausgrenzung hinzuweisen, dieser entgegenzuwirken und Inklusion zu ermöglichen. Wenn unter Spiritual Care die gemeinsame Sorge um die Teilhabe und Teilnahme am Leben im umfassenden Sinne verstanden wird, ist damit die Inklusion gemeint.

Martina Löws raumsoziologische Überlegungen helfen zum Verständnis der Konstitution sozialer Ungleichheit und der Möglichkeiten von Seelsorge, diese aufzuheben. Sie unterscheidet vier Ebenen sozialer Ungleichheit:[1480]

1. *Reichtumsdimension*: Die Chancen, einen seelsorglich mitbestimmten Raum von Spiritual Care zu konstruieren, sind aufgrund geringerer oder größerer Verfügungsmöglichkeiten über soziale Güter entweder eingeschränkt oder begünstigt. Die Ausstattung von Seelsorge, die Bereitstellung von Sach- und Personalmitteln ist am Ort klinischer und pflegerischer Einrichtungen nicht nur eine Frage kirchlicher Finanzierbarkeit, sondern steht in Relation zur Ausstattung anderer Personen- und Berufsgruppen. Überlegungen innerhalb des Spiritual-Care-Diskurses um Allokation von Mitteln bis hin zur Frage der systemimmanenten Finanzierung durch Kostenträger markieren bereits Transformationsprozesse am Ort.[1481]

2. *Wissensdimension*: Die Chancen, einen seelsorglich mitbestimmten Raum von Spiritual Care zu konstituieren, sind abhängig von verfügbarem und einzubringendem Wissen und Zeugnissen. Seelsorgerinnen und Seelsorger verfügen über anderes Wissen als das ärztliche oder andersprofessionelle Personal, können aber auf eine akademische Ausbildung und zahlreiche Zusatzqualifikationen verweisen und agieren damit auf Augenhöhe mit dem ärztli-

---

1479 Analog lässt sich sagen: Die Hospiz- und Palliative-Care-Bewegung hat ihren Ausgangspunkt bei der Ausgrenzung Sterbender im Behandlungsalltag genommen und diese durch die Schaffung anderer Räume überwunden, die in der Geschichte zu eigenen Orten (Palliativstationen, stationäre Hospize) geführt haben.

1480 Vgl. M. Löw, Raumsoziologie 2015, 214.

1481 Vgl. dazu die Beiträge im Themenheft »Ökonomie« der Zeitschrift Spiritual Care (2013); Vgl. insb. die grundsätzliche Problemanzeige von Dorothee Haart: »Unter den Sparplänen der Kirchen, bzw. deren nachlassender Bereitschaft, sich in nicht-parochialen Feldern zu engagieren, sind Refinanzierungsmodelle für die kirchlichen Personalabteilungen ein verlockendes Angebot. Doch [...] Seelsorger brauchen institutionelle Freiräume, um ihre im fachlichen Diskurs geschärfte und weiterentwickelte berufliche Identität im Arbeitsalltag der Klinik wirklich entfalten zu können. [...] In solchen Verhandlungen müsste plausibel gemacht werden können, dass die eigentliche Chance von Seelsorge, eine andere, systemfremde Sichtweise in die routinierten Abläufe einer Klinik zugunsten eines beziehungsfähigeren Miteinanders einzubringen, nur in dieser Unabhängigkeit möglich ist – und dem Krankenhaus einen ›Nutzen‹, nicht in der Weise von ›Nützlichkeit‹ sondern in Form einer ›Not-Wendigkeit‹ bringt« (DOROTHEE HAART, Die Rolle der Seelsorge im Wirtschaftsunternehmen Krankenhaus, in: M. KLESSMANN [Hg.], Handbuch 2013, 40–55, 56f.).

chen Personal. Seelsorgende verfügen aus ihren Gesprächen mit Patientinnen und Patienten, deren An- und Zugehörigen und mit Mitarbeitenden über Wissen bezüglich Lebenswelt, Biographie und Spiritualität, das unter Beachtung von Vertraulichkeitsregeln in Entscheidungssituationen von Bedeutung ist und zur Stärkung von Würde und Personenrechten eingesetzt werden kann. Schließlich verfügen Seelsorgende über Deutungskompetenz und Wissen über Religionen, die bei der Planung von Behandlungsstrategien relevant sein können.

3. *Rangdimension*: Die Chancen, einen seelsorglich mitbestimmten Raum von Spiritual Care zu konstituieren, sind abhängig von Verfügungsmöglichkeiten über soziale Positionen. Die Frage nach Distanzierung oder Integration von Seelsorge in multiprofessionelle Behandlungsteams, Ethikberatung oder Trägerverantwortung hat Bedeutung für die soziale Position und Einflussnahme in einer Einrichtung und ihrer Organisationskultur. Spirituelle Fragestellungen werden dann der Seelsorgeperson zugewiesen, wenn sie ihre soziale Position entsprechend nutzt. Allerdings erinnern Seelsorgerinnen und Seelsorger zugleich an die soziale Position am Krankenbett: Bei einer Vollintegration in das System ist zu befürchten, dass Patientinnen und Patienten einer Seelsorgeperson das Vertrauen entziehen. Im Aushandeln des ›Rangs‹ ist also die Besonderheit der sozialen Position einschließlich der kodifizierten Rechte und Pflichten zu klären und zu wahren.

4. *Assoziationsdimension*: Die Chancen, einen seelsorglich mitbestimmten Raum von Spiritual Care zu konstituieren, sind abhängig von Zugehörigkeit oder Nicht-Zugehörigkeit zum Ort oder System. Raum entsteht durch das Handeln und Platzieren von Menschen und Gegenständen. Seelsorgende sehen sich primär in einer Beziehung mit den Gesprächspartnerinnen und Gesprächspartnern und konstituieren mit ihnen gemeinsam Raum. Im Konzept von Spiritual Care wird Raum darüber hinaus gemeinsam mit anderen Berufsgruppen und Beteiligten konstituiert; die Beteiligung von Seelsorge daran entscheidet darüber, ob dieser gemeinsam konstituierte Raum die spezifischen, geschichtlich gewachsenen Spuren von Seelsorge trägt oder nicht.

In der praktisch-theologischen Verhältnisbestimmung von christlicher Seelsorge und Spiritual Care bedarf es nicht nur einer prinzipiellen und normativ orientierten Argumentation und Positionsbestimmung, sondern einer Beschreibung dessen, wie Seelsorgerinnen und Seelsorger als Personen vor Ort wirksam sind und wie Seelsorge als Ganzes im Kontext des Gesundheitswesens wirksam ist. Zu wenig wurde meines Erachtens auf die Veränderungsprozesse geachtet, zu denen auch die Entwicklung von Spiritual Care selbst gehört, und den Beitrag von Seelsorge dazu.[1482] Spiritual Care kann als ein Prozess sich konstituierenden Raums an Orten des Gesundheitswesens verstanden werden, in dem und

---

1482 Vgl. die Aussage Eckhard Fricks: Spiritual Care entwickle sich »langsam innerhalb der Gesundheitsberufe, im Kontakt mit der Krankenhausseelsorge, aber weder als Ersatz für noch in Konkurrenz zur Pastoral« (ECKHARD FRICK, Spiritual Care: Eine neue Querschnittsaufgabe entsteht, in: WALTER SCHAUPP, JOHANN PLATZER, WOLF-

an dem Seelsorge involviert ist. Dieser Prozess bringt veränderte Handlungsroutinen mit sich, wenn spirituelle Aspekte Bestandteil von Regelverfahren und damit institutionalisiert werden.

• Die geregelte Wahrnehmung spiritueller Bedürfnisse und Ressourcen von Patientinnen und Patienten durch Verfahren wie ›spiritual screening‹ oder eine spirituelle Anamnese ist Produkt von Veränderungsprozessen, das zwischen Teams, Leiterin oder Leiter und Träger ausgehandelt und in Trainings- und Ausbildungskonzepte umgesetzt werden muss. Seelsorgende sind an der Aushandlung beteiligt und übernehmen unter Umständen die entsprechenden Schulungsmaßnahmen.
• Die Einspeisung von Informationen über die spirituelle und religiöse Situation einer Patientin/eines Patienten und/oder von An- und Zugehörigen in multiprofessionellen Teambesprechungen und damit deren Berücksichtigung in der weiteren Behandlungsstrategie wird nur dann zur Routine, wenn sie dem Verantwortungsbereich einer im Besprechungsraum präsenten Person zugewiesen wird, die diesen Aspekt regelmäßig (also erwartbar) abfragt. Diese Rolle fällt aktuell in der Regel der Seelsorgeperson zu; kann sie aber nicht regelmäßig an Teamsitzungen teilnehmen, muss diese Rolle einer anderen Person übertragen werden – als eine Spur vorheriger Raumerfahrung. Die Raumkonstitution hängt davon ab, dass Menschen und soziale Güter am Ort präsent sind.
• Die Überweisung von Patientinnen und Patienten an Seelsorge[1483] oder – im deutschen Sprachraum häufiger – die Inanspruchnahme von seelsorglicher Rufbereitschaft basiert auf früheren Raumerfahrungen des medizinischen Personals, das Präsenz und Handlungsformen von Seelsorge als konstruktiv erfahren hat und in einer vergleichbaren Situation die Spur aufgreift und den Raum damit aktualisiert.

Keine dieser Konkretionen organisierter Spiritual Care kommt ohne die Beteiligung von Seelsorge zustande; in keiner dieser Konkretionen passiert aber das, was Vertreterinnen und Vertreter einer seelsorgekritischen Spiritual Care befürchten, nämlich die Durchsetzung kirchlicher Machtpositionen und »Monopolisierung von Spiritualität«[1484]. Sowohl die zahlreichen Fallgeschichten, Erfahrungsberichte und Untersuchungen im vorliegenden Band als auch Beiträge in der aktuellen praxisbezogenen Literatur zu Krankenhaus- und Altenheimseelsorge und in theoretischen Darstellungen[1485] lassen erkennen, dass konfes-

---

GANG KRÖLL [Hg.], Gesundheitssorge und Spiritualität im Krankenhaus. Innsbruck 2014, 55–68, 65).
1483 Vgl. die Fallbeispiele aus Großbritannien, den USA und Israel im Band von G. FITCHETT, S. NOLAN (Hg.), Spiritual Care in Practice 2015.
1484 So STEFAN GÄRTNER, Seelsorge *wird* Spiritual Care vs. Spiritual Care *und* Seelsorge. Ein Ländervergleich der institutionellen und rechtlichen Rahmenbedingungen, in: Spiritual Care 4 (2015), 202–214, 209. Vgl. die Antwort von RALPH KUNZ, Steilpass! Replik auf den Artikel von Stefan Gärtner (2015), in: Spiritual Care 5 (2016), 245–246.

sionelle Seelsorgerinnen und Seelsorger ihr jeweiliges Gegenüber dabei unterstützen, auf eigene religiöse und spirituelle Ressourcen zurückzugreifen und/ oder das Angebot explizit religiöser Begleitung in Anspruch zu nehmen oder abzulehnen.

Martina Löw beschreibt die Transformationsprozesse entsprechend im Zusammenhang mit der Entwicklung neuer Routinen; es gelingt ihr meines Erachtens, die Überlegungen Michel Foucaults zur Funktion von Heterotopien in einer Weise zu konkretisieren, die für Seelsorge im Gesundheitswesen aufschlussreich ist.

> »Im Alltag werden Räume routiniert im Handlungsverlauf, das heißt im Fluß [sic!] der Handlungen konstituiert. [...] Von *institutionalisierten* Räumen ist dann die Rede, wenn die (An)Ordnungen über individuelles Handeln hinaus wirksam bleiben und genormte Syntheseleistungen und Spacings nach sich ziehen. In *Routinen*, also in regelmäßigen sozialen Praktiken, werden diese institutionalisierten (An)Ordnungen reproduziert. Infolge bewußter [sic!] und absichtsvoller Auseinandersetzung mit den Lebensbedingungen, [...] Handlungsweisen anderer oder Bedingungen von Fremdheit kann es zu Abweichungen von Routinen kommen, oder es können Situationen entstehen, für deren Bewältigung keine Routinehandlungen zur Verfügung stehen.«[1486]

Die proaktive Beteiligung von Seelsorgepersonal oder die Beanspruchung seelsorglicher Rufbereitschaft lässt auf Verunsicherung des Routinehandelns und eine Atmosphäre der Verunsicherung schließen und bricht damit den institutionalisierten Raum auf. »Geschieht dies regelmäßig, kollektiv und im Rückgriff auf relevante Regeln und Ressourcen, ist die Veränderung institutionalisierter Räume und räumlicher Strukturen denkbar.«[1487]

Die Veränderung kann sowohl systemstabilisierende als auch systemverändernde Wirkung haben, wie dies bereits bei der Heterotopie denkbar war:

> »Das Schaffen eigener institutionalisierter (An)Ordnungen ist ein zur Dominanzkultur gegenläufiges Geschehen, welches als *gegenkulturell* bezeichnet wird. Es eröffnet individuelle Handlungsoptionen, kann – wie Widerstand allgemein – zu Veränderungen gesellschaftlicher Strukturen führen, kann aber auch diese in der Übertretung bestätigen. Im Unterschied zu gegenkulturellen Räumen werden Räume *heterotop* genannt, wenn Räumen systematisch Illusions- oder Kompensationsfunktionen zugeschrieben werden.«[1488]

Beides ist möglich und hängt sowohl von den bestehenden Arrangements als auch den handelnden Personen ab. In diesem Sinn hat Eberhard Hauschildt Recht, wenn er sich für eine »differenzierte, flexible *Kombination* von Spiritual Care und Seelsorge«[1489] ausspricht.

1485 Nur kursorisch sei verwiesen auf RALPH CHARBONNIER, Seelsorge in der Palliativversorgung. Konzeptionelle, kommunikative und organisatorische Aspekte einer berufsübergreifenden Zusammenarbeit, in: CHRISTIANE BURBACH (Hg.), ... bis an die Grenze. Hospizarbeit und Palliative Care, Göttingen 2010, 165–189; ERHARD WEIHER, Seelsorge und Spiritualität, in: Lebendige Seelsorge 60 (2009), 218–223; EBERHARD HAUSCHILDT, »Spiritual Care« – eine Herausforderung für die Seelsorge?, in: Materialdienst der EZW 76 (2013) 83–90.

1486 M. Löw, Raumsoziologie 2015, 226f.

1487 A. a. O., 227.

1488 Ebd.

4 Ein offenes Fazit zum Beitrag von Seelsorge zu Spiritual Care

Ulrike Wagner-Rau hat, vor allem im Blick auf kirchliches Kasualhandeln, die Raummetaphorik eingebracht und mit dem Segenshandeln verbunden. Sie hat damit einen Zusammenhang von äußerem Raum und innerem Raum beschrieben, der im bisherigen implizit mitgedacht ist, etwa im Zusammenhang von Atmosphären. Seelsorgliche Kommunikation hat »heilsame Wirkungen«, die sich als räumliche Veränderungen beschreiben lassen, als Änderung von Ordnungen, bei denen es darum geht, »Gewissheit zu finden im Hinblick auf Tragfähigkeit des Raumes überhaupt, die ein Leben in Freiheit ermöglicht«[1490]. Wenn dies am Ort medizinischer und pflegender Einrichtungen zum Wohl von Patientinnen und Patienten, An- und Zugehörigen und Mitarbeitenden gelingt, ist damit der zentrale Beitrag von Seelsorge zu Spiritual Care im Gesundheitswesen erreicht. Seelsorge beteiligt sich auf ihre Weise am gemeinsamen Ringen um das Leben von Menschen. Seelsorge ist zwischenmenschliche Kommunikation des Evangeliums, geht von ihr aus und kehrt immer wieder zu ihr zurück. Sie geschieht als Da-Sein, Dabei-Bleiben, Mit-Gehen, im Gespräch, in Beratung, in Liturgie und Sakrament, als Helfen, als Feiern. Im Gesundheitswesen geschieht diese Kommunikation weder abseits oder am Rande noch im Zentrum des Geschehens. Sie geschieht am Ort medizinisch-pflegerischen und therapeutischen Handelns und hat Teil an der gemeinsamen Sorge für den kranken Menschen. Spiritual Care ist ein Organisationsbegriff dieser gemeinsamen Sorge, deren Ziel die Teilhabe und Teilnahme am Leben ist. Seelsorge und Spiritual Care sind aufeinander bezogen und aufeinander angewiesen. Der besondere und nicht ersetzbare Beitrag christlicher Seelsorge liegt dabei im theologischen Verständnis von Leben als Verheißung von Schalom, die sich inmitten von Leid erfüllt. Seelsorge trägt zur Lebenssättigung bei, die von Gott kommt und dort geschieht, wo Leben in seiner Existenz bedroht ist. Das gemeinsame Ringen um Leben fordert alle beteiligten Berufe heraus in ihrer Praxis und der Theorie dieser Praxis. Die Praxis von Seelsorgerinnen und Seelsorgern fordert zu offenen Diskursen über Leben und Tod, Spiritualität und Religion heraus. Sie fordert die Gesundheitswissenschaften ebenso heraus wie Theologie, Kirche und Religionsgemeinschaften. Eine Sättigung dieses Diskurses ist noch längst nicht erreicht.

1489 E. HAUSCHILDT, »Spiritual Care« 2013, 86. Hervorhebung im Original.
1490 U. WAGNER-RAU, Räume. Theoretisch 2007, 22.

Literatur

ABOUNA, GEORGE M., Ethical Issues in Organ and Tissue Transplantation, in: Experimental and Clinical Transplantation 2 (2003), 125–138.

ACKERMAN, SUSAN, Women's Rites of Passage in Ancient Israel. Three Case Studies (Birth, Coming of Age, and Death), in: ALBERTZ, RAINER/NAKHAI, BETH A./OLYAN, SAUL M./SCHMITT, RÜDIGER (Hg.) Family and Household Religion. Toward a Synthesis of Old Testament Studies, Archaeology, Epigraphy, and Cultural Studies, Winona Lake, In (USA) 2014, 1–32.

ALBRECHT, CHRISTIAN, Systemische Seelsorge. Therapie und Beratung im Horizont der Seelsorgekonzeption Friedrich Schleiermachers, in: IJPT 4 (2000), 213–252.

ALBRECHT, INGRID/BIEKER, RUTH/GUNZELMANN, THOMAS/HÖFER, SUSANNE/OSWALD, WOLF D., Kompetenztraining. Das SIMA- Projekt. Ein Programm für Seniorengruppen, Hogrefe 2001.

ALDEBERT, HEINER/MÄDLER, MICHAEL (Red.), Nähme ich Flügel der Morgenröte. Handreichung der Evangelisch-Lutherischen Kirche in Bayern zur Begleitung von Menschen mit Demenz und ihren Angehörigen, München 2009[2].

ALKHAWARI, FAWZI S./STIMSON, GERRY V./WARRENS, ANTHONY N., Attitudes toward Transplantation in U.K. Muslim Indo-Asians in West London, in: Am J Transplantation 5 (2005), 1326–1331.

ALLWINN, SABINE, Krankheitsbewältigung als individueller, interaktiver und sozialer Prozess, in: SCHNEIDER-HARPPRECHT, CHRISTOPH/ALLWINN, SABINE (Hg.), Psychosoziale Dienste und Seelsorge im Krankenhaus, Göttingen 2005, 17–104.

ALTMEYER, SUSANNE/KRÖGER, FRIEDEBERT, Theorie und Praxis der Systemischen Familienmedizin, Göttingen 2003.

AMERICAN PSYCHIATRIC ASSOCIATION, Practice Guideline for the Treatment of Patients with Alzheimer's Disease and Other Dementias of Late Life, in: American Journal of Psychiatry 154:5, May 1997 Supplement.

AMTHOR, WIEBKE, Heterotopie aus Fakt und Fiktion. Beispiel Venedig, in: Querelles-net 10/3 (2009).

ANSELM, REINER, Die Würde des gerechtfertigten Menschen. Zur Hermeneutik des Menschenwürdearguments aus der Perspektive der evangelischen Ethik, in: ZEE 43 (1999), 123–136.

ARBEITSGEMEINSCHAFT CHRISTLICHER KIRCHEN IN BADEN-WÜRTTEMBERG (Hg.), Eltern trauern um ihr totes neugeborenes Kind, Stuttgart 1994.

ARBEITSGEMEINSCHAFT DER WISSENSCHAFTLICHEN MEDIZINISCHEN FACHGESELLSCHAFTEN E. V. (AWMF), DEUTSCHEN KREBSGESELLSCHAFT E. V. (DKG) UND DEUTSCHEN KREBSHILFE (DKH) (Hg.), S3-Leitlinie Palliativmedizin für Patienten mit einer nicht heilbaren Krebserkrankung, Stuttgart 2015.

ASSOCIATION OF PROFESSIONAL CHAPLAINS, Guidelines for the Chaplain's Role in Health Care Ethics, unveröffentlichtes Manuskript (National Reference Center for Bioethics Literature, Kennedy Institute der Georgetown University, Washington D.C., USA), Illinois 10/2000.

AVEMARIE, FRIEDRICH, Art. »Taufe II. Neues Testament«, RGG[4] Bd. 8 (2005), Sp. 52–59.

BACH, ULRICH, Ohne die Schwächsten ist die Kirche nicht ganz. Bausteine einer Theologie nach Hadamar, Neukirchen-Vluyn 2006.

BALAGUER, ALBERT/MARTÍN-ANCEL, ANA/ORTIGOZA-ESCOBAR, DARÍO/ESCRIBANO, JOA-QUÍN/ARGEMI, JOSEP, The model of palliative care in the perinatal setting: a review of the literature, in: BMC Pediatrics 2012 DOI: 10.1186/1471-2431-12-25.

BALBONI, MICHAEL J./SULLIVAN, ADAM/ENZINGER, ANDREA C./EPSTEIN-PETERSON, ZACHARY D./TSENG, YOLANDA D./MITCHELL, CHRISTINE/NISKA, JOSHUA/ZOLLFRANK, ANGELIKA/VANDERWEELE, TYLER J./BALBONI, TRACY A., Nurse and physician barriers to spiritual care provision at the end of life, in: Journal of Pain and Symptom Management 48 (2014), 400–410.

BALBONI, TRACY/BALBONI, MICHAEL/PAULK, M. ELIZABETH/PHELPS, ANDREA/WRIGHT, ALEXI/PETEET, JOHN/BLOCK, SUSAN/LATHAN, CHRIS/VANDERWEELE, TYLER/PRIGER-SON, HOLLY, Support of cancer patients' spiritual needs and associations with medical care costs at the end of life, in: Cancer 11 (2011), 5383–5391.

BALDERMANN, INGO, Einführung in die biblische Didaktik, Darmstadt 1996.

BALLARD, PAUL/PRITCHARD, JOHN, Practical Theology in Action. Christian thinking in the service of church and society, London 1996.

BARGENDA, HILDEGARD/LAMMER, KERSTIN/TERJUNG, JENS (Hg.), Kostbare Zeit – Was Eltern erleben, wenn ihr Kind stirbt. Elterninterviews, Praxisberichte und eine wissenschaftliche Reflexion von Kerstin Lammer, Göttingen 2013.

BARNARD, DAVID/TOWERS, ANNA/BOSTON, PATRICIA/LAMBRINIDOU, YANNA (Hg.), Crossing Over. Narratives of Palliative Care, Oxford 2000.

BARNIKOL-OETTLER, BERNHARD, Das situierte Subjekt. Psychologische und Theologische Untersuchungen, Essen 1996.

BARNIKOL-OETTLER, BERNHARD, Ein religiöses Genie. Theologische Annäherungen an Friedrich Nietzsche, in: GRIMMER, KARL F (Hg.), Theologie im Plural, Frankfurt a. M. 2001, 87–98.

BAUMANN-NEUHAUS, EVA/BOOTHE, BRIGITTE/KUNZ, RALPH (Hg.), Religion im Heimalltag: ältere Menschen erzählen, Würzburg 2012.

BAUSEWEIN, CLAUDIA/ROLLER, SUSANNE/VOLTZ, RAYMOND (Hg.), Leitfaden Palliativmedizin, München 2015[5].

BEAUCHAMP, TOM L., Ethical Theory and Bioethics, in: BEAUCHAMP, TOM L./WALTERS, LEROY, Contemporary Issues in Bioethics, Belmont et. al. 1999[5], 1–32.

BEAUCHAMP, TOM L./CHILDRESS, JAMES F., Principles of Biomedical Ethics, New York 1994[4].

BEAUCHAMP, TOM L./CHILDRESS, JAMES, Principles of Biomedical Ethics 2001, 152–157.

BEAUFAŸS, SANDRA, Professionalisierung der Geburtshilfe. Machtverhältnisse im gesellschaftlichen Modernisierungsprozeß, Wiesbaden 1997.

BECHER, WERNER, Die Gesprächsprotokollanalyse, in: DERS. (Hg.), Seelsorgeausbildung. Theorien – Methoden – Modelle, Göttingen 1976, 77–90.

BECKER, EVE-MARIE, Neutestamentliche Wissenschaft, in: BECKER, EVE-MARIE/HILLER, DORIS, Handbuch Evangelische Theologie, Tübingen 2006, 87–156.

BECKER, JUTTA, ›Gell, heut geht's wieder auf die Rennbahn‹. Die Handlungslogik dementer Menschen wahrnehmen und verstehen, Darmstadt 2000[2].

BEDFORD-STROHM, HEINRICH, Theological Ethics and the Church. Reconsidering the Boundaries between Practical Theology and Theological Ethics in Light of the Debate on Liberalism and Communitarianism, in: WELKER, MICHAEL/SCHWEITZER, FRIED-RICH (Hg.), Reconsidering 2005, 175–186.

BENAD, MARTIN, Bethel als historischer Gegenstand, Vorschlag zur strukturierten Annäherung an die Geschichte der v. Bodelschwinghschen Anstalten, in: BENAD, MARTIN/WAGNER, EDMUND (Hg.), Diakonie der Religionen. Bd. 1, Studien zu Lehre und Praxis karitativen Handelns in der christlichen, buddhistischen, Hindu- und Sikh-Religion, Frankfurt et. al. 1996 (Theion 7), 11–38.

BENJAMIN, WALTER, Das Kunstwerk im Zeitalter seiner technischen Reproduzierbarkeit, Frankfurt a. M. 1963.

BENKE, CHRISTOPH, Was ist (christliche) Spiritualität? Begriffsdefinitionen und theoretische Grundlagen, in: ZULEHNER, PAUL (Hg.), Spiritualität – mehr als ein Megatrend, Ostfildern 2004, 29–43.

Bennett, Rachael E./McKenzie, Marlene B./Gavigan, Molly, Meeting the Logistical Challenges of Doing Research with Terminally and Chronically Ill Patients, in: Myers, G.E.,/Roberts, S. (Hg.), Chaplaincy Research 2014, 147–154.

Berg, Horst Klaus, Grundriss der Bibeldidaktik, München 1993.

Berwig, Julia, Biografische und religionsdidaktische Außenseiterperspektiven des Jugendalters. Eine empirische Studie, Göttingen 2004.

Beutel, Eckart, Homiletik – ein Teil der Liturgik. Christian Palmers Vermittlungstheologisch geprägte Predigtlehre, in: Albrecht, Christian, Weeber, Martin (Hg.), Klassiker der protestantischen Predigtlehre, Gütersloh 2002, 120–144.

Bickel, Horst, Epidemiologie von Demenz und Pflegebedürftigkeit, in: Bickel, Horst, Demenz und Pflegebedürftigkeit, Berlin 2001, 33–52.

Bickel, Horst, Epidemiologische Aspekte. Gegenwärtiger Stand und künftige Entwicklung von Demenzerkrankungen, in: Forum TTN 11 (Mai 2004), 23–35.

Biehl, Peter, Symbole geben zu lernen. Einführung in die Symboldidaktik anhand der Symbole Hand, Haus und Weg, Neukirchen-Vluyn 1989.

Biehl, Peter, Der phänomenologische Ansatz in der deutschen Religionspädagogik, in: Heimbrock, Hans-Günter (Hg.), Religionspädagogik und Phänomenologie, Weinheim 1998, 15–46.

Bieler, Andrea, ..Und was wurde aus dem politischen Anspruch der Praktischen Theologie..?, in: PrTh 40 (2005), 178–182.

Bieritz, Karl-Heinrich, Kommunikative Grundlagen der Seelsorge, in: Handbuch der Seelsorge, Berlin 1983², 95–138.

Birkner, Hans-Joachim, Schleiermachers »Kurze Darstellung« als theologisches Reformprogramm (1986), in: Birkner, Hans-Joachim, Schleiermacher-Studien, hg. v. H. Fischer, Berlin/New York 1996 (SchlA 16), 285–305.

Bishop, Laura Jane/Cherry, M. Nichelle/Darragh, Martina, Organizational Ethics and Health Care. Expanding Bioethics to the Institutional Arena, in: Kennedy Institute of Ethics Journal 9 (1999), 189–208.

Blothner, Dirk, Erlebniswelt Kino. Über die unbewusste Wirkung des Films, Bergisch-Gladbach 1999.

Blothner, Dirk, Das geheime Drehbuch des Lebens. Kino als Spiegel der menschlichen Seele, Bergisch Gladbach 2003.

Bochinger, Christoph, »New Age« und moderne Religion. Religionswissenschaftliche Analysen, Gütersloh 1994.

Bode, M./Haupt, M., Alkoholismus im Alter. Ein Überblick über Diagnostik, Therapie und psychische Folgeschäden, in: Fortschritte der Neurologie und Psychiatrie 66 (1998), 450–458.

Bodelschwingh, Friedrich von, Über die öffentliche Fürsorge für Epileptische. Vortrag auf dem Armenpfleger-Kongreß 1883 in Dresden, in: ders., Ausgewählte Schriften 1872–1910, Bethel 1964, 61.66.

Boisen, Anton T., The Challenge to Our Seminaries, in: The Journal of Pastoral Care, 5.1 (1951), 11–12.

Boisen, Anton T., The Exploration of the Inner World. A Study of Mental Disorder and Religious Experience, Philadelphia, PA 1971, erstmals 1936 veröffentlicht.

Borasio, Gian Domenico, Spiritualität in Palliativmedizin/Palliative Care, in: Frick, Eckhard,/Roser, Traugott (Hg.), Spiritualität und Medizin 2011², 112–118.

Borasio, Gian Domenico, Über das Sterben. Was wir wissen – was wir tun können – wie wir uns darauf einstellen, München 2011.

Borasio, Gian Domenico/Biechele, Irma/Frör, Peter/Riedner, Carola/Frick, Eckhard, Who should assess the patient's spiritual care needs? A randomized study, Poster beim Kongress der European Association of Palliative Care, Aachen 2005.

Borasio, Gian Domenico/Hessler, Hans-Joachim/Jox, Ralf J./Meier, Christoph (Hg.), Patientenverfügung. Das neue Gesetz in der Praxis, Stuttgart 2012.

Borasio, Gian Domenico/Jacobs, Peter/Weber, Jürgen/Jox, Ralf J., Empfehlungen zur Frage der Therapiezieländerung bei Schwerstkranken Patienten und zum Umgang mit Patientenverfügungen, in: Meier, Christoph/Borasio, Gian Domenico/Kutzer,

KLAUS (Hg.), Patientenverfügung. Ausdruck der Selbstbestimmung – Auftrag zur Fürsorge, Stuttgart 2005, 177–180.

BORCK, SEBASTIAN, Gottes kräftiger Anspruch auf unser ganzes Leben. Die Kirche und ihre Dienste und Werke in den Herausforderungen der Gesellschaft, Kiel 2016.

BORCK, SEBASTTIAN/ROSER, TRAUGOTT, Seelsorge für Menschen an Lebensübergängen, in Krisensituationen und in besonderen Lebensverhältnissen, in: LAMMER, KERSTIN/ BORCK, SEBASTIAN/HABENICHT, INGO/ROSER, TRAUGOTT, Menschen stärken. Seelsorge in der evangelischen Kirche, Gütersloh 2015, 35–41.

BORCK, SEBASTIAN/ROSER, TRAUGOTT, Wohin soll die Entwicklung der Seelsorge gehen?, in: LAMMER, KERSTIN/BORCK, SEBASTIAN/HABENICHT, INGO/ROSER, TRAUGOTT (Hg.), Menschen stärken 2015, 113–119.

BOVON, FRANCOIS, Das Evangelium nach Lukas Bd. 1, Zürich 1989 (EKK III/1).

BROD, M./STEWART, A. L./SANDS, L./WALTON, P., Conceptualization and measurement of quality of life in dementia: The Dementia Quality of Life Instrument (DQoL), in: The Gerontologist 39 (1999), 25–35.

BROMKAMP, PETER, »Wenn Pastoral Alter lernt« – Pastoralgeragogische Überlegungen zum Vierten Alter (Studien zur Theologie und Praxis der Seelsorge, Band 96), Würzburg 2015.

BROWN, J./WILLIAMS, A., Spirituality in nursing. A review of the literature, in: Journal of Advances in Health and Nursing Care 4 (1993), 42–66.

BROWNING, DON S., Auf dem Wege zu einer Fundamentalen und Strategischen Praktischen Theologie, in: NIPKOW, KARL-ERNST/RÖSSLER, DIETRICH/SCHWEITZER, FRIEDRICH (Hg.), Praktische Theologie und Kultur der Gegenwart. Ein internationaler Dialog, Gütersloh 1991, 21–42.

BROWNING, DON S., A Fundamental Practical Theology: Descriptive and Strategic Proposals, Minneapolis 1991 (paperback 1996).

BROWNING, DON S., Hermeneutik als Grundlage und Aufgabe praktisch-theologischer Ethik, in: GRÄB, WILHEM/RAU, GERHARD/SCHMIDT, HEINZ/VAN DER VEN, JOHANNES A. (Hg.), Christentum und Spätmoderne. Ein internationaler Diskurs über Praktische Theologie und Ethik, Stuttgart/Berlin/Köln 2000, 53–68.

BROWNING, DON S., The Relation of Practical Theology to Theological Ethics, in: WELKER, MICHAEL/SCHWEITZER, FRIEDRICH (Hg.), Reconsidering the Boundaries Between Theological Disciplines. Zur Neubestimmung der Grenzen zwischen den theologischen Disziplinen, Münster 2005.

BROWNING, DON S./MILLER-MCLEMORE, BONNIE/COUTURE, PAMELA/LYON, BERNIE/ FRANKLIN, ROBERT, From Culture Wars to Common Ground: Religion and the American Family Debate, Louisville 1997.

BRUCHHAUSEN, WALTER, Medizin zwischen den Welten. Vergangenheit und Gegenwart des medizinischen Pluralismus im südöstlichen Tansania, Göttingen 2006.

BUBMANN, PETER, Gut leben lernen. Lebenskunst als Leitbegriff in Ethik und Praktischer Theologie, in: ZEE 59 (2015), 250–261.

BUKOWSKI, PETER, Die Bibel ins Gespräch bringen, Neukirchen-Vluyn 1994.

BUNDESÄRZTEKAMMER, Richtlinien zur pränatalen Diagnostik von Krankheiten und Krankheitsdispositionen. Dtsch Arztebl 95 (1998, Heft 50), A3236–3242.

BUNDESÄRZTEKAMMER, Handreichung für Ärzte zum Umgang mit Patientenverfügungen, 1999.

BUNDESMINISTERIUM FÜR SOZIALES, FAMILIE UND JUGEND (Hg.), Vierter Bericht zur Lage der älteren Generation in der Bundesrepublik Deutschland: Risiken, Lebensqualität und Versorgung Hochaltriger – unter besonderer Berücksichtigung demenzieller Erkrankungen, Bundesanzeiger Verlagsgesellschaft, Bonn 2002.

BUNDESZENTRALE FÜR GESUNDHEITLICHE AUFKLÄRUNG (BZgA) (Hg.), Schwangerschaftserleben und Pränataldiagnostik, Repräsentative Befragung Schwangerer zum Thema Pränataldiagnostik, Köln 2006.

BURBACH, CHRISTIANE (Hg.), ... bis an die Grenze. Hospizarbeit und Palliative Care, Göttingen 2010.

514

BUSCH, ROGER J./KNOEPFFLER, NIKOLAUS (Hg), Grenzen überschreiten. Festschrift zum 70. Geburtstag von Trutz Rendtorff, München 2001.

BUSHFIELD, SUZANNE, Use of spiritual life maps in a hospice setting, in: Journal of Religion, Spirituality & Aging 22 (2010), 254–270.

BÜSSING, ARNDT, Spirituality as a resource to rely on in chronic illness: The SpREUK Questionnaire. Religions 1 (2010), 9–17.

BÜSSING, ARNDT/BALZAT, J.H./HEUSSER, PIA, Spiritual needs of patients with chronic pain diseases and cancer – Validation of the Spiritual Needs Questionnaire. Europ Medical Research 15 (2010)), 266–273.

BÜSSING, ARNDT/JANKO, ANNINA/KOPF, ANDREAS/LUX, EBERHARD A./FRICK, ECKHARD, Zusammenhänge zwischen psychosozialen und spirituellen Bedürfnissen und Bewertung von Krankheit bei Patienten mit chronischen Erkrankungen, in: Spiritual Care 1 (2012) Heft 1, 57–73.

CALLAHAN, DANIEL, Terminating life-sustaining treatment of the demented, in: Hastings Center Report 25 (1995), 26.

CANACAKIS, JORGOS, Ich sehe deine Tränen. Trauern, Klagen, Leben können, Stuttgart 1987.

CAREY, LINDSAY B./COHEN, JEFFREY, Religion, Spirituality and Health Care Treatment Decisions: The Role of Chaplains in the Australian Clinical Context, in: J of Health Care Chaplaincy 15(2009), 25–39.

CAREY, LINDSAY B./COHEN, JEFFREY, Health Care Chaplains and their Role on Institutional Ethics Committees: An Australia Study, in: J Relig Health 49 (2010), 221–232.

CAREY, LINDSAY B./NEWELL, CHRISTOPHER J., Chaplaincy and Resuscitation, in: European Journal of Resuscitation 75 (2007), 12–22.

CHARBONNIER, RALPH, Seelsorge in der Palliativversorgung. Konzeptionelle, kommunikative und organisatorische Aspekte einer berufsübergreifenden Zusammenarbeit, in: WzM 60 (2008), 512–528.

CHARBONNIER, RALPH, Seelsorge in der Palliativversorgung, in: BURBACH, CHRISTIANE (Hg.), ... bis an die Grenze. Hospizarbeit und Palliative Care, Göttingen 2010, 165–189.

CLEMM, STEPHANIE, Die Rolle von Seelsorgerinnen und Seelsorgern bei Therapieentscheidungen und Ethikberatung am Lebensende, Dissertation München, 2015.

CLEMM, STEPHANIE/JOX, RALF J./BORASIO, GIAN DOMENICO/ROSER, TRAUGOTT, The role of chaplains in end-of-life decision making: Results of a pilot survey, in: Palliative and Symptom Care 2013, 45–51 doi:10.1017/S1478951513000266.

COBB, MARK/PUCHALSKI, CHRISTINA/RUMBOLD, BRUCE (Hg.), Oxford Textbook of Spirituality in Healthcare, Oxford 2012.

COORS, MICHAEL/HAART, DOROTHEE/DEMETRIADES, DIETGARD, Das Beicht- und Seelsorgegeheimnis im Kontext der Palliativversorgung. Ein Diskussionspapier der Deutschen Gesellschaft für Palliativmedizin (DGP), in: WzM 66 (2014), 91–98.

COORS, MICHAEL/KUMLEHN, MARTINA (Hg.), Lebensqualität im Alter. Gerontologische und ethische Perspektiven auf Alter und Demenz, Stuttgart 2013.

CORBIN, JULIET/STRAUSS, ANSELM L., Grounded Theory: Grundlagen Qualitativer Sozialforschung, Psychologie Verlags Union 1996.

COZAD NEUGER, CHRISTIE, Counseling Women. A Narrative, Personal Approach, Minneapolis 2001.

CRAWFORD, CINDY C./JONAS, WAYNE B., A comprehensive bibliography of spiritual healing, ‹energy› medicine, and intentionality research, in: DIES., Healing, Intention and Energy Medicine. Science, Research Methods and Clinical Implications, Edinburgh et al. 2003, 343–391.

CROWTHER, SUSAN/SMYTHE, ELIZABETH/SPENCE, DEB, Kairos time at the moment of birth, in: Midwifery 31 (2015), 451–457.

CUNNINGHAM, SR. MADONNA MARIE, O.S.F., Consultation, Collaboration and Referral, in: R. WICKS, R. PARSONS, D. CAPPS (Hg.), Clinical Handbook 1993, 162–170.

CURLIN, FARR A./LANTOS, JOHN D./ROACH, CHAD J./SELLERGREN, SARAH A./CHIN, MARSHALL H., Religious characteristics of U.S. physicians: a national survey. J Gen Intern Med 2005;20:629-34.

CURRAN, J. JOSEPH JR., Alzheimer's Disease. The Impact of Maryland's Legal and Policy Environment on Patients and Caregivers, Discussion Draft October 2001 (Manuskript).

DAALEMAN, TIMOTHY/PERERA, SUBASHAN/STUDENSKI, STEPHANIE, Religion, Spirituality, and Health Status in Geriatric Outpatients, in: Annals of Family Medicine 2 (2004, Heft 1), 49–53.

DABROCK, PETER, Bedingungen des Unbedingten. Zum problematischen, aber notwendigen Gebrauch der Menschenwürde-Konzeption in der Bioethik, in: DABROCK, PETER/KLINNERT, LARS/SCHADRIEN, STEFANIE, Menschenwürde und Lebensschutz 2004, 147–172.

DABROCK, PETER/KLINNERT, LARS/SCHARDIEN, STEFANIE, Menschenwürde und Lebensschutz. Herausforderungen theologischer Bioethik, Gütersloh 2004.

DAHEIM, HANSJÜRGEN, Zum Stand der Professionssoziologie. Rekonstruktion machttheoretischer Modelle der Profession, in: DEWE, BERND/FERCHHOFF, WILFRIED/RADTKE, FRANK-OLAF (Hg.), Erziehen als Profession. Zur Logik professionellen Handelns in pädagogischen Feldern, Opladen 1992, 21–35.

DAHLGRÜN, CORINNA, Christliche Spiritualität. Formen und Traditionen der Suche nach Gott, Berlin 2009, 157–178.

DAIBER, KARL-FRITZ, Grundriß der Praktischen Theologie als Handlungswissenschaft, München 1977.

DAIBER, KARL-FRITZ, Zur Sozialgestalt der Gemeinden, in: BLOTH, PETER C. u. a. (Hg.), Handbuch der Praktischen Theologie, Bd. 3, Gütersloh 1986, 210–229.

DAIBER, KARL-FRITZ, Pastoralsoziologie, in: KRESS, HARTMUT/DAIBER, KARL FRITZ (Hg.), Theologische Ethik – Pastoralsoziologie, Stuttgart/Berlin/Köln 1996, 119–239.

DAIBER, KARL-FRITZ, Was sprachlos macht zur Sprache bringen. Gottesdienst und Predigt angesichts des vielfachen Todes, in: Arbeitsstelle Gottesdienst 19 (2005 Themenheft Öffentliche Klage und Trauer), 4–12.

DAMASIO, ANTONIO R., Ich fühle, also bin ich. Die Entschlüsselung des Bewusstseins, München 2002.

DE CERTEAU, MICHEL, Praktiken im Raum, in: DÜNNE J./GÜNZEL, S. (Hg.) Raumtheorie 2015, 343–352.

DEFANTI, CARLO A., Personal Identity and Palliative Care. In: VOLTZ, RAYMOND et al (Hg.), Palliative Care in Neurology, Oxford 2003.

DEGEN, JOHANNES, Distanzierte Integration. Materialien zur Seelsorge in den Strukturen des Krankenhauses, in: WzM 32 (1980), 2–14.

DEGRAZIA, DAVID, Advance Directives, Dementia, and the ›Someone Else problem', in: Bioethics 13:5 (1999), 373–391.

DENKHAUS, RUTH/DABROCK, PETER, Grauzonen zwischen Leben und Tod. Ein Plädoyer für mehr Ehrlichkeit in der Debatte um das Hirntod-Kriterium, in: ZfmE 58 (2012) 135–147.

DETHLOFF-SCHIMMER, FANNY (Hg.), Seelsorgerliche und homiletische Hilfen beim Tod eines Kindes, Gütersloh 1996.

DEUTSCHE GESELLSCHAFT FÜR PALLIATIVMEDIZIN, Curriculum: Grundlagen der Palliativmedizin. Gegenstandskatalog und Lernziele für Studierende der Medizin, ohne Ort 2009[2].

DEUTSCHE GESELLSCHAFT FÜR PALLIATIVMEDIZIN E. V./DEUTSCHER HOSPIZ- UND PALLIATIVVERBAND E. V./BUNDESÄRZTEKAMMER, Charta zur Betreuung schwerstkranker und sterbender Menschen in Deutschland, 2010.

DEWE, BERND/OTTO, HANS-UWE, Professionalisierung, in: EYFERTH, HANNS/OTTO, HANS-UWE/THIERSCH, HANS (Hg.), Handbuch zur Sozialarbeit/Sozialpädagogik, Darmstadt 1984, 775–811.

DIETZFELBINGER, CHRISTIAN, Die theologische Bewältigung von Tod und Abwesenheit Jesu in den Abschiedsreden des Johannesevangeliums in: JBTh 19 (2004), 217–241.

DIETZFELBINGER, HERMANN, Spiritualität in der Onkologie, in: KLEINING, BERNHARD,/ SCHUMACHER, ANDREA (Hg.), Spiritualität in der Onkologie. dapo-Jahrbuch 2003, Lengerich 2004, 34–45.

DÖRNER, KLAUS, Bürger und Irre, Frankfurt a. M. 1984.

DÖRR, ANETTE, Religiöses Coping als Ressource bei der Bewältigung von Life Events, in: ZWINGMANN, CHRISTIAN/MOOSBRUGGER, HELFRIED (Hg.), Religiosität: Messverfahren und Studien zu Gesundheit und Lebensbewältigung. Neue Beiträge zur Religionspsychologie, Münster 2004, 261–275.

DOUKAS, DAVID JOHN/MCCULLOUGH, LAURENCE B., The Values History. The Evaluation of the Patient's Values and Advance Directives, in: Journal of Family Practice 32, no. 2 (1991).

DRECHSEL, WOLFGANG, Lebensgeschichte und Lebens-Geschichten. Zugänge zur Seelsorge aus biographischer Perspektive, Gütersloh 2002.

DRECHSEL, WOLFGANG, Sünde – anachronistisches Design weltfremden Christentums in der Moderne oder gegenwartsbezogene Lebensdeutung? Aktualität und Praxisrelevanz eines marginalisierten Themas für eine zeitgemäße Praktische Theologie, in: PTh 93 (2004), 17–32.

DREHER, CHRISTOPH/LANG, CHRISTINE, Breaking Down. Breaking Bad. Dramaturgie und Ästhetik einer Fernsehserie (Merz Akademie) Stuttgart 2014.

DREHER, SIEGFRIED, Chancen und Grenzen eines Ethik-Komitees im Krankenhaus, in: WzM 54 (2002), 396–401.

DRESSLER, REBECCA, Dworkin on Dementia. Elegant theory, questionable policy, in: Hastings Center Report 25 (1995), 35.

DRESSLER, REBECCA, Precommitment. A Misguided Strategy for Securing Death with Dignity, in: Texas Law Review 81 (2003): 1823–1847.

DUESBERG, HANS, Perspektiven der Seelsorge in der Institution Klinik, in: WzM 51 (1999), 289–303.

DÜNNE, JÖRG, Einleitung, in: DERS./GÜNZEL STEPHAN, Raumtheorie, Frankfurt a. M. 2015, 289–303.

DWORKIN, RONALD, Life's Dominion, New York 1994.

EBERHARDT, HERMANN, Pastorale Ethik. Praktische Seel-Sorge-Theologie II, Bielefeld 1999.

EBNER, MARTIN/FISCHER, IRMTRAUD/FREY, JÖRG ET. AL. (Hg.), Jahrbuch für Biblische Theologie (JBTh) Bd. 19. Leben trotz Tod, Neukirchen-Vluyn 2005.

EDER, JENS, Dramaturgie des populären Films. Drehbuchpraxis und Filmtheorie, Hamburg 1999.

EIBACH, ULRICH, Gesundheit und Krankheit. Anthropologische, theologische und ethische Aspekte, in: KLESSMANN, MICHAEL (Hg.), Handbuch der Krankenhausseelsorge 2013⁴, 271–282.

EIBACH, ULRICH, Suizid und Tötungsverbot. Theologisch-ethische und seelsorgliche Aspekte, in: WzM 68 (2016), 372–387.

EINARSDÓTTIR, JONINA, Emotional Experts: Parents' Views on End-of-Life Decisions for Preterm Infants in Iceland, in: Medical Anthropology Qart 23 (2009), 34–50.

ELHARDT, EVA/RIEDNER, CAROLA/PAAL, PIRET/ROSER, TRAUGOTT/FRICK, ECKHARD, Evaluation einer Fortbildung zur Spirituellen Anamnese SPIR in Klinik und Praxis, in: Spiritual Care 2 (2013), 27–34.

ELLISON, TRACEY, Xenotransplantation – ethics and regulation, in: Xenotransplantation 13 (2006), 505–509.

EMLEIN, GÜNTHER, Seelsorge als systemische Praxis. Grundlagen für eine systemische Konzeption der Seelsorge, in: WzM 53 (2001), 158–178.

ENGEL, SABINE, Die Alzheimer-Demenz. Ursachen, Verlauf, Diagnostik und therapeutische Möglichkeiten, in: Forum TTN 11 (Mai 2004), 2–13.

ENGELHARDT, H. TRISTRAM JR., Foundations of Bioethics 1996, 347–349.

ENGELHARDT, H. TRISTRAM JR., Generic Chaplaincy. Providing Spiritual Care in a Post-Christian Age, in: Christian Bioethics 4 (1998), 231–238.

ENGELKE, ERNST, Sterbenskranke und Kirche, München/Mainz 1980.

ENGEMANN, WILFRIED (Hg.), Handbuch der Seelsorge. Grundlagen und Profile, Leipzig 2009[2].

ENSEL, ANGELICA, Spirituelles Vakuum – Vorgeburtliche Diagnostik und die Krise des Übergangs, in: Spiritual Care 5 (2016), 121–128.

ERNSTING, HEIKE, Kraft zum Menschsein. Heilungsrituale, in: PTh 50 (2015), 146–150.

EVANGELISCHE FRAUEN IN BADEN (Hg.), Segensreich schwanger. Arbeitshilfe für eine Spiritualität während der Schwangerschaft, Karlsruhe 2015.

EVANGELISCHE KIRCHE IN DEUTSCHLAND (Hg.), Die Kraft zum Menschsein stärken. Leitlinien für die evangelische Krankenhausseelsorge. Eine Orientierungshilfe, Hannover 2004.

EVANGELISCHE KIRCHE VON WESTFALEN, Richtlinien zur Anfertigung der Hausarbeiten im Rahmen der Zweiten Theologischen Prüfung. Vom 22. Oktober 1998 (KABl. 1998 S. 181).

EVANGELISCHE KONFERENZ FÜR FAMILIEN- UND LEBENSBERATUNG E. V. FACHVERBAND FÜR PSYCHOLOGISCHE BERATUNG UND SUPERVISION (EKFuL) (Hg.), Leitlinien für die interprofessionelle Kooperation bei der Beratung und Begleitung schwangerer Frauen und werdender Eltern bei pränataler Diagnostik, Berlin 2015.

EVANGELISCHER ERWACHSENENKATECHISMUS. Kursbuch des Glaubens, Gütersloh 2001.

EVERTZ, KLAUS/JANUS, LUDWIG/LINDER, RUPERT (Hg.), Lehrbuch der Pränatalen Psychologie, Heidelberg 2014.

EYER, RICHARD C., Clergy's Role on Medical Ethics Committees, in: The Journal of Pastoral Care 39 (1985), 208–212.

FADEL, HOSSAM E., Postmortem and Perimortem Cesarean Section: Historical, Religious, and Ethical Considerations, in: J Islamic Medical Ass 43 (3) (2011), 194–201.

FAGERLIN, ANGELA/SCHNEIDER, CARL E., Enough. The Failure of the Living Will, in: Hastings Center Report 34, no. 2 (2004), 30–42.

FAILING, WOLF-ECKART/HEIMBROCK, HANS-GÜNTER, Gelebte Religion wahrnehmen. Lebenswelt – Alltagskultur – Religionspraxis, Stuttgart 1998.

FARLEY, EDWARD, Interpreting Situations. An Inquiry into the Nature of Practical Theology, in: MUDGE, LEWIS S./POLING, JAMES N. (Hg.), Formation and Reflection. The Promise of Practical Theology, Philadelphia 1987, 1–26.

FATH, GERALD, Pastoral Counseling in the Hospital Setting, in: WICKS, ROBERT J./PARSONS, RICHARD D./CAPPS, DONALD (Hg.), Clinical Handbook of Pastoral Counselung, New Jersey, 1993, 349–359.

FECHTNER, KRISTIAN, Praktische Theologie als Erkundung. Religiöse Praxis im spätmodernen Christentum, in: SCHWAB, ULRICH/HAUSCHILDT, EBERHARD (Hg.), Praktische Theologie 2002, 55–66.

FEIGE, ANDREAS/LUKATIS, INGRID, Empirie hat Konjunktur. Ausweitung und Differenzierung der empirischen Forschung in der deutschsprachigen Religions- und Kirchensoziologie seit den 90er Jahren – ein Forschungsbericht, in: PrTh 39 (2004), 12–32.

FEIL, NAOMI/DE KLERK-RUBIN, VICKI, Validation: Ein Weg zum Verständnis verwirrter alter Menschen, München/Basel 2013[10].

FEREL, MARTIN, ›Willst du gesund werden?‹ – Das systemische Verständnis von Krankheit und Heilung als Orientierung für die Seelsorge, in: WzM 48 (1996), 359–374.

FEREL, MARTIN, Die Verwandlung von Krankengeschichten in Lebensgeschichten und die Konstruktion von Biographien, in: LANFERMANN, AGNES/POMPEY, HEINRICH (Hg.), Auf der Suche nach dem Leben begegnet dir Gott. FS für Karl Frielingsdorf, 2003, 76–86.

FIEDLER, KIRSTEN/RIESS, RICHARD (Hg.), Die verletzlichen Jahre. Handbuch zur Beratung und Seelsorge an Kindern und Jugendlichen, Gütersloh 1993.

FILIPPINI, NADIA M., Die ›erste‹ Geburt. Eine neue Vorstellung vom Fötus und vom Mutterleib, in: DUDEN, BARBARA/SCHLUMBOHM, JÜRGEN/VEIT, PATRICE (Hg.) Geschichte des Ungeborenen. Zur Erfahrungs- und Wissenschaftsgeschichte der Schwangerschaft, 17.–20. Jahrhundert, Göttingen 2002, 99–128.

FITCHETT, GEORGE, Screening for Spiritual Risk. Chaplaincy Today, 15 (1999), 2–12.

FITCHETT, GEORGE/NOLAN, STEVE (Hg.), Spiritual Care in Practice. Case Studies in Health Care Chaplaincy, London/Philadelphia 2015.

FITSCHEN, KLAUS, Kirchengeschichte, in: BECKER, EVE-MARIE/HILLER, DORIS, Handbuch Evangelische Theologie, Tübingen 2006, 157–214.

FLEMING, VALERIE/ILJUSCHIN, IRINA/PEHLKE-MILDE, JESSICA/MAURER, FRANZISKA/PARPAN, FRANZISKA, Dying at life's beginning: Experiences of parents and health professionals in Switzerland when an ‹in utero ' diagnosis incompatible with life is made, in: Midwifery 34 (2016), 23–29.

FLENADY, VICKI/KOOPMANS, LAURA/MIDDLETON, PHILIPPA/FRØEN, J. FREDERIK/SMITH, GORDON C./GIBBONS, KRISTEN/COORY, MICHAEL/GORDON, ADRIENNE/ELLWOOD, DAVID/MCINTYRE, HAROLD D./FRETTS, RUTH/EZZATI, MAJID, Major risk factors for stillbirth in high-income countries: a systematic review and meta-analysis, in: Lancet 2011; 377: 1331–1340.

FOLSTEIN, M. F., FOLSTEIN, S. E./MCHUGH, P. R., Mini-Mental State: A Practical Method for Grading the Cognitive State of Patients for the Clinician, in: J Psychiat Res 12 (1975), 189–198.

FOUCAULT, MICHEL, Wahnsinn und Gesellschaft. Eine Geschichte des Wahns im Zeitalter der Vernunft, Frankfurt a. M. 1996[12].

FOUCAULT, MICHEL, Archäologie des Wissens, in: DERS., Die Hauptwerke. Mit einem Nachwort von Axel Honneth und Martin Saar, Frankfurt a. M., 2008, 471–699.

FOUCAULT, MICHEL, Die Heterotopien. Der utopische Körper: Zwei Radiovorträge, Berlin 2013.

FOUCAULT, MICHEL, Von anderen Räumen, in: DERS., Schriften in vier Bänden. Dits et Ecrits, Bd. 4, hg. von DANIEL DEFERT und FRANÇOIS EWALD, Frankfurt a. M. 2005, 931–942.

FOWLER, JAMES W./STREIB, HEINZ/KELLER, BARBARA, Manual for Faith Development Research. 2004 Edition, Atlanta/Bielefeld 2004.

FREY, CHRISTOFER, Konvergenz und Divergenz der Interessen von Ethik und Praktischer Theologie, in: WELKER, MICHAEL/SCHWEITZER, FRIEDRICH (Hg.), Reconsidering the Boundaries Between Theological Disciplines. Zur Neubestimmung der Grenzen zwischen den theologischen Disziplinen, Münster 2005, 113–122.

FRICK, ECKHARD, Glauben ist keine Wunderdroge. Hilft Spiritualität bei der Bewältigung schwerer Krankheit?, in: Herder Korrespondenz 56 (2002/1), 41–46.

FRICK, ECKHARD, Spiritual Care zwischen Grenzüberschreitung und Notwendigkeit. Vorlesung 21.12.2010, Manuskript München 2010.

FRICK, ECKHARD/RIEDNER, CAROLA/FEGG, MARTIN/HAUF, S./BORASIO, GIAN DOMENICO, A clinical interview assessing cancer patients' spiritual needs and preferences, European Journal of Cancer Care (2006), 238–242.

FRICK, ECKHARD/ROSER, TRAUGOTT (Hg), Spiritualität und Gesundheit. Gemeinsame Sorge um den kranken Menschen, Stuttgart 2011[2].

FRØEN, J. FREDERIK/CACCIATORE, JOANNE/MCCLURE, ELIZABETH M./KUTI, OLUWAFEMI/JOKHIO, ABDUL HAKEEM/ISLAM, MONIR/SHIFFMANN, JEREMY, Stillbirths: why they matter, in: Lancet 377 (2011), 1353–1366.

FUNKE, ALEX, Mit einer Alzheimer-Kranken leben. Ein Erfahrungsbericht, Bielefeld 1998.

GADAMER, HANS-GEORG, Wahrheit und Methode. Grundzüge einer philosophischen Hermeneutik, Tübingen 1960 (Neuausgabe: HANS-GEORG GADAMER, Gesammelte Werke. Band 1: Hermeneutik I: Wahrheit und Methode: Grundzüge einer philosophischen Hermeneutik, Tübingen 1990[6]).

GANZEVOORT, RUARD, What you see is what you get. Social construction and normativity in practical theology, in: VAN DER VEN, J.A./SCHERER-RATH, M. (Hg.), Normativity and empirical Research in Theology, Leiden u. a. 2004, 17–34.

GANZEVOORT, RUARD, Das Kino als Ort religiöser Erfahrung. Paper at the conference Religiöse und aesthetische Erfahrung. Berlin, 8–10 April 2005.

GÄRTNER, STEFAN, Seelsorge wird Spiritual Care vs. Spiritual Care und Seelsorge. Ein Ländervergleich der institutionellen und rechtlichen Rahmenbedingungen, in: Spiritual Care 4 (2015), 202–214.

519

GEBHARD, DÖRTE, Menschenwürde in der Diakonie, in: SCHIBILSKY, MICHAEL/ZITT, RENATE (Hg.), Theologie und Diakonie, Gütersloh 2004.

GERSTENKORN, UWE, Hospizarbeit in Deutschland. Lebenswissen im Angesicht des Todes, Stuttgart 2004.

GESTRICH, REINHOLD, Aus- und Fortbildung für Krankenhausseelsorge, in: KLESSMANN, MICHAEL (Hg.), Handbuch der Krankenhausseelsorge, Göttingen 2013⁴, 330–340.

GILL, CHRISTOPHER, Personality in Greek Epic, Tragedy and Philosophy: The Self in Dialogue. Oxford (reprint) 1998.

GILLON, RAANAN/LLOYD, ANN, Principles of Health Care Ethics, London 1994.

GLASER, BARNEY G./STRAUSS, ANSELM L., Awareness of Dying, Chicago 1965.

GLASER, BARNEY G./STRAUSS, ANSELM L., Grounded Theory. Strategien qualitativer Forschung, Bern 2005.

GLASER, HERMANN, Rhythmische Einreibungen nach Wegmann/Hauschka, in: KRÄNZLE, SUSANNE/SCHMID, ULRIKE/SEEGER, CHRISTA (Hg.) Palliative Care. Handbuch für Pflege und Begleitung, Berlin/Heidelberg 2014⁵, 254–262.

GLEIXNER, ULRIKE, Todesangst und Gottergebenheit. Die Spiritualisierung von Schwangerschaft und Geburt im lutherischen Pietismus, in: DUDEN, BARBARA/SCHLUMBOHM, JÜRGEN/VEIT, PATRICE (Hg.), Geschichte des Ungeborenen 2002, 75–98.

GOLLER, HANS, Hirnforschung und Menschenbild. Die Bedeutung von Körper und Emotion für Bewusstsein und Selbst, in: Stimmen der Zeit 2000/9, 578–594.

GRÄB, WILHELM, Praktische Theologie als religiöse Kulturhermeneutik. Eine deutende Theorie gegenwärtig gelebter Religion, in: HAUSCHILDT, EBERHARD/ROTH, URSULA/LAUBE, MARTIN, Topographie 2000, 86–110.

GRÄB, WILHELM, Praktische Theologie als Theorie der Kirchenleitung: Friedrich Schleiermacher, in: GRETHLEIN, CHRISTIAN/MEYER-BLANCK, MICHAEL (Hg.), Geschichte der Praktischen Theologie. Dargestellt anhand ihrer Klassiker, Leipzig 2000, 67–110.

GRÄB, WILHELM, Wahrnehmung gelebter Religion – oder wie theologische Ethik und Praktische Theologie zusammenspielen, in: DERS./RAU, GERHARD/SCHMIDT, HEINZ/VAN DER VEEN JOHANNES A. (HG.), Christentum und Spätmoderne. Ein internationaler Diskurs über Praktische Theologie und Ethik, Stuttgart 2000, 114–126.

GRÄB, WILHELM, Sinn fürs Unendliche. Religion in der Mediengesellschaft, Gütersloh 2002.

GRÄB-SCHMIDT, ELISABETH, Art. Spiritualität V. Dogmatisch, in: RGG⁴, 1594f, 1995.

GRAF, FRIEDRICH WILHELM, Art. »Taufe«, in: Wörterbuch des Christentums, Gütersloh/Zürich 1988, 1227.

GRAF, FRIEDRICH-WILHELM, Protestantische Wortkultur heute, in: ZIEGERT, RICHARD (Hg.), Protestantismus als Kultur, Bielefeld 1991, 125–132.

GRAF, FRIEDRICH-WILHELM, Einleitung – Protestantische Freiheit, in: GRAF, FRIEDRICH-WILHELM/TANNER, KLAUS (Hg.), Protestantische Identität heute, Gütersloh 1992, 13–23.

GRAHAM, ELAINE, Practical Theology as Transforming Practice, in: WOODWARD, JAMES/PATTISON, STEPHEN (Hg.), The Blackwell Reader in Pastoral and Practical Theology, Oxford 2000, 104–117.

GRATZ, MARGIT/KREMER-HARTMANN, ANNE/ROSER, TRAUGOTT, Hospiz- und Palliativkultur in den Residenzen des Augustinum. Einblicke in eine Projektentwicklung, in: RADBRUCH, LUKAS/HESSE, MICHAELA/PELTTAR, LEENA/SCOTT, ROS (Hg.) Ehrenamt in allen Facetten. Einblicke in den Einsatz Ehrenamtlicher in Palliative Care aus sieben Ländern, Bonn 2015, 95–102.

GRATZ, MARGIT/PAAL, PIRET/ROSER, TRAUGOTT, Spiritual Care in der Schulung der ehrenamtlichen Hospizbegleiter in Bayern, in: Zeitschrift für Palliativmedizin 15 (2014), 174–179.

GRATZ, MARGIT/ROSER, TRAUGOTT, Curriculum Spiritualität für ehrenamtliche Hospizbegleitung, Göttingen 2016.

GREEN, ANDRÉ, Das Intrapsychische und das Intersubjektive in der Psychoanalyse, in: ALTMEYER, MARTIN/THOMÄ, HELMUT (Hg.), Die vernetzte Seele. Die intersubjektive Wende in der Psychoanalyse, Stuttgart 2010², 227–258.

GREER, JOANNE MARIE G., Research in Pastoral Counseling: Definitions, Methods, and Research Training, in: WICKS, ROBERT J./PARSONS, RICHARD D./CAPPS, DONALD (Hg.), Clinical Handbook of Pastoral Counseling Vol. 1 (expanded edition), New Jersey 1993, 633–646.

GREIDER, KATHLEEN J., Religious Multiplicity and Care of Souls, in: NOTH, ISABELLE/C. MORGENTHALER, KATHLEEN J. GREIDER (Hg.), Pastoralpsychologie 2011, 119–135.

GRETHLEIN, CHRISTIAN/MEYER-BLANCK, MICHAEL (Hg.), Geschichte der Praktischen Theologie. Dargestellt anhand ihrer Klassiker, Leipzig 2000, 1–65.

GRETHLEIN, CHRISTIAN, Praktische Theologie als theologische Theorie kirchlicher Praxis, in: LÄMMLIN, GEORG/SCHOLPP, STEFAN (Hg.), Selbstdarstellungen 2001, 333–348.

GRETHLEIN, CHRISTIAN, Art. »Taufe. III.2 Reformation bis Gegenwart«, RGG⁴ Bd. 8 (2005), Sp. 63–69.

GRETHLEIN, CHRISTIAN, Taufpraxis in Geschichte, Gegenwart und Zukunft, Leipzig 2014.

GRETHLEIN, CHRISTIAN, Abendmahl feiern in Geschichte, Gegenwart und Zukunft, Leipzig 2015.

GRETHLEIN, CHRISTIAN, Praktische Theologie, Berlin/Boston 2016².

GRIMM, JÜRGEN, Identitätsbildung durch Kino?, in: MINISTERIUM FÜR INTEGRATION, FAMILIE, KINDER, JUGEND UND FRAUEN RHEINLAND-PFALZ (Hg.), Medienkompetenz und Jugendschutz IV, 2014, 44–61.

GROSSOEHME, DANIEL H., Research Methodology. Overview of Qualitative Research, in: J Health Care Chaplain 20 (2014), 109–122.

GRÖZINGER, ALBRECHT, Seelsorge als Rekonstruktion von Lebensgeschichte, in: WzM 38 (1986), 178–188.

GRÖZINGER, ALBRECHT, Praktische Theologie und Ästhetik. Ein Beitrag zur Grundlegung der praktischen Theologie, München 1987.

GRÖZINGER, ALBRECHT, Differenz-Erfahrung. Seelsorge in der multikulturellen Gesellschaft. Ein Essay, Waltorp 1994 (Wechsel-Wirkungen Bd. 11).

GRÖZINGER, ALBRECHT, Die Kirche – ist sie noch zu retten? Anstiftungen für das Christentum in postmoderner Gesellschaft, Gütersloh 1998.

GRUBER, WOLFGANG, Ist Seelsorge evaluierbar? Die Frage nach dem Ob, dem Wie und dem Wozu, Vortrag auf der Tagung »Die Sicherung seelsorgerlicher Standards im Unternehmen Krankenhaus« vom 25./26.09.2002 in der Evang. Akademie Hofgeismar (Manuskript).

GUIBET LAFAYE, CAROLINE, Parental Refusal to Terminate Pregnancy in face of a Strongly Negative Prognosis of Neonatal Viability, in: Ethical Perspectives 16 (2009), 485–508.

GUNZELMANN, THOMAS/OSWALD, WOLF D., Gerontologische Diagnostik und Assessment, Stuttgart 2005.

GUTMANN, HANS-MARTIN, Wer sich selbst darstellt, muss vom Anderen reden, in: LÄMMLIN, GEORG/SCHOLPP, STEFAN (Hg.), Praktische Theologie der Gegenwart in Selbstdarstellungen, Tübingen 2001, 277–296.

GUTMANN, HANS-MARTIN, Praktische Theologie im neuen Jahrhundert – nichts Neues?, in: HAUSCHILDT, EBERHARD/SCHWAB, ULRICH (Hg.), Praktische Theologie für das 21. Jahrhundert, Stuttgart 2002. 67–78.

HAART, DOROTHEE, Die Rolle der Seelsorge im Wirtschaftsunternehmen Krankenhaus, in: KLESSMANN, MICHAEL (Hg.), Handbuch 2013, 40–55.

HABERER, JOHANNA, Für die Seele eines Hauses sorgen. Erfahrungen aus der Leitung eines Einrichtungsträgers, in: FRICK, ECKHARD/ROSER, TRAUGOTT, Spiritualität und Gesundheit 2011², 263–269.

HADDERS, HANS, Negotiating Leave-Taking Events in the Palliative Medicine Unit, in: Qual Health Res 21 (2011), 223–232.

HÄFNER, HEINZ, Psychiatrie des höheren Lebensalters, in: BALTES, PAUL B./MITTELSTRASS, JÜRGEN (Hg.), Zukunft des Alterns und gesellschaftliche Entwicklung (Akademie der Wissenschaften zu Berlin, Forschungsbericht 5), Berlin/New York 1992,151–179.

521

HAHN, FERDINAND, Das biblische Verständnis des Heiligen Geistes. Soteriologische Funktion und ›Personalität‹ des Heiligen Geistes, in: HEITMANN; CLAUS/MÜHLEN, HERIBERT (Hg.), Erfahrung und Theologie des Heiligen Geistes, Hamburg/München 1974,131–147.

HAHN, FERDINAND, Theologie des Neuen Testaments, Bd. 1, Tübingen 2002, 586–732.

HAKER, HILLE, Entscheidungsfindung im Kontext pränataler Diagnostik, in: KETTNER, MATTHIAS (Hg.), Beratung als Zwang. Schwangerschaftsabbruch, genetische Aufklärung und die Grenzen kommunikativer Vernunft, Frankfurt 1998, 223–251.

HALL, CHARLES E., Head and Heart. The Story of the Clinical Pastoral Education Movement, Decatur: Journal of Pastoral Care Publications 1992, 6–13.

HALL, JENNY, The essence of the art of a midwife: Holistic, multidimensional meanings and experiences explored through creative inquiry. O.O. (2012).

HALL, JENNY, Facilitating learning of spirituality in midwifery, in: Spiritual Care 5 (2016), 81–88.

HAMPEL, HARALD/MÖLLER, H.-J., Neue Wege der Frühdiagnostik und Therapie, in: MedReport Nr. 10/27. Jg. (März 2003), 1;4.

HANIEL, ANJA/ROSER, TRAUGOTT, Abschließender Bericht über die Tätigkeit des Arbeitskreises Gendiagnostik am Institut TTN, in: Forum TTN 10 (2003).

HANT, PETER, Das Drehbuch. Praktische Filmdramaturgie, Frankfurt a. M. 2000².

HASENBERG, PETER u. a. (Hg.), Religion im Film. Lexikon mit Kurzkritiken und Stichworten zu 2400 Kinofilmen, Köln 1999.

HASPELMATH-FINATTI, DOROTHEA, Theologia Prima. Liturgische Theologie für den evangelischen Gottesdienst, Göttingen 2014.

HAUSCHILDT, EBERHARD, Alltagsseelsorge. Eine sozio-linguistische Analyse des pastoralen Geburtstagsbesuches, Göttingen 1995.

HAUSCHILDT, EBERHARD, (Re-)Konstruieren. Mit Schleiermacher am Reißbrett, in: HAUSCHILDT, EBERHARD/LAUBE, MARTIN/ROTH, URSULA, Praktische Theologie als Topographie des Christentums. Eine phänomenologische Wissenschaft und ihre hermeneutische Dimension [Wolfgang Steck zum 60. Geburtstag am 20. Februar 2000], Rheinbach 2000, 344–361.

HAUSCHILDT, EBERHARD, Endlich wieder ein Lehrbuch der Seelsorge. Klaus Winklers ›Seelsorge‹, in: Pastoraltheol. 90 (2001), 55–62.

HAUSCHILDT, EBERHARD, ›Spiritual Care‹ – eine Herausforderung für die Seelsorge?, in: Materialdienst der EZW 3 (2013), 83–90.

HEFTI, RENÉ, Geleitwort, in: KOENIG, HARLOD G., Spiritualität in den Gesundheitsberufen. Ein praxisorientierter Leitfaden, Stuttgart 2012, 5–8.

HEFTI, RENÉ, Spiritualität und Medizin. Ein empirischer Beitrag zur Spiritualitätsforschung, in: KUNZ, RALPH/KOHLI REICHENBACH, CLAUDIA (Hg.), Spiritualität im Diskurs. Spiritualitätsforschung in theologischer Perspektive, Zürich 2012, 241–261.

HEIL, STEFAN/ZIEBERTZ, HANS-GEORG, Teacher Professionalism in Religious Education, in: JET 17 (2004), 127–237.

HEIMBROCK, HANS-GÜNTER, Heilung als Re-Konstruktion von Wirklichkeit. Kulturelle Aspekte eines Problems moderner Seelsorgelehre, in: DERS./FAILING, W.-E., Gelebte Religion wahrnehmen. Lebenswelt – Alltagskultur – Religionspraxis, Stuttgart Berlin Köln 1998, 256–274.

HEIMBROCK, HANS-GÜNTER, Welches Interesse hat Theologie an der Wirklichkeit. Von der Handlungstheorie zur Wahrnehmungswissenschaft, in: DERS./FAILING, WOLF-ECKART, Gelebte Religion wahrnehmen. Lebenswelt – Alltagskultur – Religionspraxis, Stuttgart Berlin Köln 1998, 11–36.

HEIMBROCK, HANS-GÜNTER, Wahr-Nehmen der Gestalten von Religion. Ansatzpunkte, Interessen und Umrisse einer Praktische Theologie auf phänomenologischer Basis, in: LÄMMLIN, GEORG/SCHOLPP, STEFAN (Hg.), Praktische Theologie in Selbstdarstellungen, Tübingen 2001, 219–237.

HEIMBROCK, HANS-GÜNTER, Empirie, Methode und Theologie, in: DINTER, ASTRID/HEIMBROCK, HANS-GÜNTER/SÖDERBLOM, KERSTIN (Hg.), Einführung in die Empirische Theologie. Gelebte Religion erforschen, Göttingen 2007, 42–59.

HEINEMANN, WOLFGANG, Glücklose Schwangerschaft, in: MÜLLER-LANGE, JOACHIM (Hg.), Handbuch Notfallseelsorge, Wien 2001, 94–104.

HEITMAN, ELIZABETH/BULGER, RUTH ELLEN, The Healthcare Ethics Committee in the Structural Transformation of Health Care. Administrative and Organizational Ethics in Changing Times, in: HEC Forum 10/2 (Juni 1998), 152–176.

HELD, PETER, Systemische Praxis in der Seelsorge, Mainz 1998.

HELD, PETER, Vom systemischen Denken zur systemischen Praxis. Theoretische Grundannahmen und Praxismaximen für einen systemischen Seelsorgeprozess, in: HELD, PETER/GERBER, UWE, Systemische Praxis in der Kirche 2003, 18–22.

HELD, PETER/GERBER, UWE, (Hg.), Systemische Praxis in der Kirche, Mainz 2003.

HELLER, BIRGIT, Wie Religionen mit dem Tod umgehen. Grundlagen für die interkulturelle Sterbebegleitung, Freiburg i.Br. 2012 (Palliative Care und OrganisationsEthik Bd. 22).

HELLER, BIRGIT, Spiritualität versus Religion/Religiosität?, in: DIES./HELLER, ANDREAS, Spiritualität und Spiritual Care, Bern 2014, 45–68.

HELLER, BIRGIT/HELLER, ANDREAS, Spiritual Care: Die Wiederentdeckung des ganzen Menschen, in: DIES., Spiritualität und Spiritual Care. Orientierungen und Impulse, Bern 2014, 19–44.

HELMCHEN, HANFRIED et.al., Psychische Erkrankungen im Alter, in: MAYER, KARL ULRICH/BALTES, PAUL B. (Hg.), Die Berliner Altersstudie, Berlin 1996, 185–219.

HERMELINK, JAN, Die homiletische Situation. Zur jüngeren Geschichte eines Predigtproblems, Göttingen 1992 (Arbeiten zur Pastoraltheologie 24).

HERMS, EILERT, Art. »Person«, in: RGG⁴ VI, Sp. 1123.

HERRMANN, JÖRG, Sinnmaschine Kino. Sinndeutung und Religion im populären Film, Gütersloh 2001.

HERRMANN, JULIA, Das Krankenhaus als literarischer Ort. Eine Analyse anhand des Romans »Oskar und die Dame in Rosa«, WWU Münster, FB01, Sommersemester 2016 (unveröffentlichtes Manuskript).

HERTZBERG, HANS W., Die Samuelbücher, Göttingen 1956.

HEUBACH, JOACHIM (Hg.), Der Heilige Geist. Ökumenische und reformatorische Untersuchungen, Erlangen 1996, 9–20.

HEYL, ANDREAS VON, Wohnt die Seele im Gehirn? Die Hirntod-Problematik aus seelsorgerlicher Perspektive, in: HEPP, BARBARA/HILDT, ELISABETH, Organtransplantationen 2000, 96–106.

HICKETHIER, KNUT, Film- und Fernsehanalyse, Stuttgart/Weimar 2007⁴.

HILDT, ELISABETH/HEPP, BARBARA (Hg.), Organtransplantationen: Heteronome Effekte in der Medizin, Stuttgart/Leipzig 2000.

HILL, DICKIE, The Grieving Christian Mother: What are her Needs?, in: J Pastoral Counseling 37 (2002), 50–72.

HILL, DICKIE, The Grieving Christian Father: What are his Needs?, in: J Pastoral Counseling 38 (2003), 73–98.

HIRZEL-WILL, MARTINA, Suizidalität im Alter. Individuelles Schicksal und soziales Phänomen, Bern et al. 2002 (Psychoanalyse im Dialog, Bd. 11).

HOCHBERG, TODD, Moments held – photographing perinatal loss, in: The Lancet 377 (2011), 1310–1311.

HOEGEN-ROHLS, CHRISTINA, Der nachösterliche Johannes: Die Abschiedsreden als hermeneutischer Schlüssel zum vierten Evangelium, Tübingen: Mohr, 1996.

HOEHL, MECHTHILD/KULLICK, PETRA (Hg.), Gesundheits- und Kinderkrankenpflege, Stuttgart 2012⁴.

HOFMEISTER, PHILIPP O.S.B., Die Heiligen Öle in der morgen- und abendländischen Kirche. Eine kirchenrechtlich-liturgische Abhandlung, Würzburg 1948, 180–189.

HÖHN, HANS-JOACHIM, Auf dem Weg in eine postsäkulare Kultur? Herausforderungen einer kritischen Phänomenologie der Religion, in: ZULEHNER, PAUL M. (Hg.), Spiritualität – mehr als ein Megatrend 2004, 15–28.

HOLCH, CHRISTINE/JAZBINSEK, DIETMAR, Gute Unterhaltung mit Krebs, in: Chrismon 09/2004, 69–72.

HOLDER-FRANZ, MARTINA, ›… dass du bis zuletzt leben kannst.‹ Spiritualität und Spiritual Care bei Cicely Saunders, Zürich 2012.

HONECKER, MARTIN, Der Mensch ist mehr als seine Chemie. Anmerkungen aus evangelischer Perspektive, in: WEHOWSKY, STEFAN (Hg.), Lebensbeginn und menschliche Würde. Stellungnahmen zur Instruktion der Kongregation für die Glaubenslehre vom 22.2.1987, Frankfurt a. M. 1987, 77–88.

HOOD JR, RALPH W./STREIB, HEINZ/KELLER, BARBARA, KLEIN, CONSTANTIN, The contribution of the study of »spirituality« to the psychology of religion: Conclusions and future prospects, in: STREIB, HEINZ/HOOD, RALPH W. (Hg.), Semantics and Psychology of Spirituality, Heidelberg/New York/London 2016, 459–469.

HOPE, TONY, Advance Directives, in: Bioethics 1996, vol. 22/2, 66–67.

HOPF, CHRISTEL, Qualitative Interviews: Ein Überblick, in: FLICK, UWE/VON KARDORFF, ERNST/STEINKE, INES (Hg.) Qualitative Forschung – ein Handbuch. Reinbek 2009, 349–360.

HOPPER, ANN, Meeting the spiritual needs of patients through holistic practice, in: European Journal of Palliative Care 7 (2000), 60–62.

HÖVELMANN, HARTMUT, ›Das sind die Artikel, auf denen ich bestehen muss'. Einsichten zur Tauflehre aus Luthers Schmalkaldischen Artikeln, in: Luther 74 (2003), 2–4.

HUBER, WOLFGANG, Kirche in der Zeitenwende. Gesellschaftlicher Wandel und Erneuerung der Kirche, Gütersloh 1998.

HÜBNER, JÜRGEN, Theologische und medizinische Ethik: Wie gehen wir mit menschlichem Leben um? Künstliche Befruchtung, genetische Beratung, Sterbehilfe, in: WzM 45 (1993), 399–411.

HÜFFMEIER, WILHELM (Hg), Zur Lehre und Praxis der Taufe, Frankfurt a. M. 1995 (Leuenberger Texte H 2).

HÜFNER, MICHAEL, Der Stellenwert ethischer Entscheidungsfindung im Klinikalltag. Die Entstehung eines Ethikkomitees, in: WzM 56 (2004), 486–500.

HÜTHER, GERALD/WESER, INGEBORG, Das Geheimnis der ersten neun Monate, Weinheim/Basel 2015.

HVIDT, NIELS CHRISTIAN/MAYR, BEATE/PAAL, PIRET/FRICK, ECKHARD/FORSBERG, ANNA/BÜSSING, ARNDT, For and against Organ Donation and Transplantation: Intricate Facilitators and Barriers in Organ Donation Perceived by German Nurses and Doctors, in: Journal of Transplantation 2016 (online).

IDLER, ELLEN L., Religion, Health, and Nonphysical Senses of Self, in: Social Forces 74 (1995), 683–704.

IN DER SCHMITTEN, JÜRGEN/MARCKMANN, GEORG, Sackgasse Patientenverfügung. Neue Wege mit Advance Care Planning am Beispiel von beizeiten begleiten, in: Zeitschrift für Ethik in der Medizin 59 (2013), 229–243.

IRVING, MICHELLE J./TONG, ALLISON/JAN, STEPHEN/CASS, ALAN/ROSE, JOHN/CHADBAN, STEVEN/ALLEN, RICHARD D./CRAIG, JONATHAN C./WONG, GERMAINE/HOWARD, KIRSTEN, Factors that influence the decision to be an organ donor. A systematic review of the qualitative literature, in: Nephrol Dial Transplant (2012) 27: 2526–2533.

JAKOB, BEATE/BARTMANN, PETER, Gesundheit und Gesundheitsförderung. Ansätze zur Integration der spirituellen Dimension in Konzepte und die Arbeit der WHO, in: ARMBRUSTER, JÜRGEN/PETERSEN, PETER/RATZKE, KATHARINA (Hg.), Spiritualität und seelische Gesundheit, Köln 2013, 48–62.

JAMES, WILLIAM, The Varieties of Religious Experience. A Study in Human Nature, London/New York/Bombay 1902 (deutsch: Die Vielfalt religiöser Erfahrung, Olten/Freiburg i.Br. 1979).

JETHWA, KETAN D.,/ONALAJA, OLUWADEMILADE, Advance care planning and palliative medicine in advanced dementia: a literature review, in: BJPsych Bull. 39 (2015), 74–78.

JONAS, HANS, Technik, Medizin und Ethik, Frankfurt 1987, 219–241.

JONSEN, ALBERT R., The Birth of Bioethics, Oxford: Oxford University Press 1998.

JÖRNS, KLAUS-PETER, Organtransplantation: Eine Anfrage an unser Verständnis von Sterben, Tod und Auferstehung, in: BThZ 9 (1992), 15–39.

Jox, Ralf J./Krebs, Mirjam/Fegg, Martin/Reiter-Theil, Stella/Frey, Lorenz/Eisen-
menger, Wolfgang/Borasio, Gian Domenico, Limiting life sustaining treatment in
German intensive care units: A multiprofessional survey, in: Journal of Critical Care
Medicine 25(2010), 413–419.

Jüngel, Eberhard, Das Evangelium von der Rechtfertigung des Gottlosen als Zentrum
des christlichen Glaubens. Eine theologische Studie in ökumenischer Absicht, Tübingen
1998.

Junker-Kenny, Maureen, Argumentationsethik und christliches Handeln. Eine praktisch-theologische Auseinandersetzung mit Jürgen Habermas, Stuttgart/Berlin/Köln
1998, 39–46.

Kaczynski, Reiner, Feier der Krankensalbung, in: Sakramentliche Feiern I/2 (Gottesdienst der Kirche. Handbuch der Liturgiewissenschaft 7,2), Regensburg 1992.

Kadish, Sanford H., Letting Patients Die. Legal and moral reflections, California Law
Review 80 (1992), 857–888.

Kainer, Franz, Pränataldiagnostik. Verantwortliche ärztliche Tätigkeit im Grenzbereich,
in: Dtsch ArzteBl 99 (27.09.2002, Heft 39), A2545-A2552.

Kaisenberg, Constantin von/Jonat, Walter/Kaatsch, Hans-Jürgen, Spätinterruptio
und Fetozid – das Kieler Modell: Juristische und gynäkologische Überlegungen, in:
Dtsch Arztebl 102 (2005, Heft 3), A133ff.

Kammer für Öffentliche Verantwortung der Evangelische Kirche in Deutschland, Diakonie Deutschland, Wenn die alte Welt verlernt wird. Umgang mit
Demenz als gemeinsame Aufgabe (EKD-Text 120), Hannover 2015.

Karle, Isolde, Seelsorge in der Moderne, Neukirchen-Vluyn 1996.

Karle, Isolde, Was ist Seelsorge? Eine professionstheoretische Betrachtung, in: Pohl-
Patalong, Uta/Muchlinsky, Frank, Seelsorge im Plural. Perspektiven für ein neues
Jahrhundert, Hamburg 1999, 36–50.

Karle, Isolde, Schule der Wahrnehmung – Professionstheoretische Perspektiven praktisch-theologischer Ausbildung, in: PthI 2002 (1&2), 186–197.

Karle, Isolde, Die Sehnsucht nach Heil und Heilung in der kirchlichen Praxis: Probleme
und Perspektiven, in: dies./Thomas, Günter (Hg.), Krankheitsdeutung in der post-
säkularen Gesellschaft. Theologische Ansätze im interdisziplinären Gespräch, Stuttgart
2009, 543–556.

Karle, Isolde, Perspektiven der Krankenhausseelsorge. Eine Auseinandersetzung mit
dem Konzept des Spiritual Care in: WzM 62 (2010), 537–555.

Kast, Verena, Trauern. Phasen und Chancen des psychischen Prozesses, Stuttgart 1990.

Kasza, John C., Anointing of the Sick, in: Boersma, Hans/Levering, Matthew (Hg.)
Oxford Handbook of Sacramental Theology, 2015, 558–574.

Katholischer Krankenhausverband Deutschlands e. V., Tot- und Fehlgeburt im
Krankenhaus. Unser Selbstverständnis in der Sorge um den Menschen, Freiburg i.Br.
1999.

Keck, David, Forgetting Whose We Are, Nashville 1996.

Keilbach, Heinz, Vorsorgeregelungen zur Wahrung der Selbstbestimmung bei Krankheit, im Alter und am Lebensende, in: FamRZ. Zeitschrift für das gesamte Familienrecht 50 (Heft 14), 969–982.

Kirchenamt der EKD (Hg.), Die Kraft zum Menschsein stärken. Leitlinien für die Evangelische Krankenhausseelsorge. Eine Orientierungshilfe, Hannover 2004, 11 (http://¬
www.ekd.de/download/leitlinien_krankenhausseelsorge_ekd_2004.pdf).

Kirchenamt der EKD (Hg.), Kirchengesetz zum Schutz des Seelsorgegeheimnisses (Seel-
sorgegeheimnisgesetz – SeelGG) vom 28. Oktober 2009, KAbl. 2010 S. 339 mit den
Bestimmungen der Ausführungsverordnung zum Schutz des Seelsorgegeheimnisses
(Seelsorgegeheimnisgesetz Ausführungsverordnung. AVO SeelGG) vom 12. Juni 2014
(KABl. 2014 S. 90), Hannover 2014, §2 Abs.4.

Kirchenamt der Ekd, Sekretariat der Dt. Bischofskonferenz, Gott ist ein Freund
des Lebens. Herausforderungen und Aufgaben beim Schutz des Lebens, Gütersloh
1989.

KIRCHENLEITUNG DER VEREINIGTEN EVANGELISCH-LUTHERISCHEN KIRCHE DEUTSCH-LANDS (Hg.), Agende für evangelisch-lutherische Kirchen und Gemeinden, Bd. 3. Die Amtshandlungen. Teil 1. Die Taufe, Hannover 1988.

KIRSNER, INGE, Film und Theologie. Ergänzungen zum Impulspapier »Gestaltung und Kritik«, in: Magazin für Theologie und Ästhetik 6 (2000).

KLAUER, THOMAS/FILLIP, SIGRUN H., Trierer Skalen zur Krankheitsbewältigung, Göttingen 1993.

KLEIN, CONSTANTIN/GOTTSCHLING, SONJA/ZWINGMANN, CHRISTIAN, Deutschsprachige Fragebögen zur Messung von Religiosität/Spiritualität. Ein empirisch gestützter Vergleich ausgewählter Skalen, in: Spiritual Care 1.3 (2012), 22–35.

KLESSMANN, MICHAEL, Die prophetische Dimension der Seelsorge im Krankenhaus, in WzM 49 (1997), 413–428.

KLESSMANN, MICHAEL, Seelsorge zwischen Energetik und Hermeneutik. Ein Literaturbericht, in: Pastoraltheol. 90 (2001), 39–54.

KLESSMANN, MICHAEL, Seelsorge im Zwischenraum/im Möglichkeitsraum. Pastoralpsychologische De- und Rekonstruktionen, in: WzM 55 (2003), 411- 426.

KLESSMANN, MICHAEL, Pastoralpsychologie. Ein Lehrbuch, Neukirchen-Vluyn 2004.

KLESSMANN, MICHAEL, Seelsorge im Krankheitsfall, in: ENGEMANN, WILFRIED (Hg.), Handbuch 2009[2], 390–410.

KLESSMANN, MICHAEL, Religion und Gesundheit, in: NOTH, ISABELLE/MORGENTHALER, CHRISTOPH/GREIDER, KATHLEEN J. (Hg.), Pastoralpsychologie 2011, 28–40.

KLESSMANN, MICHAEL/LIEBAU, IRMHILD, Seelsorge als ›Verleiblichung der Theologie'. Pastoralpsychologische Akzente bei Dietrich Stollberg, in: KLESSMANN, MICHAEL/LIEBAU, IRMHILD (Hg.), ›Leiblichkeit ist das Ende der Werke Gottes'. Körper – Leib – Praktische Theologie, Göttingen 1995, 11–23.

KLIE, THOMAS, Alte im Gottesdienst, zitiert in: RALPH KUNZ, Gottesdienst im Altersheim, in: KATRIN KUSMIERZ, ISABELLE NOTH (Hg.), »... mitten unter ihnen«. Gottesdienste in Institutionen und an Orten öffentlichen Lebens, Zürich 2014, 23–41.

KLIE, THOMAS/KUMLEHN, MARTINA/KUNZ, RALPH (Hg.), Praktische Theologie des Alterns, Berlin/New York 2009 (Praktische Theologie im Wissenschaftsdiskurs, Band 4).

KLINKHAMMER, GISELA, Medizinethik in den Medien, in: Dtsch Arztebl 96, Ausgabe 21 (28.05.1999), 59.

KLUGE, EIKE-HENNER, The Roles and Functions of Hospital-Based Ethics Committees, in: CAN MED ASSOC J 154/7 (April 1 1996), 1094–1095.

KNOOP, CHRISTIANE, In den Tod geboren.. Abschied und Trauer im Kreißsaal, in: BAUER-MEHREN, RENATE/KOPP-BREINLINGER, KARINA/RECHENBERG-WINTER, PETRA (Hg.), Kaleidoskop der Trauer, Regensburg 2003, 73–77.

KOEBNER, THOMAS (Hg.), Filmgenres. Science Fiction, Stuttgart 2003.

KOENIG, HAROLD A., Spiritualität in den Gesundheitsberufen. Ein praxisorientierter Leitfaden, bearbeitet und mit einem Geleitwort von René Hefti, Stuttgart 2012.

KOLLMANN, BERND, Totenerweckungen in der Bibel – Ausdruck von Protest und Zeichen der Hoffnung, in: JBTh 19 (2004), 121–141.

KOMMISSION FÜR GLAUBEN UND KIRCHENVERFASSUNG DER ÖKUMENISCHEN RATES DER KIRCHEN, Taufe, Eucharistie und Amt. Konvergenzerklärungen, Frankfurt a. M./Paderborn 1985[10].

KONFERENZ DER LEITENDEN GEISTLICHEN DER EVANGELISCH-LUTHERISCHEN KIRCHEN, DER EVANGELISCH-REFORMIERTEN KIRCHE UND DER RÖMISCH-KATHOLISCHEN BISTÜMER IN NIEDERSACHSEN UND BREMEN (Hg.), Ökumenisch genutzte Kirchenräume. Eine Praxishilfe, Osnabrück 2008.

KÖPF, ULRICH, Art. ›Spiritualität II. Kirchengeschichtlich', in: RGG[4], Bd. 7 (2004), Sp. 1591–1593.

KÖRNER-ARMBRUSTER, ANGELA, Totgeburt weiblich. Ein Abschied ohne Begrüßung, Tübingen 1996[2].

KORTE, HELMUT, Einführung in die Systematische Filmanalyse. Ein Arbeitsbuch, Berlin 2010[4].

Körte, Peter, Mit der Faust mitten ins Herz, in: FAZ, 20. März 2005, 27.

Körtner, Ulrich H.J., Evangelische Sozialethik. Grundlagen und Themenfelder, Göttingen 1999.

Körtner, Ulrich H.J., Unverfügbarkeit des Lebens? Grundfragen der Bioethik und der medizinischen Ethik, Neukirchen-Vluyn 2001.

Körtner, Ulrich H.J., Bioethische Ökumene? Chancen und Grenzen ökumenischer Ethik am Beispiel der Biomedizin, in: Anselm, Reiner/Körtner, Ulrich H.J. (Hg.), Streitfall Biomedizin 2003, 71–96.

Körtner, Ulrich H.J., Schoenauer, Hermann, Diakonische Ethik und ethisch verantwortbare Praxis, in: Schibilsky, Michael/Zitt, Renate (Hg.), Theologie und Diakonie, Gütersloh 2004, 242–260.

Körtner, Ulrich H.J., »Der Mensch, vom Weibe geboren« (Hiob 14,1), Versuch über die Geburtlichkeit der Person, in: Lampe, Peter/Mayordomo, Moisés/Sato, Migaku (Hg.), Neutestamentliche Exegese im Dialog, Hermeneutik – Wirkungsgeschichte – Matthäusevangelium, FS Ulrich Luz, Neukirchen-Vluyn 2008, 17–32.

Körtner, Ulrich H.J., Ethik, Seelsorge und Beratung, in: ZEE 59 (2015), 279–291.

Kosik, Kenneth S./Post, Stephen G./Quaid, Kimberly A., An Ethical Context for Alzheimer's Disease, in: Scinto, Leonard F. M./Daffner, Kirk R. (Hg.), Early Diagnosis of Alzheimer's Disease, Totowa, N.J. 2000, 317–327.

Kössler, Hubert/Mösli, Pascal, Unterbrechung des Krankenhausalltags. Gottesdienste im Inselspital Bern, in: Kusmierz, Katrin/Noth, Isabelle (Hg.), »… mitten unter ihnen«. Gottesdienste in Institutionen und an Orten öffentlichen Lebens, Zürich 2014, 57–72.

Kostrzewa, Stephan/Kutzner, Marion, Was wir noch tun können! Basale Stimulation in der Sterbebegleitung, Bern 2004[2].

Kotulek, Maria, Angehörige von Menschen mit Demenz seelsorglich begleiten. Ein diakonisch-liturgischer Kurs, München 2016.

Kracauer, Siegfried, Theorie des Films. Die Errettung der äußeren Wirklichkeit, Frankfurt a. M. 1992.

Krah, Hans, Einführung in die Literaturwissenschaft/Textanalyse, Kiel 2006.

Kränzle, Susanne/Schmid, Ulrike/Seeger, Christa (Hg.), Palliative Care: Handbuch für Pflege und Begleitung, Berlin/Heidelberg 2014[5].

Kress, Hartmut, Reproduktionsmedizin im Licht theologischer Ethik, in: Grünwald, Klaus/Hahn, Udo (Hg.), Was darf der Mensch? Neue Herausforderungen durch Gentechnik und Biomedizin, Hannover 2001, 121–140.

Kress, Hartmut, Ethischer Immobilismus oder relationale Abwägungen?, in: Anselm, Reiner/Körtner, Ulrich H.J. (Hg.), Streitfall Biomedizin. Urteilsfindung in evangelischer Verantwortung, Göttingen 2003, 111–134.

Krützen, Michaela, Dramaturgie des Films. Wie Hollywood erzählt, Frankfurt a. M. 2011[3].

Kübler-Ross, Elisabeth, Interviews mit Sterbenden, München 2001.

Kuhse, Helga, Die ›Heiligkeit des Lebens‹ in der Medizin. Eine philosophische Kritik, Erlangen 1994.

Kuhse, Helga/Singer, Peter, Should the Baby live? The Problem of Handicapped Infants, Oxford 1985.

Kumlehn, Martina/Klie, Thomas (Hg.), Aging, Anti-Aging, Pro-Aging. Altersdiskurse in theologischer Deutung, Stuttgart 2009.

Kunz, Ralph (Hg.), Religiöse Begleitung im Alter. Religion als Thema der Gerontologie. Zürich 2007.

Kunz, Ralph, Spiritualität im Diskurs. Ein diskurskritischer Versuch, in: Ders./Kohli-Reichenbach Claudia (Hg.) Spiritualität im Diskurs. Spiritualitätsforschung in theologischer Perspektive, Zürich 2012, 211–226.

Kunz, Ralph, Steilpass! Replik auf den Artikel von Stefan Gärtner (2015), in: Spiritual Care 5 (2016), 245–246.

KUNZ, RALPH/MARTIN, MIKE, Seelsorge und Beziehungen in der späten Lebensphase, in NOTH, ISABELLE/MORGENTHALER, CHRISTOPH/GREIDER, KATHLEEN J. (Hg.), Pastoralpsychologie 2011, 221–235.

KURZ, ROLAND/KENNER, THOMAS/POETS, CHRISTIAN (Hg.), Der plötzliche Säuglingstod. Ein Ratgeber für Ärzte und Betroffene, Wien 2000.

KUSMIERZ, KATRIN, Gottesdienste andernorts – eine Einleitung, in: DIES., ISABELLE NOTH (Hg.), » ... mitten unter ihnen«. Gottesdienste in Institutionen und an Orten öffentlichen Lebens, Zürich 2014, 9–22.

LABITZKE, KAROLINE, Seelsorge auf der Palliativstation: Grenzen erleben, in: KLESSMANN, MICHAEL (Hg.) Handbuch der Krankenhausseelsorge 2014[4], 125–144.

LACHMANN, MAREIKE, Gelebtes Ethos in der Krankenpflege. Berufs- und Lebensgeschichten, Stuttgart 2005.

LAMMER, KERSTIN, Segnen, in: EULENBERGER, KLAUS/FRIEDRICHS, LUTZ/WAGNER-RAU, ULRIKE (Hg.), Gott ins Spiel bringen. Handbuch zum Neuen Evangelischen Pastorale, Gütersloh 2007, 229–238.

LAMMER, KERSTIN, Die Trauer um das eigene Kind. Wissenschaftliche Reflexion über Elternberichte, in: BARGENDA, HILDEGARD/KERSTIN LAMMER/TERJUNG, JENS (Hg.), Kostbare Zeit 2013, 135–177.

LAMMER, KERSTIN, Welche operative Qualität braucht Seelsorge?, in: DIES./BORCK SEBASTIAN/HABE NICHT, INGO/ROSER, TRAUGOTT, Menschen stärken 2015, 81–92.

LAMMER, KERSTIN, Welche organisationale Qualität braucht Seelsorge?, in: DIES./BORCK SEBASTIAN/HABE NICHT, INGO/ROSER, TRAUGOTT, Menschen stärken 2015, 93–112.

LAMMER, KERSTIN/BORCK, SEBASTIAN/HABENICHT, INGO/ROSER, TRAUGOTT, Menschen stärken. Seelsorge in der evangelischen Kirche, Gütersloh 2015.

LÄMMLIN, GEORG/SCHOLPP, STEFAN, Die »sanften Augen« der Praktischen Theologie, in: LÄMMLIN, GEORG/SCHOLPP, STEFAN (Hg.), Praktische Theologie der Gegenwart in Selbstdarstellungen, Tübingen 2001, 1–20.

LANGE, ERNST, Zur Theorie und Praxis der Predigtarbeit, in: DERS., Predigen als Beruf: Aufsätze zu Homiletik, Liturgie und Pfarramt, hg. v. Rüdiger Schloz, Stuttgart 1976, 9–51.

LANGEHENNIG, MANFRED, Das ›soziale Frühstadium‹ der Alzheimer Krankheit als kritische Wegstrecke der Krankheitsbewältigung, in: ALDEBERT, HEINER (Hg.), Demenz verändert. Hintergründe erfassen, Deutungen finden, Leben gestalten. Theologisch-philosophische, pflegerische, juristische, kunsttherapeutische, architektonische, gesundheitsökonomische Aspekte im Spannungsfeld von »Demenz und Autonomie«, Hamburg-Schenefeld 2006, 21–53.

LARSON-MILLER, LIZETTE, The Sacrament of the Anointing of the Sick, Collegeville, MN 2005.

LATHROP, GORDON W., Holy People. A Liturgical Ecclesiology, Minneapolis 1999.

LAUBE, MARTIN (Hg.), Himmel – Hölle – Hollywood. Religiöse Valenzen im Film der Gegenwart, Münster 2002.

LEDERBERG, MARGUERITE S./FITCHETT, GOERGRE, Can you measure a sunbeam with a ruler? in: Psychooncol 8 (1999), 375–377.

LEHR, URSULA, Den Jahren Leben geben – eine Herausforderung in unserer alternden Welt, Vortragsmanuskript, gehalten beim Internationalen Kongress »Altern und Demenz«, Nürnberg 12.11.2003.

LEY, FRIEDRICH, Rationalisierung und Rationierung. Zum aktuellen Problemhorizont Klinischer Ethik-Komitees, in: Gesundheit – Gesellschaft – Wissenschaft 2/04 (2004), 7–15.

LINDBECK, GEORGE A., The Nature of Doctrine. Religion and Theology in a Postliberal Age, Philadelphia 1984.

LINDSTRÖM, PAULI JUHANI, Philosophie der Häuser für demenziell Erkrankte, Vortrag beim Internationalen Kongress »Altern und Demenz«, Nürnberg 12./13.11.2003, Manuskript.

LIPPOLD, MICHAEL W., Schwangerschaftsabbruch in der Bundesrepublik Deutschland. Sachstandsbericht und kritische Würdigung aus theologisch-ethischer Perspektive, Leipzig 2000.

LITSIOS, SOCRATES, The Christian Medical Commission and the Development for the World Health Organization's Primary Health Care Approach, in: American Journal of Public Health 94 (2004), 1884–1893.

LITTLE, MILES/JORDENS, CHRISTOPHER FC/PAUL, KIM/MONTGOMERY, KATHLEEN/PHILIPSON, BERTIL, Liminality: a major category of the experience of cancer illness, in: Social Science & Medicine 47 (1998), 1485–1494.

LOTMAN, JURJI M., Die Struktur literarischer Texte, München 1972.

LOTZ, THOMAS A., Phänomenologie als methodologische Grundlage für empirische Praktische Theologie, in: DINTER, A./HEIMBROCK, H.-G./SÖDERBLOM, K. (Hg.), Einführung in die Empirische Theologie 2007, 60–72.

LÖW, MARTINA, Raumsoziologie, Frankfurt a. M. 2015[8].

LUBLEWSKI-ZIENAU, ANKE u. a., Was erwarten Patientinnen und Patienten von der Klinikseelsorge. Eine Studie in der kardiologischen Rehabilitation, in: WzM 55 (2003), 463–478.

LUBLEWSKI-ZIENAU, ANKE/KITTEL, JÖRG, KAROFF, MARTHIN, Religiosität, Klinikseelsorge und Krankheitsbewältigung. Wie wird Seelsorge von kardiologischen Rehabilitanden angenommen?, in: WzM 57 (2005), 283–295.

LUTHER, HENNING, Diakonische Seelsorge, in: WzM 40 (1988), 475–484.

LUTHER, HENNING, »Ich ist ein Anderer«. Zur Subjektfrage in der Praktischen Theologie, in: DERS.: Religion und Alltag, Stuttgart 1992.

LUTHER, HENNING, Alltagssorge und Seelsorge. Zur Kritik am Defizitmodell des Helfens, in: DERS., Religion und Alltag. Bausteine zu einer Praktischen Theologie des Subjekts, Stuttgart 1992, 224–238.

LUTHER, HENNING, Identität und Fragment. Praktisch-theologische Überlegungen zur Unabschließbarkeit von Bildungsprozessen, in: Theologia Practica 20 (1985), 317–338, wieder abgedruckt in: LUTHER, HENNING, Religion und Alltag. Bausteine zu einer Praktischen Theologie des Subjekts, Stuttgart 1992, 160–182.

LUTHER, HENNING, Schmerz und Sehnsucht. Praktische Theologie in der Mehrdeutigkeit des Alltgs, in: DERS., Religion und Alltag 1992, 239–256.

LUTZ, GOTTFRIED/KÜNZER-RIEBEL, BARBARA (Hg.), Nur ein Hauch von Leben. Eltern berichten vom Tod ihres Babys und von der Zeit ihrer Trauer, Lahr 2002[5].

LÜTZAU, P. VON/ZERNIKOW, BORIS, Strukturen Pädiatrische Palliativversorgung in kinderonkologischen Abteilungen in Nordrhein-Westfalen, in: Zeitschrift für Palliativmedizin 14 (2013), 114–120.

LYDEN, JOHN C., Film as Religion. Myths, Morals, and Rituals, New York 2003.

LYDEN, JOHN (Hg.), The Routledge Companion to Religion and Film, London/New York 2009.

MÄDLER, INKEN, Ein Weg zur gegenstandsbegründeten Theoriebildung: Grounded Theory, in: DINTER, A./HEIMBROCK, HANS.-GÜNTER/SÖDERBLOM, KERSTIN (Hg.), Einführung 2007, 242–254.

MÄDLER, MICHAEL/ROSER, TRAUGOTT (Red.), Meine Zeit steht in Gottes Händen. Handreichung der Evangelisch-Lutherischen Kirche in Bayern zu Vorsorgevollmacht, Betreuungsverfügung und Patientenverfügung, München 2002.

MAIO, GIOVANNI, Zur fernsehmedialen Konstruktion von Bioethik', in: Ethik in der Medizin 3 (2000), 122–138.

MANN, K./MUNDLE, G./HEINZ, A., Alkoholismus und Alkoholfolgekrankheiten, in: FÖRSTL, HANS (Hg.), Lehrbuch der Gerontopsychiatrie und -psychotherapie. Grundlagen – Klinik – Therapie, Stuttgart/New York 2003, 516–524.

MARCKMANN, GEORG, Schwangerschaftsabbruch bei zu erwartender extrauteriner Lebensunfähigkeit des Kindes, in: DERS. Praxisbuch 2015, 295–301.

MARQUARD, REINER, Lebensbeginn und Pränataldiagnostik als sozialethische Probleme in seelsorglicher Verantwortung, in: WzM 56 (2004), 501–513.

MARSCHALL, MARY, Dementia. New Approaches, Stirling 2005.

529

MARSH, CLIVE/ORTIZ, GAYE (Hg.), Explorations in Theology and Film. Movies and Meaning, Oxford 1997 (= 2001⁵).

MARSON, DANIEL C./EARNST, K. S./JAMIL, F. ET AL, Consistency of Physicians' Legal Standard and Personal Judgments of Competency in Patients with Alzheimer's Disease. Journal of the American Geriatrics Society, Aug., 48(8/2000), 911–918.

MARSON, DANIEL C./SAWRIE, S. M./SNYDER, S., ET AL, Assessing Financial Capacity in Patients with Alzheimer's Disease: A Conceptual Model and Prototype Instrument. Archives of Neurology, Jun., 57(6/2000), 877–884.

MARZBAND, RAHMATOLLAH/HAMZEH, SEYED HOSSEINI/HAMZEHGARDESHI, ZEINAB, A Concept Analysis of Spiritual Care Based on Islamic Sources, in: Religions 7 (2016), Doi:10.3390/rel7060061.

MATTHES, JOACHIM, Unbestimmtheit: Ein konstitutives Merkmal der Volkskirche? Anmerkungen zu einem Thema der Diskussion um die EKD-Mitgliedschaftsstudien 1972 und 1982, in: DERS. (Hrsg.), Kirchenmitgliedschaft im Wandel, Gütersloh 1991², 149–162.

MAUER, MARIE C./PETERSEN, YVONNE/LOETZ, CECILE/FRICK, ECKHARD, Trennungsunsicherheit am Lebensende – spirituelle und bindungstheoretische Perspektiven, in: Z Palliativmedizin 15 (2014), 70–77.

MAUKSCH, HANS O., Der organisatorische Kontext des Sterbens, in: ELISABETH KÜBLER-ROSS (Hg.), Reif werden zum Tode, Gütersloh 1995⁷, 39–60.

MAY, ARNDT T./GAWRICH, STEFAN/STIEGEL, KATJA, Empirische Erfahrungen mit wertanamnetischen Betreuungsverfügungen, Bochum 1997.

MAYER, MICHAEL, Socio-Cultural Aspects of Epilepsy in a rural community of Tanzania, Innsbruck 2005.

MAYR, BEATE/ELHARDT, EVA/RIEDNER, CAROLA/ROSER, TRAUGOTT/FRICK, ECKHARD/PAAL, PIRET, Die Kluft zwischen eingeschätzten und tatsächlichen Fähigkeiten bei der Erhebung der spirituellen Anamnese, in: Spiritual Care 5 (2016), 9–16.

MAYRING, PHILIPP, Qualitative Inhaltsanalyse. Grundlagen und Techniken, Weinheim und Basel 2010¹¹.

MCDANIEL, CHARLOTTE, Clergy Contributions to Healthcare Ethics Committees, in: HEC Forum 11 (1999), 140–154.

MCNEILL, PAUL M./BERGLUND, CATHERINE A./WEBSTER, IAN W., Ethics at the borders of medical research: How much influence do various members have within research ethics committees? in: Cambridge Quarterly of Healthcare Ethics 3 (1994), 522–532.

MEHLER, BERND, Seelsorge nach EN ISO 9000? Herausforderungen des Qualitätsmanagements an die Seelsorge, in: WzM 54 (2002), 416–424.

MERTEN, BIRGIT, Die Rolle des Arztes im Spiritual Care-Team. Aspekte für die ärztliche Ausbildung, in: Spiritual Care 5(2016), 3–8.

MERTIN, ANDREAS, Einladung zur Erfahrung. Religiöse Räume in nichtkirchlichen Einrichtungen befremden die Kirchen, https://www.theomag.de/54/am252.htm.

METZ, CHRISTIAN, Probleme der Denotation im Film, in: METZ, CHRISTIAN, Semiologie des Films, München 1972 (= hier zitiert nach dem Abdruck in: HANS-JOSEF ALBERSMEIER (Hg.), Texte zur Theorie des Films, Reinbek 2003⁵, 321–370).

METZ, JOHANN BAPTIST, Compassion. Zu einem Weltprogramm des Christentums im Zeitalter des Pluralismus der Religionen und Kulturen, in: DERS./KULD, LOTHAR/WEISBROD, ADOLF (Hg.), Compassion. Weltprogramm des Christentums, Freiburg i. Br. 2000, 9–18.

MEYERMANN, ALEXIA/PORZELT, MAREIKE, Hinweise zur Anonymisierung von qualitativen Daten, in: forschungsdaten bildung informiert, Nr. 1. Frankfurt am Main 2014. Verfügbar unter: www.forschungsdaten-bildung.de/fdb-informiert.

MILES, MARGARET R., Seeing and Believing. Religion and Values in the Movies, Boston 1996.

MOBERG, DAVID O., Epistemological Issues in Measuring Spirituality. Comments on ›Religion, Spirituality, and Health Status in Geriatric Outpatiens, in Annals of Family Medicine 16. März 2004.

MÖLLER, CHRISTIAN, Entstehung und Prägung des Begriffs Seelsorge, in: C. MÖLLER (Hg.), Geschichte der Seelsorge in Einzelporträts, Bd. 1 1994, 9–19.

MÖLLER, CHRISTIAN (Hg.), Geschichte der Seelsorge in Einzelportraits, Göttingen, Bd. 1 1994, Bd. 2 1995, Bd. 3 1996.

MONACO, JAMES, Film verstehen, Kunst, Technik, Sprache, Geschichte und Theorie des Films und der neuen Medien, Hamburg 2006[7].

MONTAG, BARBARA (Red.), Ein Zuhause auf Zeit. Spiritualität in Evangelischen Krankenhäusern, Wuppertal 2013.

MOOS, THORSTEN/EHM, SIMONE/KLIESCH, FABIAN/THIESBONENKAMP-MAAG, JULIA, Ethik in der Klinikseelsorge. Empirie, Theologie, Ausbildung, Göttingen 2016.

MOOSBRUGGER, HELFRIED/ZWINGMANN, CHRISTIAN, Deutschsprachige Religionspsychologie heute: Einführung und Überblick, in: ZWINGMANN, CHRISTIAN/MOOSBRUGGER, HELFRIED (Hg.), Religiosität: Messverfahren und Studien zu Gesundheit und Lebensbewältigung. Neue Beiträge zur Religionspsychologie, Münster 2004, 9–22.

MORGENSTERN, ANDREA, Gestorben ohne gelebt zu haben. Trauer zwischen Schuld und Scham, Stuttgart 2005 (Praktische Theologie heute 66).

MORGENTHALER, CHRISTOPH, Systemische Seelsorge. Impulse der Familien- und Systemtherapie für die kirchliche Praxis, Stuttgart et. al. 1999.

MORGENTHALER, CHRISTOPH, Sterben im Krankenhaus – systemische Aspekte, in: WzM 52 (2000), 408–424.

MORGENTHALER, CHRISTOPH, Systeme als Bezugsrahmen der Seelsorge, in: ENGEMANN, WILFRIED (Hg.), Handbuch der Seelsorge. Grundlagen und Profile, Leipzig 2009[2], 292–307.

MORGENTHALER, CHRISTOPH, Seelsorge als Kompetenz der Gemeinde, in: KUNZ, RALPH (Hg.), Seelsorge. Grundlagen – Handlungsfelder – Dimensionen, Göttingen 2016, 201–213.

MORGENTHALER, CHRISTOPH/NOTH, ISABELLE, Eine kulturell sensible Religionspsychologie und klinische Beratungspsychologie – Wunsch oder Wirklichkeit?, in: NOTH, ISABELLE/MORGENTHALER, CHRISTOPH/GREIDER, K.J. (Hg.), Pastoralpsychologie 2011, 136–154.

MÜLLER, CHRISTOPH, Taufe als Lebensperspektive. Empirisch-theologische Erkundungen eines Schlüsselrituals. Stuttgart 2009 (PT heute 106).

MÜLLER-LANGE, JOACHIM (Hg.), Handbuch Notfallseelsorge, Wien 2001.

MULTRUS, JÜRGEN, Kompetenzenrtum Tillypark-Nürnberg. Architektonische, ökonomische, psychogerontologische und pflegewissenschaftliche Konzeption eines exemplarischen stationären Großprojektes, in: ALDEBERT, H., Demenz und Autonomie 2006.

MURKEN, SEBASTIAN, Psychoanalyse und ihre Implikationen für die seelsorgerische Praxis – eine Erwiderung aus religionspsychologischer Perspektive, in: NOTH, ISABELLE/MORGENTHALER, CHRISTOPH/GREIDER, KATHLEEN J. (Hg), Pastoralpsychologie und Religionspsychologie im Dialog. Pastoral Psychology and Psychology of Religion in Dialogue, Stuttgart 2011 (Praktische Theologie heute 115), 59–66.

MUTHNY, FRITZ A., Freiburger Fragebogen zur Krankheitsverarbeitung (FKV), Weinheim 1989.

MYASKOVSKY, L./DEW, M.A/McNULTY, M.L./SWITZER, G.E./DiMARTINI, A.F./KORMOS, R.L./McCURRY, K.R., Trajectories of Change in Quality of Life in 12-Month Survivors of Lung or Heart Transplant, in: American Journal of Transplantation 6 (2006), 1939–1947.

NASSEHI, ARMIN, Die Form der Biographie. Theoretische Überlegungen zur Biographieforschung in methodologischer Absicht, in: BIOS 7 (1994), 46–63.

NASSEHI, ARMIN, Spiritualität. Ein soziologischer Versuch, in: E. FRICK, T. ROSER (Hg), Spiritualität und Medizin, Stuttgart 2011[2], 35–42.

NASSEHI, ARMIN/SAAKE, IRMHILD, Die Religiosität religiöser Erfahrung. Ein systemtheoretischer Kommentar zum religionssoziologischen Subjektivismus, in: Pastoraltheol. 93 (2004), 64–81.

NATIONALER ETHIKRAT, Stellungnahme Genetische Diagnostik vor und während der Schwangerschaft, Berlin 2003.

NAUCK, FRIEDEMANN/JASPERS, BARBARA, Patientenverfügung als vertrauensbildende Maßnahme, in: HÖVER, GERHARD/BARANZKE, HEIKE/SCHAEFFER, ANDREA (Hg.) Sterbebegleitung: Vertrauenssache. Herausforderungen einer person- und bedürfnisorientierten Begleitung am Lebensende. Würzburg 2011, 175–192.

NAUCK, FRIEDEMANN/JASPERS, BARBARA, Advance Care Planning. Mehr Autonomie am Lebensende, Allgemeinarzt-online, 14. August 2014.

NAUER, DORIS, Seelsorgekonzepte im Widerstreit. Ein Kompendium, Stuttgart/Berlin/Köln 2001.

NAUER, DORIS, Spiritual Care statt Seelsorge?, Stuttgart 2015, 123–133.

NAURATH, ELISABETH, Nonverbale Kommunikation in der Klinikseelsorge, in: POHL-PATALONG, UTA/MUCHLINSKY, FRANK (Hg.), Seelsorge im Plural. Perspektiven für ein neues Jahrhundert, Hamburg 1999, 140–152.

NEITZKE, GERALD, Ethik im Medizinstudium. Erfahrungen und innovative Entwicklungen an der Medizinischen Hochschule Hannover, in: Zeitschrift für Medizinische Ethik 50 (2004), 61–70.

NEITZKE, GERALD, Interprofessioneller Ethikunterricht, in: GMS Zeitschrift für medizinische Ausbildung 22 (2005).

NEITZKE, GERALD, Ethik in der medizinischen Aus- und Weiterbildung, in: Bundesgesundheitsblatt – Gesundheitsforschung – Gesundheitsschutz 51 (2008), 872–879.

NELIUS, GABY/STÄDTLER-MACH, BARBARA, Qualitätssicherung in der Krankenhausseelsorge – Chancen und Risiken, in: WzM 54 (2002), 402–412.

NETHÖFEL, WOLFGANG, Biotechnik zwischen Schöpferglauben und schöpferischem Handeln, in: EvTh 49/1989, 179–199.

NEWTON, MICHAEL J., Precedent Autonomy: Life-Sustaining Intervention and the Demented Patient, in: Cambridge Quarterly Healthcare Ethics 8 (1999), 189–199.

NIDA-RÜMELIN, JULIAN (Hg.), Angewandte Ethik. Die Bereichsethiken und ihre theoretische Fundierung, Stuttgart 1996.

NIEMELÄ, JUSSI, What puts the ‹Yuck› in the Yuck Factor?, in: Bioethics 25 (2011), 267–279.

NIJS, MICHAELA, Trauern hat seine Zeit. Abschiedsrituale beim frühen Tod eines Kindes, Göttingen 1999 (Psychosoziale Medizin 7), 118–120.

NIPPERT, IRMGARD, Wie wird im Alltag der pränatalen Diagnostik tatsächlich argumentiert? Auszüge aus einer deutschen und einer europäischen Untersuchung, in: KETTNER, MATTHIAS (Hg.), Beratung als Zwang. Schwangerschaftsabbruch, genetische Aufklärung und die Grenzen kommunikativer Vernunft, Frankfurt/New York 1998, 153–172.

NOLAN, STEVE, Spiritual Care at the End of Life. The Chaplain as a ‹Hopeful Presence›, London 2012.

NOLAN, STEVE/SALTMARSH, PHILIPP/LEGET, CARLO, Spiritual care in palliative care: working towards an EAPC Task Force, in: European Journal of Palliative Care 18 (2011), 86–89.

NOTH, ISABELLE/MORGENTHALER, CHRISTOPH/GREIDER, KATHLEEN J. (Hg), Pastoralpsychologie und Religionspsychologie im Dialog. Pastoral Psychology and Psychology of Religion in Dialogue, Stuttgart 2011 (Praktische Theologie heute 115).

NOUWEN, HENRI J. M., Schöpferische Seelsorge, Freiburg/Basel/Wien 1989.

NOWAK, KURT, Schleiermacher, Göttingen 2001.

NUZUM, DANIEL/MEANEY, SARAH/O'DONOGHUE, KEELIN/MORRIS, HEATHER, The Spiritual and Theological Issues Raised by Stillbirth for Healthcare Chaplains, in: Journal of Pastoral Care and Counseling 69 (2015), 163–170.

OSTERMANN, THOMAS/BÜSSING, ARNDT, Spiritualität und Gesundheit: Konzepte, Operationalisierung, Studienergebnisse, in: Musiktherapeutische Umschau 28 (2007), 217–230.

OSTERMANN THOMAS/BÜSSING, ARNDT/MATTHIESSEN, P., Pilotstudie zur Entwicklung eines Fragebogens zur Erfassung der spirituellen und religiösen Einstellung und des Umgangs mit Krankheit (SpREUK), in: Forsch Komplementärmed Klass Naturheilkd 11 (2004), 346–353.

OSWALD, WOLF D., Kognitive Abbauerscheinungen im Alter und bei dementiellen Prozessen, in: Psychiat Prax 17 (1993), 91–98.

OTTO, ECKART, Theologische Ethik des Alten Testaments, Stuttgart 1994.

OTTO, GERT, Grundlegung der Praktischen Theologie, München 1986.

OTTO, GERT, Handlungsfelder der Praktischen Theologie, München 1988.

PAAL, PIRET/FRICK, ECKHARD/ROSER, TRAUGOTT, Developments in Spiritual Care education in German-speaking countries, in: BMC Medical Education 40 (2014).

PAAL, PIRET/HELO, YOUSEF/FRICK, ECKHARD, Spiritual Care Training Provided to Healthcare Professionals. A Systematic Review, in: Journal of Pastoral Care & Counseling 69 (2015), 19–30.

PALMER, CHRISTIAN, Zur Praktischen Theologie. Andeutungen in Betreff ihres Verhältnisses zur gesammten theologischen Wissenschaft, namentlich zur Ethik, und in Betreff ihrer innern Gliederung, in: JDTh (1856), 317–361.

PALMER, CHRISTIAN, Evangelische Pastoraltheologie, Stuttgart 1863[2].

PANNENBERG, WOLFHART, Anthropologie in theologischer Perspektive, Göttingen 1983.

PANNENBERG, WOLFHART, Was ist der Mensch? Die Anthropologie der Gegenwart im Lichte der Theologie, Göttingen 1985[7].

PAPE, HELMUT, Art. Pragmatismus II. Philosophisch, in: RGG[4] Bd. 6, Tübingen 2003, Sp. 1548–1550.

PARSONS, RICHARD D., The Counseling Relationship, in: WICKS, ROBERT J./PARSONS, RICHARD D./CAPPS, DONALD (Hg.), Clinical Handbook of Pastoral Counseling, 1993, 97–117.

PENDLETON JONES, SUSAN/GREGORY JONES, L., Worship, the Eucharist, Baptism, and Aging, in: HAUERWAS, STANLEY/BAILEY STONEKING, CAROLE/MEADOR, KEITH/CLOUTIER, DAVID (Hg.), Growing Old in Christ, Michigan 2003, 185–201.

PENG-KELLER, SIMON, Einführung in die Theologie der Spiritualität, Darmstadt 2012.

PENG-KELLER, SIMON, Zur Herkunft des Spiritualitätsbegriffs. Begriffs- und spiritualitätsgeschichtliche Erkundungen mit Blick auf das Selbstverständnis von Spiritual Care, in: Spiritual Care 3 (2014), 36–47.

PENG-KELLER, SIMON, Spiritual Care als theologische Herausforderung. Eine Ortsbestimmung, in: ThLZ 140 (2015), 454–467.

PETERMAN, JANET S., A Pastoral and Theological Response to Losses in Pregnancy, in: The Christian Century, Sept. 1987, 9–16.

PETERY, MICHAEL, Die Betreuung Schwerkranker und Sterbender in Bayerischen Jüdischen Gemeinden heute, München 2015 (Manuskript, Publikation angekündigt für 2017).

PIPER, HANS-CHRISTOPH, Gespräche mit Sterbenden, Göttingen 1977, 13, zit. bei KLAUS WINKLER, Seelsorge, Berlin/New York 1997.

PIPER, HANS-CHRISTOPH, Gesprächsanalysen, Göttingen 1994[6].

PLIETH, MARTINA, Seelsorge im Kontext von Sterben, Tod und Trauer, in: W. ENGEMANN (Hg.), Handbuch 2009[2], 446–463.

POST, STEPHEN G., Physician-Assisted Suicide in Alzheimer's Disease, in: Journal of the American Geriatrics Society 45(5): 647–651, May 1997.

POTTER, ROBERT LYMAN, From Clinical Ethics to Organizational Ethics: The Second Stage of the Evolution of Bioethics, in: Bioethics Forum 12.2 (1996), 3–12.

POWELL, LINDA H./SHABI, LEILA/THORESEN, CARL E., Religion and Spirituality. Linkages to Physical Health. in: American Psychologist, 58 (2003/1), 36–52.

PRAETORIUS, INA/STÖCKLI, RAINER (Hg.), Wir kommen nackt ins Licht, wir haben keine Wahl. Das Gebären erzählen, das Geborenwerden. 150 Szenen aus der Schönen Literatur zwischen 1760 – 2010, Herisau 2011.

PREUL, REINER, Kirchentheorie. Wesen, Gestalt und Funktionen der Evangelischen Kirche, Berlin/New York 1997.

PREUL, REINER, Kirchentheoretische Fundierung der Praktischen Theologie, in: LÄMMLIN, GEORG/SCHOLPP, STEFAN (Hg.), Praktische Theologie der Gegenwart in Selbstdarstellungen, Tübingen 2001, 111–129.

Puchalski, Christina (Hg.), A Time for Listening and Caring. Spirituality and the Care of the Chronically Ill and Dying, Oxford 2006, IX-XIII.

Puchalski, Christina M/Ferrell, Betty, Making Health Care Whole. Integrating Spirituality into Patient Care, West Consohocken 2010.

Puchalski, Christina/Ferrell, Betty/Virani, Rose/Otis-Green, Shirley/Baird, Pamela/Chochinov, Harvey/Handzo, George/Nelson-Becker, Holly/Prince-Paul, Maryjo/Pugliese, Karen/Sulmasy, Daniel, Improving the Quality of Spiritual Care as a Dimension of Palliative Care: The Report of the Consensus Conference, in: Journal of Palliative medicine 12 (2009), 885–904.

Puchalski, Christina/Romer, Anna L., Taking a spiritual history 2000.

Puchalski, Chrstina/Romer, Anna L., Taking a spiritual history allows clinicians to understand patients more fully. Journal of Palliative Medicine 3 (2000), 129–137.

Puchalski, Christina M./Vitillo, Robert/Hull, Sharon K./Reller, Nancy, Improving the Spiritual Dimension of Whole Person Care: Reaching National and International Consensus, in: Journal of Palliative Medicine 17 (2014).

Puschmann, Martin, Evangelische Krankenhausseelsorge in Bayern. Einblicke in die Geschichte ihrer Arbeitsgemeinschaft, Roßdorf 2010.

Putz, Wolfgang/Steldinger, Beate, Patientenrechte am Ende des Lebens. Vorsorgevollmacht – Patientenverfügung – Selbstbestimmtes Sterben, München 2003.

Radebold, Hartmut, Psychosomatische Probleme in der Geriatrie, in: Uexküll, Thure von (Hg.), Lehrbuch der Psychosomatischen Medizin, München/Wien/Baltimore 1981[2], 731–747.

Rädlinger, Christine, Der verwaltete Tod. Eine Entwicklungsgeschichte des Münchner Bestattungswesens, hg. vom Stadtarchiv München, München 1996.

Raschzok, Klaus, Kirchenbau und Kirchenraum, in: Meyer-Blanck, Michael/Bieritz, Karl-Heinrich/Schmidt-Lauber, Hans-Christoph (Hg.), Handbuch der Liturgik, Göttingen 2003[3], 391–412.

Rauchfleisch, Udo, Transsexualität – Transidentität. Begutachtung, Begleitung, Therapie, Göttingen 2014.

Rauprich, Oliver, Assistierte Reproduktion, in: Marckmann, Georg (Hg.), Praxisbuch Ethik in der Medizin, Berlin 2015, 267–278.

Reber, Joachim, Spiritualität in sozialen Unternehmen. Mitarbeiterseelsorge – spirituelle Bildung – spirituelle Unternehmenskultur, Stuttgart 2009.

Recki, Birgit, Art. Kritik: RGG[4] 4 (2001), Sp. 1781–1782.

Reiter-Theil, Stella, Art. ›Patientenethik‹, in: Lexikon der Bioethik, Gütersloh, 1998, 842–844.

Rendtorff, Trutz, Ethik. Grundelemente, Methodologie und Konkretionen einer ethischen Theologie Bd. 1, Stuttgart/Berlin 1990[2].

Rendtorff, Trutz, Ethik. Grundelemente, Methodologie und Konkretionen einer ethischen Theologie, Bd. 2, Stuttgart 1991[2].

Rendtorff, Trutz, Vom Nutzen der Ethik für die Wissenschaft. Über den Status medizinischer Ethik als ›angewandter‹ Ethik sowie Aufgaben bioethischer Forschung, in: Jahrbuch für Wissenschaft und Ethik 1998, 33–46.

Rendtorff, Trutz, Evangelische Ethik im Disput um die Biomedizin. Eine Einführung, in: Anselm, Reiner/Körtner, Ulrich H.J. (Hg.), Streitfall Biomedizin. Urteilsfindung in christlicher Verantwortung, Göttingen 2003, 11–24.

Rhoads, David/Michie, Donald, Mark as Story. An Introduction to the Narrative of a Gospel, Philadelphia 1988[7], 129–136.

Rier, Angela, Spiritualität als Qualitätskriterium, in: WzM 54 (2002), 413–415.

Riess, Richard, Die Krisen des Lebens und die Kasualien der Kirche, in: EvTh 35 (1975).

Riess, Richard, Sehnsucht nach Leben. Spannungsfelder, Sinnbilder und Spiritualität der Seelsorge, Göttingen 1991[2].

Rinder, Nicole/Rauch, Florian, Das Letzte Fest. Neue Wege und heilsame Rituale in der Zeit der Trauer, Gütersloh 2016[2].

RINN-MAURER, ANGELA, Seelsorge an Herzpatienten. Zum interdisziplinären Gespräch zwischen Medizin und Theologie, Stuttgart 1995.

ROESSLER, INGEBORG, Krise, Trauma und Konflikt als Ausgangspunkt der Seelsorge, in: ENGEMANN, WILFRIED (Hg.), Handbuch 2009[2], 354–376.

ROGGENKAMP-KAUFMANN, ANTJE, Theologisieren »mit« (Kinder-)Literatur am Beispiel »Oma Rosa«. In: BUCHER, ANTON A./BÜTTNER, GERHARD/FREUDENBERGER-LÖTZ, PETRA/SCHREINER, MARTIN (Hg.), »Gott gehört so ein bisschen zur Familie«. Mit Kindern über Glück und Heil nachdenken. (Jahrbuch für Kindertheologie. Band 10), Stuttgart, 198–209.

ROLLER, SUSANNE/SCHEYTT, CHRISTOPH, Spirituelle Aspekte, in: BAUSEWEIN, CLAUDIA/ROLLER, SUSANNE/VOLTZ, RAYMOND (Hg.), Leitfaden Palliativmedizin, München/Jena 2004[2], 499–527.

ROSEN, HUGH/KUEHLWEIN, KEVIN T. (Hg.), Constructionist Realities. Meaning-Making Perspectives for Psychotherapists, San Francisco 1996, 307–329.

ROSER, TRAUGOTT, Die Aufgabe kirchlicher Begleitung in der Transplantationsmedizin: Ein diakonietheoretischer Entwurf, in: HILDT, ELISABETH/HEPP, BARBARA (Hg.), Organtransplantationen: Heteronome Effekte in der Medizin, Stuttgart/Leipzig 2000, 107–119.

ROSER, TRAUGOTT, Ethik im klinischen Alltag. Empirische Zugänge, Modelle, Perspektiven, in: Forum TTN 7 (5/2002) 13–26.

ROSER, TRAUGOTT, Der Würde des Lebens Rechnung tragen. Gemeindepädagogische Impulse der neuen Handreichung zu Vorsorgevollmacht, Betreuungsverfügung und Patientenverfügung, in: Nachrichten der Evangelisch-Lutherischen Kirche in Bayern 58 (2003), 9–11.

ROSER, TRAUGOTT, Spiritual Care – neuere Ansätze seelsorglichen Handelns, in: KÖRTNER, ULRICH/MÜLLER, SIGRID/KLETECKA-PULKER, MARIA/INTHORN, JULIA (Hg.), Spiritualität, Religion und Kultur am Krankenbett, New York/Wien 2009 (Schriftenreihe Ethik und Recht in der Medizin), 81–90.

ROSER, TRAUGOTT, Dogmatik in der Seelsorge: Soll eine Krankenhausseelsorgerin den Wunsch von Eltern erfüllen, ihr totgeborenes Kind zu taufen?, in: Praktische Theologie 2010, 91–99.

ROSER, TRAUGOTT, Innovation Spiritual Care. Eine praktisch-theologische Perspektive, in: FRICK, ECKHARD/ROSER, TRAUGOTT (Hg.), Spiritualität und Medizin 2011[2], 45–55.

ROSER, TRAUGOTT, Spiritualität und Gesundheit. Überlegungen zur Bedeutung eines unbestimmbaren Begriffs im interdisziplinären Diskurs, in: KUNZ, RALPH/KOHLI REICHENBACH, CLAUDIA (Hg.), Spiritualität im Diskurs, Zürich 2012, 227–240.

ROSER, TRAUGOTT, Lebenssättigung als Programm. Praktisch-theologische Überlegungen zu Seelsorge und Liturgie an der Grenze, in: ZThK 109 (2012), 397–414.

ROSER, TRAUGOTT, Sexualität in Zeiten der Trauer. Wenn die Sehnsucht bleibt, Göttingen 2014.

ROSER, TRAUGOTT, Taufe in poimenischer Perspektive, in: BEETSCHEN, FRANZISKA/GRETHLEIN, CHRISTIAN/LIENHARD, FRITZ (Hg.), Taufpraxis heute in unterschiedlicher Perspektive, Leipzig 2017, 209–241.

ROSER, TRAUGOTT/FRICK, ECKHARD, Editorial, in: Spiritual Care 1 (2012), 3–6.

ROSER, TRAUGOTT/JUNG-HANKEL, TONY, Bericht von der Tagung des ENHCC (European Network on Health Care Chaplaincy) in Debrecen vom 1.–5.6.2016, in: Spiritual Care 5 (2016).

ROSER, TRAUGOTT/MÄDLER, MICHAEL (Red.), Ein Engel an der leeren Wiege. Eine Handreichung der Evangelisch-Lutherischen Kirche in Bayern zur seelsorgerlichen Begleitung bei Fehlgeburt, Totgeburt und plötzlichem Säuglingstod, München 2002 (Brosch.).

ROSER, TRAUGOTT/ZITT, RENATE, Praktische Theologie, Religions- und Gemeindepädagogik, in: BECKER, EVE-MARIE/HILLER, DORIS, Handbuch Evangelische Theologie, Tübingen 2006, 301–361.

RÖSSLER, DIETRICH, Grundprobleme der Praktischen Theologie, in: WINTZER, FRIEDRICH (Hg.), Praktische Theologie, Neukirchen-Vluyn 1990[3], 1–10.

Rössler, Dietrich, Grundriß der Praktischen Theologie, Berlin et.al. 1994².

Rössler, Dietrich, Die Moral des Pluralismus. Anmerkungen zur evangelischen Ethik im Kontext der neuzeitlichen Gesellschaft, in: Anselm, Reiner/Körtner, Ulrich H. J., Streitfall Biomedizin 2003, 179–193.

Rost, Katharina, Wenn ein Kind nicht lebensfähig ist. Das Austragen der Schwangerschaft nach infauster pränataler Diagnose – Erfahrungen betroffener Frauen, Osnabrück 2015.

Rost, Katharina, Dem Kind einen Platz in der Welt geben. Über den Umgang mit dem Tod eines Kindes bei infauster pränataler Diagnose und Fortsetzen der Schwangerschaft, in: Spiritual Care 5 (2016), 89–96.

Rost, Ulrich, Seelsorge, Kommunikationskompetenz, Handlungskompetenz und die eigene Identität. Das KSA-Lernmodell – Ansatz, Inhalt, Arbeitsweise, in: Transformationen 23(2015), 145–183.

Roth, Michael, Die Seelsorge als Dimension der Ethik. Überlegungen zur seelsorgerlichen Struktur der Ethik, in: Pastoraltheol. 92 (2003), 319–333.

Rothman, B. K., The Tentative Pregnancy, New York 1986.

Roy, Lena-Katharina, Demenz in Theologie und Seelsorge (Praktische Theologie im Wissenschaftsdiskurs, Band 13), Berlin/New York 2013.

Royal College of Obstetricians and Gynaecologists (Hg.), The Care of Women Requesting Induced Abortion. Evidence Based Guidelines Number 7, London 2011.

Ruoff, Michael, Foucault-Lexikon. Entwicklung – Kernbegriffe – Zusammenhänge, Paderborn 2013³, 27–30.

Rüter, Friederike Späte Trauer. Eine Studie zur seelsorglichen Begleitung Trauernder, Leipzig 2009 (APTh 40).

Sabatowski, Rainer/Maier, Bernd O./Ostgathe, Christoph/Rolke, Roman (Hg.) 1000 Fragen Palliativmedizin, Stuttgart 2013.

Sahm, Stephan, Stichwort. Hora Incerta. Zur neuen Rechtfertigung des Hirntods als Zeichen des Todes durch das President's Council on Bioethics, in: ZfmE 58 (2012), 173–182.

Sattler, Dorothea, Art. »Begierdetaufe«, in: LThK, Bd. 2, Freiburg 1994, Sp. 143f.

Sattler, Dorothea/Nüssel, Friederike, Menschenstimmen zu Abendmahl und Eucharistie. Erinnerungen – Anfragen – Erwartungen, Frankfurt 2004.

Saunders, Cicely, Sterben und Leben. Spiritualität in der Palliative Care, Zürich 2009, 56–65.

Saur, Markus, Alttestamentliche Wissenschaft, in: Becker, Eve-Marie/Hiller, Doris (Hg.), Handbuch Evangelische Theologie. Ein enzyklopädischer Zugang, Tübingen 2006, 27–86.

Savona-Ventura, Charles, The Influence of the Roman Catholic Church on Midwifery Practice in Malta, in: Medical History 39 (1995), 18–34.

Schaaf, Christian P./Zschocke, Johannes, Fehlgeburten, in: Dies. (Hg.), Basiswissen Humangenetik, Berlin/Heidelberg 2013², 329–331.

Schaeffer, Doris, Zur Professionalisierbarkeit von Public Health und Pflege, in: Schaeffer, Doris/Moers, Martin/Rosenbrock, Rolf (Hg.), Public Health und Pflege. Zwei neue gesundheitswissenschaftliche Disziplinen, Berlin 1994, 103–126.

Schaepe, Christiane/Ewers, Michael/Tegethoff, Dorothea, Qualitative Interviews: Menschen mit kommunikativer Beeinträchtigung, in: Zeitschrift für Palliativmedizin 17 (2016), 159–161.

Schardien, Stefanie, Menschenwürde. Zur Geschichte und theologischen Deutung eines umstrittenen Konzepts, in: Dabrock, Peter/Klinnert, Lars/Schardien, Stefanie, Menschenwürde und Lebensschutz. Herausforderungen theologischer Bioethik, Gütersloh 2004, 57–116.

Schardien, Stefanie (Hg): Mit dem Leben am Ende. Stellungnahmen aus der kirchlichen Diskussion in Europa zur Sterbehilfe, Göttingen 2010 (Reihe Edition Ethik, Bd 3).

Scharfenberg, Joachim, Seelsorge als Gespräch. Zur Theorie und Praxis der seelsorgerlichen Gesprächsführung, Göttingen 1991⁵.

SCHAUPP, WALTER/PLATZER, JOHANN/KRÖLL, WOLFGANG (Hg.), Gesundheitssorge und Spiritualität im Krankenhaus. Innsbruck 2014, 55–68.

SCHIBILSKY, MICHAEL, Trauerwege. Beratung für helfende Berufe, Düsseldorf 1996[5].

SCHIBILSKY, MICHAEL, Theologie als ars vivendi, in: HUBER, WOLFGANG (Hg.), Was ist gute Theologie?, Stuttgart 2004, 113–127.

SCHIBILSKY, MICHAEL/VÖLZKE, REINHARD, Das biographische Gespräch in helfenden Berufen. Eine Arbeitshilfe, Bochum 1993.

SCHIBILSKY, MICHAEL/ZITT, RENATE (Hg.), Theologie und Diakonie, Gütersloh 2004.

SCHIEDER, ROLF, Seelsorge und Lebenskunst, in: ENGEMANN, WILFRIED (Hg.), Handbuch 2009[2], 377–389.

SCHLAUDRAFF, UDO, Krankenhausseelsorge und Ethik, in: KLESSMANN, MICHAEL (Hg.), Handbuch 2013[4], 251–262.

SCHLEIERMACHER, FRIEDRICH D. E., Die Praktische Theologie nach den Grundsätzen der evangelischen Kirche im Zusammenhange dargestellt. Aus Schleiermachers handschriftlichem Nachlaß und nachgeschriebenen Vorlesungen, hg. von J. Frerichs, in: SW I, 13, Berlin 1850, Neudruck 1983.

SCHLEIERMACHER, FRIEDRICH D. E., Die praktische Theologie nach den Grundsätzen der evangelischen Kirche, Berlin 1850.

SCHLEIERMACHER, FRIEDRICH D. E., Kurze Darstellung des theologischen Studiums zum Behuf einleitender Vorlesungen, hg. von Heinrich Scholz, 3. kritische Ausgabe Leipzig 1910 (neuerlich erschienen in der Bibliothek Klassischer Texte der WBG, Darmstadt 1993).

SCHMIDINGER, HEINRICH, Der Mensch ist Person: Ein christliches Prinzip in theologischer und philosophischer Sicht, Innsbruck-Wien: Tyrolia, 1994.

SCHMIDT, ANDREA B., Kanon der Entschlafenen. Das Begräbnisrituale der Armenier, Wiesbaden 1994, 86–94.

SCHMIDT, KURT W., ›Herr Doktor, sagen Sie mir die Wahrheit..‹ Zur Darstellung medizinethischer Konflikte im Film, in: Ethik in der Medizin (Ethik Med) 12 (2000), 139–153.

SCHMIDT, KURT W., ›Ich wünschte, ich hätte alles auf einem Film. Das ganze verfluchte Leben..‹ Krebs in Film und Fernsehen. FORUM. Das offizielle Magazin der Deutschen Krebsgesellschaft e. V., 17/2 (2002), 18–22.

SCHMIDT, KURT W., Vom Gefühl zum Argument. Weshalb medizinethische Konflikte im Film ein guter Ausgangspunkt für die Diskussion sind, Beitrag zur Tagung der Gesellschaft für Evangelische Theologie »Der machbare Mensch« 2003, Manuskript.

SCHMIDT, KURT W., Sterben und Tod im Spielfilm. In: DERS./MAIO, GIOVANNI/WULFF, HANS J. (Hg.), Schwierige Entscheidungen – Krankheit, Medizin und Ethik im Film, Frankfurt/M 2008, 159–173.

SCHMIDT, KURT W./EGLER, GISELA, A Christian for the Christians, a Muslim for the Muslims? Reflections on a Protestant View of Pastoral Care for all Religions, in: Christian Bioethics 4 (1998), 239–256.

SCHMIDT, KURT W./ROSER, TRAUGOTT, Sterben und Trauer im Film. Der inszenierte Tod, in: Zeitschrift für Palliativmedizin 16 (2015), 202–208.

SCHMIDT-ROST, REINHARD, Seelsorge zwischen Amt und Beruf. Studien zur Entwicklung einer modernen Seelsorgelehre seit dem 19. Jahrhundert, Göttingen 1988.

SCHMITT, ERIC-ÉMMANUEL, Oskar und die Dame in Rosa. Frankfurt a. M. 2005.

SCHMITT, RÜDIGER, Rites of Family and Household Religion, in: ALBERTZ, RAINER/ SCHMITT, RÜDIGER (Hg.), Family and Household Religion in Ancient Israel and the Levant, Winona Lake, In (USA) 2012, 387–428.

SCHNEIDER-HARPPRECHT, CHRISTOPH, Das Profil der Seelsorge im Unternehmen Krankenhaus, in: WzM 54 (2002), 424–438.

SCHNEIDER-HARPPRECHT, CHRISTOPH, Ethisch-moralische Kompetenz in der Seelsorge, in: SCHNEIDER-HARPPRECHT, CHRISTOPH/ALLWIN, SABINE (Hg.), Psychosoziale Dienste und Seelsorge im Krankenhaus, Göttingen 2005, 175–201.

SCHNEIDER-HARPPRECHT, CHRISTOPH, Leib-Sorge? Die Wiederentdeckung des Leibes in der Seelsorge, in: SCHNEIDER-HARPPRECHT, CHRISTOPH/ALLWINN, SABINE (Hg.), Psychosoziale Dienste und Seelsorge 2005, 202–222.

SCHNEIDER-HARPPRECHT, CHRISTOPH/ALLWINN, SABINE (Hg.), Psychosoziale Dienste und Seelsorge im Krankenhaus. Eine neue Perspektive der Alltagsethik, Göttingen 2005.

SCHNELL, MARTIN W./SCHULZ, CHRISTIAN, Basiswissen Palliativmedizin, Berlin 2014², THÖNS, MATTHIAS/SITTE, THOMAS (Hg.), Repetitorium Palliativmedizin, Berlin/Heidelberg 2016².

SCHNIERING, SUSANNE (Hg.), Ich trage dich in meinem Herzen. Der Gedenkplatz für nicht beerdigte Kinder in Ohlsdorf, Pinnow 2001.

SCHNIEWIND, JULIUS, Theologie und Seelsorge, in: SCHNIEWIND, JULIUS, Geistliche Erneuerung, Göttingen 1981, 117–122 (zuerst in: ZdZ, 1946, 5–8).

SCHOCKENHOFF, EBERHARD, Hirntod, in: ZfmE 58 (2012), 117–134.

SCHÖLLHAMMER, LUTZ, Die Rechtsverbindlichkeit des Patiententestaments, Berlin 1993.

SCHOUTEN, ESTHER, Viewpoints and motives on religion and spirituality of professionals in perinatal medicine. A survey among midwives, nurses, obstetricians and neonatologists. München 2016.

SCHOWALTER, MARION/MURKEN, SEBASTIAN, Religion und Gesundheit – empirische Zusammenhänge komplexer Konstrukte, in HENNING, CHRISTIAN/MURKEN, SEBASTIAN/NESTLER, ERICH (Hg.), Einführung in die Religionspsychologie, Paderborn 2003, 138–162.

SCHRAGE, WOLFGANG, Der Erste Brief an die Korinther, Bd. 4 (EKK VII/4), Düsseldorf/Neukirchen-Vluyn 2001, 232–240.

SCHRAMM, JÜRGEN/ROLLMANN, SILVIA/SATERNUS, KLAUS-S., Plötzlicher Säuglingstod. Empfehlungen zum Umgang mit betroffenen Eltern und Geschwistern in der Akutsituation, in: MÜLLER-LANGE, JOACHIM (Hg.), Handbuch Notfallseelsorge, Wien 2001, 104–116.

SCHRÖDER, BERND, In welcher Absicht nimmt die Praktische Theologie auf Praxis Bezug? Überlegungen zur Aufgabenbestimmung einer theologischen Disziplin, in: ZThK 98 (2001), 101–130.

SCHULZE ANDREAS/WERMUTH, INGA, Palliative Betreuung in der Neonatologie, in: FÜHRER, MONIKA/DUROUX, AYDA/BORASIO, GIAN DOMENICO (Hg.), »Können Sie denn gar nichts mehr für mein Kind tun?« Therapiezieländerung und Palliativmedizin in der Pädiatrie, Stuttgart 2006 (MRPC 2), 61–71.

SCHÜTZ, CHRISTIAN, Art. »Christliche Spiritualität«, in: SCHÜTZ, CHRISTIAN (Hg.), Praktisches Lexikon der Spiritualität, Freiburg/Basel/Wien: Herder, 1988, Sp. 1170–1180.

SCHWAB, ULRICH, Lebensgeschichte erzählen. Wandlungen in der Wahrnehmung einer religiösen Gattung durch die Praktische Theologie, in: HAUSCHILDT, EBERHARD/LAUBE, MARTIN/ROTH, URSULA (Hg.), Praktische Theologie als Topographie des Christentums. Eine phänomenologische Wissenschaft und ihre hermeneutische Dimension, Rheinbach 2000, 290–303.

SCHWAB, ULRICH, Wahrnehmen und Handeln. Praktische Theologie als subjektorientierte Theorie, in: DERS./HAUSCHILDT, EBERHARD (Hg.), Praktische Theologie für das 21. Jahrhundert, Stuttgart 2002, 161–175.

SCHWAGER, HANS J., Zwischen Pädagogik, Theologie und Medizin: Zu den Anfängen der Behindertenbildung im 19. Jahrhundert, in: BENAD, MATTHIAS/WEBER, EDMUND (Hg.), Diakonie der Religionen 1996, 127–143.

SCHWARTZ, LOUIS, The Art of Medicine: 17th Century Childbirth, in: Lancet 377 (2011), 1486f.

SCHWARZ, DETLEF, Schneeflocken im Frühling. Das Kind im Krankenhaus – ein pastoraltheologisches Modell als Plädoyer für eine praxisorientierte Klinikseelsorge für Kinder oder Kinder in unseren Händen, St. Ottilien 2008.

SCHWEIKER, WILLIAM, Intellectual Fences and Cultural Values: The Shifting Boundaries between Ethics, Practical Theology, and Biblical Studies, in: WELKER, MICHAEL/SCHWEITZER, FRIEDRICH (Hg), Reconsidering the Boundaries 2005, 137–150.

SCHWEITZER, FRIEDRICH, Praktische Theologie in Nordamerika, in: GRETHLEIN, CHRISTIAN/MEYER-BLANCK, MICHAEL, Geschichte der Praktischen Theologie. Dargestellt anhand ihrer Klassiker, Leipzig 2000, 565–595.

SCHWEITZER, FRIEDRICH, Practical Theology, Ethics, and the Challenge of Plurality: Changing Boundaries between Practical Theology and Ethics, in: WELKER, MICHAEL/SCHWEITZER, FRIEDRICH (Hg.), Reconsidering the Boundaries 2005, 151–159.

SCHWIEBERT, PAT/KIRK, PAUL, When Hello Means Goodbye. A Guide For Parents Whose Child Dies Before Birth, At Birth Or Shortly After Birth, Portland, Oregon 1993.

SEKRETARIAT DER DEUTSCHEN BISCHOFSKONFERENZ (Hg.), Wenn der Tod am Anfang steht. Eltern trauern um ihr totes neugeborenes Kind – Hinweise zur Begleitung, Seelsorge und Beratung, Arbeitshilfe 109 (Neufassung), Bonn 1. Juni 2005.

SELBMANN, HANS-KONRAD, Warum ist die antepartale Sterblichkeit höher als die frühe Neonatalsterblichkeit?, in: KÜNZEL, WOLFGANG/DIEDRICH, KLAUS/HOHMANN, MANFRED (Hg.), 51. Kongreß der Deutschen Gesellschaft für Gynäkologie und Geburtshilfe, Dresden, 1.–5. Oktober 1996, Berlin et. al. 1997, 119–132.

SELLNER, JAN, Krebs im Spielfilm. Form und Funktion eines filmischen Motivs, in: SCHMIDT, K. W./MAIO, G./WULFF, H. J. (Hg) Schwierige Entscheidungen 2008, 123–142.

SEYRINGER, MICHAELA-ELENA/FRIEDRICH, FABIAN/STOMPE, THOMAS/FROTTIER, PATRICK/SCHRANK, BEATE/FRÜHWALD, STEFAN, Die ›Gretchenfrage‹ für die Psychiatrie. Der Stellenwert von Religion und Spiritualität in der Behandlung psychisch Kranker, in: Neuropsychiatrie 21 (2007), 239–247.

SINGER, PETER, Leben und Tod. Der Zusammenbruch der traditionalen Ethik, Erlangen 1998.

SKJØLD, R., Xenotransplantation – View of the Transplanted Patient, in: Acta vet. scand. Suppl. 99 (2004), 59–63.

SOBEK-FRANZ, ELISABETH/ROHRMANN-HEUEL, STEFFI, Ein Kind? – Erfahrungen aus der Schwangerschaftsberatung, in: SMEDING, RUTHMARIJKE E. W./HEITKÖNIG-WILP, MARGARETE (Hg.), Trauer erschließen – eine Tafel der Gezeiten, Wuppertal 2005, 33–39.

SÖDERBLOM, KERSTIN, Wahrnehmung als pastorale Kompetenz, in: DINTER, ASTRID/HEIMBROCK, HANS-GÜNTHER/SÖDERBLOM, KERSTIN (Hg.), Einführung in die Empirische Theologie, Göttingen 2007, 321–328.

SOLBACH, ANNE, Den Abschied gemeinsam tragen, in: intensiv 2015; 23(06): 310–316.

SOMMER, REGINA, Kindertaufe – Elternverständnis und theologische Deutung, Stuttgart 2009.

SOMMERAUER, CLAUDIA, Seelsorgerliche Begleitung bei sterbenden Kindern/verstorbenen Kindern um Kreißsaal und auf Neonatologie, ihren Familien und den sie begleitenden Personen, in: SCHULZE, ANDREAS/STRAUSS, ALEXANDER/FLEMMER, ANDREAS W./HERBER-JONAT, SUSANNE/HEER, IVO M. (Hg.), Grenzbereiche der Perinatologie, München/Wien/New York 2006, 125–131.

SPEHR, CHRISTOPH, Segenspraxis und Segenstheologie in der Christentumsgeschichte, in: LEUENBERGER, MARTIN (Hg.), Segen, Tübingen 2015 (Themen der Theologie 10), 135–164, 152–155.

SPIEGEL, YORICK, Der Prozeß des Trauerns. Analyse und Beratung, München 1973².

SPONHOLZ, GERLINDE/ALLERT, GEBHARD/KELLER, FRIEDER/MEIER–ALLMENDINGER, DIANA/BAITSCH, HELMUT, Das Ulmer Modell medizinethischer Lehre. Sequenzierte Falldiskussion für die praxisnahe Vermittlung von medizinethischer Kompetenz (Ethikfähigkeit), Bochum 1999 (Medizinethische Materialien 121).

SPONHOLZ, GERLINDE/BAITSCH, HELMUT/ALLERT, GERHARD, Das Ulmer Modell der diskursiven Fallstudie. Entwicklungen und Perspektiven der Lehre in Ethik in der Medizin, in: Zeitschrift für Medizinische Ethik 50 (2004), 82–87.

STATISTISCHES BUNDESAMT (Hg.), Gesundheitswesen. Todesursachen in Deutschland, Fachserie 12/Reihe 4, 2016.

STAUSBERG, JÜRGEN, Qualitätsindikatoren für Kirchliche Krankenhäuser (QKK). Projekt der Arbeitsgemeinschaften Katholischer Krankenhäuser Rheilnad-Pfalz und Saarland, München 2012.

STECK, WOLFGANG, Praktische Theologie. Horizonte der Religion – Konturen des neuzeitlichen Christentums – Strukturen der religiösen Lebenswelt, Stuttgart/Berlin/Köln 2000.

STECK, WOLFGANG, Alltagsdogmatik. Ein unvollendetes Projekt, in: Pastoraltheologie 94 (2005), 287–307.

STEIGER, JOHANN ANSELM, Art. »Taufe IV. Dogmatisch 3. Evangelisch«, RGG⁴ Bd. 8, Tübingen 2005, Sp. 72–74.

STEIN HUSEBØ, Psychosoziale Fragen, in: STEIN HUSEBØ, EBERHARD KLASCHIK, Palliativmedizin. Praktische Einführung in Schmerztherapie, Ethik und Kommunikation, Berlin/Heidelberg 2000², 263–333.

STEINFORTH, THOMAS, Wie kommt Spiritualität in die Organisation? Förderung spiritueller Kompetenz, in: Spiritual Care 2 (2013) Heft 3, 8–20.

STEINKAMP, NORBERT/GORDIJN, BERT, Ethik in der Klinik – Ein Arbeitsbuch. Zwischen Leitbild und Stationsalltag, Neuwied/Köln/München 2003, 129–135.

STELLUNGNAHME DER ZENTRALEN KOMMISSION ZUR WAHRUNG ETHISCHER GRUNDSÄTZE IN DER MEDIZIN UND IHREN GRENZGEBIETEN (Zentrale Ethikkommission) bei der Bundesärztekammer zur Ethikberatung in der klinischen Medizin (24. Januar 2006), in: Deutsches Ärzteblatt 103 (2006), A 1703–1707.

STEMPIN, LOTHAR, Gesundheit als Gabe. Zur Wiederkehr religiöser Begründungen von Gesundheit und spirituell geprägter Gesundheitspraxis, Göttingen 2014.

STIER, URSULA/WURM, THOMAS/WURM, ANDREAS, Patiententestament. Ein Ratgeber zu Verfügungen und Vollmachten aus medizinischer, juristischer und theologischer Sicht, Bonn 2001.

STOLL, RUTH I., Guidelines for Spiritual Assessment, in: American Journal of Nursing 79 (1979), 1574–1577.

STOLLBERG, DIETRICH, Therapeutische Seelsorge. Die amerikanische Seelsorgebewegung. Darstellung und Kritik. Mit einer Dokumentation, München 1970.

STOLLBERG, DIETRICH, Wenn Gott menschlich wäre.. Auf dem Weg zu einer seelsorglichen Theologie, Stuttgart 1978.

STOLLBERG, DIETRICH, Heiliger Geist und Spiritualität in der deutschsprachigen Praktischen Theologie der Gegenwart, in: KREMKAU, KLAUS (Hg.), Das Religiöse Bewusstsein und der Heilige Geist in der Kirche. Beiträge zur fünften theologischen Konferenz zwischen Vertretern der Evangelischen Kirche in Deutschland und der Kirche von England, Frankfurt a. M. 1980 (Beiträge zur Ökumenischen Rundschau 40), 45–52.

STOLLBERG, DIETRICH, Art. »Clinical Pastoral Training«, in: TRE Bd. 8 (1981), 123–125.

STOLLBERG, DIETRICH, Seelsorge nach Henning Luther, in: Pastoraltheol. 81 (1992), 366–373.

STOLLBERG, DIETRICH, Befund, Befinden und Glaube. Ein Aspekt der Kooperation von Ärzten, Psychologen und Seelsorgern, in: IJPT 5 (2001), 205–215.

STONE, HOWARD W., The Congregational Setting of Pastoral Counseling: A Study of Pastoral Counseling Theorists from 1949–1991, in: JPC 55 (2001).

STRACK, HANNA, ›Die Frau ist Mitschöpferin durch die Kraft und die Gelassenheit und den Mut'. Ansatz zu einer Theologie der Geburt, in: WzM 57 (2005), 322–335.

STRACK, HANNA, Die Frau ist Mit-Schöpferin. Eine Theologie der Geburt, Rüsselsheim 2006.

STRACK, HANNA, »Aus mütterlichem Schoße wird das ganze Menschengeschlecht geboren«. Grundgedanken einer neuen Theologie der Geburt, in: Spiritual Care 5 (2016), 73–79.

STRACK, HANNA/NIENKERK, GUNHIELD, Guter Hoffnung sein. Ein spiritueller Begleiter für Schwangerschaft und Geburt, Innsbruck 2013.

STRAUSS, ALEXANDER, Das perinatal verstorbene Kind – praktisches Vorgehen und organisatorische Rahmenbedingungen in der Betreuung der betroffenen Familien, in:

SCHULZE, ANDREAS/STRAUSS, ALEXANDER/FLEMMER, ANDREAS/HERBER-JONAT, SUSANNE/HEER, I. (Hg.), Grenzbereiche der Perinatologie 2005, 98–103.

STRECKER, CHRISTIAN, Auf den Tod getauft – ein Leben im Übergang. Erläuterungen zur lebenstransformierenden Kraft des Todes bei Paulus im Kontext antiker Thanatologien und Thanatopolitiken, in: JBTh 19 (2004), 259–295.

STREIB, HEINZ/HOOD JR, RALPH W., Understanding »Spirituality«–Conceptual Considerations, in: DIES. (Hg.), Semantics and Psychology of Spirituality, Heidelberg/New York/London 2016, 3–18.

STREIB, HEINZ/KELLER, BARBARA, Was bedeutet Spiritualität? Befunde, Analysen und Fallstudien aus Deutschland, Göttingen 2015 (Research in Contemporary Religion 20).

STRUCKMEIER, ECKHARD, ›Vom Glauben der Kinder im Mutter-Leibe‹. Eine historisch-anthropologische Untersuchung frühneuzeitlicher lutherischer Seelsorge und Frömmigkeit im Zusammenhang mit der Geburt, Frankfurt a. M./Berlin et al. 2000 (Kontexte Bd. 31).

STRUNK, ORLO JR., A Prolegomena to a History of Pastoral Counseling, in: WICKS, ROBERT J./PARSONS, RICHARD D./CAPPS, DONALD (Hg.) Clinical Handbook of Pastoral Counseling, 1993, 14–25.

SUSEN-PILGER, IRIS, Wenn ein Kind stirbt. Orte der Trauer in Gruppen schaffen, in: EVANGELISCHE FRAUENHILFE IN DEUTSCHLAND E. V. (Hg.): Gott vertrauen? Arbeitshilfe zum Weitergeben, Nr. 4 Oktober 2001, 64–70.

SUTER, MARTIN, Small World, Zürich 1997.

SWIFT, CHRIS/HANDZO, GEORGE/COHEN, JEFFREY, Healthcare Chaplaincy, in: COBB, MARK/PUCHALSKI, CHRISTINA M./RUMBOLD, BRUCE (Hg.) Oxford Textbook of Spirituality in Healthcare, Oxford 2012, 185–190.

SWIFT, CHRISTOPHER, Hospital Chaplaincy in the Twenty-first Century, 2nd edition: The Crisis of Spiritual Care on the NHS, Farnham/Burlington 2014.

SWINTON, JOHN, Forgetting whose we are. Theological reflections on successful aging, personhood and dementia, in: BOUWER, JOHAN (Hg.), Successful Aging, Spirituality and Meaning. Multidisciplinary Perspectives, Leuwen/Paris/Walpole 2010, 237–261.

SWINTON, JOHN, Afterword, in: FITCHETT, G./NOLAN, S. (Hg.), Spiritual Care in Practice 2015, 299–305.

SWINTON, JOHN/MOWAT, HARRIET, Practical Theology and Qualitative Research – second edition, London 2016.

SYKES, M./D'APICE, A./SANDRIN, M., IXA Ethics Committee: Position paper of the Ethics Committee of the International Xenotransplantation Association, in: Transplantation 78 (2004), 1101–1107.

TANNER, KLAUS, Bürgerlicher Individualismus und soziale Verantwortung, in: WzM 42 (1990), 97–114.

TANNER, KLAUS, Von der liberalprotestantischen Persönlichkeit zur postmodernen Patchwork-Identität?, in: GRAF, FRIEDRICH-WILHELM/TANNER, KLAUS (Hg.), Protestantische Identität 1992, 96–104.

TANNER, KLAUS, Vom Mysterium des Menschen. Ethische Urteilsbildung im Schnittfeld von Biologie, Rechtswissenschaft und Theologie, in: ANSELM, REINER/KÖRTNER, ULRICH H.J. (Hg.), Streitfall Biomedizin. Urteilsfindung in christlicher Verantwortung, Göttingen 2003, 135–158.

TANNER, SABINE, Ethische Problemstellungen bei pränataler Diagnostik und spätem Schwangerschaftsabbruch aus unterschiedlicher Indikation: eine explorative Interviewstudie zur Wahrnehmung von Konfliktsituationen aus der Perspektive von Ärztinnen, Ärzten und Hebammen, Basel 2011 (PhD Thesis, University of Basel, Faculty of Medicine.

TERRIN. ALDO NATALE, Art. ›Hermeneutik, I. Religionswissenschaftlich', in: RGG⁴ 3 (2000), Sp. 1648f.

THE PRESIDENT'S COUNCIL ON BIOETHICS, Controversies in the Determination of Death: A White Paper by the President's Council on Bioethics, Washington D.C. 2008.

THEISSEN, GERD, Zur Bibel motivieren. Aufgaben, Inhalte und Methoden einer offenen Bibeldidaktik, Gütersloh 2003.

THOMAS, C., Public dialogue and xenotransplantation, in: Med Law 26 (2007), 801–815.

THURNEYSEN, EDUARD, Die Lehre von der Seelsorge, München 1948.

TOWNSEND, LOREN L., Research report: a grounded theory description of pastoral counseling, in: J Pastoral Care Counsel. 65.3-4 (2011), 1–15.

TRACY, DAVID, The Analogical Imagination: Christian Theology and the Culture of Pluralism, New York 1981 (= 2000).

TRACY, DAVID, Foundations of Practical Theology, in: BROWNING, DON (Hg.), Practical Theology, San Francisco 1983, 61–82.

TRACY, DAVID, Plurality and Ambiguity. Hermeneutics, Religion, Hope, San Francisco 1987.

TRACY, DAVID, Blessed Rage for Order: The New Pluralism in Theology, Chicago/London 1975 (= San Francisco 1988).

UTSCH, MICHAEL, Religiosität im Alter. Forschungsschwerpunkte und methodische Probleme, in: Zeitschrift für Gerontologie 25 (1992), 25–31.

UTSCH, MICHAEL/KLEIN, CONSTANTIN, Religion, Religiosität, Spiritualität. Bestimmungsversuche für komplexe Begriffe, in: KLEIN, CONSTANTIN/BERTH, HENDRIK/BALCK, FRIEDRICH (Hg.), Gesundheit-Religion-Spiritualität. Konzepte, Befunde und Erklärungsansätze. Weinheim 2011, 25–45.

UTZSCHNEIDER, HELMUT, Der Beginn des Lebens. Die gegenwärtige Diskussion um die Bioethik und das Alte Testament, in: ZEE 46 (2002), 135–143.

VAN DER GEEST, HANS, Unter vier Augen. Beispiele gelungener Seelsorge, Zürich 1995[5].

VAN DER VEN, JOHANNES A., Entwurf einer empirischen Theologie, Kampen/Weinheim 1990.

VAN DE CREEK, LARRY/BENDER, HILARY/JORDAN, MERLE R., Research in Pastoral Care and Counseling. Quantitative and Qualitative Approaches, ohne Ort 1994 (Journal of Pastoral Care Publications).

VASTYAN, E. A., Spiritual Aspects of the Care of Cancer Patients, in: CA – A Cancer Journal for Clinicians 36 (1986) 110–114.

VEREINIGTE EVANGELISCH-LUTHERISCHE KIRCHE DEUTSCHLANDS (Hg.): Agende für Evangelisch-Lutherische Kirchen und Gemeinden, Bd. III Amtshandlungen, Teil 4: Dienst an Kranken, Hannover 1994.

VEREINIGTE EVANGELISCH-LUTHERISCHE KIRCHE DEUTSCHLANDS (Hg.), Gute Hoffnung – jähes Ende. Eine ›Erste Hilfe‹ für Eltern, die ihr Baby verlieren, und alle, die sie unterstützen wollen, Hannover 1999[2].

VERHAGEN, PETER J./COOK, CHRISTOPHER C.H., Epilogue: Proposal for a World Psychiatric Association Consensus or Position Statement on Spirituality and Religion in Psychiatry, in: VERHAAGEN, PETER J./PRAAG, H. M., ET. AL. (Hg.), Religion and Psychiatry: Beyond Boundaries, k. O. 2010, 615–632.

VERWAISTE ELTERN MÜNCHEN E. V. (Hg.), Überall deine Spuren. Eltern erzählen vom Tod ihres Kindes, München 2000.

VIOLET, BEATE, Wenn Neugeborene sterben. Selbstsorge bei seelischen Belastungen im Team, in: GIEBEL, ASTRID/LILIE, ULRICH/UTSCH, MICHAEL/WENTZEK, DIETER/WESSEL, THEO (Hg.), Geistesgegenwärtig beraten. Existenzielle Kommunikation, Spiritualität und Selbstsorge in der Beratung, Seelsorge und Suchthilfe, Neukirchen-Vluyn 2015, 156–167.

VOGES, WOLFGANG, Pflege alter Menschen als Beruf. Soziologie eines Tätigkeitsfeldes, Wiesbaden 2002.

VOLLMANN, JOCHEN/KNÖCHEL-SCHIFFER, IRENE, Patientenverfügungen in der klinischen Praxis, in: Medizinische Klinik 94 (1999), 398–405.

VOLP, RAINER, Liturgik. Die Kunst, Gott zu feiern. Einführung und Geschichte Bd. 1, Gütersloh 1992.

VORSTAND DER AKADEMIE FÜR ETHIK IN DER MEDIZIN E. V., Standards für Ethikberatung in Einrichtungen des Gesundheitswesens, in: Ethik Med 22 (2010), 149–153.

WAGNER-RAU, ULRIKE, Pränatale Diagnostik als Thema der Seelsorge, in: PTh 90 (2001), 285–302.

WAGNER-RAU, ULRIKE, Praktische Theologie als ›Schwellenkunde‹. Fortschreibung einer Anregung von Henning Luther, in: SCHWAB, ULRICH/HAUSCHILDT, EBERHARD, Praktische Theologie für das 21. Jahrhundert, Stuttgart 2002, 177–191, 181.

WAGNER-RAU, ULRIKE, »..viel tausend Weisen, zu retten aus dem Tod«. Praktisch-theologische Reflexionen über Trost und Trösten, in: PTh 93 (2004), 2–16.

WAGNER-RAU, ULRIKE (Hg.), Zeit mit Toten, Gütersloh 2015.

WALCH, JOHANN GEORG, Gedancken vom Glauben der Kinder im Mutter Leibe und dem Grunde der Seeligkeit der verstorbenen ungetaufften Christen-Kinder, welche aus dem Lateinischen ins Teutsche uebersetzet, und mit verschiedenen nuetzlichen Anmerckungen versehen von M. Adam Lebrecht Mueller, 2. verb. Aufl. 1733, Landeskirchliches Archiv Nürnberg 80 52 46/3.

WALLNER, JÜRGEN, Organisationsethik: Methodische Grundlagen für Einrichtungen im Gesundheitswesen, in: MARCKMANN, GEORG (Hg.), Praxisbuch 2015, 233–243.

WASNER, MARIA, Bedeutung von Spiritualität und Religiosität in der Palliativmedizin. Auseinandersetzung mit der eigenen Spiritualität – hilfreich für Patienten und Betreuer. Saarbrücken 2008.

WATZLAWICK, PAUL/BEAVIN, JANET H./JACKSON, DON, Menschliche Kommunikation, Bern/Stuttgart 1972[3].

WEAVER, ANDREW J./FLANNELLY, LAURA T./PRESTON, JOHN D., Counseling Survivors of Traumatic Events. A Handbook of Pastors and Other Helping Professionals, Nashville 2003.

WEBER, SUSAN B./FRICK, ECKHARD, Zur Bedeutung der Spiritualität von Patienten und Betreuern in der Onkologie, in: SELLSCHOPP, ALMUTH/FEGG, MARTIN/ECKHARD FRICK, GRUBER, U./POUGET-SCHORS, DORIS/THEML, HARALD/VODERMAIER, A./VOLLMER, T. (Hg.) Manual Psychoonkologie, München 2002, 106–109.

WEGENAST, KLAUS, Die empirische Wendung in der Religionspädagogik, in: Ev Erz 20 (1968), 111–125.

WEHOWSKY, STEFAN (Hg.), Lebensbeginn und menschliche Würde. Stellungnahmen zur Instruktion der Kongregation für die Glaubenslehre vom 22.2.1987, Frankfurt a. M. 1987.

WEIHER, ERHARD, Das Geheimnis des Lebens berühren. Spiritualität bei Krankheit, Sterben, Tod. Eine Grammatik für Helfende, Stuttgart 2011[3].

WEIHER, ERHARD, Seelsorge – das machen doch alle!? Kompetenzen und Grenzen in Spiritual Care, in: Diakonia 46 (2015), 241–248.

WEIHER, ERHARD/FELDMANN, KARL-HEINZ, Seelsorge und Krisenbegleitung bei Hirntod und Organentnahme, in: ZfmE 56 (2010), 57–69.

WEISS, MANFRED/FÄSSLER-WEIBEL, PETER, Später Schwangerschaftsabbruch. Fetozid– eine emotionale Herausforderung in der Kommunikation für betroffene Eltern und behandelnde Ärzte, in: Geburtshilfe und Frauenheilkunde 72 (2012), 905–908.

WELKER, MICHAEL, Sola Scriptura? Die Autorität der Bibel in pluralistischen Umgebungen und die interdisziplinäre Biblische Theologie, in: WELKER, MICHAEL,/SCHWEITZER, FRIEDRICH (Hg.), Reconsidering the Boundaries 2005, 15–29.

WENZ, GUNTHER, Einführung in die evangelische Sakramentenlehre, Darmstadt 1988.

WENZ, GUNTHER, Gänzliches Innesein. Schleiermachers Religionsverständnis im Anschluß an die Reden von 1799, in: WENZ, GUNTHER (Hg.), Ergriffen von Gott. Zinzendorf, Schleiermacher und Tholuck, München 2000, 53–156.

WERMUTH, INGA, Palliative Behandlung und Sterben auf einer Neugeborenen-Intensivstation, Kassel 2010.

WERMUTH, INGA/SCHOUTEN, ESTHER/SCHULZE, ANDREAS, Der Einfluss von Religiosität/ Spiritualität auf perinatale Behandlungssituationen. Eine empirische Untersuchung zu Wertvorstellungen und Überzeugungen des medizinischen Personals an deutschen Perinatalzentren (unveröffentlichtes Vortragsmanuskript 2014).

WERMUTH, INGA/SCHULZE, ANDREAS, Analyse der Bedürfnisse und Trauerreaktionen der Eltern bei Tod ihres neugeborenen Kindes auf einer neonatologischen Intensivstation,

543

in: SCHULZE, ANDREAS/STRAUSS, ALEXANDER/FLEMMER, ANDREAS/HERBER-JONAT/ SUSANNE, HEER, IVO (Hg.), Grenzbereiche 2005, 104–114.

WERNSTEDT, THELA/BECKMANN, MATTHIAS W./SCHILDT, RALF L., Entscheidungsfindung bei späten Schwangerschaftsabbrüchen, in: Geburtsh Frauenheilk 65 (2005), 761–766.

WETTERLING, TILMAN, Gerontopsychiatrie. Ein Leitfaden zur Diagnostik und Therapie, Berlin et.al. 2001.

WEYMANN, VOLKER, Friedrich Daniel Ernst Schleiermache, in: MÖLLER, CHRISTIAN (Hg.), Geschichte der Seelsorge in Einzelporträts, Bd. 3, Göttingen/Zürich 1996, 20–40.

WILSON, DOUGLAS R., Virtual Visiting Seminar Replaces Verbatim Seminar in Clinical Pastoral Education (CPE), in: Journal Pastoral Care Counseling 58 (2004), 95–100.

WILZ, GABRIELE/GUNZELMANN, THOMAS, Gruppenarbeit mit Angehörigen von Demenzkranken, Hogrefe 2001.

WINKLER, EBERHARD, Gemeinde zwischen Volkskirche und Diaspora. Einführung in die praktisch-theologische Kybernetik, Neukirchen-Vluyn 1998.

WINKLER, EVA C., Sollte es ein favorisiertes Modell klinischer Ethikberatung für Krankenhäuser geben? Erfahrungen aus den USA, in: Ethik Med 21 (2009), 309–322.

WINTZER, FRIEDRICH (Hg.), Seelsorge. Texte zum gewandelten Verständnis und zur Praxis der Seelsorge in der Neuzeit, München 1978.

WISSENSCHAFTLICHER BEIRAT DER BUNDESÄRZTEKAMMER, Erklärung zum Schwangerschaftsabbruch nach Pränataldiagnostik, Dtsch Arztebl 95 (1998, Heft 47), A3013–3016.

WISSENSCHAFTLICHER BEIRAT DER BUNDESÄRZTEKAMMER, Richtlinien zur Feststellung des Hirntodes. 3. Fortschreibung 1997 mit Ergänzungen gemäß Transplantationsgesetz (TPG), in: Deutsches Ärzteblatt 95 (1998) A1861–1868.

WOOL, CHARLOTTE, State of the Science on Perinatal Palliative Care, in: Journal of Obstetric, Gynecologic, & Neonatal Nursing, 42 (2013), 372–382.

WORDEN, JAMES WILLIAM, Beratung und Therapie in Trauerfällen. Ein Handbuch, Bern/ Stuttgart/Toronto 2011⁴.

WORLD HEALTH ORGANISATION, Cancer pain relief and palliative care, Genf 1990, 51.

WORLD HEALTH ORGANIZATION, DIVISION OF MENTAL HEALTH, WHOQOL-100. Field Trial February 1995, Genf 1995.

WORLD HEALTH ORGANISATION Europe, Targets and Indicators for Health 2020, Genf 2016.

WRIGHT, LINDA/ROSS, KELLEY/DAAR, ABDALLAH S., The Role of a Bioethicist on an Organ Transplantation Service, in: Am J Transplantation 5 (2005), 821–826.

WRIGHT, LORE K., Alzheimer's Disease and Marriage. An Intimate Account, Newbury Park 1993.

WRIGHT, MICHAEL, Hospice Care and Models of Spirituality, in: EJPC 11 (2004 Heft 2), 75–78.

ZAUDIG, MICHAEL/HILLER, WOLFGANG, SIDAM-Handbuch. Strukturiertes Interview für die Diagnose einer Demenz vom Alzheimer Typ, der Multiinfarkt- (oder vaskulären) Demenz und Demenzen anderer Ätiologie nach DSM-III-R, DSM-IV und ICD-10, Bern 1996.

ZERFASS, ROLF,, Praktische Theologie als Handlungswissenschaft, in: DERS./KLOSTERMANN, FERDINAND (Hg.), Praktische Theologie heute, München/Mainz 1974, 164–177.

ZIEBERTZ, HANS-GOERG, Empirische Forschung in der Praktischen Theologie als eigenständige Form des Theologie-Treibens, in: PrTh 39 (2004), 47–55.

ZIEMER, JÜRGEN, Pastoralpsychologische Seelsorgeausbildung im Kontext des Wandels von Kirche und Gesellschaft, in: Pastoraltheol. 92 (2003), 82–97.

ZIEMER, JÜRGEN, Seelsorgelehre. Eine Einführung für Studium und Praxis, Göttingen 2004².

ZOLLFRANK, ANGELIKA A./GARLID, CATHERINE F., Curriculum development Part II: Clinical Pastoral Education, in: COBB, MARK/PUCHALKSI, CHRISTINA M./RUMBOLD, BRUCE (Hg.), Oxford Textbook of Spirituality in Healthcare, Oxford 2012, 429–434.

ZWICK, REINHOLD, Pfade zum Absoluten. Zur Typologie des religiösen Films, in: LESCH, WALTER (Hg.), Theologie und Ästhetische Erfahrung. Beiträge zur Begegnung von Religion und Kunst, Darmstadt 1994, 88–110.

ZWINGMANN, CHRISTIAN, Spiritualität/Religiosität und das Konzept der gesundheitsbezogenen Lebensqualität. Definitionsansätze, empirische Evidenz, Operationalisierungen, in: ZWINGMANN, CHRISTIAN/MOOSBRUGGER, HELFRIED (Hg.), Religiosität 2004, 215–237.

ZWINGMANN, CHRISTIAN, Spiritualität/Religiosität, in: WzM 57 (2005), 70.

ZWINGMANN, CHRISTIAN/GROM, BERNHARD/SCHERMELLEH-ENGEL, KARIN/MADSEN RENATE/SCHMITZ, EDGAR/MOOSBRUGGER, HELFRIED, Das Münchner Motivationspsychologische Religiositäts-Inventar: Dimensionsanalytische Prüfung und Revision, in: ZWINGMANN, CHRISTIAN/MOOSBURGER, HELFRIED (Hg.), Religiosität: Messverfahren und Studien zu Gesundheit und Lebensbewältigung. Neue Beiträge zur Religionspsychologie, Münster 2004, 57–77.

ZWINGMANN, CHRISTIAN/KLEIN, CONSTANTIN, Deutschsprachige Fragebögen zur Messung von Religiosität/Spiritualität. Stellenwert, Klassifikation und Auswahlkriterien, in: Spiritual Care 1 (2012), Heft 3, 8–22.

Verzeichnisse

Sachwortregister

Personenregister

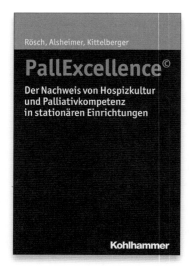
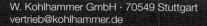
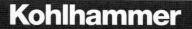

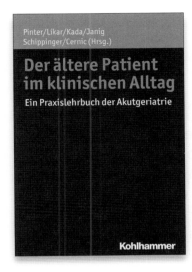

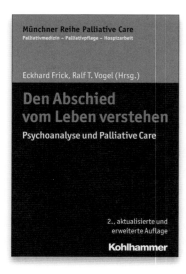
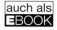